HANDBUCH DER MEDIZINISCHEN RADIOLOGIE

ENCYCLOPEDIA OF MEDICAL RADIOLOGY

HERAUSGEGEBEN VON · EDITED BY

L. DIETHELM   F. HEUCK

O. OLSSON   F. STRNAD   H. VIETEN

A. ZUPPINGER

BAND/VOLUME IX
TEIL/PART 5a

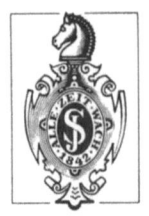

SPRINGER-VERLAG BERLIN · HEIDELBERG · NEW YORK 1978

RÖNTGENDIAGNOSTIK DER OBEREN SPEISE- UND ATEMWEGE, DER ATEMORGANE UND DES MEDIASTINUMS

TEIL 5a

ROENTGENDIAGNOSIS OF THE UPPER ALIMENTARY TRACT AND AIR PASSAGES, THE RESPIRATORY ORGANS, AND THE MEDIASTINUM

PART 5a

VON · BY

H. BEHREND · H. BLAHA · M. LOEW · W. SCHERMULY
V. SCHNEIDER

REDIGIERT VON · EDITED BY

F. STRNAD† · F. HEUCK

MIT 240 ABBILDUNGEN, 9 IN FARBE (495 EINZELDARSTELLUNGEN)
WITH 240 FIGURES, 9 IN COLOR (495 SEPARATE ILLUSTRATIONS)

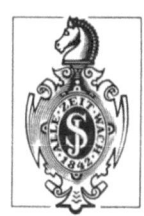

SPRINGER-VERLAG BERLIN · HEIDELBERG · NEW YORK 1978

Professor Dr. F. Strnad†
Röntgenabteilung, Chirurgische Universitätsklinik, Ludwig-Rehn-Straße 14
D-6000 Frankfurt

Professor Dr. F. Heuck
Katharinenhospital der Stadt Stuttgart, Zentral-Röntgeninstitut,
Kriegsbergstraße 60
D-7000 Stuttgart

ISBN-13: 978-3-642-81169-2   e-ISBN-13: 978-3-642-81168-5
DOI: 10.1007/978-3-642-81168-5

CIP-Kurztitelaufnahme der Deutschen Bibliothek. *Handbuch der medizinischen Radiologie* = Encyclopedia of medical radiology / hrsg. von
L. Diethelm ... – Berlin, Heidelberg, New York: Springer.
NE: Diethelm, Lothar [Hrsg.]; PT
Röntgendiagnostik der oberen Speise- und Atemwege, der Atemorgane und des Mediastinums = Roentgendiagnosis of the upper alimentary
tract and air passages, the respiratory organs and the mediastinum. – Berlin, Heidelberg, New York: Springer.
NE: PT
Teil 5. / Redigiert von F. Heuck. a. / von H. Behrend ... – 1978. (Handbuch der medizinischen Radiologie: Bd. 9)
NE: Heuck, Friedrich [Hrsg.]; Behrend, Horst [Mitarb.]

Gesamtherstellung: Universitätsdruckerei H. Stürtz AG, Würzburg
2122/3140-543210

Vorwort

Mit dem vorliegenden Teilband IX/5a ist ein weiterer Beitrag zur Handbuchreihe der Röntgendiagnostik der oberen Speise- und Atemwege, der Atemorgane und des Mediastinums zum Abschluß gekommen. Die Verpflichtung der Autoren verdanken wir FRANZ STRNAD, dessen Grundkonzept von Band IX/5 der Weiterentwicklung der medizinischen Radiologie entsprechend etwas umgestaltet werden mußte, so daß zwei Teilbände 5a und 5b erforderlich geworden sind.

Der Abschnitt über die „Lungentuberkulose" wurde von H. BLAHA, einem „radiologischen" Schüler von F. STRNAD und anerkannten Pneumologen, mit umfassender, distanzierter Kritik und mit gutem Bildmaterial zusammengestellt. Die „Sarkoidose" haben W. SCHERMULY und H. BEHREND in gelungener Ergänzung von Pathologie, Radiologie und Klinik bearbeitet und eine ausführliche Übersicht geschaffen, die noch viele Jahre unverändert Gültigkeit behalten und als hervorragendes Nachschlagewerk dienen wird. Das von M. LOEW abgehandelte Kapitel „Die Lymphogranulomatose der Brustkorborgane" berücksichtigt den gesamten Körperabschnitt und faßt den gegenwärtigen Wissensstand sehr gut zusammen. Mit der Übersicht „Tumoren der Brustwand" hat V. SCHNEIDER nicht nur der Radiologie, sondern auch allen Fachgebieten der Medizin, die sich mit diagnostischen Problemen des Thorax und seiner Organe befassen müssen, einen großen Dienst erwiesen. Die topographische Betrachtungsweise aller Geschwülste und eine kritische differentialdiagnostische Wertung des Röntgenbefundes sind eine Hilfe für die praktische klinische Arbeit. In allen Beiträgen ist der gegenwärtige Wissensstand der radiologischen, pathologisch-anatomischen und klinischen Kenntnisse der speziellen Erkrankungen oder Krankheitsgruppen berücksichtigt worden. Ein reiches Bildmaterial belegt anschaulich den Informationswert der radiologischen Untersuchungsmethoden, zeigt aber gleichzeitig die diagnostischen und differentialdiagnostischen Schwierigkeiten auf.

Diese erste umfassende Abhandlung der Radiologie häufig vorkommender Lungenerkrankungen und deren Differentialdiagnostik wird in der Weltliteratur ein Standardwerk bleiben.

Stuttgart im September 1978   FRIEDRICH H.W. HEUCK

Preface

The present volume IX/5a represents a further addition to the series of Encyclopedia on radiodiagnostics of the esophagus and respiratory systems, the respiratory tract, and the mediastinum. We are indebted to FRANZ STRNAD for engaging the authors. His basic concept of Volume IX/5 had to be somewhat adapted to the recent developments in medical radiology so that it became necessary to subdivide the volume into two parts, 5a and 5b.

The section on "Pulmonary Tuberculosis" containing excellent illustrations was compiled with ample and objective criticism by H. BLAHA, a STRNAD pupil in radiology and known pneumologist. The pathologic, radiologic, and clinical aspects of "Sarcoidosis" were effectively treated by W. SCHERMULY and H. BEHREND who produced a comprehensive review that will remain authoritative for several years to come and will serve as an excellent reference source. The chapter on "Lymphogranulomatosis of the Thoracic Organs" by M. LOEW takes the entire region of the body into consideration and summarizes the current state of knowledge. With his extensive article on "Tumors of the Chest Wall," V. SCHNEIDER has rendered a great service not only to radiologists but also to all specialists who must concern themselves with diagnostic problems involving the thorax and its organs. The topographic approach to all tumors and a critical differential diagnostic evaluation of the X-ray findings are of assistance in practical clinical work. All of the articles report on the current knowledge of radiologic, pathologic-anatomic, and clinical aspects of the specific disorders or disease groups. The many illustrations included are graphically descriptive of the radiologic examination methods and also serve to point out the diagnostic and differential diagnostic difficulties.

This first comprehensive radiologic treatment of frequently occurring pulmonary diseases and their differential diagnostics will remain a standard work in world literature.

Stuttgart, September 1978   FRIEDRICH H.W. HEUCK

Inhaltsverzeichnis — Contents

Sarkoidose. Von W. Schermuly und H. Behrend 249

Mitarbeiter von Band IX/5a — Contributors to Volume IX/5a

Professor Dr. H. BEHREND, Medizinische Hochschule Hannover, Niedersächsisches Staatsbad Nenndorf, Abteilung für Rheumatologie und Balneologie, Hauptstraße 2 (Landgrafenhaus), 3052 Bad Nenndorf

Professor Dr. H. BLAHA, Zentralkrankenhaus der Landesversicherungsanstalt Oberbayern, Unterbrunner Straße 85, 8035 Gauting

Dr. M. LOEW, Kreiskrankenhaus Albstadt, Innere Abteilung, 7470 Albstadt

Professor Dr. W. SCHERMULY, Städtisches Krankenhaus, Radiologisches Institut und Strahlenklinik, Weinberg 1, 3200 Hildesheim

Dr. V. SCHNEIDER, Krankenhaus Warstein, Röntgenabteilung, 4788 Warstein

Lungentuberkulose

von

H. Blaha

Mit 99 Abbildungen und 13 Tabellen

1. Allgemeiner Teil

1.1. Aufgaben der Radiologie bei der Lungentuberkulose

Bei der Tuberkulose sind das Allgemeine und das Spezielle, das Epidemiologisch-Sozialmedizinische und die Probleme des Individuums eng miteinander verwoben. Barbara LOERBROKS hat erwähnt, daß die Röntgenologie die „Erkennung" der Tuberkulose in doppelter Bedeutung gefördert habe: Nämlich sowohl im Sinne der allgemeinen Kenntnis dieser Krankheit sowie auch im Sinne der „aktuellen Kenntnisnahme".

Die Grenzen des makromorphologisch-radiologischen Befundes sind früh gesetzt: „Es gibt zwar eine weitgehend spezifische Gewebsreaktion bei Erkrankungen, die durch Mykobakterien verursacht sind; es gibt jedoch keine spezifischen Röntgenschatten (Abb. 1a u. b)."

Es stellen sich der Radiologie einmal individualmedizinische Aufgaben, etwa als Hilfsmittel zur Diagnose und als Hilfsmittel zur Führung der Therapie, ferner allgemeinere seuchenhygienische und sozialmedizinische Aufgaben, wie etwa die Röntgenreihenuntersuchung in der Tuberkulosefürsorgestelle. Schließlich ist die Bedeutung der Radiologie für die allgemeine Informationssammlung bei Tuberkulose, die wissenschaftliche Kenntnisnahme, die Sammlung und Weitergabe von Erfahrungen nicht zu übersehen.

1.2. Voraussetzung für die Lösung der Aufgaben des Radiologen bei der „Lungentuberkulose"

Die Anführungszeichen bei der „Lungentuberkulose" bedeuten, daß die Organerkrankung selbstverständlich als Teil der allgemeinen Infektionskrankheit Tuberkulose zu sehen ist. Außerdem ist die Diagnose in vielen Fällen von einem Rest von Zweifel begleitet: 1. Handelt es sich nur um eine Tuberkulose? Mehrfacherkrankungen sind häufig; 2. handelt es sich wirklich um eine Tuberkulose? Hier wäre an die Abgrenzung gegen andere Granulomatosen oder Mykobakteriosen zu denken; 3. Handelt es sich noch um eine Tuberkulose? Die Hinfälligkeit des Begriffes „Krankheit" wird gerade bei den weiträumigen Verläufen der Tuberkulose unter den so verschiedenen individuellen Ausprägungen, vom minimalen Primärkomplex bis zur letalen Phthise, deutlich (BLAHA, 1970; ECKNIG und BLAHA, 1972; PETERSEN, 1970).

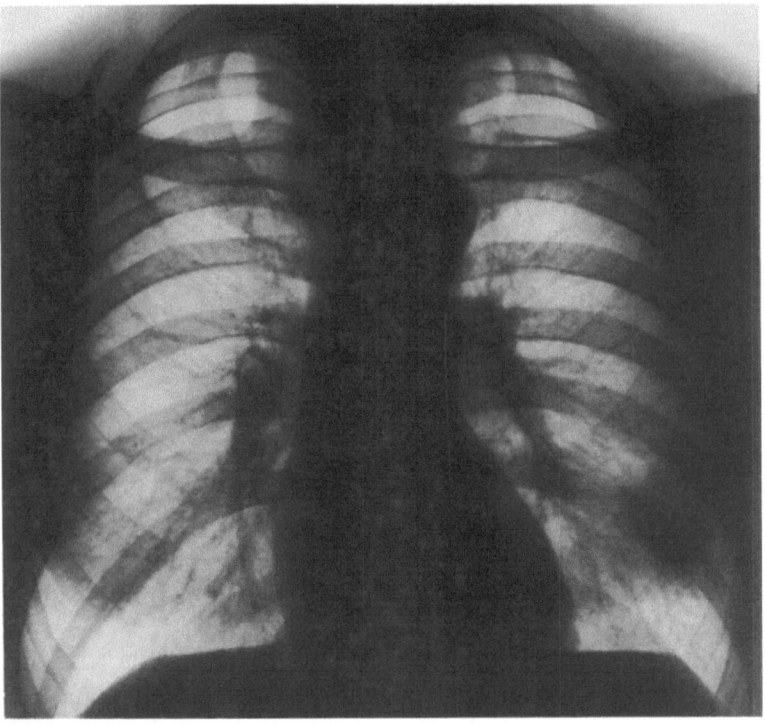

Abb. 1a u. b. Aus D.Leonhard: „Die Unspezifität des pathologisch-anatomischen Substrats (Lungenlues)"

Abb. 1a. Thoraxübersichtsaufnahme: Größerer granulomatöser Herd im linken Unterfeld bei positiven serologischen Reaktionen

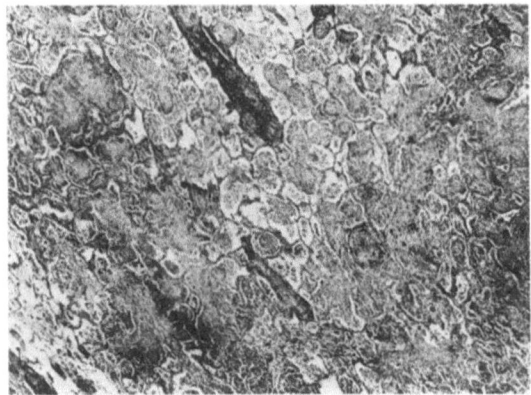

Abb. 1b. Epitheloidzellige granulomatöse Pneumonie bei Lues mit besonderer Beteiligung der Gefäße, vor allem Intimaproliferation

1.2.1. Kenntnis der epidemiologischen Situation

In der täglichen radiologischen Arbeit lassen wir uns nicht nur von morphologischen Gesichtspunkten, sondern auch von dem Gesichtspunkt der Wahrscheinlichkeit leiten. Darum ist die Kenntnis der epidemiologischen Situation notwendig. Mortalität bzw. Letalität, Morbidität und Zahl der Infizierten sind gängige Meßgrößen, freilich von unterschiedlicher Qualität (Blaha, 1976).

Zur Mortalität. In unseren Breiten dürfen wir annehmen, daß die Tuberkulosemortalität etwa bei 5–10 auf 100000 liegt, wahrscheinlich eher bei 5 als bei 10. Die Mortalität

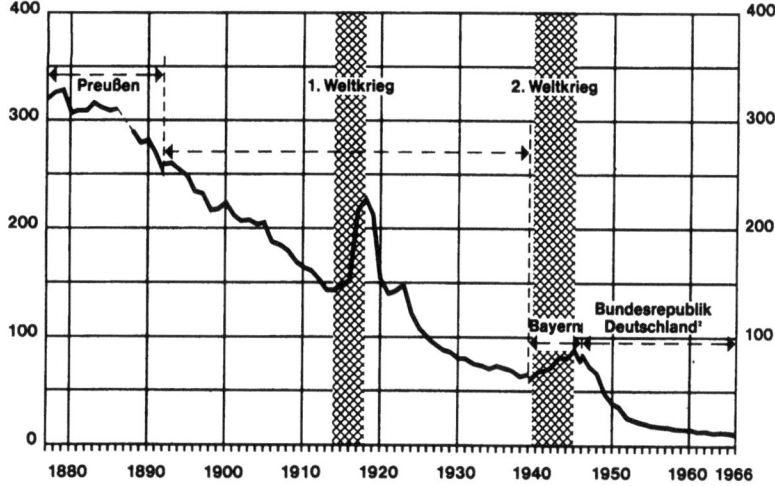

Abb. 2. Tuberkulosesterblichkeit (alle Formen) seit 1877 auf 100000 der Bevölkerung; Deutsches Reich bzw. Bundesrepublik Deutschland. (Nach G. Neumann)

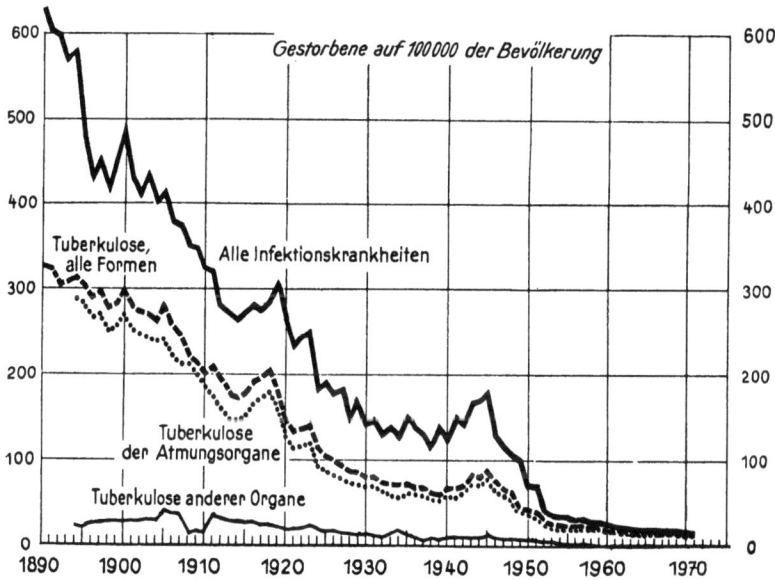

Abb. 3. Sterblichkeit an Tuberkulose in Bayern seit 1890 (auf 100000 der Bevölkerung) (Bayerisches Statistisches Landesamt)

sagt gegenwärtig kaum mehr etwas aus über die epidemiologische Gesamtsituation. Wenn wir sie als „Letalität" nehmen, dann sagt sie vielleicht etwas aus über die Therapiequalität. Allerdings haben Lagally und Styblo 1977 festgestellt, daß es sich überwiegend um eine „Erfassungsletalität" handelt, indem Schwersterkrankte erst sehr spät zur Behandlung kommen. Die Tuberkulosesterblichkeit aller Formen seit 1877 geht aus der Abbildung 2 hervor; die Sterblichkeit an Tuberkulose seit 1890 in Bayern aus Abbildung 3. Über die Probleme der Mortalitätsstatistik gibt Neumann (1970) zuverlässig Auskunft. Es finden sich bei Sektionen unentdeckte Tuberkulosen; es finden sich auch klinisch diagnostizierte „Tuberkulosen", bei denen die Sektion die Vermutungsdiagnose nicht bestätigt (Kreuser und Kreutzer, 1970). Gerade aus den Sektionsstatistiken geht hervor, wie sehr die „Röntgendiagnose" zu irrtümlichen Beurteilungen Anlaß geben kann (Hart, 1917; Hillerdal, 1963; Simmonds, 1963; Horacek, 1970).

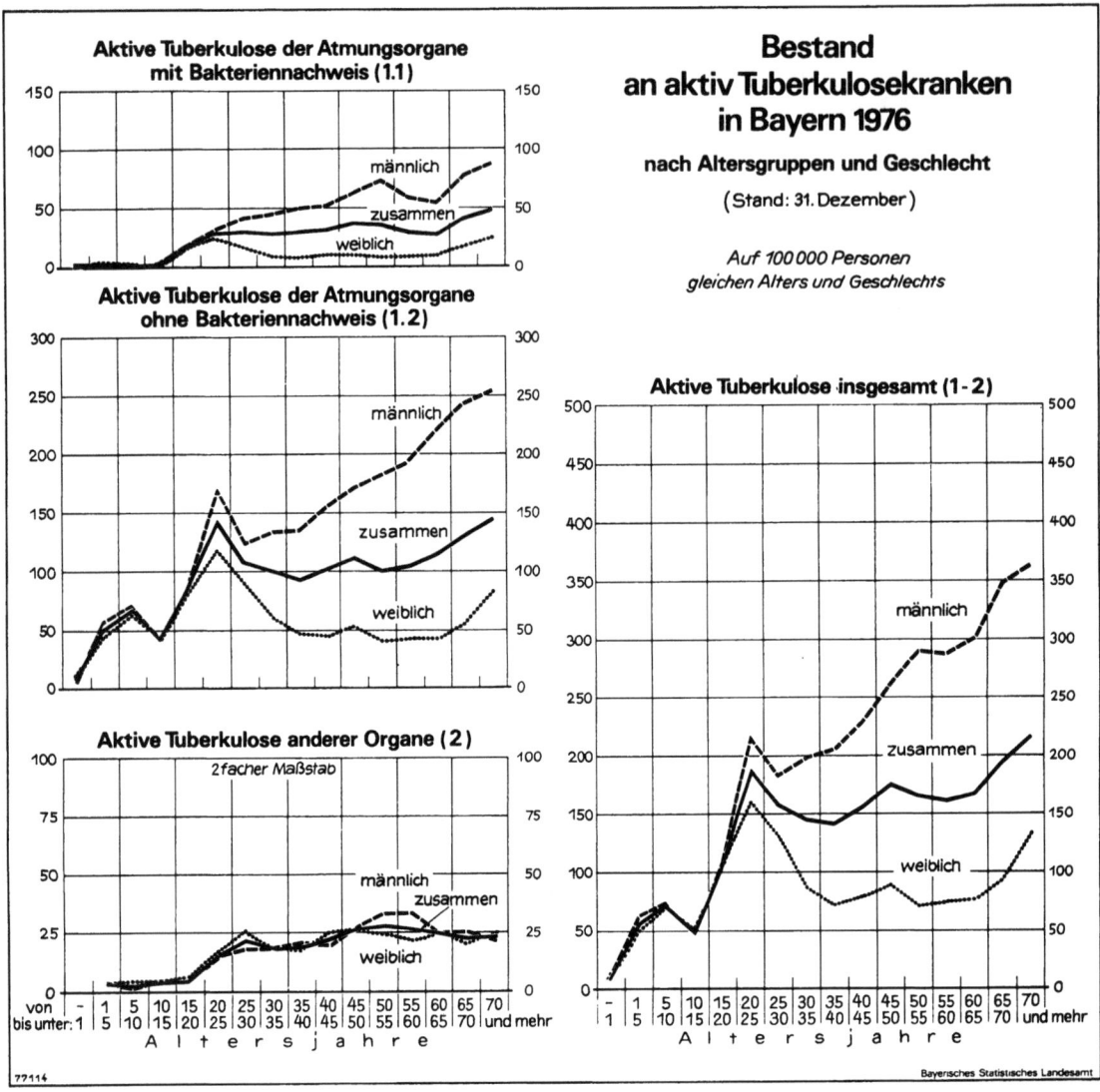

Abb. 4. Bestand an Aktiv-Tuberkulosekranken in Bayern 1976 nach Altersgruppen und Geschlecht auf 100000 Personen gleichen Alters und gleichen Geschlechts

Zur Morbidität. Bei der Morbidität ist der „Bestand", die Prävalenz, eine epidemiologische Meßgröße, die mit außerordentlicher Vorsicht zu behandeln ist. Die Statistischen Blätter zeigen, wie rasch der Bestand abnimmt, wenn die Statistik die Behandlungserfolge zur Kenntnis nimmt. Andererseits ist der Bestand ebenso wie die „Meßgröße", „Zugang", Inzidenz, an die Exaktheit, mit der der Meldepflicht Genüge getan wird, gebunden.

In Deutschland werden auch Erkrankungen in den Bestand genommen, deren tuberkulöse Natur nicht durch Bakteriologie oder feingewebliche Untersuchung bestätigt ist. Erhebliche statistische Risiken werden damit getragen.

Die Abbildung 4 zeigt den Bestand an Tuberkulosekranken in Bayern. Es ist zu entnehmen, wie groß die Unterschiede zwischen Männern und Frauen und je nach Altersgruppe sind.

Die „Zugänge", die Inzidenz, sind die weit wichtigere Größe. Beim Bestand spielen sehr viele Zufälligkeiten mit. Bei der Inzidenz steht die Frage der „Dunkelziffern" im Vordergrund. Erfahrene Ärzte des öffentlichen Gesundheitsdienstes glauben allerdings, daß diese Dunkelziffer verhältnismäßig klein ist. Es ist zu bedenken, daß ja auch viele

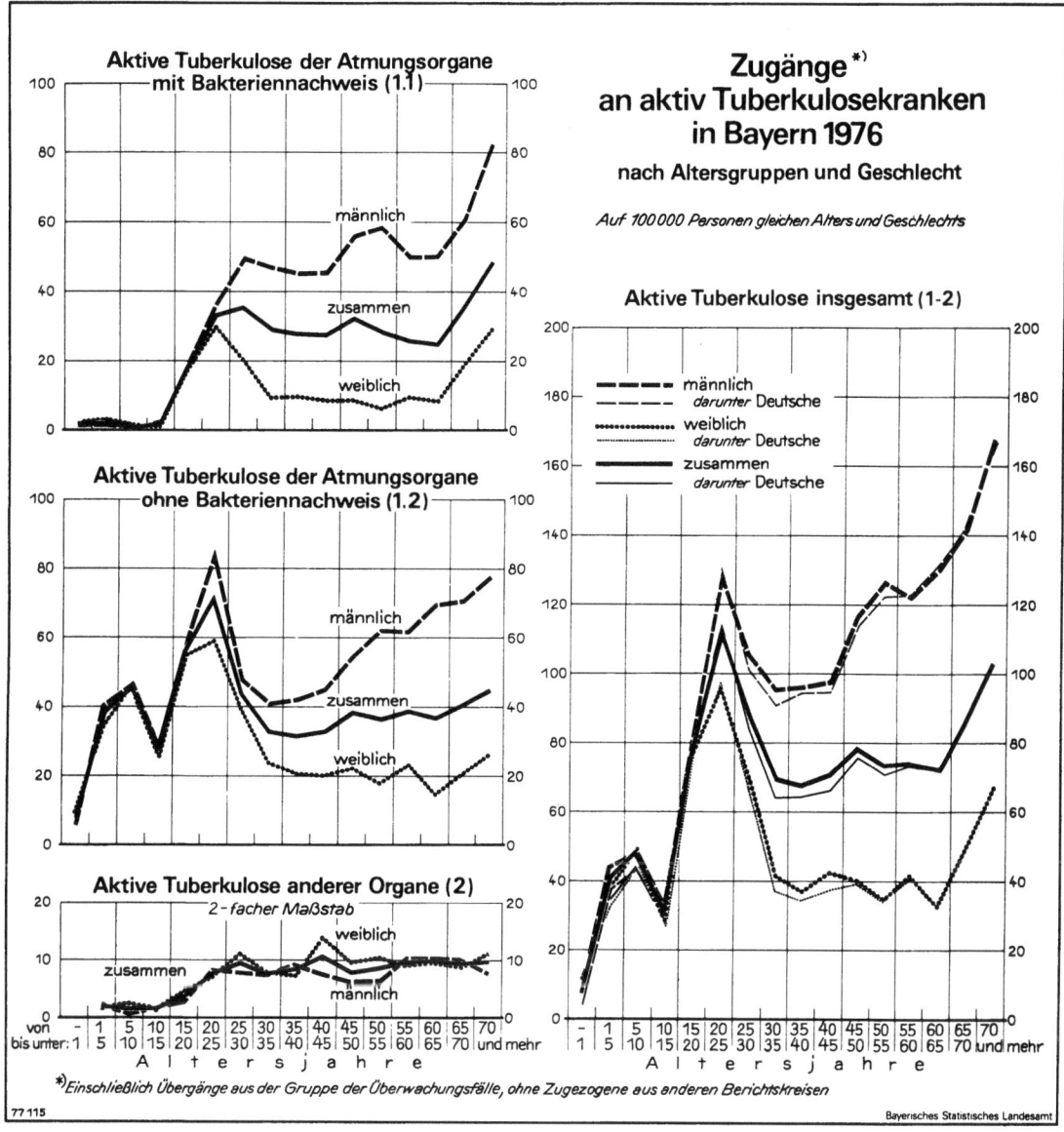

Abb. 5. Zugänge an Aktiv-Tuberkulosekranken in Bayern 1976 nach Altersgruppen und Geschlecht auf 100 000 Personen gleichen Alters und Geschlechts (Bayerisches Statistisches Landesamt)

wirtschaftliche Leistungen, Sozialleistungen, von der Bekanntgabe einer Erkrankung an Tuberkulose mit abhängen (Abbildung 5).

Für die „Röntgenepidemiologie" insgesamt gilt, *daß mit Rückgang der Tuberkulose der Anteil der tuberkulosebedingten Röntgenveränderungen an der Gesamtzahl der röntgenologisch faßbaren Lungenveränderungen zwangsläufig geringer, die Irrtumsmöglichkeiten zwangsläufig größer werden und daß die posttherapeutischen Restzustände weiter zur Unsicherheit der „Röntgenepidemiologie" beitragen.*

Wir können mit folgenden Richtzahlen für einige wichtige epidemiologische Meßgrößen rechnen:

Bundesrepublik Deutschland 1974:

Bestand: (offene Tuberkulose)   29,2
Zugänge: (offene Tuberkulose)   17,6

Bayern 1975:

Bestand: (offene Tuberkulose)   27
Zugänge: (offene Tuberkulose)   23
Mortalität: 8

(alles bezogen auf 100 000 der Bevölkerung)

Die wichtigste Meßzahl erscheint im Augenblick, für die Beurteilung der Gesamtsituation in einem Lande, die Zahl der Tuberkulinpositiven. Die *Durchseuchung* gibt uns Aufschluß über die Zahl der mit Wahrscheinlichkeit Infizierten. Bei negativer Tuberkulinreaktion ist eine tuberkulöse Infektion sehr unwahrscheinlich. Damit kann auch zumeist die Röntgenuntersuchung unterbleiben. Von der Zahl der Infizierten können wir ganz allgemein auf die Zahl der Infektionsquellen schließen.

Wir müssen uns dabei von der Vorstellung freimachen, daß die Zahl der Tuberkulinpositiven mit dem Alter rasch ansteigt. Die Zahl der tuberkulinpositiven Zwanzigjährigen ist nicht etwas, was die Zwanzigjährigen jetzt, in ihrem 20. Lebensjahr, betrifft, sondern *die Summe aller Infektionsmöglichkeiten* der vergangenen 20 Jahre. Alle Altersgruppen sind dem *gleichen* Infektionsrisiko, dem Grundsatze nach, ausgesetzt. Dabei können jugendliche Erwachsene durchaus einen „Zuschlag" für häufigere Kontakte, für einen rascheren Kontaktumsatz, für sich in Anspruch nehmen.

Unter „Infektionsrisiko" verstehen wir die Zahl der innerhalb eines Jahres neu Infizierten. Wir wissen aus den Untersuchungen der „Arbeits- und Forschungsgruppe Tuberkulose in Bayern", daß in Deutschland das Infektionsrisiko etwa bei einem halben Promille liegen dürfte. Gegenwärtig werden pro Jahr 1 auf 2000 infiziert. Es ergibt sich damit eine Dissoziation der Erkrankungsmodalitäten: Beim Jugendlichen, beim jungen Erwachsenen, handelt es sich überwiegend um Folgen der Erstinfektion, wenn eine manifeste Tuberkulose auftritt; bei den älteren Erwachsenen um Folgen der endogenen Exazerbation von Infektionen, die Jahre und Jahrzehnte zurückliegen können. Zum Problem der Tuberkulinprüfung und des Infektionsrisikos wird auf Peretti, 1960; Myers, 1970; Junker, 1970; G. Neumann, 1967; Höfer, 1966 und 1976; H. Blaha, 1971; L. Blaha, 1969; Katerbau, 1969; I. Schulte, 1970, Wiest, 1973, sowie B. Kranig, 1976, verwiesen. Wichtige Hinweise für die epidemiologische Gesamtsituation gibt Lock (1976).

Die bayerischen Untersuchungen an über 14000 Kindern haben ergeben, daß mit 6 Jahren 0–0,5%, mit 10 Jahren 0,5–1% und mit 14 Jahren etwa 2–3% der Kinder gegenwärtig infiziert sind.

Für die Epidemiologie der Tuberkulose ist nicht nur das zahlenmäßige Verhältnis maßgebend, sondern auch eine Art epidemiologischer Qualitätsbeurteilungen. Die Zahl der Patienten, die über 2 Jahre Tuberkulosebakterien ausscheiden, war noch vor wenigen Jahren verhältnismäßig groß. Die Zahl derjenigen, die resistente Tuberkulosebakterien ausscheiden, ist, entgegen früheren Befürchtungen, etwa gleich geblieben. Die hohen Risiken der chronischen Tuberkulose für die Umgebung machen folgende Abbildungen deutlich (Abb. 6a u. b).

Wichtige Informationen zur Epidemiologie gibt die Studie aus dem Regierungsbezirk Kolin (Styblo et al., 1967); weiterhin sind die Arbeiten von Flatzek-Hofbauer (1931), Gottstein (1922), Neumann (1962), von Redeker (1958) und von Vogt (1963) sowie den pathologisch-anatomischen Darlegungen von Uehlinger und Blangey (1937) zu nennen.

1.2.2. Die tuberkulöse Infektion und ihre Folgen

Geschichte der Tuberkulose und Geschichte der ärztlichen Bemühungen um die Tuberkulose sind zwei verschiedene Kapitel, die freilich immer wieder zusammenkommen. Es wäre in der „Geschichte der Tuberkulose", in der Beziehung der Ärzte zur Tuberkulose nicht gut, wenn mit dem augenblicklichen Nachlassen des epidemiologischen Drucks in bestimmten Regionen der Welt, aber auch mit der der „Pauschalierung der

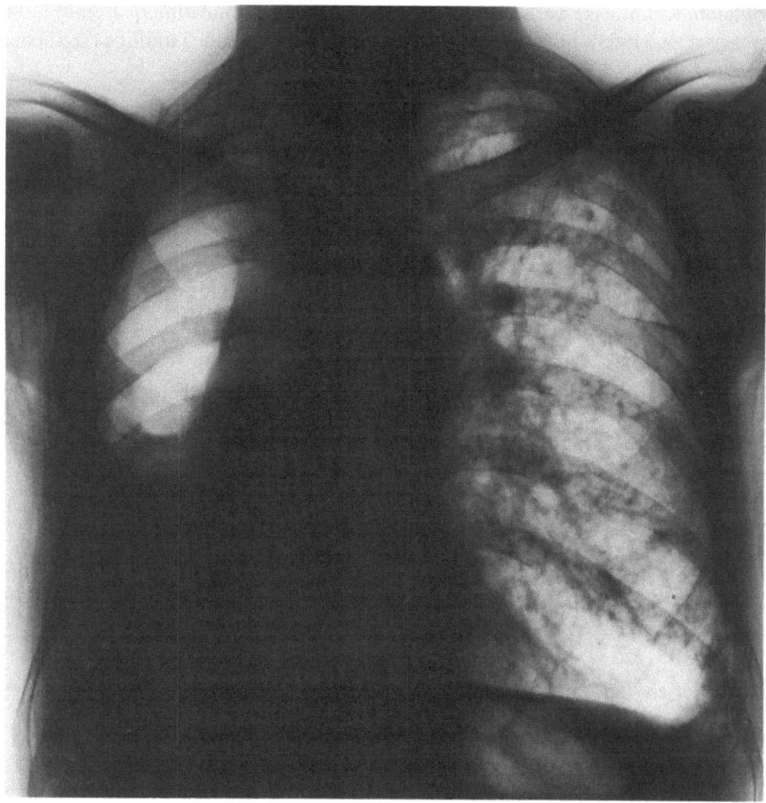

Abb. 6a u. b. Chronische Tuberkulose mit Zerstörung fast der gesamten Lunge

Abb. 6a. Thoraxübersichtsaufnahme: Zerstörung der rechten Lunge mit erheblicher Pleurareaktion: Der rechte Hemithorax ist durch eine Riesenkaverne besetzt; links ausgedehnte ältere und frischere Veränderungen; Pleuraschwarte

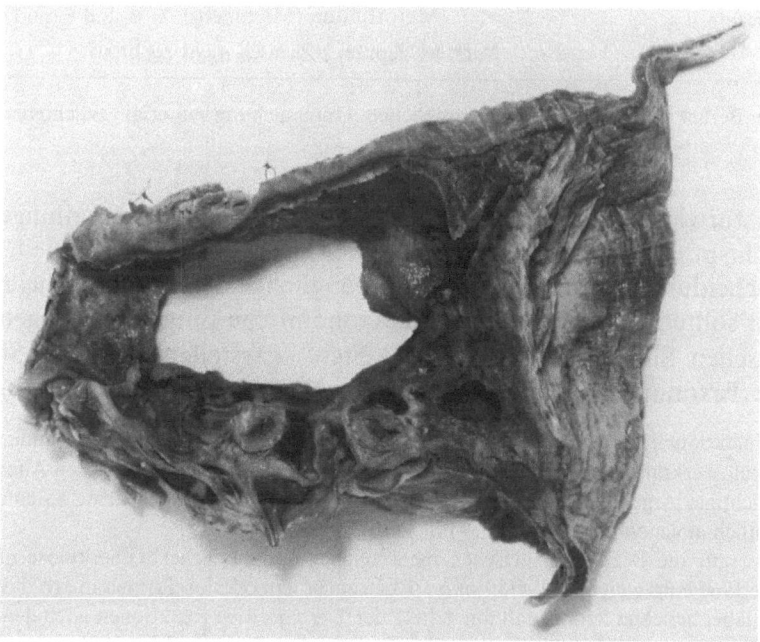

Abb. 6b. Makrofoto des Operationspräparats: Fast vollständige Zerstörung der rechten Lunge durch eine große Kaverne mit zahlreichen säurefesten Bakterien. (Ältere Pulmonalarterienthrombose an der Aufzweigung des rechten Pulmonalarterien-Hauptastes; fibrös-schwartige Obliteration mit Kalkeinlagerung beider Pleurahöhlen nach beidseitigem Pneumothorax vor 19 Jahren)

Therapie" die subtileren Kenntnisse verloren gingen. In diesem Zusammenhang ist auf „die Geschichte der Tuberkulose" von LÖFFLER (1958) hinzuweisen, die das Zeitweilige und Zufällige ärztlicher Kenntnisse am Beispiel der Tuberkulose dartut.

Zur Infektiosität der Tuberkulose im epidemiologischen Sinn ist vor allem auf die Arbeiten von GRZYBOWSKI (1971) und von VAN GEUNS (1971) zu verweisen. Mit diesen Untersuchungen hat sich bestätigt, daß die Ansteckungsfähigkeit der Kranken, bei denen nur kulturell Tuberkulosebakterien nachgewiesen wurden, im Vergleich zu den Kranken, bei denen ein positiver Ausstrich gewonnen werden kann, verhältnismäßig gering ist. LOUDON (1972) zeigt darüberhinaus, daß die Infektiosität der Tuberkulose unter geeigneter Behandlung sehr rasch abnimmt, innerhalb von Wochen.

Von einer „Tuberkulose" sprechen wir dann, wenn beim Menschen eine Erkrankung durch die Mycobacterium tuberculosis-Gruppe, also Mycobacterium tuberculosis oder Mycobacterium bovis (sowie M. africanum) hervorgerufen ist. Die nachfolgende Einteilung nach MEISSNER gibt die bis vor kurzem gängigen Vorstellungen wieder.

Tabelle 1.

A. Echte Tuberkelbakterien
  M. tuberculosis
  M. bovis
B. Atypische Mykobakterien, langsam
  wachsend. (Nach RUNYON)
  I. Photochromogene Mykobakterien
    M. kansasii (varietas aurantiacum,
    luciflavum u. album)
    M. marinum (M. balnei) u.a.
  II. Skotochromogene Mykobakterien
    M. aquae a und b
    M. aquae c
    M. flavescens
    M. scrofulaceum u.a.
	III. Nonphotochromogene Mykobakterien
	    M. avium (hühnervirulent)
	    M. intrazellulare battey (nicht hühnervirulent)
	    M. xenopi (wächst gelb gehört in die aviäre Gruppe)
	    Mykobakterien der radish Gruppe
	    (m. terrae, M. nonchromogenicum, M. novum)
	    M. triviale u.a.
	C. Schnellwachsende Mykobakterien, Gruppe IV nach RUNYON
	  M. smegmatis
	  M. phlei
	  M. vaccae
	  M. Diernhoferi
	  M. borstelense
	  M. fortuitum (M. minetti) A, B und C und viele andere
	D. M. leprae, z.Z. noch nicht züchtbar.

ᵃ Unter besonderer Berücksichtigung der aus menschlichem Untersuchungsmaterial gezüchteten Mykobakterien.

Über alle naturwissenschaftlich richtigen und zutreffenden Mitteilungen hinaus ist auch der Gesichtspunkt der klinischen Wichtigkeit, der Unterscheidbarkeit, des Aufwandes an Unterscheidungskriterien und der Zugänglichkeit der Unterscheidungskriterien wesentlich. Wir sollten nicht vergessen, daß taxonomische Eingruppierungen letztendlich, im mathematischen Sinne „Wahrscheinlichkeiten" darstellen. Auf die Sitzungen und Ergebnisse der Taxonomie-Kommissionen ist zu verweisen (RUNYON, 1974).

Der Anteil der Infektionen mit Mycobacterium bovis ist wesentlich zurückgegangen. Besonders bemerkenswert ist, daß die Tuberkuloseerkrankungen, verursacht durch Mycobacterium bovis, in höheren Altersgruppen liegen. Hier liegt ein gewichtiges Argument dafür, daß die exogene Superinfektion doch keine so entscheidende Rolle spielt, wie gelegentlich angenommen wird (CANETTI, 1970).

STOLL (1967) ist auf die Beziehung zwischen menschlicher und tierischer Tuberkulose nach Tilgung der Rindertuberkulose 1967 eingegangen. 1954/55 waren 10,2% aller Tuberkuloseformen durch das Mycobacterium bovis verursacht; dabei berichtet STOLL, daß nur 1,15% der Tiere positive Reaktionen nach den Sanierungsmaßnahmen zeigten. Der Anteil des Mycobacterium bovis in den Jahren von 1952 bis 1966 geht besonders deutlich aus einer Zusammenstellung (Tabelle 2) von MEISSNER (1970) hervor.

In der überwiegenden Zahl ist also das Mycobacterium tuberculosis, in geringerer Zahl noch das Mycobacterium bovis, für die menschliche Infektion verantwortlich. Die Ausrottung der Rindertuberkulose hat hier einen wesentlichen Wandel geschaffen.

Es sei erwähnt, daß sog. atypische Mykobakterien, in einer ganzen Anzahl von Fällen menschliche Erkrankungen hervorrufen können.

Zur Situation in bezug auf Infektionen durch atypische Mykobakterien ist Folgendes zu sagen:

Die Situation mag dadurch gekennzeichnet werden, daß KÄPPLER (1970) aus der gesamten DDR über 179 Fälle mit Nachweis von „atypischen Mykobakterien" bei menschlichen Erkrankungen berichtet. Für die Anerkennung einer Infektion durch „atypische Mykobakterien" nennt MEISSNER folgende Kriterien: 1. Züchtung nicht zu kleiner Kolonienzahl und „Reinkultur". 2. Mehrmalige Züchtung des gleichen Stammes. 3. Einmalige Züchtung aus dem Resektions- oder Sektionspräparat genügt als Beweis. 4. Kein Nachweis von „echten" Tuberkelbakterien. 5. Vorliegen einer tuberkulosegleichen Erkrankung wird gefordert; die Diagnose sei vom Kliniker und Bakteriologen gemeinsam zu stellen. Es mag für die praktische Arbeit noch von Bedeutung sein, daß sog. atypische Mykobakterien als krankmachende Keime besonders häufig in vorgeschädigten Lungen, etwa bei Silikose, gefunden werden; ein häufiges Vorkommen ist uns besonders aus den nordfranzösischen Bergbaugebieten gemeldet. Der Begriff „opportunistische Keime" betrifft sowohl den Gesamtorganismus wie auch das lokale Terrain, hier insbesondere die Lunge. Für diese Probleme sind MEISSNER (1963), KOVACS (1966), NASSAL (1961), RUNYON et al. (1959) sowie SCHMIEDEL (1960) zu nennen.

Ein Schema nach PETERSEN (1973) macht deutlich, daß aus der Kultur folgende wesentliche Kriterien abgelesen werden können:

a) Die Quantität der ausgeschiedenen Mykobakterien.
b) Die „Taxonomie", die Art des Erregers.
c) Kultur als Ausgangsmaterial für die Resistenzbestimmung.

Die Bakteriologie dient damit der Diagnose, der Differentialdiagnose, der Führung der Therapie, ferner der epidemiologischen Fährtensuche. Sie kann Hinweise auf Infektionsketten geben und schließlich zur Klärung pathogenetischer Fragen beitragen.

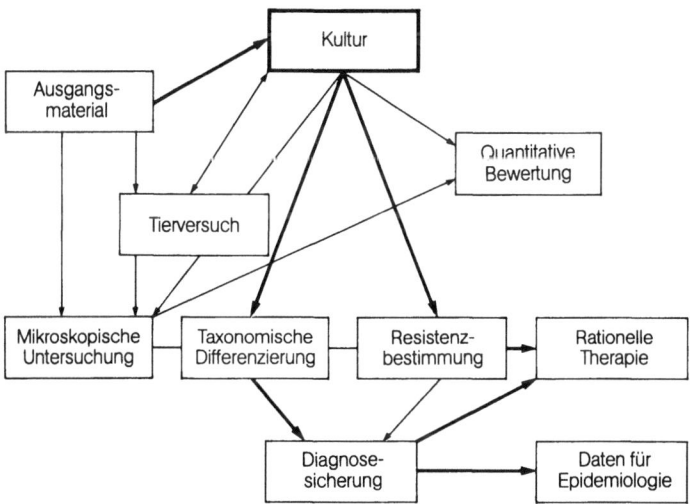

Zentrale Stellung des Kulturverfahrens in der Tuberkulosediagnostik. (Nach K.F. PETERSEN)

Wirtsfaktoren bei der Tuberkulose. *Voraussetzung* für die Entstehung der Krankheit Tuberkulose ist beim Menschen die Infektion mit Tuberkulosebakterien. Nicht jede Infektion führt jedoch, auch bei Beobachtung über lange Zeiträume, zur manifesten Erkrankung. Die Übergänge von „infiziert" zu „krank" sind fließend. Das Eintreten der klinisch faßbaren „Krankheit Tuberkulose" ist von Faktoren abhängig, die wir nur zum Teil kennen. Der Gesamtkomplex der Faktoren setzt sich zusammen aus hereditären, genetischen Faktoren, aus somatisch akquirierten Gegebenheiten und aus seelischen und sozialen Besonderheiten, Problemen wie Lebensalter, Schwangerschaft, verschiedene Krankheitszustände, Hunger, Geschlecht, Wohnort. Es ist vielfach anzunehmen, daß erhöhte

Tabelle 2. Mycobacterium bovis bei Kindern und Erwachsenen in Westdeutschland. (In Prozent der positiven Fälle). (Untersuchungen von G. MEISSNER.) Es zeigt sich, daß bei den Erwachsenen, auch nach Ausmerzung der Rindertuberkulose, noch eine nicht unerhebliche Anzahl von Infektionen durch M. bovis besteht: ein Hinweis auf die Rolle der „endogenen Reinfektion". Die Abnahme insgesamt spricht freilich für die Rolle der auch exogenen Infektion.

	Kinder pulmon. Prozesse	Kinder Hals-Ly-Kno.	Erwachsene Hals-Ly-Kno.	Erwachsene Lungentuberkulosen	Tbc-freie Rinderbestände
1952–1954	13 = 12%	48 = 45%	107 = 16%		ca. 10%
1955–1959	44 = 4%	98 = 46%	229 = 15%	85 = 22%[a]	74%
1960–1962	8 = 2,4%	25 = 28%	149 = 9,4%	208 = 22%	99,7%
1963	3 = 3%	4 = 17%	3 = 8%	69 = 19%	99,7%
1964	0(72)	3 = 12%	6 = 10%	53 = 12%	99,7%
1965	0(47)		6 = 9,5%	46 = 12%	99,7%
		4 = 13%			
1966	0(49)		4 = 7%	43 = 9%	99,7%

[a] = 1958–1959. ( ) = positive Fälle.

Infektionsmöglichkeiten und „Schwächung der natürlichen Widerstandskraft" Hand in Hand gehen [s. auch PAGEL (1964), SIMMONDS, MACDONALD (1964) und NASSAU zu den Gestaltungsfaktoren s. auch BERGHAUS (1938), DIEHL (1947) und VON VERSCHUER (1933); DIEHL, LURIE (1941), MITSCHRICH (1956); auch aus dem zusammenfassenden Überblick von OTT (1958) „Tuberkulose und Umwelt" geht hervor, wie vielfältig die Abhängigkeiten sind].

Es zeigt sich auch hierbei, daß die Radiologie der Tuberkulose nicht aus der Gesamtheit der Klinik herauszutrennen ist. Der Röntgenbefund wird zur Mutmaßung, wenn Vorgeschichte, Familie, soziale Umstände, klinische Befunde und Laborbefunde nicht zur Hand sind. Die Tuberkulose ist, wie schon die DIEHLschen (1958) Arbeiten zeigen, eine „höchst individuelle", an das Individuum gebundene Krankheit.

Zu Problemen der klimatischen Verhältnisse ist auf SCHRÖDER und OBERLAND (1937) zu verweisen, die Abhängigkeit von Wohndichte und Tuberkulosemortalität gibt KAESER wieder.

Das Problem der Gastarbeiter besteht in der Schweiz ebenso wie in Deutschland, in Frankreich ebenso wie in England. Auf die deutschen Verhältnisse sind HEIN (1966), HINKMANN (1967) und NEUMANN (1973) besonders ausführlich eingegangen. Das Bayerische Statistische Landesamt trägt Sorge, ob nicht bei der vermehrten Inzidenz der Tuberkulose die Gastarbeiter eine Rolle spielen könnten (s. auch OTT, 1965; SCHOLZ, 1966).

Ähnlich verhält es sich mit der Bedeutung kriegerischer Verwicklungen; epidemiologische, soziale und psychische Momente treten zusammen. GIESE (1955) hat in sehr sorgfältiger Weise das Erscheinungsbild der Nachkriegstuberkulose vom pathologisch-anatomischen Standpunkt aus analysiert. Er spricht vom „Kasernierungs- und Strapazenfaktor", von einer „Hungertuberkulose" bei Insassen von Konzentrationslagern, von Gefängnissen und von Kriegsgefangenenlagern. Bei den Hungertuberkulosen stehe vor allem die schwere, nicht zur Ruhe kommende Lymphknotenbeteiligung mit Neigung zur Ausbreitung des Primärherdes im Vordergrund. Auch UEHLINGER (zit. nach GIESE) spricht von einer großen Zahl bösartig verlaufender Formen später Erstinfektion. Dabei hat GIESE unter extremen Bedingungen mehrere Fälle von sicheren exogenen Reinfektionstuberkulosen gefunden, indem sich frische Primärkomplexe zusammen mit Resten der ersten tuberkulösen Infektion nachweisen ließen. Wir folgern daraus, daß exogene Neuinfektionen auch beim bereits vorinfizierten Organismus dann haften, wenn die Resistenz über eine Änderung der Peristase gemindert wird.

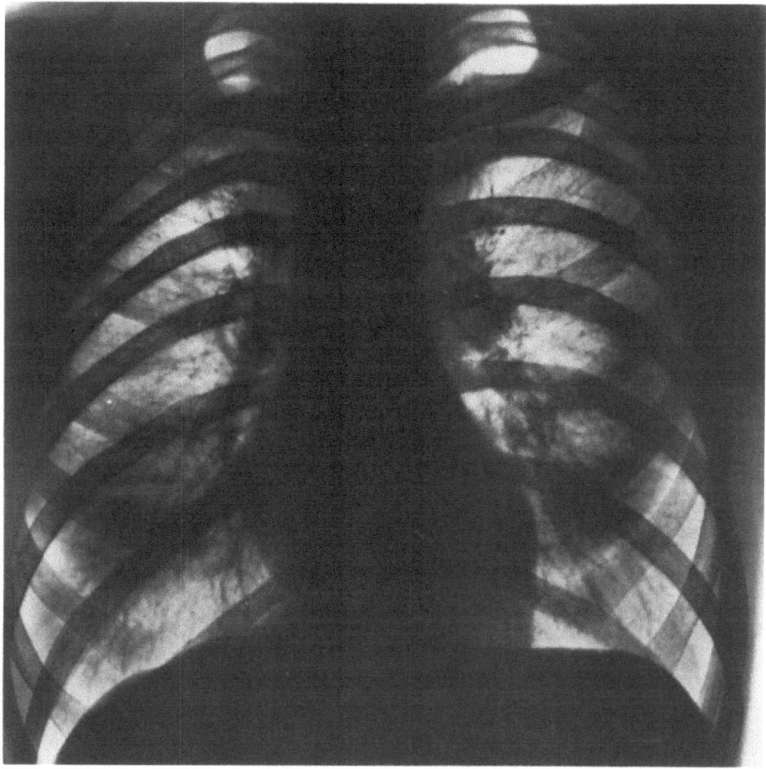

Abb. 7a–c. Tuberkuloseverlauf bei Behandlungschwierigkeiten (Trunksucht)

Abb. 7a. Feststellung einer Tuberkulose im März 1965: mäßig ausgedehnter Befund rechtes Spitzenoberfeld

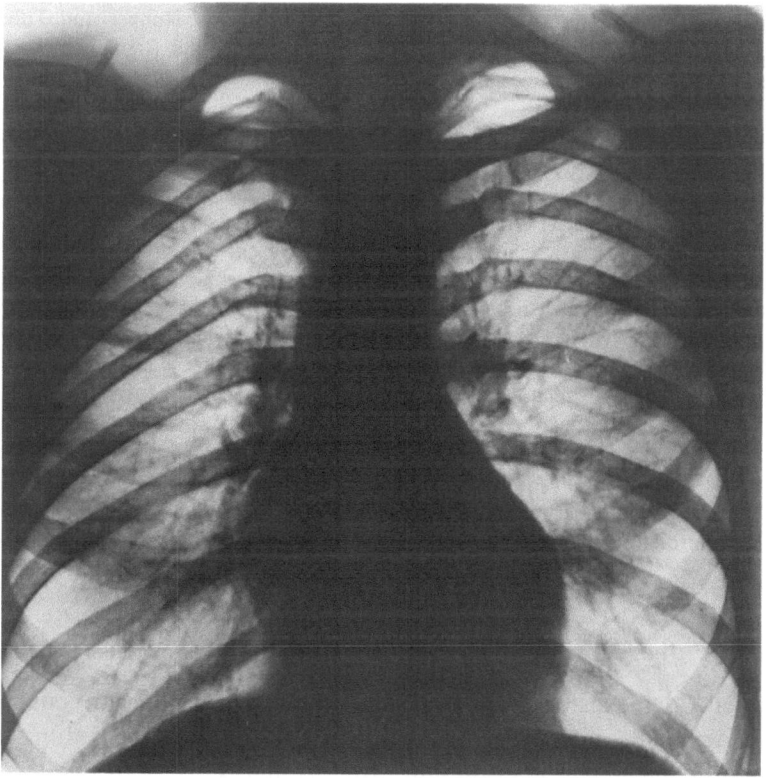

Abb. 7b. Gute Rückbildung unter geeigneter Behandlung (Aufnahme vom Juli 1965)

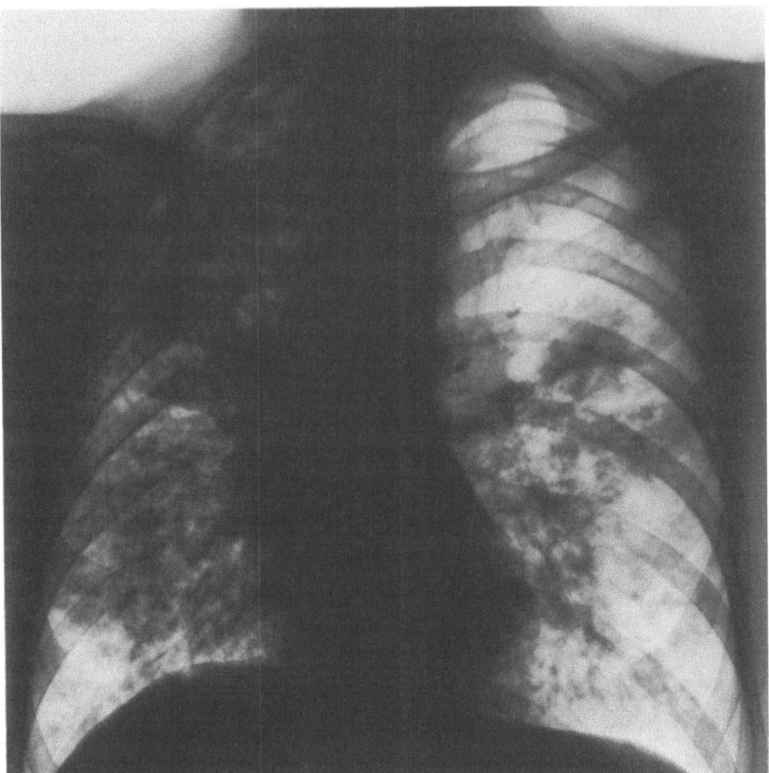

Abb. 7c. „Niederbruchstuberkulose" bei chronischem Alkoholismus (Aufnahme vom 20.3.1972)

Schwere Bilder zeigten sich bei Exacerbationstuberkulosen auch bei der Zivilbevölkerung. Unter besonderen Bedingungen komme es zu einem Erlöschen der Allergie. Zum Problem „Hunger und Tuberkulose" wären die Arbeiten von GEISSLER (1935), GOTTSTEIN (1931), HASSELBACH (1941) und REDEKER zu nennen. Häufigkeit der bösartig verlaufenden Primärtuberkulosen wird auch von LABHARDT (1948) und von STAEMMLER (1944) bestätigt.

Über die besondere *Berufsdisposition* sind zuverlässige Angaben nicht ganz einfach zu gewinnen. Zumeist handelt es sich, nach Art der Gewinnung des Ausgangsmaterials, um selektierte Gruppen. Außer Zweifel steht, daß die Beteiligung der Bergarbeiter an der Morbidität besonders hoch war. Ohne Zweifel ist die Silikose ein prädestinierender „Terrainfaktor". Ferner besteht der Eindruck, daß das Gaststättengewerbe, Kraftfahrer und sozial „unterprivilegierte" oder „sich unterprivilegierende" Menschen ein erhöhtes Risiko tragen, an Tuberkulose zu erkranken (Abb. 7a–c). Die Interferenzerscheinungen der Tuberkulose mit den nicht spezifischen Faktoren, Infektionskrankheiten, Strahlenbehandlung, Stoffwechsel und hormonellen Störungen, mit „allgemeinen Abwehrschwächen" sowie lokalen Gewebeschädigungen sind eingehend bei SCHMID (1958) abgehandelt. Eine hervorragende Darstellung der Tuberkulose in ihren Beziehungen zu Alter und Geschlecht gibt OTT (1958).

Viele andere Fragen wären hier noch zu berühren, so diejenige nach der speziellen Altersempfindlichkeit gegenüber Infektion und in bezug auf die Erkrankungswahrscheinlichkeit, klimatische und rassische Unterschiede. So ist es wahrscheinlich, daß in großen Teilen Asiens und Afrikas wie auch Südamerikas die Tuberkulose weitaus häufiger ist als gegenwärtig in unseren Ländern. Es ergeben sich Probleme, indem jüngere Ärzte und Pflegekräfte aus Europa häufig tuberkulinnegativ sind und in Ländern mit höherer Tuberkulosemorbidität tätig werden. Dabei sind die „resistenzmindernden" Faktoren noch nicht berücksichtigt (HEAF, 1958; HITZE, 1972; ROUILLON, 1972).

1.2.3. Zur Pathogenese der Tuberkulose; Infektionswege, Ausbreitungswege

Die Hauptquelle der Ansteckung stellt der Mensch dar, der an einer Tuberkulose leidet, und bei dem eine überwiegend reichliche Bakterienausscheidung vorliegt. Auf die zentrale Stellung der Kaverne in diesem „Infektionszyklus" hat SCHNELLER besonders hingewiesen.

Auch hierbei handelt es sich nur um eine kurze Skizze der Verhältnisse, um die Radiologie nicht isoliert dastehen zu lassen, den Radiologen nicht zum unbeteiligten „Feststeller ungewöhnlicher Dichteänderungen durchstrahlter Materie" werden zu lassen. Darüber hinaus kann der Radiologe selbst ein „Betroffener" sein: Überleben der Tuberkelbakterien in vom Tageslicht abgeschlossenen Räumen, regelmäßiger Umgang mit Krankheitsverdächtigen, hohe „Kontaktfrequenz" lassen den Radiologen gefährdet erscheinen.

Die Hauptquelle der Ansteckung stellt der mit einer ansteckenden Tuberkulose behaftete Mensch dar. Zumeist wird es sich um kavernöse Lungentuberkulosen handeln. Die Kaverne ist das Hauptbakterienreservoir, indem die Keimzahlen in einer Kaverne ausnehmend hoch sind; die Größenordnung dürfte bei 10^9 liegen. Durchaus möglich und wahrscheinlich ist es, daß auch Bronchialtuberkulosen, größere Geschwüre, insbesondere bei Lymphknotendurchbruch, ausreichende Bakterienmengen zur Verfügung stellen, um reale Infektionsrisiken darzustellen. Damit steht die „aerogene", die „Tröpfcheninfektion" im Vordergrund. Alle anderen Infektionswege sind untergeordnet. Früher hat die Infektion auf dem Wege über die Rindertuberkulose eine wesentliche Rolle gespielt. Die Infektion von Tier zu Mensch geschieht im allgemeinen auf dem Ingestionswege, durch Trinken verseuchter Milch.

Auf diese Probleme der Tuberkulose als Anthropozoonose geht NIEBERLE (1958) im Handbuch der Tuberkulose mit Sorgfalt ein. Immerhin ist die Ansteckung auf dem Luftwege von Tier zu Mensch, aber auch von Mensch zu Tier als gesichert anzusehen (HEDVALL, 1958; GRIFFITH, 1958; JENSEN, 1958; sowie LANGE, 1958).

Neben der aerogenen und der Ingestionstuberkulose spielen die übrigen Infektionsformen eine relativ geringe Rolle.

Zu diesen Problemen sind MEISSNER, HEDVALL und BEITZKE zu nennen. Historisch interessant ist, wie LAËNNEC seine eigene lokale Infektion beschreibt (bei LÖFFLER).

Es ist erwähnt worden, daß die Haupteintrittspforte der Tuberkelbakterien der Respirationstrakt darstellt. HUEBSCHMANN (1947) findet primäre Lungenherde in etwa 83%, primäre intestinale Herde in 16%, alle übrigen Infektionsherde zusammen etwa 1%. BRUNO LANGE (1958) nimmt an, daß etwa 90% aerogene Ansteckungen sind (s. auch R.W. MÜLLER, 1952).

Gegenwärtig stellt die „Ingestionstuberkulose", unter unseren Verhältnissen, wohl eine Seltenheit dar.

Die Probleme der pathologischen Anatomie der extrapulmonalen Primärkomplexe sind bei UEHLINGER im Handbuch der Tuberkulose in extenso abgehandelt. Insgesamt kann man mit einem Anteil von pulmonalen zu extrapulmonalen Primärkomplexen von etwa 9:1 rechnen. Hierzu sind die Untersuchungen von UEHLINGER und BLANGEY (1937) sowie von SWEANY (1941) zu nennen. Bei der aerogenen Infektion entwickelt sich ein erster Herd im Lungengewebe, dem beim Kind eine Beteiligung des regionären Lymphknotens folgt. Der „Primärkomplex" besteht aus Parenchym- und Lymphknotenanteil. Die „Lymphknotenanteile" bei Adoleszenten und Erwachsenen sind im allgemeinen weniger deutlich. Eine eingehendere Besprechung wird im Kapitel „Primärherd, Erstinfektion" erfolgen.

Erreger und Reaktionsbereitschaft spielen beide eine Rolle. Aus der Tiermedizin weist NIEBERLE (1941) darauf hin, daß einmal die Tiergattung, einmal die Erreger als Gestaltungsfaktor im Vordergrund steht.

Die krankmachende Tuberkulose kann aus dem Erstherd unmittelbar entstehen, indem sich pulmonale Anteile oder aber auch Lymphknotenanteile weiter entwickeln. Wir nehmen an, daß bald nach der Erstherdsetzung in vielen Fällen eine Ausstreuung auf dem

Blutwege in die Organe des Körpers erfolgt, und daß dadurch, entweder in unmittelbarem Anschluß oder später, die isolierte Organtuberkulose, die postprimäre Tuberkulose entsteht.

Durch die erste Infektion werden Veränderungen der Reaktionsweise bedingt, die bei einer zweiten Infektion zu einer andersartigen Reaktion des Körpers führen. „Allergie" nach VON PIRQUET, bzw. „Pathergie" nach RÖSSLE.

Ein einheitliches pathogenetisches Konzept wird vermutlich der Vielfalt der Situationen bei der tuberkulösen Infektion nicht gerecht: Wir unterscheiden nach Möglichkeit:
Primärinfektion
tuberkulöse Entwicklungen aus der Primärinfektion
Frühgeneralisation und ihre Folgen, insbesondere Miliartuberkulose
Wiederaufnahme älterer Herde und Entwicklung zur krankmachenden Tuberkulose.
Gemeinsam mit BRIAN HEARD und mit OTTO ist das folgende Gerüst für eine allgemeinere pathogenetische Einordnung denkbar:

I. Primärinfektion
  1. Primärkomplex ohne aktuellen Krankheitswert
  2. Fortschreiten der Tuberkulose aus dem Primärkomplex, entweder aus dem Lungenanteil oder aus dem Lymphknotenanteil
  3. Kontinuierliche Weiterentwicklung der Streuherde im Anschluß an die Erstansteckung
II. Exazerbationen
  1. Exazerbationen des Primärherdes: pulmonaler Anteil, Lymphknotenanteil
  2. Exazerbation der frühen postprimären Streuherde
III. Neuherdsetzungen
  1. durch „endogene Streuung"
  2. durch neue Infektion
    a) bei bestehender Krankheit bzw. bei bestehender veränderter Reaktionslage durch die vorausgegangene Erstinfektion („Superinfektion")
    b) Neuherdsetzung bei „erloschener" früher Infektion (Reinfektion)

Eingehende Darstellungen der Pathogenese der Tuberkulose finden sich bei LETTERER (1951), DEIST und KRAUSS (1951). Lympho-hämatogene und hämatogene Disseminationen kommen sowohl im zeitlichen Zusammenhang mit dem floriden Primärkomplex als auch später (Früh-, resp. Spätstreuung) vor. Sie reichen von diskreten Herdsetzungen bis zur generalisierten Miliartuberkulose. Auf die entsprechenden Arbeiten, z.B. von HUEBSCHMANN, LOESCHCKE; SCHÜRMANN und PAGEL (1951) sei hingewiesen. Eine zusammenfassende Darstellung findet sich bei HAEFLIGER (1954), die Arbeiten von LANGE (1951, 1958) von DIEHL und von VERSCHUER sowie von LURIE sind noch einmal zu nennen.

Insgesamt sind die Ausführungen von WEIGERT, HUEBSCHMANN, WURM, die Diskussionen von LOESCHCKE, SCHÜRMANN, von PAGEL, von BEITZKE, von LUBARSCH und von ASCHOFF, die Übersichten von ALBRECHT, HART, ROMBERG, LYDTIN; RANKE; GRÄFF, S. u.a. aufzuführen.

1.2.4. Kenntnisse des Substrats; zur pathologischen Anatomie der Tuberkulose

Als Grundform der Gewebsreaktion kennen wir den produktiven und den exsudativen Herd. Die früheste Reaktion um die eingedrungenen Tuberkulosebakterien ist subröntgenologisch; Proliferation und Exsudation spielen gemeinsam bereits in frühen, präradiologischen Stadien eine Rolle. Von den Grundreaktionen, Exsudation und Proliferation geht die weitere Entwicklung mit Verkäsung, Bindegewebsumwachsung, Karnifizierung und Verkalkung aus (WATANABE, 1902; HERXHEIMER, 1902; zusammenfassende Darstellung bei PAGEL und HENKE, 1930; weiterhin sind aufzuführen LUBARSCH, SCHMORL, TENDELOO,

WEIGERT; ferner ALBRECHT, 1907; ASCHOFF, 1925; BEITZKE, 1917, 1927; HART, 1917; RANKE, 1911.

Durch Erweichung und Abstoßung von käsig gewordenem Gewebe bilden sich Zerfalls-höhlen, Kavernen, und zwar zunächst die ungereinigten Kavernen ohne Demarkation; wir werden im Kapitel „Kaverne" näher darauf eingehen. In den „Diagnostic Standards" sind die wichtigsten Tatsachen wie folgt niedergelegt:

Bei jungen Kindern erscheint die Tuberkulose als Primärkomplex mit Parenchym- und Lymphknotenläsion; die Parenchymläsion kann zu klein sein, um sichtbar zu werden. Der Lymphknotenanteil erscheint im allgemeinen später, besteht länger, Verkalkungen können eintreten.

Beim Heranwachsenden und Erwachsenen ist der Lymphknotenanteil oft nicht sichtbar. Die chronische Lungentuberkulose, die Reaktivierung beginnt im allgemeinen im Spitzenbereich und im dorsalen Anteil des Oberlappens und im superioren Segment des Unterlappens.

Die Ausbreitung der Tuberkulose in Form der akuten hämatogenen Streuung, der Miliartuberkulose erfolgt mit kleinen diffusen, verhältnismäßig einförmig und symmetrisch verteilten Herden in den Lungen. Die broncho-gene Ausstreuung folgt mehr den Segmenten, im allgemeinen in die Unterlappen. Sie ist in ihrer Verbreitung lokalisiert und gleichmäßig in ihren einzelnen Herden. Eine doppelseitige Zeichnung kann bestehen; sie ist jedoch nicht gleichmäßig verteilt.

Zur Herdentwicklung wird festgestellt, daß die früheste Parenchymläsion bei der Lungentuberkulose das Exsudat ist. Die Verkäsung, Fibrose und gemischtförmige Herde bilden das Substrat der Röntgenschatten. Diese Termini stellen jedoch *Ausdrücke für histologische Veränderungen dar, deren exakte Natur aus dem Röntgenbild nicht bestimmt werden kann. Sie sollten nicht gebraucht werden, um Röntgenschatten zu bezeichnen.*

Lobäre und segmentale Verdichtungen, dichte homogene Schatten, die ganze Lappen, Segmente oder Subseg-mente einbeziehen, sind bei der Tuberkulose gewöhnlich. Diese können Atelektasen, Verdichtungen oder einer Kombination von beiden entsprechen. Eine Atelektase kann Folge eines endobronchialen Blocks mit Verlegung sein oder Folge einer Kompression durch vergrößerte Lymphknoten. Diese Kompression betrifft oft den Mittel-lappen. Atelektatische Bezirke haben eine Schrumpfungstendenz mit Retraktion der Gebilde zur Lungenwurzel und mit Verziehung der Trachea. Sie können sich aber auch wieder belüften, und der entsprechende Lungenab-schnitt kann zu normaler Größe zurückkehren. Eine Lungengewebsverdichtung (— bei Tuberkulose —) kann tuberkulöse oder nichttuberkulöse Ursachen haben. (Nach: Diagnostic Standards der National Tuberculosis and Respiratory Diseases Association 1969.)

1.2.5. „Das Terrain": Die Beurteilung des von der Tuberkulose betroffenen Organs und seiner Umgebung

Zuerst ist hier zu nennen die Kenntnis der normalen Befunde. Hierzu verweise ich auf die Standardwerke der Lungenanatomie: H. VON HAYEK: Die menschliche Lunge, Berlin: Springer 1953. A. POLICARD: Le poumon. Paris: Masson & Cie., 1955. WILLIAM SNOW MILLER: The Lung. Springfield: Charles C. Thomas, 1957.

Die diagnostischen Risiken, die durch die „Umgebung der Lunge" entstehen, werden im speziellen Teil abgehandelt. Unbedingte Voraussetzung einer „Tuberkulosediagnostik" ist es, diejenigen Veränderungen auszuschließen, die mit einer Tuberkulose nichts zu tun haben und die Klippen zu kennen, die eine sachgerechte Beurteilung des Röntgenbe-fundes erschweren. Die Rolle der „Terrainbeschaffenheit" geht aus Abb. 8a u. b hervor.

1.2.6. Kenntnis nichtradiologischer Methoden

Die Radiologie steht bei der Beurteilung nicht allein; sie steht als Suchmethode im Vordergrund, unter unsicheren Bedingungen. Die Bakteriologie entscheidet. Von ähn-licher Wichtigkeit ist die instrumentelle Diagnostik mit Materialgewinnung zur histologi-schen Untersuchung. Auf die zusammenfassende Darstellung dieser Methoden kann auf BLAHA (1976), sowie BLAHA, CLAUBERG und CUJNIK (1972) verwiesen werden. Die

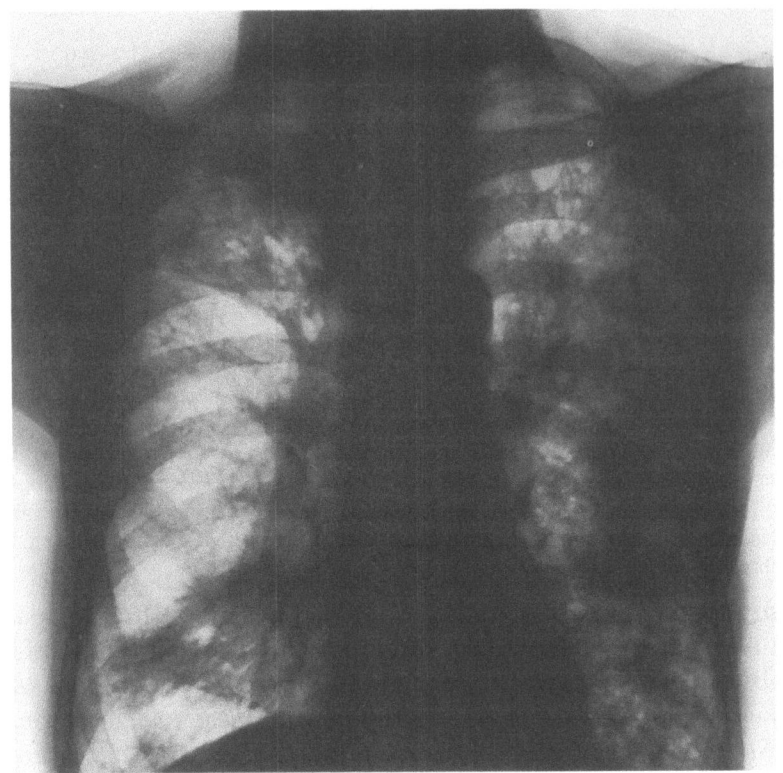

Abb. 8a u. b. Lungenemphysem als „Terrainfaktor"

Abb. 8a. Ausgedehnte doppelseitige Lungentuberkulose bei Lungenemphysem

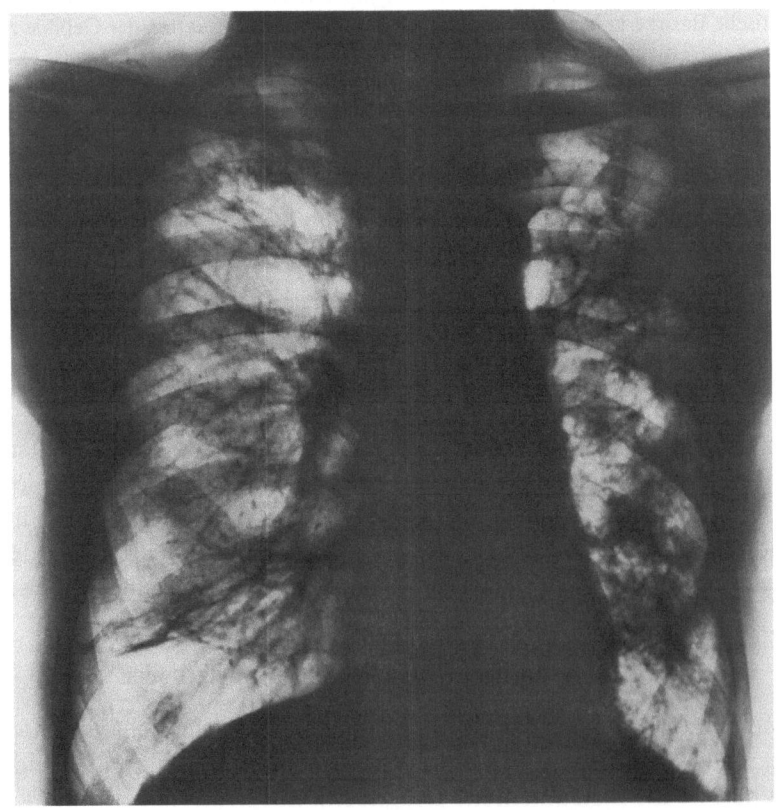

Abb. 8b. Posttuberkulöse Wabenlunge; dabei ist schwer entscheidbar, was von diesen Veränderungen bereits vor der Erkrankung an Tuberkulose bestanden hatte

Verwendung aller instrumentell-invasiven Methoden bei diagnostischen Zweifeln, ohne Präferenz in bezug auf die eine oder andere Zugangsart, ist selbstverständlich. Die Wahl der Methoden richtet sich nach Wahrscheinlichkeiten, nach Zumutbarkeit, nach Ergiebigkeit, nach Sitz und Lokalisation der Veränderungen. Bronchoskopie mit allen Hilfsmethoden, Thorakoskopie, Leberpunktion, Mediastinoskopie stehen nicht in Konkurrenz, sondern ergänzen sich.

1.2.7. Möglichkeiten und Grenzen der radiologischen Diagnostik der „Tuberkulose"

Wir haben bereits davon gesprochen, daß der Begriff „Tuberkulose" streng genommen nur für die Mycobacterium tuberculosis-Gruppe gilt. Mykobakteriosen sind selbstverständlich nicht von einer Tuberkulose zu unterscheiden (siehe auch Abb. 9a u. b). Dabei bedeutet die Infektion mit „sog. atypischen Mykobakterien" ein ganz erhebliches therapeutisches Problem, indem zumeist vielfache Resistenzen dieser Mykobakterien vorliegen.

Zu den Mykobakteriosen sind vor allem die Arbeiten von ADELS und COX (1968), AMAROTICO (1969), BATES (1967), BAUM (1965), BEITZKE (1953), BÖNICKE (1960), BREHMER (1965), CORPE (1964), CORPE, RUNYON und LESTER (1963), CROW, CORPE und SMITH (1961), DOYLE, EVANDER und GRUFT (1968), EHRING (1967), EHRING und PULICOTTIL (1966), FISCHER, LESTER und SCHAEFER (1968), FLÜCKIGER (1963), FORSCHBACH, KIELWEIN und DEDIE (1965), GRUHN (1965), GUY und CHAPMAN (1961), HEINRICH und KOB (1967), HOBBY et al. (1967), JUHLIN (1962), KÄPPLER, (1965), KELLER und RUNYON (1965), KOENIG, COLLINS und HEYSSEL (1966), KREBS (1968), KUBIN et al. (1966), LEWIS (1960), MARKS und SCHWABACHER (1968), MEIDL und HARLACHER (1968), MEISSNER (1965 und 1967), NASSAL (1961, 1963, 1965), NASSAL und PETERSEN (1961), NELLES und NIEGSCH (1965), RAUCH (1965), REIMOLD und PETERSEN (1967), RUNYON (1965), SCHACK-STEFFENHAGEN, PETZOLD und LARSEN (1966), SCHLIESSER (1966), SCHRÖDER (1968), SMYTH, KOVACS und HARRIS (1964), STOLL (1962), STOTTMEIER, KLEEBERG und BLOKBERGEN (1966), TACQUET, TISON und DEVULDER (1965), TOBE et al. (1966), VAN DER HOEVEN et al. (1958), VAN JOOST et al. (1965), VAN ZEBEN (1966), VÖHRINGER (1965), BOIGT, KREBS und KÄPPLER (1967), WOLINSKY et al. (1967) zu nennen. (Für die Einteilung der „Mykobakteriosen" wird auf Tabelle 1 nach G. MEISSNER sowie auf RUNYON verwiesen.)

Es ist aber nicht nur das Problem der Mykobakteriosen, das die Grenzen der radiologischen Diagnostik der Lungentuberkulose deutlich macht. Sämtliche Granulomatosen und sämtliche entzündlichen Erkrankungen wären heranzuziehen, weil sie in der Lage sind, Röntgenbilder hervorzurufen, die sich in nichts vom Schattenbild, „der Tuberkulose" unterscheiden. Wörtlich sei hierzu BOHLIG (1970) zitiert: „Mit zunehmendem radiologischen Erfahrungsgut wollte es immer weniger gelingen, ursprünglich als pathognomonisch für bestimmte Krankheitsbilder geltende Röntgenzeichen weiterhin für diese zu reservieren, weil immer bewußter wurde, daß beinahe alle Lungenkrankheiten, zumindest zeitweise, jeden beliebigen radiologischen Befund in den Lungenfeldern hervorrufen können. Daher ist es heute nur noch im statistischen Rahmen möglich, die diversen radiologischen Informationen bestimmten Krankheitsgruppen zuzuordnen."

Weiterhin ist bei den Grenzen der radiologischen Diagnostik an das Problem der „Mehrfachpathologie" zu denken. Hier wäre als Beispiel die Epituberkulose, wie sie KLEINSCHMIDT (1920), sowie ELIASBERG und NEULAND (1920) beschrieben haben, zu nennen. RÖSSLE (1941) spricht von „Infiltrierungen": Allen Begriffen ist gemeinsam, daß ein unspezifischer Bildanteil vorausgesetzt wird. (Literatur bei GÖRGÈNYI-GÖTTCHE (1949), SCHMORL (1923), SCHÜRMANN (1923).) (Abb. 10a u. b).

Die Grenzen der radiologischen Diagnostik werden auch an den Begriffen „Qualitätsdiagnose" und „Aktivitätsdiagnose" deutlich. PAGEL und HENKE (1930) formulieren wie folgt: „Es sei im vornhinein bemerkt, daß sich die Begriffe produktiv bzw. proliferativ und knotig, sowie exsudativ und konfluierend im strengen Sinne nicht decken. Proliferativ und exsudativ sind histologische Begriffe, sie sagen etwas über gewebliche Qualitäten

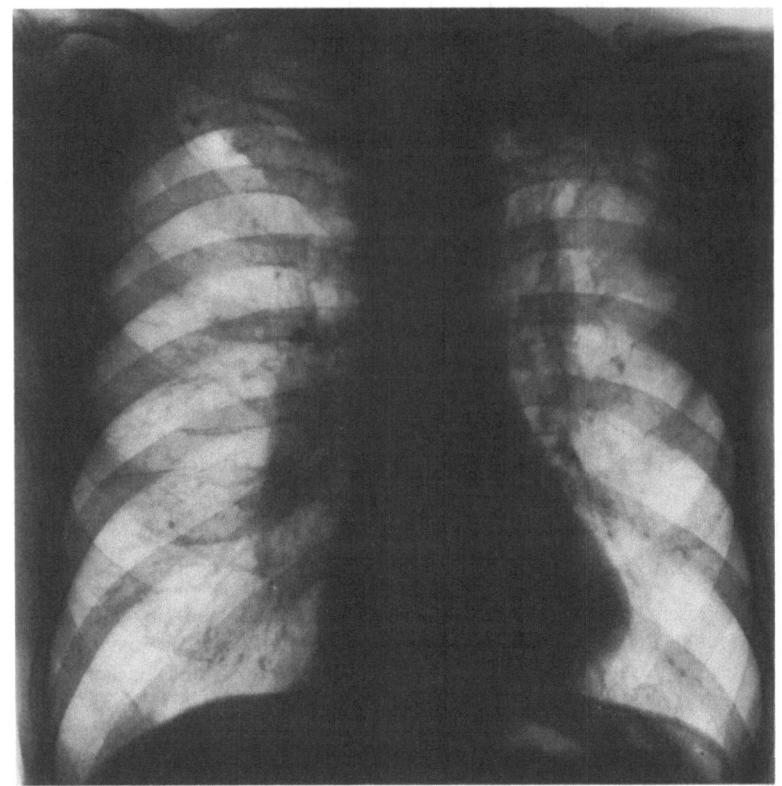

Abb. 9a u. b. Mykobakteriose (Mycobacterium avium; 74jähriger Mann)
Abb. 9a. Mykobakteriose, überwiegend im Bereich des linken Lungenoberfeldes; Aufnahme vom 17.1.1969

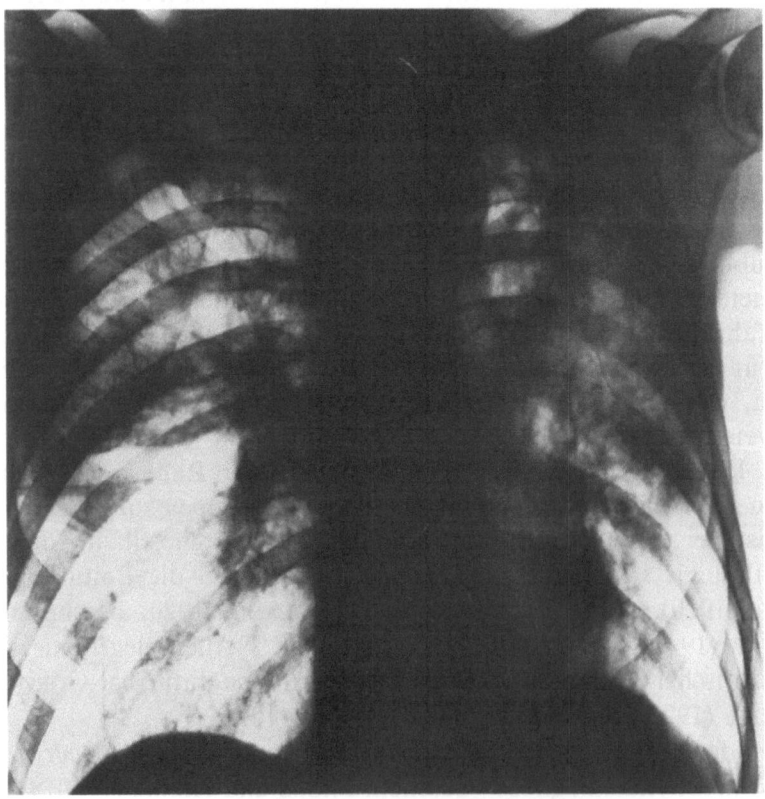

Abb. 9b. Aufnahme vom 6.8.1970: Ausgedehnte kavernöse Mykobakteriose in beiden Lungen. Tod Oktober 1970. Sektionsbefund: Konfluierende käsig pneumonische Infiltrationen mit mehrfachen ungereinigten Kavernen und massenhaft säurefesten Bakterien

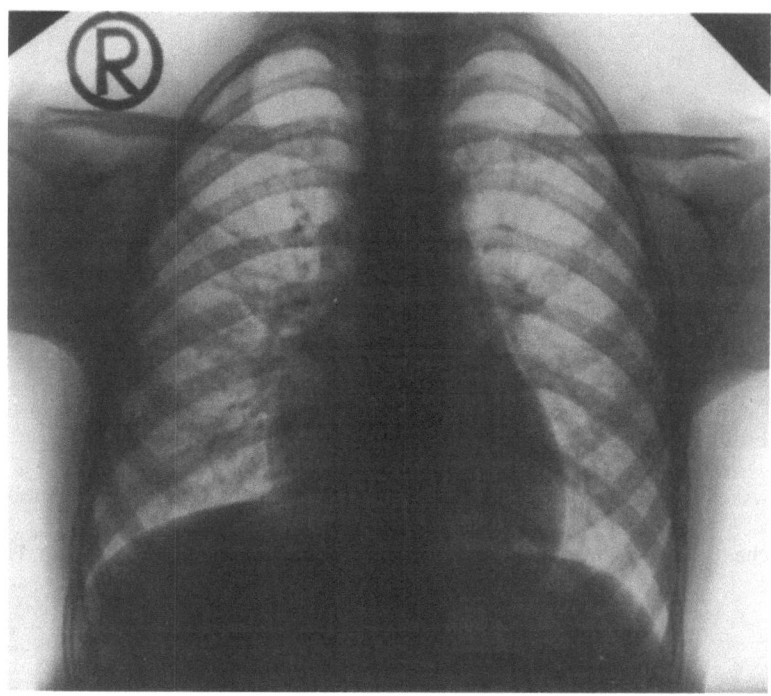

Abb. 10a u. b. Entwicklung einer Tuberkulose (5jähriges Kind)

Abb. 10a. Lockere Einstreuung im Bereich des rechten oberen Mittelfeldes

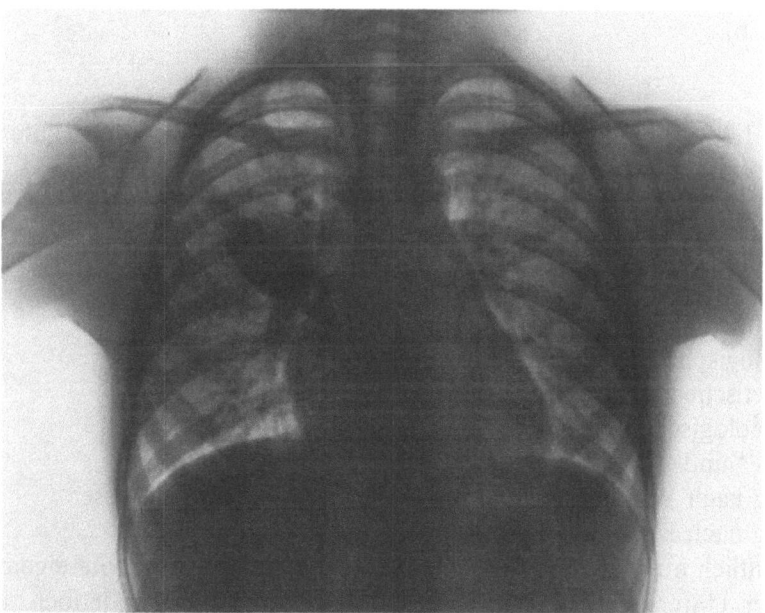

Abb. 10b. „Epituberkulose": Großflächige parahiläre Verschattung

aus, knotig und konfluierend etwas über Ausdehnung und Erscheinungsform, als mehr „Quantitatives"." Hierzu ist auch die heute noch lesenswerte Übersicht von STÄHELIN (1931) „Grenzen und Fehlerquellen der Röntgendiagnostik der Lungentuberkulose" heranzuziehen. Neben der Bemerkung, daß „sozusagen jede Lungenkrankheit einmal im Röntgenbild aussehen kann wie eine Tuberkulose, und daß die Lungentuberkulose in

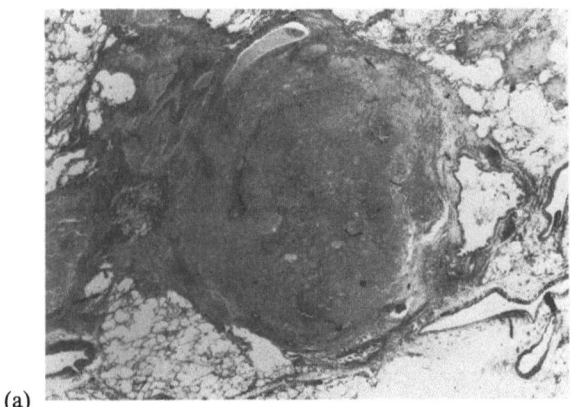 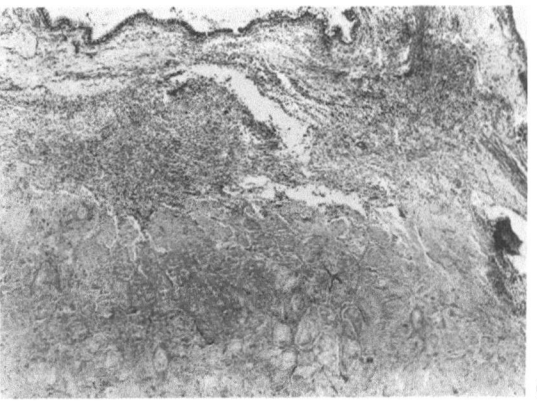

(a)   (b)

Abb. 11a u. b. Die Zusammensetzung des „pathologisch-anatomischen Substrats"

Abb. 11a. Älterer käsig-pneumonischer Herd mit frischer Einschmelzung unter Kernschuttbildung

Abb. 11b. Ausschnitt: Käsige Pneumonie; unter Kernschuttbildung verschafft sich der Herd Anschluß an einen Bronchiolus

Ausnahmefällen das typische Bild jeder anderen Lungenkrankheit imitieren kann", wird vor allem auf die anatomische Form der Tuberkulose, das Alter und die Aktivität des Prozesses Bezug genommen. Produktive und exsudative Prozesse sind zwar pathologisch-anatomisch trennbar, sie finden sich jedoch an einem Ort nicht selten beisammen (Abb. 11a u. b).

1.2.8. Einteilungen und Klassifizierungen der Lungentuberkulose

Von den denkbaren Einteilungsgesichtspunkten:

1. Ausdehnung
2. Qualität, Charakter der Veränderung
3. Individualmedizinische, prognostische Wertung
4. Epidemiologische Bedeutung, bakteriologischer Status
5. Pathogenetische Zusammenhänge
6. „Immunbiologisches Verhalten"
7. „Aktivität" und „Inaktivität"
8. Einteilung nach Wirtsfaktoren: Lebensalter, Konstitution, Rasse
9. Einteilung nach klinischen Symptomen

ist wohl eigentlich nur der erste Gesichtspunkt, die Ausdehnung, die eigentliche Domäne radiologischer Untersuchung. Wir werden im weiteren Verlauf jedoch sehen, daß vor allem auch die Verwicklungen, der Gewebszerfall, der Bronchusverschluß, der Kavernendurchbruch eindeutige Aussagemöglichkeiten bieten.

Historisch betrachtet trugen die vielen Einteilungsversuche und Klassifizierungen wenigstens dazu bei, in die Vielfalt der morphologischen Bilder und in die so schwer faßbaren pathogenetischen Zusammenhänge ordnende Linien einzuziehen, dem Bedürfnis des Betrachters oft mehr als der Sache entgegenkommend (SCHOENLEIN, 1834).

Als Beispiel sei die Klassifizierung nach BARD (1901) angeführt, die später als Bard-Piery-Neumannsche Einteilung lange Jahre die Verständigung über mehr oder weniger typische Formen der Lungentuberkulose erleichtert hat (Tabelle 3). FLEISCHNER hat zu dieser Einteilung die radiologischen Grundlagen bearbeitet.

Für die Statistik des Reichsversicherungsamtes wurde die 1907 in Wien auf der 6. Internat. Tuberkulosekonferenz beschlossene Einteilung verwendet, die als Turban-Gerhardsche Klassifikation besonders in Deutschland jahrzehntelang beliebt war (Tabelle 3).

Tabelle 3. Turban-Gerhardsche Stadieneinteilung (1910, Kaiserliches Gesundheitsamt)

I. Leichte, auf kleine Bezirke eines Lappens beschränkte Erkrankung, die z.B. an den Lungenspitzen bei Doppelseitigkeit des Falles nicht über die Schulterblattgräte und das Schlüsselbein, bei Einseitigkeit vorn nicht über die zweite Rippe hinunterreichen darf.
II. Leichte, weiter als I, aber höchstens auf das Volumen eines Lappens, oder schwere, höchstens auf das Volumen eines halben Lappens ausgedehnte Erkrankung.
III. Alle über II hinausgehenden Erkrankungen und alle mit erheblicher Höhlenbildung.

RANKE führt vor allem immunbiologische Gesichtspunkte ein, indem Formen der frühen Generalisation, der hämatogenen Dissemination und Spätformen unterschieden wurden (RANKE 1917; 1922). Heute unterscheiden wir, soweit das möglich ist, zwischen Tuberkuloseformen, die im unmittelbaren Anschluß an die Primärinfektion häufiger sind, und solchen, die wir gewöhnlich im Anschluß an spätere Exazerbationen sehen.

Hingewiesen sei noch auf die Klassifizierungen von GRÄFF (1921), ASCHOFF (1917), NEUMANN (1930, 1931), NICOL (1919), ULRICI (1921), LYDTIN (1925), BEITZKE (1937), REHBERG (1935), HAUDEK (1926), GERHARTZ (1915), ALBRECHT (1907), LOTTE (1962).

Die vergleichenden Studien zwischen Röntgenbild und pathologisch-anatomischem Befund waren lange Zeit ein Hauptgegenstand der „Röntgendiagnostik der Lungentuberkulose". So schreiben GRÄFF und KÜPFERLE (1923) in der Einleitung der in ihrer Zeit so wichtigen Monographie „Lungenphthise": „An die Stelle einer rein spekulativen Betrachtungsweise der vielgestaltigen Schattenerscheinungen des Röntgenbildes muß eine auf eine vergleichende anatomische Untersuchung sich stützende anatomische Deutung des Röntgenbildes treten." Es ist historisch ausnehmend interessant, daß im Wegführen von spekulativen Elementen schon die Ansätze zu neuen Spekulationen liegen. Was GRÄFF und KÜPFERLE (1923) unmittelbar vor Augen hatten, war der Mehrzahl der Betrachter und Beurteiler von Röntgenbildern verschlossen. Bis in unsere Tage finden sich nicht nur bei den klinischen Diagnosen, sondern auch bei den „Röntgendiagnosen" entschiedene pathologisch-anatomische Benennungen, die oft das Richtige treffen mögen, oft auch nicht. Der Verfasser hat jedenfalls erst durch seine operative Tätigkeit gelernt, pathologisch-anatomische Bezeichnungen in der Klinik wie bei der Beurteilung von Röntgenbildern mit Vorsicht zu gebrauchen. Die wesentliche Informationsquelle waren in den vergangenen Jahrzehnten die Resektionspräparate mit ihrem intravitalen Anschauungsgut. Von den älteren grundlegenden Arbeiten seien die Beiträge von KÜPFERLE (1921), NAGORNY (1950), ZIEGLER (1925), GERHARTZ und von GRÄFF genannt; für die Tuberkulose der Bronchien die Monographie von BLAHA (1952).

Der Begriff der *Aktivität* und *Inaktivität* ist von seiner Definition her, aber auch von pathologisch-anatomischen, von nosologischen Kriterien her, schwer zu fassen. In der radiologischen Nomenklatur ist in dieser Beziehung wohl ein gewisser Grad von Zurückhaltung zweckmäßig. Die Beiträge von FINGERLAND (1963), CANETTI (1954), BACMEISTER (1940) und RZEPKA (1963) sind zu nennen. GIESE (1963) führt zu diesem Problem Folgendes aus: „Eine Lungentuberkulose ist stets ein Prozeß mit vielen Einzelherden, die oft beträchtliche Unterschiede in der Art der geweblichen Reaktion, in der Größe, im Alter und in der Entwicklungstendenz zeigen. Aktive, inaktive und geheilte Herdgruppen sind in den meisten chronischen Lungentuberkulosen dicht vermischt und oft makroskopisch nicht sicher zu trennen. In Zweifelsfällen liefert erst das histologische Bild die Kriterien für die Feststellung der Aktivität oder Inaktivität eines Prozesses." Von klinischer Seite hat SEIDEL 1968 dazu Stellung genommen.

In unserer Krankenanstalt folgen wir zur Registrierung, zur Archivierung einfachsten Grundsätzen. Wir benennen in der „Diagnose".

1. die Ausdehnung,
2. ob Bakterienausscheidung vorhanden ist oder nicht,
3. das Vorhandensein von Kavernen,
4. Besonderheiten, z.B. Bronchialverschlüsse, Atelektasen, zerstörte Lungen, Miliartuberkulosen.

Zur „Ausdehnung" folgen wir, auch der internationalen Vergleichbarkeit wegen, den „Diagnostic Standards":

Ausdehnung I, „gering": Ausdehnung etwa entsprechend von der Lungenspitze bis zur 2. Rippe. Bei anderen intrapulmonalen Lokalisationen entsprechend großes Feld. Veränderungen von geringer Dichte, keine käsigen Pneumonien, keine ausgedehnten Schrumpfungen.

Ausdehnung II, „mäßig ausgedehnt": Einseitig oder doppelseitig von mäßiger bis mittlerer Dichte, bei geringer Dichte nicht mehr als eine Lunge, bei erheblicher Dichte nicht mehr als ein Drittel einer Lunge. Kavernengröße nicht über 4 cm.

Ausdehnung III: alles übrige (s. auch Kaiserliches Gesundheitsamt, 1910; Tabelle 3).

Die neue *„Qualitätsdiagnose"* besteht in der Betonung des bakteriologischen Befundes mit Typenbestimmung und Empfindlichkeit, damit der Beurteilung der Behandelbarkeit. Sie besteht auch darin, die Diagnose „Tuberkulose" nicht als etwas Feststehendes zu sehen, sondern als etwas rasch sich Wandelndes, vor allem unter der Therapie. Die Diagnose „Tuberkulose" bedeutet auch, daß nach Terrainfaktoren, nach Wirtsfaktoren zu suchen ist, die die Erkrankung fördern. Entscheidungen sind zu treffen, die individualmedizinisch und seuchenhygienisch weiterführen.

Wenn wir das Gesamtwerk unter den Blickwinkel „spekulationsfreie Morphologie" gestellt haben, so gilt das doch nur mit Einschränkungen: Die Morphologie ist nicht Selbstzweck, ihre Analyse soll nicht so sehr retrospektiv, pathogenetisch, sondern vielmehr prospektiv, entscheidungstheoretisch fördernd, heilungsorientiert erfolgen. Unter diesem Gesichtspunkt ist auch der nachfolgende Abschnitt „zu den radiologischen Techniken" zu sehen.

2. Spezieller Teil
Techniken, spezielle Erscheinungsformen, Mehrfach- und Zusatzerkrankungen bei der Tuberkulose

2.1. Zu den radiologischen Techniken bei der Lungentuberkulose

2.1.1. Einleitung

Im Handbuch der medizinischen Radiologie finden sich im Band IX/1 die Beiträge von STENDER und SCHERMULY zur Röntgenanatomie der Lunge und zur allgemeinen Röntgensymptomatologie der Lungenerkrankungen; von STRNAD und STOLZE ein Beitrag zur Methodik der Thoraxuntersuchungen. Das hier Gebrachte stellt eine „problemorientierte Nachlese" dar.

In der vorliegenden Abhandlung sind die *Standardwerke* der Tuberkulose und der Radiologie wiederholt aufgeführt: Das Lehrbuch der Röntgendiagnostik von SCHINZ, BAENSCH, FROMMHOLD, GLAUNER, UEHLINGER und WELLAUER; die so lesbare und erschöpfende Darstellung von FRASER und PARÉ, die vorzügliche Einführung von G. SIMON, die Übersicht von ZDANSKY und ENDREI (1968), die Einführung von BAUER (1971), von BOHLIG (1970), das Werk von HAENISCH und HOLTHUSEN (1947) sowie die Beiträge von HIRSCH (1957) sowie von HIRSCH und LIEBAU (1953) wären neben vielen anderen zu nennen. Eine gewisse Auswahl bei der Nennung von Einzelautoren ist nicht zu umgehen; immerhin sei auf die z.T. zusammenfassenden Darstellungen von ALEXANDER (1948), ASSMANN (1924 und 1934), BEUTEL (1934), BRÄUNING (1938), BREDNOW (1953), COHEN und GEFFEN (1951), ENGEL (1930), ENGEL und PIRQUET (1930), ESSER (1957), FLEISCHNER (1939), GRÄFF und KÜPFERLE (1923), HAEFLIGER (1944), LYDTIN (1932), MALMROS und HEDVALL (1938), MÜLLER (1952), REDEKER und WALTER (1929), TESCHENDORF (1967), WURM (1932), ZDANSKY (1949) hingewiesen. Eine gute Übersicht gibt auch der neueste Beitrag von UEHLINGER im Lehrbuch der Radiologie.

Die Röntgenliteratur bis 1918 findet sich bei GOCHT (1923) zusammengefaßt. Frühe Übersichten geben AHRENSBERGER (1909), RIEDER (1903), ASSMANN (1913), GRÄFF und KÜPFERLE (1923), LOREY (1923); von den frühen Arbeiten seien weiterhin COHN (1923), FLEISCHNER (1925), FRIK (1922), GRÄFF (1926), HAENISCH (1927), HEINECKE (1919), KÖHLER (1928), KREUZFUCHS, RIEDER (1909), SCHUT (1912), STAEHELIN (1918), STEFFEN (1910) sowie später HAEGER (1930), CHANTRAINE und SCHULTE-TIGGES (1930), FLEISCHNER (1930) genannt. 1931 ist auf der Sitzung der Schweizerischen Vereinigung gegen die Tuberkulose der Wissensstand von LÜDIN, STAEHELIN, LÖFFLER und von MEYER zusammengefaßt worden.

Hervortretend ist in der ganzen älteren Röntgenliteratur zur Tuberkulose eine nosologisch orientierte Betrachtungsweise: Qualität der Herde, Aktivitätsdiagnose.

Die gegenwärtigen Verhältnisse sind unter großen Perspektiven in bezug auf Verläßlichkeit, Irrtumsquellen und Erkenntnisgrenzen radiologischer Information von W. SCHULZE (1974) dargestellt.

Eine nochmalige späte Zusammenfassung bedeutet der Verhandlungsbericht der 17. wissenschaftlichen Tagung der Deutschen Tuberkulosegesellschaft 1956 in Baden-Baden mit den Beiträgen von JANKER (1957), LIEBKNECHT (1957; dort reichliche Literatur), BREU (1957), WEGELIUS und BAUER (1957), HEISIG (1957), HEIN (1957), SCHANEN (1957), HAUSSER (1957), FRIK (1957), VIERECK (1957) und von LORENZ (1957). Der Wandel gegenüber der früheren Radiophthisiologie oder Phthisioradiologie wird deutlich: Das Erkennen, das Erfassen, das Festhalten des physikalischen Tatbestandes überwiegt.

Für die „frühen Jahre" der Thoraxradiologie in England ist die Übersicht von POSNER (1971) mit der so verschiedenen Bewertung der Röntgenstrahlen um die Jahrhundertwende und mit den Anmerkungen zu den „neuen Strahlen" im British Medical Journal und im Lancet (1896) eine reizvolle Lektüre. Die Pionierarbeit von MACINTYRE (1896), WALSHAM (1902), WILLIAMS (1900), DALLY (1903), LAWSON (1906, 1913) und von COOPER (1906) ist erwähnt. Weiterhin sind genannt: BÉCLÈRE (1901), BOUCHARD (1896), WADE (1896) sowie die Übersichten von HOLLAND (1937), JUPE (1961) und von POSNER (1970).

2.1.2. Zu den grundsätzlichen Aufgaben

Es hat wenig Wert, allgemein über die Techniken der Radiologie bei der endothorakalen Tuberkulose zu reden: Die Vielfalt der möglichen Substrate erfordert eine „problemorientierte, individualisierte Anwendung" der verschiedensten Techniken. Die Aufgaben reichen von der „Sepsis acutissima" mit wohl oft auch in der Summation kaum wahrnehmbaren Läsionen bis zu den so eindrucksvollen Befunden etwa eines Pyopneumothorax bei zerstörter Lunge mit innerer Fistel. Es gilt, die verschiedensten Gewebsveränderungen vom noch Normalen abzugrenzen, sie zu finden, zu lokalisieren, die gestörte Funktion des Brustkorbs zu sehen, auf Funktionsveränderungen zu schließen. Es gibt damit keine einfachen Lösungen der Aufgabe: „Wie mache ich eine gute Röntgendiagnostik bei vorliegender oder vermuteter Tuberkulose?"

Zum Technischen ist der Hinweis bei KOVÁTS und ZSEBÖK (1954) auf die Unerläßlichkeit der *Inspektion* des Brustkorbs vor Durchführung der Röntgenuntersuchungen wesentlich:
Bestimmung des Zustandes der Haut,
Orientierung über die Größe des Fettpolsters,
Ausmaß der Muskulatur,
Veränderungen des Skeletts,
Veränderungen nach Operationen,
einseitige Veränderung des Körperbaus bei Sportlern (z.B. Tennisspieler).

Zur *„Röntgenphysiologie"* der Lunge sei festgehalten, daß der Blutfüllungszustand entscheidend für den Bildinhalt ist. Der Füllungszustand hängt, bei gleichbleibenden sonstigen Faktoren, auch von der Körperlage und der Atemphase bzw. dem intrathorakalen Druck ab (CHANG, 1962); von früheren Arbeiten seien WESTERMARK (1944), RIGLER (1959), RILEY (1962) sowie WHITLEY und MARTIN (1964) erwähnt.

Die „Röntgenphysiologie" hängt vom Gasvolumen, vom Druck und von der physikalischen Dichte ab.

Es ist damit vorstellbar, wie sehr eine Röntgenaufnahme, ein „Röntgenbild" beeinflußt wird durch den Faktor „Blut", „Gas" und „Gewebe". Schon der größere oder geringere Inspirationsgrad, ein unfreiwilliges Valsalvamanöver bei der Aufnahme, ganz abgesehen von Aufnahmen im Stehen oder Liegen, können, neben den projektionsbedingten Veränderungen, entscheidend zur Bildänderung bei gleichem Objekt, bei sonst gleichen Bedingungen, beitragen.

So weist DOLLERY (1970) auf Perfusionsunterschiede zwischen links und rechts hin. Unterschiede im Szintigramm finden in größerer oder geringerer „Dichte" im Röntgenbild ihre Entsprechung (DOLLERY); weiter sei hingewiesen auf RINK (1969), WORTH, MUYSERS und SMIDT (1969), auf HARRIS, PRATT und KILBURN (1971), auf STERN (1962), sowie RÜBE (1973).

2.1.3. Spezielle radiologische Techniken bei der Tuberkulose

2.1.3.1. Thoraxübersichtsaufnahme mit Ergänzungen

Zur allgemeinen Technik. Die Technik ist im Band IX/1 dieses Handbuchs erwähnt. Noch einmal verwiesen sei auf die Ausführungen von FRIK (1957/58). Zur Frage der konventionellen oder Hartstrahltechnik sei auf die Tabelle nach BOHLIG (Tabelle 4) verwiesen. Es besteht wohl kein Zweifel darüber, daß sehr erfahrene Ärzte die konventionelle Aufnahme, die nicht ausgesprochen harte Aufnahme, vorziehen. Der Grund dafür mag sein, daß die Wahrnehmungen im Röntgenbild auch eine Summe integrierter, subkortikaler Vergleiche ist. Die Konstanz der Verhältnisse ist dabei die wesentliche Voraussetzung. Es steht nicht in Zweifel, daß die „analoge" Wahrnehmung neben der „digitalen", bezifferten, deduktiven Wahrnehmung ein wesentliches, reales, zu berücksichtigendes Moment darstellt, die bessere „Wahrnehmungsfähigkeit" ist eine Realität. In der Phthisiologie liegt insofern zur Frage der Vergleichbarkeit ein besonderes Problem

Tabelle 4. Relative Vor- und Nachteile der Hart- (100–140 kV) und Weichstrahltechnik (45–80 kV) bei Thoraxübersichtsaufnahmen. Die für die Diagnostik wesentlichen Vorteile *kursiv*. (Darstellung von BOHLIG)

| | Kontrast | Schärfe | Bild-umfang | Bel.-zeit | Lungen-struktur | Rippen-struktur | Kalk | | Streu-strahlen-dosis (Gonaden) | Ober-flächen-dosis |
							in der Lunge	in Brust-wand und Media-stinum		
100–140 kV	klein	*gut*	*groß*	*kurz*	*scharf* detail-reich	schlecht	schlecht	*gut*	*groß*	*klein*
45–80 kV	*groß*	schlecht	klein	lang	unscharf, *detail-arm*	*gut*	*gut*	schlecht	*klein*	*groß*

vor, als die pathologischen Lungenveränderungen, besonders in der gegenwärtigen Zeit rascher Therapieerfolge, ebenfalls einem raschen Wechsel unterworfen sind. Die raschen Dichteänderungen führen damit zu systemimmanenten („System als technisches System verstanden") zwangsläufigen Unsicherheitsfaktoren: Die Belichtungsautomaten verstehen das Problem nicht.

Das Summationsbild, die Übersichtsaufnahme, ist der wichtigste, der entscheidende Informationsträger. Es wird nur zu leicht übersehen, daß gute Übersichtsbilder, p.-a. und seitlich, oft mehr bringen als alle anderen, aufwendigen Detailinformationen (Abb. 12a–d).

Diese Abbildungsserie zeigt die schweren Folgen schlechter Aufnahmen. Zwei Schwesternschülerinnen leben in einem Zimmer zusammen. Anhand einer Serie technisch ungenügender Aufnahmen war es dem auf dem Tuberkulosegebiet weniger Erfahrenen nicht möglich, eine beginnende Tuberkulose zu erkennen; eine kavernöse Tuberkulose kann sich entwickeln. Die Zimmerkollegin erkrankt an einer Primärtuberkulose. Es handelt sich um Mädchen von 18 und 19 Jahren.

Auf die Standardwerke der Röntgentechnik wird verwiesen, insbesondere auf JANKER, zur Technik der Untersuchungsverfahren auf E.A. ZIMMER. Weiterhin seien von der Vielzahl der Übersichtsarbeiten und Detailinformationen COHEN und GEFFEN (1951), VON DER EMDEN (1969), ESSER (1957), HAEFLIGER (1954), NEEF (1963) sowie SCHERMULY, JANSEN und ODENWÄLDER (1969) genannt.

Zur Technik sei darauf hingewiesen, daß die Meßbarkeit der Lungenstrukturen auch bei der Tuberkulose, bzw. beim metatuberkulösen Cor pulmonale, insbesondere die Messung der Stärke der zentralen Pulmonalarterie, eine nicht unbedeutende Rolle spielt. Die wahrnehmbaren Strukturen sind nach G. SIMON in der beiliegenden Skizze (Abb. 13) noch einmal aufgeführt.

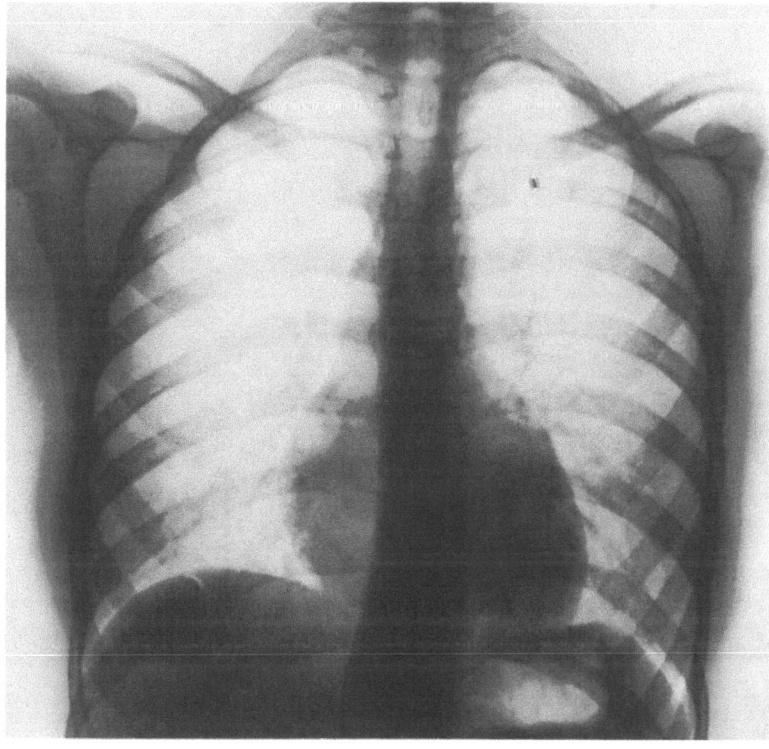

Abb. 12a–d. 17jährige Schwesternschülerin. „Die schweren Folgen schlechter Bilder"

Abb. 12a. Aufnahme vom 29.8.1969, als „o.B." befundet. Retrospektiv Herd im 1. ICR links

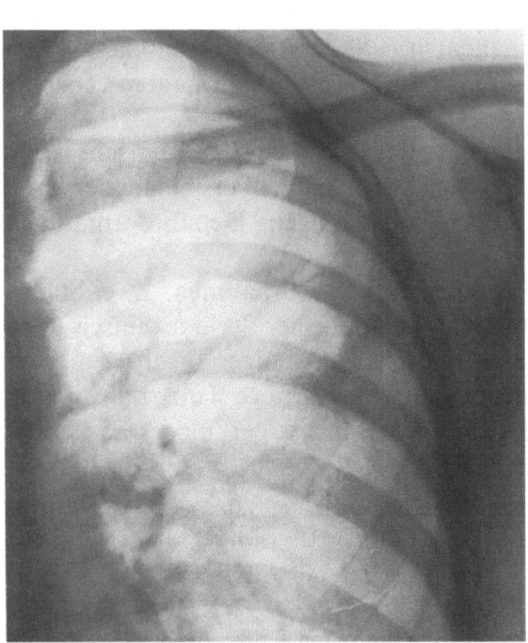

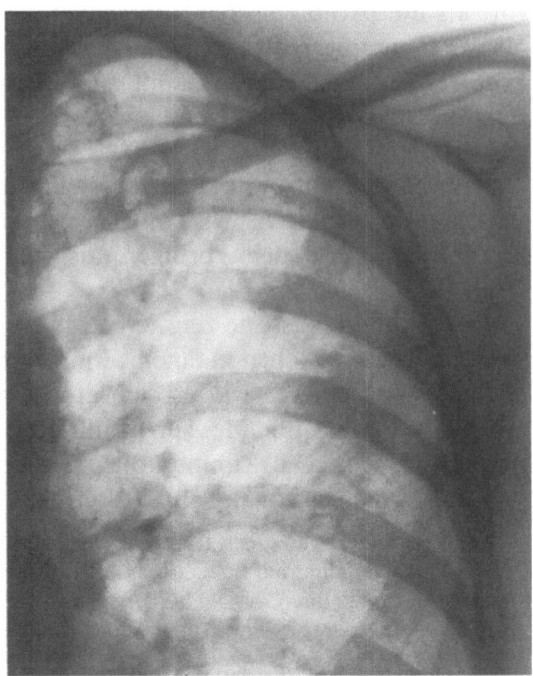

Abb. 12b   Abb. 12c

Abb. 12b. Etwas bessere Aufnahme vom 9.4.1970: Unverändert erbsgroßer Herd im 1. ICR, zusätzlich Verschattungszone in Deckung mit dem vorderen Anteil der 3. Rippe links; Befund „o.B."

Abb. 12c. Aufnahme vom 20.10.1970: Kavernöse Tuberkulose im linken Oberfeld mit ausgedehntem Streubefund im linken Ober- und Mittelfeld. Hat inzwischen ihre Zimmerkollegin angesteckt

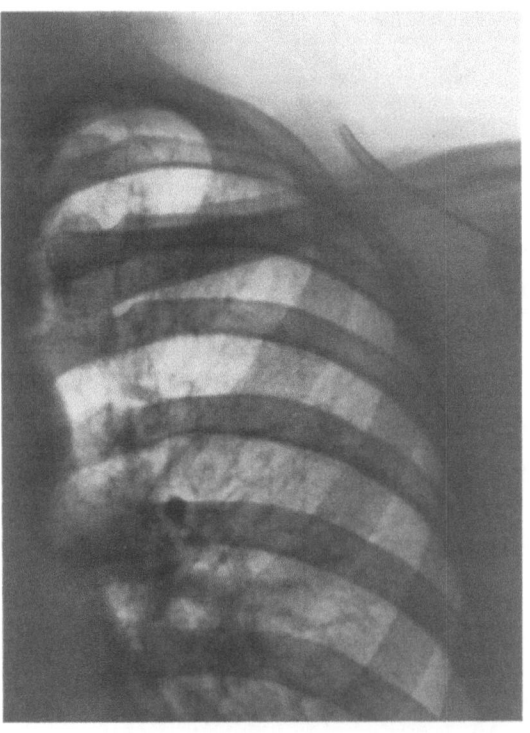

Abb. 12d. Lungenübersichtsaufnahme vom 24.2.1972: Geringste Residuen in der Spitze und im 2. ICR. Zugleich Beispiel für „Entstehung und Rückbildung einer Tuberkulose". Die Wichtigkeit der *Bildqualität für Wahrnehmung* und *Entscheidung* wird unterstrichen

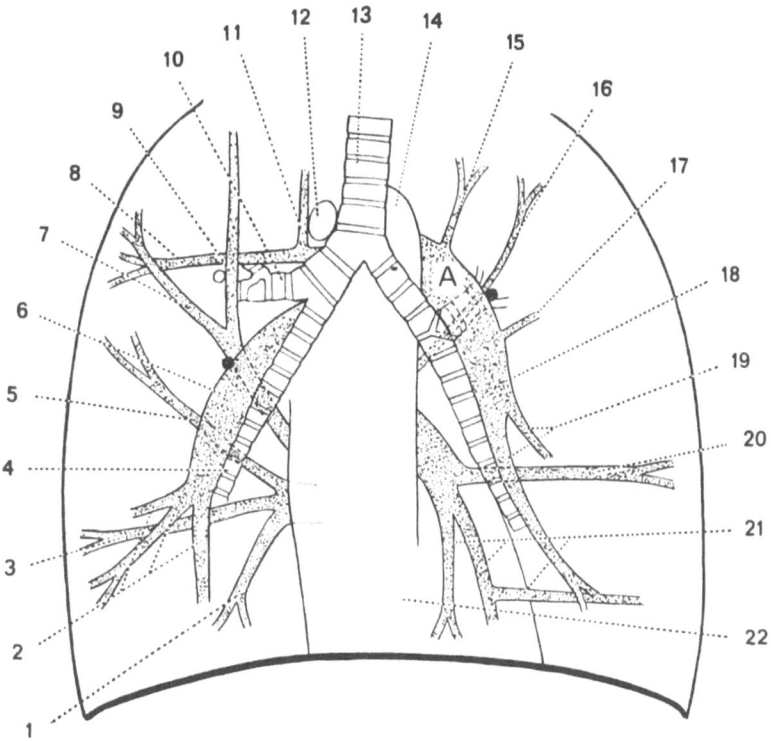

Abb. 13. Auf der Lungenübersichtsaufnahme sichtbare Strukturen. (Nach G. SIMON.) *1* Unterlappenvene. *2* Basale Segmentarterien. *3* Unterlappenvene. *4* Unterlappenbronchus. *5* Apikale Unterlappenvene. *6* Rechter intermediärer Arterienstamm. *7* Oberlappenvene. *8* Horizontal verlaufende Arterie. *9* Oberlappenvene. *10* Oberlappenbronchus. *11* Apikale Arterie. *12* V. azygos. *13* Trachea. *14* Aortenknopf. *15* Oberlappenarterie. *16* Oberlappenvene. *17* Apikale Unterlappenarterie. *18* Basaler Arterienstamm. *19* Basale Segmentarterien. *20* Horizontale Unterlappenvene. *21* Vertikale Unterlappenvene. *22* Herz

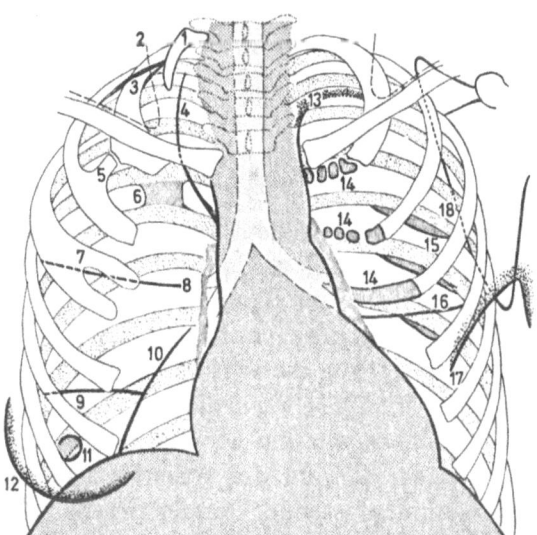

Abb. 14. Schema häufiger diagnostischer Fehlerquellen. (Nach RÜBE.) *1* Halsrippe. *2* Sternokleidomastoideuskontur. *3* Begleitschatten der 1. und 2. Rippe. *4* Lobus azygos. *5* gelenkige Knochenbrücke zwischen 1. und 2. Rippe vorne. *6* feste Knochenbrücke zwischen 5. und 6. Rippe hinten. *7* Gabelung der 3. Rippe. *8* Interlobärlinie zwischen Ober- und Mittellappen. *9* tiefsitzende akzessorische Interlobärlinie der Unterlappenspitze. *10* Lobus cardiacus. *11* Mamilla. *12* Mammaschatten. *13* A. subclavia. *14* verkalkter Rippenknorpel (Schollen, Ringe, Spangen). *15* Sulcus costae. *16* Interlobärlinie eines akzessorischen linken Mittellappens. *17* Pektoralisschatten. *18* Skapularand

Extra- und endothorakale zusätzliche Bildkomponenten; Fehlerquellen und Irrtümer. Aus einer Skizze nach RÜBE lassen sich die Bildelemente ableiten, deren Kenntnis notwendig ist, um nicht fälschlich intrapulmonale Veränderungen anzunehmen.

Die Inspektion, die Kenntnis des Brustkorbs, der äußeren Kontur, der Form, die Kenntnis von Anomalitäten ist wesentlich für die Röntgenuntersuchung (Abb. 13, 14). Probleme können sich ergeben durch die Schatten der Brustwarze bzw. Brustwarzen (SIMON, 1971). Rippenvarianten, Gabelrippen, Synostosen seien erwähnt (SCHOBERTH, 1969).

Für die „elektronische Verbesserung" von Röntgenaufnahmen, für die Manipulation der Nativaufnahmen sei auf die Beiträge im Handbuch der Radiologie sowie auf Arbeiten von ANGERSTEIN, KRUG und RAKOW (1964), BACKMUND, DECKER und LOY (1966), BERGERHOFF et al. (1967), BORGMANN (1969), CRAIG (1954), DECKER und BACKMUND (1968), GROH und HAENDLE (1968), GROH (1967), OOSTERKAMP et al. (1968), ROTH, WENZ und KRAMER (1969), SCHOTT (1967 und 1968), STIEVE (1966), WENZ (1968), WENZ, BADER und WERLICH (1959), ZIEDSES DES PLANTES (1962), ZIFFER-TESCHENBRUCK (1951) hingewiesen.

Die Vergrößerungstechnik hat gewisse Vorteile in bezug auf Wahrnehmungsfähigkeit, auf subjektive Momente; eine wesentliche Erweiterung des Bildinhaltes ist nicht gegeben (FRIK; im Gegensatz dazu G. SIMON).

2.1.3.2. Die Röntgendurchleuchtung

Auch hier ist wiederum auf die zusammenfassende Darstellung von STRNAD und STOLZE (1969) sowie von E.A. ZIMMER (1965) zu verweisen. BOHLIG (1970) gibt in seinem Taschenbuch nützliche Hinweise zur Durchleuchtung. Auf die Mitteilungen von GEBAUER (1964 und 1969), GEBHARDT (1969), LISSNER (1969), MULDER (1964), STECHER (1969), STROHM, SCHENDEL und SCHMIDT (1964) sei hingewiesen. Die Röntgendurchleuchtung ist eine ausgezeichnete zusätzliche Maßnahme bei vielen Aufgaben der endothorakalen Radiologie; die Durchleuchtung allein ist eine unzureichende Methode (WEISER, 1954, 1956).

Zur allgemeinen Thoraxröntgenologie wären hier auch noch einmal die Arbeiten von ANACKER (1969) für das Mediastinum, von JACOBSON und SARGENT (1968) für die Diagnostik im Bereich der Lungenspitzen, von SCHOLTZE und STENDER (1969) für die röntgenologische Segmentdiagnostik zu nennen. Die Röntgendurchleuchtung hat somit nach wie vor eine zentrale Bedeutung. Die Vorteile der Durchleuchtung mit Fernsehkette und Bildverstärker sind mit der Handlichkeit der Bedienung für den Untersucher so erheblich, daß die Nachteile des kleineren Blickfeldes und evtl. minderer Auflösung in Kauf genommen werden müssen.

2.1.3.3. Schichtbild und Lungentuberkulose

Die Probleme des Schichtbildes sind in dem Werk von GEBAUER, MUNTEAN, STUTZ und VIETEN (1959) so ausführlich niedergelegt, daß sich ein Eingehen auf den Literaturapparat erübrigt. Die technische Seite ist im Band IX/1 sowie Band III des Handbuches der Radiologie abgehandelt. Der Beitrag von BÜCHNER im Lehrbuch der Röntgendiagnostik bringt kurze Hinweise; auf die Zusammenstellung von KANE (1953), die Übersichten von CARTER u. Mitarb. (1963) sowie die von GREENWELL und WRIGHT (1965) wird hingewiesen. Über lange Jahre war die Monographie von GREINEDER (1937 und 1941) das Standardwerk. Aus der Unzahl der Arbeiten (sie sind bei GEBAUER et al., 1959, aufgeführt) ist die zusammenfassende Darstellung von GRIESBACH und KEMPER (1955) zu nennen, weiterhin die Monographie von GEBAUER und SCHANEN (1955) zum transversalen Schichtverfahren, sowie die „Schichtbilder von Bronchialveränderungen bei der Lungentuberkulose" von BLAHA (1954). Auf die Bedeutung des seitlichen Schichtbildes haben MUSSHOFF und WEINREICH (1961) hingewiesen. Die verschiedenen Techniken und Anwendungsbereiche der Schrägtomographie sind bei FAVEZ und SOLIMAN (1966), bei JACCOTTET (1969), HAMMERLEIN et al. (1970) sowie bei KRIEG (1962) aufgeführt. Weiter wären zur Schrägtomographie zu nennen ARNOLD, ARNOLD und WACKER

(1958), BERNOU et al. (1958), ESSER, FELSON (1960), FOURRIER (1958), HORNYKIEWYTSCH und STENDER (1954), KASSEM und SOLIMAN, TESCHENDORF und THURN (1958), TRICOIRE (1957) sowie TRICOIRE und FOURRIER (1958).

Es versteht sich von selbst, daß die Lage eines Bronchus in der „Schichtebene" die Darstellung über einen längeren Verlauf gewährleistet. Es ist gut, sich ein Modell vor Augen, zumindest vor dem geistigen Auge, zu halten, wenn es um die Darstellung der großen Bronchien geht.

Zur Transversaltomographie, die im Bereich der Tuberkulosediagnostik wohl nur begrenzte Indikationen hat, ist neben der Zusammenfassung von GEBAUER und SCHANEN die Monographie von TAKAHASHI (1969) zu erwähnen. Auf die begrenzte zusätzliche Information hat früher schon MOLDENHAUER (1962) hingewiesen.

Die mehrdimensionale Verwischung, ihre potentiellen Mehrleistungen, auch ihre realen Nachteile hat BLOEDNER monographisch dargestellt und darüber 1964 noch einmal berichtet. In der Diskussion ist die Problematik von BARBARA LOERBROKS (1964) und von H.J. BRANDT (1964) angesprochen worden.

Gefragt wird ja bei jeder Röntgenuntersuchung nicht etwa nach dem, was noch getan werden könnte, sondern nach dem, was an realer zusätzlicher Information erwartbar ist. Die beliebige Ausweitung des diagnostischen Zugriffs bedeutet nicht selten Verlust an Zeit und unbillige Ausschöpfung personeller und materieller Substanz.

Erwähnt seien kurz einige technische Details, so etwa die Zonographie, die Tomographie mit sehr geringer Verwischung (WESTRA, 1962); die Tomographie mit unmittelbarer Bildvergrößerung (RABKIN, FELDMAN und SHTYRKOV, 1965), Drehung von Patient und Kassette im festen Röhrenfokus (Homalograph); (WEDEKIND und KREMPER, 1950); Schirmbildschichtverfahren (SCHOEFER und VOIGT, 1962); Bemühungen zur Verkürzung der Aufnahmezeiten (BRAUN, 1969, STIEVE, 1961).

Vielleicht kann man auch das Kapitel „Schichtbild" dahingehend zusammenfassen, daß es, wie die Röntgendurchleuchtung, in der Hand des Erfahrenen, der die Diagnostik selbst betreibt, in der Hand dessen, der über die Nosologie, das individuelle Problem informiert ist, der nicht als Lohndiener physikalisch-technisch mit Geräten umgeht, sondern zur Erweiterung des persönlichen Informationsbedarfs Diagnostik betreibt, etwas überwiegend Individualisierendes darstellt. Regeln, Reglementierungen dienen der Erzwingung von Minimalforderungen. Der Arztberuf, auch der des Radiologen, ist jedoch auf qualitative, optimale Entscheidungen hin orientiert.

Interpretation des Schichtbildes. LODIN (1953/1957) sowie LOBENWEIN (1968) haben sich eingehend mit diesem Problem befaßt. Ausführlich sind die Verhältnisse in der Monographie von BLAHA (1976) abgehandelt. Weitere Informationen zum Schichtbild des Tracheobronchialbaumes finden sich bei ANACKER (1961); CHEVROT et al. (1969), LODIN (1967), NORDENSTRÖM (1961), ROBILARD (1964) und RUDULIER (1963); für die Schichtbilder der Lungengefäße wird auf den Beitrag SIELAFF in diesem Handbuch verwiesen. Zu nennen sind weiterhin die Monographie von GEBAUER et al., sowie die Einzeldarstellungen von FLETSCHER und DONNER (1958), FRASER und BATES (1959), HORNYKIEWYTSCH und BARGON (1963), MICHELSON und SALIK (1959), SWART (1959), SIMON (1963) und TORRANCE (1958).

Technische Hinweise finden sich bei MARGRIT MARTIN (1970). Die speziellen Probleme der Tuberkulose sind in den bereits genannten Werken aufgeführt, daneben in der Übersicht von BRÜNING, PUSCHNER und ANSTETT (1964); in der Monographie von HAEFLIGER (1954), in der umfassenden Bearbeitung von HERZOG (1951) sowie von ROTACH (1958). Das Gros der Arbeiten ist im phthisiologischen Spezialkapitel „Lymphknoten, Bronchien und Belüftungsstörungen" dieses Beitrages erwähnt. Besondere Bedeutung hat, und vor allem hatte, das Schichtbild zur Aufdeckung von Kavernen (Abb. 15a u. b).

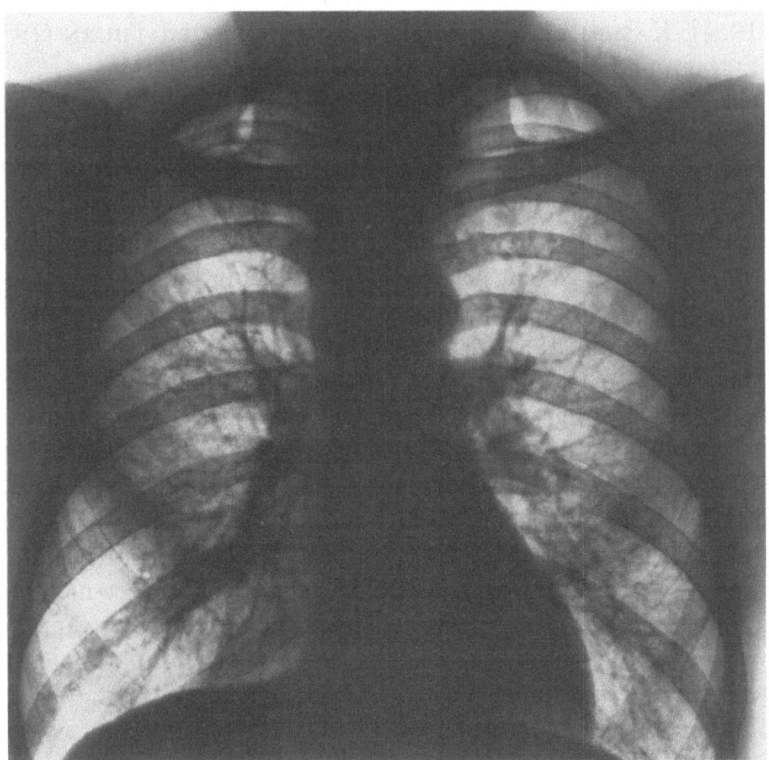

Abb. 15a u. b. 42 Jahre. Ausgedehnte tuberkulöse Streuherde im rechten Ober- und Mittelfeld

Abb. 15a. Spitzengebiet von Streifenschatten durchzogen

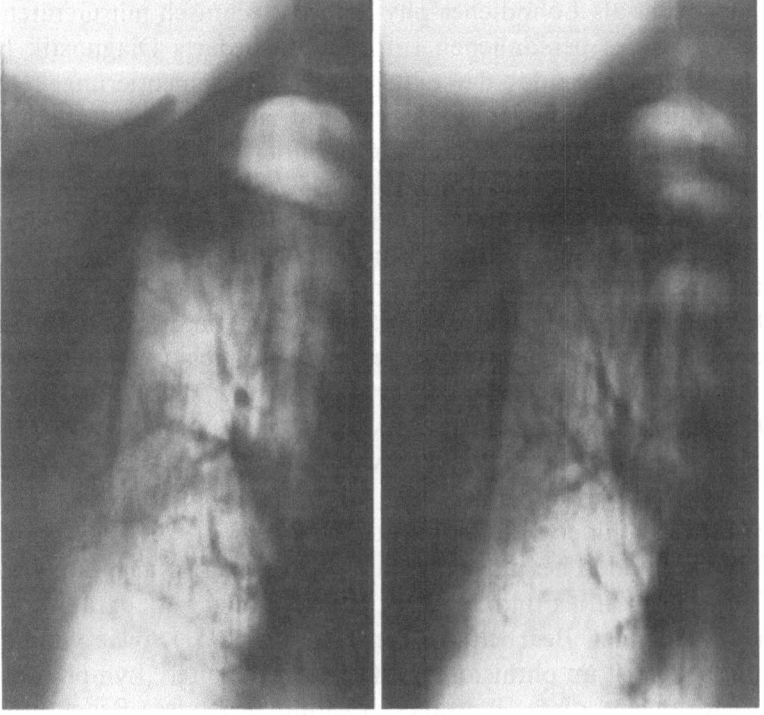

Abb. 15b. Große Kaverne im Spitzenbereich rechts

An speziellen Aufgaben nennt LOBENWEIN
1. Ausschluß der Überlagerung durch pleura- oder weichteilbedingte Prozesse,
2. eventuell Auflösung kompakt erscheinender Verschattungen in Einzelherde,
3. gleichzeitige Beurteilung der Volumenverhältnisse, z.B. bei der Differentialdiagnose, Atelektase oder Infiltrationen,
4. eine Aussage über das Verhalten der zugehörigen Bronchien, die lufthaltig oder sekretgefüllt sind, und ob Fremdkörper oder Tumorwachstum einen Verschluß herbeiführen.

Strukturanalyse des Einzelherdes mit Beurteilung der Größe, Form, Begrenzung, eines etwaigen Zerfalls, der Wanddicke oder von Einschlüssen müssen mit der Gesamtbeurteilung der Situation Hand in Hand gehen (LOBENWEIN). Aus der Vielzahl der Arbeiten, die sich mit dem Problem der Herdbeurteilung, bzw. der Parenchymbeurteilung durch das Tomogramm befassen, seien BRONKHORST (1939), CHAOUL (1935), GREINEDER (1937), HAUSER (1950), KREMER (1945) sowie ROTACH (1945) genannt. Praktisch jede detaillierte, qualifizierte Untersuchung bedient sich zur Analyse des Herdes und seiner regionalen Situation der Auflösung durch das Schichtverfahren (HAEFLIGER, KREMER, 1937, SCHRAUB, 1970, THOMAS, 1957).

2.1.3.4. Bronchographie

Zur Indikation. Die Indikation zur Bronchographie besteht im *Verdacht auf Bronchialveränderungen, die klinisch relevant sind, deren Entdeckung Konsequenzen hat und die mit einfacheren Mitteln nicht feststellbar sind.*

Darüber hinaus wird auf das Spezialkapitel verwiesen. Sicher ist eine Bronchographie zweckmäßig, um die Entscheidung zur Dekortikation, zur Vornahme von Eingriffen aus pleuraler Indikation zu unterstützen (BLAHA und VAJKOCZY, 1969, SCHNITZLER, 1973).

Zur Technik der Bronchographie. Eine eingehende Beschreibung der Techniken findet sich in Band IX/1 des Handbuchs für Radiologie.

Im einzelnen wird auf den Beitrag von STRNAD und STOLZE (1969) sowie auf die Einzeldarstellungen von AMMEN (1961), FISCHER (1952), FROMMHOLD (1957), GAUL und FROMMHOLD (1952), HÖFFKEN (1953, 1954), IRMER und LIEBSCHNER (1952), LEB (1954), NEFF (1961), DI RIENZO und WEBER, SCHOSTOK (1953), STRNAD und BERNHARD (1953), STRNAD und BEUTEL (1937), STUTZ und VIETEN (1955) sowie THAL (1964) verwiesen; technische Hinweise finden sich bei ANACKER (1955), BRJUM (1950), F.K. FISCHER (1950), FRASER und PARÉ (1970), HOPPE und MAASSEN (1950) sowie bei STUTZ (1950) mit besonderer Berücksichtigung der Tuberkulose. Die Technik der Bronchographie ist auch bei FRIEDEL (1958) ausführlich dargestellt sowie bei WILSON, PETERS und FLESHMAN (1972), weiterhin bei BELL (1967), BROOKS und LEWIS (1958), FLAKE und FERGUSON (1955), HILLMAN und ROSENBERG (1962), MERRIL und SAMPSON (1958) sowie bei SCOTT (1963). Bei FRIEDEL findet sich die wesentliche deutschsprachige Literatur aufgeführt.

Der Kontrastmittelfrage widmet BRABAND (1973) grundsätzliche Ausführungen. Die weiter oben genannten Arbeiten enthalten durchwegs Angaben zu der Wahl des Kontrastmittels. Für die zum Teil kontroversen Ansichten sei auf LURIDIANA (1958), auf FRASER und PARÉ, auf RAYL und SPJUT (1964) sowie auf DUNBAR et al. (1959) sowie auf CHRISTOFORIDIS, NELSON und PRATT (1964) verwiesen.

Versuche mit Schwermetallen, insbesondere Tantal, sind nicht in einem Stadium, das ein abschließendes Urteil erlauben würde (NADEL et al., 1968). Zur Frage der Beschlagfüllung ist auf BOHN und SINGER (1956) zu verweisen.

Die Probleme der Streuung sind unter Behandlung mit wirksamen Tuberkuloseheilmitteln wesentlich geringer geworden (ROCHE und GUERBET, 1968, sowie SAAME, 1950).

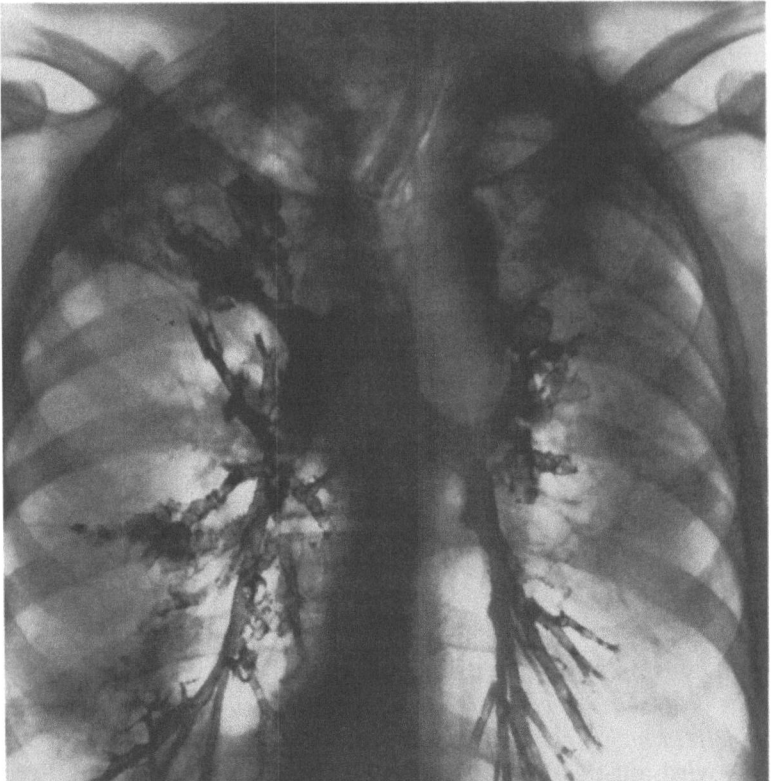

Abb. 16. Ausgedehnte metaphthisische Bronchiektasen

Jede Bronchographie ist wohl eine Beschlagfüllung, wenn man von den verwendeten Mengen ausgeht. Der Beschlag kann nur so stark sein, daß er als solide Kontrastdarstellung wirkt. Es erscheint fraglich, ob eine Vollfüllung mit dem Leben vereinbar ist.

Zur Aufnahmetechnik ist noch zu sagen, daß auch die Bronchographie in Intratrachealnarkose gute Bilder gibt (siehe auch BOHN und SINGER, 1956, F.K. FISCHER, 1950).

Spätaufnahmen können zweckmäßig sein. Feine Wandveränderungen, Krypten, Bezirke verminderter „Reinigung" geben zusätzliche Informationen. Zu den Spätaufnahmen sind ABRAMS et al. (1953) zu erwähnen; zur Aspirationstechnik NORDENSTRÖM (1955) sowie PRIVITERI (1955).

Hinzuweisen ist auf die Möglichkeit der „Bronchotomographie". Auf die Monographie von MÜNZ (1963) sowie auf den Kongreßbericht der Deutschen Tuberkulosegesellschaft 1962 wird aufmerksam gemacht. Auf die Möglichkeiten der Simultanbronchographie weisen KRAMER und SEYSS (1959) hin wie auch BARONE (1960).

Der Nachteil einer „Beatmungsbronchographie" liegt u.a. darin, daß die Bewegungsabläufe mit Filmkameras nicht zu studieren sind. Es mag gelegentlich Situationen geben, in denen der Bewegungsablauf von nicht unerheblichem Interesse ist (FRASER, 1961, MACKLEM, FRASER and BATES, 1963, HOLDEN und ARDRAN, 1957, RAINER et al., 1961, RAYL, 1965).

Zum Abschluß seien einige bronchologisch-technische Arbeiten aus dem speziellen Blickwinkel der Tuberkulosediagnostik genannt. Hier wäre AMMEN (1961) zu nennen, der die Technik der Gesamtbronchialuntersuchung in Kurznarkose und Muskellähmung beschreibt, wobei der Gebrauch des Bildverstärkers eine wesentliche Hilfe bedeutet; außerdem wird auf ein vereinfachtes Stereobronchogramm hingewiesen. Die Arbeiten von BLAHA (1952), auch zu technischen Problemen, werden im speziellen Teil noch einmal erwähnt. Auf Vergrößerungstechniken geht PARRA BLANCO (1967) ein. HOPPE und MASSEN (1950) nennen an Kontraindikationen vorwiegend exsudative fiebernde Tuberkulosen, Frühinfiltrate, Frühkavernen, frische Streuungen, kavernöse Prozesse mit Auswurfmengen über 100 cm³ pro die, Hämoptysen, frische Pneumothoraxe und Pneumolysen sowie Kehlkopftuberkulose. BLUM und QUARZ (1953) vergleichen Bronchogramm und selektives Angiogramm; VOJTEK (1955) befaßt sich vor allem mit der Frage der Diagnose von Lymphknotenveränderungen.

2.1.3.5. Pulmonale Angiographie und Tuberkulose

Die Hauptlinie der Indikation läßt sich analog der Indikation zur Brochographie wie folgt formulieren:

Darstellung des Gefäßbaums, wenn der Verdacht auf Veränderungen besteht, die klinisch erheblich sind und die Konsequenzen für die Therapie, eventuell auch für die Prognose, erwarten lassen.

Zur Technik sei auf die entsprechenden Handbuchbeiträge von SIELAFF sowie von STRNAD und STOLZE verwiesen, weiterhin auf den Beitrag von GROSSE-BROCKHOFF, LOOGEN und SCHAEDE (1960) im Handbuch der Inneren Medizin. Weiterhin sei auf BLAHA, Band IX/1 dieses Handbuchs in bezug auf die vaskulären Mißbildungen hingewiesen mit Veränderungen der Pulmonalarterie, Veränderungen der Pulmonalvenen, Veränderungen, an denen Lungenvenen und Lungenarterien gleichzeitig beteiligt sind, sowie mit der Diagnose anomaler Gefäße.

Eine weitere Indikation kann die ungeklärte Hämoptyse darstellen.

Nicht selten werden präoperative Untersuchungen als zureichender Grund für eine pulmonale Angiographie aufgeführt.

Wir selbst sind davon überzeugt, daß es eine große Zahl von Fällen gibt, die ohne Angiographie nicht geklärt werden können. Ich nenne die Mißbildungen noch einmal. Darüber hinaus kann die Unterscheidung zwischen Hiluslymphomen und Gefäßen gelegentlich so problematisch sein, daß angiographische Methoden herangezogen werden können (WESTRA, 1964, LINDEMANN, 1950, SIMONETTI und GIGANTE, 1956, TOMISELLI, 1953). Gleichzeitig stellen diese Arbeiten einen Beitrag zur Tomoangiographie dar. Für die Unterscheidung von Massen im Hilusbereich empfehlen SUSMANO und CARLETON (1970) die Angiographie. Dort ist auf die frühen Arbeiten von STEINBERG und ROBB (1938), SUSSMAN (1947), BUCKINGHAM, SUTTON und MEZAROS (1961), DINES und CLAGETT (1965) hingewiesen.

Ausführlich beschäftigen sich ARNAUD et al. (1971) mit den diagnostischen Möglichkeiten der *Bronchialangiographie* bei Hämoptysen. Schwere Hämoptysen, deren Ursachen mit konventionellen Untersuchungsmethoden nicht evident werden, stellen, nach den genannten Autoren, eine Indikation für die selektive Bronchialarteriographie dar. Die Operationsindikation könne anhand der angiographischen Befunde gestellt werden. Dort finden sich auch die Arbeiten von RÉMY et al. (1968), VOISIN, RÉMY und TONNEL (1971), FARDOU (1970), VIDAL et al. (1971), OUDET et al. (1968), GUILLERMAND (1971), LEMOINE und FABRE (1971), MEYER und CHRÉTIEN (1958), BROCARD und CHOFFEL (1957), DELARUE et al. (1966). Zur Frage der bronchopulmonalen Anastomosen ist weiter auf die Arbeit von BOTENGA (1968) hinzuweisen. SCHOLTZE, LÖHR und KLINNER (1957) geben eine halbschematische Übersicht der bei der Tuberkulose vorkommenden angiographischen Befunde. Hierzu wären auch die Untersuchungen von GRILL (1958) anzuführen.

Die selektive Angiographie der Lungengefäße bei Lungentuberkulose findet bei BOLT und RINK (1951) ihre Darstellung, auch mit Erwähnung der wesentlichen Literatur. Ebenso äußern sich PIERRE-BOURGEOIS et al. (1950) zur Angiopneumographie bei der Tuberkulose. Die Indikationen erscheinen durchwegs nicht zwingend, mehr als „von Interesse". Es werden angegeben:
Die Durchblutung der Atelektasen,
der Zustand der Gefäße im infiltrierten Gewebe und beim Emphysem,
die Anwendung der selektiven Angiographie zur Klärung sonst nicht durchdringbarer Herde (BOLT und RINK).

PIERRE-BOURGEOIS et al. bringen die Durchblutung mit dem zu erwartenden Erfolg einer medikamentösen Behandlung in Zusammenhang. Auch aus der Arbeit von FASANO und Gasparri (1951) ergeben sich keine zwingend einleuchtenden Indikationen für die Durchführung der Untersuchung. Scholtze, Betz und Hundeshagen (1959) führten an 50 Patienten kombinierte anatomische und funktionelle Untersuchungen der Lungen durch. Dabei fanden sich in einzelnen Lungenabschnitten Zirkulationsstörungen, die, wie zu erwarten, eine mehr oder weniger große Verlangsamung der Durchströmung des erkrankten Lungenabschnitts ergaben.

Klare Indikationen sind:
Verdacht auf Gefäßprozesse bei bestehender Tuberkulose,
Unterscheidung zwischen Gefäßprozessen und Tuberkulose,
Hämoptysen bei ungenügendem Substrat.

2.1.3.6. Lungenuntersuchung bei der Tuberkulose mit Radioisotopen

Perfusion, Ventilation, Vergleich von Perfusion und Ventilation, sind die Indikationsbereiche der Untersuchung mit Radioisotopen. Es handelt sich um grob morphologische sowie quantitativ-funktionelle Informationen. Vorzüge sind die relativ geringe Belästigung und die Wiederholbarkeit; Nachteile vor allem das geringe Auflösungsvermögen. Die Methoden zur Untersuchung von Lungenventilation und Perfusion mit Hilfe radioaktiver Substanzen geht aus einer Zusammenstellung von Adam et al. (1969) hervor. Eingehend haben sich Konietzko, Schlehe, Rühle, Adam und Matthys (1972) mit diesem Problem befaßt.

Die Perfusionsszintigraphie. Die Problematik der Perfusionsszintigraphie, aber auch ihr Wert liegt darin, daß Perfusion und Ventilation in enger Abhängigkeit von einander stehen. Ein Perfusionsausfall kann Zeichen eines Ventilationsausfalls sein (sowie auch die Folgen einer Zirkulationsstörung Rückwirkungen auf die lokale Atmung haben, etwa beim Lungeninfarkt). So nennen Lopez-Majano und Wagner (1958) folgende Hauptursachen für Veränderungen des arteriellen Blutstroms in der Lunge:

1. Erkrankungen der Pulmonalarterie,
2. Obstruktionen des Lumens der Pulmonalarterie,
3. Erkrankungen der Bronchien,
4. Läsionen des Lungenparenchyms oder der Pleura verschiedener Ursache, die zu einer Kompression, Okklusion, Distorsion, Zerstörung oder Konstriktion des Gefäßsystems führen;
5. kardiale Erkrankungen, die Rückwirkungen auf die pulmonale Zirkulation haben durch Störung der Verteilung, durch Shuntbildung oder durch Kompression des Lungenparenchyms.

Ein Perfusionsausfall kann funktioneller Art sein, indem Bereiche minderer Sauerstoffversorgung reflektorisch weniger durchblutet werden. Die nicht selten vorzufindenden Unterschiede zwischen nach dem Röntgenbild zu erwartender und im Perfusionsszintigramm gefundener Durchblutung können damit entweder „funktioneller" Natur sein oder aber reale anatomische Grundlagen haben (Brandenburg und v. Windheim, 1969). Für die technischen Einzelheiten der Perfusionsszintigraphie sei verwiesen auf Taplin, Dore, Johnson und Kaplan (1964), Wagner et al. (1964), Taplin et al. (1964); im übrigen sind zu nennen die zusammenfassenden Werke von Gilson und Smoak (1970), Gottschalk und Beck (1968) sowie die Sammlung von Arbeiten der Internationalen Atomenergiekommission Wien 1971.

Die häufige Verbindung von Lungentuberkulose mit Gefäßprozessen wird in einem weiteren Abschnitt gesondert behandelt. Die „intrapulmonalen Mehrfacherkrankungen" sind vor allem durch die Häufigkeit von Lungeninfarkten gekennzeichnet. Der Embolie-

bzw. Infarktnachweis durch die Szintigraphie bedeutet eine der wesentlichen Indikationen (Tabelle 5). Die Tabelle nach LOPEZ-MAJANO und WAGNER (1968) zeigt die relativen Vorzüge der Szintigraphie, resp. des Angiokardiogramms. Zur Emboliediagnostik äußern sich neben anderen KRUMHOLZ, BURNHAM und DeLONG (1972), QUINN und HEAD (1966), HAYNIE und HENDRICK (1965), MOSER et al. (1966), WALKER-SECHER (1968), FRED et al. (1966), TOW und WAGNER (1967), ZATUCHNI und GREEN (1967); aus der deutschen Literatur WEIMANN et al. (1969) sowie DOERING und LORENZ (1967), DOERR et al. (1968), FEINE, ASSMANN und HILPERT (1966, 1968), FELIX et al. (1967) und OESER und ERNST (1966).

Tabelle 5. Vergleich von Lungenszintigraphie und Angiokardiogramm

	Szintigraphie	Angiokardio-graphie
Quantitative Auswertung	+	−
Wiederholbarkeit	+ 2 Std	+ sofort
Leichtigkeit der Durchführung	+	−
Reproduzierbarkeit	+	+
Auflösungsvermögen	−	+
Ungefährlichkeit	+	+ −
Strahlenexposition	−	+ −

Im übrigen sind die Lungenszintigramme für die Beurteilung von „physiologischen Durchblutungsänderungen" von Bedeutung.

Auf die physiologischen Unterschiede der Durchblutung zwischen links und rechts und zwischen Spitze und Basis — hier je nach Körperlage — wird aufmerksam gemacht. Auf speziellere Probleme gehen SCHRÖDER et al. (1969) mit Ausführungen zur Perfusions-szintigraphie der Lungen bei Silikose und Silikotuberkulose-Kranken ein. Hierzu sind auch HENNIG et al. (1968) zu nennen; sie heben die Bedeutung der Szintigraphie für die Operabilitätsbeurteilung hervor. Für zentrale Bronchialkarzinome können über den röntgenologischen Befund hinausgehende Speicherdefekte charakteristisch sein. Szintigraphische Ausfälle lassen andererseits die chirurgische Mitnahme minderdurchbluteter Areale ohne entscheidenden Funktionsverlust zu. Auf die Sammeldarstellung „Radioisotope in der Lokalisationsdiagnostik", herausgegeben von HOFFMAN und SCHEER (1967) wird ebenfalls verwiesen.

An Indikationen für die Perfusionsszintigraphie bei der endothorakalen Tuberkulose kommen folgende Probleme in Frage:

1. tuberkulosebedingte Durchblutungsstörungen:
   durch Lymphknoten
   durch hiläre Fibrosen (peribronchiale Fibrosen)
   durch spezifische Gefäßprozesse
2. metatuberkulöse Gewebsrarifizierungen
3. vaskuläre Begleitleiden
   Embolien
   Infarkte
   Vaskulitiden
4. Pleurogene Durchblutungsstörungen
5. Postresektionelle Durchblutungsstörungen
6. Präoperative Beurteilung

Mit der Frage der Isotopendiagnostik bei der Lungentuberkulose haben sich Lopez-Majano et al. (1965) besonders befaßt. Bei dieser Studie fand sich, daß die Perfusionsszintigramme nicht immer konkordante Auskünfte im Vergleich zum Röntgenbild und zum klinischen Befund gaben, jedoch im Vergleich zur regionalen Sauerstoffaufnahme (Lopez-Majano et al., 1964, Chernick et al., 1965). Ausgedehnte Untersuchungen widmen auch Molina et al. (1968) der Frage der Leistungsfähigkeit der Szintigraphie bei der Tuberkulose. Wie zu erwarten, fanden sich zahlreiche Fixationsausfälle bei der Untersuchung mit Jod-131.

Ähnliche Befunde haben Taplin et al. (1969) erhoben.

Auf die Beziehungen zwischen Tuberkulose und Gefäßsystem weisen Delarue u. Mitarb. (1965) hin. Maynard (1969) nennt unter den Indikationen für die Perfusionsszintigraphie:

Verdacht auf embolische Erkrankung

Bewertung der Lungentuberkulose

Studium des Lungenemphysems

Studium von Patienten mit Verdacht auf pulmonale Hypertension

Verdacht auf Lungenkarzinom

Beeinflussung der Strombahn der Pulmonalarterie bei anderen Lungenkrankheiten

Herzerkrankungen.

Zu ähnlichen Ergebnissen für die Indikationen kommen Deland und Wagner (1970). Embolische Erkrankungen: Entdeckung und Verlauf, quantitative Bewertung von infektiösen, obstruktiven und anderen Lungenkrankheiten, präoperative Beurteilung von Patienten mit bullösem Emphysem, Karzinom und Bronchiektasen; Früherfassung des Lungenkarzinoms: Patienten mit positiver Zytologie und normalem Röntgenbild; Feststellung einer pulmonalen Hypertension, Feststellung von Herzkrankheiten. In der instruktiven Darstellung von Deland und Wagner finden sich eindrucksvolle Beispiele für die Veränderungen der Durchblutung in Abhängigkeit von der Körperlage, auch Hinweise zur allgemeinen Emboliediagnostik.

Die Indikation zur Szintigraphie bei der Tuberkulose ist mitbedingt durch die Vielfalt der Begleitleiden. Wesentlich ist auch die Feststellung des „Terrains", als „konditionierendes" und als „reparationsbehinderndes" Terrain. Zustand des Interstitiums, Zustand der Pleura, Zustand der Durchblutung spielen insgesamt eine erhebliche Rolle. Hinzu kommt, daß die Kombination mit Bronchialkarzinom und Emphysem häufig ist. Für die allgemein interessierenden Fragen wird, neben den bereits genannten Übersichten, hingewiesen auf Basset und Georges (allgemeine Übersicht, 1968), Fraser et al. (1970) (relative Beurteilung beim Bronchialkarzinom: Die Bedeutung der Bronchial- und Gefäßobstruktion), auf Hennig, Woller und Franke (1968) (Ergänzung zur Röntgenuntersuchung), Hughes et al. (1972) (Bedeutung für die Akutmedizin), Jones, Goodrich und Sabiston (1967) (Hinweise auf Lungenperfusion und Lungenfunktion sowie auf digitale Analyse), Mishkin (1968) sowie Mishkin und Brashear (1970) (Bedeutung der seitlichen Aufnahme; Beeinträchtigung der Perfusion durch Pleuraveränderungen), Novak (1970) (Hinweise auf die allgemeine Technik, die Strahlenbelastung und Hinweise auf gewisse Möglichkeiten der Früherkennung des Karzinoms), Oeser, Ernst und Krüger (1967) (allgemeine Übersicht; Vergleich mit dem Röntgenbefund), Orlov et al. (1970) (Bedeutung der Szintigraphie bei obstruktivem Lungenemphysem).

Die Grenzen der Perfusionsszintigraphie waren bereits erwähnt worden. Das Auflösungsvermögen ist nicht geeignet, bei Läsionen von weniger als 2–3 cm sichere Aussagen zu machen; ungenügende Mischung kann zu Artefakten führen; ungenügende Injektionstechniken mit sukzessivem Eintreffen der radioaktiven Substanzen, Beeinflussung durch Schwerkraft, unzweckmäßige Partikelgröße mit raschem Durchgang durch die Lunge können Fehlermöglichkeiten darstellen (Maynard, 1969). Deland und Wagner (1970) weisen als Artefakte ungenügende Mischung der Partikel aus.

Die Quantifizierung der Verhältnisse macht zweifellos Schwierigkeiten (Weimann et al., 1969); Bronchialverschluß und Gefäßverschluß gehen auf weite Strecken parallel, so *daß Aussagen über die Realität der vaskulären Ausfälle nicht ohne weiteres möglich sind* (APAU, SAENZ und SIEMSEN, 1972). Diskrepanzen zwischen radiologischem und szintigraphischem Befund sind gelegentlich nicht erklärbar (CHONÉ, 1970). Die Vergleiche zwischen röntgenologischem und szintigraphischem Befund bereiten nicht unerhebliche Schwierigkeiten; dabei mögen technische Probleme, neben der „zusätzlichen Information", eine Rolle spielen (GAUDINO, 1968, KRISHNAMURTHY et al., 1970, OLLAGNIER et al., 1968). Die Korrelation zwischen szintigraphischem Befund und weiteren hämodynamischen Daten ist zweifelsohne ebenfalls nicht selten unsicher (MCINTYRE und SASAHARA, 1971). Die vielfältigen Möglichkeiten einer Beeinflussung des Lungenszintigramms gehen aus einer Tabelle nach QUINN und KOCH (1969) hervor:

Ursachen abnormaler Perfusionszintigramme

Wirkung der Schwerkraft
Embolie oder Thrombose
   Blutkoagel
   Fett
   Oel
   Tumor
   Luft
   Parasiten
Regionale pulmonale Hypoxie
   Schleimpfropf
   Atelektase
   Pneumonie
   Asthma

Pulmonale arterielle oder venöse Hypertension (z.B.: Herzinsuffizienz, Mitralstenose) Kompression des

Gefäßbettes (umschriebene Ergüsse, Blasen, Kardiomegalie)
Arteriovenöse Kurzschlüsse
   Emphysem
   Hämangiom
   Fistel
Destruktion des Gefäßbettes (Abszeß etc.)
Kompression der Pulmonalarterie oder der Pulmonalvenen durch
   mediastinale Massen
   Spannungshydrothorax oder
   Spannungspneumothorax
Erkrankungen der Wand der Pulmonalarterie
erhöhter intraalveolärer Druck
alveolo-vaskulare Reflexe bei Ventilationsstörungen.

Die ältere Übersicht von QUINN und WHITLEY (1964; nach QUINN und KOCH, 1969) läßt deutlich die Probleme der Lungenszintigraphie auch aus den Diskussionsbemerkungen erkennen: Dauer des Ablaufs, Zuverlässigkeit der Partikelgröße und der Partikelpräparation, Auflösungsvermögen, Fragen des erhöhten Pulmonalisdrucks, Verschleierung etwa durch pulmonale Prozesse wurden bereits 1964 angesprochen; sie finden sich, zusammen mit dem einschlägigen Schrifttum, bei WANG (1967).

Szintigraphische Lungenfunktionsdiagnostik; kurze Übersicht. Zusammenfassende Übersichten bieten KONIETZKO et al. (1972), WOLF et al. (1971), FEINE und HILPERT (1971), FEINE und ZUM WINKEL (1969), ISAWA, WASSERMANN und TAPLIN (1970), KRÖNERT et al. (1970), KRÖNERT, MÜLLER und WOLF (1968), LOCKER, GOERG und FRIDRICH (1970), OESER et al. (1969), SCHLICHTING et al. (1970), TAPLIN et al. (1969), TAUXE (1969), WINKLER (1966), WOLF, PRÄG und KRÖNERT (1969), ZEILHOFER et al. (1970).

Die Radiospirometrie ist an einen sehr hohen apparativen, insgesamt materiellen, Aufwand gebunden. Die Indikation zur Bronchospirometrie wird wohl eingeschränkt werden können, und die Indikationen für die Angiographie lassen sich vermutlich zum Teil einschränken. Für die Tuberkulose sind die Studien von PETTY, FILLEY und MICHELL (1961) interessant: Funktionsverbesserung nach Dekortikation. CHERNICK et al. (1965)

vergleichen Bronchospirometrie und nuklearmedizinische Ergebnisse. Beiträge bringen MATTHYS et al. (1972) zur speziellen Fragestellung bei Pleuraschwarten. Die nuklearmedizinische Messung der Ventilation hat zweifellos Schwierigkeiten, gleichgültig ob sie nun durch Ultraschallvernebler oder durch intermittierende positive Druckbeatmung erfolgt (PIRCHER et al. 1965, HERZOG, 1969). Die Ablagerungen der Partikel im Tracheobronchialbaum sind von Ventilationsgrößen und -qualitäten, wie Atemvolumen, Atemfrequenz, Atemstromstärke, Atemtotraum, von lokalen Turbulenzen sowie vom Verhalten des Patienten abhängig. Die Aussagen sind schwierig zu verwerten bzw. nicht frei von Zufälligkeiten. Von den älteren Arbeiten seien WEST und DOLLERY (1960), DOLLERY und WEST (1960), BALL et al. (1962), NEWHOUSE et al. (1968), DENARDO et al. (1967), MOSER und MIALE (1968), LOKEN und WESTGATE (1967) sowie MITCHELL (1960) aufgeführt. 1955 bereits war die Arbeit von KNIPPING et al. „Eine neue Methode zur Prüfung der Herz-Lungenfunktion" erschienen. Die Radiospirometrie als integralen Bestandteil der präoperativen Lungenfunktionsdiagnostik und Thoraxchirurgie beschrieben KONIETZKO et al., 1975. Auf den Wert zur Beurteilung bronchodilatierender Substanzen gehen MATTHYS et al. (1972) ein.

MISHKIN, BRASHEAR und REESE (1970) betonen den Wert des intravenösen Xe-133 zur Beurteilung der Lungenarteriendurchblutung. Die Verteilung der Restaktivität nach Abatmung der markierten Substanzen ergibt Hinweise auf die regionale Ventilation der Lunge; ebenso weisen NOLTE, GREBE und SCHRAUB (1969) auf den Wert der Doppelszintigraphie zum Nachweis von Verteilungsstörungen hin. LOKEN et al. (1969) gehen auf die Bestimmung der regionären Lungenfunktion unter Verwendung von Xenon-133, Szintillationskamera und Computerauswertung der Meßdaten ein. Hier ist auch eine eingehende Beschreibung der Methoden gegeben.

Ein entsprechender Fall einer kombinierten Ventilationsperfusions- und Volumenmessung mit Xenon-133 sei hierzu vorgestellt:

Ein 67jähriger Mann mit Asthma bronchiale und einem ausgedehnten linksseitigen Pleuraempyem sowie alten, inaktiven Tuberkuloseherden im rechten Obergeschoß kommt zur präoperativen Lungenfunktionsabklärung in das Departement für Pneumologie des Zentrums für Innere Medizin der Universität Ulm. Die Radiospirometrie zeigt, daß die linke Lunge nur noch rund halb so viele ventilierte Alveolarräume enthält wie die rechte (VC, RV, TC). Auch die Xenonauswaschzeiten (T/2) sind für die linksseitige Lunge praktisch doppelt so groß wie für die rechtsseitige. Hingegen ist der Perfusionsanteil der ventilierten Alveolarräume bei maximaler Inspiration (V_A/Q) für die linke Lunge deutlich kleiner als für die rechte. Dies gilt vor allem für das linke Obergeschoß, das im Verhältnis zum rechten gleich gut ventiliert, jedoch viel stärker perfundiert wird.

Der globale Gasaustausch ist in Ruhe, trotz dieser Xenonventilations-Perfusionsverteilungsstörung, noch kompensiert, d.h. wir haben noch im Normbereich liegende arterielle Blutgasanalysen. Hämodynamisch liegen der Pulmonalisdruck (P_{PA}) sowie die rechtsventrikulären Werte (P_{RV}) im oberen Normbereich. Wir müssen uns daher hüten, die mit der Xenoninhalations- und Perfusionsmethode erhaltenen Werte dem Atemgasaustausch gleichzusetzen. Zusammenfassend läßt sich sagen, daß die nuklearmedizinischen Untersuchungen eine Erweiterung der Kenntnisse in bezug auf Topographie und Physiologie bedeuten.

BATES (1971) faßt die gegenwärtigen Hauptprobleme der Studien zur regionalen Lungendurchblutung mit Hilfe von Radioisotopen wie folgt zusammen: Die Haupttendenzen liegen auf der einen Seite in zunehmender Verfeinerung der Auswertung der komplexen Daten, auf der anderen Seite in der Vereinfachung der Methoden, um eine breitere Anwendung zu gewährleisten. Aus der Übersicht von BATES ist hervorzuheben, daß die Informationen mit nuklearmedizinischen Perfusions- und Ventilationsstudien durchaus interessant und wertvoll sind, daß aber der Aufwand und die rasche Entwicklung sowohl den Investitionen wie der praktischen Anwendung Grenzen setzen. Wesentliche Beiträge zur Lungenphysiologie sind zwar gewonnen, die Beziehungen zur Klinik, quantitativ und der Art nach, sind aber nicht ohne weiteres herzustellen.

Für weitere Studien werden die Verhandlungsberichte der Internationalen Atomenergiekommission empfohlen, zur Methodik der Verteilungsstörung die ausführliche Monographie von GURTNER (1968); dort findet sich auch weiteres Schrifttum. „Die radioaktiven Isotopen in Klinik und Forschung" wurden auf dem Gasteiner Internationalen Symposion von 1972 behandelt. Die Beurteilung der regionalen Lungenfunktion mit ^{133}Xe wurde dabei vor allem von MACINTYRE und INKLEY (1973) mit den dreidimensionalen Verteilungsmodellen durchgeführt. Die dreidimensionale Darstellung erlaubt dem Kliniker die unmittelbare „Einsicht" bzw. „Aufsicht" in die Verschiedenheiten des Gasaustauschs in den einzelnen Lungenbezirken.

Am Rande sei erwähnt, daß tuberkulöse Herde sich sehr wohl mit markiertem Gallium und Selenium „anfärben". Drei von vier Tuberkulosen, sowie 7 von 7 Sarkoidosen haben positive Szintigramme mit Gallium-67 (FOGH und EDELING, 1973; dort auch weiteres Schrifttum).

Der vorstehende Abschnitt ist gedacht als Einführung in das weitere Schrifttum. Es handelt sich um spezielle physiologische Gebiete, in denen die Entwicklung in vollem Fluß ist. Die Anwendung dieser Techniken bietet z.T. interessante Ergebnisse. Ihre Interpretation ist jedoch an einen sehr hohen Aufwand gebunden und ihre zusätzliche Informationskraft unter Umständen beschränkt.

2.1.3.7. Die Schirmbilduntersuchung bei der Tuberkulose

Zur Technik. Grundsätzlich ist das kleinere Format eine Konzession: aus volkswirtschaftlichen und aus betriebswirtschaftlichen Gründen.

Die früheren Untersuchungen, Überlegungen und Methoden finden sich bei GRIESBACH: „Röntgenreihenuntersuchungen des Brustkorbs" (1949). Eine neue zusammenfassende Darstellung liegt von STEINBRÜCK und ANGERSTEIN (1971) vor. Die Fragen der Technik sind dort ausführlich behandelt. BIRKHÄUSER nimmt zur Leistungsfähigkeit des Schirmbildes insgesamt Stellung (1950); NEUMANN zu Fragen der Fehlerquellen (1970) (siehe auch SIXT, 1958; LOCK, 1959; MAHR, 1965; BREU, 1969). Weiterhin sind die Arbeiten von MEYER und NADJAR-FOSSE, 1970, LE MELLETIER, 1960, HORNIG, 1971, NEMETH et al. 1969, 1971, sowie VADÁSZ, NÉMETH und NYÁRÁDY, 1971, zu erwähnen.

Wahrscheinlich ist es so, daß die Fehlerquellen überwiegend im Subjektiven, im Wahrnehmungsbereich und nicht so sehr im Bereich der Wahrnehmbarkeit liegen. Zum gleichen Thema wären die Arbeiten von NYBOE (1966) sowie von SPRINGETT, WAALER und NYBOE (1968), STRADLING und JOHNSTON (1955) sowie WEGELIUS (1967) zu nennen. Die Entscheidung, pathologischer Befund — kein pathologischer Befund, ist vom Objekt her sicherlich oft nicht zu treffen. Als Gründe der Fehlbeurteilung nennt DIENELT (1964) anatomische Veränderungen des Skeletts, insbesondere Fehlbeurteilungen im Bereich der anterioren Rippenenden, kalzifizierte Knorpelanteile, Begleitschatten im Infraklavikularfeld, ungenügend herausgedrehte Schulterblätter, Strumen, auch Zopfschatten, in den Unterfeldern die Schatten des Musculus pectoralis sowie irreguläre Mammaschatten. Verzeichnungen seien wegen des kurzen Abstandes zwischen Schirm und Röhre möglich. Die psychologische Fehlerquelle betrifft vor allem die Monotonie der Beurteilung der Schirmbilder. Die Bedeutung der Doppellesung wird von ZHIDIKANOV und MAKSUDOV (1963), von FUCHS (1962) und YERUSHALMI et al. (1950) unterstrichen. Im übrigen wird auf Band III des Handbuches für Radiologie, Beitrag WEGELIUS, hingewiesen.

Zur Indikation. Die *Indikation zu Röntgenreihenuntersuchungen* ist eine Frage der epidemiologischen Entscheidung. Ergiebigkeit und Aufwand sollen in einem vernünftigen Verhältnis stehen. Die Gesamtproblematik der begrenzten Erkennbarkeit des Bronchialkarzinoms, der Selektion peripherer Herde, die Probleme der schwierigen Erkennbarkeit „früher" Formen, insbesondere der zentralen Karzinome, hat BLAHA (1973) besprochen. Es liegt ein Paradoxon vor: Je mehr sich ein Land eine dichtere Röntgenreihenuntersuchung leisten kann, um so weniger bedarf es ihrer. Noch richtiger wird dieser Satz in der Umkehrung. Es ist nicht eine Frage der Anfertigung von Röntgenaufnahmen, sondern der gesamten Infrastruktur, inwieweit systematische Untersuchungen wirklich Nutzen bringen.

Zu diesen Problemen der Indikation zur Röntgenreihenuntersuchung und der Bedeutung der Röntgenreihenuntersuchung für die Tuberkulosebekämpfung, bringt NEUMANN (1970) Wesentliches. Die Macht des Bestehenden wird unterstrichen, so die jährliche Durchführung der Röntgenreihenuntersuchung in der DDR, auch die ständige Diskussion der Notwendigkeiten in Industrie- und Entwicklungsländern (MEIJER, 1970, TOMAN, 1966).

Die Raten der neuentdeckten Tuberkulosen (Zahlen auf 1000 der Untersuchten) gehen aus den Tabellen von NEUMANN in „Industrieländern" und „Entwicklungsländern" hervor. Die Unterschiede liegen in der Größenordnung 1:10. BLAHA hat in Bangladesh, in und um Dakka, 2% pathologische Befunde bei Röntgenreihenuntersuchungen der Erwachsenen gefunden (BLAHA, H.: Unveröffentlichte Untersuchungen). Besonders wichtig sind die Angaben von NEUMANN über die Zahl der bakteriologisch bestätigten Fälle: in Australien 90,4%, in Norwegen 37,9% (TROMP), in Stuttgart 34,5% (NEUMANN, 1970).

Die Schirmbilduntersuchung ist eine ausgezeichnete Methode, wenn man sich über das Ziel im klaren ist: Aufdeckung wesentlicher Befunde, sei es bei Krankenhausaufnahme, sei es im öffentlichen Gesundheitsdienst. Individualmedizinisch ist die Großaufnahme besser: Der Nutzen ist freilich überwiegend im absoluten Bereich, nicht im pragmatischen.

2.1.4. Wahrnehmen, Beurteilen, Beschreiben, Entscheiden

Es stehen zwei Probleme im Vordergrund:
Die Grundprobleme der Entscheidung, entscheidungstheoretische Überlegungen und die Umsetzung eines „analogen" Sachverhalts in „digitale" Einzelbegriffe.

Die Qualität der Leistung hängt ab, in beiden Fällen, von der Zahl der Informationen und von der Qualität der Primärvorlage; beides geht ineinander über. Bildgüte, Bildqualität, Zweckmäßigkeit des Bildes, Zweckmäßigkeit der bildlichen Informationen, d.i. Güte des individuellen Bildes, aber auch Zweckmäßigkeit der Taktik und Strategie der Gesamtröntgenuntersuchung.

Damit steht im *Vorfeld* die Information des radiologisch tätigen Arztes über die „Gesamtsituation", die „Integration" des radiologischen Handelns, Sehens und Urteilens in die Gesamtstrategie der Lösung des jeweils vorliegenden Problems. (STRNAD hat in Band III des Handbuches für Radiologie ein ausführliches Kapitel diesen Problemen gewidmet.) Die Grundvoraussetzungen sind:
Informiertheit über die nosologischen Möglichkeiten sowohl bei ätiologisch unbekanntem wie auch bei bekanntem Substrat ist Gegenstand dieses Gesamtabschnittes „Lungentuberkulose".
Detailinformiertheit über die in dem konkreten, individuellen Falle vorliegenden Verhältnisse.

2.1.4.1. Das Betrachten des Röntgenbildes, die Wahrnehmung

Nur einige wenige allgemeine Gesichtspunkte seien berücksichtigt:
  1. Identifikation des Bildes. Gerade bei der Tuberkulose in großen Anstalten sind Verwechslungen nicht selten. Sicherung der Identität ist entscheidend, Sicherung auch der Vollständigkeit der Angaben: „Identifizierung des Objekts; Identifizierbarkeit des Bildes".
  2. Beurteilung der Bildgüte, der Bildqualität. Bilder von ungenügender Qualität sind zu verwerfen, wenn das Objekt nicht vollständig oder wenn das Objekt in ungenügender Weise dargestellt ist.

3. *Beurteilung des gesamten Bildinhalts.* Keine Beschränkung etwa auf Lungenfelder oder Mediastinum oder Herz oder Zwerchfell, sondern den ganzen dargestellten Umfang beurteilen mit knöchernem Brustkorb, mit Weichteilen, mit Hals, evtl. auch mit Abdomen.

4. *Systematisches Vorgehen* bei der „Wahrnehmung". Weichteile, knöcherner Brustkorb, Mediastinum, Herz, Zwerchfell, Lungenfelder von rechts oben nach rechts unten und von links oben nach links unten.

5. „*Freie Betrachtung*" des Röntgenbildes, auch um „subkortikal" Irregularitäten wahrzunehmen.

6. *Genügender Abstand,* um geringere Dichteunterschiede, bzw. Helligkeitsunterschiede wahrzunehmen.

7. Wahrnehmung unter *optimalen Konditionen:* Beleuchtung, ausreichender Helligkeitsunterschied zwischen Bild und Umgebung, Ruhe, Zeit. Nicht die jeweils aufgewendete Zeit ist entscheidend, sondern das Gefühl, Zeit zu haben. Die Information hängt nicht von der Dauer der Betrachtung ab.

8. Versuch der *räumlichen Interpretation.* Aus dem zweidimensionalen planen Bild in das Dreidimensionale vordringen, auch mit Hilfe zusätzlicher Strahlenrichtungen oder Durchleuchtung.

9. Die Röntgenaufnahme allein gibt zumeist kein genügendes räumliches Bild: *Aufnahme und Durchleuchtung gehören nach Möglichkeit zusammen.*

10. Die „*Dimension Zeit*". Der Verlauf ist gerade bei der Tuberkulose besonders wichtig: Beschaffung früherer Aufnahmen; der Vergleich erlaubt oft erst die sachkundige Beurteilung.

Für Einzelheiten sind Beiträge des Handbuches für Radiologie, insbesondere Band III, BÜCHNER und VIEHWEGER, BÜCHNER, KÖHNLE sowie die Einzeldarstellungen von MEILER (1963), SCHOBER (1967) sowie von STIEVE und WIDENMANN (1967) heranzuziehen.

2.1.4.2. Beurteilen

Vom Betrachten ist damit der Schritt zum „*Beurteilen*" getan: Was liegt vor, was hat sich geändert. In früheren Abschnitten haben wir ausgeführt, daß die „Qualitätsdiagnose" vom Röntgenbefund her mit äußersten Risiken behaftet ist. Es lassen sich in manchen Fällen Näherungen angeben; die pathologisch-anatomische Qualitätsdiagnose aus dem Röntgenbild ist jedoch nur eine „globale Qualitätsdiagnose", nur allgemeine Annäherung. Was wahrgenommen werden kann, ist

das Vorhandensein einer anomalen Struktur, die Konfiguration,
die Verteilung, die Dichte,
die Größe, die Veränderung.

Es ist nicht nur so, daß die Verlaufskontrolle Entwicklungstendenzen, also prognostische Information, liefert; vielfach werden im Verlauf die Befunde erst deutbar bzw. retrospektiv wahrnehmbar. Die prognostische Potenz von Kavernenresten nach chemotherapeutischer Behandlung ist völlig anders als ein ähnlich aussehender Befund bei frisch entdeckten Prozessen. „Die Stellung im zeitlichen Rahmen" ist schwer abzugrenzen, wenn Vergleiche nicht möglich sind (HAEFLIGER, 1954). Die Schnelligkeit bzw. die Trägheit der Weiterentwicklung spezifischer Prozesse wird im Rahmen dieser Beiträge wiederholt angesprochen. SIMON behandelt den „Zeitfaktor" ausführlich: Der „Zeitfaktor" ist problematisch, indem das „Alter einer Läsion" aus einem einmaligen Befund nur sehr schwer bestimmt werden kann. Aus der Serie von Röntgenaufnahmen kann sowohl eine Vorwärts- wie Rückwärtsprojektion — mit allen innewohnenden Risiken — gewagt werden (Abb. 17a–f). SIMON weist auch auf die ganz erheblichen Risiken eines „Beobach-

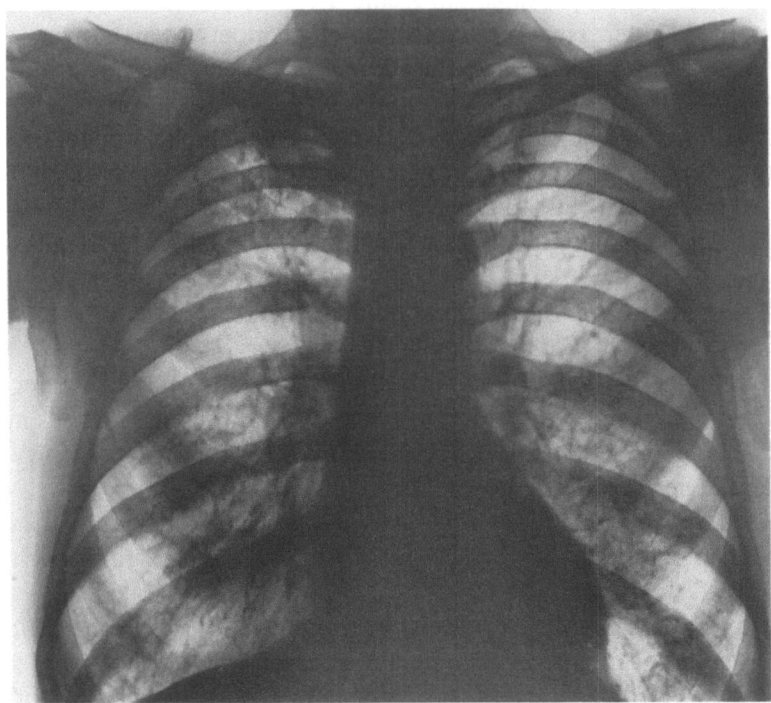

Abb. 17a–f. Verlauf einer Tuberkulose über viele Jahre

Abb. 17a. 1957: Zerstreutherdige Tuberkulose im Bereich des rechten Oberfeldes

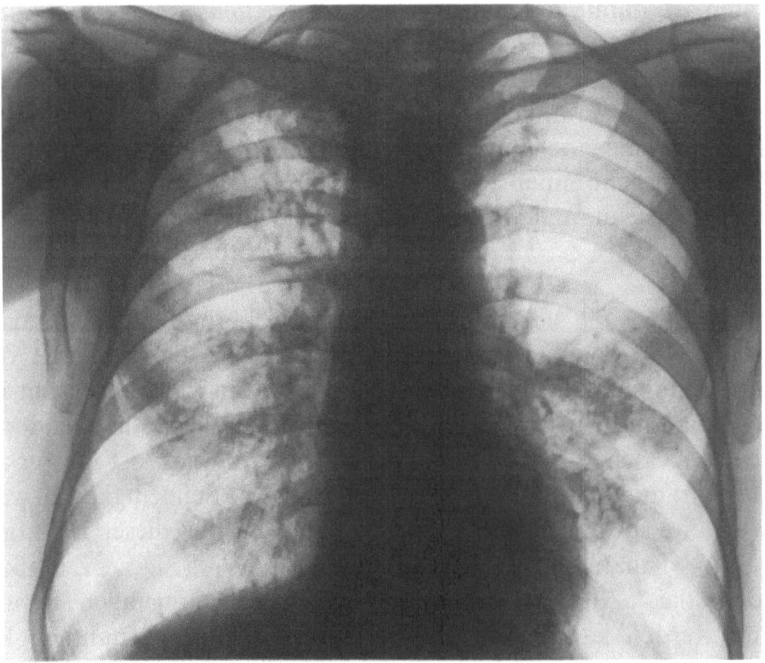

Abb. 17b. 1959: Ausgedehnte Durchsetzung beider Lungen mit überwiegend „produktiven Herden"

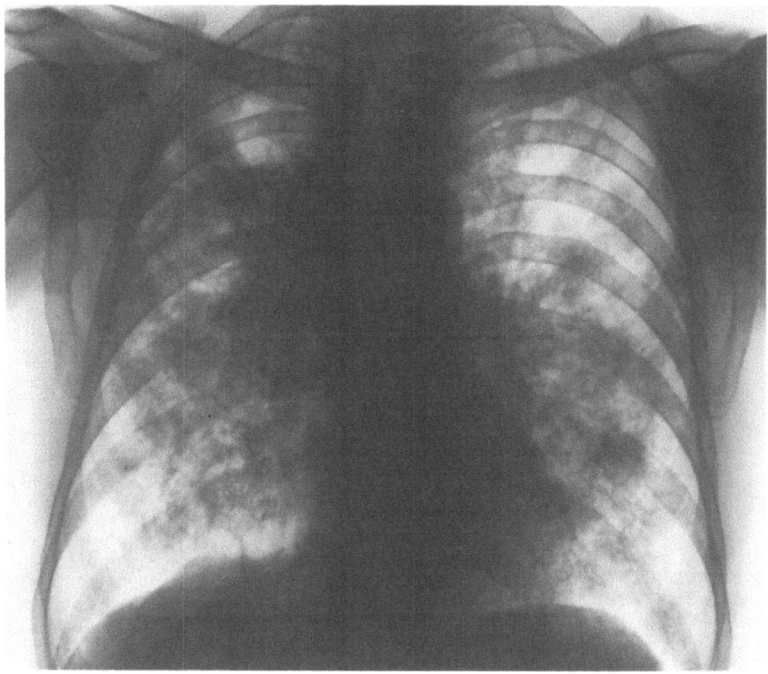

Abb. 17c. 1960: Konfluenz der Herde; Entwicklung einer großen Kaverne in der rechten Spitze unter Einbeziehung von Kalkherden

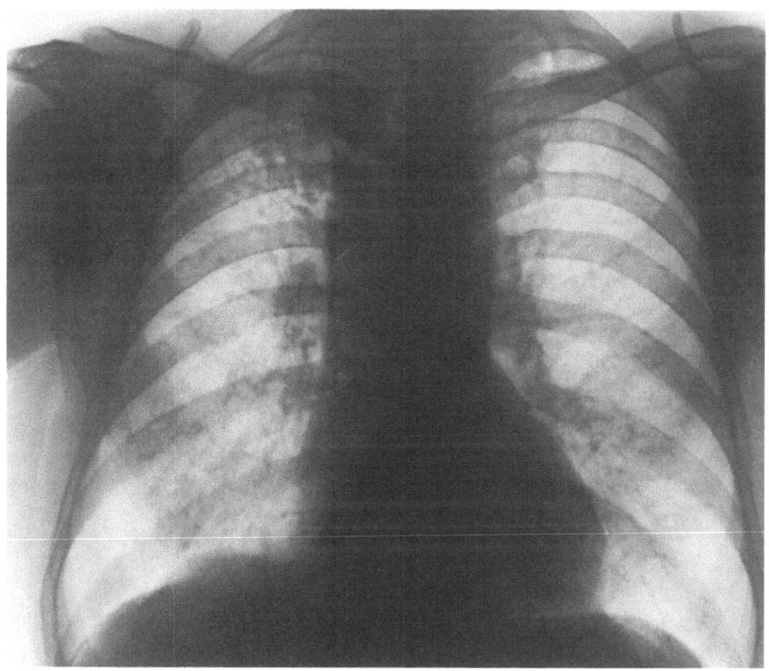

Abb. 17d. 1961: Weitgehende Rückbildung; metaphthisische Fibrose

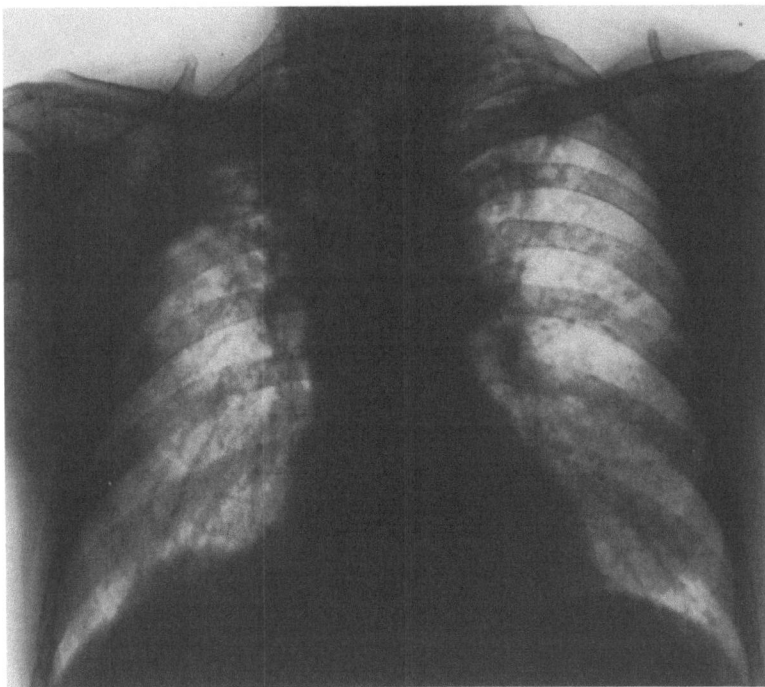

Abb. 17e. 1968: „Tuberkulosis ulcero-caseosa": Schrumpfungen und Kavernenbildungen in beiden Obergeschossen; neuerliche Herdbildung in beiden Lungenfeldern in großer Ausdehnung

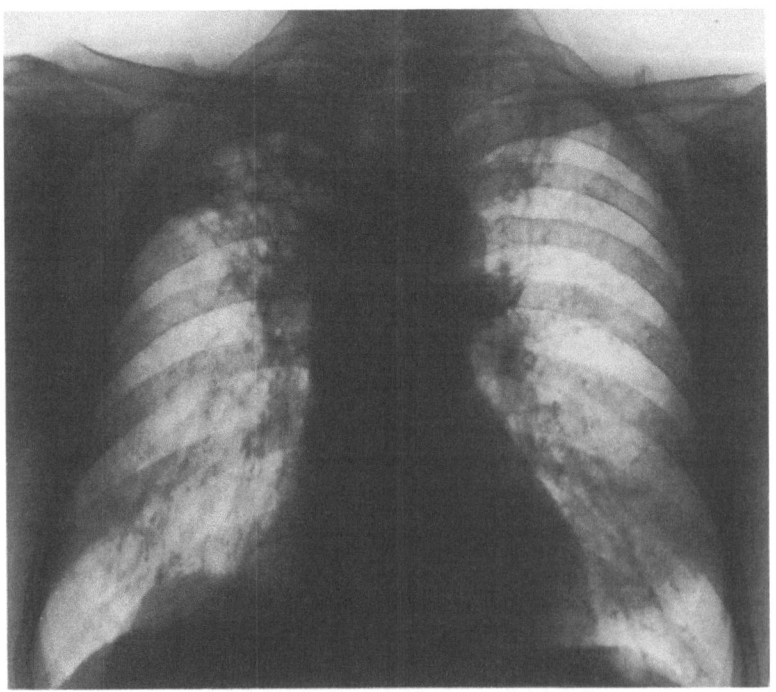

Abb. 17f. 1969: Rückbildung der Streuherde; Fibrose, „chronische Tuberkulose", zerstörter rechter Oberlappen

terirrtums" bei Beurteilung von Vergleichsaufnahmen hin: 10% „Nichtübereinstimmung" wurden gefunden in der Beurteilung von Schattenänderungen.

2.1.4.3. Beschreiben

Die letztliche Umsetzung vom „analogen Bild" in die „Information" geschieht ungemein komplex. Jeder Befundbericht ist nur eine mehr oder minder glücklich getroffene Auswahl, Umschreibung mit Termini, denen zahlreiche Grenzen gesetzt sind: Zahl der Begriffe, Geeignetheit der Begriffe, sprachliches Zurückgreifen auf höchst konkrete Dinge, auf Nosologisches, um der Öde der Deskription zu entgehen.

Jeder Befundbericht ist ein Kompromiß:
In bezug auf die Auswahl des Mitgeteilten, die knappe oder ausführliche Beschreibung, die Mitteilung der Normalbefunde oder Unterlassung derselben,
der deskriptiven Ausführlichkeit und stärkeren oder geringeren Annäherung an das pathologisch-anatomische Substrat.

Zu nennen sind Qualität (gemeint ist die physikalische): knöchern, kalkig, hartfleckig, strängig, weichfleckig, weichfleckig konfluierend, wolkig, homogen, inhomogen, scharf begrenzt, unscharf begrenzt, dicht stehend, wenig dicht stehend, *Ausdehnung, Zerfallsherde, Lageangaben:* zweckmäßig nach Rippen, anterioren und posterioren Anteilen, Beziehung zur Lungenwurzel, Beziehung zum Zwerchfell, Lage im Mantel oder Kern. Es ist hier besonders auf die eindrucksvollen Schemata von BOHLIG (1970) hinzuweisen.

Zu beschreiben sind ferner funktionelle Phänomene: Zwerchfellbeweglichkeit, Pulsation von „Schatten" im Bereich der Lungenwurzeln.

Zu vermerken sind wohl auch *technische Daten,* sofern sie für die Bildqualität wesentlich sind, auch gegebenenfalls *Artefakte.*

BOHLIG weist vor allem auf die Wichtigkeit des präzisen Berichts zur Selbstkontrolle des Beschreibers hin, als Übung zur Kritik und Selbstdisziplin.

Es empfiehlt sich durchwegs, die Größe von Veränderungen in Zentimetern anzugeben. Dabei sollten die Röhren-Filmdistanz gewußt und Umrechnungsfaktoren bekannt sein.

Eine *„radiologische Terminologie"* soll der präzisen Deskription, aber auch der Kommunikation, dem wechselseitigen Verständnis dienen. Dabei ist die geometrische Form noch am ehesten allgemein verständlich, sofern Objekt und gewählter Terminus einigermaßen übereinstimmen. Auf das terminologische Elend mit den „Rundschatten, Rundherden" u.ä. ist hinzuweisen. Die Kulanz reicht bis zum unregelmäßig konfigurierten Rundschatten. Haselnüsse, Kirschen, Zwetschgen und Fünfmarkstücke sind handlich, aber leidlich ungenau. Das Hirsekorn, das „Milium", kann in entlegenen Gebieten dieser Welt noch gefunden werden. Die „Schattendichte" ist eine Funktion des Substrats, ebensosehr auch der Strahlenqualität. Sie ist eine mathematisch schwierige Funktion aus Gegenstand, Strahlenhärte und Streustrahlung sowie aus umgebendem Gewebe und Lage zum Röntgenstrahl. Die Tuberkulose umgreift sämtliche Schattenformen, praktisch das ganze Vokabular der Schattenbeschreibung ist heranzuziehen von „Rundschatten", „Ringschatten", von feinfleckigen bis zu grobfleckigen und homogenen Schatten. Sekundärfolgen können das Bild wesentlich bestimmen: Bronchialverschlüsse, Ergüsse, Schwarten. Die Abhängigkeit der geometrischen Form, aber auch der Schattenqualität und ihrer Begrenzung ist häufig eine Folge nicht nur der Strahlenqualität, sondern auch der Projektionsrichtungen. Anschauliche Darstellungen bringt BOHLIG. Er geht bei der Terminologie aus von

1. der Lokalisation, der Anordnung, der Ausdehnung,
2. der Struktur, der Dichte, der Begrenzung,

3. der Verlaufsrichtung, dem Verlaufstempo,

4. Fehlen oder Vorhandensein von Zerfall,

5. Fehlen oder Vorhandensein von Zirrhosen.

Das „analoge" Wahrnehmen ist jeder Deskription kategorial überlegen. Es tritt das ein, was eine ältere Generation von röntgenologisch tätigen Ärzten, die aus anderen epidemiologischen Zeiten kommen, die Verläufe persönlich, prograd, verfolgt haben, so gegenüber anderen in Vorteil bringt, daß der Faktor „Zeit" auch an den Beurteilenden und nicht nur am beurteilten Material wirksam wird. Ich glaube, daß es eine Optimierung zwischen exakter Beschreibung, zwischen Messen und Zählen und unmittelbarer Wahrnehmung, dem „deduktiven" Analysieren und dem „globalen, induktiven" Wahrnehmen gibt. Es ist eine Frage des Temperaments, eine Frage der Sicherheit. Sehr exakte Beschreibungen sind nicht selten Defensivmaßnahmen bei einer gewissen Unsicherheit des „Urteils". Personenbeschreibung und Personen sind oft nur schwer in Deckung zu bringen, siehe Polizeiberichte. Trotzdem: Topographie von Läsionen, der Charakter der Veränderungen, extrapulmonale, extrathorakale Veränderungen, Beschaffenheit der Lungenwurzel, Gefäßveränderungen, Beschaffenheit der Pleura, des Zwerchfells und des Brustkorbs sind als „Prüflisten" dienlich.

Zur Röntgendiagnostik der Lungentuberkulose findet sich bei FRICKE (1950) Nützliches. Nomenklatorische Zöpfe wie aufgelockerter, vermehrt besetzter Hilus, vermehrte Strangzeichnungen in den Unterfeldern, sind nichtssagende Ausdrücke. Die konkrete Analyse des einzelnen Schattens, des einzelnen physiologischen, pathologischen Substrats und dessen Benennung sollen Floskeln ersetzen. Hierher gehören auch die „hilusnahen Kavernen", die meist im superioren Unterlappensegment ihren Sitz haben. Die Schwierigkeiten bei der Beurteilung des Röntgenbildes können in Mißbildungen liegen (hierzu der Beitrag BLAHA, aber auch SCHNEIDER, 1950 sowie BEDDINGFIELD, 1969), in der besonderen Entwicklung der Weichteile (GLUCK et al., 1972). Zur Problematik der radiologischen Bilder bei fettleibigen Personen und zur Fehlbeurteilung bei Rippenanomalien sind Angaben bei ZIVY (1968), zum Übersehen von Prozessen im anterioren Thoraxbereich bei RADAJEWSKI (1964) zu finden.

2.1.4.4. Entscheiden

Das gute Röntgenbild, die sichere Wahrnehmung, die gute Beschreibung sind wertlos, wenn nicht eine *Entscheidung* in irgendeiner Richtung erfolgt, wenn das Informationssystem nicht der Problemlösung dient. Neben die „Perzeption" und die „Deskription" muß die „Decision" treten. Eine der schwierigsten Entscheidung beim Lesen, beim Bewerten von Röntgenbildern ist die Entscheidung, ob ein pathologischer Prozeß vorliegt oder nicht. Das „Ablegen eines Verdachtes" gehört zu den verantwortungsvollsten ärztlichen Tätigkeiten. Das Problem des Radiologen ist, daß er oft eine isolierte Entscheidung anhand ungenügender Befunde treffen soll. Vorzusehen ist die klinische Konferenz mit den individuellen Beiträgen, die das morphologische, isolierte Schwarzweißsubstrat mit dem Gesamten verbindet. Es muß in diesem Zusammenhang festgehalten werden, daß das „negative" Röntgenbild das Vorliegen einer endothorakalen Tuberkulose nicht ausschließt; das typische Beispiel ist das endobronchiale bzw. endotracheale Geschwür. Bei der „Miliartuberkulose" werden entsprechende Beispiele gebracht. HUSEN et al. (1971) berichten über 40 Fälle, bei denen die Röntgenbilder der Lunge als „negativ" beurteilt worden waren, bei denen jedoch Tuberkulosebakterien im Auswurf nachgewiesen wurden; die Zahl ist ungewöhnlich, mahnt aber zur Vorsicht.

Wie schon beim Kapitel „Schirmbild und Röntgenreihenuntersuchung" ausgeführt, ist die Sichtbarkeit von Veränderungen durch subjektive und objektive Momente begrenzt.

Die Untersuchungen von GARLAND (1959) sowie von GARLAND und COCHRANE (1952) zeigen, wie hoch die Fehlerquote bei wiederholter Beobachtung eines Röntgenbildes durch den gleichen Beurteiler („intraobserver error") wie auch bei der Beurteilung verschiedener Beurteiler („interobserver error") ist (s. auch TUDDENHAM, 1957, 1961, 1962, 1963, RIEBEL, 1958, NEWELL und GARNEAU, 1951, SPRATT et al., 1963, GREENING und PENDERGRASS, 1954).

Der Röntgenbefund ist nicht so sehr ein Weg zur Diagnose, sondern in seiner Bedingtheit und notwendigen „Teilfunktion" eine Entscheidungshilfe und zwar eine der wichtigsten Entscheidungshilfen. Am Ende steht nicht die „Diagnose", sondern der Entschluß, die Entscheidung. [Zur medizinischen Entscheidungslehre sind die Einführungen von LUSTED (1968) dienlich, auch mit weiterer Literatur; weiter wird hingewiesen auf die Einzelarbeiten von MATHESON (1969), NORTH (1968), GINSBERG und OFFENSEND (1968), dort auch weiteres Schrifttum zur Entscheidungslehre.]

Damit ist auch eine Schiene gegeben für die zweckmäßige Durchführung von Untersuchungen:

Welche Untersuchung ist geeignet, um zum Ziel zu führen?

Beeinflussen weitere Untersuchungen die Entscheidung?

Sind kategorisch andere Informationen durch zusätzliche Untersuchungen zu gewinnen?

Besteht eine vernünftige Kosten-Nutzen Relation bei weiteren Untersuchungen?

Immerhin ist festzuhalten, daß die entscheidungstheoretischen Grundsätze, die röntgentechnischen und die röntgendiagnostischen Grundsätze nur insoweit nützlich sind, als es fundierte nosologische Kenntnisse gibt. Eine Einführung hierzu sollen die folgenden Kapitel geben.

2.2. Die klinischen Formen der Lungentuberkulose, radiologische Manifestationen

2.2.1. Die Primärtuberkulose

2.2.1.1. Die gegenwärtige Bedeutung der Primärinfektion

Im Eingangsabschnitt dieses Beitrags haben wir ausgeführt, daß die Tuberkulinreaktion bei den jungen Erwachsenen zumeist, bei Kindern fast immer negativ ist. Die Mehrzahl der Erkrankungen an Tuberkulose stellen in jüngeren Altersgruppen die Primärinfektionen dar [BLAHA (1971), SCHULTE (1970), WIEST (1973), KRANIG (1976); dazu auch die Veröffentlichungen der „Arbeits- und Forschungsgruppe Tuberkulose in Bayern"].

Für die früheren Verhältnisse ist auf BLUMENBERG (1925, 1926), TERPLAN (1940), SWEANY (1939), RAGNATTI (1931) und LÖFFLER (1942) zu verweisen. Zur Problemstellung insgesamt wäre auch auf STEAD (1967) hinzuweisen. Anzunehmen ist, daß mit Absterben der infizierten Kohorten die Tuberkulose mehr und mehr Primärinfektionen entsprechen wird (HAMBURGER und DIETL, 1932; LEITNER, 1942; BUM, 1963; SIMON, 1962; FILIPEC, 1964; JARNIOU und MOREAU, 1957; BLACKLOCK, 1932; BLACKLOCK, 1935; ARMAND-DE-LILLE und LESTOQUOY, 1933; OPIE, 1927; FRIMANN-DAHL und WAALER, 1936; BRAILEY, 1940).

Es entspricht der klinischen Erfahrung, daß die entzündlichen Formen der Primärtuberkulose sowie die Lymphknotenbeteiligung, die Pleuritiden, ein nicht ungewöhnliches Kennzeichen sind. Morphologische Unterscheidungen zwischen Erstinfektion und Exazerbation sind in der Regel jedoch schwierig, wenn andere Serien nicht vorhanden sind.

2.2.1.2. Die Primärinfektion als Ausgang der weiteren Entwicklung

In aller Regel, so nehmen wir an, entwickelt sich aus dem Primärherd der Primärkomplex. Dieser stellt wiederum in allen seinen Anteilen den möglichen Ausgangspunkt sowohl für Lokalentwicklung wie auch Generalisationsformen dar.

Eine Formenübersicht über die intrathorakale Tuberkulose des Kindes nach Simon und Redeker (1930) gibt detailliertere Vorstellungen wieder. Die vorzüglichen Darstellungen des Gesamtproblems bei Simon und Redeker, bei Catel (1954), bei Pinner (1945), Brügger (1948), Pagel et al. (1964) bei Pfuetze und Radner (1966), Gissel und Schmidt (1949) sowie K. Simon (1970) seien erwähnt.

Zur pathologischen Anatomie wird auf die ursprünglichen Beobachtungen von Parrot (1876) und Küss (1898) hingewiesen; die klassischen Darstellungen von Ghon (1912), Hedrén (1913), Opie (1920), Lange (1923), Schürmann (1926), Beitzke (1930), Jaffé und Levinson (1919), Kudlich (1930), Blumenberg (1926), Wurm (1926), Siegen (1926), Sweany (1941), Ghon und Kudlich (1930) sowie die nochmalige Bearbeitung durch Wurm (1950) sind hier aufzuführen.

Für die lymphadeno-bronchogene Streuung sind die Arbeiten von Schwartz (1963) von besonderer Bedeutung. Wesentlich für die Gesamtentwicklung der Lehre vom Primärkomplex sind die Untersuchungen von Schürmann (1932), die er im Auftrag des Reichstuberkuloseausschusses bei den Lübecker Säuglingstuberkulosen vornahm. Es handelt um eine Möglichkeit, bei bekanntem Infektionstermin den „Tuberkulosefahrplan" für ein bestimmtes Lebensalter zu verfolgen.

Für diesen „Tuberkulosefahrplan" ist vor allem die Darstellung von R.W. Müller (1952) von besonderem Wert. In ihm sind die Erfahrungen von Wallgren (1941) und von W. Höckert (1947), Moro (1952) und von Görgenyi-Göttche (1951) zusammengefaßt. Wir rechnen im allgemeinen, daß zwischen Infektion und Positivwerden der Tuberkulinreaktion etwa 35–40 Tage vergehen. Der Mittelwert liegt bei 37 Tagen; „in 1% sind Schwankungen zwischen 16 und 38 Tagen zu erwarten" (R.W. Müller). Andererseits finden sich, wie R.W. Müller ausführt, viel kürzere „Inkubationszeiten": 10–14 Tage bis zur Erstherdbildung und bis zur Lymphknotenschwellung; als Beispiele werden die Beschneidungstuberkulosen jüdischer Kinder gebracht. Moro (1913) berichtet über das Auftreten eines tuberkulösen Ulkus und regionäre Lymphknotenschwellung nach 14 Tagen; Stucke (1950) fand bereits nach 10 Tagen eine Lymphknotenschwellung.

Es ist damit festzuhalten, daß auch bei negativer Tuberkulinreaktion eine Veränderung tuberkulöser Natur vorliegen kann, da nämlich die pathologisch-anatomischen Veränderungen gelegentlich der „Tuberkulinkonversion" vorauseilen.

Die Darstellung des Primärkomplexes hat zweifelsohne für die gesamte Tuberkuloseforschung eine wesentliche Bedeutung (Engel, 1930). Die Diskussionen auf dem Moskauer Kongreß der Internationalen Union zur Bekämpfung der Tuberkulose, über Exazerbationstuberkulose und exogene Reinfektion basierten weitgehend auf dem pathologisch-anatomischen, aber auch auf dem röntgenologischen Nachweis der früher durchgemachten Erstinfektion. Blaha hat auf dem Regensburger Kongreß der Deutschen Gesellschaft für Lungenkrankheiten und Tuberkulose 1975 zusammenfassend zu diesem Fragenkomplex Stellung genommen.

Ein weiteres wesentliches Problem besteht darin, daß in den Herden des Primärkomplexes auf Jahre und Jahrzehnte hinaus ein Reservoir unter Umständen proliferationstüchtiger Tuberkulosebakterien liegenbleiben kann (hierzu der Begriff der Ghonschen „endogenen lymphoglandulären Exazerbation"). Details bringen die Arbeiten von Schmitz (1909), Rabinowitsch (1910), Opie und Aronson (1927), Schrader (1928), Anders (1932), Feldman und Baggenstoss (1938), Sweany, Levinson und Stadnichenko (1943), Barras (1968), von Paetz und Mücke (1969), ferner aus den letzten Jahren besonders von Canetti, weiter von Ph. Schwartz (1972), Chung, Beuttas und Schwartz (1972).

Darüber hinaus ist es selbstverständlich, daß die Bedeutung der Primärtuberkulose eben in der Klinik liegt: in der Erstherdtuberkulose, im Lymphknotenanteil, im fortschreitenden Lymphknotenanteil, aber auch in den Folgen der Gewebszerstörung, der Bronchial-okklusion durch Kompression oder Obturation, in der Bedeutung als Herd für die Ausstreuung und für die lokale „endogene" Exazerbation (STEINBRÜCK, 1970).

Wesentliches findet sich auch im Handbuch der Kindertuberkulose von ENGEL und PIRQUET bereits 1930; auch die „Allgemeine Pathologie und Diagnostik der Kindertuberkulose" von HAMBURGER (1910) bringt heute noch Lesenswertes. Zusammenstellungen und Berichte von GHON und ROMAN (1912), ZARFL (1913), GHON, KUDLICH und SCHMIEDL (1926), PUHL (1922), PAGEL und PRICE (1943), MACPHERSON (1939), LINCOLN (1940), ESPINOZA (1950), KEMPENEERS (1950), BAKALOVA et al. (1965), BEREZANSKA (1964) und SUDA (1969) sind in diesem Zusammenhang, freilich mit unterschiedlichem Gewicht, zu nennen. Klassisch sind noch immer die Beschreibungen von TERPLAN von 1940.
Eine sorgfältige Zusammenstellung der Lokalisationen des Primärkomplexes bringt NÜSSEL (1928).

2.2.1.3. Die konnatale Tuberkulose

Allgemein ist zu wiederholen, auch aus der Sicht des Radiologen, daß Röntgenzeichen bereits bestehen können, bevor eine Tuberkulinprüfung positiv wird. Die Röntgenuntersuchung der Mutter mag Hinweise auf die Ätiologie der kindlichen Erkrankung geben. Die Aspiration von Fruchtwasser kann das „spezifische Bild", die tuberkulöse Entzündung, überdecken.

Eine sorgfältige Sammlung des Schrifttums bis 1962 findet sich bei JENTGENS (1963). Er berichtet auch, daß Tuberkulinreaktionen schon am 9., 16. und 17. Krankheitstag positiv gefunden wurden. Die wesentlichen Untersuchungen gehen auf ZARFL (1930) zurück. Neuere Berichte finden sich bei ARTHUR (1967), AVRAM, CORPADE und ARICESCU (1963), BETHENOD et al. (1965), BLACKALL (1969), DAEHLER (1969), SINGER (1969), STEER (1963), VAILLAUD und SARROUY (1968) sowie bei VOYCE und HUNT (1966). Klassisch ist die Darstellung von BEITZKE in den Ergebnissen der gesamten Tuberkuloseforschung von 1935. Im übrigen seien noch die Untersuchungen von BÜNGELER (1949), CHIARI (1932) KAPLAN (1958), KIRCHHOFF (1958), LOEWENSTEIN (1935 u. 1945), PAGEL und HALL (1946 u. 1948) sowie von STAEMMLER (1951) erwähnt.

2.2.1.4. Folgen und Entwicklungen aus der Primärinfektion

Die subtile klinische Aufbereitung der praktisch nicht trennbaren Ereignisse, die der Erstherdsetzung folgen, durch die deutsche Phthisiologie in der ersten Hälfte des Jahrhunderts spiegelt sich besonders deutlich in den Entwicklungsreihen, wie sie SIMON und REDEKER aufzeigen, wider.

Es werden genannt die Entwicklungsreihe der manifestationslosen Primärinfektion, die Entwicklungsreihe der Primärinfiltrierung, aus denen sich Lymphknotenerkrankungen, Pleuritiden und Primärtuberkulosen ableiten.

Wenn radiologisch faßbare Veränderungen auftreten, können es kleine Infiltrate, zarte Schatten, vor allem aber auch ausgedehnte Infiltrierungen mit Lymphknotenbeteiligung sein (Abb. 18a–c). MALMROS und HEDVALL (1938) verdanken wir sehr sorgfältige Beobachtungen an Krankenpflegeschülerinnen.

In den einschlägigen Lehrbüchern, etwa von GISSEL und SCHMIDT, SIMON und REDEKER (1930) oder von CATEL finden sich zahlreiche Beispiele; Einteilungsvorschläge bringen E.M. JONES und W.L. HOWARD (1966).
Die klinischen Erscheinungsformen finden sich bei PAGEL et al. (1964), DANIELS (1945), LANGE (1937), SIMON und REDEKER (1930), KUTSCHERA-AICHBERGEN (1949) und bei ROLOFF (1948).
Es wäre zur Klinik des Primärkomplexes, insgesamt auch zur Klinik der Tuberkulose der Kinder und Jugendlichen auf die älteren Untersuchungen von SIMON (1921), zur „Pubertätsphthise" auf BEITZKE und auf BRÄUNING sowie auf die Arbeiten von COURY, CONSTANS und DE SAXCE (1970), FRÉOUR et al. (1961), GANIEV (1970), GERBEAUX et al. (1966), DOESEL (1964), KRIENKE (1963), BUSILA-CORABIANU, SIBILA und LUP-SACU (1971), ROSA (1964) und auf TCHAÜSOVSKAYA (1966) hinzuweisen.

Für die Gesamtheit der Abläufe wäre einzufügen, daß die hämatogene Ausstreuung sehr früh erfolgt, wie sich durch radioaktiv markierte Mykobakterien nachweisen läßt.

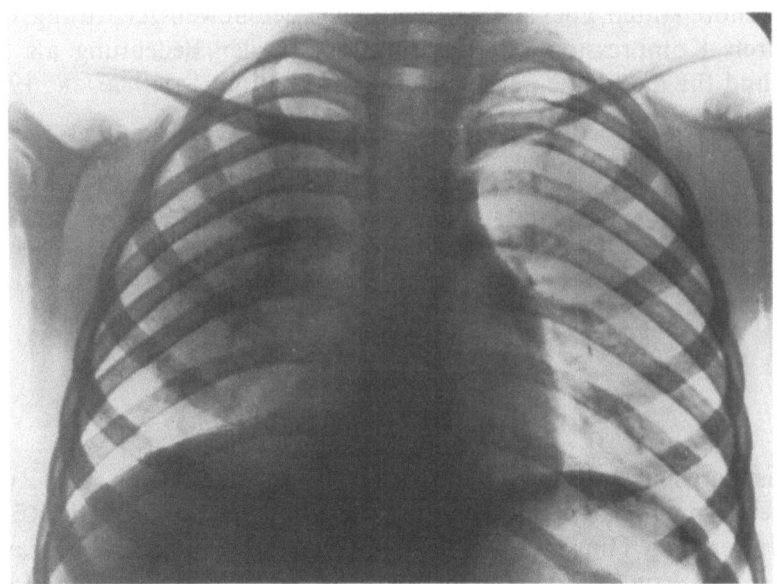

Abb. 18a–c. Primärtuberkulose, 8jähriger Marokkaner. (Sammlung HECKESHORN)

Abb. 18a. Aufnahme vom 12.1.1962: „Primärinfiltrierung"

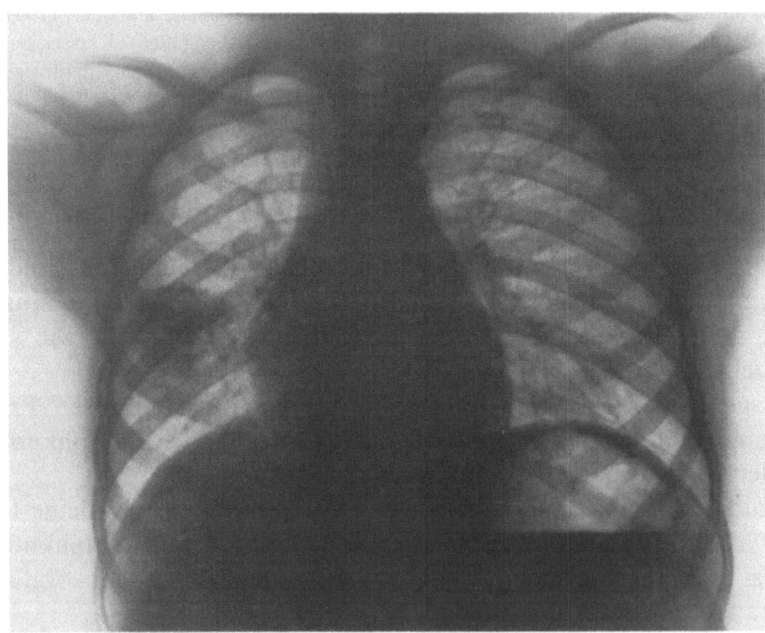

Abb. 18b. 28.1.1964: Konsolidierung des Herdes

Die Darstellungen von BREDNOW (1948), von HAENISCH und HOLTHUSEN, von P.G.
SCHMIDT, von G. SIMON (1971), von TESCHENDORF (1950), von SYLLA (1952) und von
ZDANSKY (1949 u. 1968) bieten Beispiele. Der radiologische Hinweis darauf, daß verkalkte
Herde vorliegen, mag für die Deutung einer primären oder postprimären Tuberkulose
wichtig sein.

Zum Technischen wären noch, insbesondere für die Beurteilung des Hilus, die Monographie von GEBAUER, MUNTEAN, STUTZ und VIETEN (1959) sowie die Arbeit von MARTIN

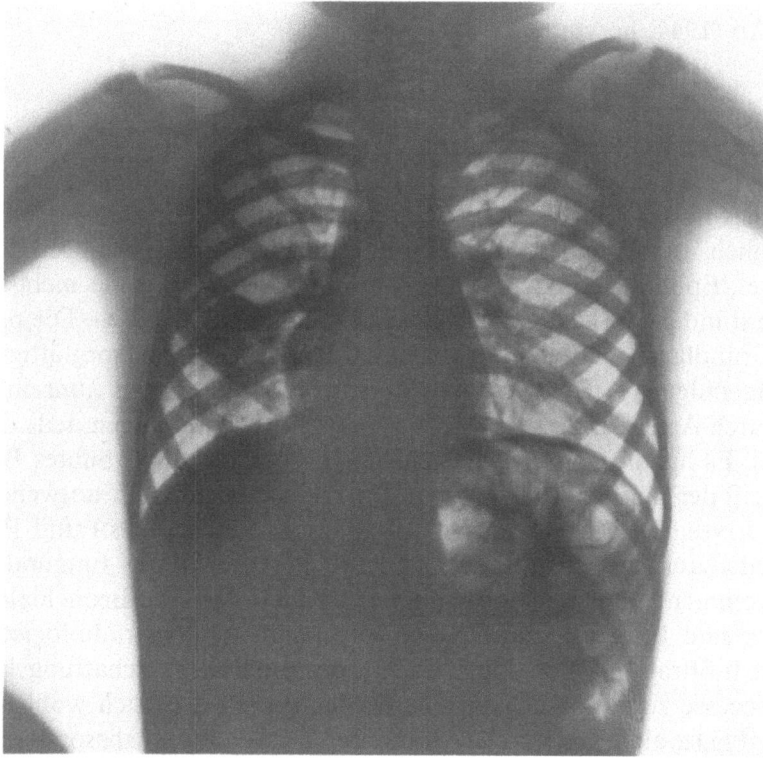

Abb. 18c. Konsolidierter Herd an der Basis des Oberlappens, fragliche Beteiligung des Mittellappens

(1970) und die praktisch wichtigen Hinweise von ESSER (1969) und R.W. MÜLLER (1969) wichtig. Vom Technischen her ist auch interessant, was K. SIMON zu den Durchblutungsstörungen im Zuge der Primärinfektion mit Hilfe der Isotopendiagnostik bringt.

Die Prognose der Primärtuberkulose hängt mit Wahrscheinlichkeit wohl auch mit dem Infektionstermin, dem Infektionsalter zusammen. Älteren Tuberkulosekennern war es geläufig, daß die Infektion im Schulalter überwiegend ohne manifeste Erkrankung abzulaufen pflegte.

Neben dem prinzipiellen Risiko der stattgehabten Infektion ist das Risiko des progredienten Primärkomplexes zwar im allgemeinen gering, aber doch vorhanden (AUERBACH, 1938, GHON, 1925). Das Fortschreiten bis zur Zerstörung von Lungenflügeln geht wohl überwiegend auf dem Wege über lymphoglanduläre Komplikationen. Daß die Lymphknotenbeteiligung zu Schädigungen des Nervus phrenicus führen kann, ist verständlich (GUPTA und LAW, 1970). TERPLAN hat die Komplikationen, vom bronchoglandulären Befall ausgehend, 1940 sorgfältig beschrieben. DOESEL (1963) bietet eine ausgezeichnete Übersicht. Berichte, von anderen epidemiologischen Verhältnissen ausgehend, finden sich bei ALTAPARMAKOV und PAVLOV (1970), LUPASCU (1969), KERCEA et al. (1970), ROBAKIEWICZ et al. (1968), VINEREANU et al. (1969). PECHSTEIN (1965) befaßt sich speziell mit lokalisatorischen Problemen, insbesondere dem Befall des kardialen Segments beim Lymphknoteneinbruch.

Es ist auch verständlich, daß diese lymphoglandulären Komplikationen „metatuberkulösen" Charakter gewinnen, wenn unspezifische Spätkomplikationen verbleiben: Bronchiektasen, obstruktives Emphysem, Mediastinalhernien. Zustände, wie sie KEUTEL und WILLICH (1968) als Pneumatozelen, lokalisierte Emphyseme und Zysten beschreiben, können auch Folgen der tuberkulösen Infektion darstellen, wie das aus den Arbeiten von PEÑA-CERECEDA und MACCIONI (1950) sowie von CIMPEANU und BUNGETIANU (1964) und von FROSTAD (1944) hervorgeht.

2.2.1.5. „Epituberkulose"

Der Begriff der *Epituberkulose,* wie ihn ELIASBERG und NEULAND 1920 bzw. 1921 geprägt haben, kann wohl verlassen werden. Jedoch hängt so viel Historisches an diesem Terminus, daß ein kurzes Eingehen der Mühe wert erscheint. ELIASBERG und NEULAND hatten ursprünglich angenommen, daß es im Rahmen der tuberkulösen Erstinfektion nichttuberkulöse „Epiinfiltrierungen" gäbe, die mit der Tuberkulose nicht in direktem Zusammenhang stünden, die keine tuberkulöse Entzündung darstellten. Die pathologisch-anatomischen Grundlagen zu diesem Problem hat RÖSSLE (1935) in sorgfältigen Beschreibungen gegeben, indem er nachwies, daß es sowohl „reine" wie „unreine" Prozesse gebe, die teils durch Atelektasen, teils durch spezifische Entzündungen, teils durch Fibrosen bedingt sind. Es handle sich um ein „pathologisch-anatomisch buntes Bild". Damit ist auch der Begriff der Epituberkulose, der Infiltrierungen nicht mehr notwendig gewesen, wie bald schon JONES, RAFFERTY und WILLIS (1942) ausführten. FISH und PAGEL (1938) haben dann weiter ausgeführt, daß einmal wirkliche tuberkulöse Entzündungen ohne Verkäsung vorkommen können, daneben aber auch die Folgen der Bronchialobstruktion. Die Verhältnisse sind bei CATEL ausführlich abgehandelt. Dem radiologischen Begriff der „perihilären Infiltration", der segmentalen oder lobären Verschattung können eben verschiedene Prozesse zugrunde liegen. Überwiegend handelt es sich wohl um das, was wir mit R.W. MÜLLER als „Retentionspneumonie" bezeichnen. Insbesondere SCHWARTZ (1963) hat betont, daß es sich eben zumeist wohl um die Folge von Lymphknotenkomplikationen, sei es Einbruch, Okklusion oder Durchbruch in das Lungengewebe handelt. Zu diesen Problemen wären die Untersuchungen von BOUCHER (1949), BRÜGGER (1955), GALY (1941), GÖRGÉNYI-GÖTTCHE (1962), MOUNIER-KUHN (1947), VON WALLGREN (1926) und WISSLER (1950) zu nennen. Diese bronchogenen Komplikationen können unter Umständen schon sehr früh auftreten.

2.2.1.6. Die Stellung der „Pleuritis"

Die tuberkulöse Pleuritis ist sicherlich überwiegend Ausdruck der Erstinfektion, wenn auch die Pleuritis alle Formen der Tuberkulose begleiten kann. An besondere Verhältnisse in bezug auf die Reaktionsweise ist das Auftreten einer exsudativen Pleuritis wohl wesentlich gebunden (LALLINGER, 1972). Das Lebensalter mag eine Rolle spielen (WALLGREN). Ausführliche Literatur findet sich bei KUNTZ (1968).

Weitere Perspektiven sind bei der Besprechung der Frage der Pleuritis exsudativa zu überlegen.

1. Wie oft entwickelt sich aus der Pleuritis exsudativa eine Tuberkulose?
   Diese Frage ist im Augenblick schwer zu beantworten, nachdem die Behandlung der frühen Tuberkulose, in Form der Behandlung der Pleuritis tuberculosa, das Auftreten von Spätkomplikationen, von endogenen Exazerbationen verändert. Man darf wohl schätzen, daß der Prozentsatz bei 10–20% liegen dürfte, je nach Länge der Beobachtung. Auf die Arbeiten von WYNN-WILLIAMS und SHAW (1955), THOMPSON (1952), PÄTIÄLÄ (1954), KLEIN und GIRDA (1968) wäre zu verweisen.
2. Weiter oben wurde erwähnt, daß sich in Sektionsfällen sehr oft pleuritische Residuen finden. Hier ist die prognostische Bedeutung der Pleuritis exsudativa schlecht zu fassen, indem auch „Begleitpleuritiden" späterer Tuberkulosemanifestationen erfaßt sind.
3. Die Frage, wie oft eine Pleuritis exsudativa anamnestisch erfaßt werden kann, wie oft angenommen werden kann, daß eine Pleuritis exsudativa dem spezifischen Prozeß vorausgeht, ist ebenfalls nicht leicht zu beantworten. Wir nehmen an, daß mit Verlagerung der tuberkulösen Erstinfektion in höhere Lebensalter der Erstinfektion nahestehende Tuberkuloseformen überwiegen. Nach BLOEDNER ist die Zahl auf etwa 22% zu schätzen; er zitiert die Arbeiten von ZAMPORI (1954), JANOVIC, FRONDA u.Mitarb., TOMAN u.Mitarb.,

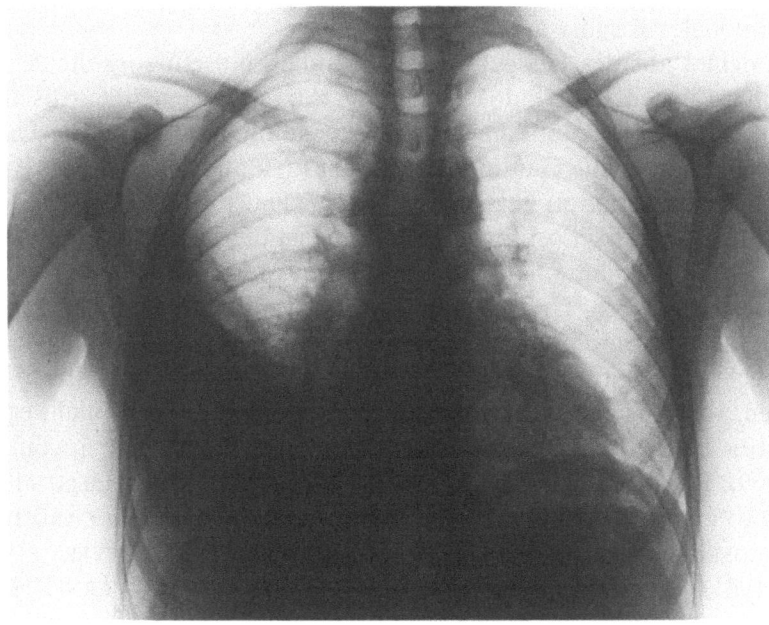

Abb. 19a u. b. 18jähriger Mann. Tuberkulöse Pleuritis

Abb. 19a. Lungenübersichtsaufnahme: Großer Pleuraerguß rechts

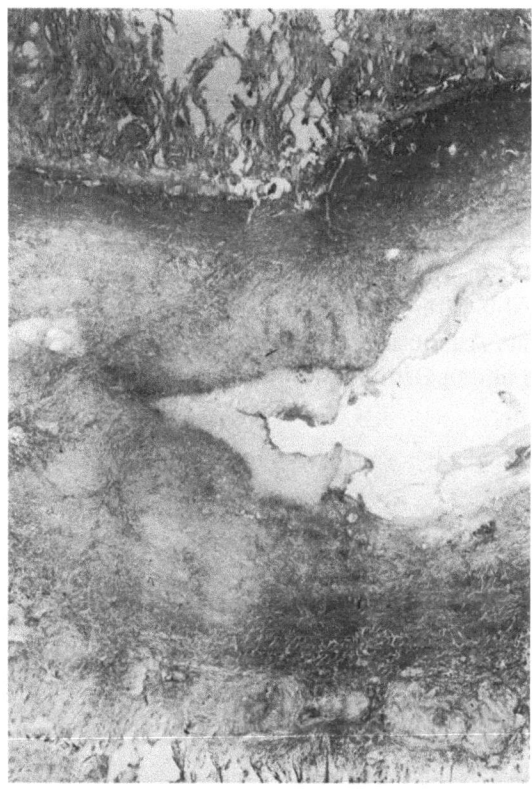

Abb. 19b. Tuberkulöse Pleuritis; histologischer Befund bei Dekortikation. Man sieht die Pleura visceralis und parietalis. In der Pleura visceralis sieht man Lungenstrukturen mit einzelnen Epitheloidzellgranulomen. Die fibrös verbreiterte Pleura ist innen von einer käsigen Nekrose bedeckt. An die fibröse Pleura anschließend ein Band von Epitheloidzellgranulomen, anschließend Gewebe der Brustwand

VEZENDI et al. (1964) nehmen an, daß etwa 3% der an Pleuritis erkrankten Patienten später ein pulmonales Rezidiv aufweisen.

E. FREY berichtet aus der Perspektive einer Tuberkulosefürsorgestelle, daß etwa 9% aller statistisch geführten Tuberkulosefälle in der Anamnese eine Pleuritis angeben. Interessant ist, daß hier die Verteilung nach dem Alter ähnlich liegt wie die Untersuchungen aus dem Zentralkrankenhaus Gauting, von LALLINGER aus den Jahren 1970/71 angeben. Die epidemiologische Situation liegt sicher verschieden.

Für die radiologische Diagnostik von Bedeutung ist die Lokalisation und Beweglichkeit des Ergusses. Der epidiaphragmale Erguß ist keineswegs selten. Die Beweglichkeit des Ergusses sollte stets durch Umlagerung geprüft werden. Der Übergang in Schwarte ist heute bei guter Behandlung nicht mehr notwendig. Die residuenfreie Restitution sollte die Regel sein. Tritt sie nicht ein, wäre zu überlegen, ob aus phthisiologisch-prognostischen, aber auch aus funktionellen Gründen die Schwarte nicht entfernt werden sollte (Abb. 19a u. b). Im übrigen sei verwiesen auf die Arbeiten von BARIÉTY und RULLIÈRE (1959), BRANDT (1964), BOCK (1962), BEHRENDT (1951), DEIST (1952), FINKLER (1947), FROSTAD (1951), GIESE (1951, 1957), HAIN et al. (1964), JACCARD (1956), KUNTZ (1964), KUTSCHERA und BOSINA (1957), LINCOLN et al. (1958), MYERS (1955), SATTLER (1957, 1958, 1961), SCHRÖDER (1951), THOMPSON (1946, 1947), WERNLI-HAESSIG (1951).

2.2.1.7. Endzustände, Verkalkungen, Verknöcherungen

Die Bearbeitung des Kapitels „Primärtuberkulose" wäre unvollständig, wenn nicht zur Frage der Verkalkung Stellung genommen würde. In der pathologisch-anatomischen Literatur sind die Verkalkungen stets ein wichtiges Indiz für die pathogenetische Stellung der vorliegenden Erkrankung an Tuberkulose gewesen. Mit R.W. MÜLLER (1952) ist darauf hinzuweisen, daß eine Kalkablagerung um so schneller vor sich geht, je jünger das Individuum ist; er bezieht sich dabei auf PAGEL (1952) und auf RICH (1944). Anläßlich des Lübecker Unglücks hätte SCHÜRMANN (1952) zeigen können, daß die kürzeste Zeit bis zur Entstehung von Kalkherden 58 Tage betrug.

Wichtig ist weiterhin, daß der Kalk nicht so sehr durch seine Dichte als vielmehr durch seine unregelmäßige Konturierung gekennzeichnet ist. Es besteht kein Zweifel, daß die Kalkablagerungen im Lungenröntgenbild zumindest früher zu häufig diagnostiziert worden waren (Abb. 20).

Erwähnt sei noch das Aushusten von Lungensteinen, der Durchbruch von verkalkten Lymphknotenanteilen in den Bronchialbaum; es handelt sich keineswegs um ein seltenes

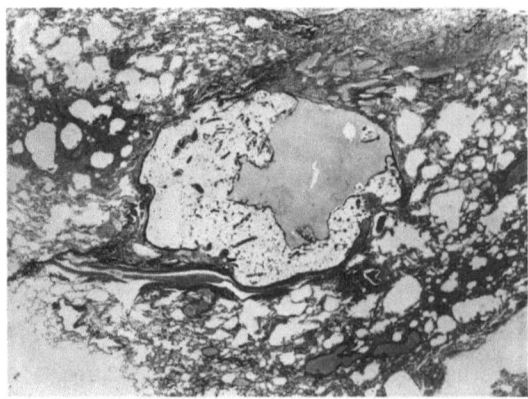

Abb. 20. Verknöcherter Primärherd. 68jährige Frau, verstorben an Apoplexie. Schmaler lamellärer Knochensaum; im Zentrum Fettmark; daneben Reste einer alten käsigen Pneumonie, mit amorphem Kalk imprägniert

Ereignis (hierzu auch die Arbeiten von Arnstein, 1934, Fridrich, 1966, Leśniewska, 1969, Papp et al., 1962, Vaquette, 1968, Vuga und Marchio, 1968). Eine zusammenstellende Darstellung intrapulmonaler Verkalkungen, unter besonderer Berücksichtigung der Differentialdiagnose, bringt Salzmann (1968).

Die tuberkulöse Ursache intrathorakaler Kalkherde ist zwar häufig; andere Ursachen sollten darüber nicht außer acht gelassen werden. Die Silikose führt zu charakteristischen eierschalenförmigen Verkalkungen der Hiluslymphknoten. Erinnert sei an die Möglichkeit von Verkalkungen infolge Histoplasmose und Kokzidioidomykose, besonders in den USA, und an Kalkeinlagerungen in den Bronchialwänden und die girlandenförmigen Hilusverkalkungen bei schweren und sehr chronischen Sarkoidosen. Literatur dazu bei E. Sommer (1967), Scadding (1961), Israel (1961).

2.2.1.8. Zusammenfassung

Je mehr die Tuberkulose zurückgeht, je weniger Menschen infiziert sind, um so mehr tritt die Bedeutung der Erstinfektion und der darauf folgenden Erkrankungen in den Vordergrund.

Das muß wohl ein Wahrnehmungsphänomen sein. Der Grundcharakter der Tuberkulose als einer in Schüben verlaufenden Erkrankung hat sich nicht geändert.

Sicher aber ist es so, daß wir frühere Stadien früher erfassen, daß wir mehr Wert auf die Tuberkulinprüfung legen, daß wir nicht krankmachende krankhafte Zustände viel öfter erkennen. Die pro Einwohner verbrauchten Röntgenfilmflächen sind nach Auskunft der Industrie in ständigem Ansteigen.

Der zeitliche Abstand zur Infektion ist nur eine Determinante des klinischen Erscheinungsbildes. Eine andere ist das Lebensalter, wieder eine andere die Wahrnehmungsfähigkeit des Erkrankten, mit wie ausgedehnten Veränderungen er „erkannt" wird. Schwere Zerstörungen verdecken den Beginn.

Die Primärinfektion mit ihren Folgen am Parenchym, an den Lymphknoten, mit ihrer Frühstreuung, mit der Pleuritis, ist ein Krankheitskomplex, der morphologisch abgrenzbar erscheint. Die epidemiologischen Konsequenzen des individualmedizinischen Ereignisses sollten dabei nicht vergessen werden.

2.2.2. Zerstreutherdige, disseminierte, radiologische Befunde

(Die hämatogenen Formen der Lungentuberkulose, insbesondere Miliartuberkulose; ihre Einteilung)

2.2.2.1. Zur Pathogenese der hämatogenen Streuungen; Formen

Die wesentliche Bedeutung der Lymphknoten als Ausgangspunkt einer phthisischen Entwicklung ist kaum anzuzweifeln. Während jedoch Schwartz (1964) dabei der lymphadeno-bronchogenen Propagation die größere Bedeutung zumißt, ist die Mehrzahl der Sachkenner der Meinung, daß die lymphadeno-hämatogene Streuung den Schlüssel zum Verständnis des pathogenetischen Problems bei der Tuberkulose darstellt.

Die Literatur zu all diesen Problemen ist kaum zu übersehen; verwiesen sei besonders auf F. Schmid, R.W. Müller (1952), Huebschmann (1922 u. 1928), Terplan (1952), Schürmann (1929), Pagel, Schwartz, Uehlinger (1964).

Historisch ist die Diskussion über die „Intimatuberkulose" (Weigert, 1883, 1897, C. Bender, 1899, Schürmann, 1929, Nieberle, 1943) interessant.

Für die Entstehung der Miliartuberkulose sind wesentliche Faktoren die Bazillämie, ein komplizierter dispositioneller Faktor sowie eine familiäre Häufung (ICKERT und BENZE, 1933).

Die Formen der hämatogenen Metastasen sind vielfältig.

UEHLINGER unterscheidet nach Zahl und Form der Metastasen wie folgt:
akute allgemeine Miliartuberkulose,
chronische und subakute Miliartuberkulose,
Sepsis tuberculosa acutissima,
großherdige oder großknotige Aussaat,
polytope Organtuberkulose,
monotope Organtuberkulose,
Polyserositis tuberculosa,
Monoserositis tuberculosa,
Erythema nodosum.

UEHLINGER erwähnt weiter, daß bei einem Auftreten von 10–20 miliaren Tuberkeln pro Quadratzentimeter Lungenfläche eine ungemein große gleichmäßige Aussaat von Tuberkelbakterien Voraussetzung sei. Entscheidend sei für die Entwicklung der Miliartuberkulose offenbar nicht die Bakteriämie allein, sondern in gleichem Maße die Reaktionsbereitschaft der Gewebe.

PAGEL (1964) teilt die hämatogenen Tuberkulosen in akute hämatogene Disseminationen, vor allem akute Miliartuberkulose und Meningitis, sowie typhoide, septische Formen ein, sowie in die chronische hämatogene Dissemination: die chronische Miliartuberkulose, chronische lokale Streuherde, Polyserositis, Spitzenläsionen sowie in umschriebene hämatogene Lungenveränderungen.

Dabei umgreift der Begriff der zerstreutherdigen hämatogenen Tuberkulose eine große Zahl von Krankheitsformen mit divergentem Charakter (Abb. 21a u. b).

Es wären hier anzuführen die Formen der Früh- und Spätgeneralisationen, wie sie HUEBSCHMANN sowie UEHLINGER beschreiben. Der Begriff der „protrahierten Durchseuchung" (SCHÜRMANN) sollte ebenso seine Erwähnung finden wie die „Sepsis acutissima", die Typhobazillose Landouzy, die nekrotisierenden perakuten Tuberkuloseformen mit reichlichstem Nachweis von Tuberkulosebakterien, aber ohne „spezifische" Gewebsreaktionen, ja überhaupt kaum mit geweblichen Reaktionen; um so verständlicher, daß auch die radiologische Darstellung nicht gelingt.

Zur pathologischen Anatomie ist hier noch einmal auf die Darstellung von PAGEL zu verweisen. Von den rein exsudativen nekrotisierenden frühen Pneumonien gibt es wohl Übergangsformen bis zu rein produktiven Herden. Ebenso soll die emphysematöse Überblähung des Lungengewebes, wie sie TENDELOO (1925) besonders hervorhebt, erwähnt werden.

2.2.2.2. Die Miliartuberkulose im engeren Sinne

Allgemeines. Die Diagnose der Miliartuberkulose ist selbstverständlich mit eine Domäne der Radiologie. Die klinischen Symptome der Hyperpyrexie, des getrübten Sensoriums, des Liquorbefundes; die begleitenden Änderungen der Haut, des Fundus, der Leber oder der Milztumor, das Auftreten eines Erythema nodosum oder das Auftreten einer Phlyktänulose sind, neben dem doch verhältnismäßig oft möglichen Nachweis von Tuberkulosebakterien im Auswurf, wichtige Hinweise. Nicht nur aus dem Liquor oder aus dem Lebergewebe, auch aus dem Sternalmark können unter Umständen, ebenso wie aus dem Urin oder vor allem aus dem Auswurf säurefeste Stäbchen angefärbt oder Tuberkulosebakterien gezüchtet werden. Die Untersuchung des Augenhintergrundes, die Zuckerbestimmung im Liquor sollte nicht vergessen werden.

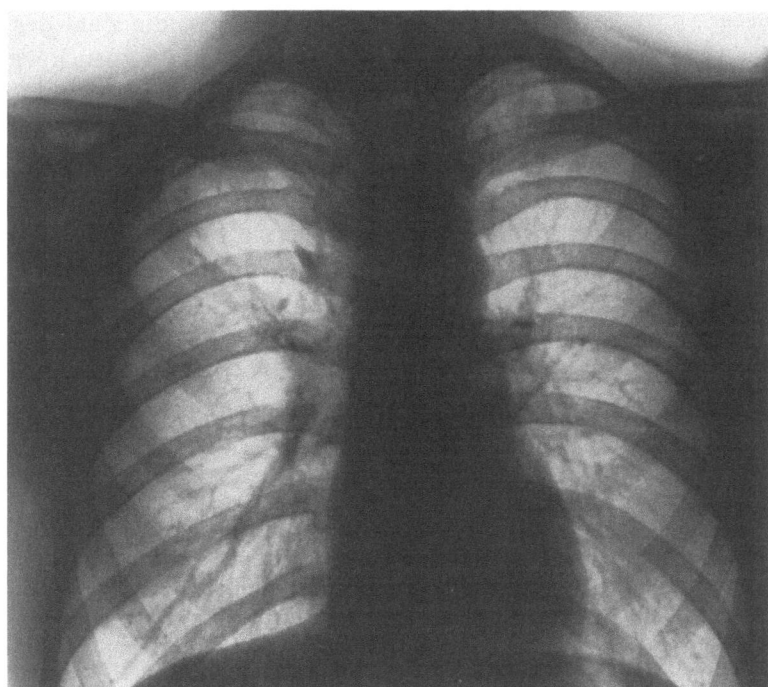

Abb. 21 a u. b. K., Johann, 18 Jahre. Meningitis tuberculosa, Lungentuberkulose, Fußwurzeltuberkulose, Ileosakralgelenkstuberkulose, „frühe hämatogene Streutuberkulose". Nebenbefund: Lobus venae azygos

Abb. 21 a. Lunge: beidseitige, anscheinend gering ausgedehnte Oberlappentuberkulose. Fragliche miliare Aussaat

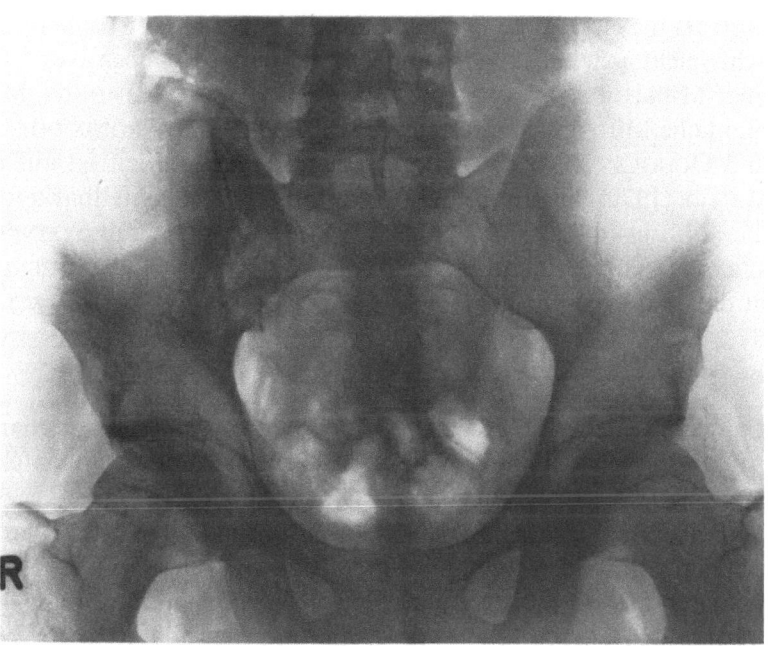

Abb. 21 b. Ileosakralgelenkstuberkulose rechts. Nachweis von Tuberkulosebakterien (kulturell) im Harn

Die Miliartuberkulose im Kindesalter ist heute, unter unseren Bedingungen, selten geworden (MAYSER, 1977). Nach JUNKER und KLIMA (1965) ist die Zahl der Meningitis-fälle von 1954 bis 1970 bei den 0–4jährigen Kindern von 34 auf 5 zurückgegangen.

Für die Klinik ist wichtig, daß unter Umständen eine Miliartuberkulose bzw. eine Meningitis mit einer negativen Tuberkulinreaktion einhergehen kann. So berichtet OEST-REICHER (1930), daß sich negative Hautproben 3 Wochen vor dem Tode in 5%, 2 Wochen vor dem Tode in 22,8% und in der letzten Woche vor dem Tode in 72,2% fanden.

Die Diagnose einer Miliartuberkulose wird besonders oft beim älteren Menschen ver-fehlt, worauf LANDES und ZÖTL (1966) anhand von Sektionsbefunden besonders hinwei-sen. Unter den Fehldiagnosen steht die Miliartuberkulose mit 16 von 104 Fällen weitaus an der Spitze. Entsprechende Hinweise finden sich auch bei LAMOTTE, SEGRESTAA und MANICACCI (1968), LAMY et al. (1967), PROUDFOOT et al. (1969), LARBAONI et al. (1967). Auf den Wert der Leberpunktion haben HAEMMERLI und SIEBENMANN (1960), BRUNNER und HAEMMERLI (1964), SCHINNERLING (1966) sowie auch HÖCHT (1974) sowie BLAHA (1972) hingewiesen.

Von besonderer Bedeutung ist für die Klinik, daß sich häufig krankhafte Blutbefunde im Rahmen einer Miliartuberkulose finden. F. SCHMID (1951) führt hierzu aus: „Es gibt kaum eine Blutkrankheit, die nicht mit einer areaktiven Generalisationsform verbunden oder durch sie vorgetäuscht worden war." Myeloblasten-leukämien, hämorrhagische Diathesen, akute lymphatische Leukämien werden ebenso genannt wie Agranulozy-tosen und Panmyelophthisen (STÖGER, SIEGMUND, HARBITZ, LEIBOWITZ, ECKEL, STEINBRINK, FLAIG: zit. nach F. SCHMID). Weitere Angaben finden sich bei CROFTON und DOUGLAS (1969), BALL, JOULES und PAGEL (1951), BENSAUDE und RIVET (1906), COOPER (1959), CRAIL, ALT und NADLER (1948), DALGLEISH und ANSELL (1950), DAWBORN und COWLING (1961), EMERY und GIBBS (1954), FOUNTAIN (1954), GUILD und ROBSON (1950), HUGHES et al. (1959), MEDD und HAYHOE (1955), OSWALD (1963), SCHLEICHER (1946), TWOMEY und LEAVELL (1965). Über eine Verbrauchskoagulopathie berichten GOLDFINE et al. (1969); über die Manifestation einer Miliartuberkulose als Blutungsübel findet sich ein Bericht von KRISHNASWAMY (1969). Weitere Unregelmäßig-keiten der Homöostase finden sich als Hyponatriämie (LISSAC, LABROUSSE und MEYER, 1970), sowie als Hypokali-ämie (CROFTON et al., 1956). Begleitende unspezifische Nierenveränderungen fanden GIFFORD et al. (1968).

Berichte über Behandlungsnotwendigkeit und Behandlungsergebnisse liegen von LOR-BER (1966), FALK (1965), BONSTEIN (1961) sowie CAMPAN (1968) vor.

Spezielle radiologische Gesichtspunkte. PAGEL (1933) weist darauf hin, daß die Mannig-faltigkeit des Substrats die eindeutige Beschreibung eines charakteristischen röntgenologi-schen Bildes nicht leicht macht. Hervorzuheben ist, daß ein „negatives" Röntgenbild das Vorliegen einer Miliartuberkulose nicht ausschließt (PAGEL, SIMMONDS, MACDONALD, NASSAU, 1964; ähnliche Mitteilungen bestehen von KOPP, 1963, PROUDFOOT, 1969, sowie von CROFTON und DOUGLAS, 1969). Zur allgemeinen Darstellbarkeit ist auf die Berichte von FRASER und PARE (1970) hinzuweisen. Die grundsätzliche Darstellbarkeit pulmonaler Herde beschreiben NUMBERGER (1972), CATEL (1954), MUSSHOFF und WEINREICH (1962), GOULD und DALRYMPLE (1959), CHANTRAINE (1954), KROTZ (1953), TESCHENDORF (1950). Weiterhin ist auf die „Auslöschung" der ortsständigen Strukturen (LOBENWEIN-WEINEGG, NUMBERGER, 1972) hinzuweisen. Speziellere Ausführungen bringen ZDANSKY (1965), G. SIMON (1971) sowie CARSTAIRS (1961) (s. auch Abb. 22a u. b; 23; 24).

Zur Differentialdiagnose. Hier sei zunächst gesagt, daß es zweifellos „miliare" Lungen-bilder gibt, die durch die Gleichmäßigkeit der Ausbreitung in den Lungenfeldern, durch die gleiche „miliare" Größe der Herdchen, die Dichte des Befalls meistens so „typisch" sind, daß bei Kenntnis der klinischen Symptomatik die Diagnose einer Miliartuberkulose ohne weiteres möglich sein wird. Es gibt aber ganz ähnliche Bilder, die erhebliche diagno-stische Schwierigkeiten bieten. Ich nenne als Beispiel die Sarkoidose oder die Lympho-granulomatose, bei denen allerdings die Vergrößerung der hilären bzw. mediastinalen Lymphknoten auf beiden Seiten für die Diagnose ins Gewicht fällt, oder die fein-

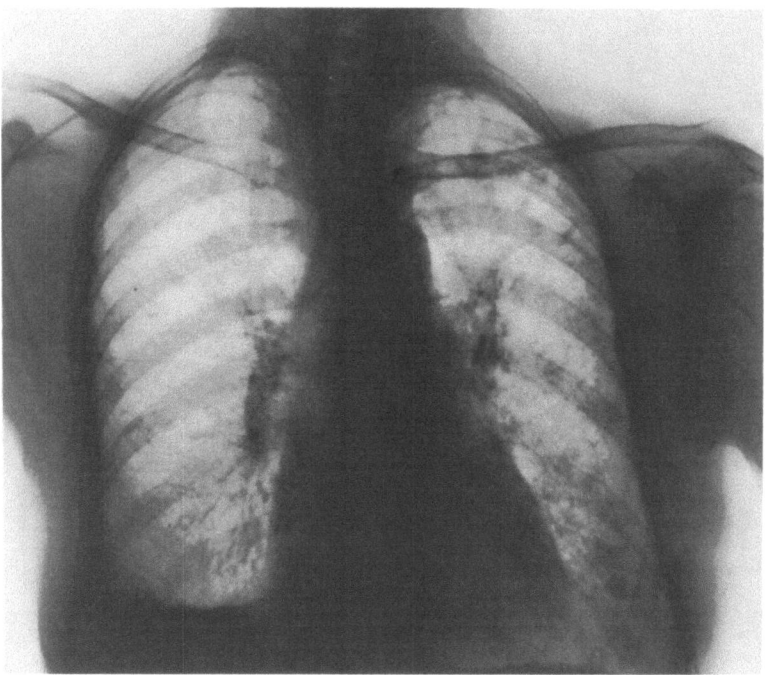

Abb. 22a u. b. 56jährige Frau. Miliartuberkulose der Lungen. Histologisch Nachweis einer Miliartuberkulose der Leber; Tuberkulose der Lendenwirbelsäule (L 1 und L 2). Polyneuropathie, chronische Pyelonephritis

Abb. 22a. Miliare Aussaat über beide Lungen bei älteren Pleuritisresten rechts. Gröbere Herdbildungen in der linken Lunge (4.5.1972)

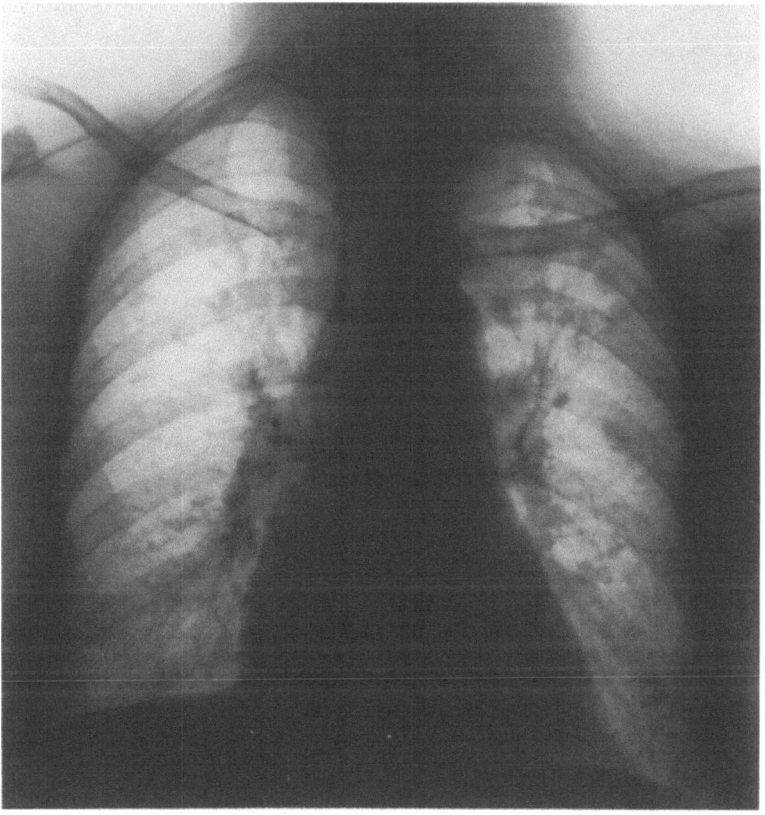

Abb. 22b. Nach einem Jahr: postmiliare Fibrose; „multiple Rundherde links"

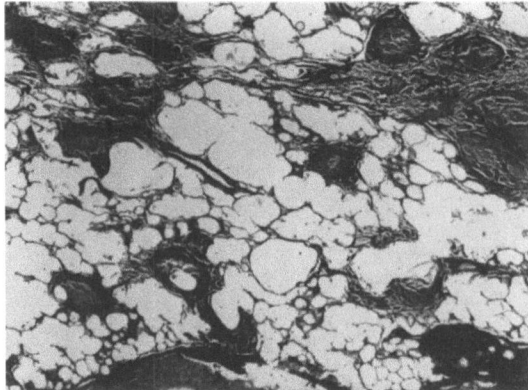

Abb. 23. Miliartuberkulose, mikroskopisch. Zum Teil ältere Herde, zum Teil auch mit frischer Erweichung, es ist zur Ausbildung eines Narbenemphysems gekommen

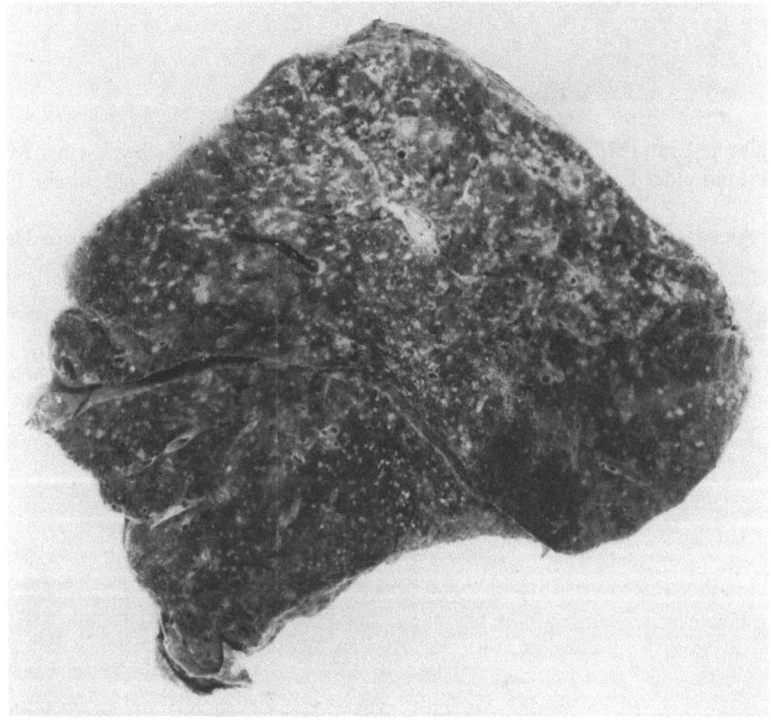

Abb. 24. Makroaufnahme: Das Bild der Miliartuberkulose wird überlagert durch einen Infarkt in den dorsalen Oberlappenpartien

fleckige (pinhead) Silikose und die miliare Lungenadenomatose. ZEERLEDER (1953) hat zur Differentialdiagnose der radiologischen miliaren Lungenbilder eine ausführliche Darstellung gebracht. Pleuraschwarten, Zustand nach Lipiodolfüllung, miliare Bronchopneumonie bei Sepsis, Masern und Grippe werden ebenso aufgeführt wie Bronchiolitis obliterans, Sarkoidose, Bangsche Erkrankung, Psittakose, M. Hodgkin, Pilzerkrankung, Schistosomiasis, Pneumokoniosen, Lungenzirrhose, Speicherkrankheiten, Lungenödem, Stauungslunge, Periarteriitis nodosa, hämorrhagische Diathesen, leukämische Infiltrationen sowie Lymphangiosis carcinomatosa bzw. miliare Karzinose oder Zustand nach

Lymphographie. – An die Kombination von Tuberkulose mit anderen Grundleiden, etwa Miliartuberkulose bei Silikose, wäre durchaus zu denken (JINDRICHOVA, 1968).

G. SIMON nennt zur Differentialdiagnose der Miliartuberkulose Veränderungen bei akuter Histoplasmose, akuter Viruspneumonie, M. Gaucher (im Kindesalter), Xanthomatose (Histozytosis X), gewisse Pneumokoniosen, idiopathische Hämosiderosen, Hämosiderose bei Mitralstenose, Periarteriitis, tropische Eosinophilie, Folgen inhalierter Antigene.

In übersichtlicher Form gehen FRASER und PARÉ (1970) auf die Differentialdiagnose der nodulären mikro- oder retikulonodulären Veränderungen ein. Bei den infektiösen Ursachen werden, neben dem Mycobacterium tuberculosis, Pilze (Coccidioides immitis, Histoplasmose, Blastomyzeten), Viren, Parasiten (Schistosomiasis und Filariasis) genannt. Unter den neoplastischen Ursachen finden sich das Alveolarzellkarzinom bzw. die Lungenadenomatose, die Lymphangiosis carcinomatosa, der M. Hodgkin, das Lymphosarkom sowie die Leukämie. Unter den thromboembolischen Ursachen wird vor allem die Ansammlung von öligen Kontrastmitteln, zum Beispiel nach Lymphographie, genannt. Bei den kardio-vaskulären Ursachen ist an das interstitielle Lungenödem, die Pulmonalfibrose als Folge der pulmonalen Hypertension sowie an die Hämosiderose und die Lungenstauung zu denken. Unter „immunologischen Reaktionen" sind die Sklerodermie, die rheumatischen Erkrankungen, die Dermatomyositis, das Sjögren-Syndrom, die Makroglobulinämie sowie, als pars pro toto, die Nitrofurantoinlunge zu nennen. Als „inhalationsbedingt" werden die exogenen allergischen Parenchymreaktionen, wie beispielsweise bei der Farmerlunge und ähnlichen Reaktionen, zusammengefaßt. Inerte Staubablagerungen sind zu nennen sowie die Silikose, die Asbestose, die Siderose, die Berylliose, die Aluminiumlunge sowie Niederschläge von Zinn und Barium. Bei den Bronchiolitiden sind die Bronchiolitis, die Mukoviszidose, bei den „idiopathischen" Lungenkrankheiten die Sarkoidose, die interstitielle Fibrose, Histiozytose, die idiopathische Lungenhämosiderose, die interstitielle Pneumonie, die Desquamativpneumonie, die Lungenmyomatose, die Amyloidose sowie die Schädigung durch Sauerstoff in den Kreis der Überlegungen aufzunehmen.

2.2.2.3. Zusammenfassung

Die Radiologie der Miliartuberkulose ist ein entscheidendes Problem. Die Verfehlung der Diagnose hat schwerwiegende Konsequenzen. Die differentialdiagnostischen Möglichkeiten sind außerordentlich groß. Hinzu kommt, daß gelegentlich die sonst so zuverlässige Tuberkulinprüfung mit Unsicherheiten behaftet ist.

Die grundsätzliche Darstellbarkeit kleiner Lungenherde stellt ebenfalls ein zentrales Problem dieses Unterkapitels dar (Abb. 25a u. b). Negative Tuberkulinprüfung und negatives Röntgenbild schließen eine Miliartuberkulose nicht aus.

Auch hier läßt sich sagen, daß die Morphologie ihre Sicherheit durch möglichst breite Erfassung des Kontextes gewinnt. Dem Radiologen empfiehlt sich folgendes Vorgehen:
1. Erfragung der Tuberkulinreaktion
2. Gegebenenfalls Aufnahmen in verschiedenen Techniken
3. Wiederholung gegebenenfalls in kurzen Abständen
4. Fahndung nach Pleurareaktionen und Lymphknotenvergrößerungen
5. Erfragung klinischer Zeichen und Befunde
6. Hinweis auf die Notwendigkeit invasiver Methoden wie Lumbalpunktion, Leberpunktion, Bronchoskopie mit perbronchialer Biopsie
7. Hinweis darauf, daß ein negativer Röntgenbefund eine Miliartuberkulose nicht ausschließt.

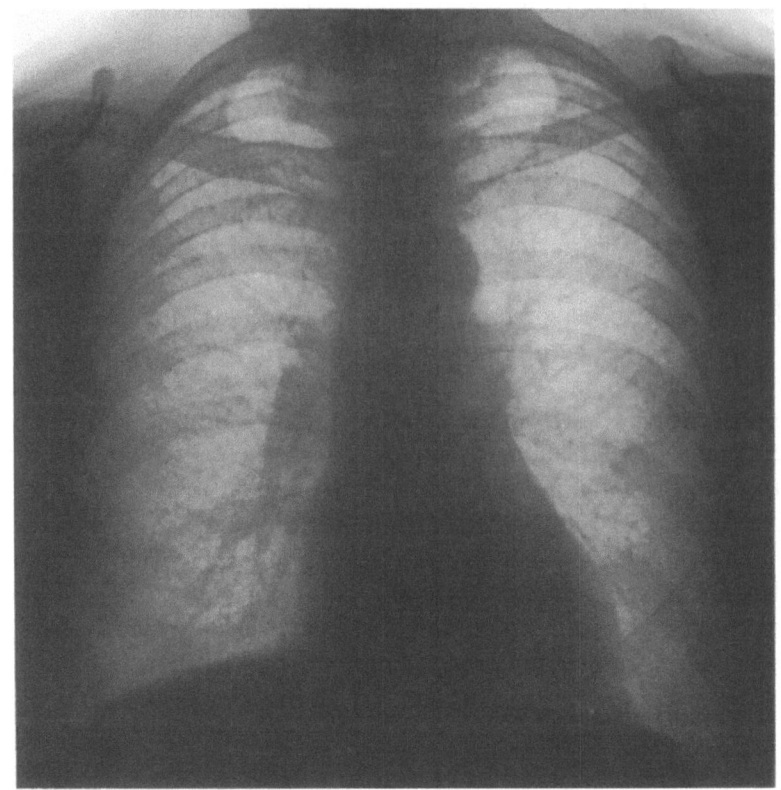

Abb. 25a u. b. 64jährige Frau. Seit 5 Monaten in ärztlicher Behandlung wegen wiederholter Fieberschübe

Abb. 25a. Feststellung einer Miliartuberkulose im Mai 1972; Meningitis

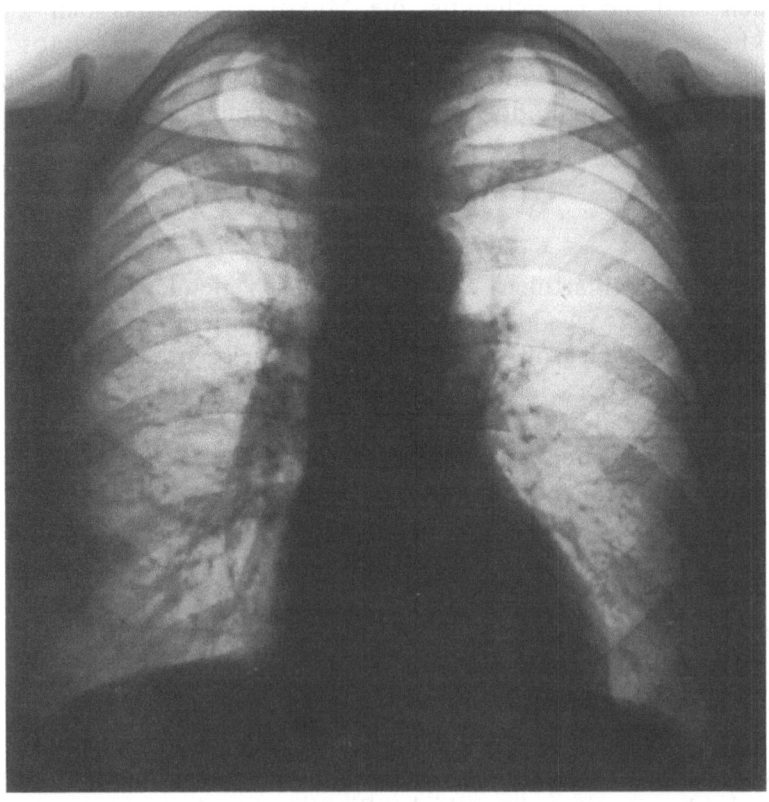

Abb. 25b. Januar 1973: „Postmiliare Fibrose": Zeichnungsvermehrung, ohne Kenntnis des Vorbefundes kaum erkennbar und sicher nicht „deutbar". Gerade beim älteren Menschen wird das Vorliegen einer Tuberkulose oft nicht in Betracht gezogen

2.2.3. Die Formen der „Lungentuberkulose im engeren Sinne"

2.2.3.1. Einleitung, Terminologie, Umriß des Themas

Hier soll davon gesprochen werden, was in den Lehrbüchern als „postprimäre Lungentuberkulose" oder „Reinfektionstuberkulose", „sekundäre Tuberkulose", Tuberkulose vom „Erwachsenentyp", „phthisische Entwicklung" oder auch als „chronische Tuberkulose" bezeichnet wird. Es handelt sich bei dieser Nomenklatur um eine „Konvention", die der Vielfalt der Kombinationen, der Unsicherheit der pathogenetischen Beurteilung, aber auch der Unsicherheit des „pathologisch-anatomisch-qualitativen Begriffes" nicht gerecht wird, die jedoch jahrzehntelang die gegenseitige Verständigung mehr oder minder erleichtert hat.

Die Problematik der Einteilung dieses Kapitels geht beispielsweise aus der Inhaltsübersicht von ZDANSKY hervor: „Die Lungenphthise wird eingeteilt in das sogenannte Frühinfiltrat, das sogenannte Spätinfiltrat, die akute käsige Pneumonie und schließlich in Spät- und Endphasen der chronischen Lungentuberkulose." Pathogenetische Gesichtspunkte stehen bei UEHLINGER (1973) im Vordergrund:

Phthisische Entwicklung des Primärherdes, subprimäre Initialherde,
phthisische Entwicklung der Bronchustuberkulose,
phthisische Entwicklung der Sekundärinfiltrierung,
phthisische Entwicklung des Frühinfiltrates,
phthisische Entwicklung des tuberkulösen Rundherdes,
phthisische Entwicklung hämatogener Lungenspitzenmetastasen, einschließlich der postpleuritischen Phthisis,
phthisische Entwicklung disseminierter hämatogener Lungenmetastasen.

Hierbei sind durchaus zweckmäßige Ansätze gegeben. Im individuellen Entscheidungsfall sind sie freilich nur zum Teil realisierbar.
Eine zweifellos wichtige Einteilungsmöglichkeit wäre die nach klinischer Gutartigkeit bzw. Bösartigkeit. Hier bestehen insofern Schwierigkeiten, als die Vorhersage einen großen Unsicherheitsbereich aufweist. Insbesondere haben sich die Verhältnisse schwierig gestaltet, da früher gutartig zu bezeichnende Prozesse gegenwärtig anders beurteilt werden, weil sie oft auf die medikamentöse Behandlung nicht gut ansprechen. Andererseits sind früher tödliche Tuberkulosen, etwa die Phthisen der jungen Menschen, auch wenn sie ausgedehnt sind, besonders gut beeinflußbar. Das hängt mit der bakteriologischen Problematik und dem Wirkungsmechanismus der antituberkulösen Medikamente zusammen.

Wir werden dieses Kapitel so in Angriff nehmen, daß zunächst die tuberkulöse Grundläsion, bzw. die radiologisch erfaßte Grunderscheinung besprochen wird. Danach folgen Demonstrationen zu den einzelnen „Ausdehnungsgraden", die freilich nicht mit Entwicklungsstadien identisch zu sein brauchen. Diese quantitative Einteilung geht vom invisiblen Herd zum geringen, mittleren und weit fortgeschrittenen Prozeß.
In den danach folgenden Kapiteln werden Besonderheiten des Wirtes, insbesondere Besonderheiten der Lebensalter gestreift, danach Besonderheiten des „Terrains": Besonderheiten der Lunge, in der sich die Tuberkulose etabliert, mit den Gesichtspunkten der Erkennbarkeit und Differenzierbarkeit; Sonderformen, wie das Tuberkulom, folgen.
Insgesamt stellt die benutzte Darstellungsform einen Rückschritt auf Quantitatives dar. Sicherheit des Urteils, Möglichkeit des gegenseitigen Verständnisses wird den differenzierteren, spezialisierteren, aber auch weniger sicher zu deutenden Kriterien vorgezogen.

2.2.3.2. Die Bausteine des komplexen röntgenologischen Bildes der „Lungentuberkulose im engeren Sinne"

Wir haben davon gesprochen, daß der produktive und exsudative Herd im Röntgenbild nicht sicher zu unterscheiden sind (HUEBSCHMANN, 1952; REDEKER und WALTER, 1929; LANDMANN, 1960; HIRSCH, 1957) (Abb. 26a–d).

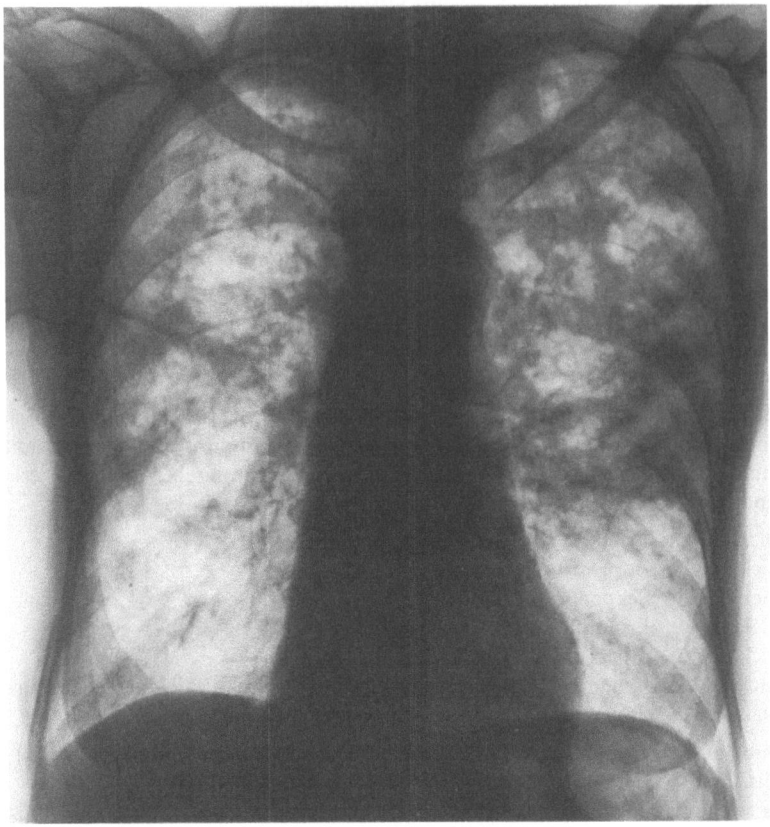

Abb. 26a–d. Ausgedehnte Tuberkulose. Beispiel für gleichzeitige ältere und frischere Herde (Sektionsfall)

Abb. 26a. Lungenübersichtsaufnahme: Ausgedehnte Herdsetzungen in beiden Lungen mit Kavernenbildung. (Aufnahme vom 8.3.73; Tod nach Lungenembolie am 27.3.73)

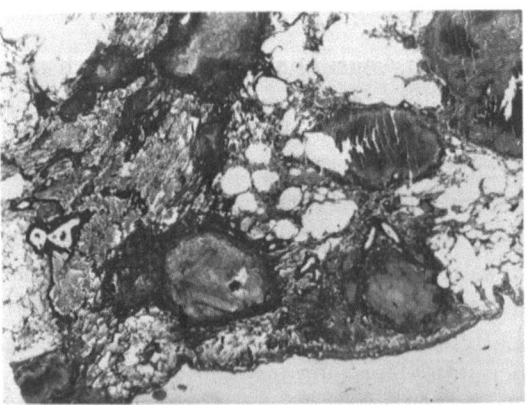

Abb. 26b. Histologie: Alte und frische Herde subpleural. Ein Teil der Herde mit frischem Granulationsgewebe; rechts im Bilde fibrös abgekapselter Herd

Der Rückzug auf formale Gruppierungen wird bei KUTSCHERA-AICHBERGER (1949) deutlich. Er ist konsequent durchgeführt bei G. SIMON (1971) mit der Beschreibung homogener Schatten, linearer Schatten, sowie Gruppierung nach Schattenintensität bzw. vermehrter Transparenz. Bei FRASER und PARÉ sind entsprechende ideomorphologische bzw. homoiomorphologische Gruppen zusammengefaßt, ohne Rücksicht auf Ätiologie, viel weniger noch mit Rücksicht auf Qualitätsdifferenzen bei gleicher Ätiologie.

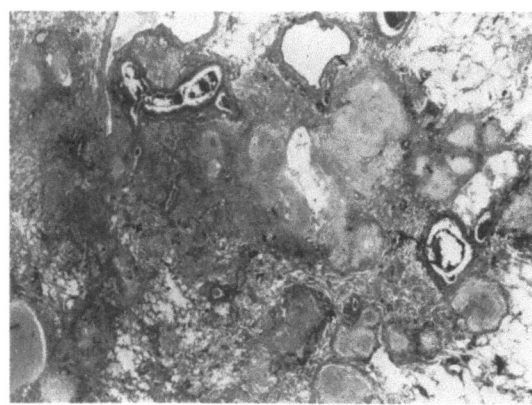 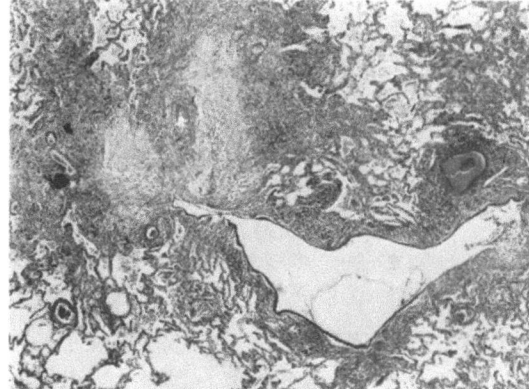

Abb. 26c   Abb. 26d

Abb. 26c. Frisch verkäsender Herd im Bildzentrum; daneben ältere Herde

Abb. 26d. Frische produktive Herde; sekundäre Nekrose mit Einschmelzung in unmittelbarem Kontakt zu
einem Bronchiolus

2.2.3.3. Die „invisible Tuberkulose"

Die „invisible Tuberkulose" ist kein Baustein des Röntgenbildes, aber ein Grenzstein
der Radiologie, der ins Kalkül genommen werden muß. Das Problem der invisiblen
Herde kann reduziert werden auf
mangelnde Größe
mangelnde Qualität („Dichte")
mangelnde Zahl (Summationsnotwendigkeit für Darstellbarkeit)
mangelhafte Differenzierungsmöglichkeit (gleichzeitig bestehende andere Veränderungen,
pleural oder pulmonal)
ungünstige Terrainbeschaffenheit (Lungenemphysem, „Überstrahlung" von Herden)
ungünstige Lage: hinter dem Herzschatten, „unter" der Zwerchfellhöhe (Abb. 27).

Objektive Grenzen der Wahrnehmbarkeit, Ungunst der Lage und subjektive Momente spielen für den
Komplex „invisible oder nicht gesehene Tuberkulosen der Lunge" eine Rolle. Auf die Studien von NEWELL
und GARNEAU (1951), SPRATT et al. (1963), RESINK (1949), GREENING und PENDERGRASS (1954), BEILIN, FINK
und LESLIE (1951) sowie GOLDMEIER (1965) sei verwiesen. Es steht außer Zweifel, daß Herde bis zu 2 cm
auch retrospektiv übersehen werden können, bzw. sich nicht dargestellt finden. Besonders schwierig ist die
Interpretation von Befunden, die nahe der Konvexität an der Peripherie bzw. auch paramediastinal liegen.
Es gibt Grenzbezirke im Bereich der retikulären und fibrösen Zeichnung, auch im Bereich von lockeren Einzelherden, in denen eine Entscheidung nicht möglich ist.

2.2.3.4. Die wenig ausgedehnten Befunde bei der Tuberkulose der Lunge

Definition; Bedeutung der gering ausgedehnten Befunde. Die Beschreibung der Lungentuberkulose nach einem größeren oder geringeren Grade der Ausdehnung stellt eine Organi-
sationshilfe dar. Es sind zufällige Gewichte, die nichts über Dynamik, nichts über Schwere
der „Krankheit" aussagen. Die Begriffe sind angelehnt an die „Diagnostic Standards".
Der Gebrauch des Begriffes „advanced", „fortgeschritten", wird im Deutschen wohl
besser ersetzt durch „ausgedehnt", um die begriffliche Identifizierung von „Ausdehnung"
und von „Fortschreiten in der Zeit" zu vermeiden. Es ist kein Zeitfaktor und keine
klinische Wertigkeit damit verbunden. Hier gelten die Formulierungen von DOUGLAS
und PINNER aus dem Jahre 1945: „Der rasche Beginn einer Lungentuberkulose ist nicht
weniger häufig als ein schleichender Beginn (Abb. 28a u. b)."

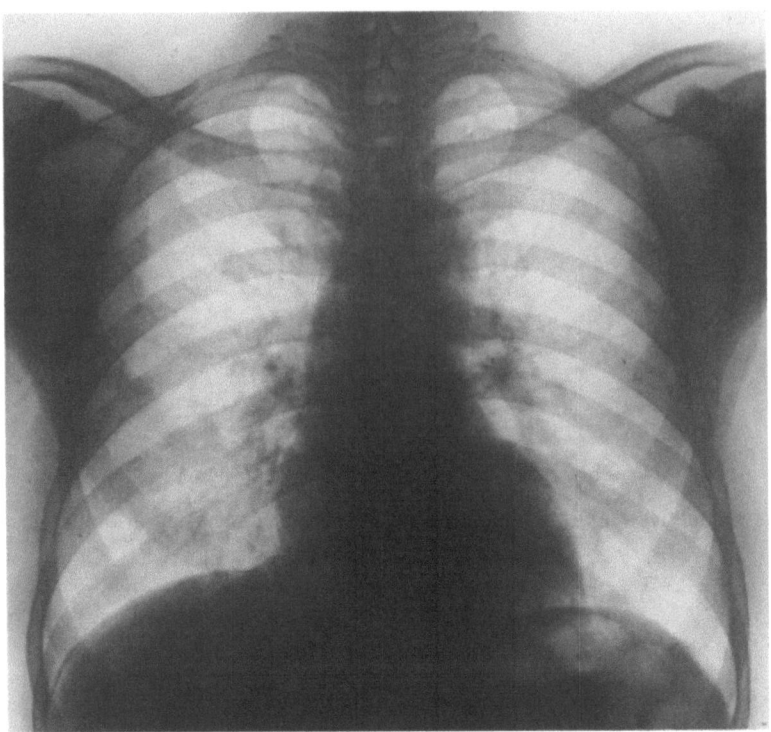

Abb. 27. 41jähriger Mann. „Produktive Herde im rechten Mittelfeld." Thoraxübersichtsaufnahme: unsichere, „verwaschene" Trübungen im rechten Mittel-Unterfeld; fragliche Zeichnungsvermehrung auch links. Unsicher deutbarer Hüftgelenksbefund. Offene Lungenbiopsie. Histologischer Befund: „Azinös-nodöse Tuberkulose mit älteren abgekapselten, käsigen, nektrotischen Herden sowie zahlreichen produktiven Tuberkeln in Form unterschiedlich großer Knötchen. Außerdem Schleimhauttuberkulose der Bronchien." (Prof. LANGER, Krankenhaus Schwabing der Stadt München)

Bei den gering ausgedehnten Befunden handelt es sich um Veränderungen, die auf einen Bereich lokalisiert sind, der weniger als zwei Interkostalräume einnimmt und in dem Kavernen fehlen. Der Prozeß soll dabei nicht sehr dicht, nicht sehr homogen sein.

Für das Gesamtproblem der „minimalen Lungentuberkulose" ist der Verhandlungsbericht der Deutschen Tuberkulosetagung von 1960 wichtig. WURM geht dabei darauf ein, daß die „minimalen Herdbildungen" seit Jahren ein wesentliches Problem der deutschen Tuberkuloseforschung waren. Die Schürmannsche Formulierung „postprimäre Herdbildung" gibt hier wohl den breitesten Grund, alle möglichen Formen zu decken. Pathologisch-anatomisch sind es Erstherde, Exazerbation, Folgen von Lymphknoteneinbrüchen, möglicherweise auch Herde nach Infektionen von außen, vielleicht auch „perifokale Entzündungen". Die minimale Spitzentuberkulose, die feinkörnigen produktiven Streuherdchen mit dem Bild der „Miliaris discreta" NEUMANNS, der nachfolgenden „Fibrosa densa", die atelektatischen Spitzennarben werden hier subsummiert. WURM geht dabei auf die Berichte von CANETTI (1959), FISCHER (1956) und auf die klassischen Darstellungen MEDLARS (1955), auf ROULET (1939) und auf P.G. SCHMIDT (1959) ein. Bei gleicher Gelegenheit – Deutscher Tuberkulosekongreß 1960 – hat SCHAICH (1961) sich mit dem Problem befaßt. Er berichtet über die Identität der Turbanschen Einteilung von 1899 mit den Diagnostic Standards. Eine Kreisbahn hat sich damit geschlossen, die über ASSMANN (1925), SIMON, REDEKER (1930), BRAEUNING (1939), LÖSCHCKE und KREMER wieder letztlich zu TURBAN zurückführt. STECKEN (1961/62) weist als Radiologe darauf hin, daß die Definitionen üblicherweise nur die röntgenologisch faßbare zweidimensionale Ausdehnung berücksichtigt, daß das röntgenmorphologische Substrat aus-

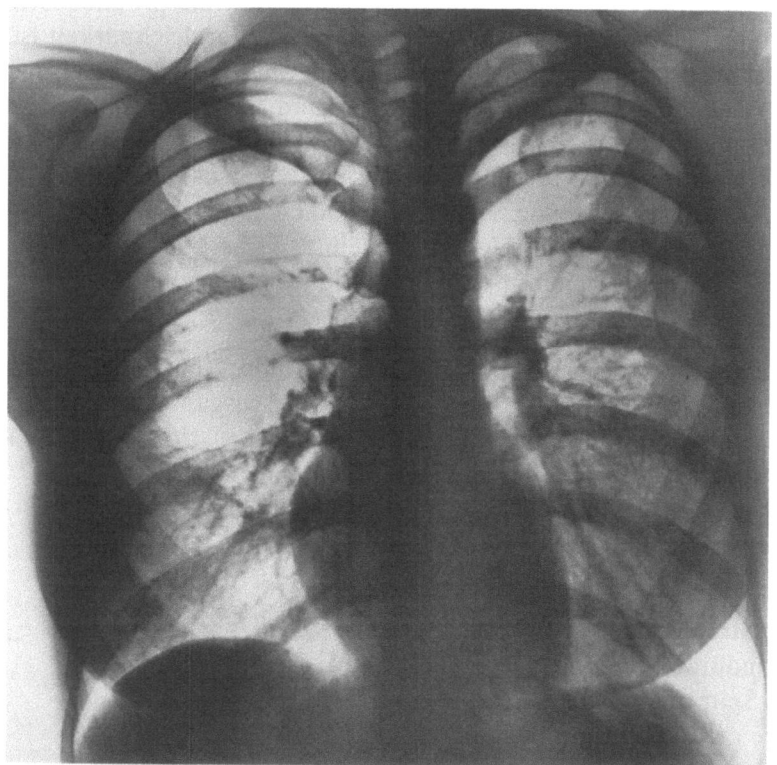

Abb. 28a u. b. 21jährige Frau. Pflichtuntersuchung einer ausländischen „Arbeitnehmerin"

Abb. 28a. Untersuchung vom 21.8.72: Auf der vorliegenden Aufnahme kein sicher verwertbarer Befund

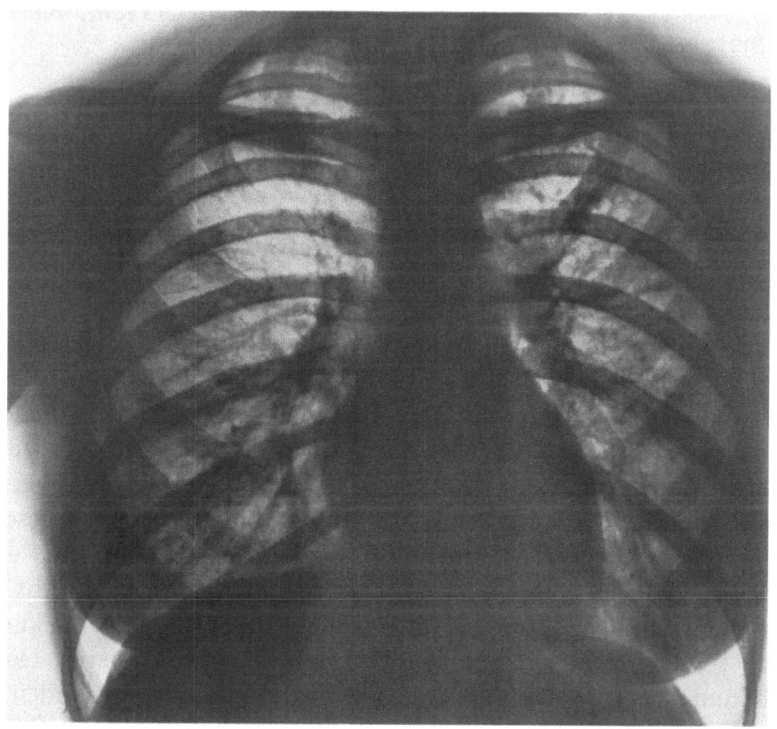

Abb. 28b. Aufnahme vom 2.11.72: Doppelseitiger Prozeß mit Ausscheidung von Tuberkulosebakterien

gesprochen heterogen ist, daß demzufolge die klinische und prognostische Bedeutung
großen Variationen unterworfen sei. Kontrolle ist nötig; Vergleichbarkeit ist nicht immer
gewährleistet; neben der „Flächenzuteilung" muß eine anatomische Lokalisierung erfolgen.
An wichtigen Arbeiten nennt Stecken Birkelo und Rague (1948), Bobrowitz und
Hurst (1949), Brill (1959), Fowler (1952), Fréour und Serise (1958), Garegg (1957),
Hirdes (1953), Kattentidt (1951), Krueger und Vance (1957), Montani (1958),
Reisner und Downes (1945) sowie Stein und Israel (1943).

Aus diesem Sammeltopf „geringfügig ausgedehnte Tuberkulose" seien einige Sonderformen herausgegriffen, die sicher historisches, z.T. jedoch auch noch klinisches Interesse
beanspruchen.

Die „Spitzentuberkulose". Von der „Spitzentuberkulose" hat das Gesamtproblem der
„wenig ausgedehnten" Lokalisation der Tuberkulose Ausgang genommen. Der Beginn
der Tuberkulose als Spitzenläsion geht bis auf Morgagni (1741) und Laennec (1819)
zurück; Grancher (1890) wäre hier mit zu nennen.

Simon und Redeker teilen in ihrem „Praktischen Lehrbuch der Kindertuberkulose"
Spitzenbefunde wie folgt ein:

1. Primärherde,
2. hämatogene Streuherde,
3. chronische Indurationen,
4. pleuritische Spitzenkappen,
5. in der Spitze gelegene Frühinfiltrate.

Sie beziehen sich dabei vor allem auf die Arbeiten von Huebschmann sowie auf
die klassischen Darstellungen von Simon (1925) und von Loeschcke (1928). Die zentripe-
tale Bedeutung der Spitzenherde betonen Loeschcke (1954) und Kremer (1954); die
zentrifugale Görgeny-Göttche, Uehlinger und Schwartz. Die besonderen Schwierigkeiten der radiologischen Darstellung greift Haefliger (1954) auf; weiterhin ist auf
die Beiträge von Aas (1951), Apostol et al. (1957), Ravelli (1950), Reinders (1925)
sowie Geszti (1925) hinzuweisen.

Das „Frühinfiltrat", die „Initialherde". Assmann hat darauf hingewiesen, daß die
Spitzentuberkulose keineswegs der gewöhnliche Beginn der Erwachsenentuberkulose
sei. Seine Beschreibungen der infraklavikulären Infiltrate waren nicht unwidersprochen
geblieben.

Die nachfolgenden Diskussionen sind für die Geschichte der Phthisiologie nicht unwe-
sentlich (Baden, 1930, Schröder, 1930, Redeker). Ein Lehrgebäude ist darauf errichtet
worden. Eine eingehende Behandlung findet sich bei Teschendorf (1950), Sylla, Hirsch
und Liebau (1953), Gissel und Schmidt (1949), Braeuning, Alexander (1931), Haefliger, Staub (1931), Komis (1931), Jost (1931). Sie behandeln das Problem, welcher
Initialherd die überwiegende klinische Bedeutung habe. Die Lehre vom Frühinfiltrat
war sicher verdienstvoll. Sie hat die verschiedenen Möglichkeiten der Entstehung der
„isolierten Phthise" unterstrichen. Jaches und Wessler (1923) haben frühzeitig ähnliche
Befunde erwähnt. Die Problematik wird von Hedvall (1946) wie folgt geschildert: Die
wirkliche fortschreitende Tuberkulose entstehe nur selten aus Spitzenprozessen, höchstens
in 20%. Der wahre Ausgangspunkt der Phthise sei das Frühinfiltrat. Es handle sich
um eine perifokalentzündliche Reaktion bei Neuherdbildung. Die „Sekundärinfiltrierung" stelle eine sekundäre allergische Frühreaktion um einen älteren Herd dar. Mit
jeder Neuherdbildung sei ein sekundäres allergisches Phänomen verbunden. Ein Unterschied zwischen Erwachsenenphthise und Kinderphthise bestehe nicht. Schwächen der
Lehre vom Frühinfiltrat sind die mangelnde Belegung durch die pathologische Anatomie

sowie die Überstrapazierung der pathogenetischen Deutung. MALMROS und HEDVALL (1939) stellen dem konkrete Fälle mit Tuberkulinprüfungen gegenüber.

Es ist gar kein Zweifel, daß die Untermauerung der Befunde von MALMROS und HEDVALL (1939) durch Tuberkulinprüfungen, die Erfassung der Konvertoren, tatsächlich eine konkretere Basis für die Beurteilung der Initialherde geschaffen hat. Die Auseinandersetzungen haben als wichtigen Erfolg ein sorgfältiges Studium aller Befunde mit sich gebracht. Sie sind deswegen für die Tuberkuloseforschung fruchtbar gewesen. Die wesentlichen Veröffentlichungen jener Zeit sind mit ASCHOFF (1929), ASSMANN (1925, 1927, 1930), BOCHALLI (1943), BRAEUNING (1938), FROSTAD (1944), GRANCHER (1890), GRENZER und KAYSER-PETERSEN (1939), HEIMBECK (1929), MALMROS und HEDVALL (1939), REDEKER (1939) sowie REDEKER und WALTER (1928) zu nennen.

Die Bedeutung dieser Diskussion liegt auch darin, daß die praktische Arbeit gefördert wurde, indem nach geringen Veränderungen, nach vermeintlich „frühen" Veränderungen gefahndet wurde. Es trat eine Auflockerung starrer Vorstellungen ein, freilich um den Preis sehr lebhafter Kontroversen. Immerhin sind Hinweise wie von SCHULTE-TIGGES (1934) zur Intensivierung der Fürsorgearbeit, die Arbeit von BRAEUNING, die Initiativen von ICKERT, zum Teil in Abhängigkeit von der Lehre um die Minimalbefunde, mit dem optimistischen Glauben an die Möglichkeit der Früherfassung in Verbindung zu bringen. Die Arbeiten leiten über zur praktischen „Dépistage" der Tuberkulose, aber auch zur weiteren Klärung der lokalisatorischen Fragen. BROCARD (1950), BROCARD und BRINCOURT (1950), BROCARD und BASSET (1950), DOESEL KISS (1962) und die praktischen Hinweise von MEINDL (1965), aber auch die Darstellung der Problematik auf dem Kongreß der Deutschen Gesellschaft für Tuberkulose und Lungenkrankheiten von 1964 ist ein später Nachfolger, „ideologiefrei", auf das Praktische zielend. Interessant sind die Bemerkungen von GRASS (1950), daß durch die Vorsorgeuntersuchungen, durch das Festhalten, das Behandelnwollen alter minimaler Läsionen wohl auch zur rechten Zeit eine Menge Schaden gestiftet wird.

Zusammenfassung. Die „gering ausgedehnten Tuberkulosen" umgreifen ein pathogenetisch und prospektiv uneinheitliches Substrat. Beginn einer Entwicklung und Ende einer Entwicklung kann sich ähnlich darstellen (Abb. 29a–f).

Die radiologischen Schwierigkeiten bei der Erkennung von Spitzenherden sind nicht ganz gering. Die Lehre von den Spitzenherden, den Initialherden und den Frühinfiltraten hat viel von ihrem faktischen und emotionalen Gewicht verloren.

2.2.3.5. Lungentuberkulose mittlerer Ausdehnung, auch mit Kavernen

Die „*Diagnostic Standards*" definieren wie folgt: „Ein- oder doppelseitiger Prozeß, dessen Gesamtausdehnung bei geringer oder mäßiger Dichte die Gesamtausdehnung einer Lunge bzw. eines Äquivalents davon in beiden Lungen nicht übersteigt; bei dichten und konfluierenden Läsionen sind die Grenzen auf ein Drittel des Volumens einer Lunge festgelegt. Der größte Durchmesser einer Kaverne, sofern sie vorhanden ist, soll 4 cm nicht übersteigen".

Alles das, was nicht in Sonderkapiteln, unter Sonderformen, unter allgemeineren Begriffen zusammengefaßt ist, wäre hier aufzuführen.

Flächige Befunde	Grobknotige Befunde
1. Käsige Pneumonie	1. Unilateral
2. Lobäre Pneumonie	2. Bilateral
3. Segmentale Pneumonie	
4. Sehr flüchtige Befunde	

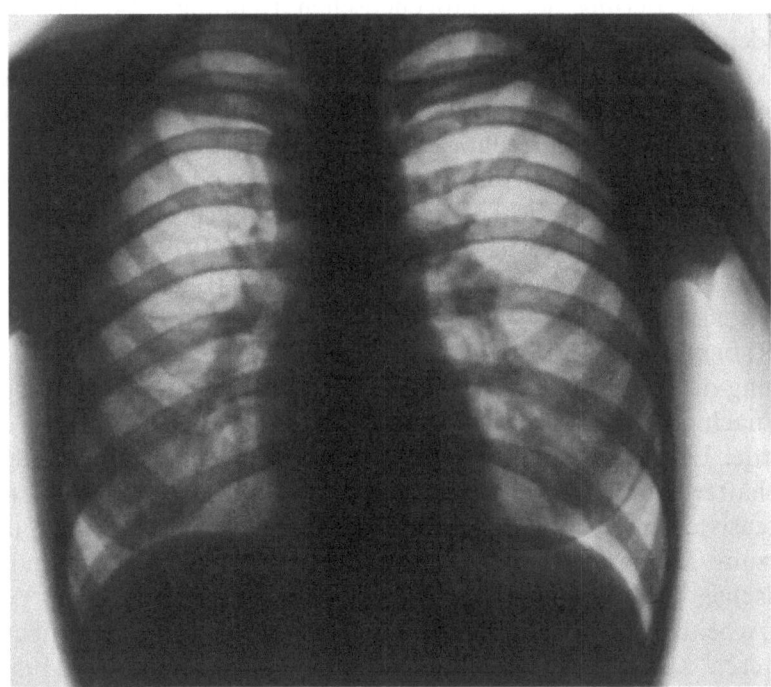

Abb. 29a–f. 17jähriges Mädchen. „Langsame Entwicklung einer Tuberkulose"

Abb. 29a. 29.7.69: (Schirmbild): Vergrößerung paramediastinaler Lymphknoten rechts; fragliche Lymphknotenvergrößerung im Bereich des linken Hilus

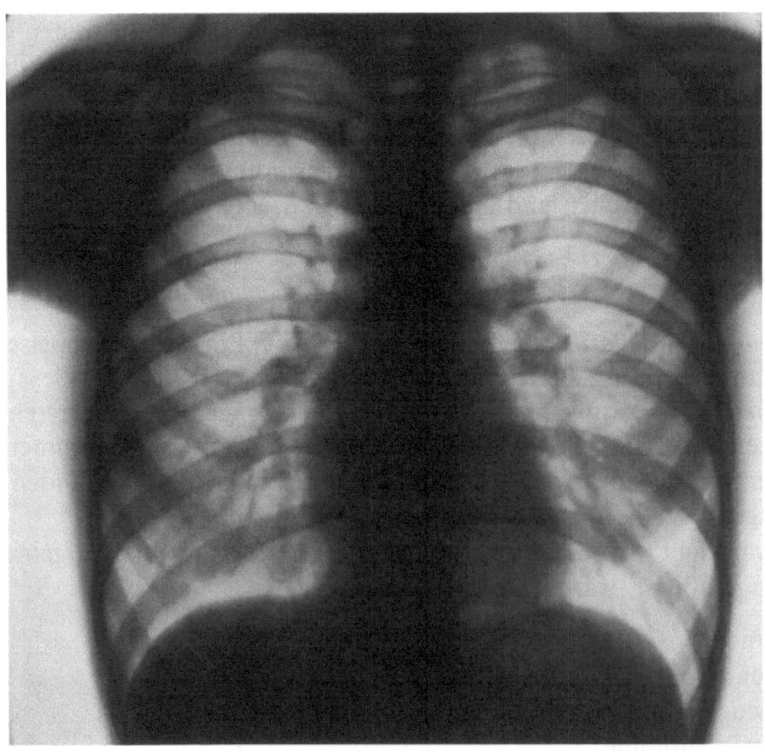

Abb. 29b. 8.7.71 (Schirmbild): Rückgang des Befundes

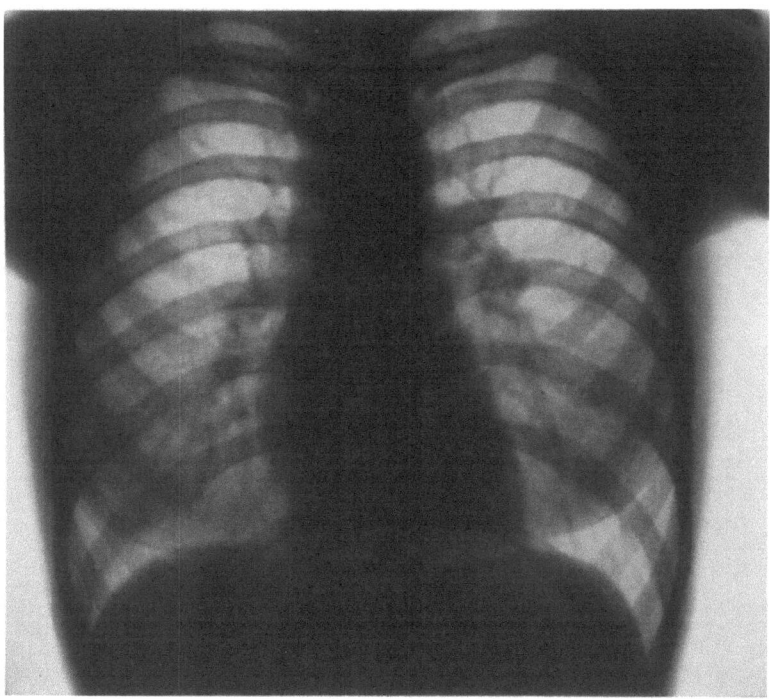

Abb. 29c. 21.1.72: Mediastinum noch immer verbreitert; fragliche Herdsetzung in der linken Spitze

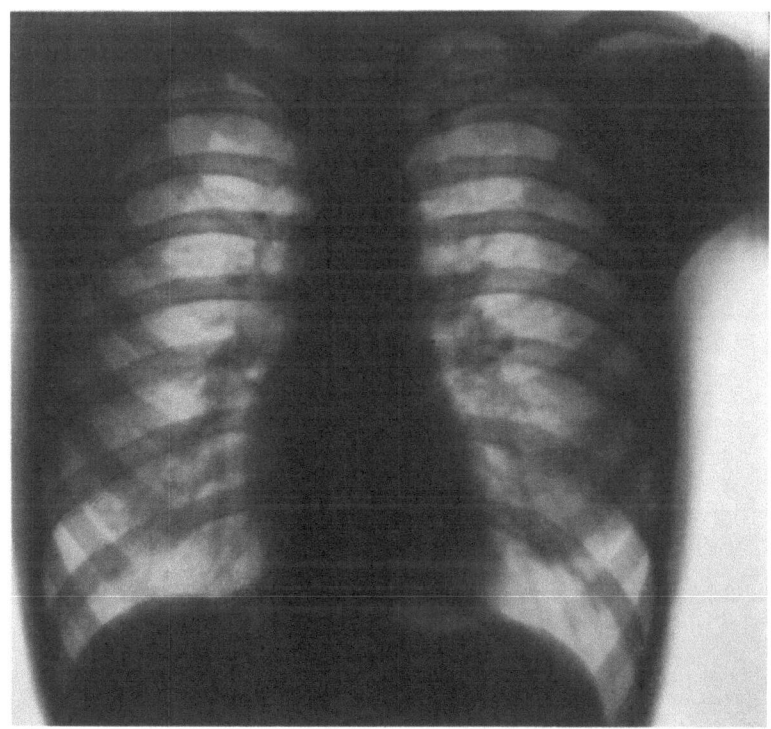

Abb. 29d. 2.3.72: Kein eindeutiger Befund

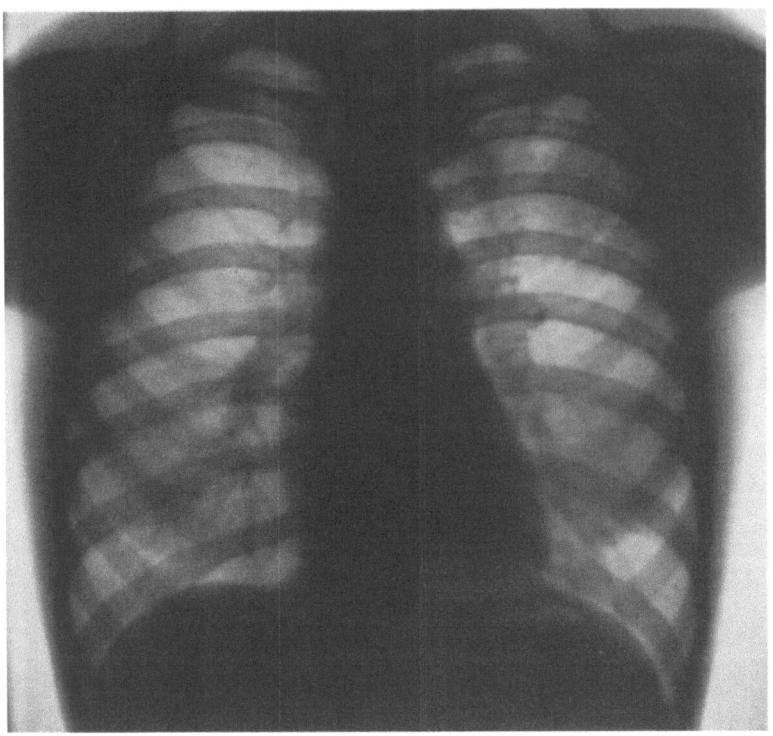

Abb. 29e. 31.10.72: Kavernöse Tuberkulose, linkes Spitzenoberfeld mit ausgedehnten Herdsetzungen: stationäre Aufnahme

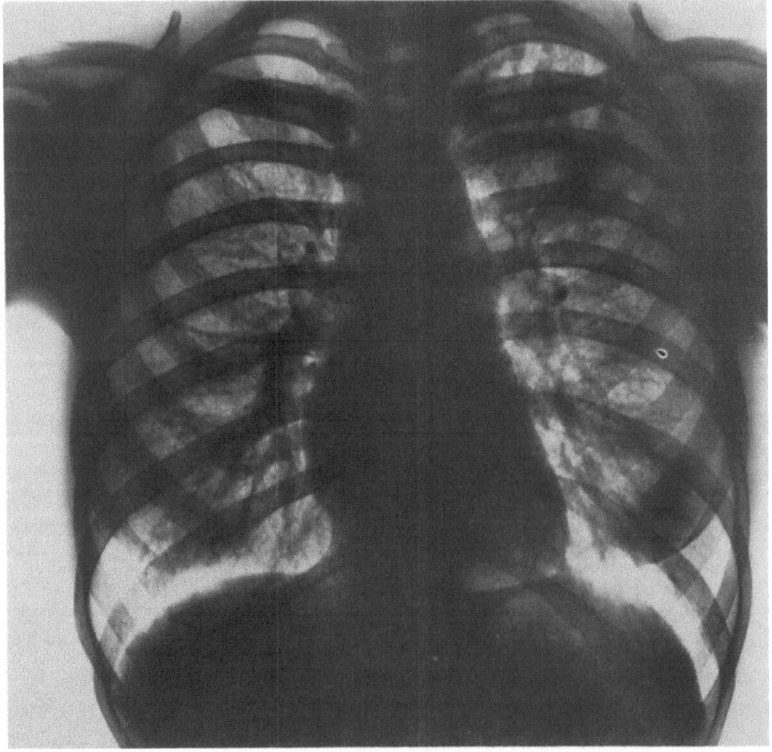

Abb. 29f. 24.11.72 (bei Aufnahme): Mehrfach kavernisierte Tuberkulose im linken Spitzenoberfeld. Feinherdige Aussaat in den abhängigen Partien

Feinherdige Befunde: Verweis auf Sonderkapitel: „Hämatogene Tuberkulose"
„Zufälle": Verweis auf das entsprechende Kapitel.
Der „frische" Befund — der „alte" Befund.
Die Lokalisation, Ober-, Mittel-, Untergeschoßprozesse, Lingulaprozesse, alles evtl. mit Heilungsvorgängen.

Zu all diesen Prozessen bzw. Manifestationen sind in diesem Buche reichlich Beispiele vorhanden.

2.2.3.6. Die weit fortgeschrittene Tuberkulose, die ausgedehnte Tuberkulose

Die ausgedehnten Tuberkulosen sind ein Produkt der Zeit; sie sind darüber hinaus und überwiegend auch eine Eigencharakteristik der jeweiligen Erkrankung. Wir glauben dabei, daß weder die Wirtselemente noch das Erregermoment [K.F. PETERSEN (1970), H. BLAHA (1969), DISSMANN] voll erfaßbar sind (Abb. 30, 31).

Bei der Besprechung der Finalstadien ist der Begriff der „Niederbruchform", wie ihn NIEBERLE 1942 für die Veterinärmedizin geprägt hat, anzuführen. Es handelt sich dabei um kaum zu beeinflussende, terminale Stadien. Man könnte also sozusagen zwischen einer primär und einer sekundär ausgedehnten Lungenschwindsucht reden. Die zerstörte Lunge ist nicht selten ein Mißerfolg der Behandlung; sie kann aber auch eine besondere Ungunst des Sitzes der Erkrankung bedeuten, beispielsweise bei Bronchusstenose oder Kavernenperforation. Die Bedeutung der „zerstörten Lunge" ist nicht gleichmäßig: Tuberkulöse Herde mit reichlich Bakterienausscheidung finden sich ebenso wie Prozesse, die weitgehend des spezifischen Substratanteils entbehren.

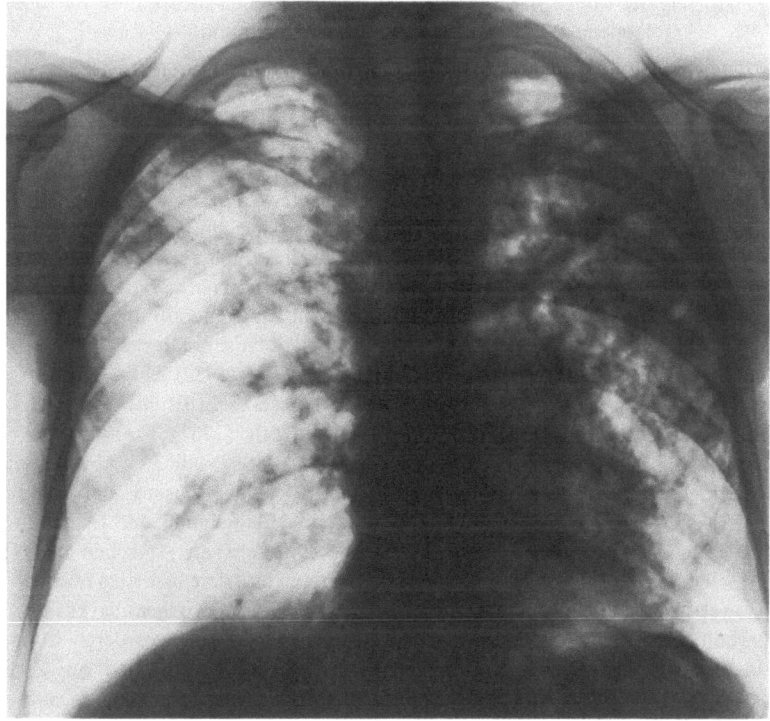

Abb. 30. 34jähriger Mann, zu spät erfaßt durch Indolenz des Patienten. Ärztliche Untersuchung durch Arbeitsamt veranlaßt. „Primär sehr ausgedehnte Tuberkulose"

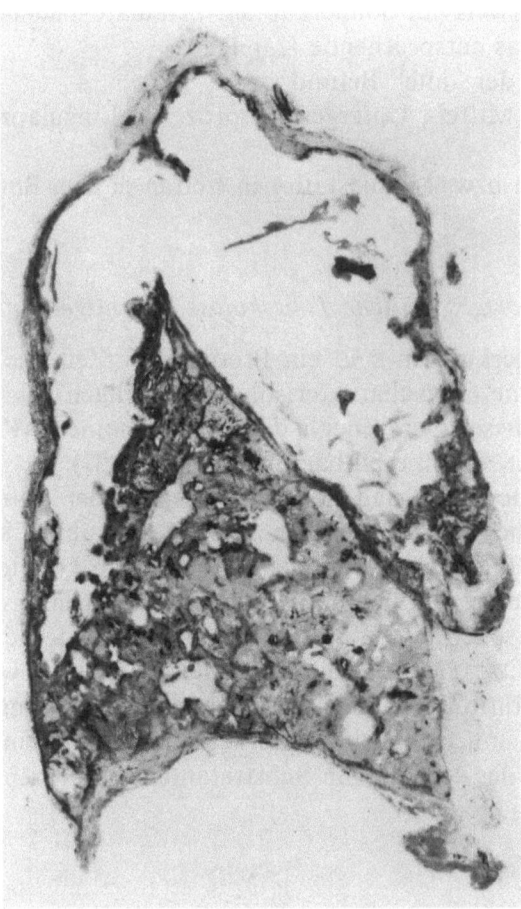

Abb. 31. Kavernöse Zerstörung der Lunge; käsig-nekrotisch einschmelzende tuberkulöse Pneumonie im Unter-
lappenast. (Sammlung Prof. Otto, Dortmund)

2.2.3.7. Die Besonderheiten des Wirtes

Die Besonderheiten der Lebensalter bei der Erkrankung an Lungentuberkulose lassen sich für die *höheren Altersstufen* etwa wie folgt zusammenfassen. Im höheren Alter ist die Wahrscheinlichkeit, an einer endogenen lymphoglandulären Exazerbation zu erkranken, höher. Im höheren Alter sind die chronischen Tuberkulosen häufiger, Tuberkulosen, die über längere Zeit gehen. Es handelt sich nicht selten um Prozesse, bei denen ein gewisses Gleichgewicht zwischen Erreger und Wirt erreicht ist. Damit sind narbig-zirrhotische, „fibrokaseöse" Prozesse ebenso häufig wie „ulzerokaseöse". Die Möglichkeit von Spätgeneralisationen, die sehr typischen „Niederbruchformen", ebenfalls eine Tuberkulose des Alters, sei noch einmal erwähnt. Auf die Arbeiten von Lydtin (1922), Banyai (1930), Kalbfleisch und von Kayser-Petersen (1932) sei hierzu ebenso hingewiesen, wie auf den Handbuchbeitrag von Roloff (1942, dort auch weiteres Schrifttum). Aus den Arbeiten von Adler, Librach und Berlin (1961), Babolini und Tuzi (1963), Fréour (1962), Mark (1962), Mutolo und La Bella (1961), Romanovskij (1950), Roulet (1950) und Uehlinger (1962) läßt sich ableiten, daß chronische Prozesse, sich überlagernde Schübe und terminale Prozesse im Alter häufig sind, daß die Bedeutung der endogenen Exazerbation, des Ausgangs von Lymphknoten, wie die Beteiligung der Lymphknoten, auch in Form von Perforationen, im Vordergrund stehen. „Die große Differenz im Aussehen der Veränderungen vom ältesten Schub mit seinen zähen, oft kohlehaltigen, käsigen Knoten und dem fast stets reichlich entwickelten, schiefrig indurierten Gewebe bis zum jüngsten Schub mit den frischen Veränderungen der käsigen Hepatisation, käsigen Bronchustuberkulose oder frischer Einschmelzung in den basalen oder vorderen Lungenabschnitten verleiht den tuberkulösen Lungen alter Menschen, in Verbindung mit allen möglichen, aus Zwischenschüben stammenden Veränderungen, sein schon makroskopisch charakteristisches Aussehen" (Kalbfleisch, 1932).

Zur Tuberkulose der Kinder und Jugendlichen sei auf die klassischen Lehrbücher von Simon und Redeker, von Catel und auf die zahlreichen Veröffentlichungen von Brügger

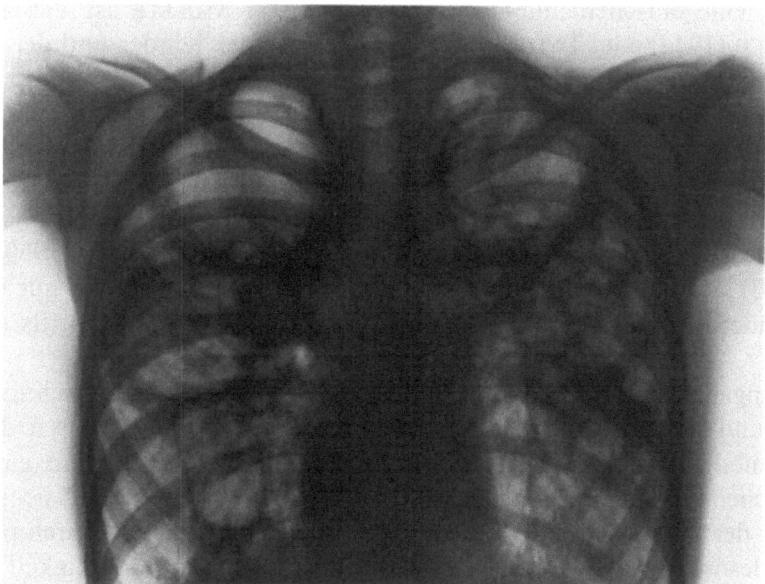

Abb. 32a u. b. 12jähriges Mädchen (Sammlung HECKESHORN). Kindertuberkulose vom Erwachsenentyp; metaphthisische Wabenlunge

Abb. 32a. Ausgedehnt kavernisierte Lungentuberkulose mit Zerstörung großer Areale beider Lungen; Aufnahme vom 18.1.1966

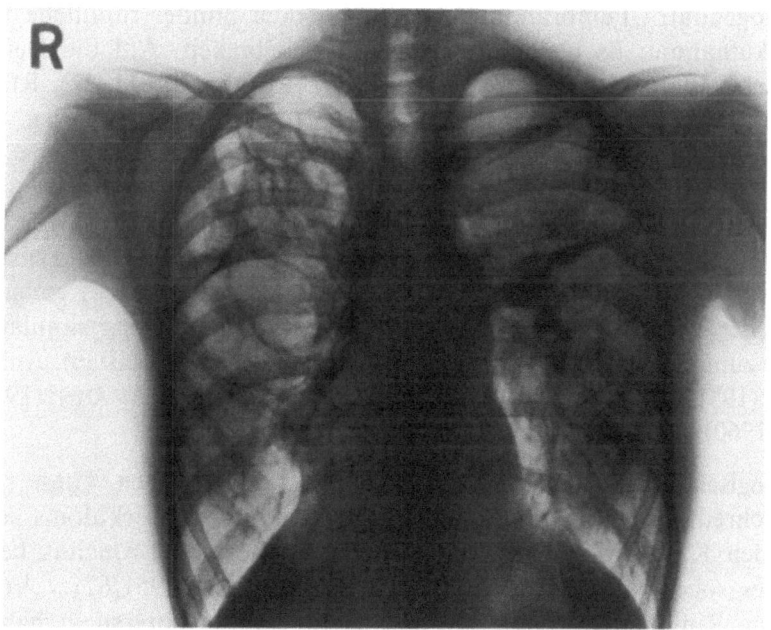

Abb. 32b. Aufnahme vom 21.4.67: Zystenlunge nach Tuberkulose

(1938) verwiesen. Die einschränkenden Gesichtspunkte, die zum Faktor „Alter" bei der „Alterstuberkulose" vorgebracht worden waren, gelten auch hier: Untersuchbarkeit, Alter der Tuberkulose, Begleitkrankheiten, ihre Anwesenheit oder ihr Fehlen (Abb. 32).
   Sicher ist wohl, daß neben den Besonderheiten des „Ablaufs der Tuberkulose im Körper", neben der Veränderung der Reaktion durch Vorinfektion, die allgemeine Wirtsantwort, die allgemeine unspezifische Reaktionslage, Form, Verbreitung und ihr klini-

scher Verlauf, eine entscheidende Rolle spielen. R.W. Müller ist dieser Auffassung ebenso wie Rich (1944) oder Lydtin. Die Tuberkulose der Kinder und der Jugendlichen ist sicher einerseits gekennzeichnet durch die besondere Gutartigkeit, andererseits aber durch die lebhaften entzündlichen Reaktionen und die Ausstreuung, die „Durchseuchung". Die Schwindsucht im Pubertätsalter ist zusammen mit dem Schrifttum bei Roloff abgehandelt. Pneumonien im Anschluß an den Erstherd, häufig exsudative Veränderungen mit Lymphknotenbeteiligung, Lymphknotendurchbruch, endobronchiale Ulzeration und hämatogene Aussaaten sind charakteristisch (Edith Lincoln, 1950). Görgenyi-Göttche (1963) weist in seinem Handbuchbeitrag auf das hohe Risiko nur gering ausgedehnter Veränderungen in der Pubertät hin: die Bedeutung der Pleuritis sei vor allem zu würdigen.

Die Beziehungen zwischen Lebensalter und Tuberkulose sind die Beziehungen zwischen Erstinfektion und Exazerbation; sie sind die speziellen Reaktionsweisen des Wirts auf den Erreger, modifiziert durch altersbedingte Besonderheiten; sie sind eine Frage der epidemiologischen Gesamtsituation jetzt und vor 60 oder 80 Jahren, und sie haben schließlich zu tun mit der Untersuchbarkeit, den Täuschungsmöglichkeiten durch physiologisch-anatomische Besonderheiten und der größeren oder geringeren Häufigkeit von Begleitkrankheiten.

2.2.3.8. Besonderheiten der Formen: Das sog. „Tuberkulom"

Zur Definition. Die Definition des „tuberkulösen Lungenrundherdes" ist schwierig. Von der Größe sollte die Definition nicht abhängen (Mangold, 1954). Singularität, relative Homogenität, „Tumorähnlichkeit", mehr oder minder rundliche Konfiguration auf der p-a-Aufnahme: Es bleibt ein Rest von Beliebigkeit. Auf die Definitionen von Galy u.Mitarb. (1948), Culver u.Mitarb. (1950), Radenbach (1952), Rüttimann und Sutter (1953), Schmidt (1950/51), Santy u.Mitarb. (1952) sei verwiesen.

Der Radiologe hat die Möglichkeit, Entwicklungen des „Tuberkuloms" festzustellen, indem er beispielsweise das Vollaufen einer Kaverne oder die Konfluenz von Herden zu einem solideren, einheitlicheren Gebilde feststellt.

Die Bezeichnung „Tuberkulom" geht wohl (nach Rübe, 1967) auf Ullersperger (1967) sowie auf Starr (1893) zurück. 1921 beschreiben Jacobaeus und Key einen tuberkulösen Lungenherd, der wie ein Tumor aussieht („solitary tuberculosis simulating tumor"). Die Analogie zum Tumor zur Definition benützt auch de Sousa (1956). Auf die Arbeiten von Albert (1931), Lachmann (1931), Straub (1932), Voigtmann (1936), Schmidt (1958, 1959, 1960) sowie auf Konjetzny (1949) sei hingewiesen.

Zur pathologischen Anatomie des „Tuberkuloms"; Einteilungen. Giese (1961/62) geht in seiner Beschreibung der pathologischen Anatomie des Tuberkuloms so vor, daß er die Kapsel, den Käseherd und schließlich den zugehörigen Bronchus beschreibt. Zur Bedeutung des sogenannten Tuberkuloms bemerkt Giese (1961/62): „Von den vielen Hunderten von Rundherden, die ich in den letzten Jahren untersucht habe, findet sich kein einziger großer Rundherd, bei dem nach morphologischen Kriterien von einer Heilung gesprochen werden kann." Auf die verschiedene Auffassung von „Heilung" der Klinik einerseits und der pathologischen Anatomie andererseits sei hingewiesen.

Das „typische Bild" des geschichteten Rundherdes beschreiben Lachmann sowie Uehlinger (1957). Die Beobachtungen von Graham und Singer (1933) kann für die Kenntnis des Bildes geschichteter Tuberkulome entscheidend sein. Die Schichtung geht nach Bariéty u.Mitarb. (1953), Mac Leod und Smith (1952), Radenbach (1962), Harmsen (1950), Santy u.Mitarb. auf neue Schübe zurück. Schneller (1961) ist demgegenüber der Auffassung, daß auch die geschichteten Tuberkulome mehr oder minder einseitig

entstehen. Sorgfältige Darstellungen von „Rundherden" im Krankheitsverlauf der Tuberkulose finden sich bei KOCH (1936); dort ist auch die pathologisch-anatomische Literatur
bis 1935 besprochen, insbesondere mit den Arbeiten von ALBERT (1931), KLEIN und WOLFF
(1934) sowie VOIGTMANN (1936).

Beispiele geben Abb. 33 u. 34.

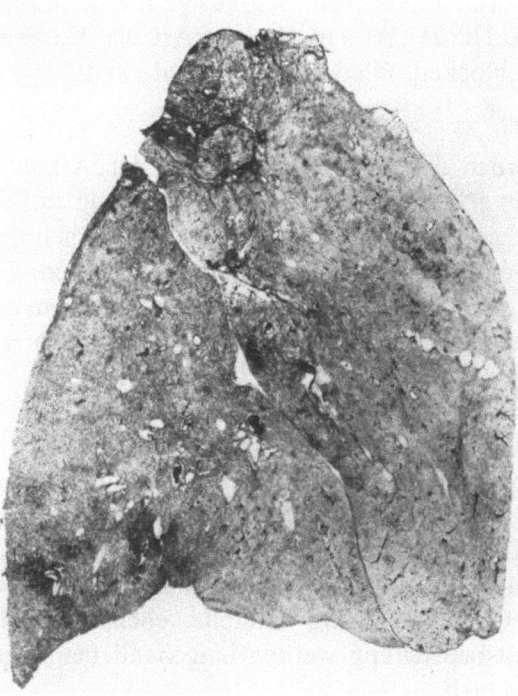

Abb. 33. Walnußgroßes Tuberkulom im linken Oberlappen mit einzelnen hirsekorngroßen tuberkulösen Streu-
herden, narbig konsolidiert, in der Umgebung Einziehung der Pleura; Verdichtung des distalen Lungenareals.
(Sammlung Prof. OTTO, Dortmund)

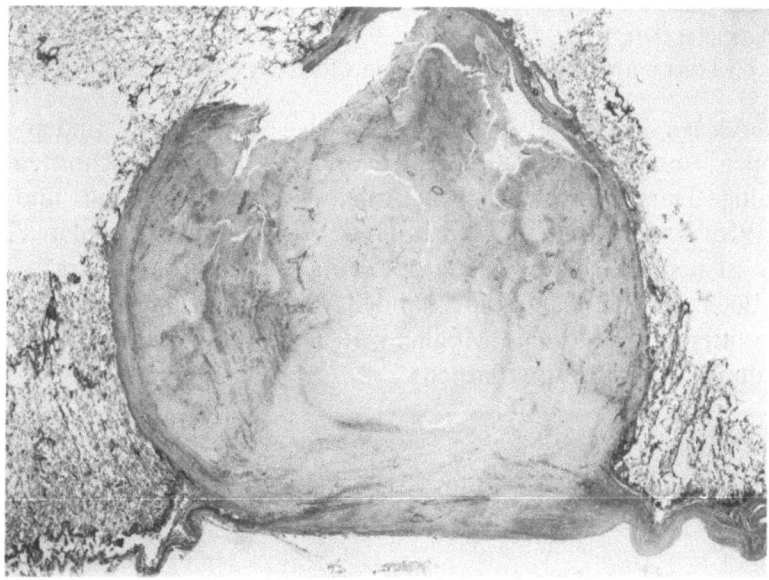

Abb. 34. Tuberkulom, subpleural. Im Zentrum käsige Pneumonie, daran anschließend sekundäre käsige Nekrose.
Pleura durch Exsudat und Narbengewebe verdeckt. Die Schichten sind auseinandergezogen. Unter angedeuteter
Kavernisierung Anschluß der käsigen Nekrose an einen Bronchiolus (Sammlung Dr. W. SCHNELLER)

Wenn man den „tuberkulösen Rundherd" als Oberbegriff auffaßt, ergibt sich mit RADENBACH (1954), RADENBACH und JUNGBLUTH (1962) sowie RADENBACH (1964) folgende Klassifizierung:

a) Tuberkulome (tuberkulöse Rundherde im engeren Sinn); Sonderform: konzentrisch geschichtetes Tuberkulom,
b) größere, rundliche bronchopneumonisch-käsige Herde (ohne Bindegewebskapsel),
c) geschlossene, solide Herde (WURM) als eine Art der Kavernenrückbildung, „caverne pleine et exclue", „blocked, filled-in, inspissated cavity",
d) lobuläre Herde.

Als Sonderherd werden die lobulären Herde in der Arbeit von RADENBACH (1964), auch in Anlehnung an STRNAD (1951) sowie mit Bezug auf HERRNHEISER (1932) und HUEBSCHMANN (1956) beschrieben. Hier wird die Unsicherheit des Begriffes des „tuberkulösen Rundherdes" besonders deutlich. Aus der gesamten Literatur wird ersichtlich, daß der „tuberkulöse Rundherd", das „Frühinfiltrat", im neueren Sprachgebrauch das „Granulom", weitgehend, vor allem im radiologischen Schrifttum, sich überdeckende Begriffe waren oder sind.

Über die Prognose der „gering ausgedehnten isolierten Herde" war weiter oben gesprochen worden. Für das „Tuberkulom" werden unterschiedliche Zahlen genannt. DUROUX und JARNIOU (1952) nennen Konstanz bzw. Fehlen von Aktivitätszeichen in 85% ihrer Beobachtungen; auch MOYES (1951) hält die Prognose für günstig, nur 3 von 41 Herden zeigten eine Exazerbation; die Prognose wird allerdings mit zunehmender Größe des Herdes unsicherer. Auch HILLERDAL (1954) ist hier der Auffassung, daß das „Tuberkulom" eine eher gutartige Erkrankung darstelle, ebenso ROTHE u.Mitarb. (1960). Die Probleme der Aktivitätsbeurteilung werden eingehend bei MATZEL (1963) abgehandelt, ebenso bei ROTHE u.Mitarb.

Unsere relativ vorsichtige Einstellung der Chirurgie gegenüber wird verständlich, wenn man weiß, daß pathogenetisch die Ursache des Tuberkuloms wohl in einer für den Wirt charakteristischen Reaktionsweise auf das Eindringen von Erregern zu sehen ist. Die Gleichmäßigkeit der Reaktion beim „Tuberkulom", „Histoplasmom" und beim „Kokzidioidom" läßt die überragende Bedeutung des Wirtsorganismus vermuten (s. auch BLACK und ACKERMANN, 1950, MAHON und FORSEE, 1950, GOOD, HOOD und MCDONALD, 1953, GOOD, CLAGETT und WEED, 1951 sowie GOODWIN und SNELL, 1969).

Die radiologischen Probleme. Die tuberkulösen „Rundherde" finden sich häufig in den Oberlappen; sonst wohl auch in allen anderen Lungenabschnitten. RÜBE (1967) bringt sorgfältige Darstellungen, auch in Anlehnung an RÜTTIMANN und SUTER (1953), RENOVANZ (1956) sowie ROTHE u.Mitarb. (1960), zur Lokalisation der „Tuberkulome".

Zur Größe ist noch zu sagen, daß große Tuberkulome (über 5 cm) selten sind, und daß es sich doch oft um Karzinome handelt. Bei den kleinen Herden ist die Frage der Ätiologie offen. Es gibt keine Möglichkeit der radiologischen Differenzierung. Die Größenverteilungen von SCHMIDT lauten:

Herddurchmesser

von	2 cm 15,3%	nach DE SOUSA:	
	3 cm 32,7%	von	2 cm 48,0%
über	3 cm 28,3%		3 cm 31,5%
			4 cm 17,5%
		über	4 cm 3,0%

(Angaben nach RÜBE)

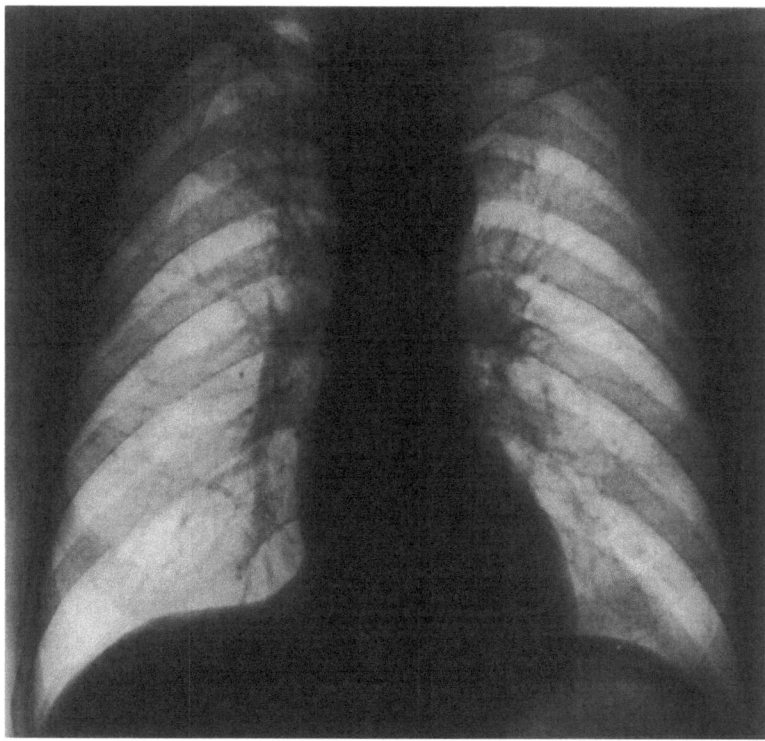

Abb. 35a u. b. 60jähriger Mann. Tuberkulom im rechten Oberlappen

Abb. 35a. Lungenübersichtsaufnahme: Unregelmäßig begrenzt erscheinender Herd im rechten Oberfeld

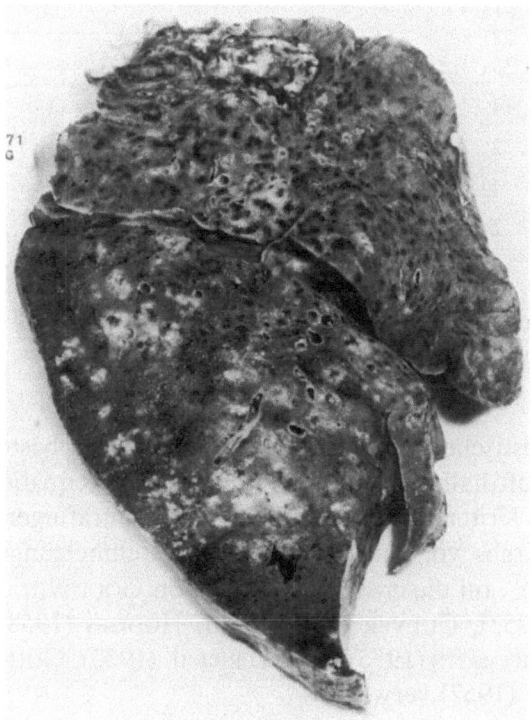

Abb. 35b. Scharf abgesetztes Tuberkulom im Oberlappen. Im Unterlappen eitrige Herdpneumonie. (Tod nach Apoplexie)

Im übrigen sei auf Gürich (1955), Irmer u. Mitarb. (1958), Lichtenstein (1931), Rauch (1956/57) sowie Rothe u. Mitarb. verwiesen. Für die Begrenzungen ist wohl einigermaßen charakteristisch, daß die Tuberkulome keine sicheren „Krebsfüße" aufzuweisen pflegen. Wahrscheinlich gibt es, vielleicht abgesehen von den Nabelbildungen, auf die Rigler und Heitzmann (1955) besonders hinweisen, keine sicheren Unterscheidungskriterien. Nach Rübe schließt insbesondere eine glatte Kontur ein Karzinom nicht aus. Darüber hinaus ist selbst die Wachstumstendenz kein entscheidendes differentialdiagnostisches Kriterium. Unter Umständen können sich tuberkulöse solitäre Herde verhältnismäßig rasch entwickeln. Die klinische Symptomatik ist für die Differentialdiagnose unbrauchbar. Wie so oft, sei hier auf die Bedeutung der Tuberkulinprüfung hingewiesen. — Beispiele bringen Abb. 35a u. b.

Zur Differentialdiagnose. Hierzu wäre vor allem auf die Arbeit von Haenselt, Dürschmied und Weidig (1974) hinzuweisen. Die Angaben dieser Autoren decken sich mit unseren Erfahrungen. In der beigegebenen Tabelle (6) wird die klinische Diagnose von 361 solitären Rundherden dargestellt. Bronchialkarzinom und „Tuberkulom" verhalten sich etwa wie 1:10. Morphologisch ist festzuhalten, daß von den 254 peripheren Karzinomen nur 1 Herd eine glatte Kontur und homogene Struktur aufwies; polyzyklische Begrenzung, Einkerbung bzw. Nabelbildung sind häufig, streifige Ausläufer nicht selten (Abb. 36). Interessant ist auch die Tabelle der oben genannten Autoren über die Verlaufsdauer der peripheren Bronchialkarzinome (Tabelle 7).

Tabelle 6. Qualität von 361 solitären Rundherden gemäß der klinischen Enddiagnose. (Nach Haenselt, Dürschmied und Weidig)

Bronchialkarzinome	254	70,0%
Lungensarkom	1	—
Benigne Tumoren	22	6,0%
Hamartome	35	9,4%
Metastasen	14	4,0%
Tuberkulome	22	6,7%
Unspezifische Herde	4	1,1%
Bronchogene Zysten	2	0,5%
Myzetome	2	0,5%
Ungeklärte Ätiologie	5	1,4%

Tabelle 7. Verlaufsdauer der peripheren Bronchialkarzinome. (Nach Haenselt, Dürschmied und Weidig)

Jahre	Größenzunahme		Anzahl
	ja	nein	
−1	126	15	141
−2	70	4	74
−3	20	—	20
−4	7	—	7
−5	2	1	3
−6	3	—	3
−7	1	—	—
−8	1	—	1
Keine FVS[a]	4		4

[a] FVS = Filmverlaufsserie

Die differentialdiagnostischen Möglichkeiten können darin bestehen, Kalk nachzuweisen. Metastasen haben oft kalkige Einschlüsse und verkalken; die Wachstumsgeschwindigkeit ist kein erlaubtes Kriterium; Nabelbildungen, „Pleurafinger" können bei Tuberkulosen wie auch beim Krebs vorkommen, ebenso Einschmelzungen. Im übrigen sei zu den „Kalkeinlagerungen" auf die erwähnte Arbeit von Goodwin und Snell (1969) sowie Abeles und Chaves (1952), Culver et al. (1950), Hodges (1958), Rothe et al. (1960), O'Keef et al. (1957), Hartmann (1955), Tuttler et al. (1955), Gough et al. (1955), Meyer et al. (1953), Pugh et al. (1952) verwiesen.

Zusammenfassung zum „Tuberkulom". Das „Tuberkulom der Lunge" ist ein unscharf zusammengesetzter Sammelbegriff.

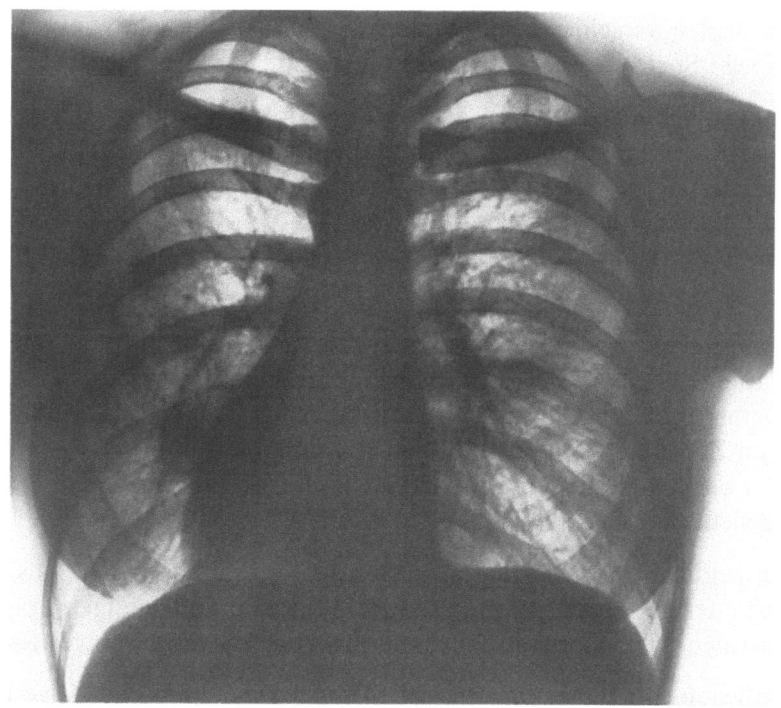

Abb. 36. 32jährige Frau. Adenokarzinom im linken Lungenunterlappen bei familiärer Belastung und positiver Tuberkulinprobe. Die Lymphangiosis carcinomatosa wurde als tuberkulöse Streuung aufgefaßt. Resektion nach zweimonatiger Behandlung mit Tuberkuloseheilmitteln, nachdem keine Veränderung eingetreten war

Solide tuberkulöse Herde kommen in der Einzahl und Mehrzahl, überwiegend in den Obergeschossen, vor.

Wesentlich häufiger sind „Rundherde" aus anderer Ursache. Beim erwachsenen Mann handelt es sich überwiegend um Geschwülste.

Die Bedeutung liegt in der Differentialdiagnose.

Dabei ist die radiologische Differentialdiagnose, auch bei Vorhandensein sonst auf Tuberkulose hinweisender Veränderungen, oft nicht möglich.

Auch hier ist in vielen Fällen, in Zusammenarbeit mit der Klinik, die invasiv-chirurgische Klärung herbeizuführen.

2.2.4. Die tuberkulöse Kaverne in der Lunge

2.2.4.1. Einleitung

Zur Nomenklatur. Zur Nomenklatur der „Kaverne" gibt R.W. MÜLLER, im Anschluß an die XX. Deutsche Tuberkulosetagung in Düsseldorf, 1962, einen Kommentar. Im Griechischen heißt die Höhle το σπελεον; Spelunke ist über das Lateinische „spelunca" eingewandert. Viele Bildungen, die vom Lateinischen „caverna" kommen, stellen lateinisch-griechische Mischwörter dar. Philologisch anfechtbar sind wohl auch Bezeichnungen wie „perikavernös" („cavernosus", „kavernenreich"). Besser wäre es, von „perikavitären Atelektasen" oder von „intrakavitärer Injektion" zu sprechen, anstelle von „perikavernös" oder „intrakavernös".

Hierzu wären die Anmerkungen des Berner Altphilologen GIGON heranzuziehen, die BLAHA 1964 zu den verschiedenen Formen der „Höhlenbesichtigungen" erbeten hatte, so zum Beispiel „Speleoskopie", „Askoskopie" und „Histoskopie".

Zur Bedeutung der Kaverne. Den älteren Phthisiologen sind die Diskussionen um die Bedeutung der Kaverne, um die „Zweitkrankheit Kaverne" (GRÄFF, 1935, ULRICI, 1927) noch in Erinnerung. Die Beseitigung der Kaverne war das Hauptziel der gesamten Kollapstherapie. Gegenwärtig ist es wohl nicht so, daß die Kaverne etwa noch ein „Todesurteil" für den „Kavernenträger" darstellen würde. Die aktuelle Bedeutung der Kaverne liegt

in den seuchenhygienischen Konsequenzen,
in der Bedeutung als Quelle der bronchogenen Streuung,
Quelle für hämatogene und lymphogene Ausbreitung, als perpetuierender Faktor,
als Quelle von Zufällen: Kavernenblutung, Kavernenperforation.
Die Ausheilungszustände haben eine diagnostische Bedeutung und eine differentialdiagnostische Bedeutung; das Aspergillom ist häufig.

Die Kavernendiagnostik ist wichtig auch aus ökologischer Sicht, als Reservoir von Tuberkulosebakterien in einem mobilen, aktiven, oft kontaktfreudigen Träger (SCHNELLER (1961) hat auf den „Tuberkulosezyklus mit Zentrum Kaverne" hingewiesen).

Zur Definition der Kaverne. GRAEFF (1935) sagt: „Der klinische Kavernenbegriff muß also immer enger sein; er ist beschränkt auf diejenigen Kavernenformen, die der klinisch-röntgenologischen Diagnostik zugänglich sind."

Das heißt also, daß nur von einer gewissen, mit Sicherheit wahrnehmbaren Größe an von einer Kaverne gesprochen werden kann; eine Abgrenzung auf irgendeine Weise muß die Darstellbarkeit mit bedingen; es soll sich im allgemeinen um einen Substanzverlust des Lungengewebes handeln. (Auf Lymphknotenkavernen werden wir später zu sprechen kommen.)

Wir stellen an die Kavernendiagnose im klinisch-radiologischen Bereich folgende Anforderungen:

a) die Spezifität muß gesichert sein,
b) wir müssen von einer radiologisch wahrnehmbaren Größenordnung ausgehen,
c) wir halten uns an bestimmte pathologisch-anatomische bzw. radiologische Kriterien gebunden.

So gehört beispielsweise die Erweichung und Ausstoßung zum landläufigen Kavernenbegriff (s. auch PAGEL, HENKE, LAËNNEC, LETUELE, HUEBSCHMANN, 1927, 1928, SCHMINCKE, 1927, MALLORY, 1904). Ausführlich ist das Kavernenproblem bei BLAHA, 1976, behandelt.

2.2.4.2. Entstehung der Kaverne; das pathologisch-anatomische Substrat

Voraussetzung für die Kavernenentstehung ist die Verkäsung nicht nur des intraazinösen oder intralobulären Exsudats, sondern auch des Lungengewebes. (Zum Kavernenproblem siehe BRONKHORST, 1929, BROOKE, 1931, HART, 1922, HOCHSTETTER, 1934, KASPER, 1932, 1933, MARCHAND, 1922, PEARSON, 1930, PINNER, 1928, REINDERS, 1928, SILTZBACH, 1934, TERPLAN et al., 1933.)

Zu den weiteren Entwicklungsmöglichkeiten wird neben GRÄFF l.c., auf AUERBACH und SMALL, 1957, OUDET, 1966, SUTINEN, 1968, ZOLLINGER, 1971, SANDRITTER und THOMAS, 1970, sowie auf UEHLINGER, 1966, verwiesen.

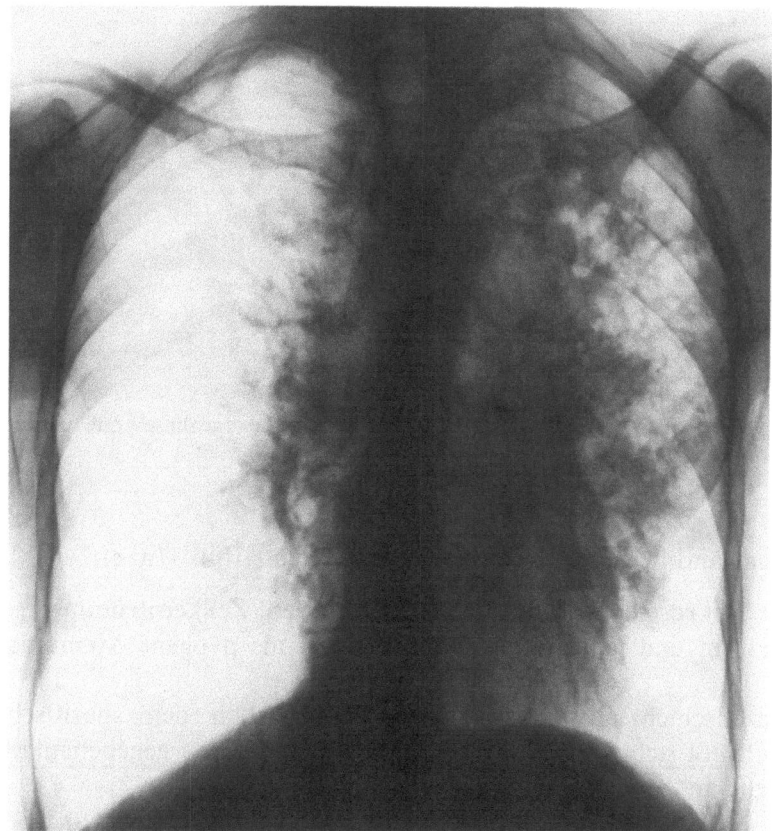

Abb. 37a–c. 72jähriger Mann. Ausgedehnte Tuberkulose, hühnereigroße Kaverne links

Abb. 37a. Lungenübersichtsaufnahme mit großem Kavernensystem

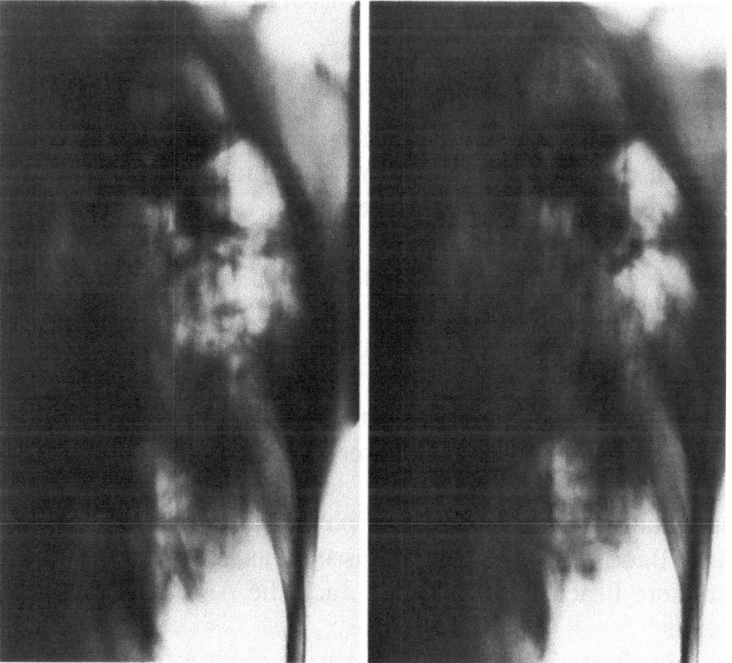

Abb. 37b. Die Schichtaufnahme zeigt die Zerfallskaverne mit umgebender käsiger Pneumonie

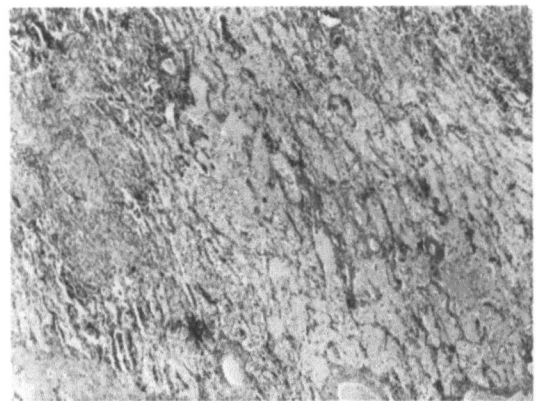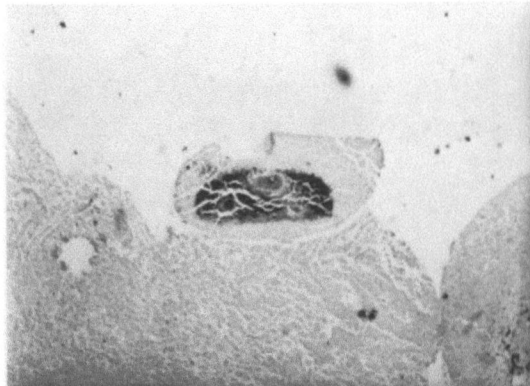

Abb. 37c. Mikrofoto: Käsige Massen als Kavernenauskleidung; „Kavernenlinse" mit massenhaft säurefesten
Bakterien

Die Kavernenwand besteht aus folgenden Schichten (Abb. 37a–c):

Zentrale käsige Nekrosemassen und Tuberkelbakterien, Zellkerntrümmer,
anschließend Fibrin und neutrophile Granulozyten, als pyogene Membran zusammengefaßt.
Der Epitheloidzellschicht mit Langhansschen Riesenzellen, dem spezifischen Granulationsgewebe, schließt sich eine Zone von Lymphozyten sowie gegebenenfalls von locke-
rem Bindegewebe an.

Das weitere Schicksal des Gewebsverlustes hängt von spezifischen und unspezifischen
Faktoren ab, die das bestimmen, was wir dann in einem zufälligen Zeitpunkte der Kaver-
nenentwicklung radiologisch feststellen (hierzu auch G. SIMON, 1971, Principles of Chest
X-Ray Diagnosis). Abb. 38a–h zeigt die Entwicklung und Rückbildung einer Kaverne:
Die Beobachtung ist einem besonderen Glücksumstand insofern zu verdanken, als die
junge Stationshilfe unter dem Verdacht einer unspezifischen Pneumonie zunächst beobachtet wurde.

2.2.4.3. Gestaltungsfaktoren der Kaverne

Zu den Gestaltungsfaktoren der Kaverne ist einmal die Krankheit Tuberkulose mit
ihren individuellen Ausprägungen zu rechnen, zum andern das Terrain, das Verhalten
des Bronchus, der Kaverneninhalt, die einwirkenden physikalischen Kräfte, die „Zufälle",
Komplikationen.
Vom Einfluß des Terrains ist dann zu reden, wenn einmal eine Kaverne in der im
wesentlichen von rigiden Strukturen freien Peripherie des Lungengewebes liegt oder nach
der Lungenwurzel, umgeben von den verhältnismäßig starren Strukturen der Gefäße
und der Aufzweigungen des Bronchialsystems. Auch hierzu sind wieder GRÄFF, ALEXAN-
DER (1930, 1933), SCHMINCKE sowie SILTZBACH heranzuziehen.
Die rhomboiden, elliptischen Formen gewisser Kavernen sind durch Außen- und Innen-
druck, durch elastischen Zug, im Verein mit den anatomischen Gegebenheiten ebenso
erklärbar wie die Fixation einer Höhle bei physikalisch inerter Umgebung. Auf die
Arbeiten von HALL, BROOKE, CORYLLOS, PEARSON, TERPLAN, KENNY und SANES ist hier
hinzuweisen. Besondere Beachtung verdienen auch die Arbeiten von PINNER sowie von
PINNER und PARKER.
Auf die Vielzahl der Einteilungen von Kavernen, wie sie in der klassischen Zeit der
Kollapstherapie gebräuchlich waren, sei hier verzichtet. Die Einteilungen nach HOCHSTET-

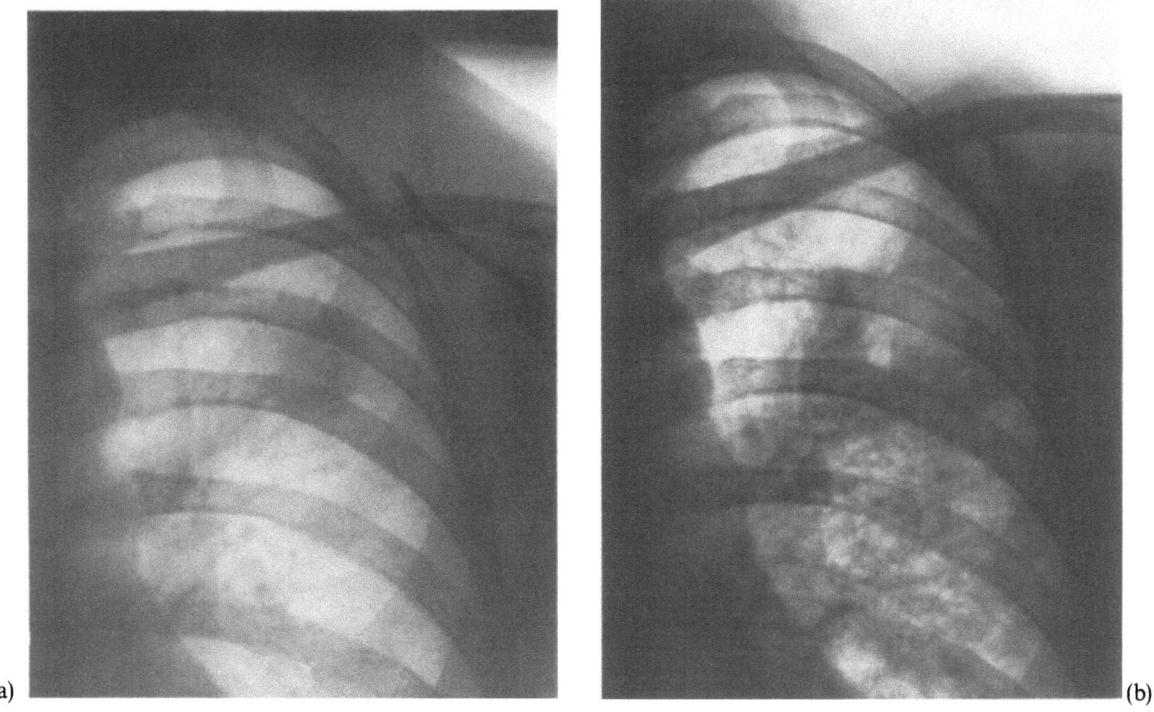

(a)

(b)

Abb. 38a–h. Entwicklung und Rückbildung einer Kaverne. 19jährige Stationshilfe in einem Krankenhaus

Abb. 38a. 17.11.71: Wolkige Trübung links im Oberfeld

Abb. 38b. 25.11.71: Beginnender Zerfall

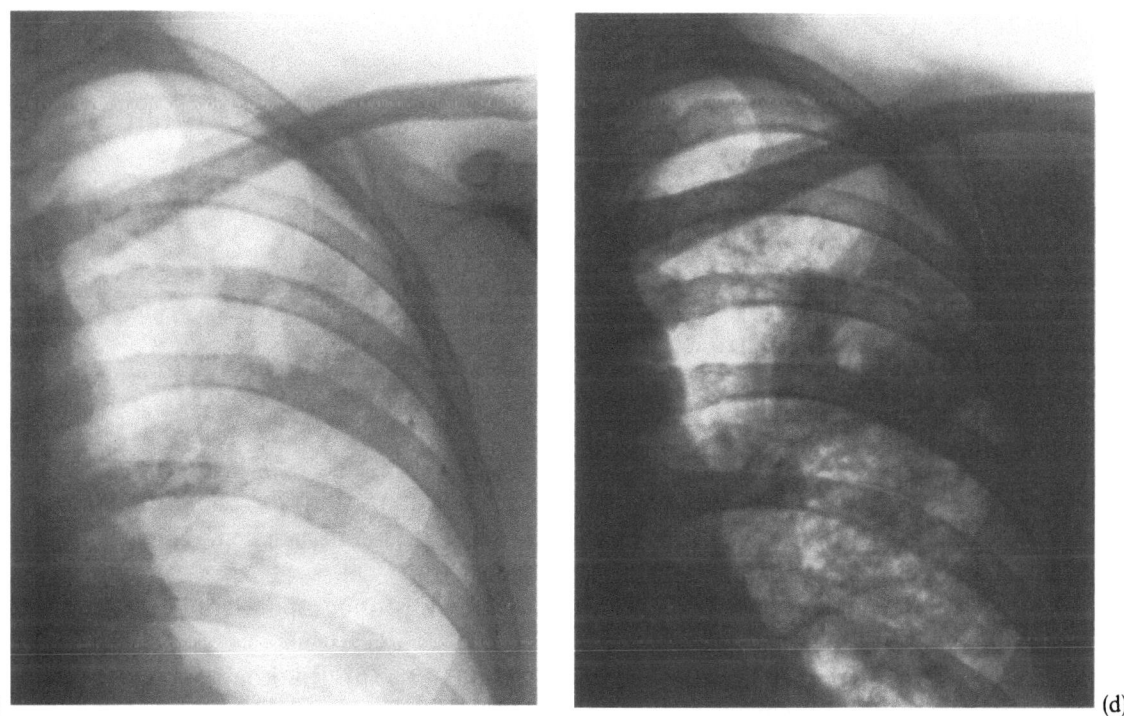

(c)

(d)

Abb. 38c. 1.12.71: Vergrößerung des Herdes, Umgebungsstreuung, zunehmender Zerfall („frische Zerfallskaverne")

Abb. 38d. 8.12.71: Vergrößerung der Kaverne, Zunahme der Streuung ins Unterfeld

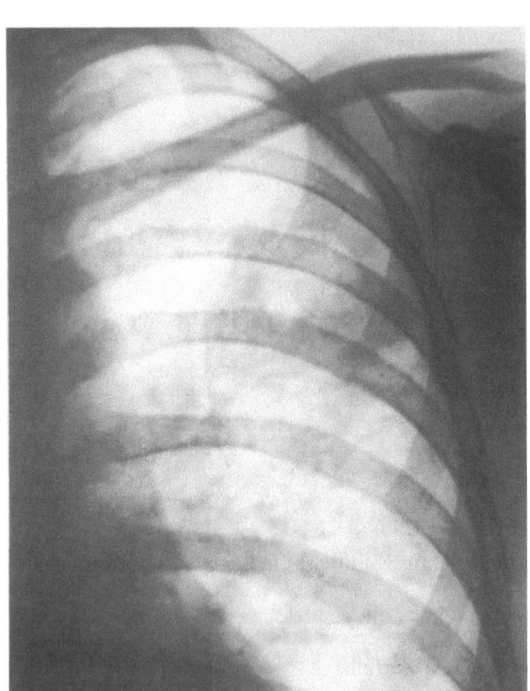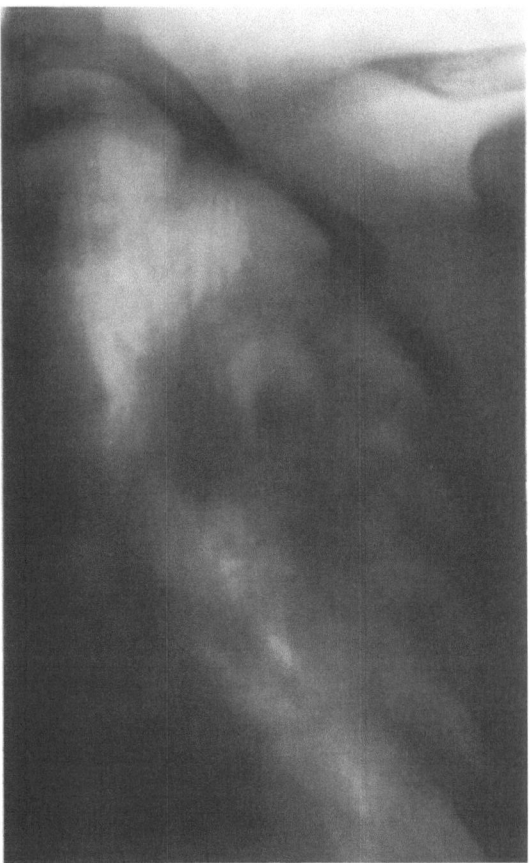

Abb. 38e. 10.12.71: Ausbildung eines Kavernensequesters, links Übersicht; rechts Schichtbild

TER, BRAEUNING und REDEKER sowie nach PINNER seien erwähnt. GRÄFF trifft folgende Einteilung:

1. Zahl: Einzahl, Mehrzahl,
2. Größe, zweckmäßigerweise gemessen,
3. Lage,
4. Gestalt,
5. Wand: Innenschicht, Grenzfläche,
6. Inhalt,
7. Ableitungsbronchus,
8. Umgebung.

Zur Frage der Belüftungsstörungen bei Kavernenbildung sind vor allem die Arbeiten von FLEISCHNER (1930, 1934, 1935) sowie von LUKAS heranzuziehen. Eingehend hat das Atelektasenproblem STURM (1950) besprochen.

Zur Bronchitis der Drainagebronchien wäre auf die Monographie von BLAHA (1954) mit weiterer Literatur hinzuweisen.

Der Inhalt von Kavernen können Sequester (Abb. 39a u. b), Blutkoagel sowie tuberkulöser Eiter sein; „Kavernensteine" sind keine Seltenheit (HART, 1917). Sie können vorbestehen oder sich in lange bestehenden Kavernen bilden [PAGEL und HENKE (1930): dort auch weitere Literatur]. Weiterhin ist an sekundäre, opportunistische Besiedelungen, etwa durch Aspergillen, zu denken.

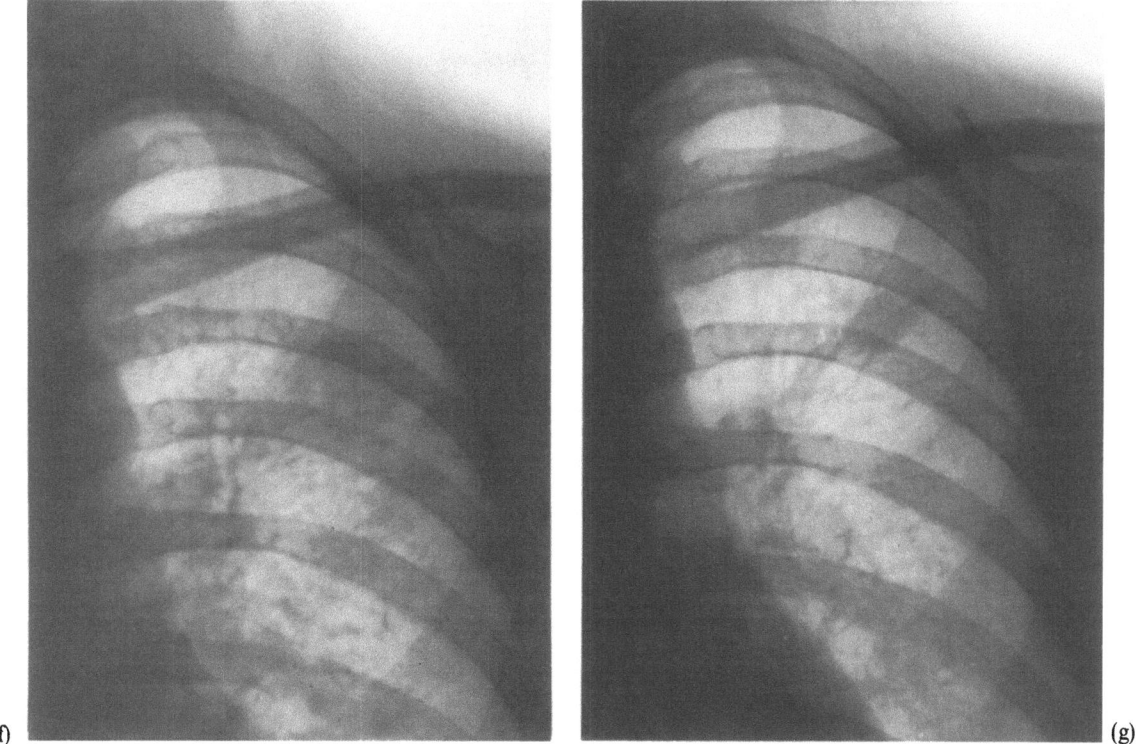

(f)   (g)

Abb. 38f. 22.12.71: 14 Tage nach Beginn der Behandlung: Wesentliche Verkleinerung des Herdes, wesentliche Verkleinerung der Kaverne

Abb. 38g. 28.3.72: „Rückbildung zum geschlossenen Herd"

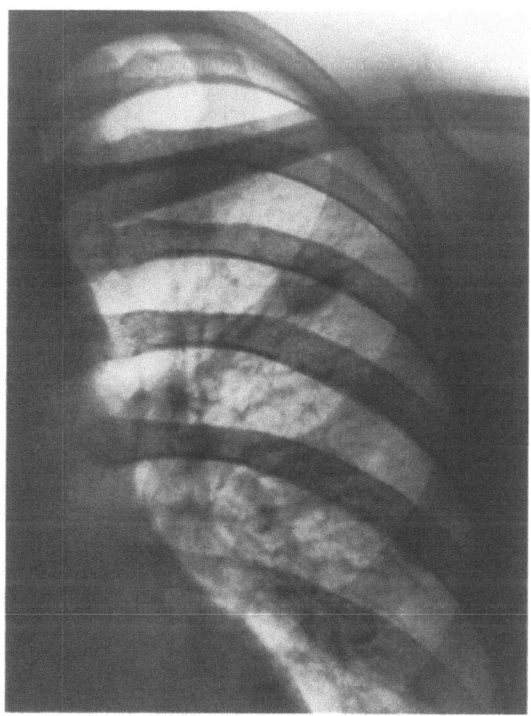

Abb. 38h. 5.6.72: Fingernagelgroßer Residualbefund, narbig imponierend. (Tuberkulose durch Bakteriennachweis gesichert; mehrfach kombinierte Behandlung bei voller Sensibilität der Erreger)

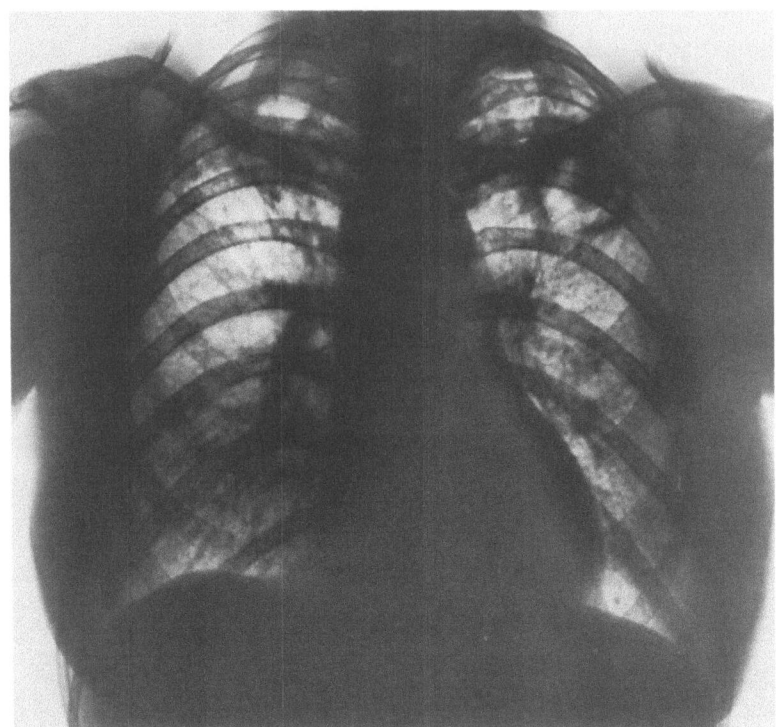

Abb. 39a u. b. 45jährige Frau. Doppelseitige Tuberkulose, links mit großer Kaverne und Sequester;
reichliche Ausscheidung von Tuberkelbakterien

Abb. 39a. Übersicht

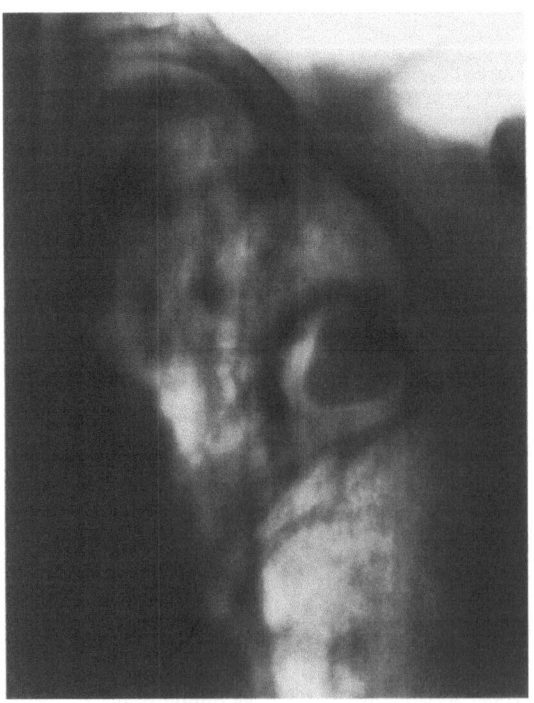

Abb. 39b. Schichtbild

Evident sind die Gestaltungsfaktoren, wie sie die Kavernenzufälle darstellen: Perforation in den Pleuraraum etwa, Perforation in den Ösophagus, Einbruch in große Blutgefäße. Es ist hier wiederum auf die klassischen Arbeiten zur pathologischen Anatomie und zur Klinik zu verweisen, ebenso auf die Übersicht von HAEFLIGER, die zusammenfassend Beiträge von GRÄFF (1927), TURBAN und STAUB (1925) sowie von LYDTIN (1924, 1926). Weitere Literatur bei STAUB in den Ergebnissen der gesamten Tuberkuloseforschung sowie bei ZDANSKY (1968).

2.2.4.4. Die Formen der Kaverne

Wir finden bei der Abstoßung eines erweichten, käsig-pneumonischen Herdes die Erweichungskaverne, die *Zerfallskaverne* mit unregelmäßigen Rändern, dichter Umgebung und mit Sequestern als Inhalt.

Die „*Frühkaverne*", das „eingeschmolzene Infiltrat", die Gewebszerstörung bei diffusen exsudativen Prozessen mit geringer Umgebungsreaktion,

die *Blähkaverne*, abhängig von den durch den Drainagebronchus bedingten Ventilmechanismus, abhängig auch von der Retraktionsfähigkeit der Umgebung.

Die *Kaverne in der Atelektase,* weitgehend immobilisiert durch die Bedingtheiten der Umgebung.

Die *Spitzenkaverne*, eingemauert oft mit zähen Schwarten in die obere Thoraxapertur, im Verlaufe der „Erwachsenentuberkulose", der „Reinfektionstuberkulose".

Die *Schlauchkaverne*, die „bronchiektatische Kaverne", dem Verlauf geschrumpfter Lappenareale folgend.

Die *multilokulären Kavernen*: Kavernen, die etagen-, kaskadenförmig ineinander übergehen in verschiedenen Tiefen des Brustkorbs, mit großen oder kleinen Verbindungen.

Die *Riesenkavernen*, Produkt fortschreitender Gewebezerstörung, Produkt auch aerodynamischer Bedingungen, ähnlich den Riesenzysten.

Das Studium langer Verläufe zeigt aber, daß die zunehmende Aspiration, die zunehmende Karnifizierung mit nachfolgender Retraktion des verbleibenden Lungenrests die Kavernenvergrößerung ebenso durch Traktion, ähnlich den Pulsions-Traktionsdivertikeln des Ösophagus, mit bewirkt.

Weiterhin sind iatrogene Einflüsse zu nennen, wie die Kavernen unter Kollapstherapie, etwa die schlauchförmigen Restkavernen nach Thorakoplastik; die Kavernenreste nach extra- und intrapleuralem Pneumothorax; die durch Pharmaka veränderten Kavernen, die metatuberkulösen Zysten (Abb. 40 a – c).

2.2.4.5. Zur radiologischen Kavernendiagnostik im engeren Sinne

Allgemeines. Es muß zu Beginn dieses Abschnittes noch einmal betont werden, daß die „radiologische Kavernendiagnose" zwar unbestritten ist; zum Nachweis der *tuberkulösen* Kaverne ist jedoch unbedingt die Bakteriologie oder — aushilfsweise — die histologische Untersuchung zum Beweis erforderlich.

Die Aufgaben der „Kavernendiagnostik" aus radiologischer Sicht sind:

1. Darstellung einer Zone verminderter Struktur,
2. Darstellung einer Zone vermehrten Luftgehalts,
3. Darstellung der Kavernenwand,
4. Darstellung des Drainagebronchus,
5. Darstellung des „Kaverneninhalts",
6. Beurteilung der Umgebung,
7. Verfolgung des Gestaltwandels unter natürlichen Bedingungen,
8. Darstellung des Gestaltwandels unter Therapie.

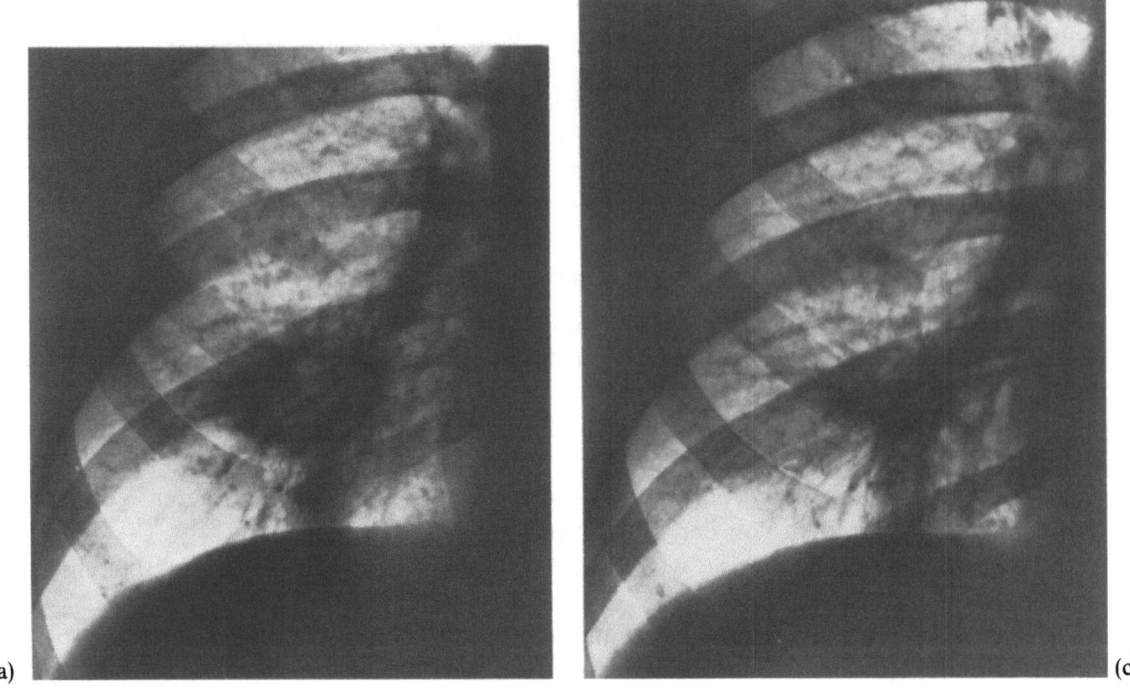

(a)

(c)

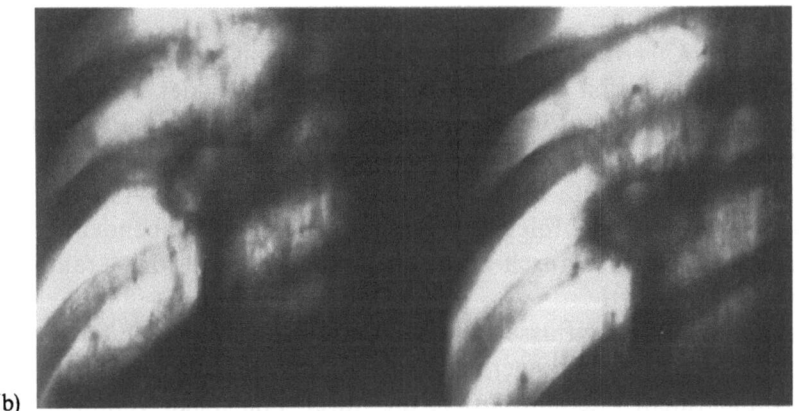

(b)

Abb. 40a–c. 30jähriger Mann. Unterlappenkaverne rechts

Abb. 40a. Aufnahme vom 27.3.73: Frisch erfaßte Tuberkulose

Abb. 40b. Schichtaufnahme: Kavernendistale Atelektase; unregelmäßige Kavernenwand; „strahlige" Ausläufer in die Umgebung

Abb. 40c. 3 Monate später: Beginnende Umwandlung zur Narbe

Die radiologischen Methoden der Kavernendarstellung bestehen in

1. der Röntgenaufnahme,
2. der Durchleuchtung,
3. der Darstellung im Schichtbild,
4. in Kontrastdarstellungen,
5. im Nachweis der fehlenden Durchblutung,
6. im Nachweis der fehlenden Speicherung radioaktiver Substanzen.

STAUB (1935) geht in seiner umfangreichen Darstellung, unter Besprechung der einschlägigen Literatur, auf die Kavernenkriterien ein. Er übernimmt dabei die wesentlichen älteren Arbeiten. Die Ausführungen im Atlas von GRÄFF und KÜPFERLE (1923) sind noch immer aktuell. Die verkäste Wand ergibt Figuren, die keineswegs einem geschlossenen Ring oder einem Oval zu entsprechen brauchen. Sie erwähnen auch die zapfenförmigen Gewebereste sowie die Bedeutung der käsigen Bronchitis. ULRICI (1924, 1932) sowie TURBAN und STAUB (1925), RITTER (1926) und BACMEISTER (1926, 1927) besprechen bereits eingehend die diagnostischen Probleme, wie sie aus der Unvollständigkeit der Ringfigur, aus der innerhalb der Kaverne sichtbaren Lungenstruktur, dem Verhalten des Flüssigkeitsspiegels bei Lagewechsel, der Verschleierung durch Schwartenbildung und durch Dichte der Infiltrationen hervorgehen. Dieselben Probleme sind auch im Lehrbuch von ASSMANN aufgeführt.

Ausführlich äußern sich auch ZDANSKY und ENDREI (1968) in der „Röntgenpathologie der Lungentuberkulose" zum Kavernenproblem. Die klassische Darstellung von FLEISCHNER (1930) in der „Klinik der Tuberkulose der Erwachsenen" von W. NEUMANN erwähnt die vielfältige Morphologie der tuberkulösen Hohlgeschwüre (s. auch Skizze „Ringkaverne mit Kavernenbucht") (Abb. 41).

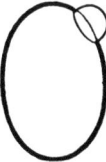

Abb. 41. Skizze nach FLEISCHNER: „Unvollständige Ringfigur", durch „Kavernenbucht" bedingt

Schichtbild und Kaverne. GREINEDER (1941) weist in seiner Monographie zum Schichtbild der Lunge bereits darauf hin, daß Kavernen nicht selten tatsächlich erst durch das Schichtbild erkannt werden.

Vom Schichtbild sind also bessere Auskünfte zu erwarten über

Wandverhältnisse und Form, Drainagebronchus,
Inhalt, Umgebung, Septierung und
Lage, Größe, Erkennungshäufigkeit.

Für technische Probleme wird verwiesen auf GEBAUER et al. (1959), TAKAHASHI et al. (1954), VALLEBONA (1937, 1938, 1948), BLOEDNER (1964), FAVEZ und SOLIMAN (1966), ARNOLD (1961), ARNOLD und WACKER (1958), BERNOU et al. (1958), ESSER (1956, 1960), FELSON (1960), TRICOIRE (1957, 1958) sowie TRICOIRE und FOURRIER (1958), FAVIS (1955), KAMEN et al. (1958), HONDA (1959), G. SIMON (1971), SOMMER und LAUBENBERGER (1964).

Zur Lage der Kavernen ist die verdienstliche Arbeit von HENNINGSEN (1941) heranzuziehen. Auf den unglücklichen Ausdruck „Hiluskaverne" ist zu verweisen. Die „Hiluskavernen" liegen, in Projektion auf den Hilus, nahezu ausschließlich in den dorsalen Bereichen und meistens in der Spitze des Unterlappens. Der Ausdruck „Hiluskaverne" sollte nur in Anführungszeichen, am besten überhaupt nicht, verwendet werden. In den Spitzengeschossen finden sich nach HENNINGSEN 17,5%, im Obergeschoß insgesamt 77,5%, im Mittelgeschoß 22,5%, in den Untergeschossen bei 118 Fällen keine Kavernen; ROTACH findet bei 300 tomographisch lokalisierten Kavernen 24,3% in der Spitze, 52% im Oberfeld, 20% im Mittelfeld und 3% im Unterfeld. Es entspricht der landläufigen Erfahrung, daß sich die überwiegende Zahl der Kavernen im dorsalen Lungenabschnitt findet: 64,7% (weiter nach ROTACH) in den hinteren, 29,0% in den mittleren und 2,7% in den vorderen

Lungenabschnitten; in den lateralen Lungenabschnitten fanden sich 33%, in den mittleren 48,7% und in den inneren 14,7% der Kavernen (ROTACH, zit. nach HAEFLIGER).

Die Bedeutung der Schichtuntersuchung geht vor allem aus den Ausführungen von SCHMIDT und GAUBATZ (1938) hervor.

Die Darstellung der Durchblutungsverhältnisse über *Angiographie* oder *Szintigraphie* können Aufschlüsse über Funktionsausfälle und anatomische Beziehungen geben. Typische Indikationen sind unter den gegenwärtigen technischen Bedingungen wohl kaum gegeben. Im übrigen sei zur radiologischen Darstellung von Kavernen auf PERRY und SELLORS (1963), CROFTON und DOUGLAS (1969), BREDNOW (1948), CATEL (1954), SYLLA (1952), LANDMANN (1960), GISSEL und SCHMIDT (1949) sowie auf BRÜGGER (1948) verwiesen. Die älteren Darstellungen wurden weiter oben erwähnt. Nachzutragen wären BACMEISTER und PIESBERGEN (1925), HAAPANEN (1956), CINOTTI (1964), PFUETZE und RADNER (1966), NICOL und SCHRÖDER (1932), ROLOFF (1948).

Schließlich sei noch einmal wiederholt, daß die gute Röntgenübersichtsaufnahme, ergänzt durch die seitliche Aufnahme, wesentlich, zumindest für die Verdachtsdiagnose Kaverne, ist; bei der Durchleuchtung gelingt es, Kavernen aus überdeckenden Strukturen herauszudrehen, die Ringfigur als vollständig erscheinen zu lassen und eine Abgrenzung gegenüber gefäßbedingten Gebilden zu ermöglichen. Kontrastdarstellungen können bei konkreten Fragestellungen eine gewisse Bedeutung haben; die Indikationen sind nicht ganz leicht vorstellbar. Die Möglichkeiten gehen sowohl über das Bronchogramm wie über die Kavernenpunktion.

2.2.4.6. Über die Rückbildung und Heilung der tuberkulösen Kaverne

Allgemeines zur Kavernenheilung.

Die landläufige Einteilung der Kavernenrückbildung und der Kavernenheilung sieht folgende Möglichkeiten vor:

1. Die lineare oder sternförmige Narbe.
2. Die gefüllte Kaverne, die Umwandlung zum geschlossenen Herd.
3. Die gereinigte, zystische Kaverne, das bullöse Bild, die offene Kavernenheilung (Abb. 42, 43).
4. Mischformen.

Allgemeiner könnte eingeteilt werden in Kavernenverkleinerung bzw. Kavernenschwund durch

1. Umgebungsveränderungen (Abb. 44a u. b),
2. Wandveränderungen.

Als wiederherstellende Faktoren lassen sich

die Lokomotion beim schrumpfenden Prozeß,
die Resorption und Narbenbildung,
die Veränderung der Kavernenwand und der Kavernendrainage

anführen. Auf die ausführlichen Beiträge von CORYLLOS (1936) sowie von WURM (1938 und 1952) ist zu verweisen. WURM spricht von der

„Rückverwandlung der Kaverne zum geschlossenen Herd",
„Kavernenwandheilung" (offene Kavernenheilung) und
„vollständigen Kavernenvernarbung".

Zum weiteren wären die Arbeiten von GIEGLER, HANSEMANN und ORTH heranzuziehen.

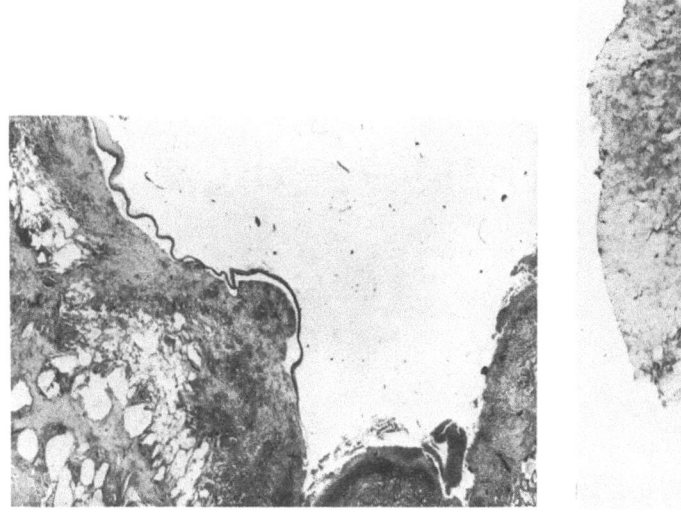
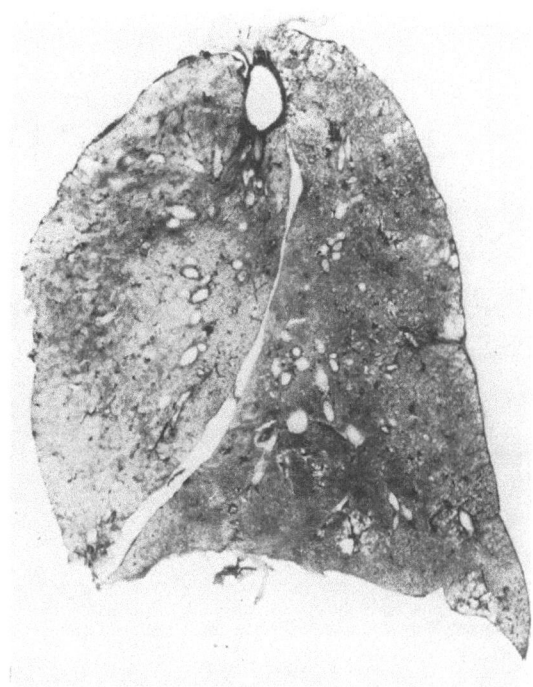

Abb. 42   Abb. 43

Abb. 42. Teilweise gereinigte Kaverne: auf der einen Seite mehrschichtiges verhornendes Plattenepithel, in anderen Bereichen noch käsignekrotischer Saum (im diabetischen Koma verstorben; unbehandelte Tuberkulose)

Abb. 43. Makroschnitt: Walnußgroßer, gereinigter Kavernenrest bei geschrumpftem Oberlappen. Emphysem in der hochgezogenen Unterlappenspitze (Sammlung Prof. OTTO, Dortmund)

Für unsere Betrachtung ist bemerkenswert, daß „ohne gute Serienröntgenbilder der End- oder Restzustand leicht der anatomischen Untersuchung entgehen kann" (PAGEL). An wesentlichen Arbeiten sind ALBERT und CARLSWELL (1938), BERBLINGER (1948), weiterhin HAEFLIGER (1966), zu nennen. „Scheinheilungen" erwähnt HOCHSTETTER (1966).

Für die „Heilung" von Kavernen unter Kollapstherapie ist auf die Standarddarstellung in der „Kollapstherapie der Lungentuberkulose" mit Beiträgen von HEIN, KREMER und SCHMIDT (1938) zu verweisen. Während damals der Terminus „Restkavernen" zweckmäßig erschien, wird man heute wahrscheinlich besser von „Kavernenresten" sprechen, um die Unsicherheit der pathologisch-anatomischen Beurteilung wiederzugeben. Der „Kavernenrest" präjudiziert nichts über die phthiseologische Bedeutung des Restlumens. Bei dem Ausdruck „Restkaverne" wird die Tatsache des noch Bestehens einer Kaverne mehr in den Vordergrund gerückt. Der Begriff „Restkaverne" ist noch zu sehr mit den Mißerfolgen der Kollapstherapie verbunden. ADELBERGER hat sich 1942 mit den Formveränderungen vermutlich „starrer Kavernen" nach Kollapsoperationen ausführlich beschäftigt.

Die Probleme der lokalen Kavernenbehandlung sind in der Monographie von NEFF (1969) noch einmal aufgegriffen. Bei allen Methoden der lokalen Kavernenbehandlung, seien sie nun in der Form der Schlauchdrainage, der Kaverntentamponade, der offenen Kavernenbehandlung, der Instillationsbehandlung, der transbronchialen Instillation vorgenommen, stellt die radiologische Führung die entscheidende Voraussetzung dar. Es würde im Rahmen der rein radiologischen Besprechung zu weit führen, hierauf einzuge-

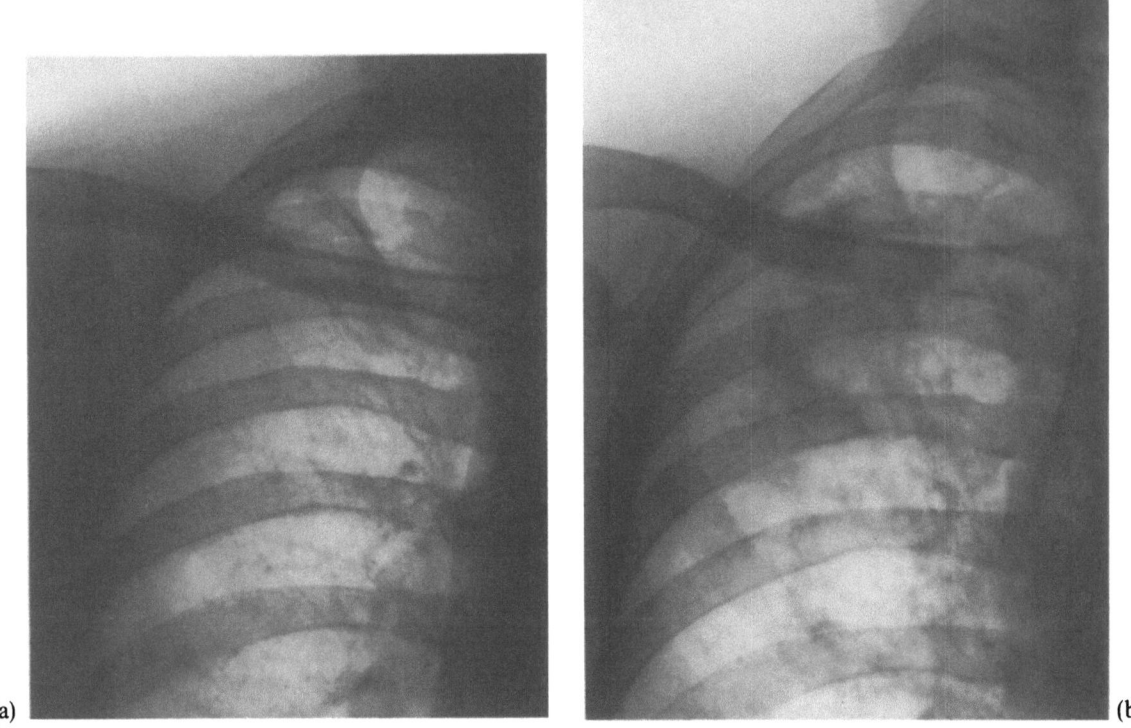

(a) (b)

Abb. 44a u. b. 35jähriger Mann. „Kavernenrückbildung durch Lappenschrumpfung"

Abb. 44a. Zerfallskaverne im rechten Oberlappen

Abb. 44b. 6 Monate später: Schrumpfung des Oberlappens unter Einbeziehung der Kavernennarbe

hen. Auf die Arbeit von ADELBERGER und OSTER (1964), ARTMANN (1953), BERNHARD und RADENBACH (1951), RADENBACH (1955), BOGUSCH (1962), BÜCHTER und ZEITLER (1962), FRIEDEL (1962), HAEFLIGER (1962), HUZLY (1963), MAURER (1950), NEFF sowie von RINK (1963/64) sei verwiesen. Die Habilitationsschrift von RADENBACH enthält das Schrifttum bis 1959 sehr vollständig.

Die Kavernenrückbildung unter medikamentöser Behandlung der Tuberkulose. Die Effektivität der medikamentösen Behandlung ist evident. In einem großen Krankengut (Zentralkrankenhaus Gauting) werden seit Jahren mit Regelmäßigkeit 96 bis 98% der Patienten mit ansteckender Tuberkulose entseucht. Es ist überwiegend eine Frage der Behandelbarkeit, wie rasch der Erfolg erreicht wird. Die Rezidivquote ist verhältnismäßig gering. Ich kann hierzu auch auf die Arbeiten von SERI (1969), CROFTON (1958), RALEIGH (1957), TRENDELENBURG (1965) und STEELE (1959) verweisen (Abb 45a–d).

Die Besonderheiten der Rückbildung unter Chemotherapie finden sich bei OUDET (1965, 1966), UEHLINGER (1966), BERNARD (1953), RENAULT und BERNARD (1957), BREDNOW (1960) und SUTINEN (1968).

Vom pathologisch-anatomischen Standpunkt geht auch GIESE (1965) auf diese Probleme ein: Kleine Kavernen, dünnwandige Kavernen können völlig verschwinden, bei größeren Kavernen ist die „Kavernenvernichtung, die Rückbildung zur belanglosen Narbe", kaum zu erwarten. Eingehend hat sich auch LÜCHTRATH (1954) mit dem Einfluß der antibiotischen und chemotherapeutischen Behandlung auf das pathologisch-anatomische Substrat befaßt. Die Verhältnisse werden von ihm treffend wie folgt gekennzeichnet: „Die Vernar-

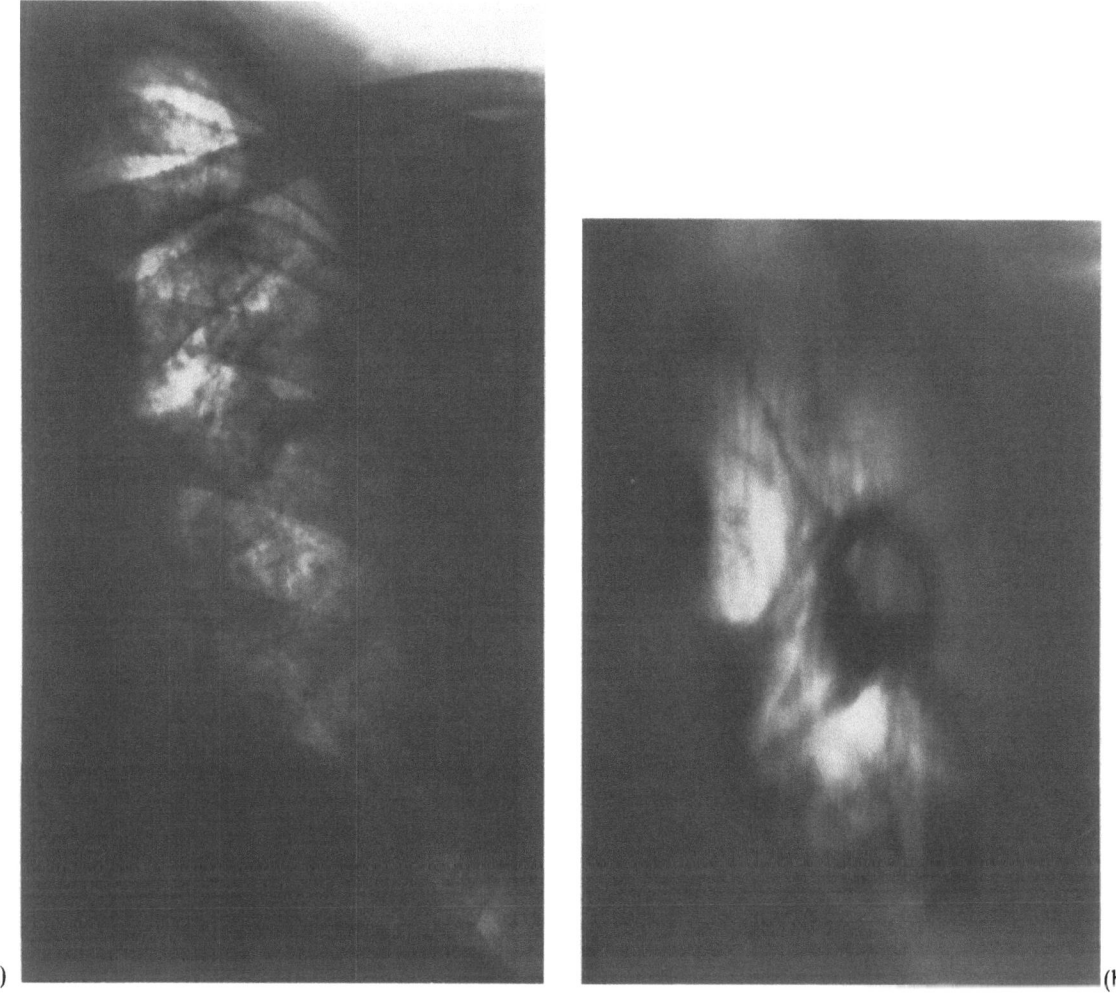

(a)   (h)

Abb. 45a–d. 60jähriger Mann. „Kavernenrückbildung zum geschlossenen Herd"

Abb. 45a. Ausgangsaufnahme: Große Kaverne im linken Oberfeld

Abb. 45b. Das Schichtbild zeigt eine Zerfallskaverne mit derbem Wall

bung und Abheilung gewisser tuberkulöser Formen ist an eine eng begrenzte Zahl von Möglichkeiten und geweblichen Vorgängen gebunden. Daran hat auch die Behandlung mit Antibiotika und Chemotherapeutika nichts geändert." So behalten auch die alten Beobachtungen von PAGEL im Handbuch der Pathologischen Anatomie sowie von GRÄFF (1935), PAGEL und ROBINSON (1938), DERSCHEID und TOUSSAINT (1937), PAGEL und ROBERTS (1938), PAGEL und SIMMONDS, AUERBACH und GREEN (1940) sowie BERBLINGER (1948) ihre Geltung. Die offene Kavernenheilung galt, wie erwähnt, vor der Möglichkeit einer wirksamen medikamentösen Behandlung, als eher selten (BERBLINGER, 1948; NASSAU und PAGEL). NASSAU und PAGEL (1956) vertreten auch die Auffassung, daß die geschlossene Form mehr oder minder als typisches Produkt der Kollapstherapie anzusehen sei. Allerdings sind SILVERMAN, KLOPSTOCK und GIBBONS (1952) der Auffassung, daß die Chemotherapie der Hauptfaktor für die damals beobachtete Zunahme der geschlossenen Kavernenabheilungen sei. Eine zusammenfassende Übersicht mit Einschluß des Schrifttums findet sich bei KÖNN (1951, 1953). Es sind dabei die Wirkungen der lokalen wie auch der allgemeinen Chemotherapie aufgeführt.

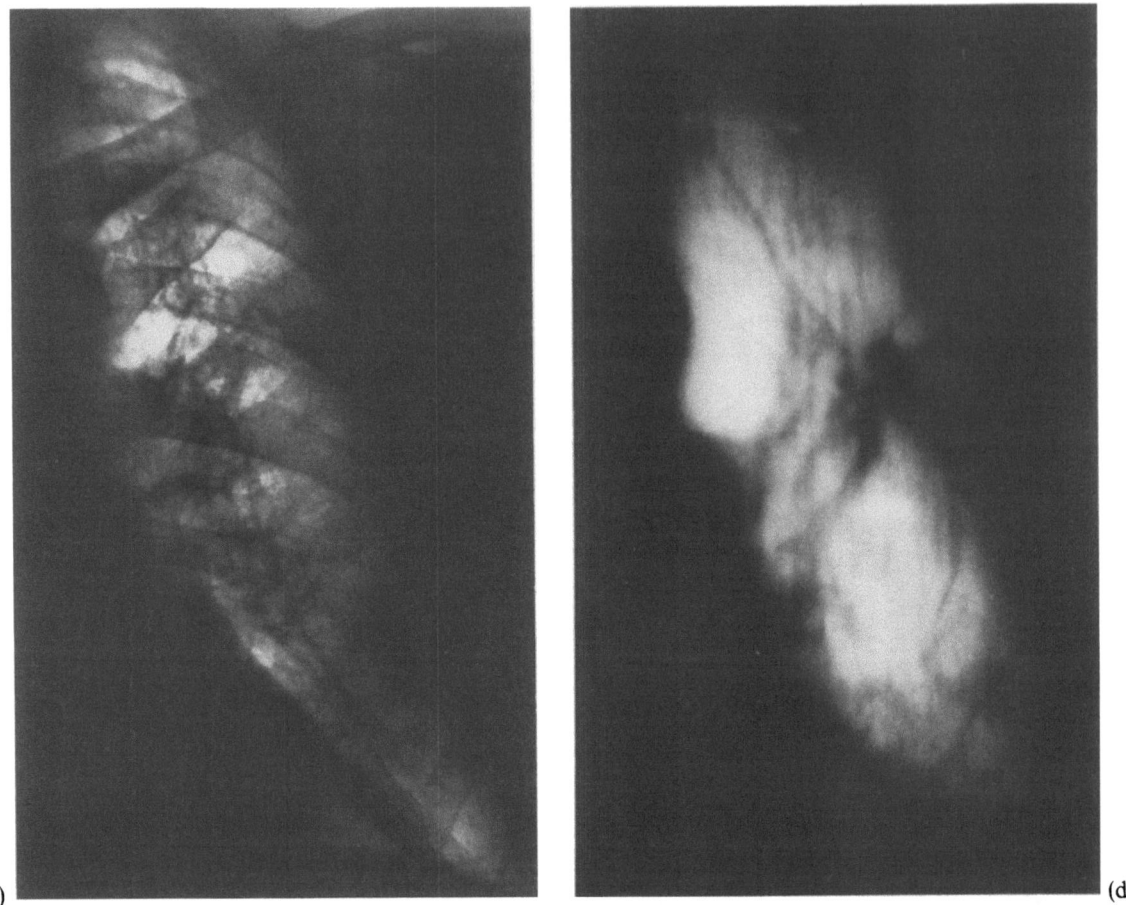

(c)   (d)

Abb. 45c. 5 Monate später: Solider Herd

Abb. 45d. Die Kaverne ist zu einem „soliden Herd" mit strahligen Narbenzügen geschrumpft. „Perikavernöses Emphysem"

Bei Wolfart und Bianchi ist das Schrifttum zur offenen Kavernenheilung bis 1965 aufgeführt, unter anderem mit den Arbeiten von Giese (1955), Münchbach (1965), Sandritter (1965), P.G. Schmidt (1963) und Wolfart (1964). Die radiologischen Konsequenzen sind erheblich. Das morphologische Substrat „Hohlraumbildung", auch tuberkulöse Hohlraumbildung kann gegenüber früher bedeutend vieldeutiger sein. Vom Hohlraumnachweis verschiebt sich das Gewicht auf die Beurteilung der Qualität des Hohlraums, vor allem auf die Verlaufsbeobachtung.

Auf der 8. Tagung der Österreichischen Gesellschaft für Tuberkulose und Lungenkrankheiten wurde die Frage der offenen Kavernenheilung von Langer und Junker (1965) ausführlich besprochen.

Gemeinsam mit Hermann wurde das Krankengut des Zentralkrankenhauses Gauting im Jahre 1972 daraufhin untersucht, wie oft eine offene Kavernenheilung anzunehmen gewesen war: Die Häufigkeit dürfte bei über 50 v.H. liegen.

Puech, Schlesinger und Sauvaget (1964) haben die radiologisch nachweisbaren Veränderungen von 550 Kavernen beschrieben. Während einer Beobachtungszeit von 2–8 Jahren kam es in keinem Fall zu einem Rückfall mit Bakterienausscheidung.

Über die Kavernenrückbildung zum *Rundherd* bzw. zum soliden käsigen Herd („inspissated cavity", „caverne pleine") wären die Arbeiten von Bernard et al. (1954) aufzuführ-

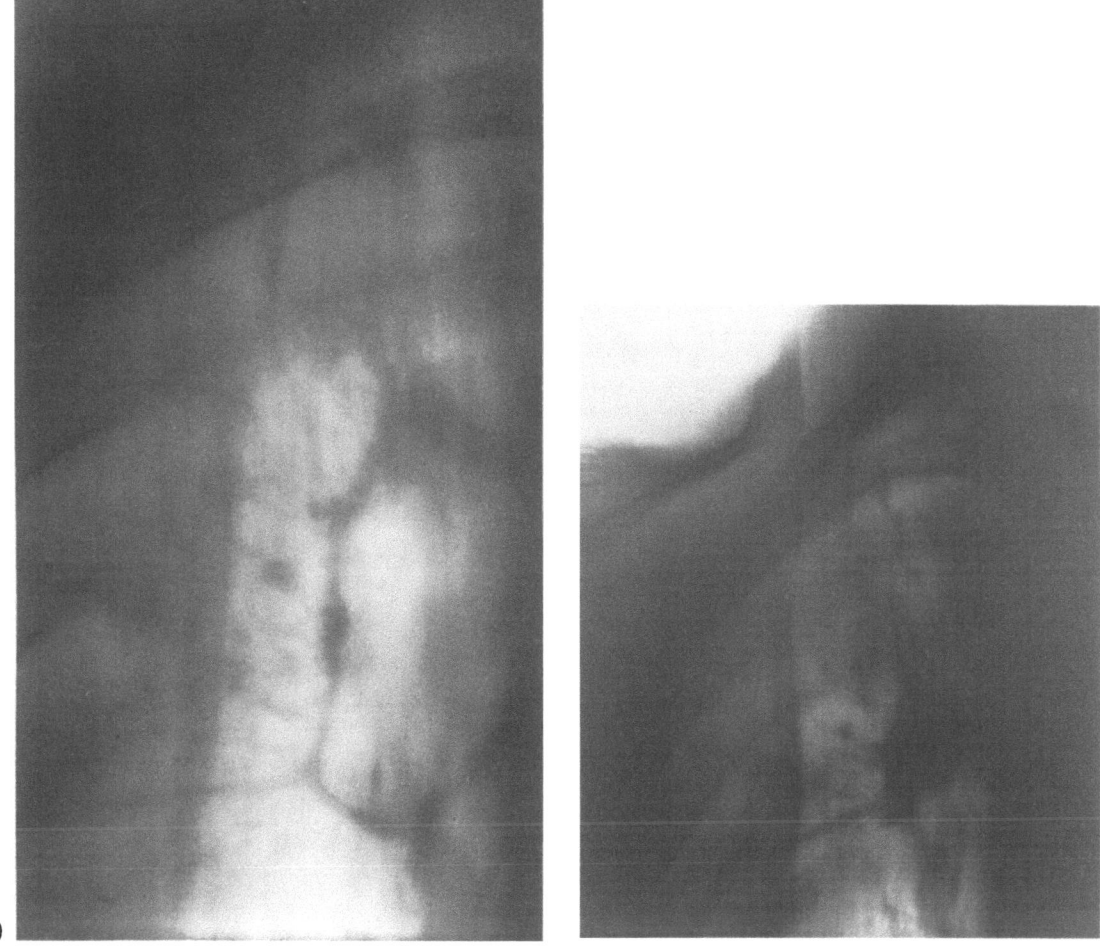

(a) (b)

Abb. 46a u. b. 64jähriger Mann. Rückbildung zum geschlossenen Herd

Abb. 46a. Schichtbild: 6 × 3 cm messende Kaverne rechts paramediastinal (12.7.72)

Abb. 46b. Kontrolle am 9.2.73, Schichtbild: „Rückverwandlung zum geschlossenen Herd"

ren (Abb 46a u. b), STEER (1967) ist zu nennen sowie SUTINEN (1968), die Arbeiten von YASUHIRA und KOBARA (1962) sowie von BIGNAMINI, PETTINATI und TEMPORELLI (1967). Dabei werden Unterschiede gemacht zwischen mit käsigem Material gefüllten Kavernen, im Gegensatz zu „Kavernen, die mit amorphem Zellenmaterial gefüllt seien". In den vollgelaufenen Kavernen, auch wenn sie ein relativ solides „Ruhestadium" darstellen, finden sich im Resektionsmaterial nicht selten vermehrungsfähige Tuberkulosebakterien. Aus dem eigenen Krankengut ist auf die Dissertation von JOHANSEN (1971), im übrigen auf die Angaben von CANETTI (1955) zu verweisen.

Zu den Häufigkeiten der *offenen Kavernenheilung* sind die Angaben von THOMPSON (1955), RENAULT und BERNARD (1957), CORPE und STERGUS (1957), ASP (1968), RINK (1964), JOLY und TOBE (1965), CANETTI et al. (1965) sowie von VOIGT et al. (1967) aufzuführen. Die Quoten liegen zwischen 2% und 15 bis 20%.

PUECH, SCHLESINGER und SAUVAGET haben 107 bullöse Bilder bei insgesamt 550 Kavernen beobachtet; in $^2/_3$ der Fälle bildeten sie sich mit der Zeit weiter zurück, der Rest scheint unbegrenzt weiterzubestehen.

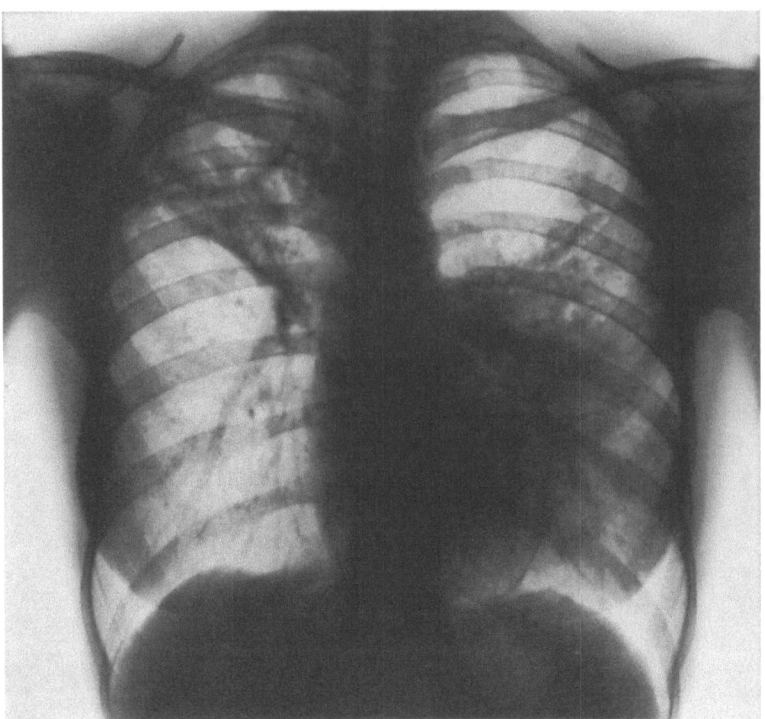

Abb. 47a–d. 27jährige Frau. „Offene Kavernenheilung"

Abb. 47a. Aufnahme vom 2.2.70: Großkavernöse Tuberkulose rechts. Ausgedehnte Infiltration links

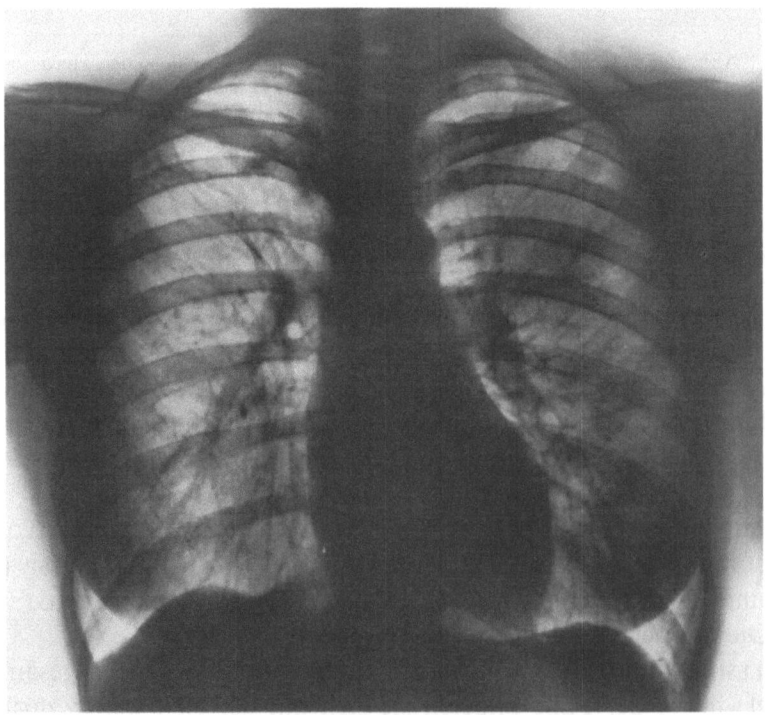

Abb. 47b. Nach 23 Monaten (11.1.72): Zystische Umwandlung der Kaverne rechts. Weitgehende Resorption der Entzündung links

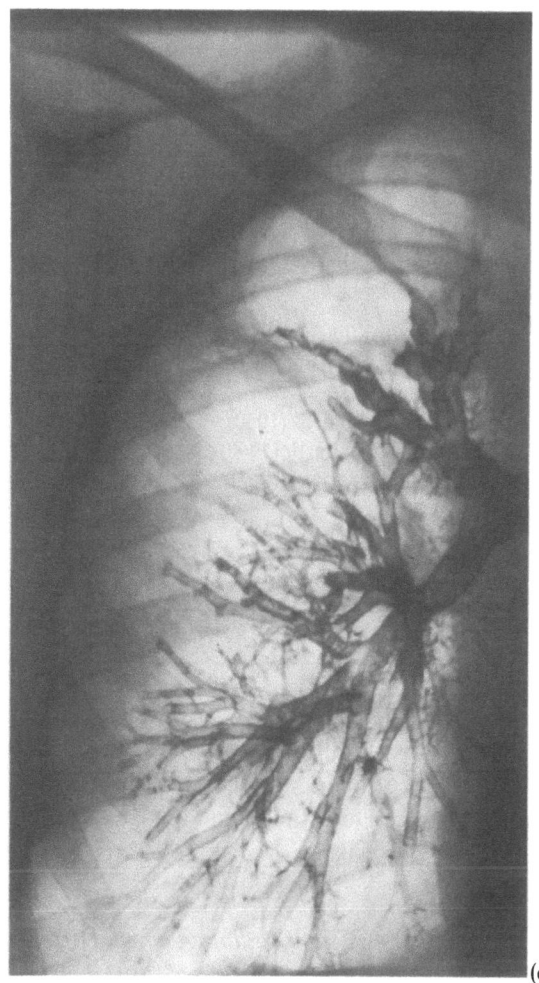

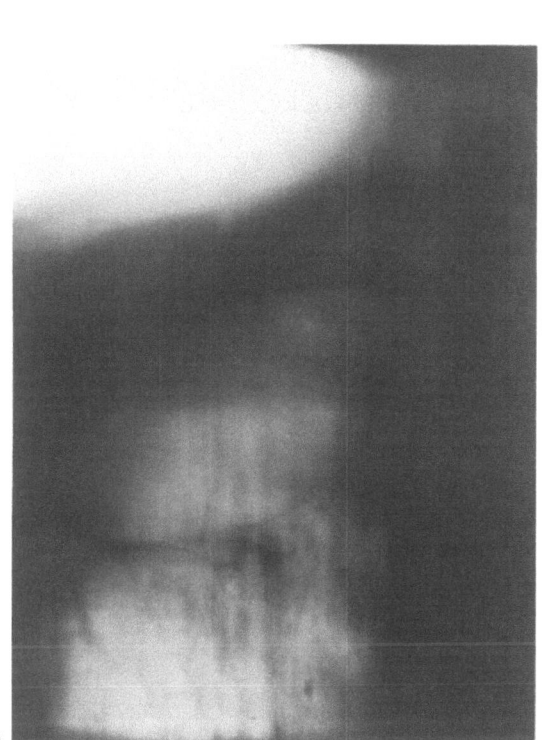

(c)

(d)

Abb. 47c. Schichtbild hierzu

Abb. 47d. Bronchogramm hierzu: Sekundäre „Bronchiektasen"

Wir selbst sind der Auffassung, daß die „offene Kavernenheilung" mit Wahrscheinlichkeit gegenwärtig überwiegt (Abb 47a–d).

Auf die Bedeutung der Isoniazid-Medikation für die Blasenentstehung sind BARRIE und ROULET (1955), BERNOU und BRUN (1955), BERNARD und CARRAUD (1953), CHENEBAULT (1954), JOLY und TOBE (1965), KUHLMANN (1955), PRUVOST et al. (1953) eingegangen. Offensichtlich ist die „offene Kavernenheilung" mit offenem sowohl wie mit geschlossenem Drainagebronchus möglich. Den Aussagen von GALY et al. (1953) sowie von JOLY und TOBE stehen die Auffassungen von GÜRICH (1965), CORPE und STERGUS (1957), BERNOU (1953), PRUVOST, DELARUE, MEYER, DEPIERRE, CANETTI, GROSSET, LE LIRZIN et al. gegenüber. Vermutlich ist die Diskussion müßig. Es gibt keinen sicheren Unterschied der Ausheilungszustände, weder nach dem Ausgangsbefund noch nach der Art der Therapie. Bei jeder Regression einer Tuberkulose trifft eine große Zahl von Faktoren zusammen, die den Ausgang mitbestimmen.

Die Rezidivquote bei der „offenen Kavernenheilung", beim „posttuberkulösen Kavernenrest" ist verschieden hoch angegeben. Insgesamt sind wir der Auffassung, daß die Rezidivquote von der Qualität der Behandlung abhängt und daß der Kavernenrest eine entscheidende prognostische Bedeutung nicht hat. Die Zahlen schwanken zwischen 1,7 und 38%. Einzelheiten sind in der Dissertation von HERMAN (1974) niedergelegt.

Im übrigen sei auf die Arbeiten von TORELLI (1964) und DE CHIARA, von BERNOU und TRICOIRE (1949), BÖSZÖRMÉNYI et al. (1963), von TOUSSAIN-FRANCX (1959), BARÁSZ, UNGÁR und VINCZE (1963) sowie von CARDIS (1957) verwiesen.

Zur Frage der prognostischen Bedeutung der Restkavernen nach erreichter Sputumkonversion verweise ich noch einmal auf EULE und EWERT (1966) (Tabelle 8). Die „medika-

Tabelle 8. Rezidive nach offener Kavernenheilung. (Nach EULE und EWERT)

Nr.	Autoren	Zahl der Patienten	Nach-beobachtungszeit	Gesamt	Rezidive Kavernen	
					dünn-wandig	dick-wandig
1	BERNOU u. BRUN (1955)	25	2–8 Jahre	0		
2	BELL u. Mitarb. (1957)	118	3 Jahre	51 = 43%		
3	BERNOU u. Mitarb. (1957)	46	3 Jahre (verstorben	5 = 10,9% 1 = 2,2%)		
4	BRAUER u. Mitarb. (1958)	94	2^1/$_2$ Jahre	10 = 9,4%	4%	19%
5	WILSON u. Mitarb. (1958)	40	1^1/$_2$–5Jahre	0		
6	MARINO (1959)	21	1 Jahr	13 = 62%		
7	KAMABE u. Mitarb. (1960)	188	3 Jahre	73 = 39%		
8	MINÁRIK u. Mitarb. (1960)	101	1–5 Jahre	32 = 32%	9%	
9	CORPE u. BLALOCK (1962)	457	bis 8 Jahre (verstorben	18 = 4% 48 = 10,6%)	1,6%	9,7%
10	STEINBRÜCK (1963)	39	1 Jahr	2 = 5,2%		
11	RINK (1964)	75	5 Jahre	4 = 5,3%	0	16,7%
	Summe 1–11	1204	1–8 Jahre	208 = 16,8%		

mentöse Behandlung der tuberkulösen Kaverne" stellt den Radiologen insofern vor besondere Probleme, als der „Aktivitätsgrad", die „prognostische Bedeutung" nicht beurteilbar sind: Der Nachweis des „Kavernenrestes" ist nicht das entscheidende Kriterium, sondern der bakteriologische Status bzw. der Behandlungsstatus.

2.2.4.7. Zur radiologischen Differentialdiagnose der tuberkulösen Kaverne

Wir können die Differentialdiagnose der tuberkulösen Kaverne in zwei Hauptgruppen einteilen.

1. Die Vortäuschung von Lungenhohlräumen, „scheinbare Kavernen" und „Pseudokavernen": fälschliche Annahme von Hohlräumen.
2. Die irrtümliche Annahme eines tuberkulösen Ursprungs bzw. einer tuberkulösen Natur wirklicher Hohlräume.

Es handelt sich bei diesem Abschnitt um eines der wichtigsten und schwierigsten Kapitel der Thoraxröntgenologie. Man muß sich beinahe bei allen krankhaften Prozessen, seien sie vaskulärer, entzündlicher oder neoplastischer Natur, ebenso auch bei Mißbildungen, mit Hohlraumbildungen befassen. Es möge hier eine kurze Übersicht genügen: auf die entsprechenden Ausführungen im „Handbuch der Radiologie", für die „Mißbildungen" bei BLAHA (1968), für die „Tumoren" bei SCHULZE, die „Systemerkrankungen" bei RADENBACH, die „Zirkulationsstörungen" bei SIELAFF (1964) wird verwiesen. In allen genannten einschlägigen Werken sind die „Scheinkavernen" aufgeführt. Ich verweise auf FRASER und PARÉ (1970), SIMON (1971), DÜNNER (1958), KANDT (1963), DE CHIARA (1957), WEBER (1948), HAEFLIGER (1954), P.G. SCHMIDT (1949) und auf W. TESCHENDORF (1950).

Die Vortäuschung nicht vorhandener Hohlräume kann durch folgende Phänomene erfolgen:

Pleuralinien,
Pleuraverkalkungen, ringartig angeordnet,

Defekte im Brustwandbereich, beispielsweise nach offener Kavernenbehandlung mit Einschlagung vom Muskellappen.

Rippenanomalien mit Vortäuschung von Ringfiguren.

Vortäuschung durch nicht pulmonale Hohlräume: umschriebener Pneumothorax, abgesacktes Empyem mit innerer Fistel.

Vortäuschung von Hohlräumen durch Veränderung in den Weichteilen, auch Zustände nach Ablatio mammae bzw. Thorakotomie.

Mediastinale Hohlraumbildungen.

Mediastinalabszeß.

Gasgefülltes Ösophagusdivertikel.

Lufthaltiger Megaösophagus.

Gefäßbedingte Ringfiguren.

Bei ZEERLEDER (1953) sind interlobäres, abgesacktes Empyem mit innerer Fistel, intrapleurale Zysten, traumatisches zystisches Hämatom der Pleura sowie Hernien, diaphragmatische wie Mediastinalhernien, genannt.

Der gewöhnlichste Irrtum liegt vor, wenn es sich um „anscheinend ringförmig" angeordnete Gefäße handelt. Ringförmig angelegte Granulome, etwa bei Silikose oder bei Sarkoidose, umschriebene Schrumpfungen mit zentralen Emphysembildungen, etwa bei alter Sarkoidose. Die älteren Zusammenstellungen geben ausführliche differentialdiagnostische Hinweise (SERGENT und PRUVOST, 1937, ZADEK, 1948, ALEXANDER und BAER, 1931, ALEXANDER, 1943). STAUB schreibt als Fußnote (1935): „Der Ausbau der in allerletzter Zeit von CHAOUL begründeten Tomographie wird in besonderem Maße der Kavernendiagnostik zugute kommen."

Eine grobe *Einteilung pulmonaler Hohlraumbildungen* bzw. röntgenologisch darstellbarer Ringbildungen und Bildungen vermehrten Luftgehalts, Hohlräume vortäuschend, würde wie folgt aussehen können:

I. *Mißbildungen,*
   Zysten, Blasen,
   Wabenlungen,
   intrapulmonale Separation bzw. Sequestration,
   enterale Zysten,
   Teratome.
II. *Erworbene Hohlraumbildungen*
   1. Trauma: das zerfallende Hämatom.
   2. Entzündungen.
   3. Parasiten.
   4. Degenerative Hohlraumbildungen.
   5. Systemkrankheiten (M. Hodgkin, M. Boeck).
   6. Gefäßkrankheiten. Infarkt, Periarteriitis nodosa (Sequestration).
   7. Exogen bedingte Hohlraumbildungen: Silikose.
   8. Tumorkavernen.

Eine *andere Einteilung* könnte wie folgt getroffen werden:

I. Die akute Nekrose,
   aus physikalischen Ursachen,
   aus vaskulären Ursachen,
   Tumornekrose,
   entzündliche Nekrosen.
II. Die postnekrotische Kaverne,
   mit sich reinigender Wand,
   mit Organisation, mit Bindegewebsbildung.

III. Reparationsstadien:
   Blasen,
   Zysten,
   Pneumatozelen,
   Narbenblasen.

G. SIMON teilt die Hohlräume wie folgt ein:

Tuberkulöse Kavernen,
Infektionskavernen,
Spannungszysten,
Pilzinfektionen mit Kavernen,
parasitäre Infektionen mit Kavernen,
Bronchialerweiterungen,
Tumorkavernen,
Infarktkavernen (unter Einschluß vaskulärer Läsionen wie beim diffusen Lupus erythematodes und der Wegenerschen Granulomatose),
Blasen,
entwicklungsbedingte Zysten,
Zysten bei Pneumokoniose,
Zysten bei Sarkoidose.

FRASER und PARÉ (1970) geben folgende Übersicht:

Mißbildungen,
Infektionskrankheiten: dabei werden neben den bakteriellen Ursachen Histoplasmose, Kokzidioidose, Kryptokokkose und Aspergillose unter anderen aufgeführt; unter den Parasiten Amöben, Paragonismus, Echinokokkus.
Tumorkavernen,
thromboembolische Kavernen,
immunologische Erkrankungen (Wegeners Granulomatose, rheumatoide nekrotisierende Knoten, Kavernenbildungen durch inhalierte Stoffe: Silikose, Mischstaubpneumokoniose).

Erkrankungen der Luftwege:

Blasen, Bronchiektasen,
posttraumatische Defekte: traumatische Lungenzyste.

Für die Mißbildungen sei noch einmal auf die zusammenfassende Darstellung von BLAHA verwiesen, für die Blasenbildungen auf ZDANSKY (1968), BRÜGGER (1960), MASSHOFF und HÖFER (1968), HUZLY und HOFMANN (1968), ZADEK und RIEGEL (1958), AMGWERD (1967) sowie von UEHLINGER (1966), HAUSSER (1966), BRÜGGER (1966), UNHOLTZ (1966) und SATTLER (1966).

Ein sehr schönes Beispiel von Lungenkaverne bei Periarteriitis nodosa bringt RITTER (1960). Einige Beispiele zur Differentialdiagnose von intrapulmonalen Hohlräumen zeigen die Abb. 48a–e; 49a u. b.

Ich schließe das Kapitel „Differentialdiagnose" wie auch das ganze Kapitel mit einem Zitat von FLEISCHNER (1930):
„Die Differentialdiagnose sollte die Kaverne von intrapulmonalen Höhlen anderer Herkunft unterscheiden. Hier sind uns enge Grenzen gesetzt. Gangränhöhlen, Zerfallshöhlen bei Tumoren, solitäre Bronchiektasen zeigen grob morphologisch und damit grundsätzlich auch im Röntgenlicht keine hinlänglichen Unterscheidungsmerkmale."

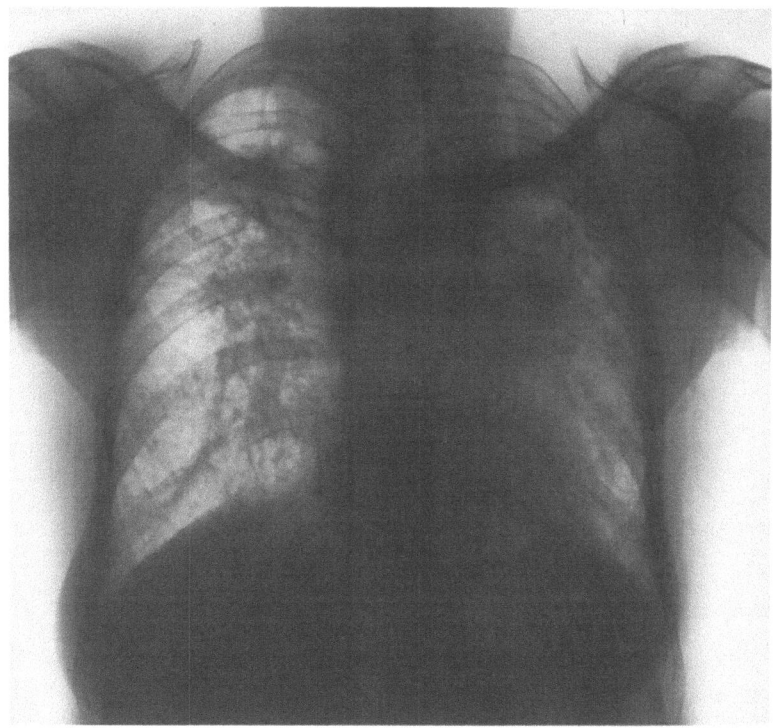

Abb. 48a–e. 58jährige Frau. Sarkoidose mit Höhlenbildung. Aspergillome

Abb. 48a. 1969: Ausgedehnte Höhlenbildungen im linken Oberfeld

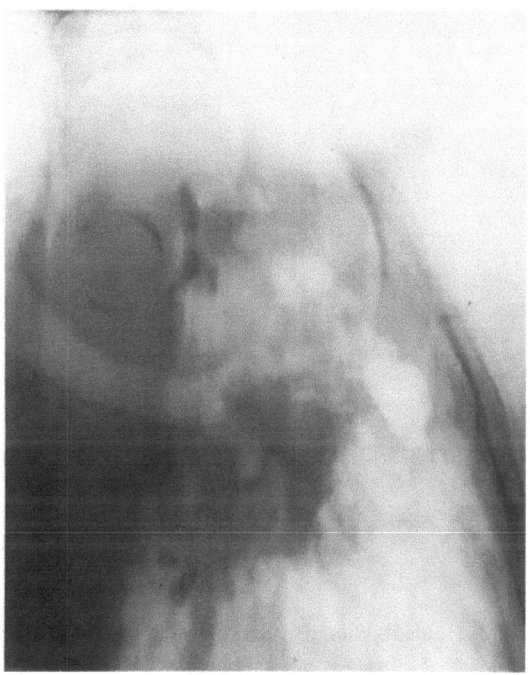

Abb. 48b. Die Höhlen kommen im Schichtbild deutlich zur Darstellung

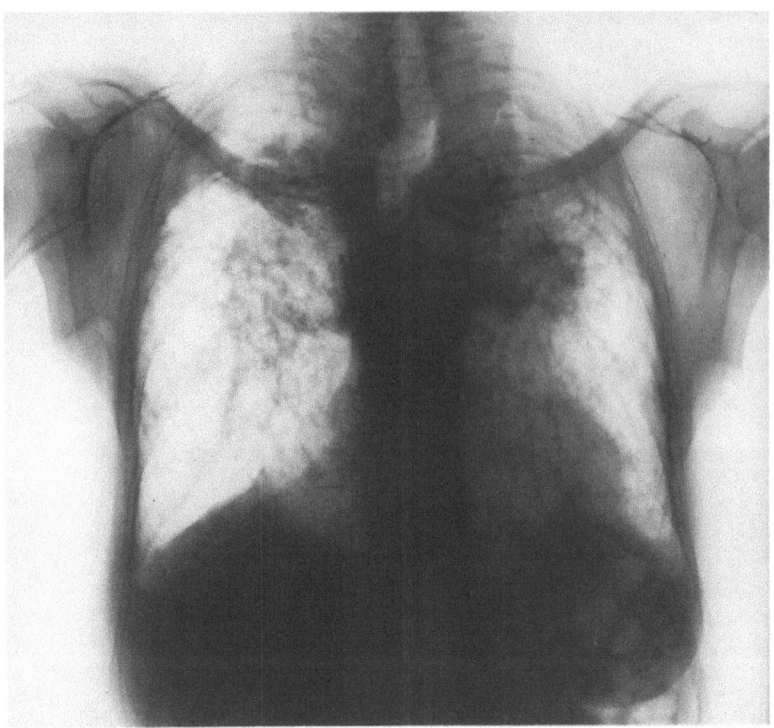

Abb. 48c. Übersichtsaufnahme 1973: Die Höhle ist durch ein Aspergillom ausgefüllt (feiner Luftsaum um das Aspergillom)

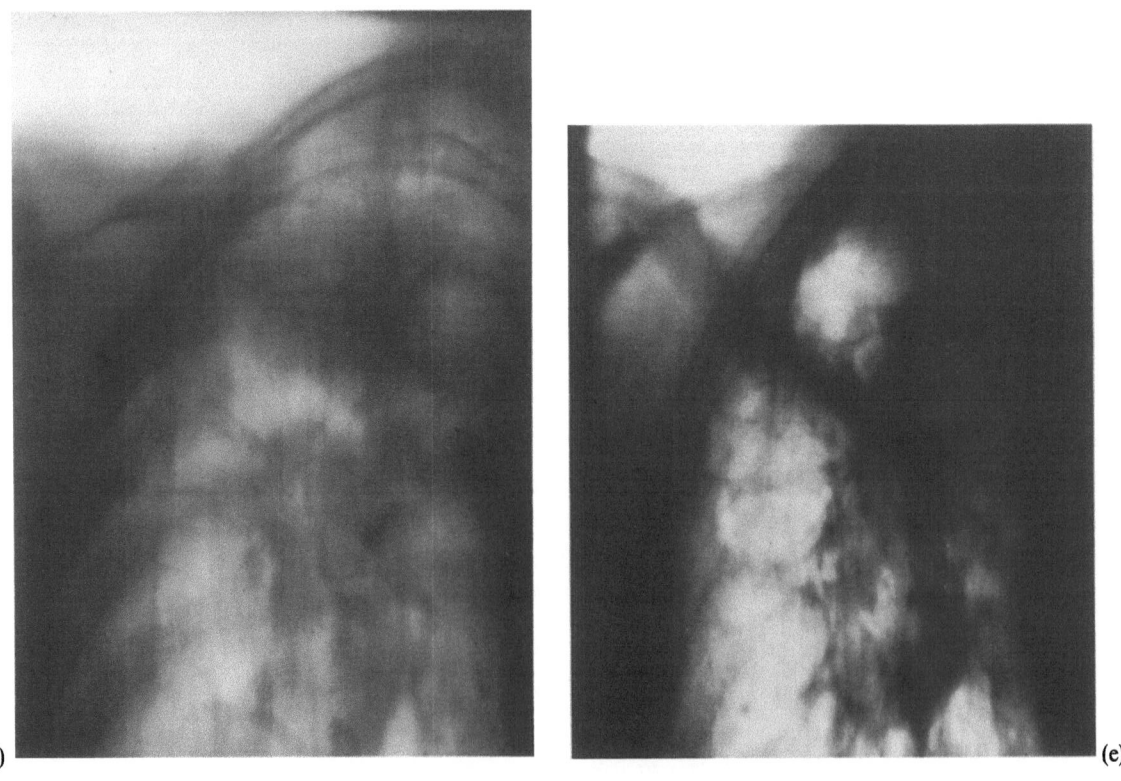

(d)   (e)

Abb. 48d. Höhlenbildung bei Sarkoidose auch rechts (1969)

Abb. 48e. Aspergillom auch rechts. Tod durch akutes Rechtsherzversagen. Bei der Sektion noch floride Epitheloidzellgranulome

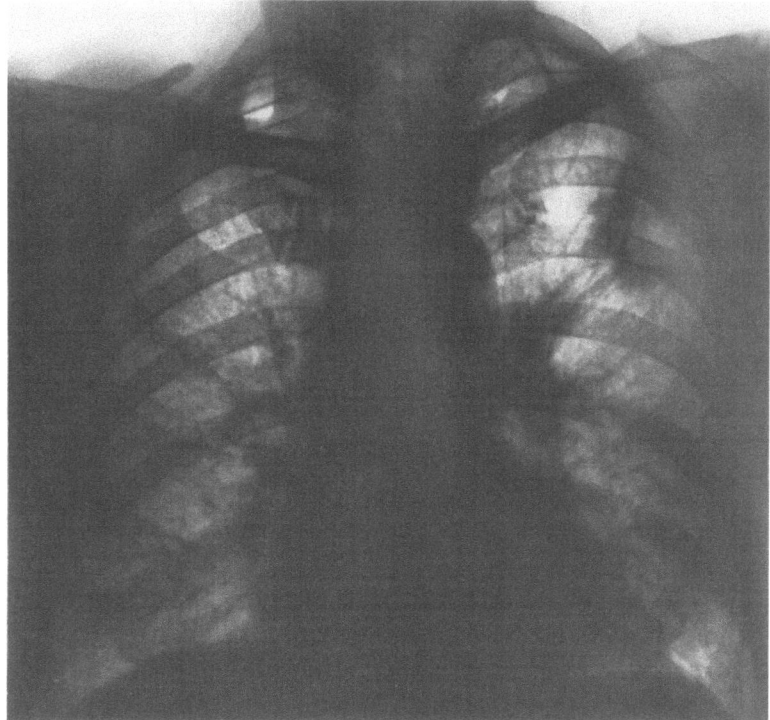

Abb. 49a u. b. 67jähriger Mann. „Krebskaverne". Interstitielle Lungenfibrose

Abb. 49a. Unregelmäßiger Hohlraum lateral im linken Oberfeld. Vermehrte Zeichnung über allen Lungenabschnitten. Kalk im Bereich des linken Hilus

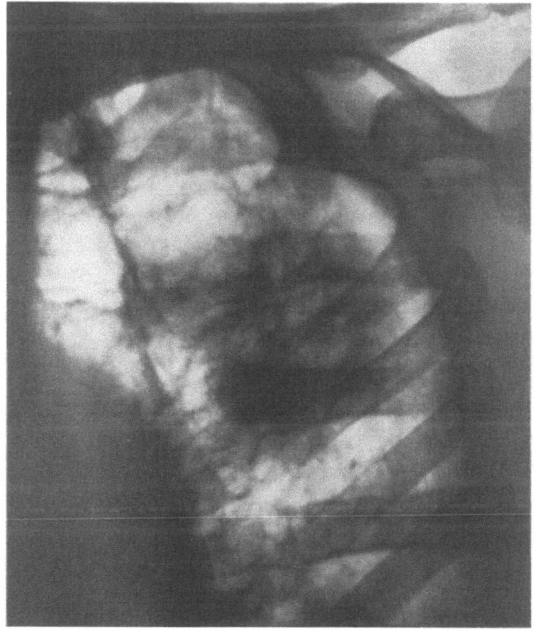

Abb. 49b. Gezielte Aufnahme: Kaverne mit Spiegel. Probeexzision 1, 12.9.67 (offene Lungenbiopsie): Interstitielle Lungenfibrose (muskuläre Zirrhose). Probeexzision 2, 3.10.67: Verhornendes Plattenepithelkarzinom

2.2.5. Radiologische Aspekte der Lymphknotentuberkulose, der Bronchialtuberkulose; Folgen

2.2.5.1. Einleitung

Es handelt sich um ein scheinbar inhomogenes Kapitel: Die Lymphknotentuberkulose reicht von der Begleiterscheinung der Primärinfektion bis zur generalisierten Lymphknotentuberkulose (Abb. 50a u. b) als „selbständiges" Krankheitsbild, die „Bronchialtuberkulose" von minimalen Spitzenherden zum Verschluß der großen Bronchien, die Spätfolgen vom ausgehusteten „Lungenstein" zur tödlichen Blutgefäßarrosion, zur poststenotischen Verödung, zum Parenchymuntergang, zur zerstörten Lunge.

2.2.5.2. Die endothorakale Lymphknotentuberkulose

Ein Gesamtüberblick über die „Rolle des Lymphknotens bei der tuberkulösen Erkrankung" könnte etwa wie folgt aussehen:

1. Der *lymphoglanduläre Anteil des Erstinfekts;* Schleusenfunktion, Filterfunktion, Durchgangsstation.
2. Das *Reservoir für Tuberkulosebakterien:* frühe Streuung, protrahierte Durchseuchung, Spätexazerbation, die lymphoglanduläre endogene Exazerbation (Abb. 51 a–c).
3. *Der kalte Lymphknotenabszeß,* die „tuberculosis colliquativa" mit Durchbruch in: Bronchialbaum, Speiseröhre, Herzbeutel, Pleura, Lungenparenchym.
4. *Die mechanische Spätkomplikation:* Perforation von Lungensteinen in den Bronchialbaum, Arrosion oder Stenose von großen Lungengefäßen.
5. *Der mechanische Faktor der vergrößerten Lymphknoten:* Belüftungsstörungen, Sekretretention, Parenchymuntergang.
6. *Der pathogenetische Indikator:* Nachweis von Hiluskalk als Indikator der durchgemachten Erstinfektion.
7. *Das differentialdiagnostische Problem.*

Auf die großen Übersichten sei verwiesen: UEHLINGER (1953), TANNER (1957), BEITZKE (1954), DUFOURT und DEPIERRE (1954), BLAHA, O. SIMON (1941) sowie von R.W. MÜLLER; schließlich auch auf die Arbeiten von ERICHSON (1953), SCHWARTZ (1950/1951) und von WISSLER. Wesentliche Hinweise ergeben sich aus dem Bericht von SCHÜRMANN und KLEINSCHMIDT (1953) über die Lübecker Säuglingstuberkuloseerkrankungen.

Zur Geschichte der Kenntnis der Erkrankung der endothorakalen Lymphknoten an Tuberkulose ist auf die oben angeführten Arbeiten von SCHWARTZ zu verweisen. Eine sehr sorgfältige Zusammenstellung findet sich bei DUFOURT und DEPIERRE (1954). Dort werden die Berichte von LALOUETTE, CAYOL (1810), LAËNNEC, LEBLOND, BECKER, CLARK und BERTON sowie vor allem von RILLIET und BARTHEZ genannt. Im letztgenannten Werk finden sich auch Hinweise auf Lymphknotenkavernen. Weiterhin werden bei DUFOURT und DEPIERRE die Untersuchungen von LIOUVILLE; CADET DE GASSICOURT; MICHAEL sowie der anschauliche Fall von OEKONOMIDES genannt. Von besonderer Bedeutung sind Untersuchungen von GÖRGÉNYI-GÖTTCHE (1951). Die ältere deutsche Literatur ist bei RIBBERT (1906) sowie bei GOLDSCHMID (1907) zusammengefaßt. Auf die Untersuchungen von BARZÓ und GONDKIEWICZ (1964), HAEFLIGER (1954), HILTZ, MACRAE und QUINLAN (1963), KITTREDGE und FINBY (1966), STEIN (1948), SZÖTS und DANIEL (1963), VOJTEK (1955) sowie von WISSLER (1950) wird hingewiesen.

Zu den Fragen der radiologischen Technik ist in früheren Kapiteln ausführlich Stellung genommen: Auf die Arbeiten von HAEFLIGER, HERZOG (1950), TESCHENDORF (1967), CZARNECKI (1936), MATL (1958), TANNER (1957) und G. SIMON (1971) sowie von BLAHA (1954) wird verwiesen.

Die *radiologischen Aufgaben* stellen sich wie folgt:

Nachweis der vergrößerten Lymphknoten,
Nachweis der Funktionsstörung,
Nachweis der Folgen der Belüftungsstörungen,
Nachweis der Komplikationen.

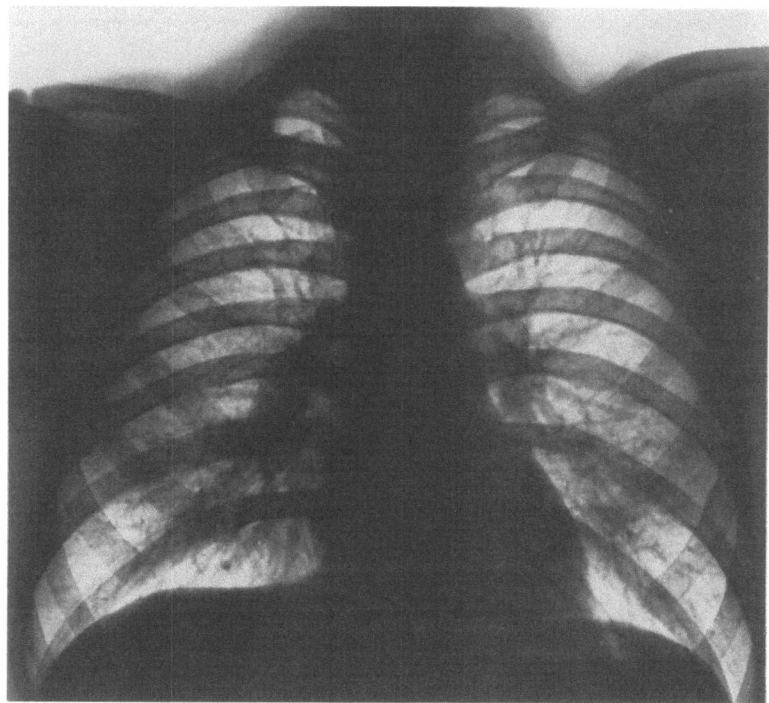

Abb. 50a u. b. 25jähriger Mann. Endothorakale Lymphknotentuberkulose

Abb. 50a. Übersicht: „Vergrößerte Hili beiderseits. Vermehrte Zeichnung in den Lungenfeldern: wahrscheinlich an der Grenze der Sichtbarkeit stehende Streuung. Im Anschluß an den unteren Hiluspol rechts Parenchymbeteiligung wahrscheinlich." Leberpunktion: Epitheloidzellige Granulome

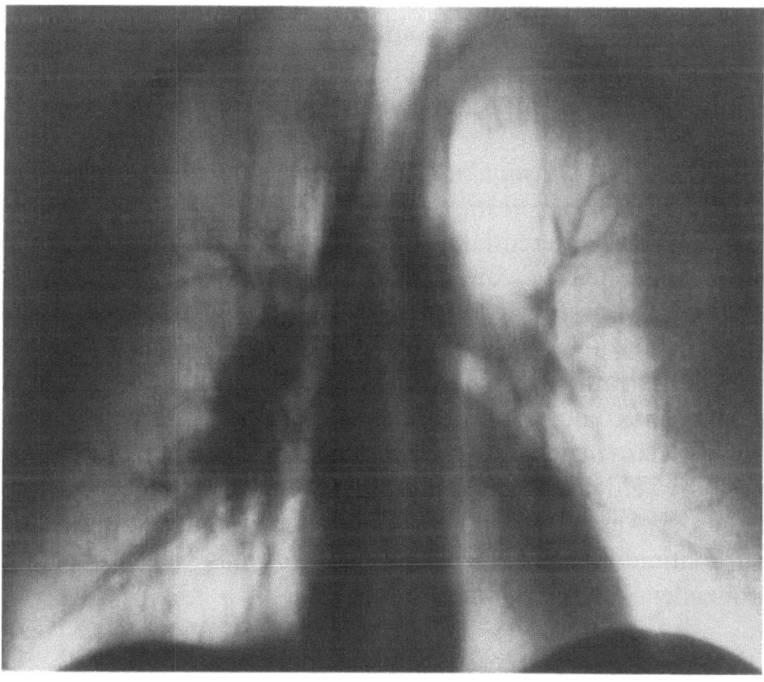

Abb. 50b. Die Lymphknotenvergrößerungen im Bereich der rechten Lungenwurzel kommen auf dem Schichtbild deutlich zur Darstellung

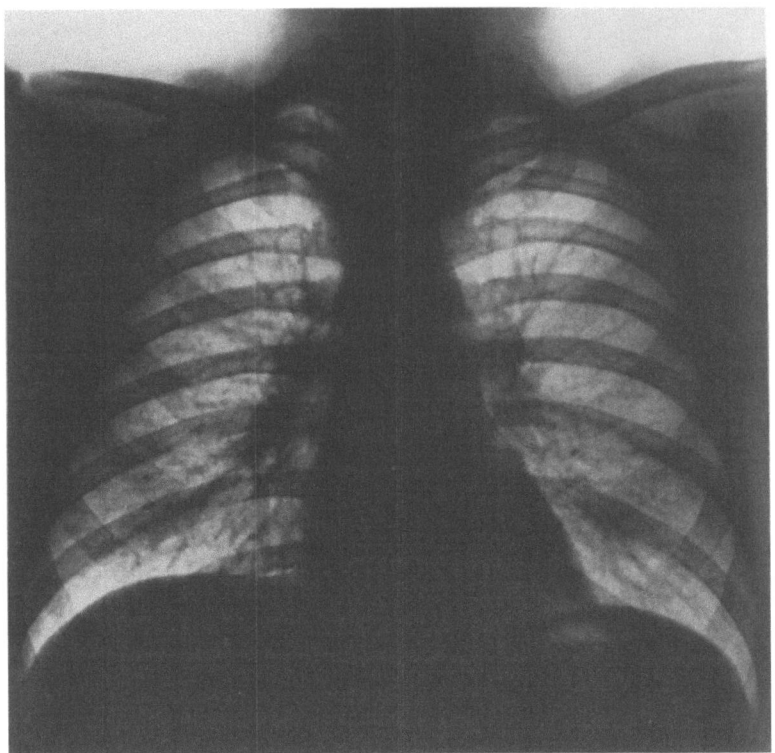

Abb. 51 a–c. 41jähriger Mann. „Die vieldeutige Granulomatose der Lymphknoten." Tuberkulinprüfung negativ. Histologie: „Epitheloidzellige Granulome, vereinzelt Nekrosen. Ziehl-Neelsen-Färbung: einzelne säurefeste Bakterien"

Abb. 51 a. Herdsetzungen im Anschluß an die rechte Lungenwurzel; fragliche Mediastinalverbreiterung

Voraussetzung für die Beurteilung des Hilus ist die „Auflösung in seine Bestandteile". Dazu gehört die Kenntnis der Gefäßschatten, des Arterienverlaufs, des Verlaufs der Venen, sowohl der Pulmonalvenen wie der Körpervenen, wie V. cava und V. aszygos. Der Bronchialbaum ist nur bedingt schattengebend. Er kann freilich als Aufhellungsband erkennbar sein.

Der Nachweis vergrößerter Lymphknoten im Hilusbereich gehört zu den schwierigsten Aufgaben der radiologischen Diagnostik.

Für die Diagnose und Differentialdiagnose von Lymphomen des Mediastinums ist auf den entsprechenden Beitrag von R. KRAUSS sowie von H. BLAHA im Handbuch der Radiologie zu verweisen, ferner auf die Arbeiten von KITTREDGE und FINBY (1966), MASSIAS und NGUYEN-DINHHAO (1949), MELLETIER et al. (1949) und von PERÄSALO (1950).

Die Bedeutung der intrathorakalen Lymphknotentuberkulose sollte, auch ohne Rücksicht auf die möglichen Komplikationen, nicht unterschätzt werden. Die Lymphknotenschwellung ist häufig das einzige und erste sichere Zeichen einer tuberkulösen Infektion; sie kann dem Positivwerden einer Tuberkulinprüfung vorausgehen. Und wie eingangs erwähnt, kann sie der Ausgangspunkt der phthisischen Entwicklung sein: Hämatogen, bronchogen per continuitatem und Ursache schwerer, das Organ oder auch das Leben des Wirts bedrohender Komplikationen.

2.2.5.3. Lymphknoteneinbruch in das Bronchialsystem

Zu diesem Problem sei auf die monographischen Darstellungen von SCHWARTZ (1948, 1952 und 1959) sowie auf seine zahlreichen Einzelveröffentlichungen verwiesen. Weiterhin

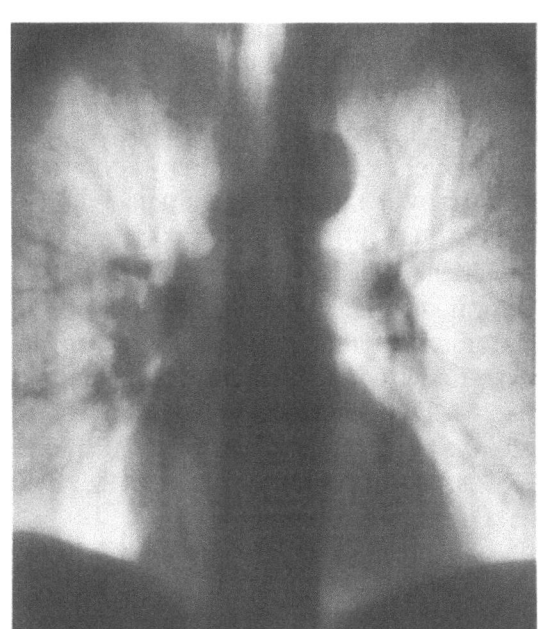
(b)

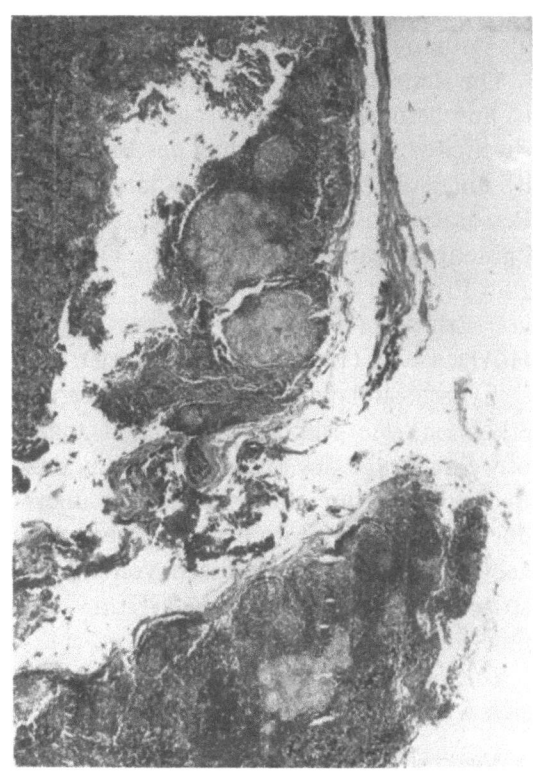
(c)

Abb. 51 b. Schichtaufnahme mit Ausgleichskörper: Vergrößerung von Lymphknoten im Bereich des rechten Hilus wahrscheinlich

Abb. 51 c. Histologie: Epitheloidzellige Granulome, vorwiegend produktive Veränderungen (vereinzelt säurefeste Stäbchen). II Begleitende Lymphknotentuberkulose

ist auf die Arbeiten von ARNSTEIN (1931, 1934), BEHREND (1951), DUFOURT (1946), DU-FOURT und MOUNIER-KUHN (1946), GÖRGENYI-GÖTTCHE und KASSAY (1947), LEITNER (1950), LEMOINE et al. (1951), LÉVI-VALENSI et al. (1951), GEISSBERGER (1944), von STEINER, UEHLINGER (1942, 1950), G. SIMON (1951), SUTER und ISELIN (1951) aufmerksam zu machen. Eine ausführliche Darstellung der Probleme ist durch BRÜGGER (1955) erfolgt.

Die historischen Daten finden sich bei SCHWARTZ in den monographischen Darstellungen sowie in der Wiener Zeitschrift für Innere Medizin 1953. Die Lehre von den Bronchiallymphknoteneinbrüchen und von der Entwicklung der Aspirationsinfiltrate mag eine ähnliche Bedeutung haben wie die frühere Lehre von den Frühinfiltraten. Ihr Wert liegt im Anstoß zur subtileren Beobachtung der pathogenetischen Zusammenhänge, soweit sie eben faßbar sind. Und die Bedeutung liegt ja nicht nur in den Prozentzahlen, sondern darin, daß der Bronchialeinbruch ein Ereignis mit schweren unmittelbaren Folgen: Aussaat, Asphyxie und endobronchiale Ausbreitung, sondern auch mit mittelbaren Folgen wie Bronchialstenosen, Bronchiektasen, persistierenden Luftleeren und schließlich mit Fibrothorax ist (BLAHA, 1954). Dort werden auch die Befunde von LAËNNEC (1826), SCHÜRMANN (1925), WIESE (1925), SIMON und REDEKER, ENGEL und PIRQUET (1930), FLEISCHNER (1935), STEMMLER und OTTO (1939) angeführt; weiter werden die Berichte von GEISSBERGER (1944), GÖRGENYI-GÖTTCHE und KASSAY (1947), KOURILSKY (1950), ROGSTADT (1951), STEINER (1946, 1949, 1951), STEINER und GEISSBERGER (1943), UEHLINGER (1950) sowie von WISSLER (1950, 1958) genannt. Ausführlich befaßt sich der Ergebnisbericht von BEITZKE von 1954 mit diesem Problem; dort ist auch die Literatur zusammengefaßt. Auf die sorgfältige Zusammenstellung von DUFOURT und DEPIERRE sei noch einmal verwiesen. Dort findet sich ein ausgedehntes Literaturverzeichnis, ebenso als Anhang zur Monographie von Huzly und Böhm (1955).

Die Bedeutung des Lymphknoteneinbruchs in das Bronchialsystem beim Erwachsenen ist anscheinend regional verschieden und abhängig von der epidemiologischen Situation. Zweifellos ist die Bedeutung des Bronchiallymphknoteneinbruchs im Kindesalter zeitweilig unterschätzt worden. So konnte Doesel (1963) bei 257 Primärtuberkulosen in 31% Perforationen feststellen. Hillerdal (1963) nimmt bei Primärtuberkulosen eine Lymphknotenperforation von 16% an. Die Kasuistik, die allgemein informierenden Arbeiten zum Problem des Lymphknoteneinbruchs sind zahlreich. Zu nennen wären die Berichte von Ehrner (1951), E.J. Fischer (1953), Goldshtein, Kurakov und Shtern (1964), Höyer Dahl (1953), Scheidemandel (1954), Wissler (1950).

Tanner sind die nachfolgenden Literaturübersichten (Tabelle 9) entnommen. Sie lassen erkennen, wie sehr die Häufigkeitsangaben schwanken. Die Differenzen sind, wie so oft, eine Frage des Suchens und der dazu verwandten Methoden. Realdifferenzen und Beobachterirrtum gehen ineinander über. Tanner findet lymphadenogene Schädigungen der Bronchialwand im eigenen Krankengut in 7,3%. Die Bevorzugung der rechten Seite geht, neben den Ergebnissen von Tanner, aus weiteren zahlreichen Untersuchungen so von Dufourt und Mounier-Kuhn, Engel, Kalbfleisch (1932), Engel, Paunz (1940) und von Schick (1910) hervor.

Die Formen des Durchbruchs tuberkulöser Lymphknoten in den Bronchialbaum lassen sich wie folgt zusammenfassen:

1. Vorstufen.
2. Die akute Perforation.
3. Die chronischen Formen.
4. Die Heilungsstadien, die Residuen (Beispiele Abb. 52a–d, 53a–d).

Tabelle 9. Literaturübersicht Lymphknotenperforationen. (Nach Tanner, 1957)

a) Statistik anhand autoptischer Befunde

Autor	Material	Zahl der untersuchten Fälle	Perforationen	Narben nach Perforationen
Ghon (1912)	primoinfizierte Kinder	170	30 (17,1%)	
DeVelasco (1932)	primoinfizierte Kinder		(18,7%)	
Kutscherenko (1943)	primoinfizierte Kinder	85	5 (6%)	
Görgényi und Kassay (1947)	primoinfizierte Kinder	17	8 (47%)	
Görgényi (1951)	Kinder (alle an Tuberkulose gestorben)	79	9 (11,3%)	
Uehlinger (1952)	Kinder und Jugendliche (mit hämatogener Frühgeneralisation)	114	8 (7%)	
Arnstein (1934)	50–90jährige Erwachsene (allgemeine Abteilung)	1132	51 (4,5%)	132
Auerbach (1949)	Erwachsene (an Tuberkulose gestorben)	1000	12 (1,2%)	
Schwartz (1949)	Erwachsene (allgemeine Abteilung)	426	36 (8,4%)	104
Uehlinger (1942)	Spätprimärinfektionen	72	13 (18%)	
Uehlinger (1952)	Spätprimärinfektionen	148	17 (11%)	

b) klinische Beobachtungen über Lymphknotenperforationen
(Kinder)

Autor	Material	Zahl der untersuchten Fälle	Perforationen[a]
SOULAS und MOUNIER-KUHN (1949)	primoinfizierte Kinder	72	15 (20%)
CAREZ und BRUNINX (1950)	primoinfizierte Kinder	138	33 (23%)
GÖRGÉNYI und KASSAY (1950)	röntgenologisch „Epituberkulose"	28	18
LEMOINE und FAYANCE (1950)	primoinfizierte Kinder	65	14 (21%)
JEUNE, MOUNIER-KUHN, BÉTHENOD, POTTON (1951)	primoinfizierte Kinder	96	30 (31%)
ROGSTAD (1952)	primoinfizierte Kinder	41	6 (14%)

[a] 25mal Granulationen und Ödem = fragliche Perforationen, zusammen 70%.

(Erwachsene)

Autor	Material	Zahl der untersuchten Fälle	Perforationen	Fragliche Perforationsnarben nach Perforationen	Prozent der insgesamt durch Lymphknoten geschädigten Bronchien
MYERSON (1941)	Erwachsene mit Lungentuberkulose	572	3 (0,5%)		
FROSTE (1950)	Erwachsene mit Lungentuberkulose	420	5 (1,2%)		
SUTER und ISELIN (1951)	Erwachsene mit Lungentuberkulose	192	12 (6%)	9	11
BOUCHER (1951)	primoinfizierte Erwachsene	125	17 (14%)	12	23
VAKSVIK (1952)	tuberkulöse Erwachsene	735	16 (2,2%)	73	10
HUZLY (1953)	tuberkulöse Erwachsene	650	9 (1,4%)	13	3,4
Eigene Beobachtungen	tuberkulöse Erwachsene	562	13 (2,5%)	38	7,3

Der Sitz der Bronchiallymphknotendurchbrüche findet sich, wie bereits erwähnt und von JEUNE, MOUNIER-KUHN und POTTON (1951) und ROMAIN (1952) betont, häufiger rechts als links. Der Mittellappen ist wegen seiner zahlreichen benachbarten Lymphknoten besonders häufig befallen (BEITZKE). Die Zeit von der Erstinfektion bis zum Bronchiallymphkноteneinbruch wird verschieden angegeben; in der einschlägigen Literatur werden Wochen, Monate und Jahre genannt; dabei findet sich wohl nach GÖRGENYI-GÖTTCHE und nach SCHWARTZ das Maximum in den ersten 4–6 Monaten. Sehr frühe Einbrüche, Wochen nach der Erstinfektion, scheinen möglich. BEITZKE beschreibt das rasch verkäsende perifokale Entzündungsinfiltrat, das die Gewebe der Bronchialwand durchdringt und überflutet; dabei bleiben nicht selten die widerstandsfähigeren Knorpelringe längere Zeit als überbrückende Spange bestehen. Häufig sind, wie bereits erwähnt, Granulationen, entzündliche Pseudotumoren, die histologisch aus „einem wenig charakteristischen Granulationsgewebe" bestehen (BEITZKE) nachweisbar. Zu den chronischen Formen ist die Tuberkulose der großen Bronchien mit ausgedehnteren Verkäsungsarealen zu zählen, ebenso die Bildung einer sogenannten Lymphknotenkaverne (ARNSTEIN, 1934, BRÜGGER, KUTSCHERENKO, 1943, PAUNCZ, 1923, SCHWARTZ, 1950, UEHLINGER, WURM, 1954).

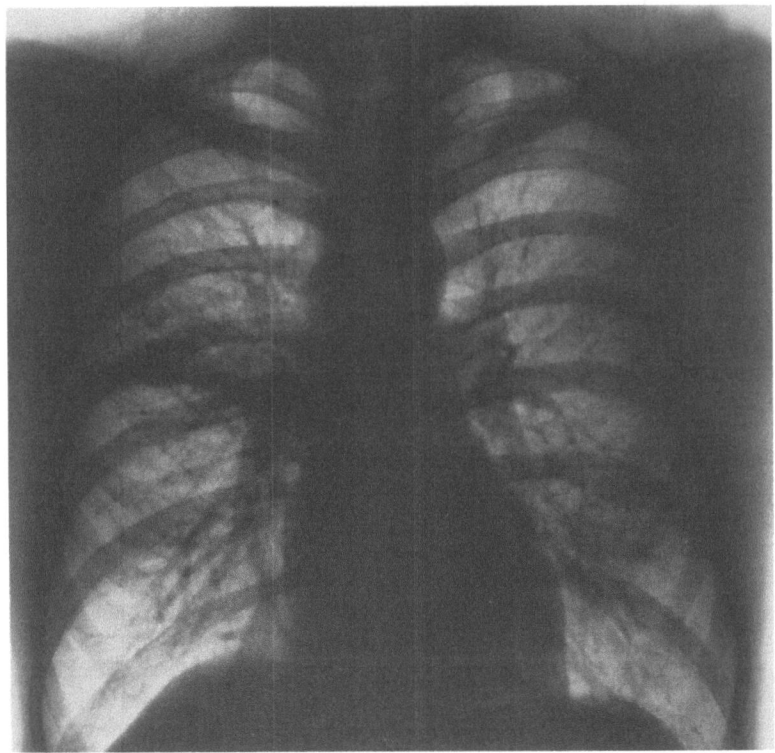

Abb. 52a–d. 19jähriger Mann. Lymphknoteneinbruch; mediastinale Lymphknotentuberkulose

Abb. 52a. Lymphome im Hilusbereich. Flächige Verschattung der basalen Oberlappenpartien

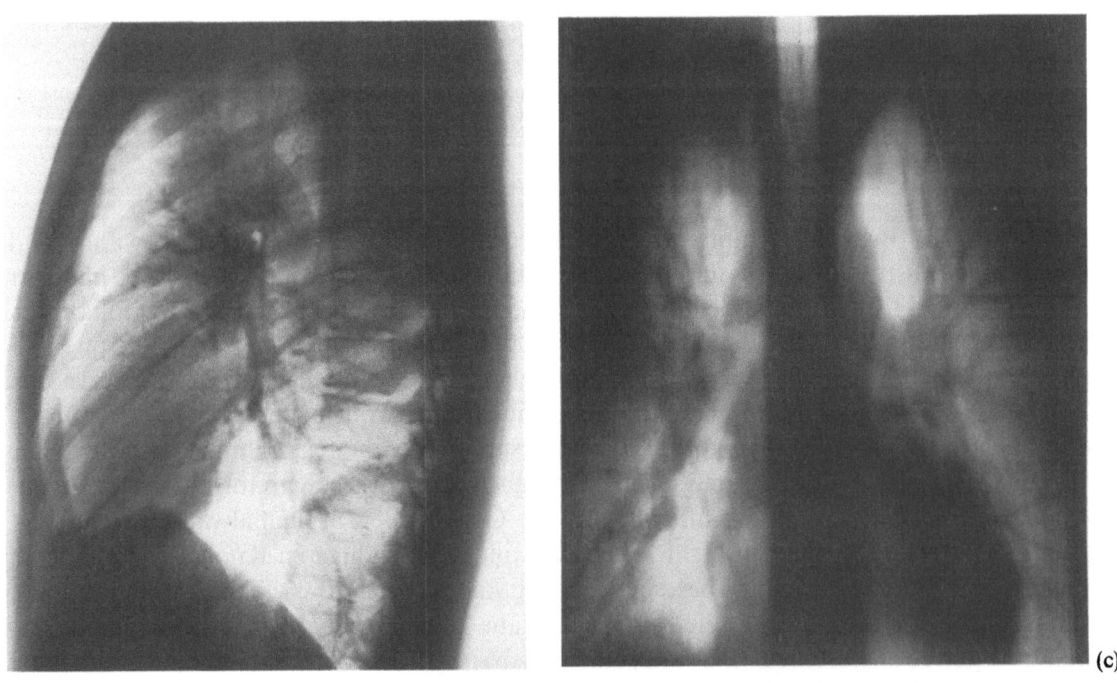

(b)   (c)

Abb. 52b. Aufnahme im seitlichen Strahlengang: große Lymphknoten. Einstreuung nach kranial-anterior

Abb. 52c. Schichtbild: Lymphknotenvergrößerung sehr eindrucksvoll

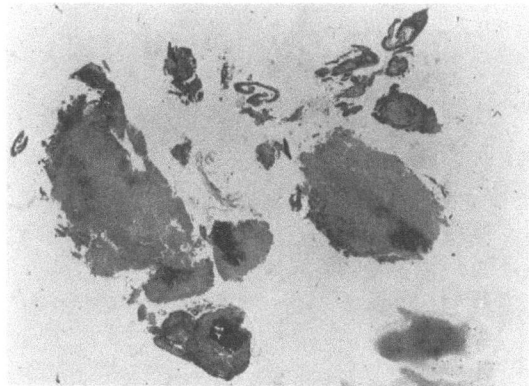

Abb. 52d. Bronchoskopisch: Käsige Massen im intermediären Bronchus. Histologie: Ulkus, Granulationsgewebe. Koagulationsnekrose mit Verkalkung. Offensichtlich Exazerbation eines älteren Prozesses

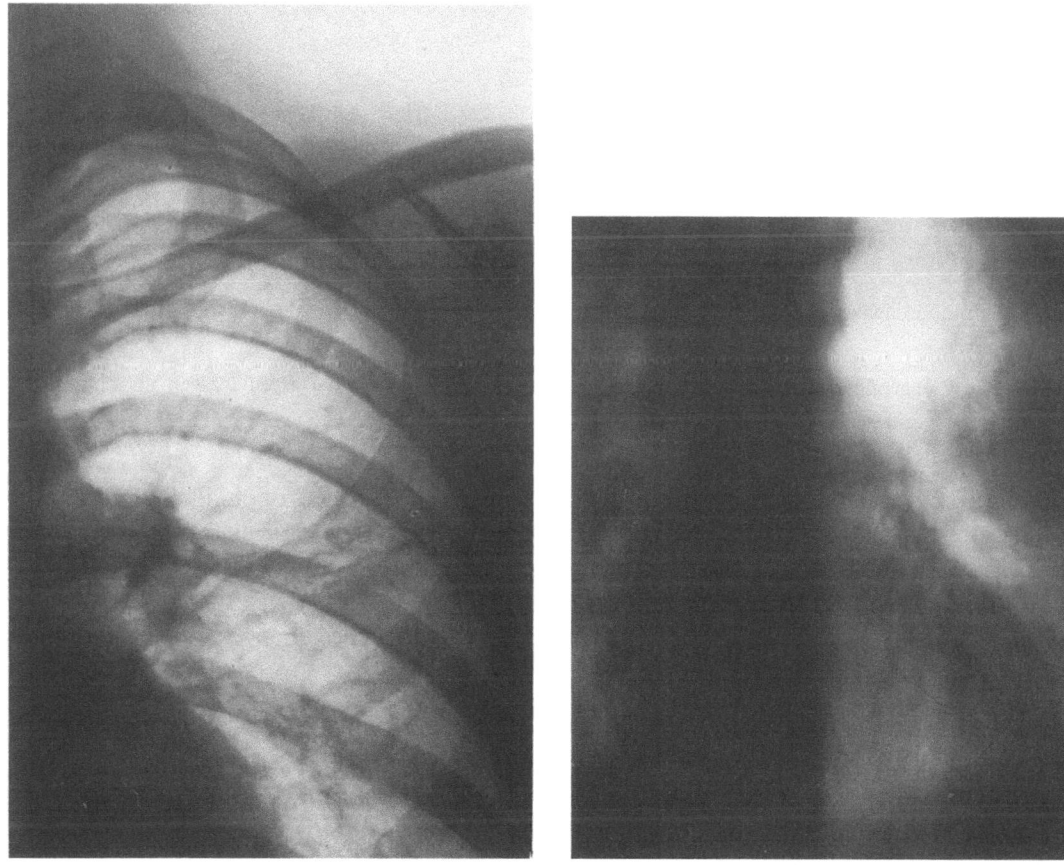

(a)   (b)

Abb. 53a–d. 17jähriger Mann. Lymphknoteneinbruch links

Abb. 53a. Übersicht: Verbreiterung des Mediastinums wahrscheinlich; Vergrößerung der linken Lungenwurzel. Flächige Verschattung im linken lateralen Mittelfeld

Abb. 53b. Die Schichtaufnahme zeigt zusätzlich Verschattungen, entsprechend dem Verlauf der basalen Bronchien; „Luftbronchographie"

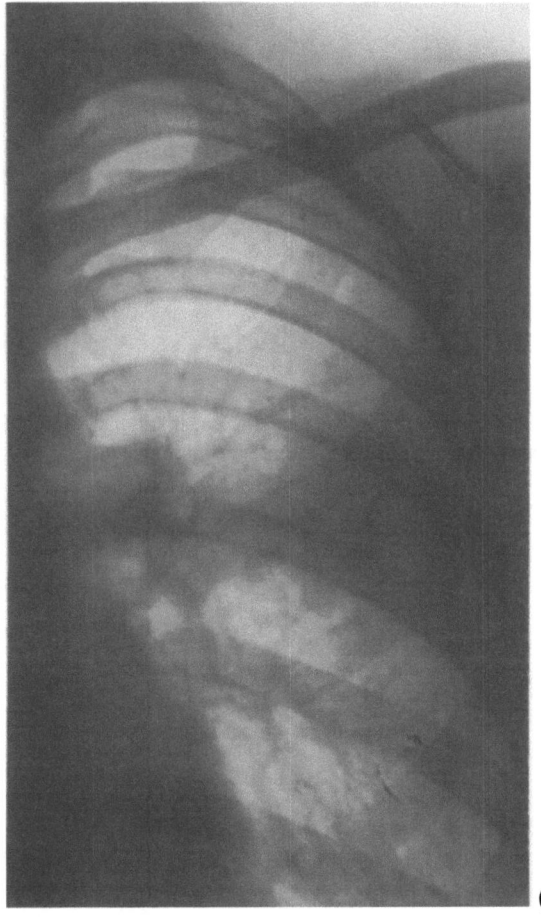

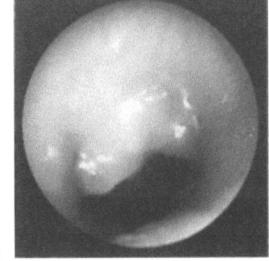

(c)   (d)

Abb. 53c. Endobronchiale Fotografie: Ausgedehnte Vegetationen im Bereich des Oberlappenabgangs links. Histologie: Epitheloidzellige Granulome

Abb. 53d. Lungenübersicht nach 4 Monaten: Weitgehende Rückbildung der großflächigen Verschattung

Die Endzustände können sowohl in der Bronchialstenose, im Bronchialverschluß bestehen als auch in der Abheilung zur unauffälligen, flachen Narbe. Eine Epithelialisierung der „Hiluskaverne", des verbleibenden Defekts nach Ausstoßung, nach Sequestrierung des Lymphknotens, kann eintreten.

Die radiologischen Befunde beim Lymphknoteneinbruch gehen aus dem Gesagten hervor. Die Aufgaben bestehen im

1. *Nachweis* der Lymphknoten. Hier können wir auf die eingangs gemachten Ausführungen verweisen.
2. *Nachweis* der endobronchialen Massen. Wir werden hierauf im Kapitel Bronchialtuberkulose im engeren Sinn zurückkommen.
3. *Nachweis* der Folgen des Einbruchs: „Äquisektoriale" Einstreuungen, Segmentverschattungen, aber auch bronchopneumonische Prozesse. DOESEL (1963) nennt 35% fleckig-streifige Aspirationsinfiltrate, 30% homogene und keilförmige Verschattungen. Auch hier sind wieder die funktionellen Röntgenzeichen zu erwähnen, das Mediastinalwandern, das „lobäre Emphysem", das Nachhinken der betroffenen Seite, sowohl in bezug auf Brustwand wie auch Zwerchfell: Atelektasen, Mediastinalverziehung (Abb. 54a–d).

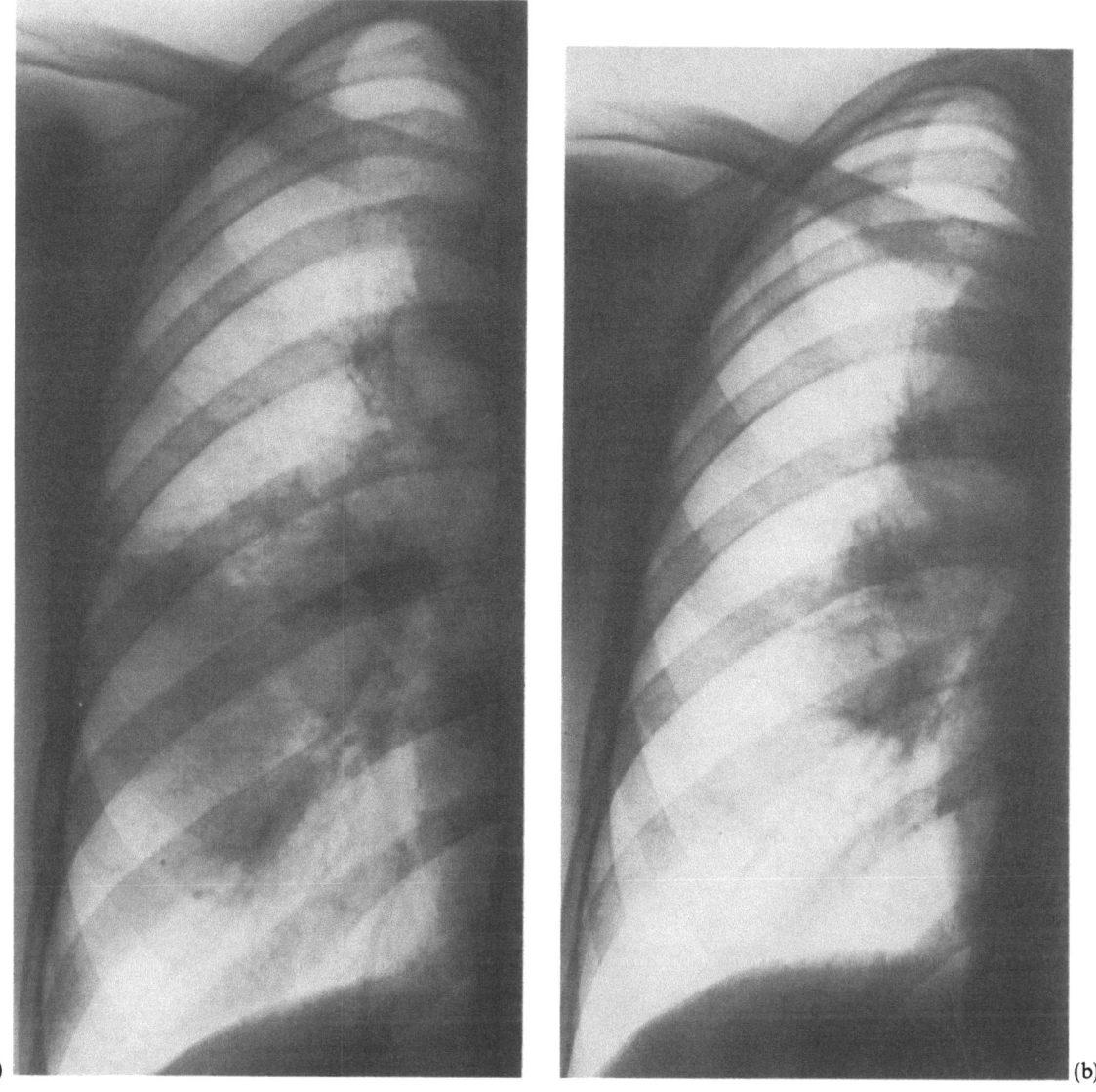

(a)   (b)

Abb. 54a–d. 17jähriger Mann. Sehr große Lymphknotenmassen rechts paramediastinal und im Hilusbereich; wiederholte Perforationen

Abb. 54a. Aufnahme vom 6.8.71; schwer krank, hochfieberhafte Temperaturen

Abb. 54b. 29.12.71: Aufnahme nach Entleerung käsiger Massen

DOESEL erwähnt, daß Lymphknotenperforationen ohne faßbare Röntgenveränderungen vorliegen können. Zu achten ist nach GÖRGENYI-GÖTTCHE auch auf den Bifurkationswinkel, der nicht über 85 Grad betragen soll. MOUNIER-KUHN, JEUNE und POTTON (1951) weisen darauf hin, daß im Röntgenbild sehr häufig sichere Hinweise fehlen.

Die Vielfalt der Röntgenzeichen, vom fehlenden Befund bis zur Zerstörung eines Lungenflügels, geht auch aus den Berichten von DUMITRESKU und BERCHA (1962), EHRNER (1950), HECKING und LIMBURG (1950) hervor. Zu erwähnen ist schließlich noch, daß Perforationen tuberkulöser Lymphknoten in die Pleurahöhle, in den Herzbeutel, in Blutgefäße, in die Speiseröhre sowie in das Mediastinum vorkommen (Abb. 55a–c).

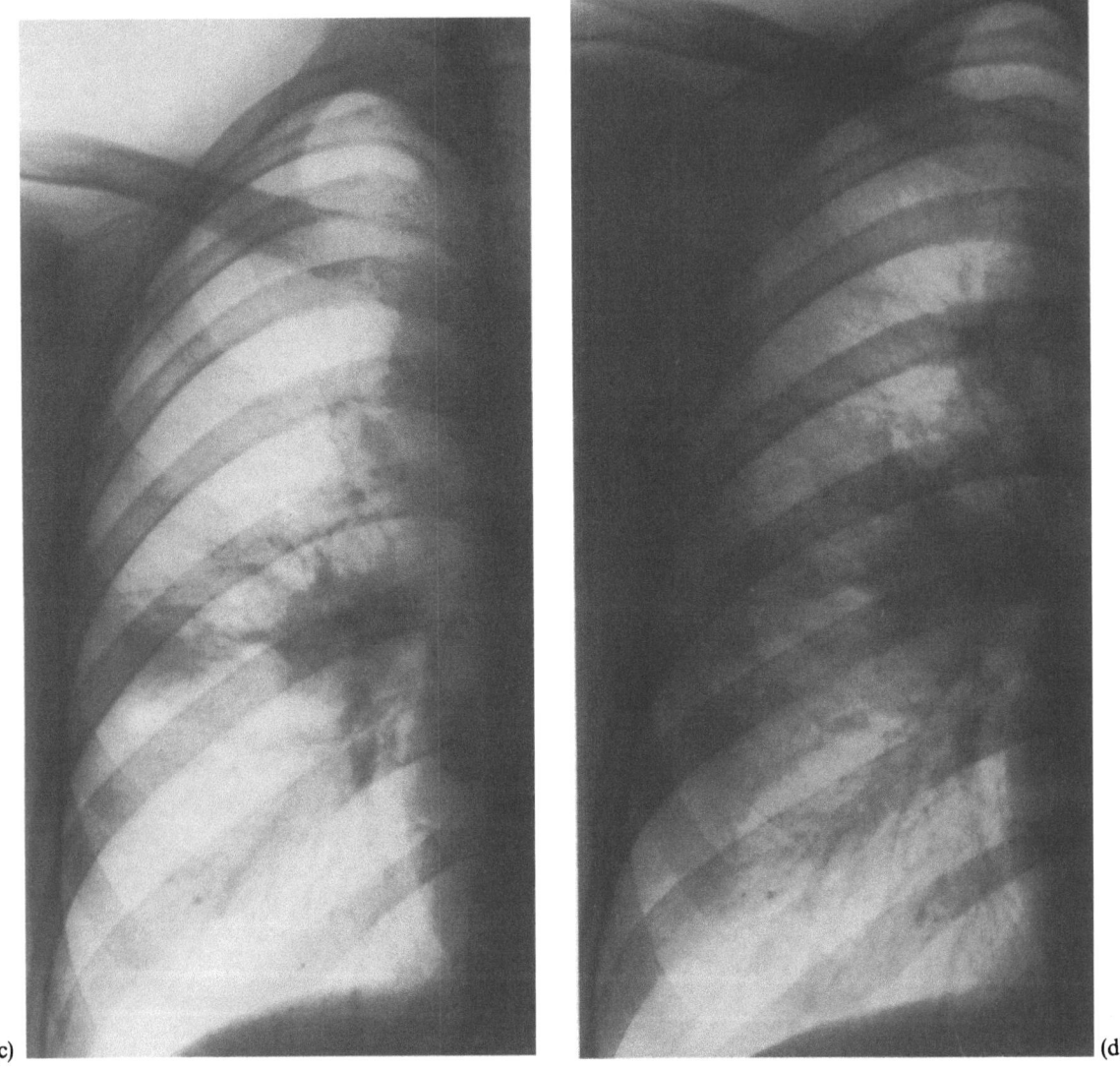

(c)   (d)

Abb. 54c. 3.2.72: Einstreuung in das rechte Mittel-Unterfeld

Abb. 54d. 6.3.72: „Segmentale Verschattung". Bronchoskopisch reichlich Käsemassen. Schwierige Erregerdiffe-
renzierung: regelmäßig säurefeste Stäbchen nachweisbar, die kulturelle Züchtung außerordentlich erschwert

Wir sehen im Lymphknoteneinbruch einen wichtigen pathogenetischen Faktor, zumindest in vielen Regionen der Welt und unter bestimmten Altersbedingungen, insbesondere
bei der Tuberkulose der Kinder und Jugendlicher und im Alter. Es ist verständlich,
daß diese Phänomene in den Breiten des Berichterstatters wenig eindrucksvoll sind,
wenn die Infektionsquote der Zehnjährigen um 1–2% liegt. Allerdings ist die Bedeutung
des Lymphknoteneinbruchs auch nach den Untersuchungen erfahrener Pathologen (v.
ALBERTINI, O. KOCH, 1952, KÖNN, 1952, v. MEYENBURG, 1951, ROMAIN, UEHLINGER
und WURM) keineswegs allgemein als überwiegender pathogenetischer Faktor anerkannt.
Es handelt sich um Befunde, die radiologisch in ihren pathogenetischen Zusammenhängen
schwer zu fassen sind.

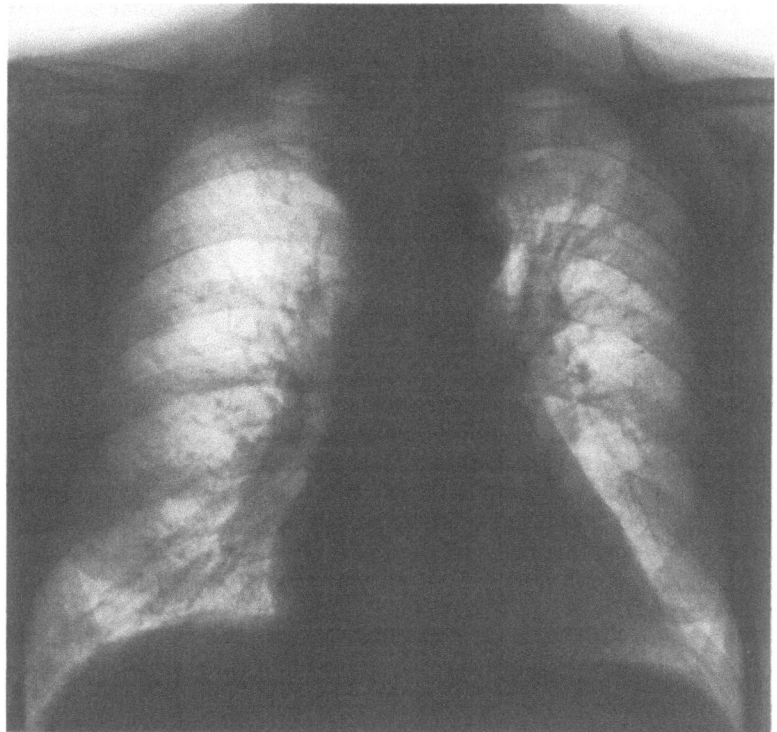

Abb. 55a–c. 81jähriger Mann. Lungentuberkulose; *Lymphknoteneinbruch rechts.* Verblutung durch Arrosion der Pulmonalarterie bei Lymphknoteneinbruch

Abb. 55a. Übersicht

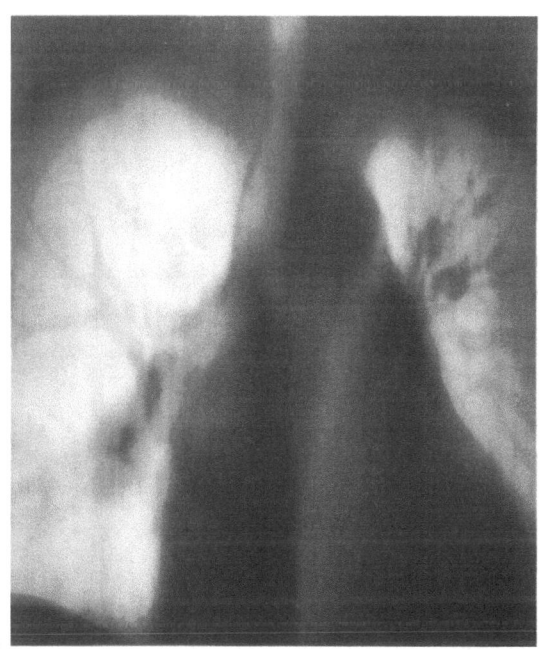

(b)

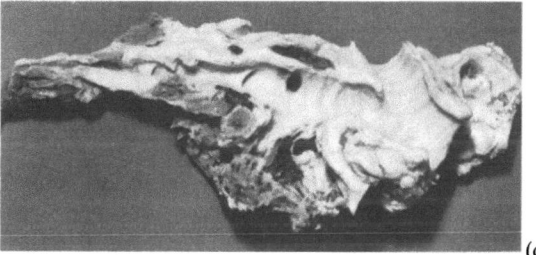

(c)

Abb. 55b. Schichtbild: Verdacht auf Lymphknotenkaverne

Abb. 55c. Makroschnitt: Bronchopathia deformans im Bereich des rechten Lungenhilus als Folge sehr alter tuberkulöser Lymphknoteneinbrüche. Stenose des rechten Oberlappenbronchus an seinem Abgang. Lymphknoteneinbruch in die Wand eines großen Pulmonalarterienastes (Sektionsfall)

2.2.5.4. Bronchialtuberkulose im engeren Sinne

Zur Bedeutung der Bronchialtuberkulose; Übersicht. Es handelt sich um Tuberkuloseformen, die von erheblich pathogenetischer Bedeutung sind, die einer Heilung größere Widerstände entgegensetzen können als Parenchymläsionen und deren Folgen für das Schicksal der Lunge entscheidend sein können.

Diagnostische, therapeutische und prognostische Probleme machen die Bronchustuberkulose zu einem klinisch wichtigen Kapitel.

Zur Bedeutung der „Bronchitis tuberculosa" wäre anzuführen, daß die Bronchitis caseosa, die Spitzenbronchitis, als Schlüssel zum Verständnis der phthisischen Entwicklung herangezogen wurde (KREMER, 1941, 1942, LOESCHCKE, 1928, 1952).

Eine einfache *Übersicht* würde dahin gehen, die Einteilung so vorzunehmen, daß einerseits mit „Parenchymveränderungen vergesellschaftete Tuberkulosen der Bronchien" den „isolierten Bronchialtuberkulosen" gegenübergestellt werden. Diese Einteilung hat eine gewisse klinische Bedeutung, da die Bronchialläsionen, die ohne Parenchymbefund einhergehen, besondere diagnostische und therapeutische Probleme begründen. Es entsteht allerdings der Eindruck, daß das literarische Gewicht der „isolierten Bronchialtuberkulose" gegenüber der klinischen Häufigkeit überwiegt. Für die isolierten Bronchialtuberkulosen sind die Berichte von ALEXANDER (1947), von VON RECHENBERG und LABHART (1949), SAMSON (1936, 1937, 1938), von BRUNNER (1950), BÖHM (1951), FAASS (1951), ORSTEIN und EPSTEIN (1938) heranzuziehen. Infiltrative, ulzeröse und perichondritische Formen unterscheidet BERBLINGER (1949). MYERSON (1941) teilt in submuköses Infiltrat, ulzeröses Granulom, käsige Bronchitis und Schleimhautfibrose ein. UEHLINGER (1950) nennt hilifugale und hilipetale spezifische Bronchitiden; er führt hämatogene Herde der Bronchialschleimhaut an, wobei dazu auch die Endobronchitis caseosa zu rechnen wäre. 1973 unterscheidet UEHLINGER

a) eine durch hämatogene Infektion der Bronchialschleimhaut im Sinne einer Ausscheidungstuberkulose,
b) durch bronchogene hilipetale Infektion im Abflußgebiet einer Kaverne,
c) durch Perforation tuberkulöser Lymphknoten in die Bronchiallichtung entstandene Bronchialtuberkulose.

Die Endobronchitis caseosa wird als Deckflächennekrose im Sinn einer *hyperergischen* Antigen-Antikörperreaktion aufgefaßt; bemerkenswert sei die geringe Schattenbildung, das Fehlen eines größeren Parenchymzerfalls. SCHÜRMANN hat 1925 ähnliche Befunde abgehandelt. JONES und ALLEY (1951) nennen Wandveränderungen mit submukösen Knötchen, Ulzerationen und Erosionen sowie von verkästen Lymphknoten ausgehende Veränderungen des Lumens. Stenosen entstehen durch endobronchiale Prozesse, peribronchiale Fibrosen, Distorsion oder andere, von außen einwirkende Faktoren. Für die kleinen Bronchien und die Bronchiolen wird die Erweiterung und der Verschluß mit folgenden Unterteilungen aufgeführt:
Exsudat im Lumen,
Ödem der Bronchialwand,
submuköse Tuberkel,
Obliteration durch Zerstörung und Vernarbung verkäster Strecken.

Zu den Klassifizierungen sind zu erwähnen STEINER (1946, 1949, 1951) VON RECHENBERG (1949), BERNARD, SCHUBERT (1941) sowie SOULAS und MOUNIER-KUHN (1949).

GALY und TOUSSAINT (1951) unterscheiden:

1. die autonome Bronchustuberkulose,
2. die diffuse Begleitbronchitis,
3. zirkumskripte Veränderungen (Abb. 56a–c),
4. die Stenosen,
5. eine Mischgruppe der „poumons noirs": der ausgedehnten, lappenzerstörenden (Abb. 57a–c) oder lungenflügelzerstörenden „atelektatischen" Prozesse.

Weiter sind die älteren Arbeiten von SCHÜRMANN, von LOESCHCKE (1928), von PAGEL sowie die Monographie von HUZLY und BÖHM zu nennen. (Hierzu auch die Berichte von CALCIU et al. (1962), NÉLYUBINA (1962), NAVARRO-GUTIERREZ und AGER-MUGUERZA (1950) sowie von UEHLINGER (1950.)

Wenn man die verschiedenen Einteilungen verfolgt, zeichnet sich folgendes Bild ab:

1. Knötchenförmige Einlagerungen in der Bronchialwand, entweder hämatogen oder aber auch als Bestandteil mehr oder minder umschriebener Tuberkulosen. Wir finden

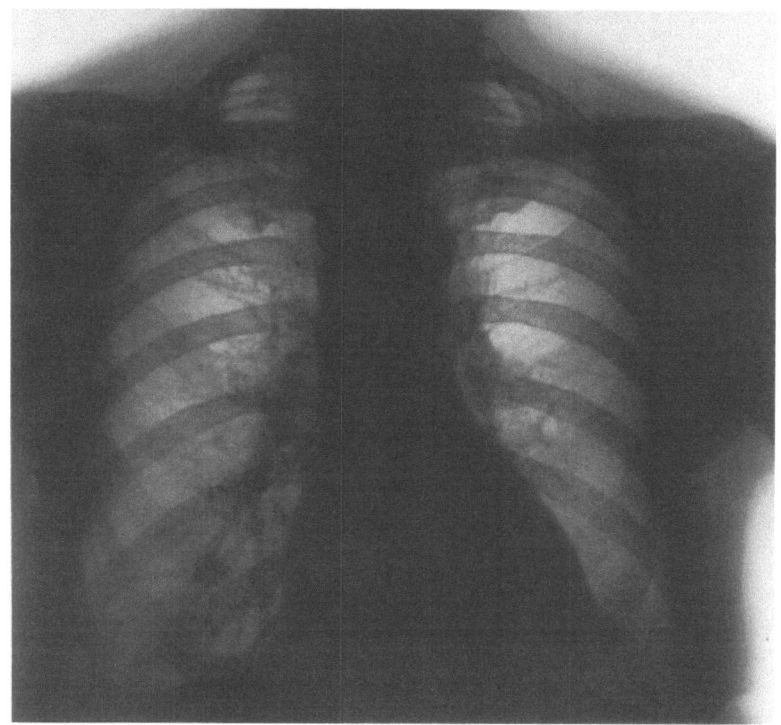

(a)

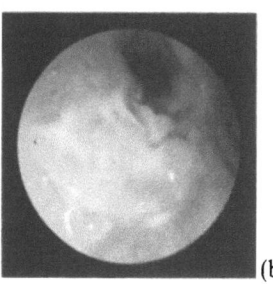

(b)

Abb. 56a–c. 75jährige Frau. Nachweis von Tuberkulosebakterien bei ständigem Husten

Abb. 56a. Geringe Helligkeitsdifferenz zwischen rechts und links

Abb. 56b. Großes tuberkulöses Ulkus im Anfangsbereich des linken Hauptbronchus

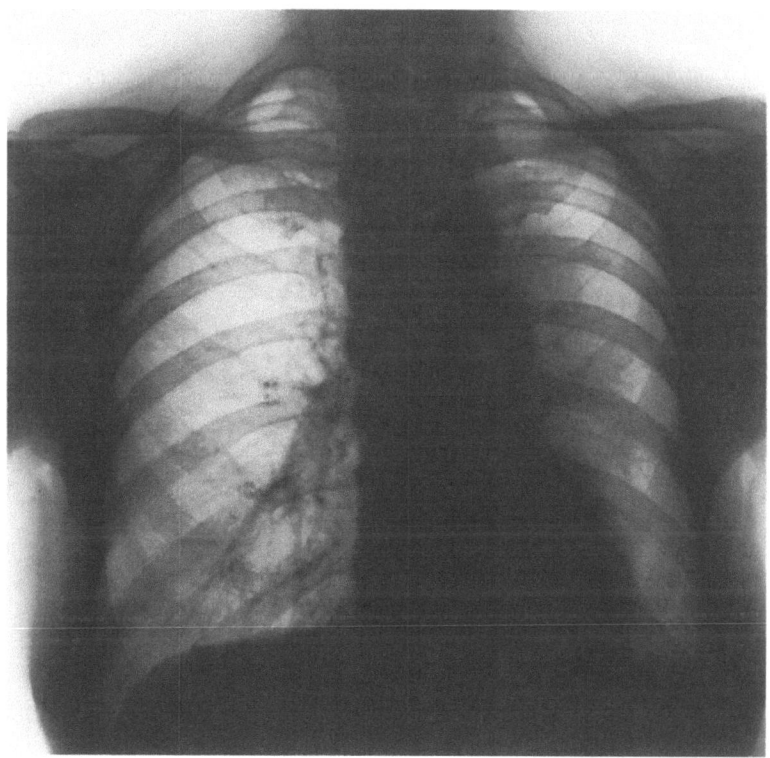

Abb. 56c. Nach 3 Monaten Entwicklung einer linksseitigen Atelektase

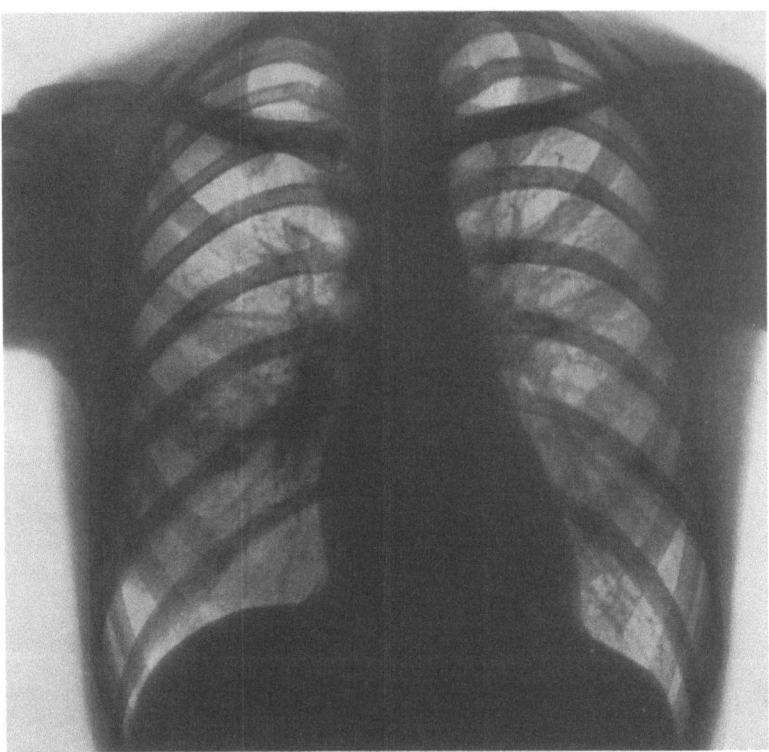

Abb. 57a–c. 29jährige Frau. Bronchialtuberkulose

Abb. 57a. Aufnahme vom 2.12.71: Vergrößerung der rechten Lungenwurzel. Streubefund. Links besteht zu dieser Zeit eine ausgedehnte Bronchialtuberkulose mit Beteiligung der Trachea. Histologisch ausgeprägte ulzerierende verkäsende Tuberkulose der Tracheal- und Bronchialschleimhaut

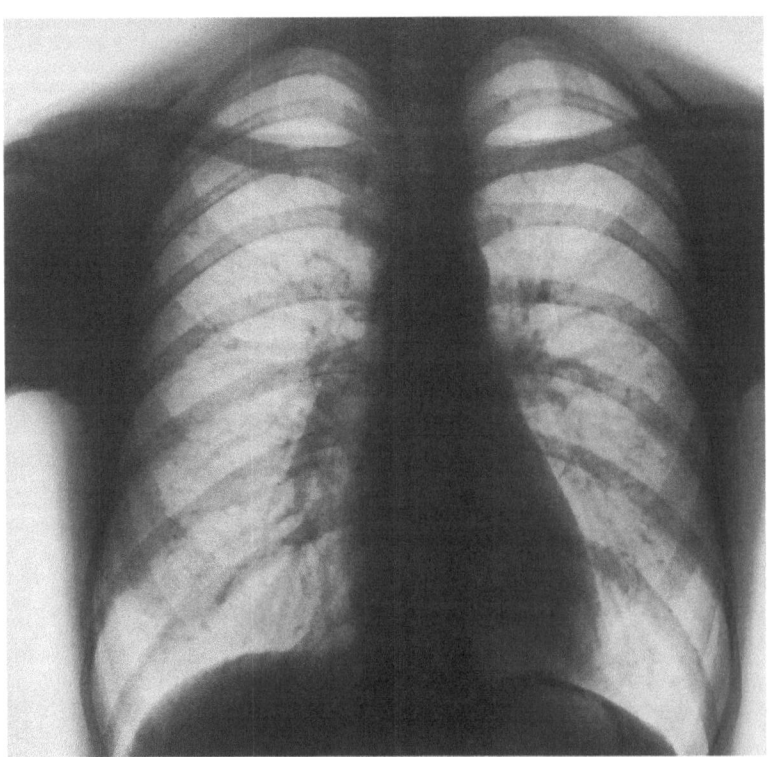

Abb. 57b. Nachuntersuchung am 18.1.73: Verschluß des linken Unterlappenbronchus. Blande Stenose. Histologisch: keine spezifische Gewebsveränderungen

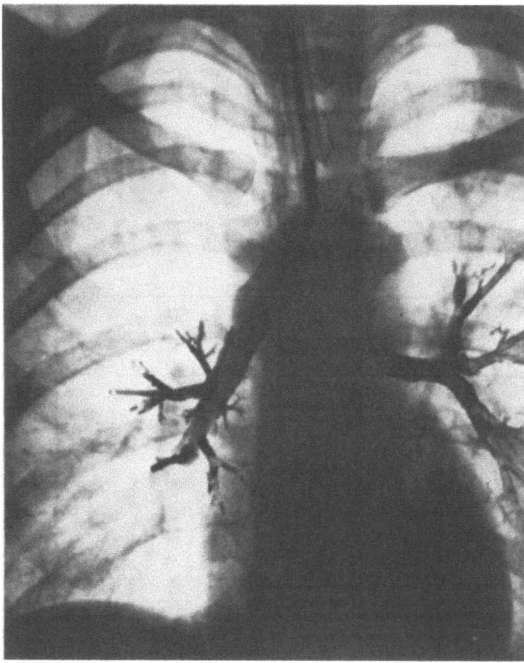

Abb. 57c. Bronchogramm: Verschluß des Unterlappenbronchus

diese tuberkulösen Granulome oft bei unseren Probeexzisionen, ohne daß der Befund makroskopisch auffällig wäre.

2. Die käsige ausgedehnte Bronchitis als besondere Form. Wir haben solche Befunde 1954 beschrieben.

3. Die begleitende käsige (und granulomatöse) Bronchitis bei der Parenchymtuberkulose.

4. Die umschriebene Bronchialtuberkulose. Dabei ist der Zusammenhang mit Lymphknoten oft zu vermuten, oft auch nicht sicher zu beweisen. Hier wären die Granulationen, die pseudotumorösen Befunde mit einzuordnen.

5. Die Restzustände, die Folgen; Heilungen, Spätzustände.

Zur Diagnose der Bronchialtuberkulose. BLAHA (1952) bringt eine Zusammenstellung nach JONES und ALLEY, die die Diskrepanz zwischen den bronchoskopisch erhobenen und den pathologisch-anatomisch gewonnenen Zahlen wiedergibt. Endoskopisch wird nur knapp die Hälfte aller Fälle erkannt. Jede Zahlenangabe ist unsicher, wenn nicht die Art und Weise der Gewinnung angegeben ist (Tabelle 10). SOULAS und MOUNIER-KUHN nennen bei 7–10%, HUZLY bei über 20% der bronchoskopisch untersuchten Patienten spezifische Veränderungen. AUERBACH (1949) weist pathologisch-anatomisch in über 42% von 1000 Tuberkulosesektionen Bronchialveränderungen nach. HAEFLIGER (1954) sowie BLAHA (1953) weisen auf diese Schwierigkeiten bei der Erkennung von Bronchialveränderungen hin. PALVA et al. (1958) fanden bronchoskopisch 7% aktive Bronchialschleimhauttuberkulosen und 5% Bronchusstenosen. Dabei wurden bronchographisch zahlreiche zusätzliche Befunde entdeckt. Besondere Probleme bietet die Erkennung der Tuberkulose kleiner Bronchien (KOVÁTS, 1963). Besonderheiten der Bronchialveränderungen bei tuberkulösen Pneumonien behandeln BROCARD u. Mitarb. (1950). Die Bedeutung für die Behandlung wird von JOSEPH (1950) betont. Besonders eingehend befaßt sich KRAAN (1963) mit der peripheren Bronchitis tuberculosa. Hier liege eine Domäne der Bronchographie. Besonderheiten bei der Erkennung von Bronchialveränderungen der Unterlappen betonen BARRAS und NANZER (1963).

Tabelle 10. Häufigkeit von Bronchialveränderungen bei der Lungentuberkulose. (Nach Blaha, 1952)

	Broncho-skopisch:
McIndoe, R.B., Steele, J.D., Sampson, P.C., Anderson, R.S., und Leslie, G.L.	11,0%
Warren, W., Hammond, A.E., und Tuttle, W.M.	13,3%
MacRae, D.M., Hiltz, J.E., und Quinlan, J.J.	10,5%
Meissner, W.A.	25,0%
Buckles, M.G., und Neptune, W.B.	14,0%
Salkin, D., Cadden, A.V., und Edson, R.C.	15,5%
	Pathologisch-anatomisch:
Meissner, W.A.	51,7%
Buckles, M.G., und Neptune, W.B.	66,6%
Sweany, H.C., und Behm, H.	56,5%
Wilbur, G.H.	35,4%
Flance, I.J., und Wheeler, P.A.	3,2%
Huang, C.S.	39,1%
Bugher, J.C., Littig, J., und Culf, J.E.	33,6%
Salkin, D., Cadden, A.V., und Edson, R.C.	40,0%

Anmerkungen zum klinischen Bild finden sich bei Adelberger (1952), bei Brand und Burkinshaw (1949), bei Alexander (1948), Böhm (1951), Houghton (1954), Rüedi, Samson (1938), Soulas und Mounier-Kuhn (1949) und Uehlinger (1950).

Die radiologischen Zeichen der Bronchialtuberkulose. Diese sind wie bei der Lymphknotenperforation oder bei den Lymphknotenbefunden insgesamt in direkte und indirekte Befunde gruppierbar. Die indirekten radiologischen Symptome sind in dem klassischen Werk Westermarks zusammengestellt: verminderte Belüftung, lokale Emphyseme, lokale Atelektasen; diese insbesonders, wenn sie vom tuberkulösen Parenchymherd her nicht erklärbar sind. Bearbeitung der Zusammenhänge zwischen Bronchialtuberkulose und Atelektasen liegen von Alexander (1951), Brügger (1945, 1950), Beck (1951), R.W. Müller (1947), Esser (1950) sowie ältere Bearbeitungen von Coryllos und Birnbaum (1929), Stivelmann und Barnet (1934), Tannenberg und Pinner (1942), Jones, Rafferty und Willis (1942), um nur einige zu nennen, vor. Die Sonderstellung der Bronchialtuberkulose im Rahmen der tuberkulösen Entzündungen ist eine Folge der Lokalisation mit Verlegung der Bronchialwege, einer minderen Durchgängigkeit für Luft und der Behinderung der Expektoration mit Retentionsfolgen. In sämtlichen Untersuchungsmethoden geht es darum festzustellen, ob

Änderungen des Verlaufs,
Veränderungen des Lumens,
Veränderungen der Wandkontur,
Veränderungen der Wanddicke oder Verschlüsse

vorliegen.

Auf die Untersuchungen von Gordon (1951), die Bilder bei Buckles und Neptune (1950), bei F.K. Fischer (1948, 1950), Hoppe und Massen (1950), Ibers, Vieten und Willmann (1951) sowie auf die Sammlung von Befunden bei Blaha sei verwiesen.

Die Bedeutung der Radiologie liegt u.a. darin, daß die spezielleren endoskopischen Untersuchungen durch den „Röntgenbefund" geführt werden. Die älteren einschlägigen Arbeiten finden sich bei Pinner (1945) zusammengestellt. Hier sind vor allem BARNWELL et al. (1937), COHEN und WESSLER (1939), ELOESSER (1934), ERWIN (1939), HALL (1922), JENKS (1940, mit weiterer Literatur), McINDOE et al. (1939), MYERSON (1941), SAMSON et al. (1937), SALKIN et al. (1943) und WARREN et al. (1938) zu nennen.

Aus der Monographie von HUZLY und BÖHM geht besonders deutlich hervor, daß zwischen radiologischem und endoskopischem Befund erhebliche Differenzen bestehen können.

Folgende radiologische Befunde lassen es uns notwendig erscheinen, daß der Beurteiler des Röntgenbildes weitere endoskopische Untersuchungen in die Wege leitet:

1. Alle Lymphknotenvergrößerungen, mit oder ohne klinische Symptome.
2. Alle segmentären Veränderungen, lappenfüllende oder den ganzen Hemithorax einnehmende Veränderungen.
3. Belüftungsstörungen: Emphysem, Atelektase (auch partielle Atelektasen); Helligkeitsdifferenzen zwischen den beiden Lungenfeldern, Mediastinalflattern, Nachhinken einer Zwerchfellhälfte.
4. „Hilusnahe" Prozesse.
5. Zweifel an der Diagnose.
6. Mißverhältnis zwischen klinischem und radiologischem Befund. „Negativer radiologischer Befund" bei klinischen Symptomen oder Bakterienausscheidung.

In der *speziellen Röntgendiagnostik*, wie sie BLAHA 1954 eingehend erläutert, wird insbesondere auf den Wert des Schichtbildes für die Erkennung der Bronchialtuberkulose eingegangen. Selbstverständlich ist aus dem Schichtbilde nicht die pathologisch-anatomische Qualität, die „peribronchiale Verkäsung" abzulesen. Die Befunde mit den Verdickungen der Bronchialwand sind jedoch durchwegs dort mit dem pathologisch-anatomischen Bilde verglichen worden. Zur normalen pathologischen Anatomie des Bronchialbaums wird auf das Handbuch für Radiologie verwiesen sowie auf die Publikationen von HERRNHEISSER (1951), ESSER (1951), P.CH. SCHMID, WEBER (1950), HERZOG (1950), und SCHINZ (1950), auf die großen Arbeiten von BROCK (1946) und von BOYDEN (1945, 1949). Die älteren grundsätzlichen Arbeiten von EPPINGER (1880), LOESCHCKE (1928), PAGEL und HENKE (1927), SCHRÖTTER (1896) und von SCHÜRMANN zur pathologischen Anatomie, zu den Bronchialveränderungen insgesamt sind noch einmal zu erwähnen. Die Rolle des Schichtbildes geht aus den Monographien von GEBAUER et al., von GREINEDER (1935, 1941), den Arbeiten von SCHUBERT (1941), O. SIMON, VON RECHENBERG (1949), SCARPA und SOSSAI (1940), WACKER (1951), GÖRGÉNYI-GÖTTCHE und von JOANNOU (1951) hervor. Die Grenzen des Schichtbildes liegen in der „mangelnden Qualitätsdiagnose". Schichtbild und endoskopische Untersuchungen ergänzen sich jedoch ganz ausgezeichnet, indem das Schichtbild „über die Bronchialwand hinaus Informationen liefert".

Zur Bronchographie bei Verdacht auf Bronchialtuberkulose wird auf die Arbeiten von BEUTEL (1934, 1939), HUIZINGA (1934), von VON RECHENBERG und LABHART, G. SIMON, O. SIMON, WIESE (1937) sowie auf BROCK (1946) verwiesen. DYES hat sich bereits 1941 ausführlich mit den „Bronchien im Röntgenbild" befaßt.

Zur Technik der Tomographie des Bronchialbaumes ist die ausführliche Arbeit von LODIN (1953) besonders wichtig. Hier ist auch die grundsätzliche Literatur zur Frage des Nachweises der „chronischen Bronchitis" insgesamt abgehandelt, mit den wesentlichen Untersuchungen von ANDRUS (1940), ASSMAN (1911), BREDNOW (1937), CHAOUL (1935), v. FALKENHAUSEN (1922), FLEISCHNER (1948), McDOUGALL und CRAWFORD (1937), DiRIENZO (1949), SAUL (1930), SHANKS und KERLEY (1951), VIETEN (1948) und ZIEDSES DES PLANTES (1933). LODIN geht davon aus, daß ein zylindrisches Objekt nur innerhalb einer bestimmten Region verwertbar dargestellt werden kann, wie sich an Plexiglasmodellen zeigen ließ.

2.2.6. Belüftungsstörungen

2.2.6.1. Atelektase und Tuberkulose

Einleitung. Die Beziehungen zwischen Atelektase und Tuberkulose sind vielfältig.

1. Die Verschlußatelektase bei der Bronchialstenose.
2. Die Verstopfungsatelektase beim Lymphknoteneinbruch.
3. Die Verschlußatelektase durch tuberkulöse Vegetationen.
4. Die Verschlußatelektase durch Sekret bei Minderbelüftung.
5. „Kollapsatelektase", postoperative Atelektase, „postoperative Kollapsatelektase": intra- und extrapleuraler Pneumothorax, Thorakoplastik, iatrogen induzierte Umwandlung der Stenose in einen Verschluß.
6. Atelektasen bei Hämoptysen.
7. „Perikavernöse Atelektase".
8. Die sogenannte „Kompressionsatelektase", z.B. bei Pleuritis.
9. Die multilokulären luftleeren Räume bei vielen tuberkulösen Erkrankungen durch
   Beeinträchtigung der Motilität,
   Beeinträchtigung des Flimmerepithels,
   Sekretvermehrung,
   sequestrierte Partikel,
   Therapiefolgen: Immobilisierung,
   als Diagnostikfolgen: Bronchographie, Thorakoskopie.

Diese Übersicht zeigt, wie häufig atelektatische Vorgänge mit der „Tuberkulose" verbunden sind, so daß die Lehre von den „Atelektasen" einen erheblichen Bestandteil der radiologischen Diagnostik der Tuberkulose darstellt.

Zur pathologischen Anatomie der „Atelektase". Auf die ausführliche und sorgfältige kritische Darstellung des Problems durch H. WURM in den Ergebnissen der gesamten Tuberkuloseforschung (1954) muß besonders verwiesen werden. Dort sind die wesentlichen historischen Sachverhalte mit Anführung der Arbeiten von BILLARD („Etablissement incomplète de la respiration", 1928) und von JOERG (1832, „vitium pulmonicum organicum ex respiratione neonatorum imperfecta ortum") aufgeführt und als „Atelektasie" bezeichnet. Weiterhin wird auf LEGENDRE und BAILLY (1844) hingewiesen, die den Begriff der erworbenen Atelektase eingeführt haben, den MENDELSOHN (1845) und TRAUBE (1846) weiter benützten. Die bessere Bezeichnung „Alveolarkollaps" (COHN, 1954, WUNDERLICH, 1856 und A. FOERSTER, 1863) konnte sich gegen den nicht ganz glücklichen Begriff der Atelektase nicht durchsetzen. Das Nomenklaturproblem besteht in der Unterscheidung zwischen fetaler Nichtentfaltung und postnatalem Luftverlust. Mit WURM wäre die Korrektur des Begriffes „Atelektase", sein Ersatz durch „Alveolarkollaps" wünschenswert.

Die Einteilung der Atelektasen kann in
Obstruktionsatelektase und
Kompressionsatelektase erfolgen.

Die pathologisch-anatomischen Verhältnisse sind bei LOESCHCKE (1928), BALTISBERGER (1921), WURM (1954), MOELLENDORF (1942), ENGEL (1950), BEHRENS (1950), NEWS (1954), v. HAYEK (1952/53) und bei KAUFMANN (1952) aufgeführt. Obstruktionsatelektasen werden häufig durch unspezifische entzündliche Veränderungen kompliziert; Bronchusobstruktion und Sekretstauung gehen Hand in Hand (MCDONALD, HARRINGTON und CLAGETT, 1949, CHURCHILL, 1953, VOJTEK, 1952). Von der reinen Atelektase ist die atelektatische Induration (WURM) abzugrenzen.

Im Zusammenhang mit den Problemen der früheren Kollapstherapie ist interessant, daß in Atelektasen tuberkulöse Veränderungen „zu scharfer Abgrenzung und zu scharfer Abkapselung..." neigen (WURM). Das „pathologisch-anatomisch bunte Bild" der „tuberkulösen" Atelektase wird besonders bei BRÜGGER (1949/50), auch bei BLAHA (1954) erwähnt; daß reflektorische Momente bei Lymphknotenprozessen eine Rolle spielen sollen, erwähnt CATEL und HAHN (1953) in Anlehnung an STURM (1948); daß die Lymphknotenperforation nicht an die „Primärtuberkulose" gebunden ist, geht bereits aus den älteren Arbeiten von ARNSTEIN hervor, das Mittellappensyndrom mag hier Erwähnung finden (Abb. 58a–d)

Die „Perikavernöse Atelektase" ist bereits früher erwähnt (LUKAS, STEINERT, WURM).

Zur Klinik der Atelektasen; Formen. Die *Formen der Atelektase* lassen sich nach den verschiedensten Gesichtspunkten, auch nach klinischer Zweckmäßigkeit ordnen. So unterscheiden wir zwischen monostenotischen und polystenotischen Atelektasen, zwischen lobulären, segmentalen, lobären und Lungenflügelatelektasen; bei der Tuberkulose zwischen „reinen" und „unreinen" Atelektasen. Von „reinen Atelektasen" wäre dann zu sprechen, wenn das tuberkulöse Element, das zur Atelektase führt, sich nicht auf den atelektatischen Bezirk auswirkt. Bei den „unreinen Atelektasen" wären noch einmal die Definitionen RÖSSLES (1936) sowie die Begriffe der Epituberkulose, der Infiltrierungen, der Kollapsatelektasen bei Kollapstherapie sowie Atelektasen bei Hämoptysen zu nennen. Zu den historischen Begriffen ist TROCMÉ (1951) anzuführen.

Als Synonym zur „Epituberkulose", zur „atelektatischen Tuberkulose" kann auch die „große gutartige Lungenverschattung" (BRÜGGER, 1950) aufgeführt werden. Es handelt sich, wie erwähnt, um verschiedenartige Prozesse: Desquamativpneumonie, käsige Pneumonie, Atelektase und Schrumpfung. An spezifischen Gewebebildungen sind, neben der spezifischen Pneumonie, die Proliferation von Epitheloid- oder Riesenzellen zu nennen. „Bei einer gewissen Einheitlichkeit des radiologischen Bildes liegen komplizierte und mannigfaltige pathologisch-anatomische Grundlagen vor." Weiter sind zu erwähnen das „Aspirationsinfiltrat", die „gutartigen rückbildungsfähigen Lungenfeldverschattungen bei primärer pulmonaler Infektion" (R.W. MÜLLER) sowie die „perifokalen Entzündungen": Unspezifische pneumonische Exsudationsprozesse auf spezifisch-hyperergischer Grundlage (REDEKER, 1940/1942, G. SIMON, 1934).

Zu dem gesamten Problem sind die Untersuchungen und Berichte von DÜGGELI (1942), FLEISCHNER (1934, 1935, 1936, 1937), HUEBSCHMANN (1934), KLEINSCHMIDT (1930), LEITNER (1942), MARKOFF (1941), R.W. MÜLLER, RÖSSLE, SIMON, SIMROCK (1949/1950), UEHLINGER (1942), VOJTEK und MALY (1959) sowie von WURM (1948) hervorzuheben.

Im umgrenzteren Sinne will G. SIMON den Begriff der Atelektase präzisiert wissen: Der Begriff Atelektase sei nur im Sinn von „Absorptionsatelektase" zu gebrauchen (s. auch KERLEY, 1951). Gewebsstauung, Ödem, entzündliches Exsudat stellen eine wesentliche Voraussetzung für das radiologische Bild dar (DORNHORST und PIERCE, 1954).

Die radiologischen Zeichen der Atelektase. Diese wären wie folgt, in groben Zügen, zu benennen:

1. Volumenverminderung des betroffenen Lungenanteils,
2. Transparenzveränderungen („Milchglasschatten"),
3. Konkavität von Lappenbegrenzungen,
   Überdehnung der Nachbarschaft: anderer Lappen oder benachbarter Lappenbezirke,
4. Nachweis funktioneller Zeichen: Nachrücken des Mediastinums, Nachrücken des Herzens, Verziehung bzw. Hochstand des Zwerchfells, Verziehung von Trachea, großer Bronchien und Gefäße; „Mediastinalwandern",

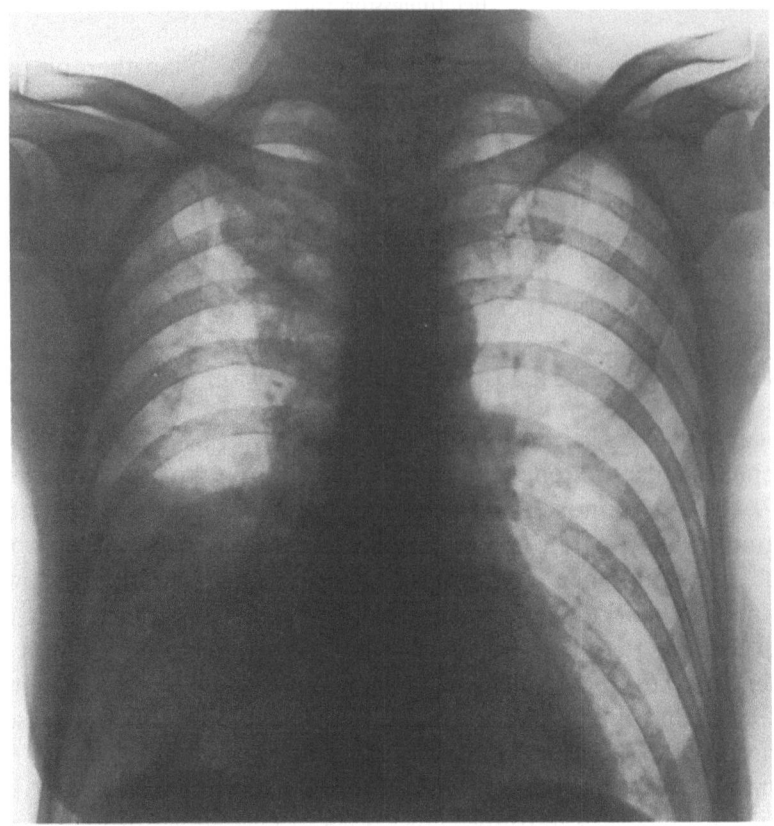

Abb. 58a–d. 50jährige Frau. „Mittellappenatelektase" bei Tuberkulose, Unsicherheit der pathogenetischen Beurteilung

Abb. 58a. Lungenübersichtsaufnahme: Ausgedehnte Verschattung des rechten Unterfeldes. Kavernöser Prozeß im rechten Oberfeld

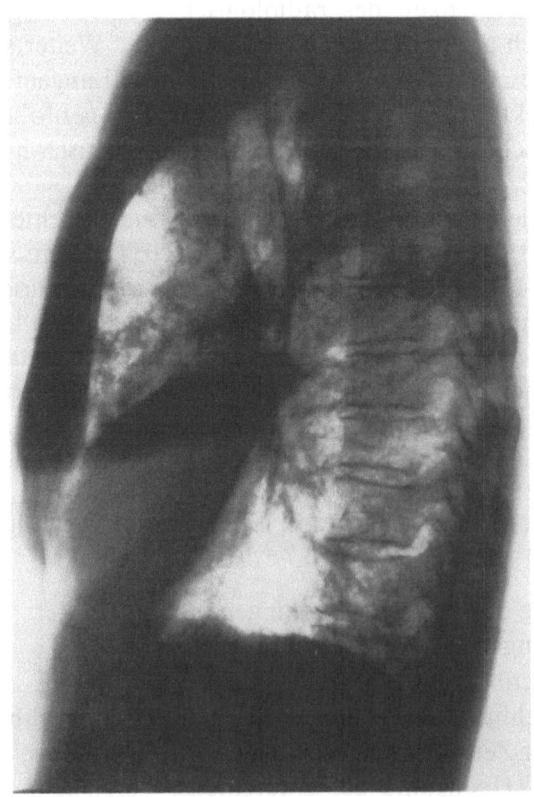

Abb. 58b. Aufnahme im frontalen Strahlengang: „Mittellappenatelektase"

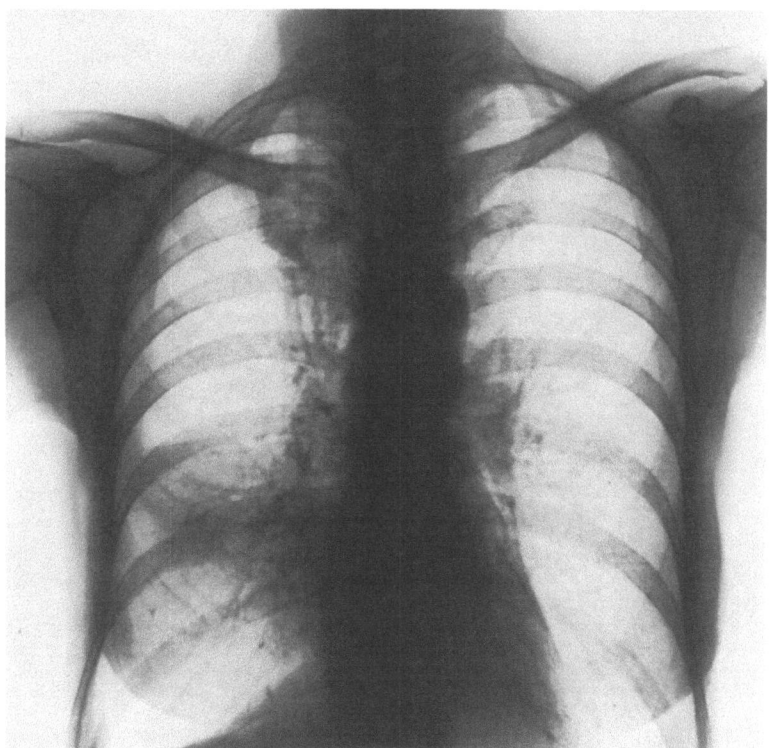

Abb. 58c. Nach $2^1/_2$ Monaten Übersicht: Rückgang der Verschattung im rechten Unterfeld. Aufnahme im frontalen Strahlengang: Schrumpfung des Mittellappens. Sterbend 3 Jahre später eingeliefert. Sektion: Narbige Schrumpfung des Mittellappens mit spaltförmiger Verengung des Mittellappenostiums. Kein Lymphknoteneinbruch. Vereiterte Bronchiektasen des Mittellappens: eitrige Bronchiolitis, Herdpneumonie. Gereinigte Kaverne in der rechten Lungenspitze

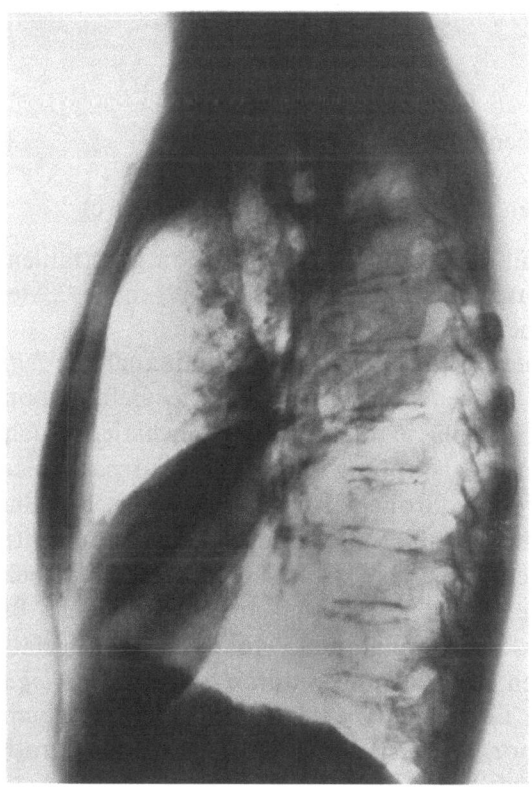

Abb. 58d. Zugehörige seitliche Aufnahme

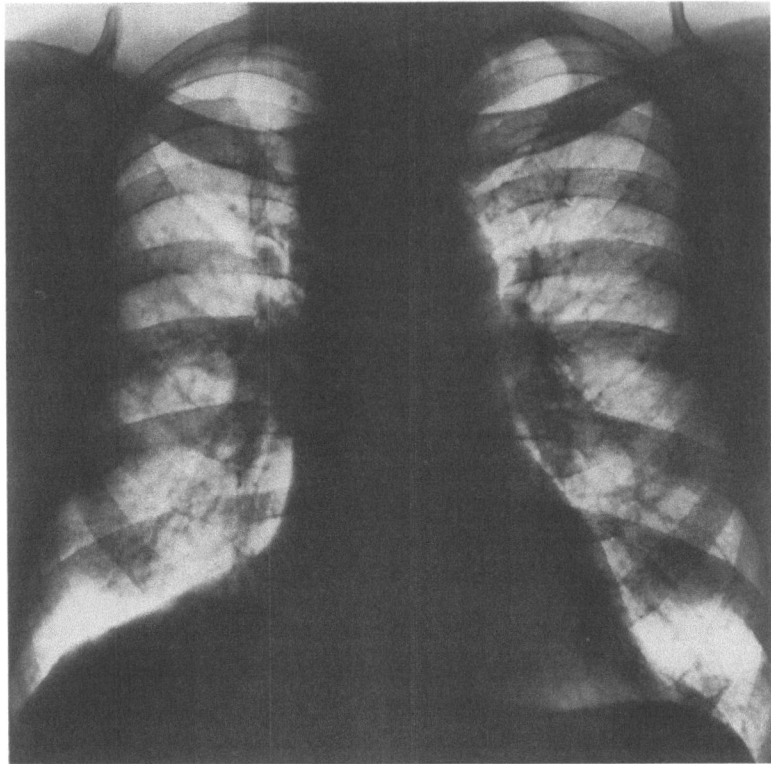

Abb. 59a–c. 60jähriger Mann. Tuberkulöse Oberlappenstenose bzw. -verschluß

Abb. 59a. Lungenübersicht: Extreme Schrumpfung des rechten Oberlappens, liegt dem Mediastinum als schattendichtes Band an

5. Untergang von Gefäßen im „Atelektasenschatten",
6. Verschmälerung der Zwischenrippenräume,
7. Nachweis der Stenosen und ihrer Ursachen (Abb. 59a–c).

Das Hauptproblem für den Untersucher mit Röntgenstrahlen bei der Tuberkulose besteht darin, „Atelektasen aus anderen Ursachen" sowie „Atelektasen von anderen pathologisch-anatomischen Substraten" abzugrenzen.

Bei den „anderen Ursachen" für Atelektasen (womit auch die *Differentialdiagnose* angesprochen ist) wären zu nennen: Mißbildungen, wie Gefäßhypoplasien oder -aplasien, Geschwülste, Bronchialverschlüsse durch endobronchiales Wachstum; Lymphknotenkompression; traumatisch: Verstopfung durch Fremdkörper, postoperative, posttraumatische Atelektase, Aspiration, Bronchialruptur, traumatischer Pneumothorax, „Kontusionsatelektase"; Motilitätsbehinderungen: neurogen: Poliomyelitis, Diphtherie, Apoplexie, Zwerchfellparese, Schluckparese; orthopädische Motilitätsbehinderung: Kyphoskoliose; iatrogen: Narkose, Betäubungsmittel, auch Mißbrauch; Bronchialerkrankungen: Asthma bronchiale mit Schleimretention, Mukoviszidose; gefäßbedingt: Aortenaneurysma. Abgrenzung gegen Verschattungen durch *anderes pathologisch*-anatomisches Substrat: Lungenödem (z.B. rasche Reexpansion nach Spontanpneumothorax), Pneumonie, Hämatom, Infarkt, Tumor, Agenesie der Gefäße, Kollapsinduration; pleurale Schatten, Erguß, Schwarte, Zwerchfellbrüche.

FRASER und PARÉ nennen unter den homogenen Schatten mit segmentaler Verteilung

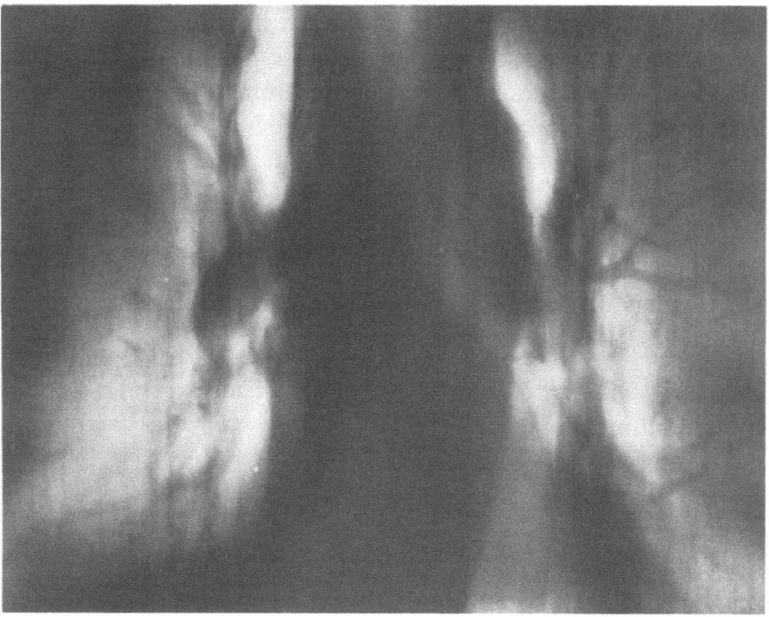

Abb. 59b. Schichtbild mit bronchiektatischen Aufhellungen im Bereich des Oberlappenrestes

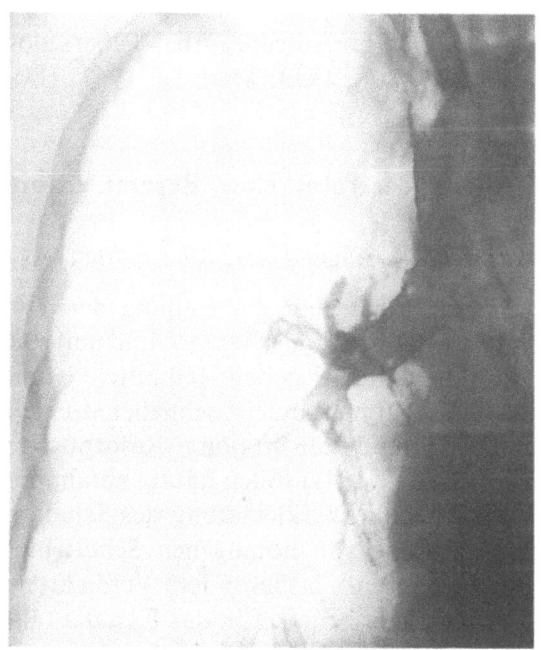

Abb. 59c. Bronchogramm: Verschluß des Oberlappenbronchus

arteriovenöse Fisteln, neoplastische Prozesse, embolische Prozesse, Inhalationsschäden, traumatische Schäden und „idiopathische" Schäden.

Bekannt sind die kleinen multiplen Atelektasen in den abhängigen Lungenpartien nach Hämoptoe, die sich manchmal überraschend schnell lösen, wenn die Pfröpfe ausgehustet oder resorbiert werden; radiologisch sind sie von lobulären Pneumonien nicht zu unterscheiden.

Diese wenigen Bemerkungen sollen bestenfalls ein Hinweis sein, in welcher Richtung sich unsere differentialdiagnostischen Erwägungen in fraglichen Situationen zu bewegen haben. Es ist jedoch gerade bei der Tuberkulose nochmals darauf hinzuweisen, daß recht oft mehrfache pathologische Substrate zusammentreten, und daß dies ein zusätzliches Problem bedeuten kann.

2.2.6.2. Emphysem und Tuberkulose

Die Zusammenhänge zwischen Emphysem und Tuberkulose wären, analog den Zusammenhängen zwischen Luftleere, Alveolarkollaps, bzw. Atelektase und Tuberkulose, etwa wie folgt zu gliedern:

1. *Emphyseme durch Ventilwirkungen* (obstruktives Emphysem)
   Lymphknotenkompression,
   Bronchialstenosen,
2. *Emphysem im Anschluß an schrumpfende Prozesse:*
   Narbenemphysem
   perikavernöses Emphysem
   Emphysem nach Miliartuberkulose
   „kompensatorisches Emphysem"
   Überblähung bei Schrumpfung („Alveolarvergrößerung")
3. „pleurogenes Emphysem": umschriebene Emphyseme im Bereich von Pleuraverwachsungen („Pleurazug")
4. Emphysem im Gefolge von Gefäßzerstörungen bei Tuberkulose bzw. metatuberkulösen Gefäßratifizierungen. (DAVSON, 1939; MEDLAR, 1947; HARTUNG, 1964.)

2.2.7. Heilung der Tuberkulose, Reparationsvorgänge

2.2.7.1. Allgemeines, Modalitäten

TURBAN berichtet 1916 ausführlich über die Heilung der Tuberkulose; er führt ein ausführliches Schrifttum an, beginnend mit BENNET und mit BREHMER, beide Arbeiten von 1853. Durch die Behandlung mit wirksamen Heilmitteln ist die Heilung der Tuberkulose nicht anders geworden; sie geht nur zumeist schneller vor sich: Resorption, Abtransport, Regeneration, Organisation und Substitution („Resorptio, remotio, regeneratio, organisatio, substitutio" — MASSHOFF, 1949) treten häufig zusammen auf. Die Rückbildung „infiltrativer" Prozesse geht über die Verkleinerung des Schattens, über eine Abnahme der Schattendichte, über Auflösung von homogenen Schatten. Nicht selten sehen wir auch scheinbare „Verschlechterungen", insbesondere Verdichtungen als Kondensationsprodukt, als Folge der zelligen Einlagerungen in das Exsudat, als Folge des Zusammenrückens bei Verkleinerung eines Organteiles, so bei Schrumpfung. Berichte über Spontanheilungen finden sich bei HUBERT (1925), SEUSS (1938), ebenso bei NASSAU und PAGEL (1956). LÜCHTRATH (1954) bespricht die „Heilung" unter chemotherapeutischer Behandlung.

Die röntgenologisch wahrnehmbare Rückbildung erreicht häufig anatomische Grenzen (Abb. 60). Die Rückbildungsgeschwindigkeit nähert sich mit fortschreitender Zeit asymptotisch dem Werte Null. Sicher ist, daß die offene Kavernenheilung häufiger geworden ist, wie weiter oben ausgeführt.

(Zum Problem der offenen Kavernenheilung neben den im „Kavernenkapitel" gebrachten Arbeiten BÁRÁSZ, UNGÁR und VINCZE, 1963, HAEFLIGER, 1966, JOLY und TOBE, 1965, MINÁRIK et al., 1963, OUDET, 1966, RINK, 1964.) ZIERSKI (1968) bringt einen sehr

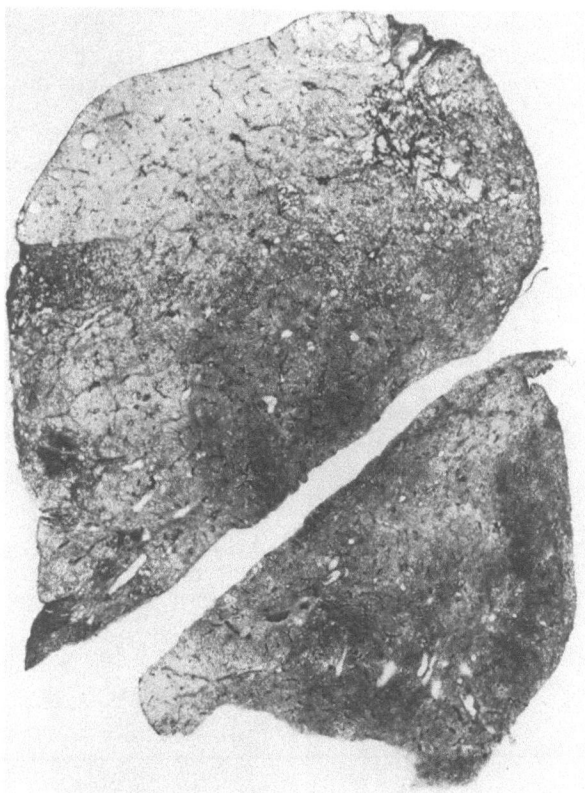

Abb. 60. „Ausheilungszustände". Haselnußgroßer, narbig kondensierter tuberkulöser Herd subpleural mit staubimprägnierten Narbenzügen in den abführenden Lymphbahnen; „emphysematöse Lungensklerose". (Sammlung Prof. Otto, Dortmund)

ausführlichen Bericht. In Band XIII der Ergebnisse der gesamten Tuberkuloseforschung ist zur Chemotherapie der Tuberkulose die Literatur bis 1954/55 sehr ausführlich dargestellt. Die Veränderungen des morphologischen Substrats, die zeitliche Raffung, das häufigere Vorkommen von Ausheilungszuständen, auch mit konsekutiven Komplikationen wie Darmstenosen, Ureterstenosen, Hydrozephalus, Bronchialstenosen, Bronchialverschlüssen sind erwähnt. Aus der unübersehbaren Fülle der Berichte und Untersuchungen seien einige Einzelarbeiten, z.T. mit ausführlicheren Literaturangaben aufgeführt, wie BASSERMANN (1950), BERBLINGER (1948), HAIZMANN und HORNYKIEWITSCH (1954), HEIN und STEFANI (1952), LÜCHTRATH (1959), MÜLLER und STÜPER (1950), MINÁRIK et al., SCHAICH, STADLER und KEIDERLING (1951).

2.2.7.2. Die Heilung unter medikamentöser Behandlung

Zur Heilung unter medikamentöser Behandlung ist zu wiederholen, daß die Durchschnittszeit bis zum permanenten Negativwerden bei 2–3 Monaten liegt [HINKMANN (1972), ROTHAMMER (1972)]. Ebenso ist auf die eintretende Sterilisierung der Herde im Gewebe hinzuweisen (CANETTI et al., 1969; MULDER, 1969; JOHANNSEN, 1971; SZABÓ und SÁGODI, 1963). Bei der Heilung der Tuberkulose wäre das Problem „Aktivität" und „Inaktivität" im Röntgenbild noch einmal aufzuführen (Abb. 61a u. b, Abb. 62a u. b). Es ist ausgeschlossen, aus dem Röntgenbild hierzu Definitives zu sagen, wie bereits in den einleitenden Kapiteln erwähnt. RZEPKA (1963) teilt die Skepsis gegenüber den

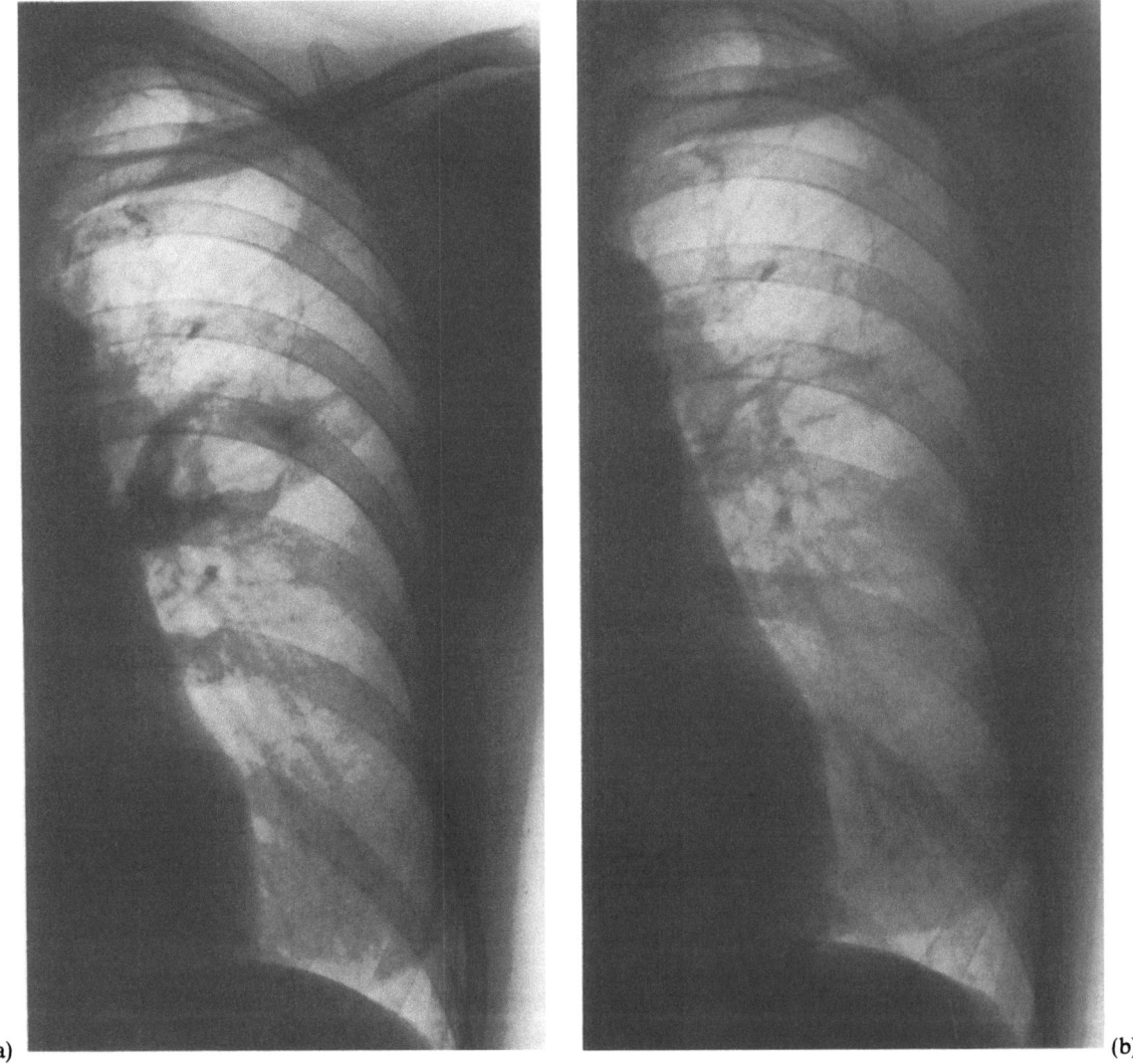

(a)   (b)

Abb. 61a u. b. 37jährige Frau. „Der uncharakteristische Rest nach Tuberkulose"

Abb. 61a. Netzig-streifige Zeichnung im linken Oberfeld

Abb. 61b. 4 Monate vorher: Große Kaverne in diesem Bereich

Möglichkeiten radiologischer Aktivitätsdiagnosen; dort findet sich auch eine ausführliche
Literaturzusammenstellung. Schaich (1963) sagt: „Es bleibt somit in der Frage der
Aktivität oder Inaktivität einer Tuberkulose nur die Möglichkeit, durch eine langfristige
Beobachtung und die Ausschöpfung aller diagnostischen Maßnahmen die größtmögliche
Sicherheit für Patient und Arzt zu erreichen." Die ausführliche Darstellung von Problemen
der Aktivität und Heilung im Röntgenbild bringt Haefliger (1954) mit instruktivem
Anschauungsgut; Fingerland (1963) sowie Sandritter (1965) befassen sich mit dem
pathologisch-anatomischen Substrat.

2.2.7.3. Verkalkungen

In diesem Zusammenhang ist noch einmal kurz auf das Problem der Verkalkungen
einzugehen. Die Bedeutung des Nachweises von Verkalkungen liegt in der Begründung

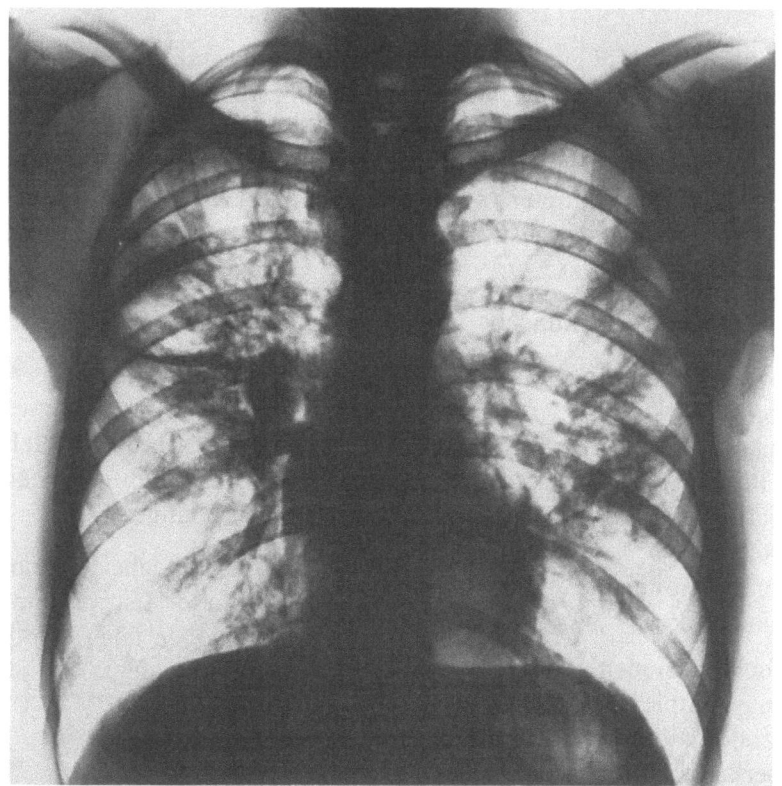

Abb. 62a u. b. 25jähriger Mann. „Der uncharakteristische Residualbefund"

Abb. 62a. Aufnahme vom 18.7.1972: Großkavernöse Tuberkulose rechts (Lobus venae azygos). Ausgedehnte Tuberkulose im linken Mittelfeld

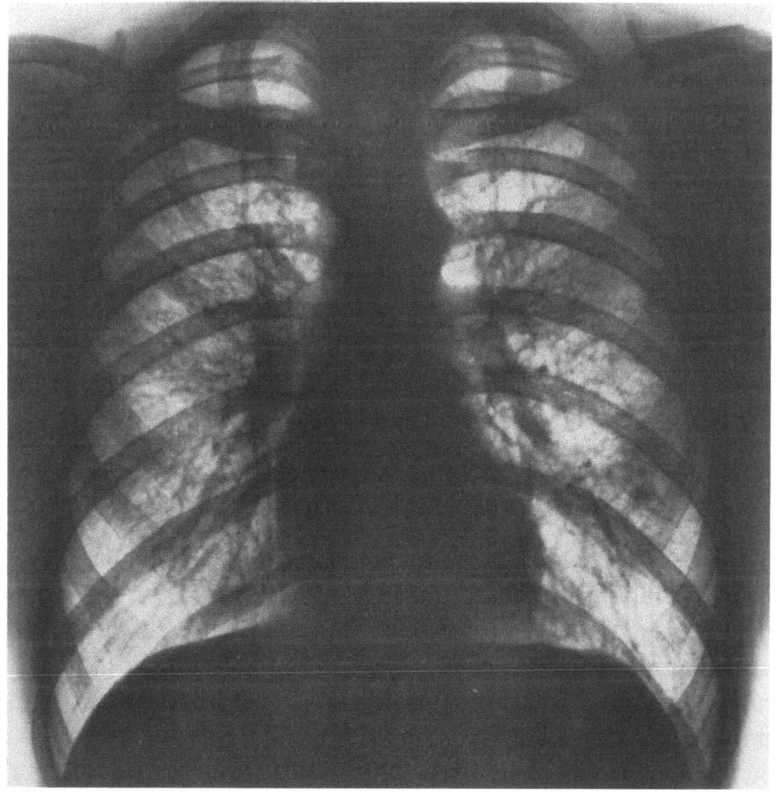

Abb. 62b. Aufnahme vom 5.1.1973: Vermehrte Zeichnung im rechten Obermittelfeld sowie im linken Mittelfeld: nur unsicher als durchgemachte Tuberkulose zu beurteilen. Mit dem vermehrten Auftreten solcher Befunde muß gerechnet werden

der Wahrscheinlichkeit, daß eine tuberkulöse Infektion bestanden habe. Es ergeben sich daraus prognostische Perspektiven, auch versicherungsrechtliche Konsequenzen. Ghonsche Herde: Residuen des Primärkomplexes, Simonsche Herde: Reste von Frühstreuungen in den Spitzenbereichen, Puhlsche Herde: angenommene „Reinfektionsherde" seien in diesem Zusammenhang erwähnt. Die Hinfälligkeit der Konsequenzen, die aus dem Nachweis von Kalk gezogen werden könnten, geht aus einer Liste von SALZMANN (1968) hervor:

Einteilung von Lungenverkalkungen:

I. Umschriebene Verkalkungen
   A. Solitäre Verkalkungen
      1. Primärkomplex von granulomatösen Primärherden
      2. Solitärer infektiöser Granulomknoten
      3. Hamartochondrom
      4. Echinokokkus
   B. Mehrfache Läsionen
      1. Primärkomplex bei infektiösen Granulomatosen (evtl. mehrfach)
      2. Tuberkulöse Streuherde
      3. Caplan-Syndrom
      4. Paragonomiasis
      5. Armillifer armillatus bzw. Linquatula serrata
      6. Amyloidosis
      7. Sklerodermie
      8. Verkalkungen, bzw. Verknöcherungen bei Mitralfehlern
      9. Metastasen maligner Tumoren an der Lunge
   C. Sehr zahlreiche Kalkherde
      1. Miliare Histoplasmose
      2. Residuen nach Windpockenpneumonie
      3. Silikose
      4. Staubkoniose
      5. Schistosomiasis

II. Diffuse Verkalkungen
   A. Mikrolithiasis der Lunge
   B. Idiopathische Lungenverknöcherung
   C. Metastatische Lungenverkalkungen.

Die prognostische Bedeutung der Verkalkung zeigen Untersuchungen von MYDLIL und KLABACKOVÁ (1958): Wenn Verkalkungen vorhanden sind, finden sich diese überwiegend auf der Seite, häufig auch in der unmittelbaren Gegend der aktuell krankmachenden Läsion. Wichtig ist, worauf HAEFLIGER (1954) hinweist, daß Verkalkung keineswegs Vernarbung der Gesamttuberkulose bedeutet. Die Beurteilung hat sich nach dem Gesamtbild zu richten. Die Vielfalt der Darstellung von Verkalkungen hängt von der Vielfalt der Ausgangsbefunde ab. In den Ergebnissen der gesamten Tuberkuloseforschung ist BEUTEL (1932) auf das Problem ausführlich eingegangen. Entkalkungsvorgänge beschreibt BRÜGGER (1937). Die vielfältigen differentialdiagnostischen Möglichkeiten sind bei KNYVETT (1965) sowie SILVERMAN (1950) besprochen. Ausgezeichnete Bildbeispiele sowie das wesentliche englischsprachige Schrifttum finden sich bei SALZMANN (1968) (Abb. 63).

2.2.7.4. Metatuberkulöse Veränderungen, Nachkrankheiten

Der kurze Abschnitt soll dazu dienen, deutlich zu machen, daß eine Reihe von pulmonalen, im Röntgenbild faßbaren Veränderungen, vorliegen können, ohne dem anatomischen Substrat einer Tuberkulose zu entsprechen, und trotzdem auf einer durchgemachten Tuberkulose beruhen. Die Kalkeinlagerungen, Verknöcherungen, haben gewissermaßen eine Überleitung bedeutet. Hier wäre zunächst die „postmiliare Lungenfibrose" zu nennen, Heilungsvorgängen der miliaren Granulome entsprechend. Es ist anzunehmen, daß diese postmiliaren Fibrosen der Beobachtung häufig entgehen (Abb. 64a u. b, 65a u. b). Zu erwähnen wäre das Aspergillom: Diese Frage wird später abgehandelt. Für die „pneumogenen Kardiopathien", das „Cor pulmonale nach Tuberkulose" sind die Ausfüh-

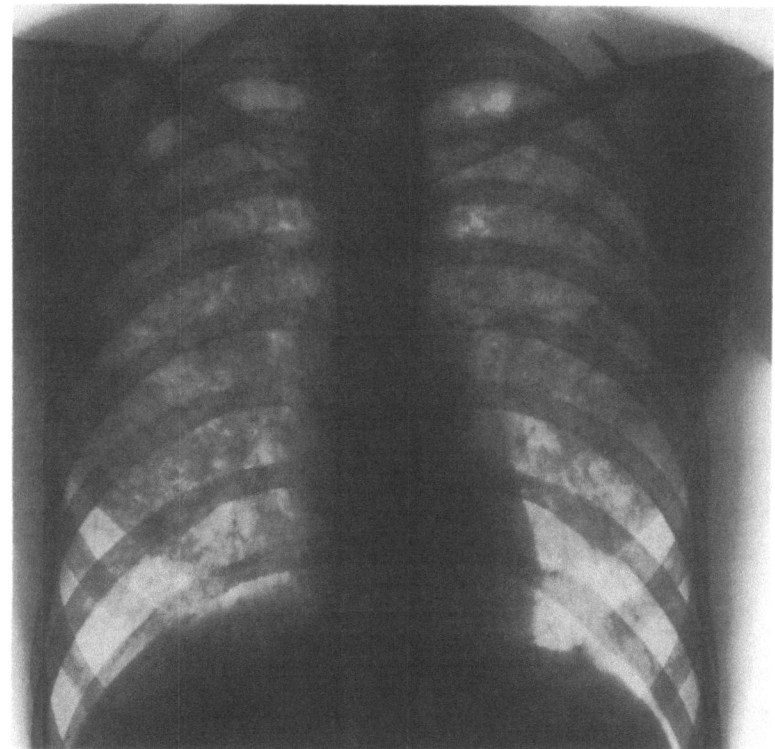

Abb. 63a u. b. 38jähriger Mann. Sarkoidose; Verkalkung

Abb. 63a. Aufnahme vom 27.10.56: Dichte sarkoidotische Herdbildung in beiden Lungen

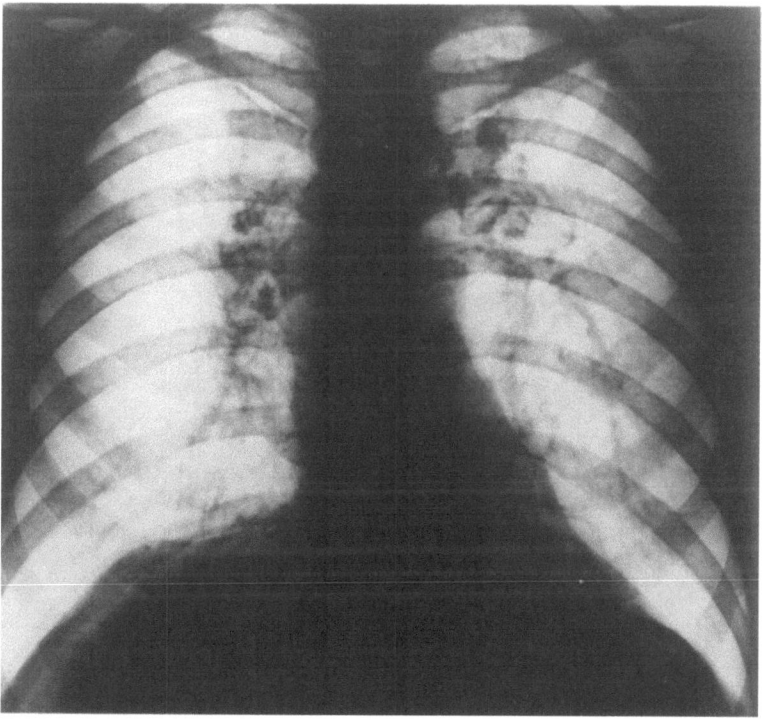

Abb. 63b. Aufnahme vom 14.8.68: Ausgedehnte Verkalkungen in beiden Oberfeldern bzw. im Hilusbereich

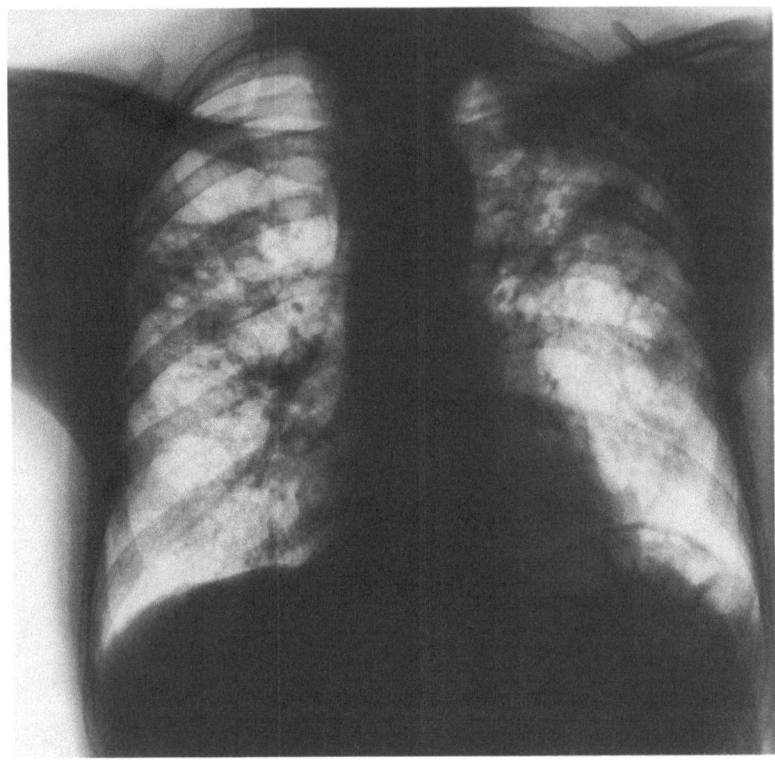

Abb. 64a u. b. 52jähriger Mann

Abb. 64a. Aufnahme vom 15.5.1974: Sehr ausgedehnte Tuberkulose mit grobkörniger Streuung und mit großer Kaverne im rechten Obergeschoß

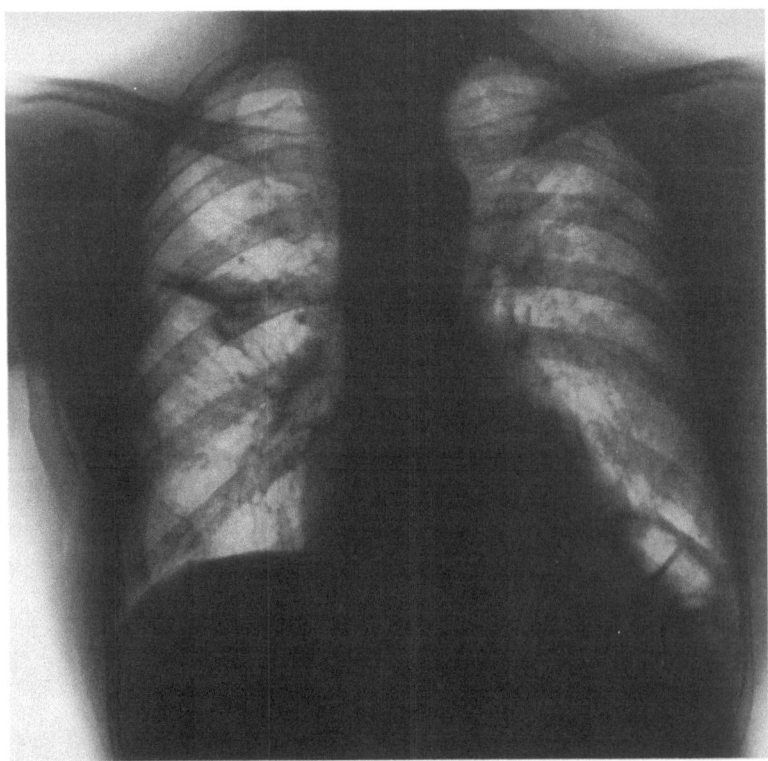

Abb. 64b. Lungenübersichtsaufnahme vom 12.12.1975: „Metaphthisische Fibrose". Grobe Residuen nach Destruktionen und Verkäsungen. „Lineare und fleckige Schatten wie bei einer Lungentuberkulose", verstreut über alle Lungenfelder, als Rest der tuberkulösen Streuherde

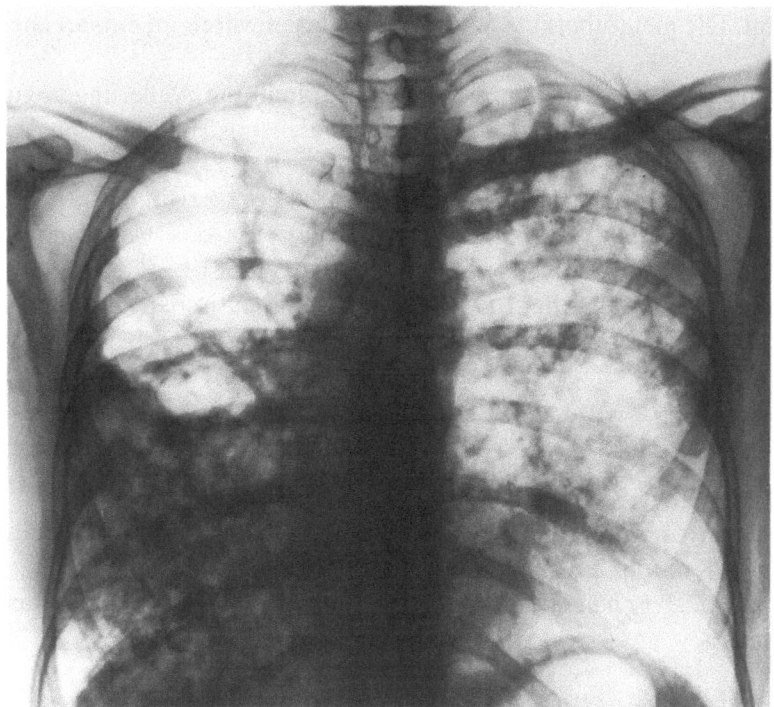

Abb. 65a u. b. 43jähriger Mann. Rückbildung einer sehr ausgedehnten Tuberkulose

Abb. 65a. Frisch erfaßte Tuberkulose mit Zerstörung großer Anteile der rechten Lunge und pneumonischer Durchsetzung großer Areale beider Lungen

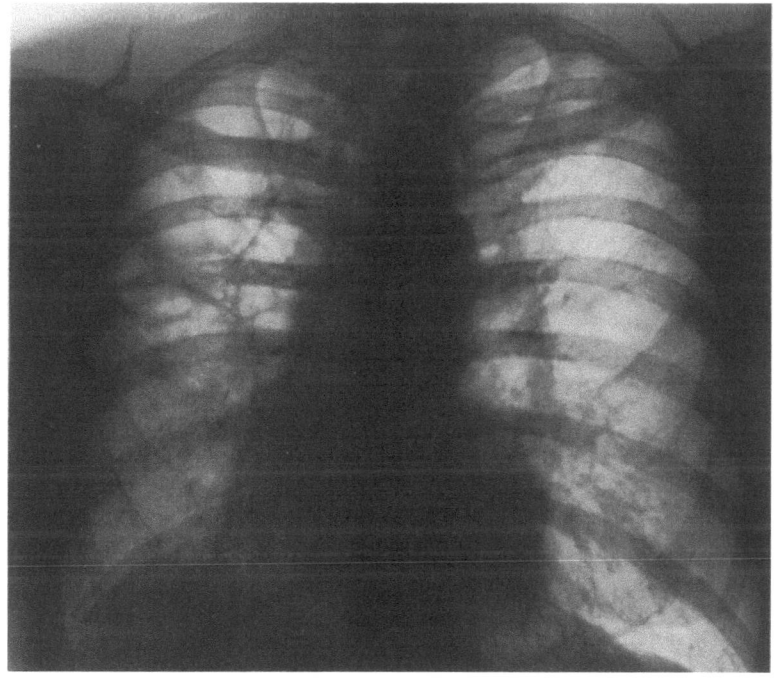

Abb. 65b. Metaphthisische Zystenlunge rechts. 1 Jahr vor Aufnahme schweres Schädel-Hirn-Trauma; Symptome seit einem halben Jahr vor Aufnahme

rungen von SIELAFF (1964) heranzuziehen. Metatuberkulöse Zysten sind im Kavernenkapitel eben erwähnt. Die metatuberkulösen Bronchiektasen waren im entsprechenden Kapitel abgehandelt.

Nachzutragen wären bei den entsprechenden Kapiteln die Äußerungen zum Mittellappensyndrom von HECKING (1955), zu den segmentalen posttuberkulösen Veränderungen von P.CH. SCHMID (1950), für die Fibrosen BLASI (1961), MAZZEI und MIORI (1965), für die sekundäre mykotische Besiedlung MAZZONI, POLUZZI und BRUNELLI (1963), für die Bronchiektasen ROSENZWEIG und STEAD (1966), für das Cor pulmonale STEINER (1964), für die sekundäre Amyloidose MARSENIĆ et al. (1968).

Im Handbuch der Radiologie hat BLAHA die posttherapeutischen Zustände nach Thoraxoperationen mit den Folgen nach thoraxchirurgischen Eingriffen bei Tuberkulose ebenso bearbeitet wie die Veränderungen bei und nach Pneumothorax (Band IX/3 des Handbuchs der Radiologie).

2.2.8. Komplikationen, Zufälle bei der Tuberkulose

Die Kavernenperforation ist, neben der Blutung, wohl mit die eindrucksvollste und schwerwiegendste Komplikation der Lungentuberkulose.

Die Beziehungen zwischen Spontanpneumothorax und Tuberkulose lassen sich wie folgt grob ordnen:

1. Kavernenperforation
2. Ruptur metatuberkulöser Blasen
3. Perforation pleuranaher Käseherde

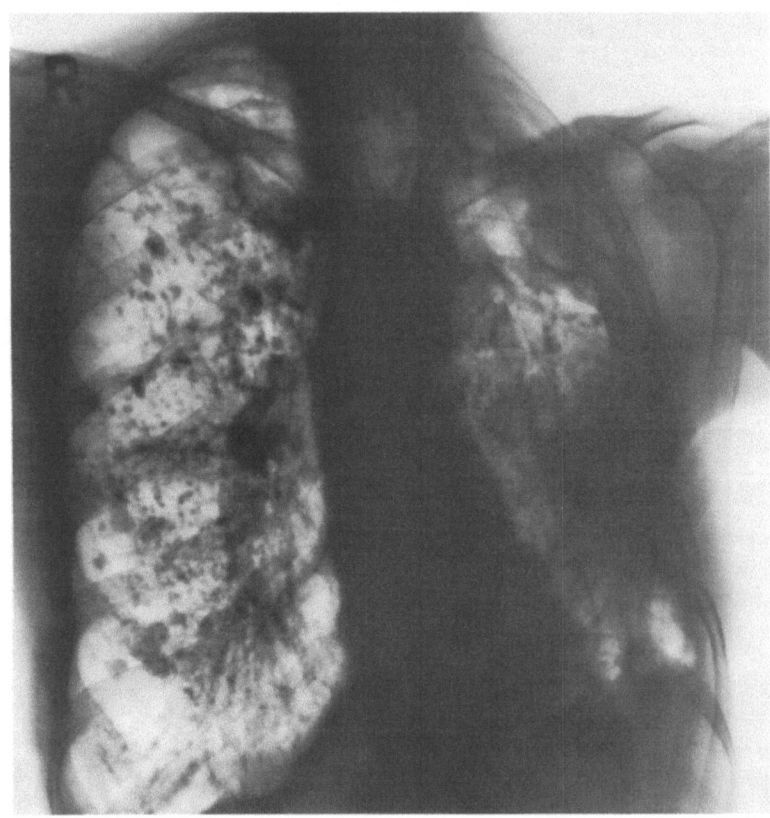

Abb. 66. 67jähriger Mann. Heilung einer Tuberkulose mit Schrumpfung und Verkalkung. Konsekutives Emphysem. Große Lungenschlagader: Verdacht auf pulmonalen Hochdruck

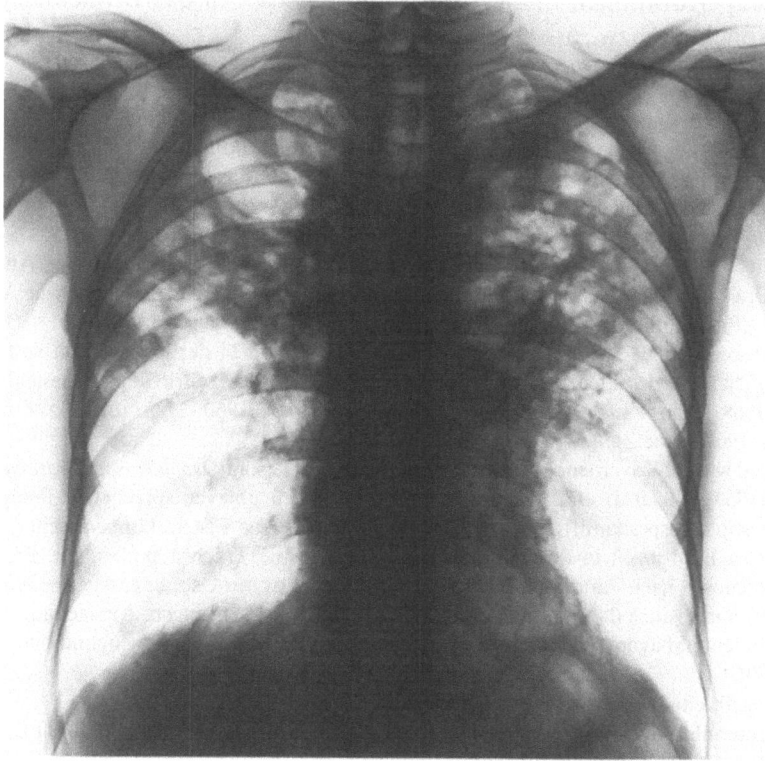

Abb. 67a u. b. 34jähriger Mann. Lungenblutung

Abb. 67a. Lungenübersichtsaufnahme: Ausgedehnte doppelseitige Tuberkulose (Aufnahme am Todestag)

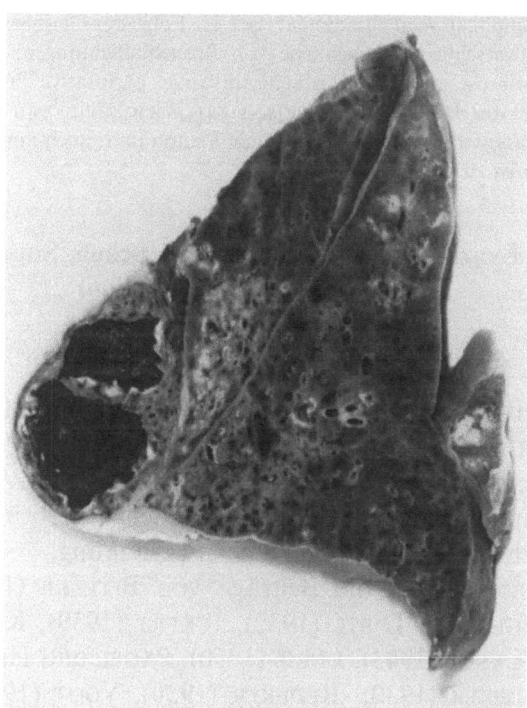

Abb. 67b. Großschnitt: Große Kaverne im rechten Lungenoberlappen, zum Teil epithelisiert, zum Teil ungereinigt. Pralle Füllung der Kaverne durch teils locker geronnenes Blut; Blutaspiration in die Bronchien beider Lungen. Zum Teil ungereinigtes, verzweigtes Kavernensystem im linken Lungenoberlappen. (Miliartuberkulose der Milz; submiliare Tuberkulose der Leber)

4. Lymphknotenperforationen in die Pleura und zugleich in das Bronchialsystem
5. Ösophagobronchiale bzw. ösophagopleurale Fisteln
6. Posttuberkulöse Fibrose und posttuberkulöses Emphysem (Abb. 66)

REICHELT (1970) ist in seiner Einteilung diesem Vorschlag gefolgt. HYDE und HYDE (1950) machen auf diese grundsätzlichen Unterschiede ebenfalls aufmerksam. LEHMANN (1951) weist darauf hin, daß iatrogene pleuropulmonale Fisteln gar nicht so selten sind bzw. waren bei Punktionsversuchen oder bei Pneumothoraxbehandlung. BERNOU, TRICOIRE und BARBÉ (1949), FELLMER (1951), GROB (1948), SAXENA und KHANIJO (1968), VOLPE et al. (1964), YANITELLI (1949) beschäftigen sich ebenfalls mit diesem Problem.

Die unmittelbare Folge ist speziell bei der Kavernenperforation das Pleuraempyem. Auch hier ist auf die Beiträge von BLAHA in Band IX/3 des Handbuches der Radiologie „Posttherapeutische Veränderungen" sowie den Beitrag „Pneumothorax" zu verweisen; ferner auf die Arbeiten von ANDERSEN (1949), BRUNNER (1950), FELD (1949) sowie von O'ROURKE, O'BRIEN und TUTTLE (1949). In der Dissertation von H. SCHNITZLER sind Ursache und Therapie des Pleuraempyems unter Besprechung des Schrifttums behandelt (AKOVBIANTZ, 1962, ARTMANN, 1968, BLAHA und ARNEMANN, 1958, GRIMMINGER, 1960, HERTZOG, TOTY und HOFFMANN, 1958/59, HERTZOG, 1967 sowie ZENKER, 1953).

Ähnlich gravierend wie die Kavernenperforation in die Pleurahöhle sind *Ösophagusperforationen* bei Tuberkulose. LAMY et al. (1963), MELILLO und MARINELLI (1963) berichten über entsprechende Beobachtungen. Die Ausbildung einer Ösophagusperikardfistel ist ebenfalls beschrieben. Die Fisteln können weiter, abgesehen vom freien oder gedeckten Eindringen in die Pleuranachbarschaft, in die Trachea und in die Bronchien reichen. An die Ösophagusstenosen nach Paraffinplomben, die Ölmediastinitis mit Ösophagusstenose wird erinnert (NAGEL, 1948). Schließlich muß auch darauf hingewiesen werden, daß Ausbuchtungen, Aussackungen, Verziehungen des Ösophagus differentialdiagnostische Schwierigkeiten gegenüber Lungenkavernen mit sich bringen können (ENDRES et al., 1970).

Die Hämoptyse stellt eine weitere schwere Komplikation dar.

Neben den Kavernenblutungen sind Blutungen aus den großen Gefäßen, Arrosionen durch Lymphknotenprozesse, unter Umständen mit gleichzeitigen Perforationen in den Bronchialbaum und in Gefäße, Ereignisse, die immer wieder zu beobachten sind. Die großen Blutungen sind oft nicht beherrschbar (LAHL, 1964, MISGELD, 1965) (Abb. 67a u. b).

Bei den Ösophagusfisteln war die gleichzeitige Perforation in das Perikard erwähnt (BLASI, 1962). Ein Chylothorax, bedingt durch Tuberkulose, wird von BUJKO, KRUC und MICHALOWICZ (1964) beschrieben.

Letztlich lassen sich die Komplikationen zusammenfassen als Folge der Gewebszerstörung und der Narbenbildung, der Induration: Gefäßverschlüsse, Verschlüsse von Bronchiallichtungen, Narbenbildungen, allgemeine Lungenzirrhose und Lungenfibrose auf der einen Seite, invasive, perforative Prozesse auf der anderen Seite. Hier wären auch Einbrüche von kalten Abszessen von der Wirbelsäule, von den Rippen her zu nennen, ebenso Entleerung eitriger Massen aus Lymphknoten in den Pleuraraum: auch mit nachfolgenden Allgemeinwirkungen. An das Aspergillom ist zu erinnern. —

2.2.9. Die Exazerbation (der tuberkulöse Schub, Superinfektion, Reinfektion und Exazerbation)

2.2.9.1. Zur Definition und Nomenklatur

Als Oberbegriff bietet sich der Ausdruck „Exazerbation" an. Hierunter läßt sich begreifen sowohl die Weiterentwicklung, nach einem Intervall aus dem Primärkomplex, wie auch das Aufbrechen, im weitesten Sinn gebraucht, der tuberkulösen Allgemeininfektion nach Latenz an einer bestimmten Stelle. Hier läßt sich auch unterbringen das „Rezidiv", die Wiedererkrankung nach zur Ruhe gekommener Erkrankung.

Zur Literatur verweise ich auf die Beiträge von BEITZKE (1940), GÄRTNER (1953), GIESE (1953), HAMBURGER und DIETL (1932), ICKERT (1939), KAYSER-PETERSEN (1935), KLEINSCHMIDT (1927), LANGE (1943), LURIE (1950), PAGEL und HENKE (1930), SCHWARTZ (1935), SIMON und REDEKER (1930), REDEKER (1930), VOGT (1954), WALLGREN (1953), WURM (1943, 1953) sowie GRÄFF (1953) und KREUSER (1953).

Besonders klar sind die Definitionen in den „Gesichtspunkten zur Nomenklatur bei der Begutachtung der Tuberkulose" des Deutschen Zentralkomitees zur Bekämpfung der Tuberkulose (Neufassung 1966) gegeben. Neben der Erstinfektion wird die Neuinfektion nach biologischer Ausheilung der Primärinfektion genannt. Als Superinfektion wird die Aufpfropfinfektion, die zusätzliche Ansteckung, bezeichnet. Als Exazerbation bzw. Wiederaufbruch tuberkulöser Herde wird das Aufflackern aus exogener oder endogener Ursache bezeichnet.

Die Begriffe sind im Idealfall nur mit Schwierigkeiten anwendbar. Ursache ist der schubweise, diskontinuierliche Verlauf, der Verlauf der Tuberkulose in Exazerbationen insgesamt; R.W. Müller benutzt den Begriff „Schub" als Sammelbegriff. Der Begriff „Reinfektion", wie wir ihn gebrauchen, geht wohl auf Terplan zurück. R.W. Müller spricht von einer Relativität der Grenzen zwischen Superinfektion und Reinfektion: „Die Frage Reinfektion und Superinfektion ist also keine Frage des entweder-oder, sondern eine Frage des mehr oder weniger."

Zu Fragen der Nomenklatur und zur „progressiven, protrahierten Durchseuchung" sind Schürmann (1926) und Diehl (1926) zu nennen; zum Problem der Superinfektion Steinbrück, Kayser-Petersen (1935), Anstett (1961), Braun und Lebek (1958), Krebs (1959), Lange (1937), Urbanczik (1970).

2.2.9.2. Das Problem der Superinfektion

Die extrapulmonale Superinfektion ist bei Ehring (1969) erwähnt; zum Gesamtproblem sind Böhme (1949), Grass (1949), Roegel, Lang und Weitzenblum (1965), David und Rosin (1956) zu nennen. Blaha (1975) hat auf dem Kongreß der Süddeutschen Gesellschaft für Lungenkrankheiten ausführlich zum Gesamtthema berichtet.

Der Nachweis der tuberkulösen Superinfektion gelingt mit Hilfe von Sensibilitätsprüfungen. Finkler (1957) bringt hierzu eine ausführliche Tabelle, die bei Blaha wiedergegeben ist (Blaha, 1976).

Es ist nicht auszuschließen, daß es eine „Wildresistenz" gibt, die von der Einführung der Tuberkuloseheilmittel unabhängig ist. Hierzu wären Arbeiten von Finkler (1957), Gadd (1956), Lepeuple et al. (1960) und Neumann (1956) heranzuziehen. Finkler stellt insgesamt 18 Fälle, davon 2 eigene, vor, bei denen nach dem Resistenzmuster eine Superinfektion wahrscheinlich ist. Unsicherheiten der Vorbehandlung, der „Therapieanamnese", Unsicherheiten der Methoden der Resistenzbestimmung, eventuell differierende Populationsanteile sind wohl nie ganz auszuschließen.

Auf die zahlreichen experimentellen Arbeiten wird nicht weiter eingegangen; hierzu findet sich Schrifttum vor allem bei Freerksen (1959); weiter sind Nitti (1968), K. Simon (1956) und Canetti (1964/1965) zu nennen.

Zur Epidemiologie und Superinfektionskasuistik seien die Beiträge von Biermann (1926), Braeuning (1930), Jaksch-Wartenhorst (1936), Jensen (1949), Ickert (1939), Kreuser, Rocher und Seguin (1953), Romeyn (1970), Seri, Horváth und Czanik (1960), Seri und Balogh (1962) sowie Weber und Dusch (1937) genannt. Erkrankung des Krankenpflegepersonals, Ehegattentuberkulose, Kindermorbidität in tuberkulösem Milieu sind verwertbare Kriterien (s. auch Blaha, 1975).

Insgesamt ist anzunehmen, daß die Superinfektion in Tuberkulosekrankenanstalten mit konsequenter medikamentöser Tuberkulosebehandlung keine wesentliche Rolle mehr spielt (Clauss, 1972). Es erscheint jedoch nicht vertretbar, die Möglichkeit einer Superinfektion ganz auszuschließen.

2.2.9.3. Die Reinfektion im allgemeineren Sinne

Zur Definition. Der Gebrauch des Wortes „Reinfektion", nicht ausschließlich im Sinne von neuer Infektion nach ausgeheilter Erstinfektion, bedeutet eine Konzession. Diese Konzession ist notwendig, weil die pathologisch-anatomischen Kriterien nicht eindeutig sind (Giese, 1953; Ph. Schwartz, 1942). Das Wort „Reinfektion" wird in demjenigen Wortsinne gebraucht, den der zu referierende jeweilige Autor meint.

Wie gesagt, sind Übergänge zwischen Superinfektion und Reinfektion fließend (R.W. Müller; Sylla). Für die jahrzehntelang andauernde Diskussion dieses Problems sind Braeuning (1923/24), Ballin (1924) und Stead (1967) sowie Romeyn (1970) neben den bereits früher genannten Arbeiten zu nennen.

Zur sog. „exogenen Reinfektion". Gerade hier ist die Abgrenzung gegenüber der Super-infektion" unmöglich, so beispielsweise bei fließender Infektionsquelle, wie etwa unter Ehegatten. F. Biermann (1926) hat sich eingehend mit diesem Problem befaßt. Er fand bei Ehegatten in 4,3% der Fälle Erkrankungen an offener Tuberkulose, die als exogen entstanden erklärt werden.

Die Bedeutung der „exogenen Reinfektion", des exogenen Moments überhaupt, bei der Entstehung der „Erwachsenentuberkulose" wird in den älteren Beiträgen etwa von Siegen (1926), Puhl (1922) oder von Beitzke (1923) hervorgehoben; in jüngerer Zeit etwa vor allem von Canetti (1950/1954), Canetti und Robert (1950), Babolini und Marconi (1955) sowie von Blasi (1957), von van der Lee (1957). Auf die zusammenfas-sende Darstellung von Ickert (1939) sei noch einmal hingewiesen.

Das Rezidiv, die Exazerbation im engeren Sinne (die „endogene Reinfektion"). Dieser Hauptteil des Kapitels, auf dem auch das klinisch-radiologische Schwergewicht liegt, wird nach folgenden Gesichtspunkten unterteilt:

1. Entwicklung aus dem Primärkomplex
2. Entwicklungen aus dem Lymphknotenanteil
3. Exazerbation von Frühstreuungen und Spitzenherden
4. Die minimalen Läsionen („die gesunden Befundträger")
5. Die postpleuritische Tuberkulose
6. Das klinische Rezidiv, die Exazerbation im engeren Sinn
7. Die Ursachen des Rezidivs
8. Das Pseudorezidiv.

Zur Frage der Weiterentwicklung, auch nach Latenz, aus dem tuberkulösen Primärherd haben wir in dem entsprechenden Kapitel Stellung genommen. Für Exazerbation des Lymphknotenanteils ist auf die wichtige, noch immer lesenswerte Arbeit von Ghon und Kudlich (1925) hinzuweisen. Weiter wären die Untersuchungen von Huebschmann (1923), Orth (1923) und Puhl (1922) heranzuziehen. Pagel, Simmonds und Nassau (1964) sind der Auffassung, daß die Primärläsion, auch wenn sie für Jahre inaktiv zu sein scheint, in der Lage sei, eine tuberkulöse Bakteriämie aufrecht zu erhalten. Sie geben hierzu treffende Beispiele. Weiter sei auf die Untersuchungen von Medlar, Treip und Meyers sowie Uehlinger verwiesen.

Entwicklung aus Minimalbefunden; Spitzenherde, Infraklavikularherde. Das gesamte Problem der exogenen und endogenen Entstehung der Tertiärphthise ist sehr sorgfältig bei Rosenkranz (1934) abgehandelt. Die endogene Entstehung der Erwachsenentuberku-lose wird hier verdeutlicht, ebenso wie bei Medlar. Über die früheren Vorstellungen geben die Arbeiten von Adler (1930) und Gjertz (1930) Auskunft. Ebenso wie Sylla (1939) sind sie der Auffassung, daß die Reaktivierung die wesentliche Ursache der fort-schreitenden Tuberkulose der Erwachsenen darstelle. Das Gesamtproblem der „minima-len Läsionen" ist in der Monographie von Neumann (1962) „Die epidemiologische Bedeutung der inaktiven Lungentuberkulose" zusammengefaßt.

Daß die „Tuberculosis minima" mit ihrer prospektiven Bedeutung nicht ein Ergebnis jüngerer Untersuchungen ist, geht aus der Arbeit von Kattentidt (1954; mit einem Überblick über die ältere Literatur) hervor. Besonders hinzuweisen ist auf den Kongreß

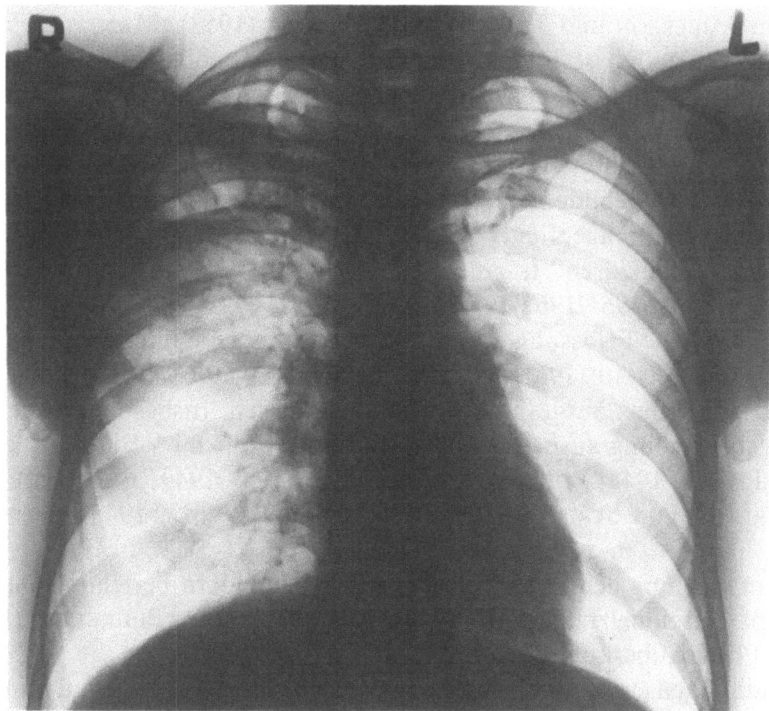

Abb. 68a u. b. 48jähriger Mann. „Rezidiv der Gesamterkrankung Tuberkulose"

Abb. 68a. Aufnahme vom 5.5.58: Fibrotische Tuberkulose im Bereich des rechten Spitzenoberfeldes. Geringe Streuherde auch links

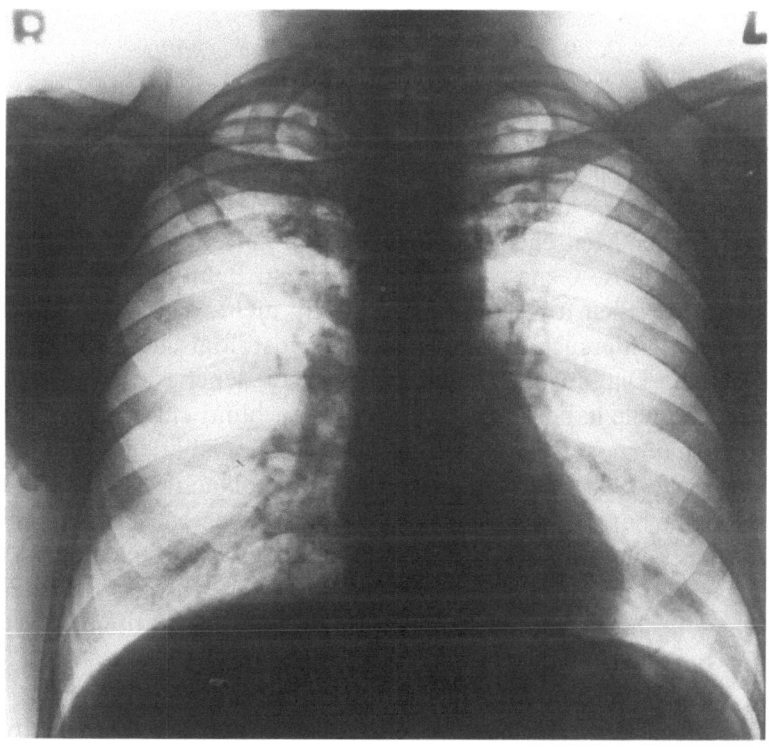

Abb. 68b. Aufnahme vom 5.1.70: Ausgedehnteste Phthise mit großen Zerstörungen in beiden Lungenoberfeldern nach 12 Jahren. Langes freies Intervall

der Internationalen Union gegen die Tuberkulose in Rio de Janeiro, 1952, mit den Vorträgen von AMBERSON und JONES (1953), MEDLAR (1953), MANTZ (1953) sowie RIST und BERNARD (1953). Es ist interessant, daß eine fast vollständige Informationslücke zwischen den „klassischen" deutschsprachigen Arbeiten und den Berichten von diesem Kongreß klafft.

WURM betont mit Recht: „Wir betreten dabei (sc. mit den ‚minimal lesions') kein Neuland, sondern ein Gebilde, das von der Tuberkuloseforschung der letzten 50 Jahre in allen Richtungen durchgepflügt worden ist, um den Beginn der Lungentuberkulose des Erwachsenen aufzuklären" (s. auch CANETTI, 1954; FISCHER, 1956; MEDLAR, 1948; ROULET, 1939; WURM, 1961/1962).

Die röntgenologische Erfassung dieser sehr gering ausgedehnten Herde wird von STEKKEN behandelt. Wie HASCHE (1961/1962) betont STECKEN (1961/1962), daß die hier zusammengefaßten Herdformen ausgesprochen heterogen seien. Insbesondere ist die radiologische Aktivitätsbeurteilung ausnehmend schwierig und nur im Verlauf zu klären (s. auch BIRKELO und RAGUE, 1948; BOBROWITZ und HURST, 1947/1949; BRAEUNING, 1951; FOWLER, 1952; FRÉOUR und SERISÉ, 1958; REISNER und DOWNES, 1945; STEIN und ISRAEL, 1943).

Über die Entwicklung der Tuberkulose aus Narbenfeldern berichtet HAEFLIGER (1954) eingehend. Späteinschmelzungen an Kalkherden beschreibt BEHRENDT (1956; s. auch das Kapitel „Primärtuberkulose").

Für den Radiologen ergibt sich sowohl aus epidemiologischer wie auch individualmedizinischer Sicht, daß „die gering ausgedehnten Herde" wohl nicht ohne weiteres aus der Beobachtung entlassen werden sollten. Es verbirgt sich unter dem „gering ausgedehnten Substrat" eine Menge pathogenetisch heterogener Befunde von sehr verschiedener prognostischer Bedeutung (BARIETY, COURY und BOIRON, 1954; BERNARD, HAUTEFEUILLE und BERNARD, 1953; HEDVALL, 1953; MONTANI, 1958; PAINE, 1951) (Abb. 68a u. b, 69a u. b).

2.2.9.4. Die postpleuritische Tuberkulose

Die radiologische Analyse wird sich vor allem darum bemühen, den Ursachen der Pleuritis nachzugehen. Parenchymherde sind aufzudecken, Lymphknotenherde, Lymphknoteneinbrüche, eventuell auch extrapulmonale Manifestationen. Zwar stellt auch heute noch die Tuberkulose eine der wichtigsten Ursachen des Rippenfellergusses dar. Vor allem beim jugendlichen Menschen mag nach wie vor zutreffen, daß bei positiver Tuberkulinreaktion die tuberkulöse Genese wahrscheinlich ist. Beim älteren Menschen allerdings stellt die tuberkulöse Pleuritis wohl längst nicht mehr das Hauptkontingent. Neben die bakteriologische Untersuchung tritt damit die histologische Verifizierung.

Die feingewebliche Diagnostik bedient sich verschiedener Nadeltypen, die die gemeinsame Unsicherheitsquelle haben, daß Gewebeproben blind entnommen werden. Die thorakoskopische Entnahme, soweit zumutbar, ist zweifellos überlegen (BRANDT und KUND, 1964; SATTLER, 1957, 1958, 1961). Der radiologische Nachweis des Ergusses ist, wenn er eine gewisse Größe hat, einfach. Wir bilden uns daneben ein Urteil über die Beweglichkeit der Flüssigkeit und damit über das Ausmaß etwa bestehender Verwachsungen. Wir versuchen weiter, uns ein Urteil zu bilden über das Ausmaß der Pleuraverdickung, auch über etwaige festere Bestandteile. Allerdings sind die radiologischen Möglichkeiten verhältnismäßig begrenzt.

Der Aspekt, unter dem wir hier das Kapitel „tuberkulöse Pleuritis" behandeln, ist die Frage des Schubes, der postpleuritischen Exazerbation, der „postpleuritischen Tuberkulose" (Abb. 70). Eine Zusammenstellung findet sich, mit kritischem Kommentar versehen, in der Monographie von KUNTZ, die als weiterführende Lektüre empfohlen wird.

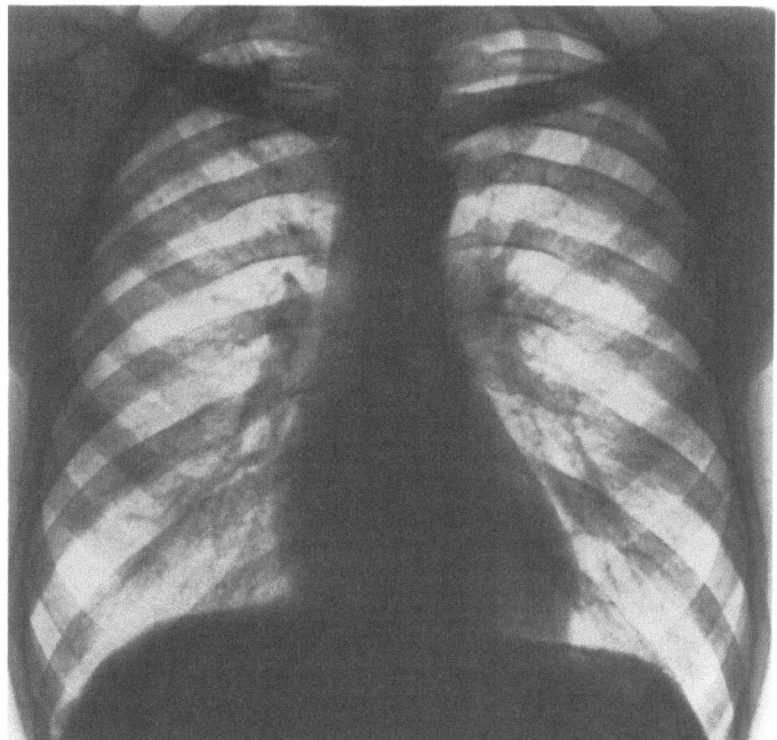

Abb. 69a u. b. 29jähriger Mann. „Rezidiv eines Spitzenprozesses"

Abb. 69a. Aufnahme vom 14.2.1962: Indurierter Prozeß hinter Schnittpunkt Klavikula/1. Rippe in der rechten Spitze

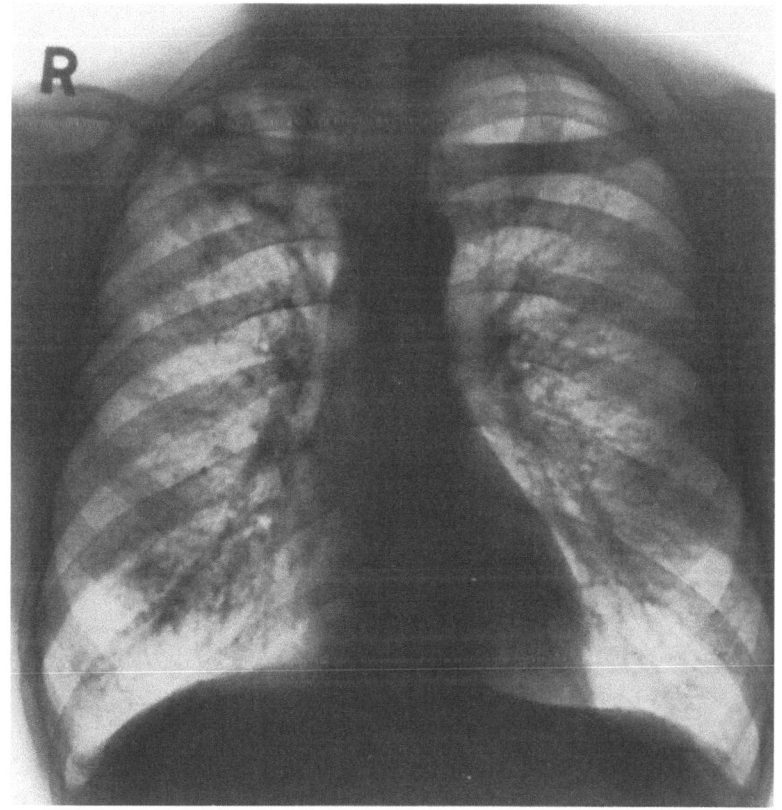

Abb. 69 b. Aufnahme vom 23.9.1966: Großkavernöse Phthise im Bereich der Restherde. „Örtliche Exazerbation"

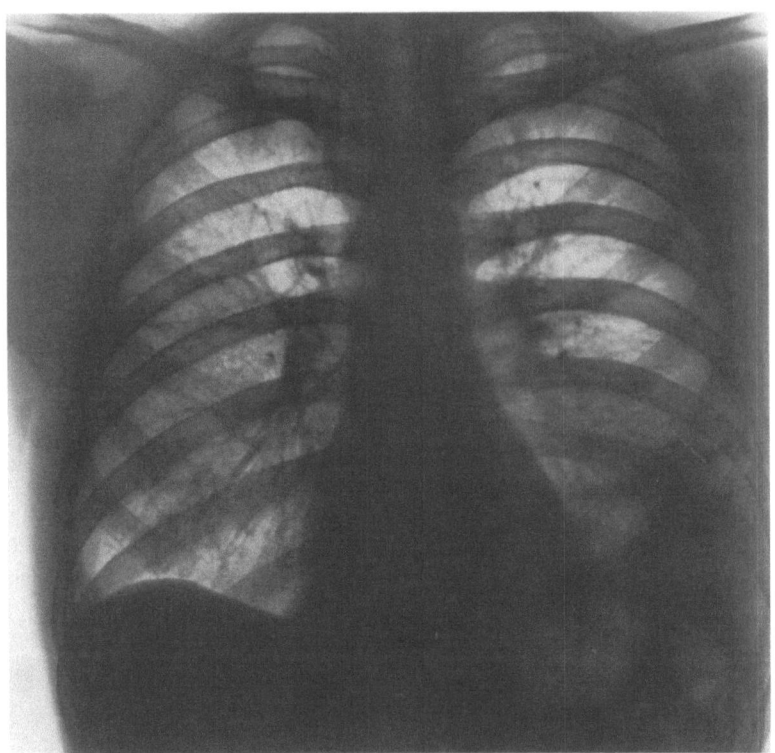

Abb. 70a u. b. 25- bzw. 30jähriger Mann. Postpleuritische Tuberkulose

Abb. 70a. Aufnahme vom 22.6.1967: Linksseitige Pleuritis. Fragliche kleine Herde im rechten Mittelfeld

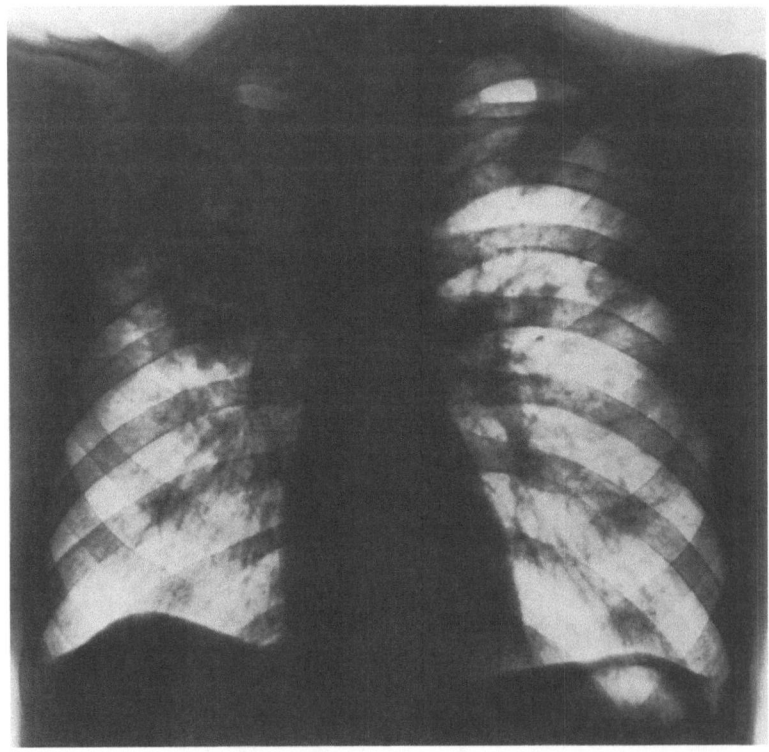

Abb. 70b. Aufnahme vom 26.7.1972: Ausgedehnte Phthise. Erstbehandlung eigenmächtig abgebrochen nach 6 Tagen; keine weitere Behandlung

Es zeigt sich auch hier, daß die Zahl der „postpleuritischen Tuberkulosen" in weiten Grenzen schwankt, aus Gründen der Krankheit und aus statistischen Gründen: Beobachtungsdauer, Auswahl der Fälle, Erfassungsmodus einerseits, Lebensalter, Ausdehnung der Ersterkrankung, Stellung im Tuberkuloseablauf, Art und Dauer der Vorbehandlung andererseits. Die Rolle der Behandlung geht nicht nur aus den Ausführungen von KUNTZ, sondern auch von WIER (1966), neben der landläufigen Erfahrung, hervor; dazu wären auch ARRINGTON (1964), BURKE (1950), RICHERT et al. (1960), STEAD et al. (1955), SULAVIK und KATZ (1963) sowie WALLGREN (1948) zu nennen.

2.2.9.5. Die Exazerbation im engeren Sinne; das „Rezidiv"

Definition, Pathogenese. NEUMANN (1962) legt folgende Definition vor: „Der Rückfall ist eine Sonderform der Verschlechterung, dabei ist das Auftreten von neuen Veränderungen, ein Rückfall im Bereich alter Herde oder eine langsame Progression, möglich." Die entscheidenden Kriterien sind einmal die Progredienz, zum anderen die vorausgegangene Latenz. Beide Kriterien sind keineswegs immer eindeutig erkennbar. Zur pathologischen Anatomie sind die Untersuchungen von LOESCHCKE (1928) besonders wichtig. In dieser Arbeit werden die einzelnen Mechanismen des Rezidivs beschrieben. Weiter wäre auf NICOD (1955) sowie auf die grundlegenden Arbeiten von TERPLAN zu verweisen. Über die zeitlichen Zusammenhänge berichten NEUMANN sowie ROSSEL und BIAUDET (1951).

STEINLIN (1955) versteht unter dem Rezidiv im engeren Sinn, also dem Rezidiv am gleichen Ort,
die Reaktivierung eines alten Herdes; davon abgegrenzt
die Einschmelzung und Zerfall eines alten Herdes,
das Wiederauftreten einer früher vorhandenen Kaverne und
die Wiedervergrößerung einer nicht vollständig verschlossenen Kaverne.

Das Rezidiv im weiteren Sinn wird wie folgt eingeteilt:

frische bronchogene Streuung,
frische hämatogene Streuung über Lunge oder andere Organherde,
Progression latenter hämatogener Streuherde.

Es fällt die Ähnlichkeit mit der alten Redeker-Walterschen Einteilung (1929) unter der Rubrik „Nachschub" auf:

Nachschübe in Form von Infiltrationen innerhalb alter Indurationsfelder
Nachschübe in Form von Infiltrationen um alte isolierte Herde
Nachschübe durch Neuherdsetzung bei alten disseminierten Herden
Nachschübe bei bereits typischen phthisischen Intervall-Formen.

Dabei geht dieses ganze Kapitel über in den „schubweisen klinischen Verlauf der Tuberkulose" (Abb. 71 a–c).

Ausführliche Mitteilungen zum Rezidivproblem aus klinischer Sicht liegen vor von SCHAICH (1964). Die Zahl der Wiederholungsbehandlungen ist (ebenso wie im Zentralkrankenhaus Gauting der Landesversicherungsanstalt Oberbayern) wesentlich zurückgegangen. SCHAICH zitiert GROFTON, der die Rezidivhäufigkeit in Abhängigkeit von der chemotherapeutischen Behandlung sieht.

Wie viele Faktoren zusammentreten geht aus einer Zusammenstellung von BROCARD, BURIN und DESCOINGS (1972) hervor, wonach die Rezidivrate bei Negern, trotz guter Behandlung und weitgehender Rückbildung, in den letzten Jahren zuzunehmen scheint. Zur Klinik des Rezidivs ist auf die Arbeiten von DANZER (1960), GABUS (1957), STEIGER

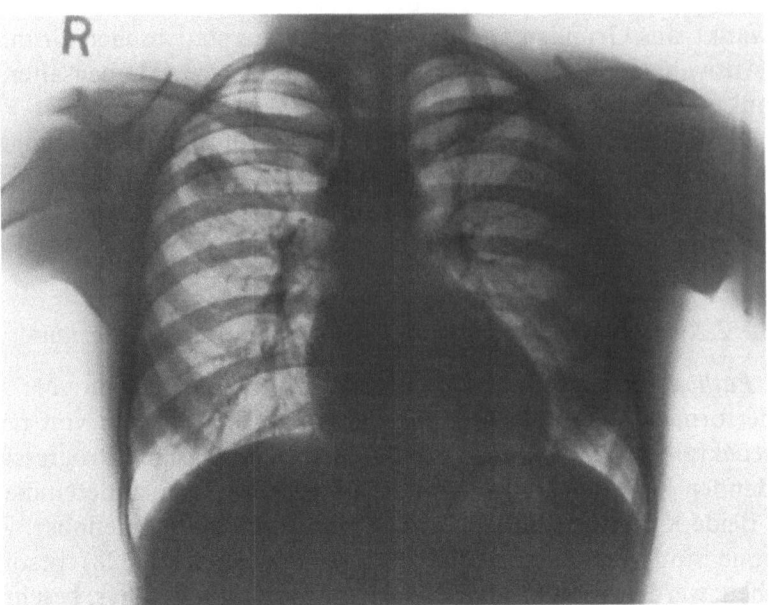

Abb. 71 a–c. Sekundärinfiltrierung vom verkalkten Primärkomplex. 13jähriges Mädchen

Abb. 71 a. Aufnahme vom 1.6.1965: „Rundherd" im rechten Oberfeld. Kalkdichte Einlagerung

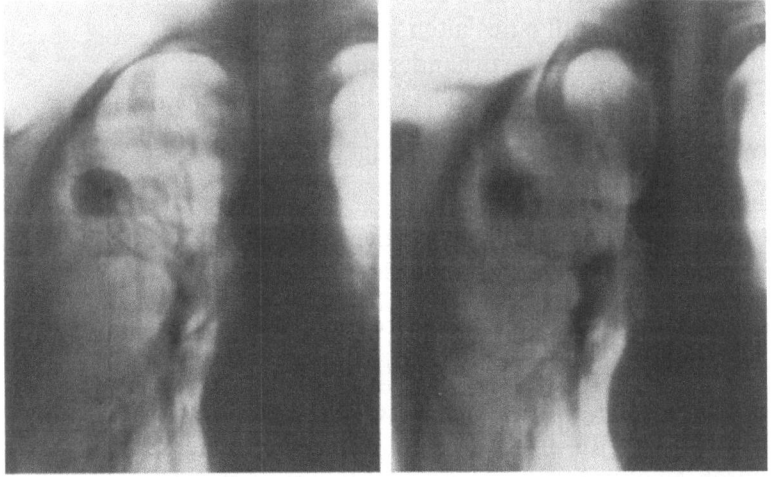

Abb. 71 b. Die Schichtbilder zeigen den verkalkten Primärkomplex sehr deutlich

(1959) und von CARDIS (1960) hinzuweisen, ferner auf die Untersuchungen von BREU (1959), der *British Tuberculosis Association* (1961), LOW (1959), STEINITZ (1959) und von VIDAL und GUIN (1960). Eine Zusammenstellung zur Häufigkeit findet sich bei F. MÜLLER (1963). Neben vielen anderen Mitteilungen sind zur Frage des Rezidivs nach chirurgischer Behandlung ANSTETT (1960) sowie KRAAN (1960) zu nennen.

Eigene Untersuchungen lassen vermuten, daß die Zahl der „Pseudorezidive" der Zahl der wirklichen Rezidive die Waage hält.

Die Ursachen des Rezidivs. Ausführlich ist dieses Problem bei R.W. MÜLLER behandelt. Eher seltene Ursachen sind Operationen (KRANIG, 1950), Kontrastdarstellungen (WEIGER,

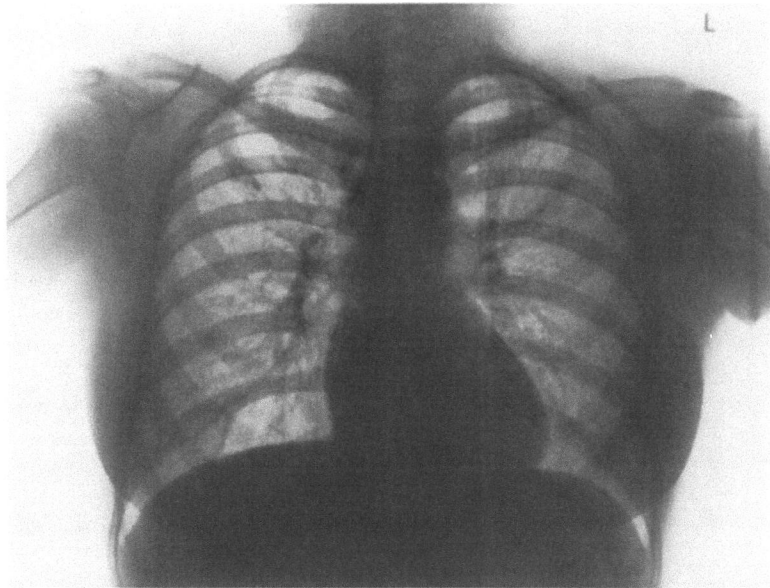

Abb. 71c. Aufnahme vom 1.7.1966; nach Therapie: Rückbildung der zirkumfokalen Reaktion; Kalkherd jetzt gut zu sehen

1952), Knochennagelungen (ROTTHAUWE, 1953), Meningitis nach Trauma (ERDÖS et al., 1959), Verkehrsunfälle, Lungendurchschuß (HARRFELDT, 1952).

Die ungenügende medikamentöse Therapie mag eine Rolle spielen (STEINLIN, 1955; PHILLIPS, 1966; DADDI, 1955; BLASI, 1961; RINK, 1956; ALLEN, 1964; BAUM und BAUM, 1949; GRZYBOWSKI et al., 1966; LANE, 1957; NICHOLS, 1957; PHILLIPS, 1968; PRIDIE und STRADLING, 1961; SVIGIR, 1967), Umwelteinflüsse werden von GRAHAM (1957), KAYSER-PETERSEN (1950), Impfungen von SCHÜTTMANN (1963) und SIMON genannt. Weiter sind bei PFAFFENBERG (1969), KODHELI, VOLPE und GIACONI (1964) sowie STEIGER (1959) Rezidivursachen genannt.

Unser eigener Eindruck geht dahin, daß auch Faktoren, die im Verhalten des Individuums liegen, wesentlich sein können. Das fängt an bei der regelmäßigen Einnahme der Medikamente, bei der ordnungsgemäßen, vernünftigen Durchführung der Heilmaßnahmen insgesamt, über die Lebensweise insgesamt zum Alkoholismus, Unseßhaftigkeit, Unter- und Fehlernährung.

Sehr eingehend ist FORSCHBACH (1973) den Ursachen des Tuberkuloserezidivs nachgegangen. Rezidive werden zwar heute im allgemeinen mit unzureichender Arzneimittelbehandlung der Tuberkulose in Zusammenhang gebracht. Trotzdem bestehen die nicht therapieabhängigen Rezidivursachen wohl weiter, z.B. Alter, Alkoholismus, Magenprozesse, Diabetes und Gravidität.

Die Prognose des Rezidivs ist von einer sachgemäßen Therapie abhängig; Ergebnisse von Resistenzbestimmungen müssen die Behandlung beim Rezidiv führen. FORSCHBACH bespricht dazu die Arbeiten von CAMPBELL (1967), EDSALL et al. (1970), GANGUIN (1970), GRZYBOWSKI et al. (1966), KURIHARA (1973), NAMIKAWA (1973), NEUMANN (1964), PFAFFENBERG (1970), die Berichte der „British Tuberculosis Association" (1961) sowie von STEINBRÜCK. INGRID RIKL (1974) weist aus dem Zentralkrankenhaus Gauting anhand von 100 Fällen darauf hin, daß Momente wie Magenresektion, Alkoholismus oder soziale Probleme wesentlich für die Rezidivhäufigkeit sind.

Das Pseudorezidiv; Beitrag zur Differentialdiagnose des Rezidivs. Das fälschlich angenommene Rezidiv ist keineswegs selten. Der Irrtum kann darin bestehen, daß ein Schub

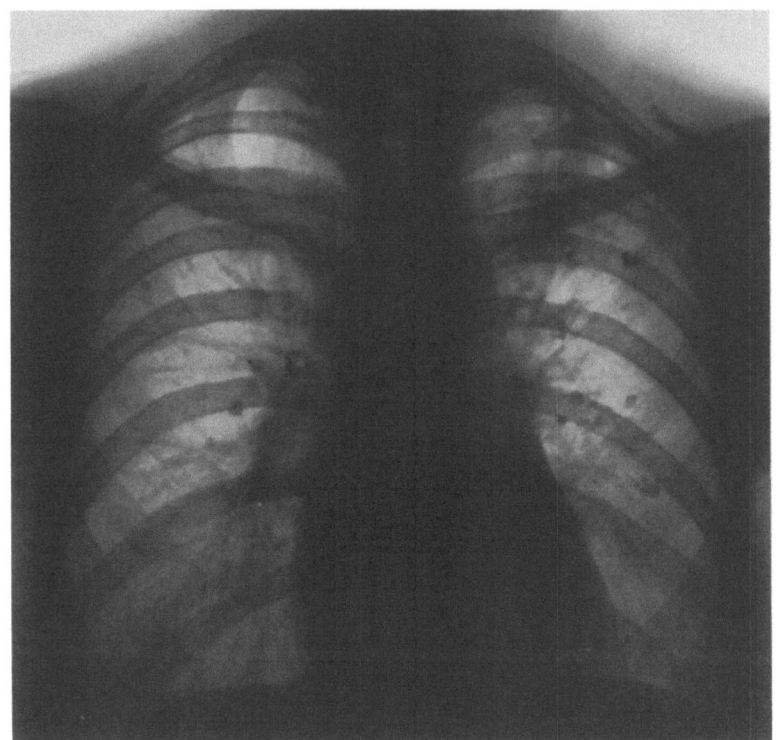

Abb. 72a u. b. 31jährige Frau. Pseudorezidiv: „Aspergillom". Vor 20 Jahren in Kinderheilstätte wegen Tuberkulose, jetzt Einweisung wegen Hämoptyse

Abb. 72a. Mehrfache Verkalkungen in beiden Lungen. Im linken Spitzengebiet „Kaverne"

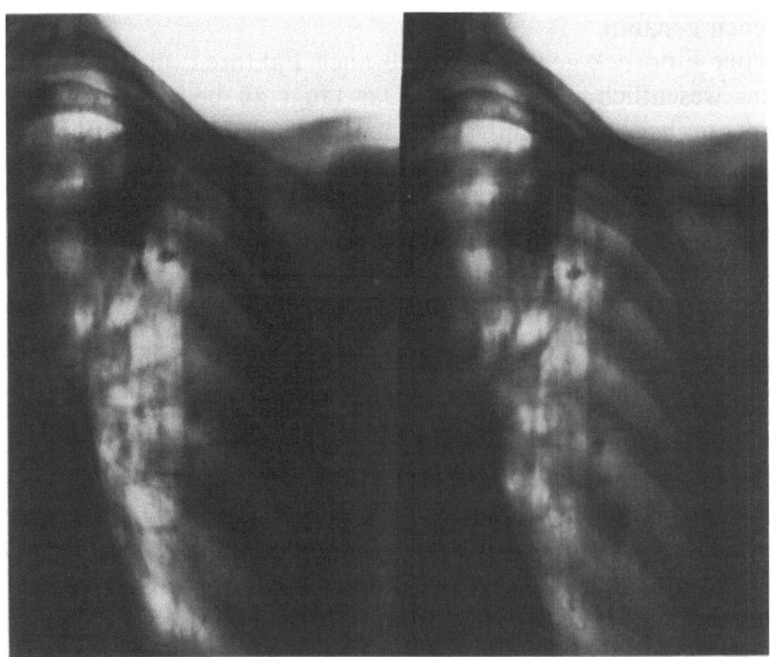

Abb. 72b. Schichtaufnahmen: „Image en grelot" Aspergillenserologie negativ. Segmentresektion. Histologie:
Kaverne von breitem Saum eines zellreichen unspezifischen Granulationsgewebes umgeben, zum Teil mit eitrig-
fibrinöser Exsudation. Myzetom

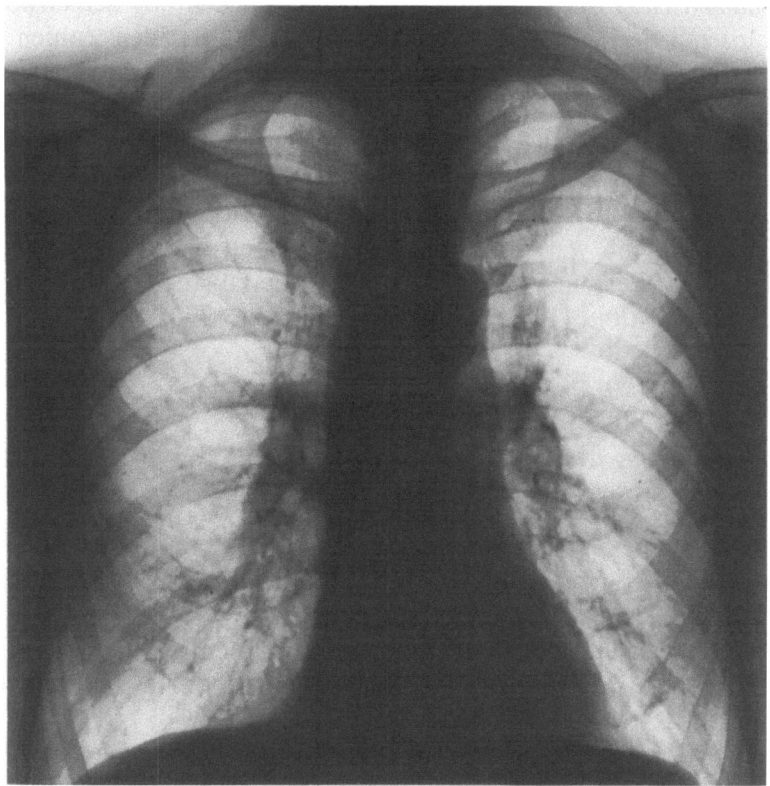

Abb. 73. 59jähriger Mann. Einweisung wegen Zunahme von Herdschatten rechts infraklavikulär sowie im Anschluß an den linken oberen Hiluspol. Tod an Hirnmetastasen. Sektion: „Bronchuskarzinom, ausgehend vom apikalen Oberlappensegmentbronchus links. Lymphangiosis carcinomatosa, besonders der rechten Lunge. Lymphknotenmetastasen an den Lungenwurzeln, an der Bifurkation paraaortal und mediastinal. Metastasen in der Leber, in den Nieren und im Gehirn. Alte erloschene Lungenspitzentuberkulose beidseits mit kleinen Narbenfeldern." — Die Tuberkuloseanamnese als falsche Fährte

nach fälschlich angenommener Latenz eintritt. Aber auch das Rezidiv selbst, die Zunahme des Befundes, kann fälschlich angenommen werden: Interpretationsschwierigkeiten, qualitativ ungenügende Aufnahmen, Anwendung verschiedener Techniken; Vorgabe klinischer Symptome, um soziale Leistungen zu erschleichen, Arbeitsscheu oder Unterkunftssuche können eine Rolle spielen. Eine andere Art des Pseudorezidivs ist das Auftreten anderer Krankheiten der Lunge, etwa ein Aspergillom oder das Zusammentreffen mit Karzinom (Abb. 72a u. b und Abb. 73). Zusammenfassend kann ein Pseudorezidiv darin bestehen, daß

1. fälschlich Latenz angenommen wird,
2. Röntgenbild und klinische Zeichen falsch interpretiert werden,
3. klinische Zeichen fälschlich angegeben werden,
4. andere hinzukommende Erkrankungen der Lunge eine Exazerbation der Tuberkulose vortäuschen.

Heranzuziehen ist hierzu ein Bericht von EDSALL, COLLINS und GRAY (1970), die fanden, daß eine eindeutig sichere Reaktivierung nur bei 36 von 328 untersuchten Fällen vorlag. RIKL fand unter 100 Rezidiven 20 „Pseudorezidive", die sich wie folgt aufgliedern:

10 „vorsichtig beurteilte" Fälle,
4 „Sozialrezidive",
6 andere Erkrankungen, die als Tuberkuloserezidiv eingewiesen worden waren.

Das epidemiologische Risiko. Die epidemiologische Bedeutung der Gruppe der „inaktiven Tuberkulosen", der „gesunden Befundträger" geht aus den Zahlen von Neumann (1959) hervor. Die Rückfallhäufigkeit liegt weit über der Erkrankungshäufigkeit der übrigen Bevölkerung. So sagt auch Ott (1971), daß das Exazerbationsrisiko der „stummen" Lungenherde oft unterschätzt werde; auch Horwitz und Wilbek (1971) weisen auf das erhöhte Morbiditätsrisiko hin. Besonders wichtig sind hierzu Untersuchungen im Kreise Kolin (CSSR): Die Anzahl der Neuzugänge aus der Gruppe von 3000 Personen mit „geringen Läsionen" war praktisch genau so groß wie die Erkrankungshäufigkeit der restlichen 97000 Personen (Styblo, 1965). (Hierzu auch die Untersuchungen von Zaumseil (1970), Ganguin (1970) sowie von Masuhr (1970).)

2.2.9.6. Zusammenfassung

Die *Zusammenfassung* des Gesamtproblems Exazerbation, Rezidiv und Rückfall kann wohl in folgender Form geschehen:

1. Die Feststellung der „Latenz" ist eine Übereinkunft; Klinik, Radiologie und pathologisch-anatomisches Substrat brauchen nicht übereinzustimmen. Damit ist dem Gesamtproblem ein Teil des realen Bodens entzogen.
2. Eine sichere Abgrenzung zwischen exogener Superinfektion und exogener Reinfektion ist nicht möglich. Mit R.W.Müller ist anzunehmen, daß es sich um relative Begriffe handelt, um ein „Mehr oder Weniger".
3. Die „Exazerbation" ist ein dem Tuberkuloseverlauf innewohnendes Element; sie entspricht dem schubweisen Verlauf der Tuberkulose. Die Abgrenzung nach verschieden langen „Latenzen" ist willkürlich.
4. Die Erfassung von Exazerbationen ist an solide radiologische Techniken gebunden. Das „Pseudorezidiv" als technisch-diagnostischer Irrtum ist nicht selten.
5. Das Vorhandensein einer Tuberkulose, das Vorhandensein von Resten einer durchgemachten Tuberkulose sollte keinen Entscheidungsfaktor, etwa für oder gegen die Annahme eines Karzinoms, bilden.
6. Eine wesentliche radiologische Aufgabe besteht darin, die gesunden Befundträger regelmäßiger Überwachung zuzuführen. Unter gesunden Befundträgern versteht man Personen mit gering ausgedehnten Befunden, gleich welcher Art, bei denen eine aktive Tuberkulose nicht ohne weiteres anzunehmen ist und die sich in angemessener Zeit nicht verändern. Die Erkrankungswahrscheinlichkeit dieser „gesunden Befundträger" ist etwa 10mal höher zu veranschlagen als die der Personen ohne im Röntgenbild nachweisbare Herde.

2.3. Für die Tuberkulose bedeutsame mehrfache pathologische Zustände in der Lunge (Gleichzeitig als Beitrag zur Differentialdiagnose von Lungenveränderungen)

2.3.1. Übersicht

Die „Mehrfacherkrankungen der Lunge" sind anscheinend in zusammenfassender Weise nicht bearbeitet worden. Es finden sich zwar zahlreiche Einzeldarstellungen, auf die im weiteren Verlauf einzugehen sein wird. Das komplexe Problem der gegenseitigen Beeinflussung, der ätiologischen Verknüpfung, der Konditionierung durch Vorschädigung und Alter, das Problem der Differentialdiagnose, darüber hinaus auch, wie bereits früher erwähnt, die Frage der Erkennbarkeit überhaupt, verleiht dem Kapitel „Mehrfacherkrankungen" besondere Bedeutung. Es geht hier im wesentlichen um ein Zusammengreifen, Zusammenführen der einzelnen Befunde.

Das Problem kann sozusagen „vertikal" gesehen werden, wenn SIMPSON (1968) in der Nachbeobachtung von chronischer Bronchitis und Lungenemphysem bei 175 Fällen im Verlauf von knapp 10 Jahren 13mal eine Bronchopneumonie und 7mal eine Lungenembolie findet; wenn SCHULTE-BRINKMANN (1970) etwa beschreibt, wie nach mehreren Pneumonien der tumorbedingte Lungenprozeß wiederum für eine Pneumonie gehalten wird. Die Schwierigkeiten werden „horizontal" deutlich, wenn W. FISCHER (1950) eine Kombination von Lymphogranulomatose, Tuberkulose und maligner Geschwulst in Lunge und Lymphknoten beschreibt oder GABUS (1959) Silikose, Tuberkulose und Bronchialkarzinom. JONES (1970) findet bei interstieller Lungenfibrose ein Alveolarzellkarzinom; VAN DER WAL u. Mitarb. (1966) gehen dem Problem des Zusammenhangs zwischen Lungenkarzinom und chronischer Bronchitis nach, ebenso wie ASHLEY und DAVIES (1966). PRIMER (1972) weist auf die Ergiebigkeit der Fälle nach chronischer Bronchitis als „Risikogruppe" für das Karzinom hin. Gemeinsame Noxen spielen für Karzinom und Bronchitis unter Umständen eine Rolle. Die Übersicht von HUEPER (1959) „Luftverunreinigung und Krebs" wäre hier zu nennen.

Es handelt sich zwar um ein klinisches Problem. Dabei kommen die Informationen aus der pathologischen Anatomie, insbesondere aus den Operationspräparaten und den Sektionsfällen. Die perbronchiale Lungenbiopsie erweitert die intravitalen diagnostischen Möglichkeiten wesentlich. MODLMAIR (1974) hat das Problem der Mehrfachpathologie der Lunge in seiner Dissertation behandelt. BERGER und ZSCHOCH (1966) weisen auf die hohe Zahl klinisch unerkannter Befunde hin. In dem vorliegenden Beitrag wird die Tuberkulose als Grundlinie genommen. Kombinationen werden wie folgt behandelt:

1. Zirkulationsstörungen
2. Krankhafte Zustände unbekannter oder gemischter Ursache, wie bronchitisches Syndrom, Emphysem, Fibrosen
3. Tuberkulose gemeinsam mit endothorakalen Geschwülsten

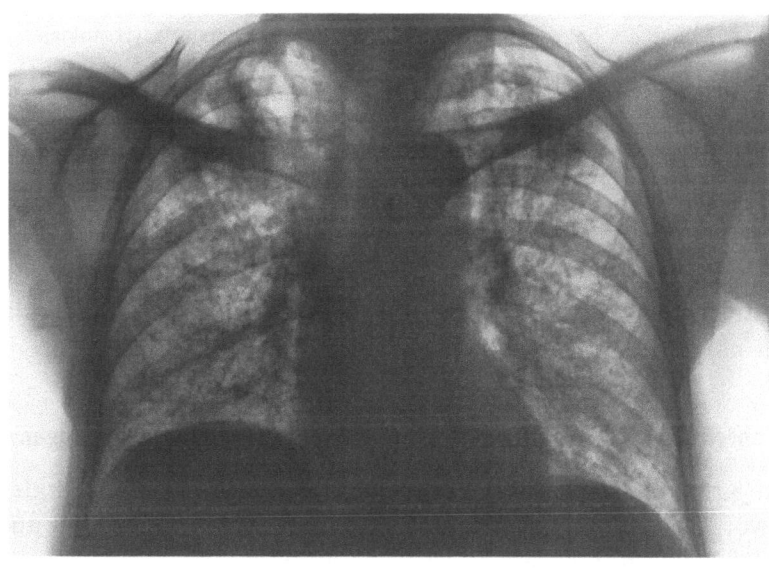

Abb. 74a–c. 62jährige Frau. Beispiel für gleichzeitige Mehrfacherkrankung der Lunge

Abb. 74a. Lungenübersichtsbild: Kaverne rechtes Spitzengebiet. Ausgedehnte feinherdige Durchsetzung beider Lungen

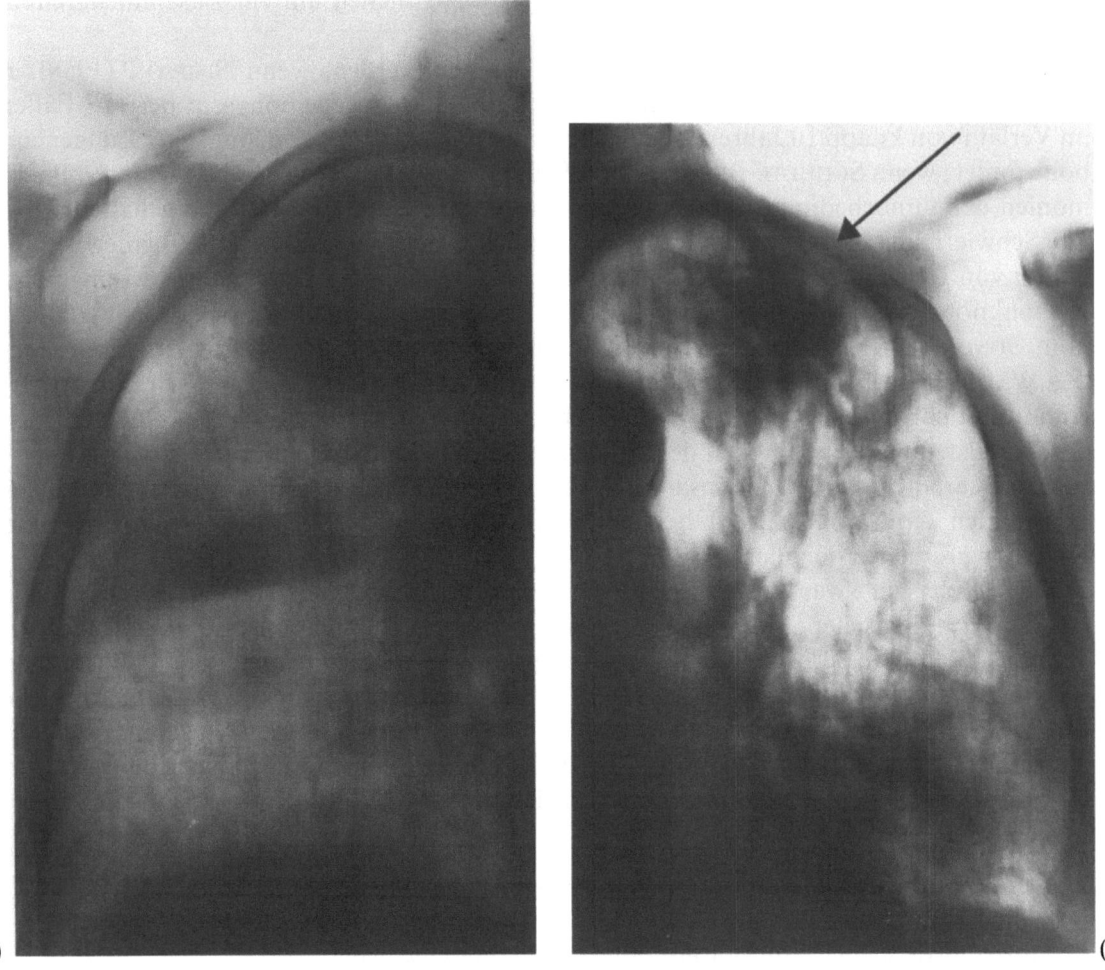

(b)   (c)

Abb. 74b. Schichtaufnahme des rechten Spitzenoberfeldes

Abb. 74c. Schichtaufnahme des linken Spitzenoberfeldes. „Image en grelot". (Histologie: „Käsig-pneumoni-
sche mittelgrobe Streuherde über allen Lungenabschnitten. Gereinigte Kaverne in der rechten Spitze. Käsig-
pneumonischer Herd in der linken Spitze mit Myzetom. Mischstaubpneumokoniose mit interstitieller Lungenfibrose der Lungenbasis, in Wabenlunge übergehend." Dazu Allgemeinkrankheiten: Leberzirrhose, Diabetes;
Polyresistenz. Die Begrenztheit der „Diagnose" als operativer Begriff wird deutlich)

4. Entzündliche Erkrankungen
5. Tuberkulose gemeinsam mit exogenen Schädigungen, insbesondere Silikotuberkulose
   (Abb. 74a–c; 75; 76a u. b).

2.3.2. Tuberkulose gleichzeitig mit krankhaften Zuständen der Lungenzirkulation

Aus einem Krankengut von 150 Fällen wurden insgesamt 18 Infarkte pathologisch-
anatomisch vorgefunden. In keinem Fall war die Diagnose Infarkt aus den übrigen
Veränderungen herausdifferenziert worden (MODLMAIR, 1974).
Die Beziehungen Infarkt und Tuberkulose lassen sich wie folgt darstellen:

1. Terminaler Lungeninfarkt bei weit fortgeschrittener Tuberkulose: Lungeninfarkt als
   Todesursache.

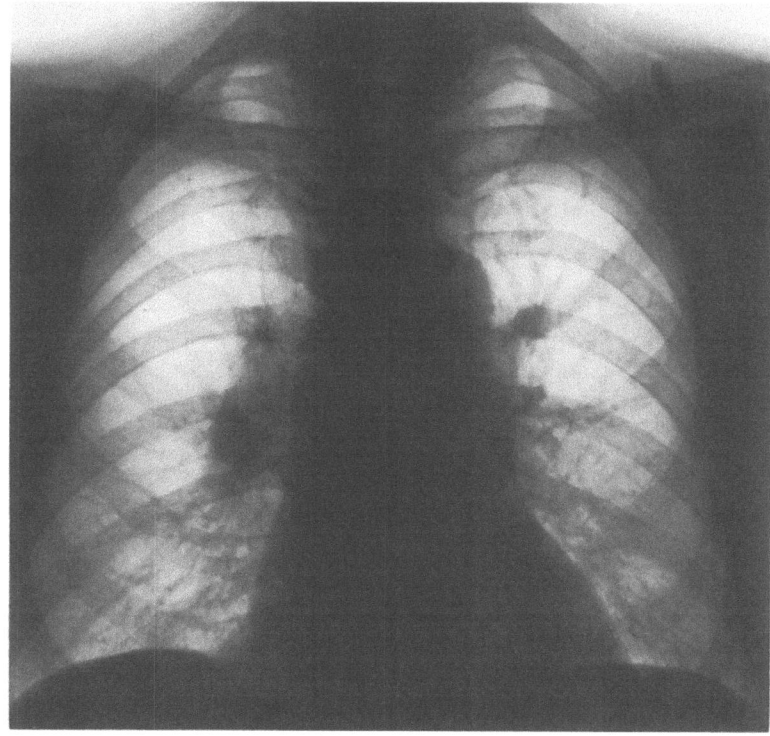

Abb. 75. 65jähriger Mann (Sektionsfall). Karzinomknoten links im Bereich des Hilus. Karzinommetastasen in den mediastinalen und Halslymphknoten. Interstitielle Lungenfibrose nach Art einer Wabenlunge mit bullösem Emphysem. Alte, vernarbte tuberkulöse Spitzenherde; in Gruppen liegende, käsige, tuberkulöse Streuherde im rechten Oberlappen

2. Lungeninfarkt als Begleitleiden: Der unspezifische, unter Therapie nicht rückbildungsfähige Anteil einer „Lungentuberkulose".

3. Das differentialdiagnostische Problem, insbesondere die „Infarktkaverne".

Für das Schrifttum zum Lungeninfarkt sei auf den Beitrag von SIELAFF in Band IX, Teil 3 des Handbuchs der Radiologie verwiesen. Die pathologische Anatomie ist, neben den Handbüchern, bei UEHLINGER (1968) abgehandelt. Die radiologisch schwierige Darstellbarkeit geht aus den verschiedenen zeitlichen Abläufen, wie auch aus den verschiedenen Reaktionen des Lungengewebes, je nach kollateraler Versorgung und Zustand der Lungenzirkulation insgesamt hervor, ebenso sind die klinischen Erscheinungen entsprechend uneinheitlich. Zur Radiologie sei verwiesen auf WESTERMARK (1938), HAMPTON und CASTLEMAN (1940), SHORT (1951), LAUR und DILLER (1962) sowie auf FLEISCHNER (1967). Neben den Konsequenzen, die sich aus der Verstopfung der Pulmonalarterie für das Lungenparenchym selbst mit Veränderung der Schattendurchlässigkeit ergeben, seien insbesondere die Beeinträchtigung der Zwerchfellmotilität sowie die Infarktpleuritis, die Infarktpneumonie sowie die Infarktkaverne hervorgehoben. Die Infarktkaverne ist keineswegs selten, wie unsere Beobachtungen (HOFMILLER) zeigen. Sie stellt eine der geläufigen Erwägungen bei der Differentialdiagnose der Kaverne dar. Der Übergang in putride Erweichung kann dazu führen, daß der ursprüngliche Infarktvorgang durch ein abszeßähnliches Bild, durch die eitrige Nekrose, überdeckt wird. Auf die Untersuchungen von AUFDERMAUR (1944) sowie GSELL (1935) sei hingewiesen.

Wir kennen zahlreiche Fälle aus unserem Sektionsgut (Leiter des Pathologischen Instituts am Zentralkrankenhaus Gauting Dr. W. SCHNELLER), bei denen die „Tuberkulose" durch die Gewebsverdichtungen des Infarktes überlagert oder von ihnen begleitet war.

PAPE (1967/1968) spricht von „Grenzfällen", die mit Angiospasmen oder Embolien einhergehen, von spastischen Zuständen bei Embolie ohne Infarkt, bei verstecktem Infarkt, bei flüchtigem Infarkt oder auch bei Entzündungen. Die Lungenszintigraphie kann unter Umständen bei entsprechendem Sitz und bei entsprechender Größe der Durchblutungsstörung Hinweise geben, ebenso wie die Tomographie (LOBENWEIN, 1968) und selbstverständlich die Angiographie; auf RUDOLPH (1968), MOSTBECK (1968), DENCK (1968) sei hingewiesen. Auf die zusammenfassende Darstellung bei AVIADO (1965) sowie bei MORAWETZ (1968) sei verwiesen, sowie auf

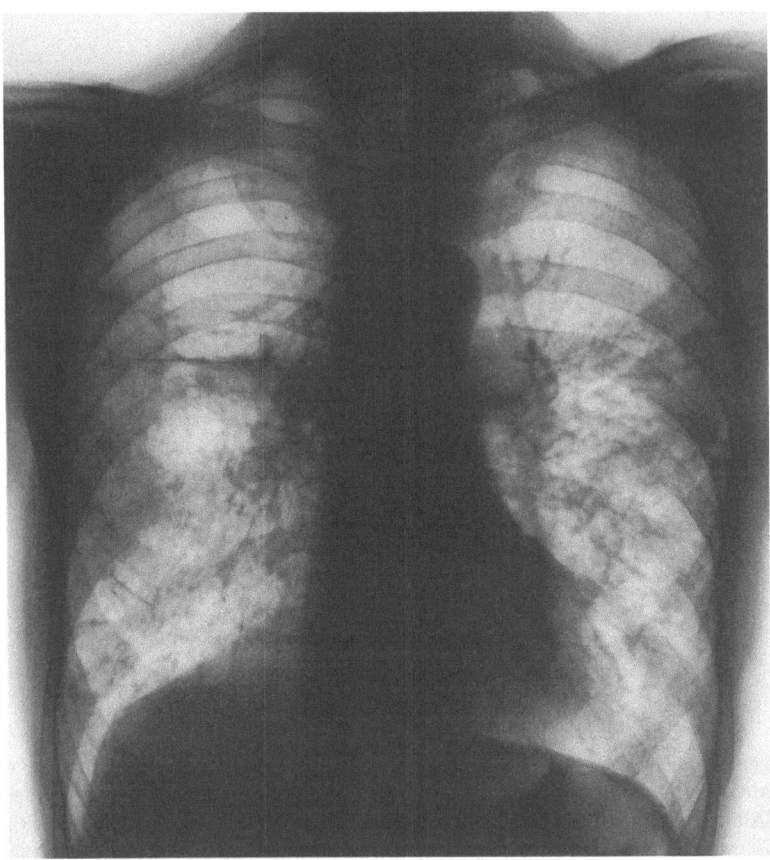

Abb. 76a u. b. „Mehrfacherkrankungen der Lunge" (50jähriger Mann). − Klinische Diagnose: Ausgedehnte Lungentuberkulose, Emphysembronchitis, Herzinsuffizienz, Salmonellose. Pathologisch-anatomische Diagnose: Chronische kavernöse Lungentuberkulose, Mykose der Kaverne. Bronchuskarzinom, Salmonellose. Tuberkulose seit 1964 bekannt

Abb. 76a. Lungenübersicht: Kaverne im rechten Oberfeld. Ausgedehnte Streuherde über beiden Lungen

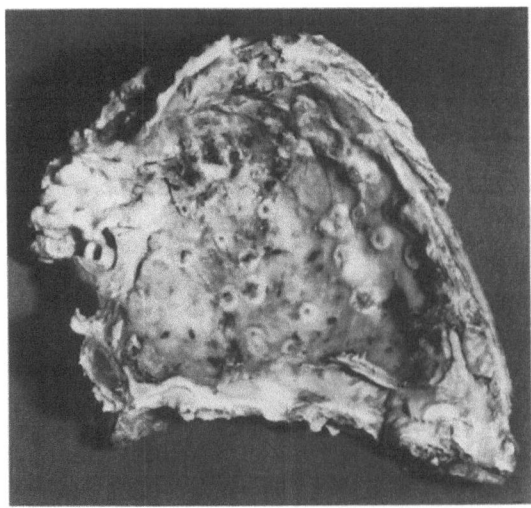

Abb. 76b. Makropräparat: Große Pilzkolonien in der Kavernenwand. Das Karzinom ist nicht sichtbar. Auch hier wird die Grenze des Begriffs „Diagnose", ebenso wie der Röntgenmorphologie deutlich

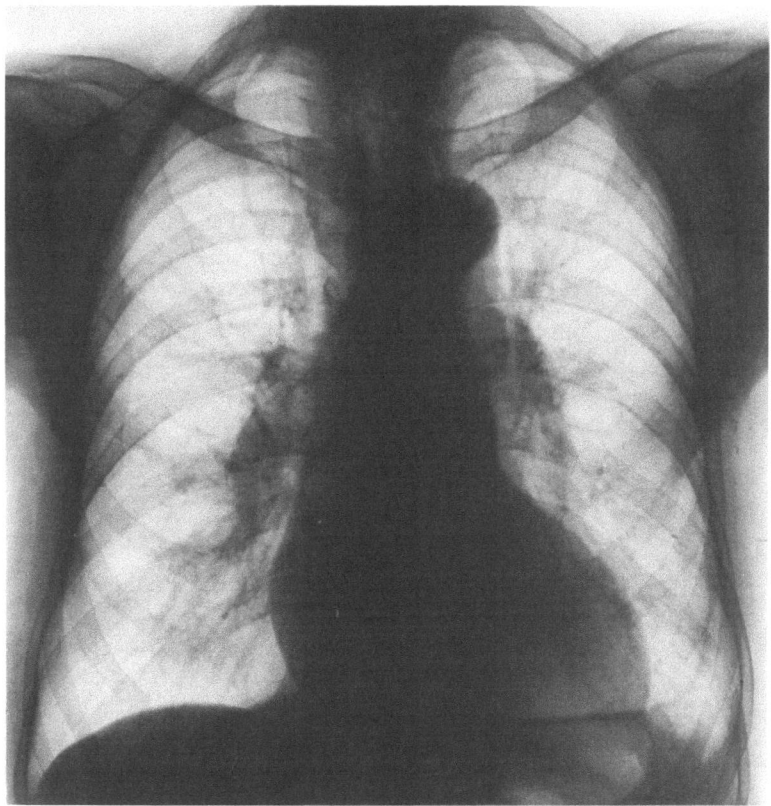

Abb. 77a–c. Infarktkaverne als diagnostisches Problem. 82jähriger Mann. Entwicklung eines Infarktkaverne

Abb. 77a. Aufnahme vom 6.10.1970

die Arbeiten von ALLISON, DUNNILL und MARSHALL (1960), AUFDERMAUR, BJORK und ANSUSINKA (1965), CHRISPIN et al (1963), COCCHI (1950), FLEISCHNER (1962) sowie HAMPTON und CASTLEMAN (1970), FLEMING und BAILEY (1966), GSELL, URECH (1945), SASAHARA et al. (1964), KAUFMANN und KERESZTES (1967), MARSHALL (1965), MITTELBACH und VAN DE WEYER (1963), MLCZOCH (1968), MOREL et al. (1963), SHAPIRO und RIGLER (1948), SOUCHERAY und O'LOUGHLIN (1953), STARZL et al. (1963), TORRANCE (1963), UEHLINGER, UHLAND und GOLDBERG (1964), WAGNER und TOW (1967), WAGNER et al. (1964), WEIDNER et al. (1967), WESTERMARK (1938), WESTPHAL (1907), WIENER, EDELSTEIN und CHARMS (1966), WILLIAMS et al. (1963) sowie ZWEIFEL (1935) sei aufmerksam gemacht.

Über die Verbindung des Infarkts mit der Tuberkulose findet sich im übrigen nicht sehr viel Schrifttum. Über die terminalen, kardiopulmonalen Thrombosen bei Lungentuberkulosen mit respiratorischer Insuffizienz äußern sich BRUN et al. (1967). Die Unterscheidung zwischen Tuberkulose und Lungeninfarkt stellt, genau so wie die Abgrenzung gegenüber dem peripheren Karzinom, eine problematische diagnostische Aufgabe dar, auf die DENCK verwiesen hat. Die klinischen bzw. die klinisch-chemischen Möglichkeiten der Unterscheidung sind begrenzt (SCHONELL et al., 1966, ILLIG, 1968).

Zusammenfassend wäre zum Infarkt, zur radiologischen Diagnose des Infarkts, zu sagen, daß es kein typisches Röntgenbild gibt (MORAWETZ, 1968).

Auch wenn gleichzeitig eine Tuberkulose vorliegt, sollte mit MORAWETZ an die Möglichkeit eines Lungeninfarkts gedacht werden: 1. bei jedem Prozeß im Bereiche der Lungen mit oder ohne charakteristische radiologische Veränderung, bei bestehender Tuberkulose sinngemäß bei „neu auftretenden Veränderungen", 2. bei jeder Wanderpneumonie oder flüchtigen beiderseitigen basalen Lungenveränderungen mit Ausbildung von „Streifenatelektasen" und „Zwerchfellhochstand", 3. bei jeder unklaren ein- oder beidseitigen Pleuri-

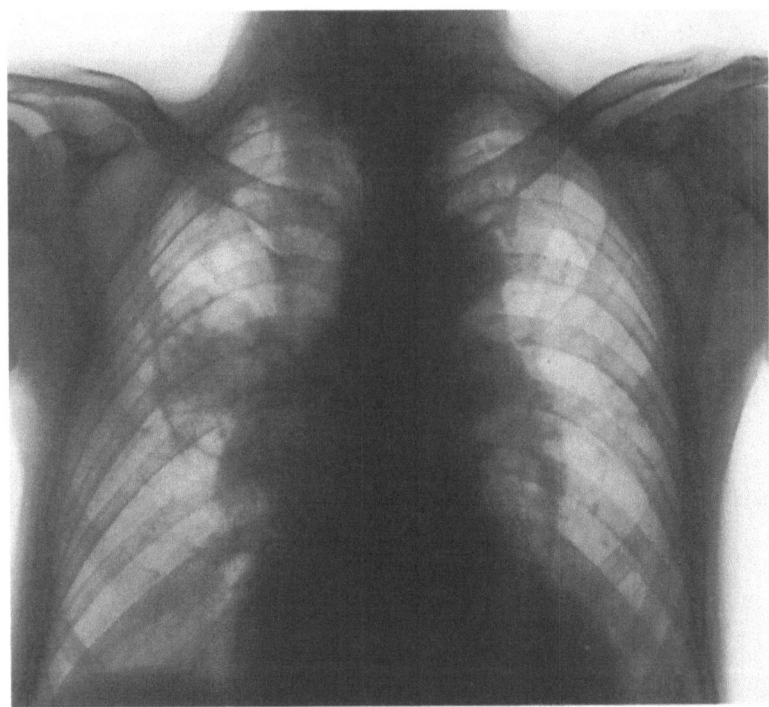

Abb. 77b. Aufnahme vom 27.10.1970. Großer Hohlraum im Anschluß an den rechten Hilus. Sehr große Pulmonalarterie (wesentlich größer als am 6.10.)

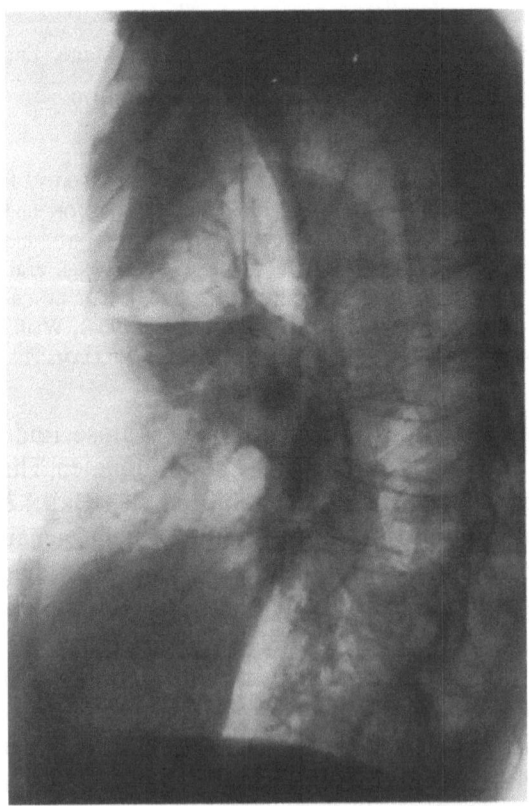

Abb. 77c. Aufnahme im frontalen Strahlengang: Großer Hohlraum mit Sekretspiegel im anterioren Thoraxbereich. (Pathologisch-anatomisch: Verschluß des rechten Pulmonalarterienhauptastes durch einen purifizierten Thrombus. Älterer, teils ausgelaugter, purifizierter und teils kavernisierter, hühnereigroßer, hämorrhagischer Lungeninfarkt im rechten Unterlappen vorn. Ausgang von alter Thrombose der linken V. ilica communis)

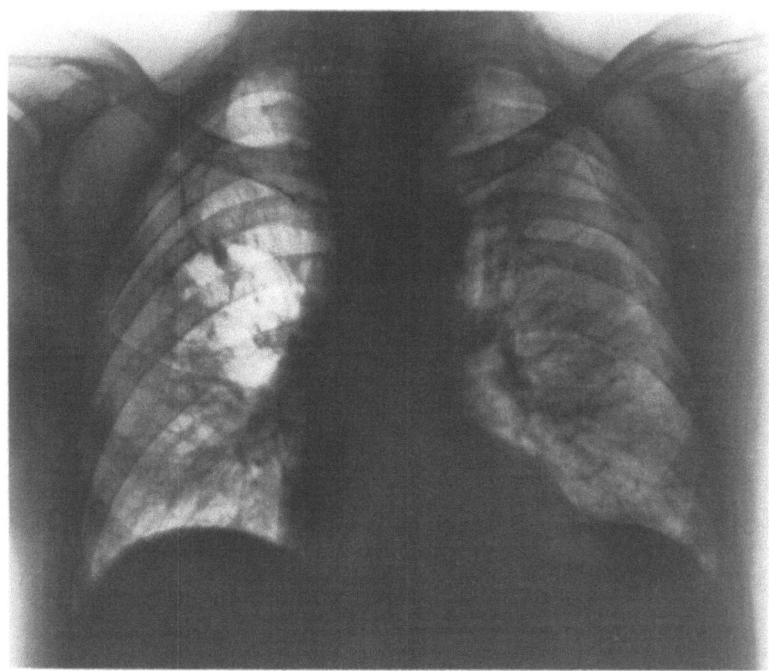

Abb. 78. 73jährige Frau. Zarte zystische Gebilde im Bereich der rechten Lunge; eingewiesen als kavernöse Lungentuberkulose. Pathologisch-anatomisch: Verschluß des rechten Pulmonalarterienhauptastes; kirschgroße zystische Infarktkaverne im rechten Unterlappen

tis, vor allem aber auch bei rezidivierenden pleuralen Ergüssen, 4. bei zunehmender Atemnot, Hyperventilationssyndrom, bei sonst ungeklärten Tachykardien, Herzrhythmusstörungen, Angst- und Verwirrtheitszuständen. Als Röntgenbeispiele bringen wir die Abb. 77a–c; 78; 79a–c.

Tuberkulose und Herzerkrankungen. Abgesehen vom Lungeninfarkt, ist die pulmonale Hypertension, die Vielfalt der Vitien, die Herzschwäche für die Bildgestaltung ein wesentlicher Faktor. Die „kardiogenen Pneumopathien" können die Beurteilung spezifischer Prozesse besonders schwierig machen. Beziehungen zwischen Lungentuberkulose und Vitien, insbesondere Mitralvitien, sind seit ROKITANSKY (1855), TRAUBE (1954), EBSTEIN (1866), ROMBERG (1899) und LIEBERMEISTER (1899) diskutiert. Eine zusammenfassende Darstellung findet sich bei GROSSE sowie bei von SMEKAL und PAPPAS (1965). Bei GROSSE (1960) findet sich eine Aufstellung über die nicht eindeutige Beurteilung des Verhältnisses zwischen Vitien und Häufigkeit einer Tuberkulose. ERICH MÜLLER (1951) teilt nach einer kritischen Übersicht aus 982 Sektionen und dem Studium von 2600 Krankenblättern in bezug auf Linksherzfehler folgendes mit:

1. Anhand von 1 500 Sektionen von Tuberkulosen ist es unmöglich, ein Ausschlußverhältnis zwischen Herzfehlern und Lungentuberkulose zu errechnen; die Hundertsätze verhalten sich in der tuberkulösen und nichttuberkulösen Population gleich.
2. „Es ist unmöglich, für die Kranken mit Linksfehlern, insonderheit mit solchen einer Lungenstauung, eine Normung der spezifischen Substrate zu finden."
3. „Es ist nicht möglich, für die Patienten mit einem Herzfehler eine längere Krankheitszeit der Phthise zu errechnen."
4. „Es fehlt in der Literatur jedes überzeugende Element von der heilsamen Wirkung der Lungenstauung auf den Gang der Tuberkulose." Für die Literatur wird auf diese Arbeit sowie auf D. ESCH und F. GROSSE-BROCKHOFF verwiesen.

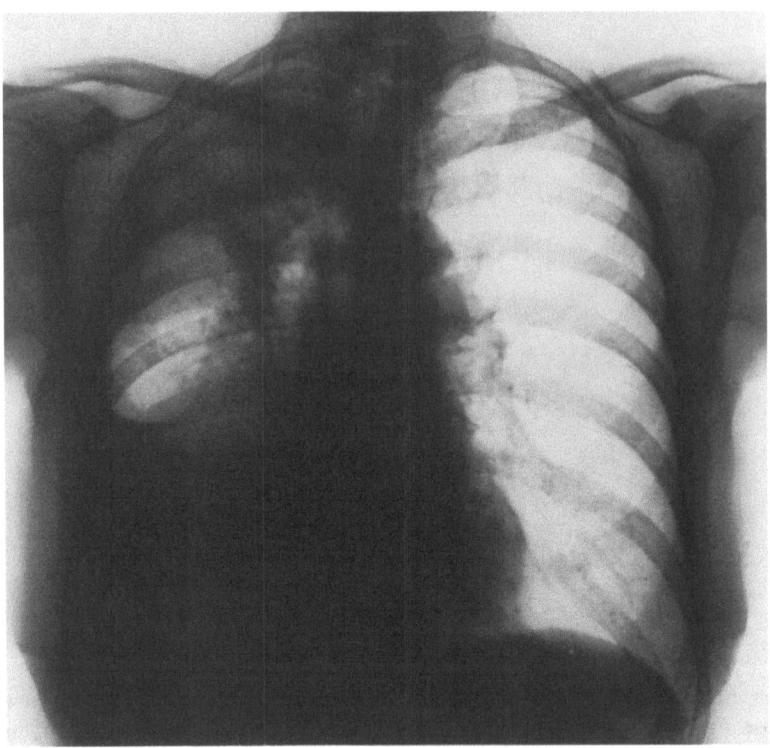

Abb. 79a–c. 82jährige Frau. Lungentuberkulose mit Infarkt und „Infarktpleuritis"

Abb. 79a. Übersichtsaufnahme vom 27.1.1972: Ausgedehnter Prozeß im Bereich des rechten Spitzenoberfeldes. Nachweis von Tuberkulosebakterien. Erguß rechts basal

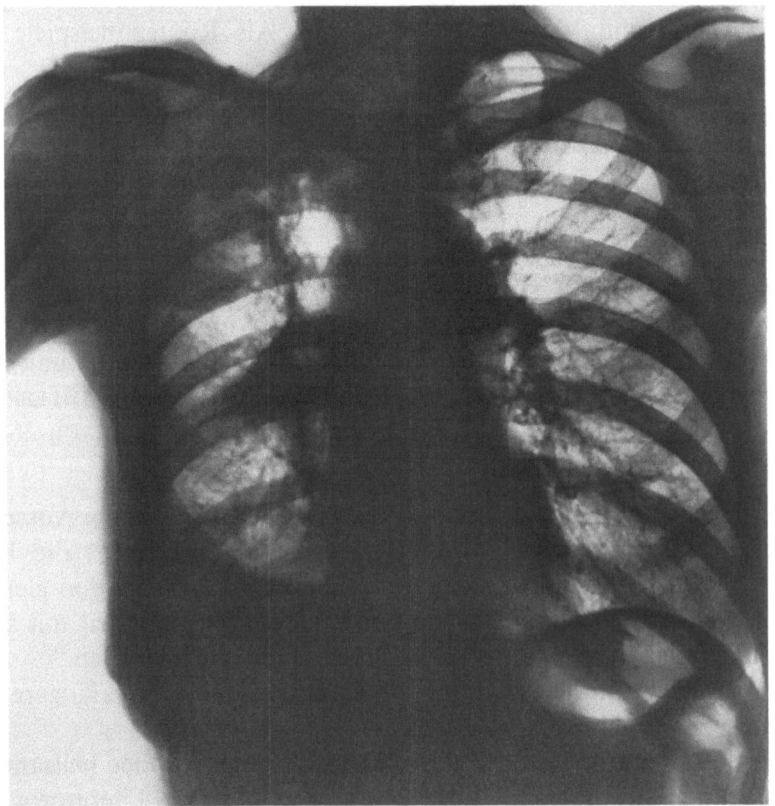

Abb. 79b. Aufnahme vom 12.4.1972: Rückgang des spezifischen Prozesses; Aufhellung der Lungenfelder

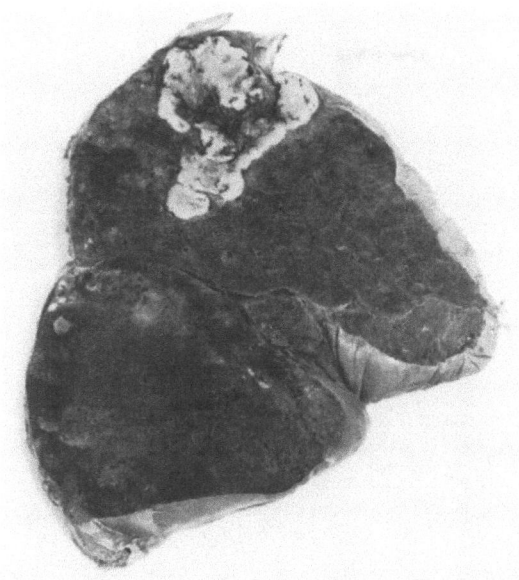

Abb. 79c. Makroschnitt (Tod 3.5.1972); Sektionsbefund: Käsige Pneumonie rechte Oberlappenspitze mit massenhaft säurefesten Bakterien. Unvollständige hämorrhagische Infarzierung des rechten Unterlappens mit eitrig abszedierender Infarktpneumonie und Bildung kirschgroßer Infarktkavernen; Infarktpleuritis

2.3.3. Emphysem, Bronchitis und asthmaähnliche Zustände gemeinsam mit Tuberkulose

Die Abhängigkeiten mit diesen Krankheiten sind vielfacher Art: Tuberkulose als Ursache von Emphysem, von Fibrosen; Verkürzung des Lebens durch raschere Herbeiführung einer respiratorischen Insuffizienz; Erschöpfung der reparativen Substanz; Begünstigung der Besiedelung durch Veränderung des Terrains, worauf ORIE (1976) besonders hingewiesen hat. Dabei ist das epidemiologische Zusammentreffen häufig. In den entsprechenden Altersgruppen, in denen die Tuberkulose unter unseren Bedingungen heute noch oft gefunden wird, ist auch das Emphysem, die Bronchitis, eine gewöhnliche Erkrankung. Für das Lungenemphysem sei insgesamt auf die zusammenfassenden Darstellungen von BECKENKAMP (1970), HARTUNG (1964), RODMAN und STERLING (1969) und FRUHMANN (1966) hingewiesen. (Weitere Literatur bei GREENBERG, BOUSHY und JENKINS, 1967; für die Altersveränderung bei CANDER und MOYER, 1964.)

Neben der veränderten Alterszusammensetzung und Geschlechtszusammensetzung der „Population Tuberkulosekranke" spielt die Wirkung der Tuberkuloseheilmittel insofern eine Rolle, als ausgedehnteste Veränderungen, freilich unter Zurücklassung von Narben, ausheilen (Abb. 80a–c). Die größere Häufigkeit des Emphysems als Todesursache nach Behandlung einer Tuberkulose geht aus den Ausführungen von KATZ und KUNOFSKY (1964) hervor. LANCASTER und TOMASHIEFSKI (1963) zeigen, daß von 368 Patienten mit Lungentuberkulose 50,8% eine diffuse obstruktive Funktionseinschränkung hatten. Zu ähnlichen Ergebnissen kommen SNIDER, DOCTOR und DEMAS (1971); BIRKUN (1966) beschreibt die Spätfolgen nach Tuberkulose im Gewebe. Bei LANCASTER und TOMASHIEFSKI sind die Arbeiten von GAENSLER und LINDGREN (1959) sowie von HALLETT und MARTIN (1961) aufgeführt, die ebenfalls erhebliche obstruktive Funktionsbeeinträchtigungen fanden. Zur erhöhten Krebshäufigkeit wird später noch Stellung genommen (THOMPSON, 1960).

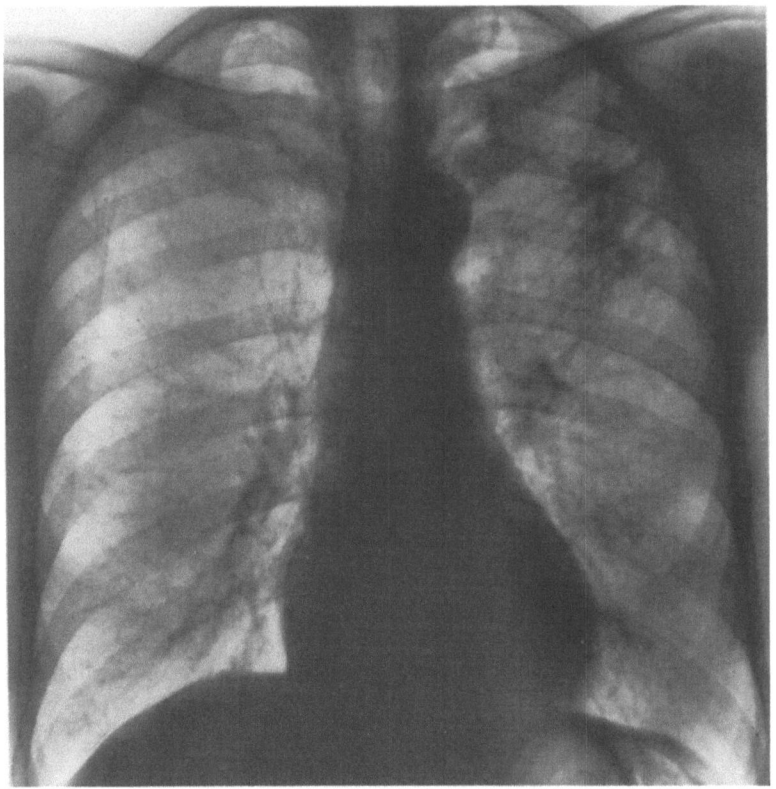

Abb. 80a–c. 59jähriger Mann. Emphysem und Tuberkulose

Abb. 80a. Auf der Lungenübersichtsaufnahme Lungenemphysem anzunehmen. Tuberkulöser Herd im linken Obergeschoß

Wiederum komme ich auf die Untersuchungen von Modlmair zurück, der eindrucksvoll das eben Gesagte belegen, indem er bei 112 Fällen mit Tuberkulose (Sektionsbefunde: Pathol. Institut des Zentralkrankenhauses Gauting der LVA Oberbayern, Leiter Dr. W. Schneller) folgendes gefunden hat:

Lungenemphysem	39	35 %
Bronchitis	10	9 %
Bronchiolitis	7	6,3%
„Lungenfibrose"	9	8 %
Bronchiektasen	4	3,6%

Es handelt sich nicht um spezifische Veränderungen, sondern um solche, die der Tuberkulose nachfolgen, um metatuberkulöse bzw. eigenständig begleitende krankhafte Zustände (Abb. 81 a–c). Aus diesen Untersuchungen wird verständlich, wenn wir vom „Terrain", dem pathologisch-anatomischen Zustand, den die Erkrankung an Lungentuberkulose betrifft, sprechen. Dieses Terrain stellt einen nicht unwesentlichen Faktor für die Gesamtbeurteilung, die Gesamtprognose, die Beurteilung der Heilungschancen, dar.

Eine umfassende kompetente Darstellung des Gesamtproblems der Ventilationsstörungen aus radiologischer Sicht hat W. Schulze (1968) gegeben.

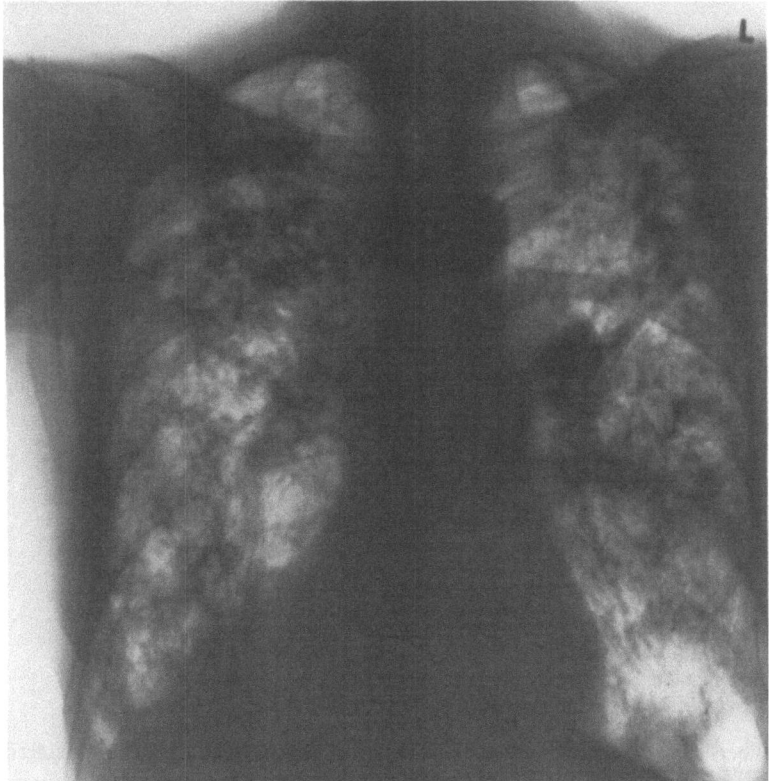

Abb. 80b. Schub bzw. Rezidiv 1966: Ausgedehnteste Durchsetzung beider Lungenfelder

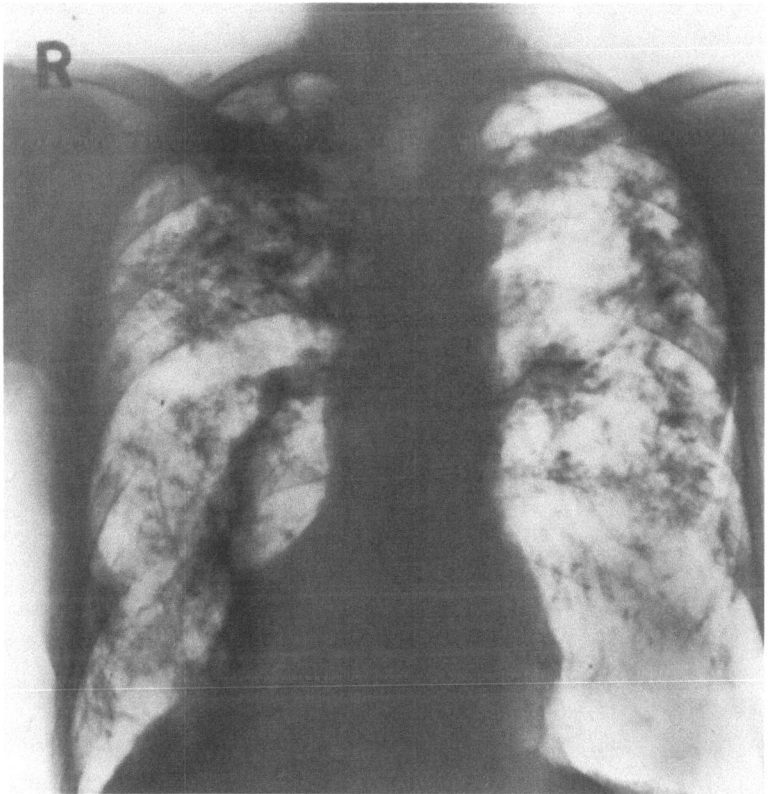

Abb. 80c. 1967: Schrumpfung der Lunge, insgesamt Verkleinerung des Lungenareals gegenüber 1956. „Meta-phthisische Fibrose"

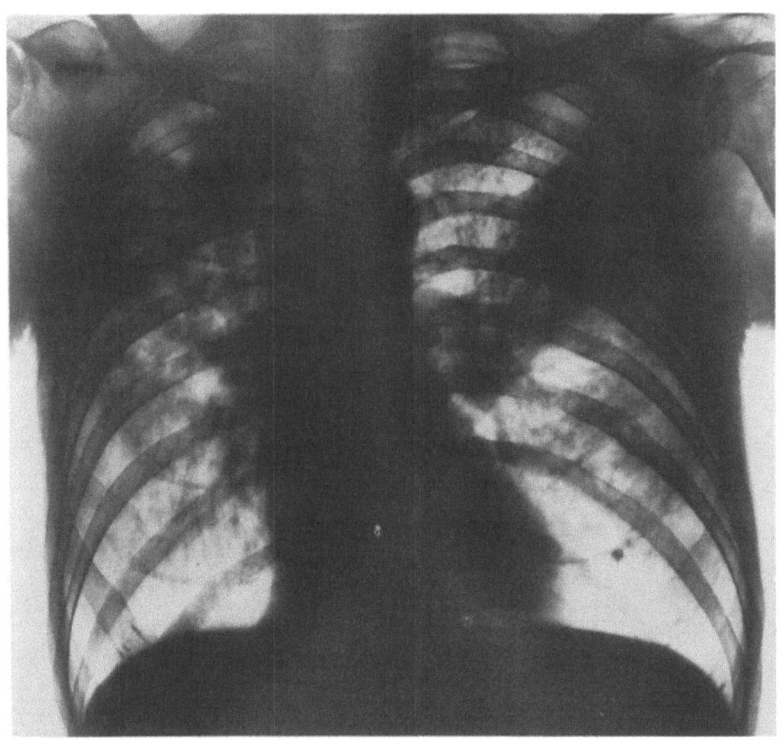

Abb. 81 a–c. 62jähriger Mann. Tuberkulose und Lungenemphysem

Abb. 81 a. Lungenübersichtsaufnahme: Ausgedehnte Tuberkulose in beiden Lungenoberfeldern, käsig-pneumonisch imponierend. Vermehrte Transparenz der Unterfelder

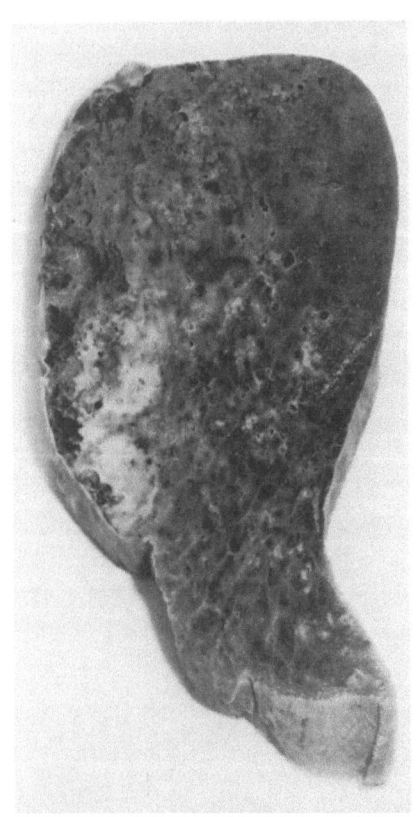

(b)

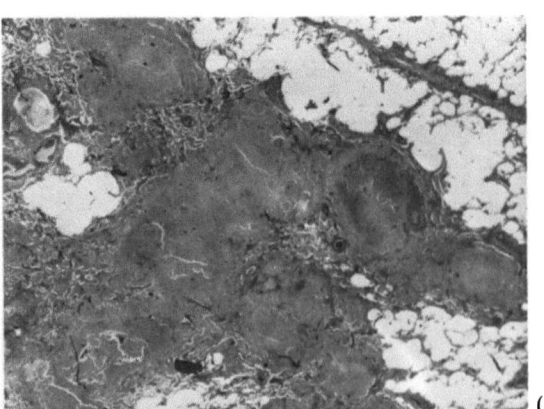

(c)

Abb. 81 b. Makroschnitt linker Oberlappen: Ausgedehntes marginales Emphysem mit käsig-pneumonischen Arealen

Abb. 81 c. Mikroaufnahme: Große Exsudatmassen in den Emphysemblasen mit Resten von Gefäßen

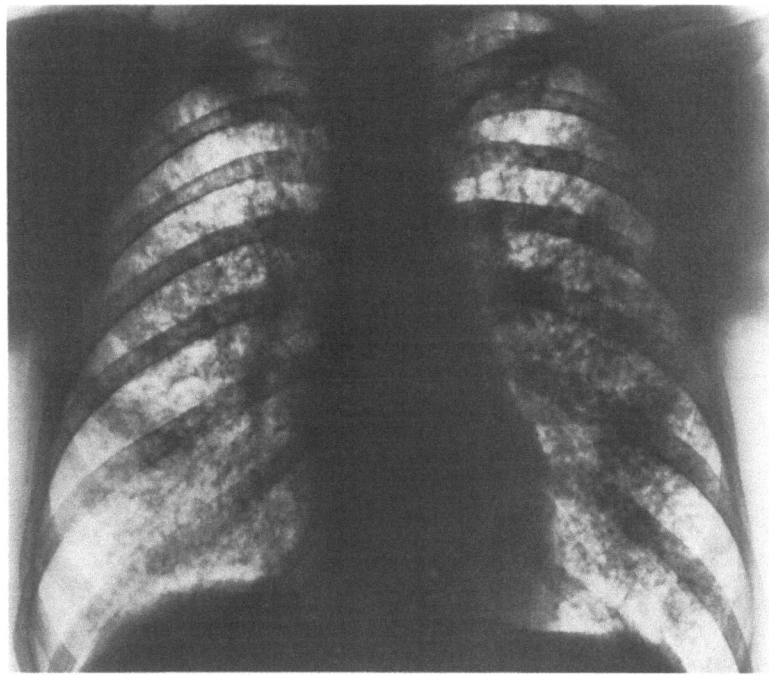

Abb. 82a–c. 44jähriger Mann. „Metatuberkulöse Fibrose mit nachfolgendem Karzinom"

Abb. 82a. Aufnahme vom 27.1.1965: Ausgedehnte tuberkulöse Durchsetzung beider Lungenfelder

2.3.4. Lungentuberkulose und Lungenfibrosen; Bronchiektasen

Die grundsätzlichen Zusammenhänge bei Mehrfacherkrankungen der Lunge treten auch hier wieder auf:

1. Tuberkulosefolgen (Abb. 82a–c)
2. Vorbestehende bzw. begleitende Fibrosen

Es ist selbstverständlich, daß sich schon aus diagnostischen Gründen eine Trennung nicht mit Sicherheit vornehmen läßt. Das Problem ist bei GUJER (1955) ausführlich abgehandelt. (Siehe auch BRAEUNING und REDEKER (1931), DELARUE, HAEFLIGER (1944), LYDTIN (1932), UEHLINGER (1968), WURM (1943).) Auf die Schwierigkeiten der Unterscheidung zwischen posttuberkulöser Fibrose und Fibrose aus anderer Ursache weisen auch DAVIES (1970), ROMANO (1963) sowie TITOV (1965) hin. Die Bronchiektasen als Tuberkulosefolge sind häufig. HUZLY (1973) hat das Thema noch einmal aufgegriffen. MÜNZ (1970) hat sich eingehend damit befaßt. Eine eingehende Besprechung bringen E. MÜLLER und POPPENDIECK (1953). Zu den Beziehungen zwischen Bronchiektasen und Tuberkulose sind die Arbeiten von ANASTASATU et al. (1959), ANDRUS (1937), CAIONE (1959), CHODKOWSKA und PAWLICKA (1959), GARLICK (1955), GOOD (1950), IVANCENCO et al. (1957), KOETTGEN (1932), MYDLIL et al. (1957), PROETEL und KÖNN (1958), WIPF und TADDEI (1958), BURKE (1958) sowie der Ergebnisbericht von WORTH (1966) zu nennen.

2.3.5. Lungentuberkulose und Lungenkrebs

WILKESMANN (1973) hat das Problem anhand von 20000 Krankengeschichten des Zentralkrankenhauses Gauting analysiert. Wir halten als örtlich und zeitlich in seiner Richtig-

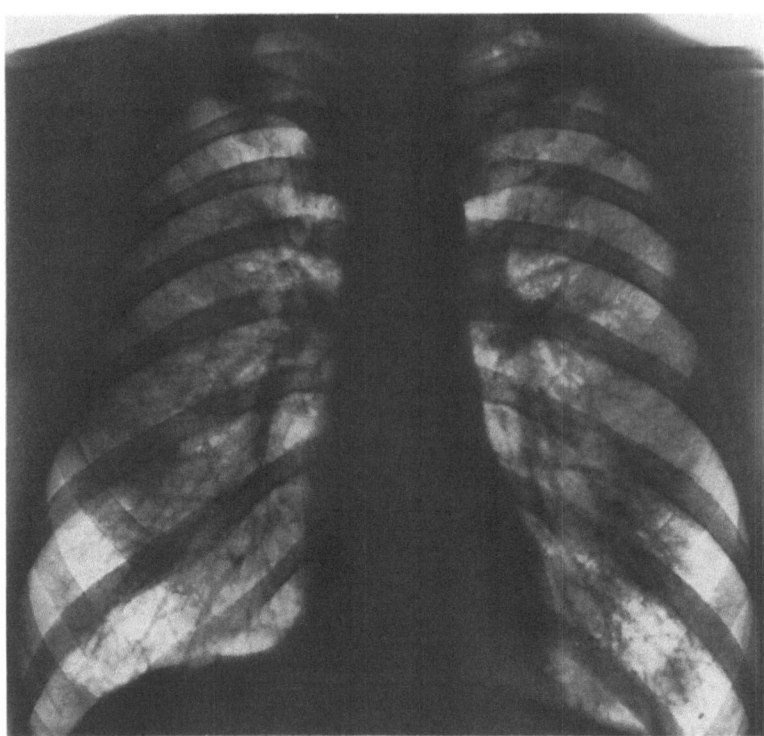

Abb. 82b. Übersichtsaufnahme vom 27.11.1970: „Metaphthisische Fibrose". Kleiner Herd, neu aufgetreten, im Schatten des anterioren Anteils der 2. Rippe links

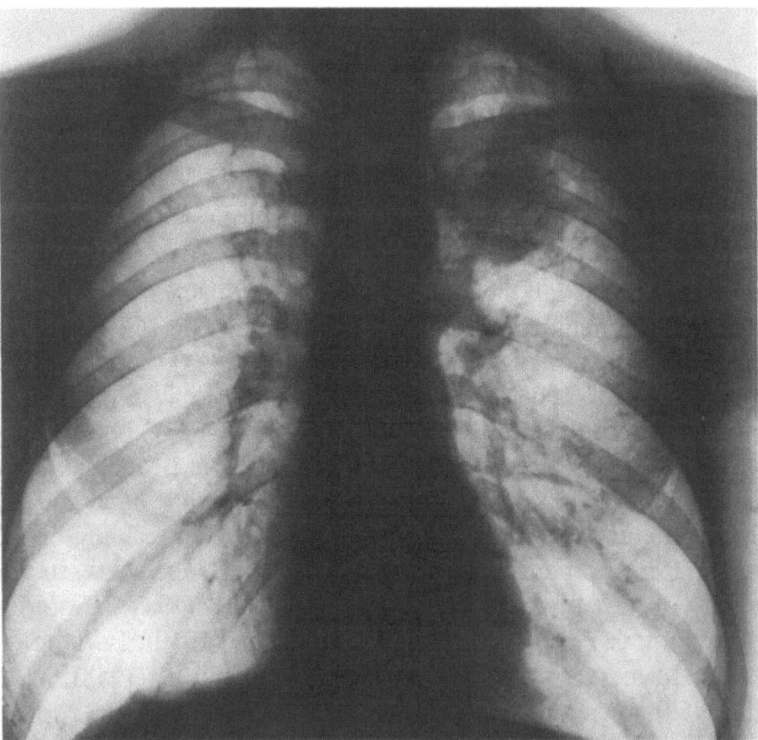

Abb. 82c. Nicht verhornendes Plattenepithelkarzinom mit herdförmigem nekrotischen Zerfall im linken Oberlappen. Beurteilung des „Terrains": Im resezierten Präparat, ziemlich dicht verstreut, ausgedehnte Narbenfelder ohne spezifische Gewebsreaktion. Beispiel für den „unspezifischen Rest nach Tuberkulose" (Pathologisches Institut des Krankenhauses Schwabing der Stadt München, Prof. LANGER; für Detailinformationen bin ich Oberarzt Dr. KEIDITSCH verbunden)

keit begrenzten Wert fest, daß bei dieser Untersuchung, bei Männern über 50 Jahren, sehr häufig mit dem Zusammentreffen einer Tuberkulose und eines Lungenkrebses gerechnet werden muß. Die Größenordnung dürfte zwischen 3 und 6% liegen (Tab. 11; 12).

Tabelle 11. Kombinationsfälle von Lungentuberkulose und Bronchialkarzinom in den Jahren 1960–1970 im Zentralkrankenhaus Gauting, unter besonderer Berücksichtigung der Männer über 51 Jahre

Jahr	Kombinationsfälle auf Lungentuberkulose kollektiv bezogen (%)	Dasselbe für Männer ab 51 Jahren
1960	0,51	1,08
1961	0,6	1,56
1962	0,98	2,22
1963	0,75	1,83
1964	1,24	2,68
1965	1,20	2,82
1966	1,75	3,90
1967	2,55	5,64
1968	1,99	4,14
1969	1,56	4,21
1970	2,26	5,37

Tabelle 12. Kombination Lungentuberkulose mit Bronchialkarzinom. Sektionsgut des Zentralkrankenhauses Gauting von 1967 bis 1970. Es ergibt sich, daß 7,9% der mit einer Lungentuberkulose Verstorbenen gleichzeitig einen Lungenkrebs aufweisen

Jahr	Lungentuberkulosen insgesamt	Kombinationsfälle (einschl. Metastasenfälle)	Kombinationsfälle (ohne Metastasenfälle)
1967	47	3	2
1968	52	6	6
1969	49	3	3
1970	42	7	4
Insges.	190	19	15

Die Angaben von STEINBRÜCK (1971) aus der DDR bestätigen die sich in stetem Wandel befindlichen Relationen. Im Jahre 1969 wurden 4000 Fälle von aktiver Lungentuberkulose durch die Röntgenreihenuntersuchung festgestellt, gleichzeitig etwa 2400 Fälle von Bronchialtumoren, 1960 9000 Fälle von Tuberkulose und 2000 Fälle von Bronchialkarzinom.

Bei diesen Zahlen ist interessant, daß nur bei 50–70% der Erfaßten auf früheren Aufnahmen kein krankhafter Befund zu sehen gewesen war. STEINBRÜCK zitiert in diesem Zusammenhang VEEZE, der mitteilt, daß bei 6% der Patienten schon 3 Jahre, bei 14% 2 Jahre, bei 54% 1 Jahr und bei 76% 9 Monate, schließlich bei 86% 6 Monate vor der Erkennung des Karzinoms bereits ein Röntgenbefund retrospektiv faßbar gewesen sei.

Tabelle 13a u. b. Sammelstatistik Kombination Lungentuberkulose und Lungenkrebs. (Nach WILKESMANN; z.T. Angaben nach NÜSSLE und BÖHLKE)

Tabelle 13a. Bezogen auf Lungenkrebs

Jahr	Autor	Zahl der untersuchten Lungenkrebse	Zahl der gefundenen Kombinationsfälle	Kombinationsfälle bezogen auf Krebskollektiv (%)	Jahr	Autor	Zahl der untersuchten Lungenkrebse	Zahl der gefundenen Kombinationsfälle	Kombinationsfälle bezogen auf Krebskollektiv (%)
1924	KLOTZ	24	2		1950	MUNTEAU	86	9	
1925	KIKUTH	246		8,94	1951	BRYSON und SPENCER	866		1,8
1926	GROVE und KRAMER	21	1		1951	WENZL	130	15	11,5
1926	BRECKWOLD	47		8,51	1952	SEYFARTH (path.)	25	7	28,0
1927	PROBST	76		5,25	1952	SEYFARTH (klin.)	1103		11,42
1927	WAHL	81		9,87	1953	NUESSLE	96		4,2
1929	SIMPSON	139	6	4,3	1953	CREMER und KAUFMANN	350		15,15
1930	DAVIDSON	107	7	6,5					
1931	BERBLINGER	82		1,22	1954	PATZELT	181		9,0
1932	DERISCHANOFF	90	16	17,8	1957	BALÓ u.a.	200		10,0
1933	HRUBY und SWEANY	12	3		1957	GROSSE	7511		58
1935	OLSON	69	1		1958	MURASAWA	39	14	
1935	LEADER	29	1		1959	WESTERGREN	100	54	54,0
1935	JAFFE	100	7	7,0	1959	BALDAMUS	24	9	
1936	KRAMER und SOM	100	4	4,0	1959	ANASTASATU (Welt-	10161	763	7,5
1938	BAUER	32	2			zusammen-stellung)			
1938	ARKIN	85	4		1960	CAMPBELL und HUGHES	650	24	3,7
1938	KOLETSKY	100	2	2,0	1961	EITER	35	8	
1938	STEIN und JOSLIN	100	4	4,0	1963	BARIETY und RULLIERES	250	24	9,6
1942	PERRONE UND LEVINSON	38	1		1965	BÖHLKE	1286		10,88
1947	LUNCEVICH	270		14,0	1965	BARTH:			
1948	DRYMALSKI und SWEANY	57	15	26,3		männlich	122	20	
1948	FRIED	319	34	10,7		weiblich	25	3	
1949	FARBER u.a.	266		3,8	1967	HACKL	781	102	13,1
1950	REINGOLD, OTTOMAN KRONWALER	60	6		1969	HERRMANN	773	84	10,87
1950	ATTINGER	89	12	14					

Zur Epidemiologie sei auf die „Fährtensuche" durch Erhebung der Berufsanamnese hingewiesen. Fragen nach Arsen-, Chrom-, Nickel- und Asbestexposition sollten nicht unterlassen werden. Die Frage der berufsbedingten Krebse ist in den Arbeiten von OETTEL, THIESS und UHL (1968, 1970) bzw. von THIESS, OETTEL und UHL (1969) eingehend behandelt. Weitere Daten finden sich bei BLAHA (1972). 1973 ist BLAHA auf die Frühdiagnose und Expositionsprobleme eingegangen. Die umfassende Darstellung von SCHULZE im Handbuch der Radiologie bringt die Literatur zu den endothorakalen Geschwülsten. Teilaspekte finden sich bei BLAHA, UNGEHEUER und KAHLAU (1965).

Tabelle 13 b. Bezogen auf Lungentuberkulose

Jahr	Autor	Zahl der untersuchten Lungentuberkulosen	Zahl der gefundenen Kombinationsfälle	Kombinationsfälle bezogen auf Tuberkulosekollektiv (%)	Jahr	Autor	Zahl der untersuchten Lungentuberkulosen	Zahl der gefundenen Kombinationsfälle	Kombinationsfälle bezogen auf Tuberkulosekollektiv (%)
1946	GERSTL u.a.	1 600		0,44	1961	HAMMER	515		4,3
1950	ATTINGER	590	12	2,04	1961	EITER: männlich	1 570	7	0,4
1951	SEYFARTH	323		2,16		weiblich	720	1	
1953	CREMER und KAUFMANN	396		13,35	1964	HAMMER	1 000		4,0
					1965	BÖHLKE	5 582	140	2,5
1953	NUESSLE	726		0,6	1967	LARMI (männlich)	925	4	0,4
1954	PATZELT	804		3,0	1967	HACKL	3 375	102	3,0
1957	GROSSE	3 115	58	1,9	1973	Zentralkrankenhaus Gauting:			
1958	MEYER, H.	1 032	26	2,5		klinisch	10 380	150	1,45
1959	BALDAMUS	2 628	9	0,34		pathologisch-anatomisch	190	19	10,0
1960	CAMPBELL und HUGHES	11 000	24	0,2					

Eine gute Bearbeitung der Gesamtfrage „Tuberkulose und Bronchialkarzinom" gibt HERRMANN in seiner Dissertation von 1969. Auch findet sich dort ein Schrifttumverzeichnis. Die Häufigkeitsverhältnisse, nach Orten und Zeiten wechselnd, gibt die große Zusammenstellung nach WILKESMANN (Tabelle 13a u. b) wieder.

Mit allgemeinen Fragen des Zusammenhangs zwischen Lungenkarzinom und Lungentuberkulose befassen sich ATTINGER (1950), ANASTASATU et al. (1960), CAMPBELL (1961), FRIEDLÄNDER (1885), HAMMER (1964), HEDDÄUS, HERXHEIMER (1917), LETULLE (1920), MUNTEAU und AMON (1950), OUDET und ROEGEL (1958), SEYFARTH (1952), SIMECEK und SIMECKOVA (1967), STEINITZ (1965), WESTERGREN (1959) und WOLF (1895).

Auf besondere Fragen, insbesondere auf Narbenkrebse, gehen BUSCH (1956), FEUCHTINGER (1937), FINKE (1956 u. 1958), FRIEDRICH (1939), GÄLY et al. (1958), GELZER (1956), LEMOINE et al. (1956), LÜDERS (1959), LÜDERS und THEMEL (1954), POHL (1960), RAEBURN und SPENCER (1957), RÖSSLE (1943), SCHWARTZ (1950, 1960, 1964), THEMEL und LÜDERS (1955), WOODRUFF et al. (1952) sowie YOKOO und SUCKOW (1961) ein. Mit dem Kavernenkarzinom befaßt sich besonders NACHTIGAL (1949).

Was sich aus den Statistiken ableiten läßt, ist die Feststellung, daß Lungentuberkulose und Lungenkrebs notwendigerweise nicht selten zusammentreffen müssen. Bei der Besprechung der Rezidive hatten wir erwähnt, daß einerseits die Tuberkulose Veranlassung sein kann, daß durch regelmäßige Überwachung ein Karzinom verhältnismäßig früh entdeckt wird; andererseits wird wohl nicht selten fälschlich eine Exazerbation einer Tuberkulose angenommen und die Krebsdiagnose verfehlt (Abb. 83 a–d).

Mit WILKESMANN und BLAHA (1974) läßt sich das Problem wie folgt zusammenfassen:

1. Die Frage des Zusammenhangs ist als offen zu bezeichnen. Beide Erkrankungen sind häufig; beide Erkrankungen betreffen dieselben Altersgruppen und überwiegend Männer. Beide Krankheiten treffen gehäuft zusammen (GUTOWSKI, 1969, 1972). Für das Kavernenkarzinom ist zu sagen, daß nur eine verschwindende Zahl von Kavernen ein Alter erreicht, das unseren gängigen Vorstellungen von der Dauer der Krebsentstehung entgegenkommt.

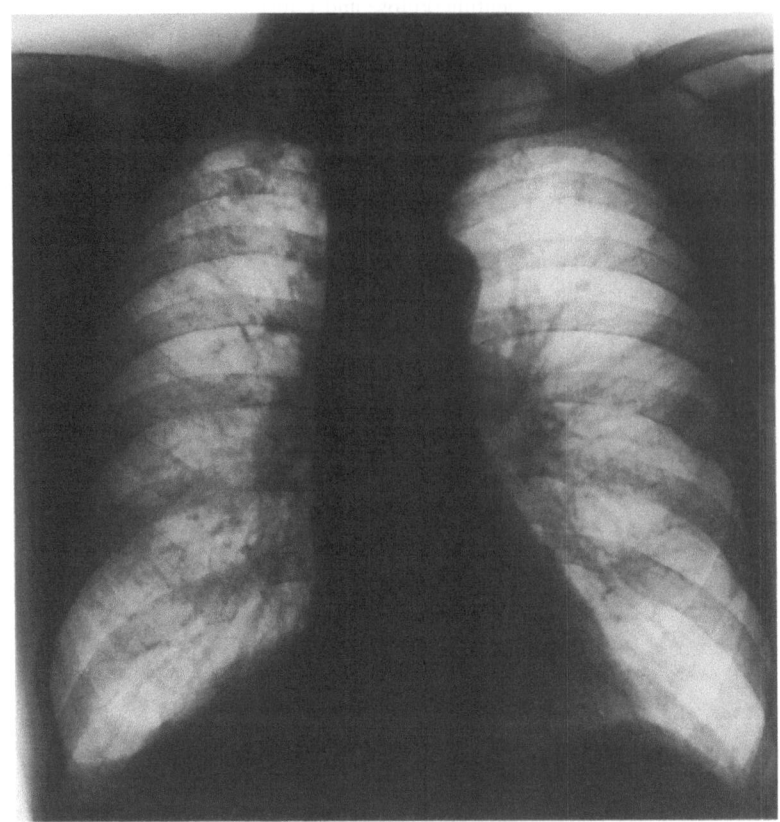

Abb. 83a–d. Krebs und Tuberkulose bei 65jährigem Mann

Abb. 83a. 1968: Doppelseitiger pulmonaler Prozeß, überwiegend jedoch im Bereich des rechten Spitzenoberfeldes
(Tuberkulose erstmalig festgestellt 1960)

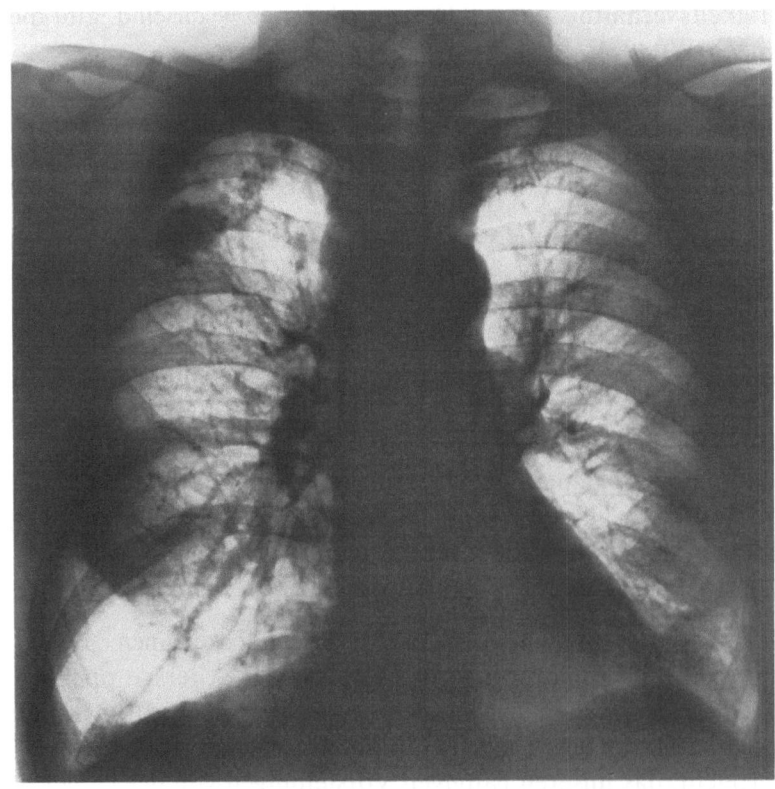

Abb. 83b. 1972: Walnußgroßer Herd rechts im 2. ICR lateral

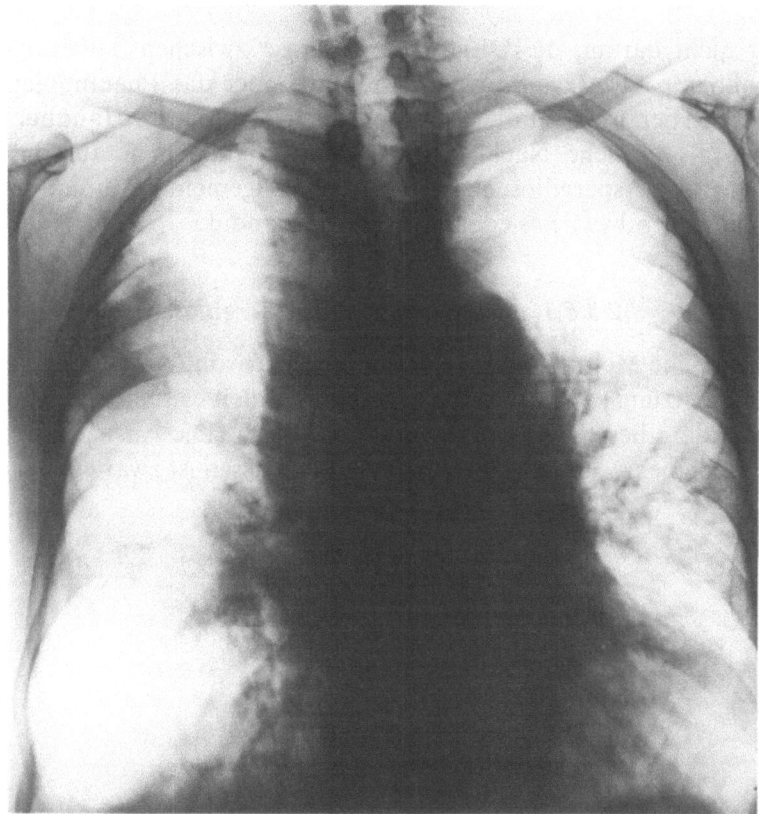

Abb. 83c. Aufnahme vom 19.7.1973: Endstadium des Bronchialkarzinoms

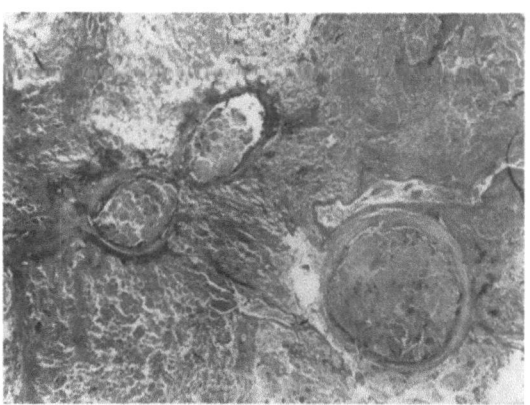

Abb. 83d. Histologischer Befund: 3 abgekapselte ältere käsige pneumonische Herde inmitten eines kleinzelligen Karzinoms. Die Kapseln sind hier nicht infiltriert. Ein „Aufbrechen" der tuberkulösen Herde durch Invasion und Nekrose erscheint jedoch möglich

2. Das zweite Hauptproblem besteht in der Differentialdiagnose. Auffällige Veränderungen im Ablauf einer Tuberkulose, geringeres Ansprechen auf Tuberkuloseheilmittel sind krebsverdächtig. Eine histologische Klärung ist unumgänglich. Der Nachweis von Tuberkelbakterien im Auswurf besagt nicht, daß kein Krebs vorliegt.
3. Zur Klinik ist ferner zu sagen, daß die Tuberkulose auch bei bestehendem Krebs auszuheilen ist.

2.3.6. Tuberkulose und Pilzerkrankungen der Lunge

Es geht hier nicht darum, die Differentialdiagnose zwischen Tuberkulose und allen möglichen, denkbaren Pilzerkrankungen der Lunge oder das Pneumonieproblem insgesamt aufzugreifen: Hierzu ist auf die entsprechenden Kapitel des Handbuches zu verweisen. Wir greifen als typische Nach- bzw. Begleitkrankheiten heraus das Problem der Aspergillome bzw. der Aspergillosen; dazu ein sehr allgemeines, „ubiquitäres" Problem, nämlich die Infektionen bzw. Besiedelungen durch Candida.

2.3.6.1. Aspergillome und Aspergillosen

Problemstellung. Die Mehrzahl der Aspergillome hat wohl eine höhlenbildende Tuberkulose zur Voraussetzung (Abb. 84a–f). Insgesamt handelt es sich beim Aspergillusmyzetom um die sekundäre Besiedelung präformierter Höhlen. Die Ansiedelung in Bronchiektasen oder die bronchiektasierende Wirkung von Pilzmassen ist zwar ein bekanntes Phäno-

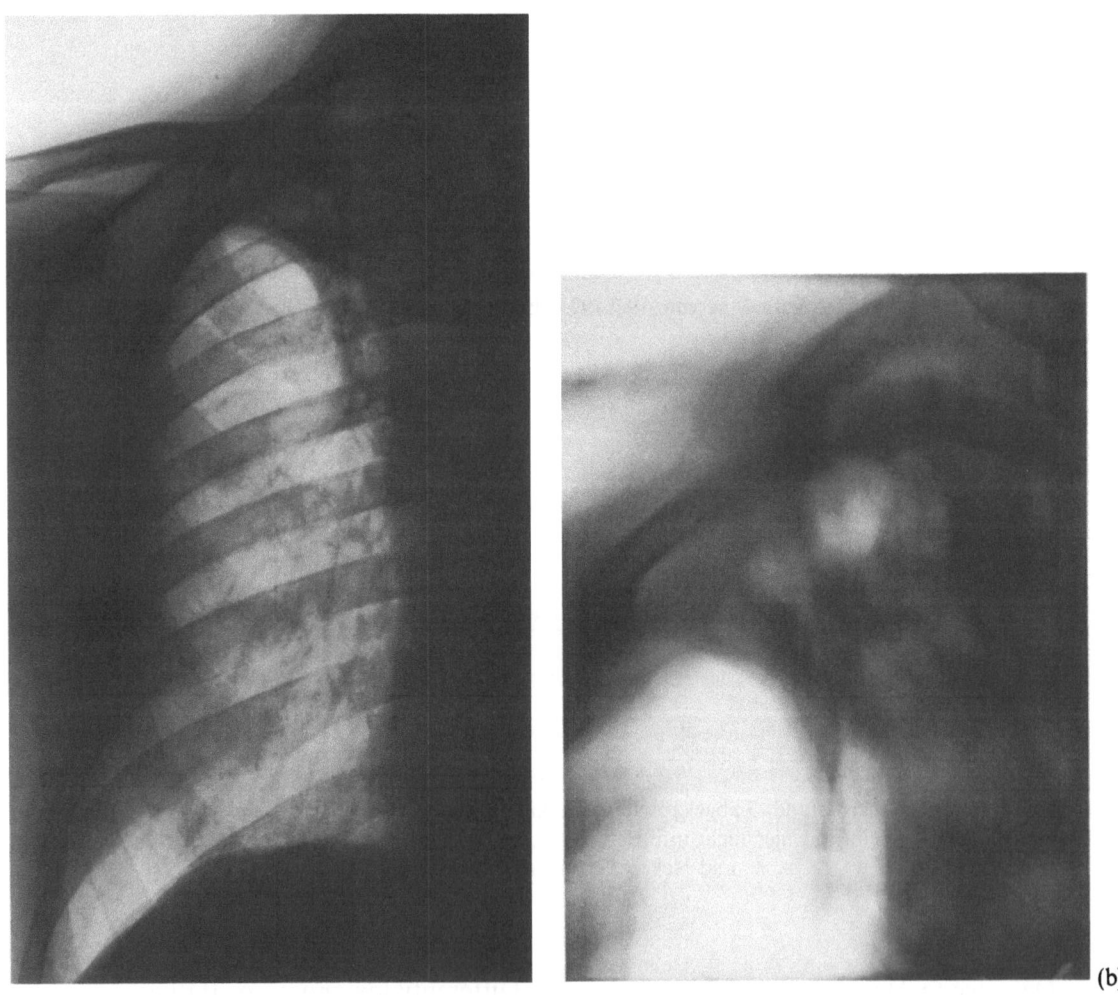

(a)　　　　　　　　　　　　　　　　　　　　　　　　　　　　　　　(b)

Abb. 84a–f. 41jähriger Mann. Entwicklungsreihe Tuberkulose – Zyste – Aspergillom

Abb. 84a. Aufnahme vom 7.4.1970: Tuberkulöse Schrumpfung des rechten Lungenoberlappens mit Kavernenbildung

Abb. 84b. Darstellung der Kavernen im Schichtbild

men (MONOD u. Mitarb., 1952/1957; HOFFMANN, 1959), die Besiedelung eines präexistierenden Hohlraumes steht jedoch im Vordergrund (A. BRUNNER, 1958/1967; HASCHE, HINSON, HÖFFKEN, 1956; PIMENTEL, 1966, sowie FINGERLAND u. Mitarb., 1959). Beide Möglichkeiten bestehen (LAGÈZE et al., 1952; FOUSHEE und NORRIS, 1958).

Übersichten zum Aspergillosenproblem finden sich bei BEER, BLAHA, PETERSEN und SEELIGER (1972) sowie bei BLAHA und BEER (1973). Die Mehrzahl der Aspergillome befindet sich in den Oberlappen.

Zumeist sind in den Höhlen Bronchialmündungen nachweisbar. Die Größe der Höhlenbildungen kann sehr erheblich schwanken; IKEMOTO (1963/1964) nennt einen Durchmesser von 19 cm; HINSON u. Mitarb. (1952) beschreiben Höhlenbildungen von 1 cm. Mehrfachmyzetome sind keineswegs selten (SCHWARZ et al., 1961) — Verkalkungen können vorkommen (GERSTL u. Mitarb., 1948). Die Antwort des Gewebes auf die Anwesenheit von Aspergillen bzw. Aspergillomen sind nach PENA Nekrose, eitrige Entzündung und granulomatöse Entzündungen. Die letzteren können unter Umständen differentialdiagnostische Probleme bei Anwesenheit von Epitheloid- und Riesenzellen bilden. Die Beziehungen zwischen Aspergillose und Tuberkulose sind oft schwierig herzustellen; gelegentlich läuft die Tuberkulose unbemerkt ab; auf die Bemerkungen von DAVIES zur differen-

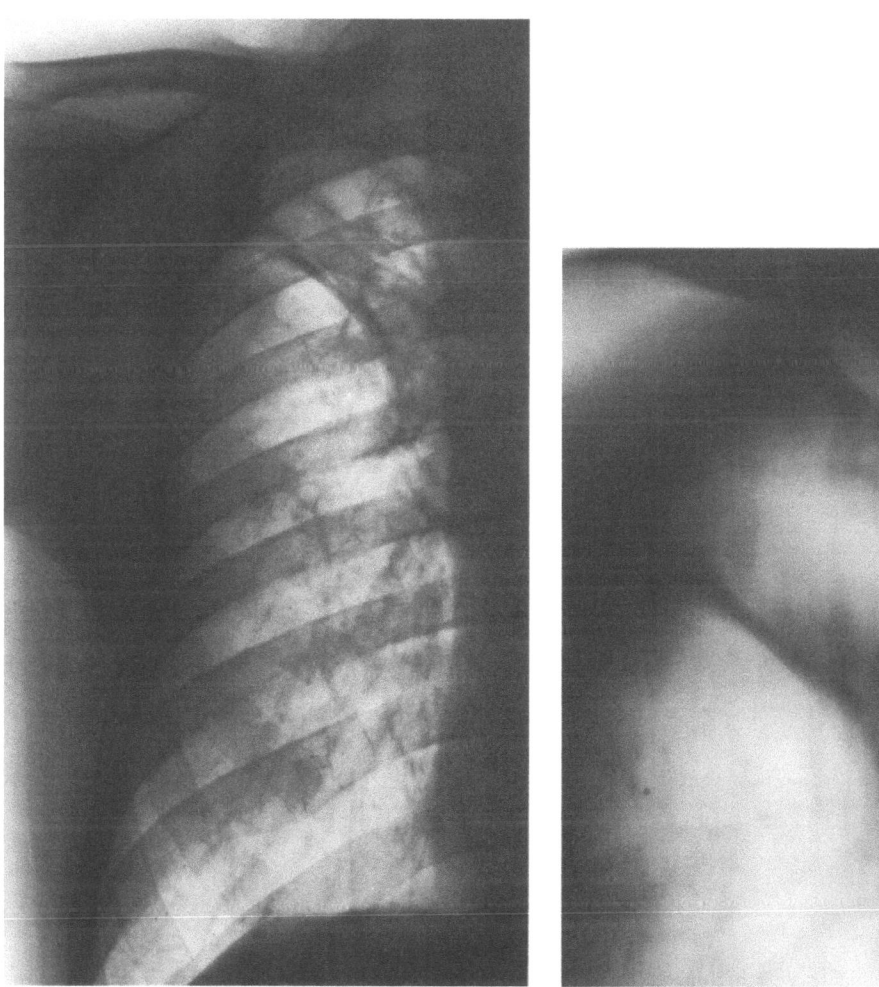

(c)   (d)

Abb. 84c. 17.8.1971: Zystische Umwandlung unter Chemotherapie des vorher dicht infiltrierten Lappens

Abb. 84d. Das Schichtbild zeigt die zystische Umwandlung bzw. zystische Aushöhlung des Restlappens

tialdiagnostischen Problematik wird verwiesen. Auch REINHARDT (1968/1969) geht auf die Schwierigkeiten ein, die gelegentlich darin bestehen, festzustellen, ob tatsächlich eine Tuberkulose vorausgegangen war. Sicher sind die Myzetome mit der erfolgreichen Behandlung der Tuberkulose, vor allem mit der Ausheilung der Tuberkulose in Form von „Zysten" häufiger geworden. Es ist damit zu rechnen, daß etwa in 20% der tuberkulösen Restkavernen eine Besiedlung mit Aspergillen erfolgt. Die Gemeinschaftsstudie des Research Council der britischen Tuberkulosegesellschaft betraf 455 Patienten. DE HALLER (1968/1970/1972) fand bei posttuberkulösen Resthöhlen in 14% serologisch positive Befunde. Der Bericht des British Medical Research Council gibt Myzetome in 6% der nachuntersuchten Fälle an. Als fördernde Faktoren sind Kortikosteroide und Antibiotika anzusehen. Klinisch steht der Bluthusten in 60% im Vordergrund. Freilich ist das „Myzetom" nur *ein* typisches Reaktionsbild, eine gegenwärtig häufige Manifestation; Granulome, Pneumonien, Nekrosen, lokal invasive Formen können auch die pathologisch-anatomische Beurteilung erschweren. Auf die Arbeiten von LOECKELL et al. (1962/64), HERTZOG u. Mitarb. (1949), DUROUX et al. (1954), GUENON et al. (1959), RILEY und TENNEN-

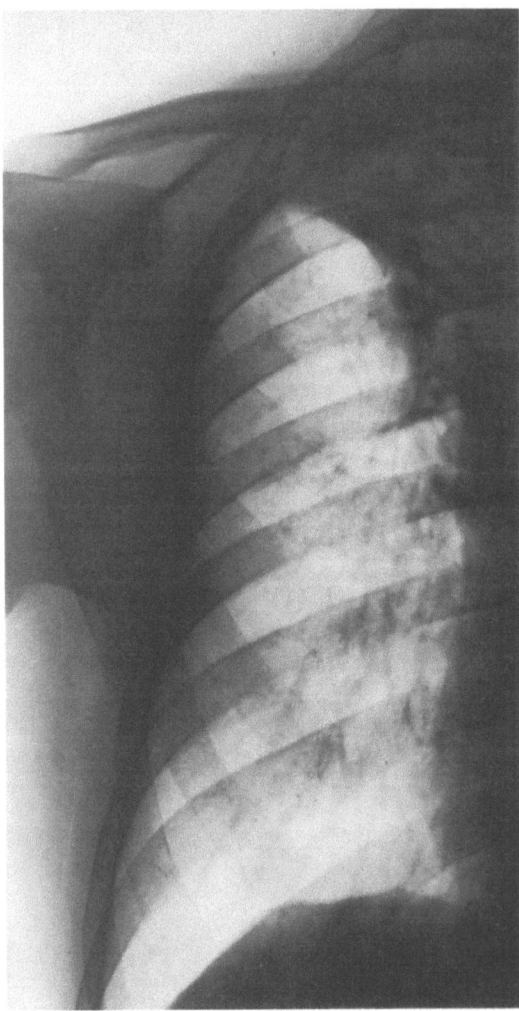

(e)

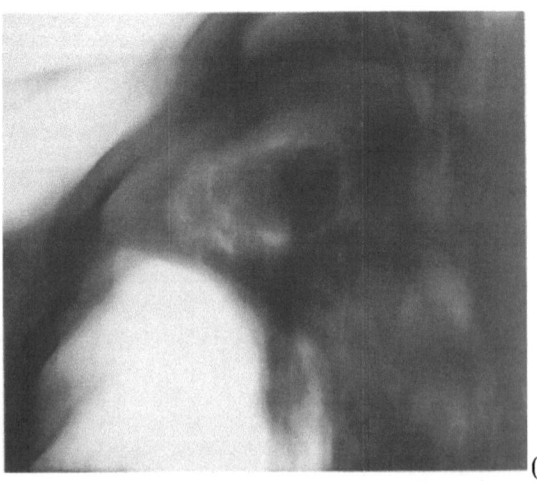

(f)

Abb. 84e. Wiederum dichte Verschattung des Spitzenoberfeldes: *„Pleuraverdichtung als Aspergillomzeichen."* Aspergillom zu vermuten

Abb. 84f. Aspergillom im Schichtbild. Fibrotische Gewebsreaktion der Umgebung. Eine auffallende biologische Wirkung des Aspergilloms, ebenso wie die Hypervaskularisation

BAUM (1962), MOREL u. Mitarb. (1963), RODRIGUEZ, JOLIE und STREUMER (1967), BERNOU u. Mitarb. (1959), BOULET et al. (1957), ENJALBERT (1959), DE MEUTTER und WIEN (1955) ist hinzuweisen. In unserem eigenen Krankengut konnten wir in 5 Fällen zum Aspergillom zusätzlich eine Pilzpneumonie in der Nachbarschaft nachweisen. Eine Altersprädisposition besteht nicht. Unser jüngster Patient war 28 Jahre alt, der älteste 75 Jahre. PIMENTEL berichtet über einen 10jährigen Patienten mit Aspergillom; LEVIN (1956) über eine Patientin von 82 Jahren; LOECKELL (1962, 1964) über einen Patienten von 87 Jahren.

Immerhin läßt sich annehmen, daß mit zunehmender Verschiebung der Tuberkuloseerkrankungen ins höhere Alter, auch mit zunehmender Chronizität, zumindest der Resthöhlen, die Aspergillombildung noch häufiger zu erwarten ist (BASSERMANN, 1972; BERGMANN, 1961/1969; A. BRUNNER, 1958, 1967; EBERTSEDER, 1967; HOFFMEISTER, 1954; MENZ, 1958; REINHARDT, SKOBEL, 1963, 1965, 1967).

Eine nicht unbedeutende klinische Frage, die auch auf die Radiologie Auswirkungen hat, besteht darin, ob ein gewisses Ausschließungsverhältnis zwischen Pilzbesiedlung und Besiedlung durch Tuberkulosebakterien besteht. So ist BERGMANN (1959) der Ansicht, daß zwischen beiden Mikroorganismen eine „biologische Konkurrenz" bestehe. Bereits SCHRÖDER hat jedoch das gleichzeitige Vorkommen beider pathologischer Zustände beschrieben; ebenso konnten KANDT u. Mitarb. (1967) zeigen, daß Aspergillen und Tuberkulosebakterien gemeinsam in der Lunge vorkommen und sich vermehren könnten. PIMENTEL hat den Nachweis von tuberkulösen Läsionen in der Wand eines Aspergilloms erbracht. Eingehend ist diese Frage bei FRIEDRICH und BERGMANN (1961) behandelt. Es wird durch mikroskopische und kulturelle Untersuchungen die gleichzeitige Entwicklung einer Tuberkulose und eines Aspergilloms wahrscheinlich gemacht. Tuberkulosebakterien im Sputum bei Anwesenheit eines Myzetoms haben DENIS et al. (1967), BARLOW (1954), COLLAS et al. (1960), PIMENTEL und CORTEZ (1967), MARTIN-LALANDE (1961), ESCHAPASSE (1961), MEYER u. Mitarb. (1956) sowie LE NOUENE et al. (1957) beschrieben. Das gleichzeitige Auftreten von Aspergillen und säurefesten Stäbchen erwähnen JOLIE und STREUMER (1967) sowie KRAKOWKA, GRYMINSKI und HALWEG (1960) (nach REINHARDT).

Die Röntgenzeichen der Aspergillose. Aus der Bezeichnung „Aspergillom" ergibt sich, daß es sich um ein dichtes „tumorähnliches" Gebilde handelt. Kennzeichnend ist das „image en grelot". Allerdings ist diese sichelförmige Lufthaube durchaus nicht obligat (REINHARDT, 1968/69). Es kann sich entweder um einen vollgefüllten Hohlraum handeln oder aber das Myzetom kann im Vergleich zum Hohlraum so klein sein, daß das typische Bild nicht zustande kommt. (GOLDBERG, 1962; NAJI, 1959; FRIEDMAN et al., 1956; BUHL und STENDERUP, 1959; HOCHBERG et al., 1950; MANOUDEAU et al., 1955; SCHWARZ et al., 1967; YESNER und HURWITZ, 1950; GERSTL, WEIDMAN und NEWMANN, 1948.) Wir selbst haben eine Pilzpneumonie durch Direktpunktion der Lunge sichern können, bei der sich ein „sequestrierendes Myzetom" im Rahmen einer nekrotisierenden Entzündung entwickelte. Es kommt dabei auch auf die zeitlichen Verhältnisse an, wann die Röntgenaufnahme angefertigt wird, in welcher Position, damit ein einigermaßen typisches Bild zustandekommen kann. REINHARDT gliedert die röntgendiagnostischen Kriterien auf in:

1. das Röntgenbild der Höhle,
2. das Bild des Inhaltskörpers,
3. das Bild der Luftsichel,
4. die Myzetomentwicklung im Röntgenbild mit Größenänderung, Formänderung und Verschwinden des Inhaltskörpers.

Die sehr zuverlässige und vollständige Literatur ist bei REINHARDT hierzu nachzulesen. Für das Myzetom nach Tuberkulose ist wichtig, daß Form und Größe des Myzetoms von der präformierten Höhle mitbestimmt sind.

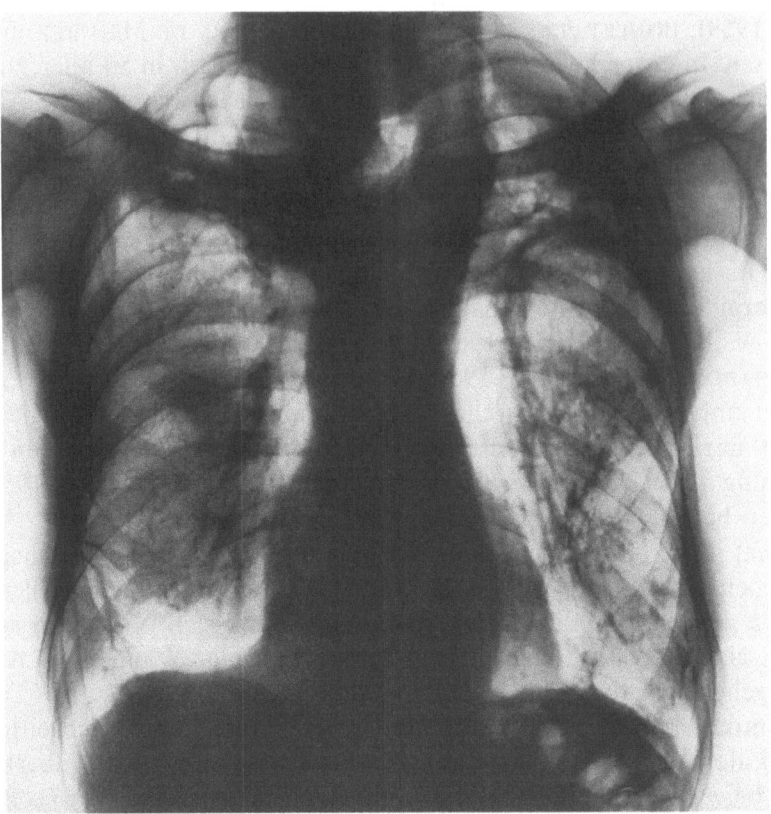

Abb. 85a–d. 70jähriger Mann. Doppelseitiges Aspergillom

Abb. 85a. Aufnahme vom 6.7.1972: Chronische Lungentuberkulose mit Höhlenbildungen in beiden
Spitzenoberfeldern

Als diagnostisches Zeichen, bereits von REINHARDT (1968/69) erwähnt, ist die Verdik-
kung und Verdichtung der Höhlenwandung nicht selten zu finden. Tuberkulosebedingte
bzw. als metatuberkulös aufzufassende Veränderungen in der Umgebung können Hinweise auf das Primärleiden geben. Wie erwähnt, läßt die Bakteriologie für die Erkennung
der begleitenden bzw. der Vorerkrankung an Tuberkulose nicht selten im Stich.

Die Schichtaufnahme ist besonders geeignet, die Verhältnisse der Wand und des Inhaltskörpers zur Darstellung zu bringen. Freilich ist durch Veränderung der Lage die Luftsichel
gelegentlich nicht mehr nachweisbar (HASCHE und HAENSELT, 1960). Der Wert des Schichtbildes wird von HERTZOG u. Mitarb. sowie MORETTI u. Mitarb. betont. Die Differenzierung des Inhaltskörpers bzw. der Wand, auch in bezug auf Verkalkungen, ist gelegentlich
im Schichtbild besser erkennbar (REINHARDT, dort auch weitere Literatur). Wichtig mag
noch sein, daß ein Myzetom relativ rasch entstehen kann. DUROUX beobachtete die
Entwicklung eines Myzetoms nach einem Monat; JOLIE und STREUMER nach 2 Monaten,
VON VERBEKE nach 6 Monaten (nach REINHARDT) (Abb. 85a–d).

Die Röntgendiagnostik ist bei G. SIMON mit den typischen Bildern aufgezeichnet:
herdförmige aspergillenbedingte flüchtige Infiltrationen; Überempfindlichkeitsreaktion
mit lobären und segmentalen Schatten; invasive Pilzpneumonie, nicht unterscheidbar
röntgenmorphologisch von anderen Pneumonien; und schließlich „das Aspergillom".
Dabei bringt G. SIMON das sehr eindrucksvolle Bild einer „Doppelkaverne", indem
die präformierte Höhle ein Myzetom umschließt, das zentral zerfallen ist. Für weitere
Literatur ist, neben REINHARDT, hinzuweisen auf BELCHER und PLUMMER (1960), CAMP-

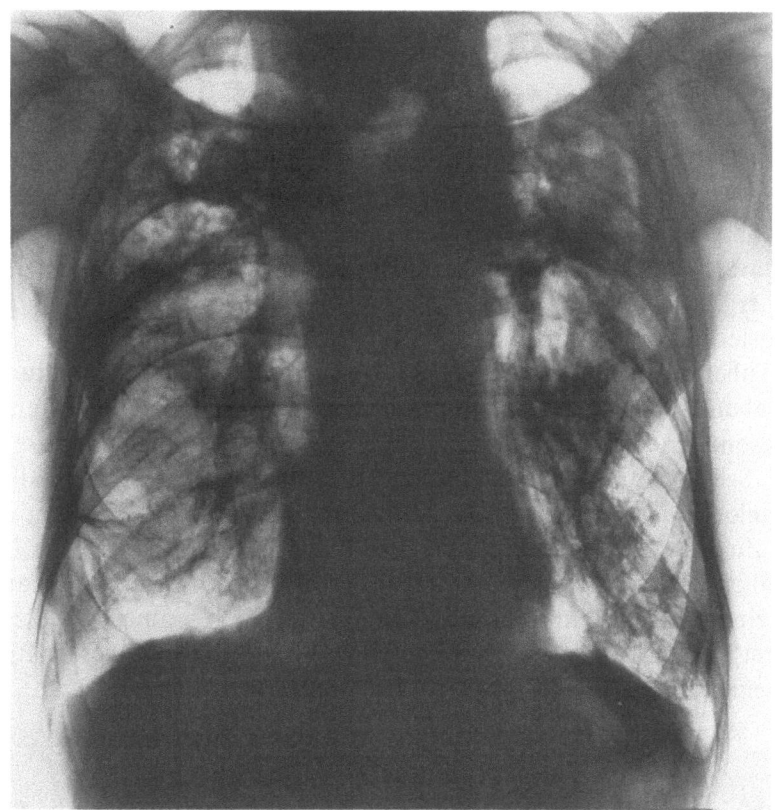

Abb. 85b. 7 Monate später Gewichtsabnahme. Husten. Beidseitige Aspergillome. Gewebseinschmelzung und Pleurareaktion als Reaktion auf die aspergillotische Besiedelung

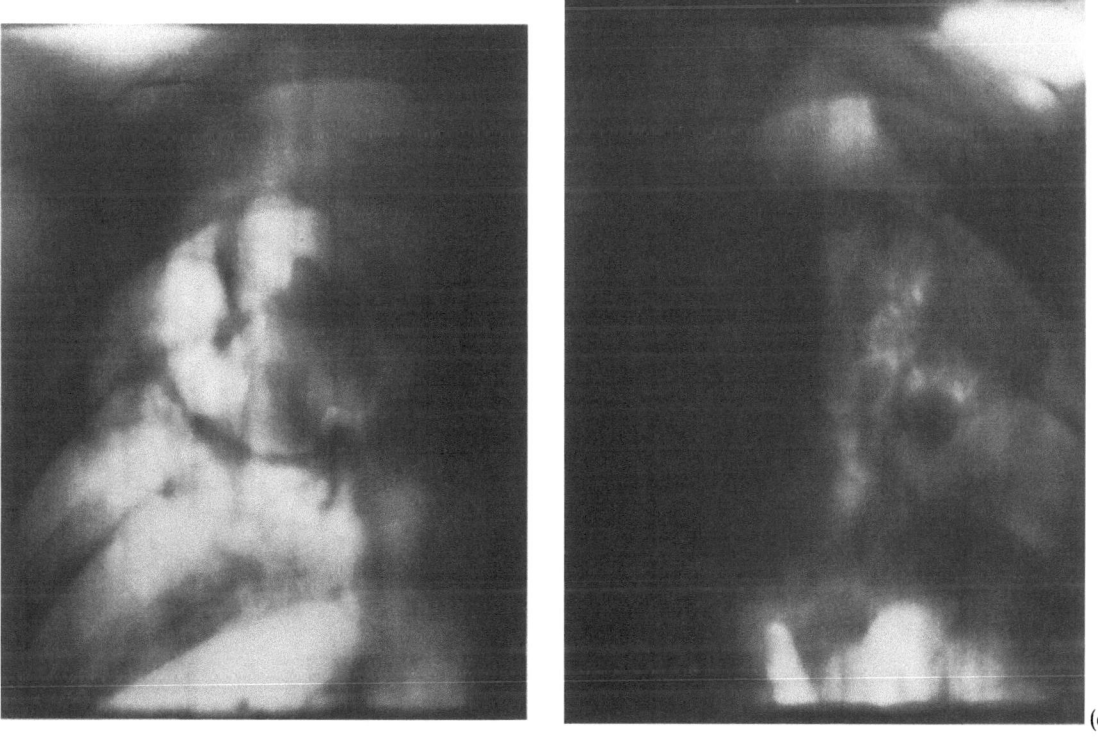

(c)   (d)

Abb. 85c. Schichtbild des linken Spitzenoberfeldes: Auffällig die inhomogene Struktur des Inhaltskörpers bzw. des Aspergilloms

Abb. 85d. Schichtbild des rechtsseitigen Aspergilloms. Die wichtige Rolle des Aspergilloms in bezug auf Vortäuschung eines Rezidivs der Tuberkulose sei unterstrichen. Nachweis von Präzipitinen gegen Aspergillen (Dr. DE HALLER, Genf)

BELL und CLAYTON (1964), GOLDBERG (1962), HINAUT et al. (1967), IRWIN (1967), LE
HEGARAT et al. (1966), LEVENE et al. (1965), LODIN (1957), LONGBOTTOM et al. (1964),
MACARTNEY (1964), MONOD et al. (1964), PROCKNOW und LOEWEN (1960), RIFKIND et al.
(1967), RILEY und TENNENBAUM (1962), SALIBA et al. (1961).

Klinisch ist das Aspergillom wegen des oft begleitenden Bluthustens wichtig.

Von den Röntgenzeichen ist neben dem „image en grelot" die rasche Entwicklung
einer progressiven Pleuraverdickung ein hochgradiges Verdachtsmoment für das Vorliegen eines Aspergilloms.

Die wichtigsten differentialdiagnostischen Überlegungen bei einem „image en grelot"
dürften die Tuberkulose mit akuter Einschmelzung und Sequesterbildung sein. Beim
eigentlichen sekundären Aspergillom in präformierten Höhlen ist die Differentialdiagnose
wohl nicht besonders erschwert; anders verhält es sich bei pilzpneumonischen Prozessen
mit primärer Sequestration. Die Struktur des Tuberkuloms läßt im allgemeinen das
„image en grelot" nicht zu; indessen kann eine vollgeblutete Kaverne ein ähnliches
Bild ergeben. Zu den differentialdiagnostischen Überlegungen gehören der Lungenechino-
kokkus, zerfallende Lungentumoren, Lungenabszesse, auch die Infarktkaverne und das
Kavernenkarzinom. Zum Schluß des Abschnittes sei noch einmal auf die erschöpfende
Darstellung bei REINHARDT (1969) zur weiteren Information hingewiesen. Eine gute Übersicht zum Thema gibt auch ein Leitartikel im Lancet von 1968.

2.3.6.2. Candidamykosen

Hierzu ist eine ausführlichere Darstellung bei BLAHA (1976) erfolgt. Ein Teil des Proble-
mes scheint darin zu liegen, daß bei sehr schweren Tuberkulosen der „unbehandelbare
Anteil" in einer nur schwer zu verifizierenden Begleitbesiedelung mit Candida vermutet
werden kann. Die Problematik ist bei SCHULTE (1957) dargestellt. WEGMANN und HANNE-

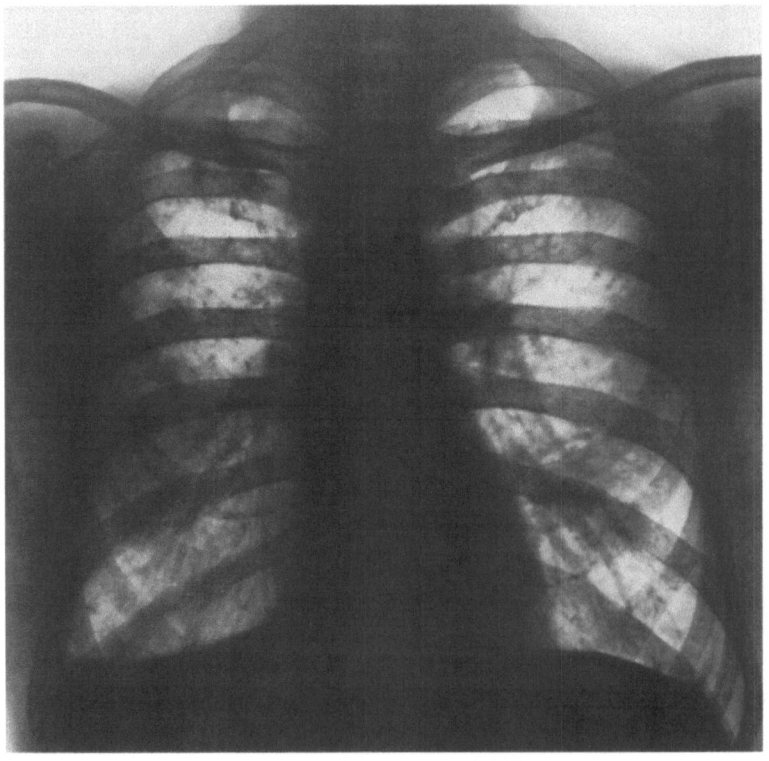

Abb. 86a–c. 50jähriger Mann

Abb. 86a. Doppelseitige Lungentuberkulose 1958 mit Kaverne in der rechten Spitze

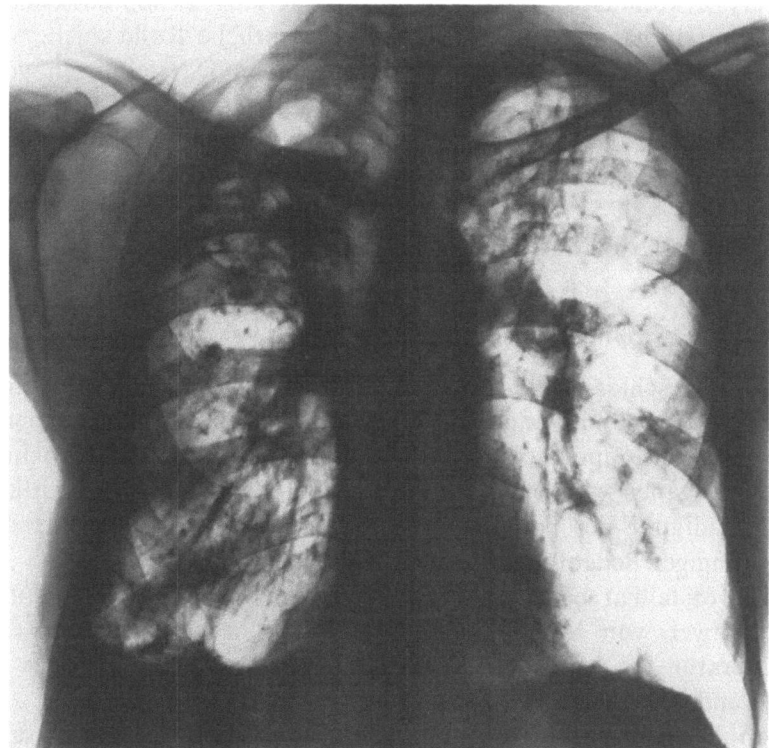

Abb. 86b. Schlauchförmige Kaverne im rechten Spitzengebiet 12 Jahre später

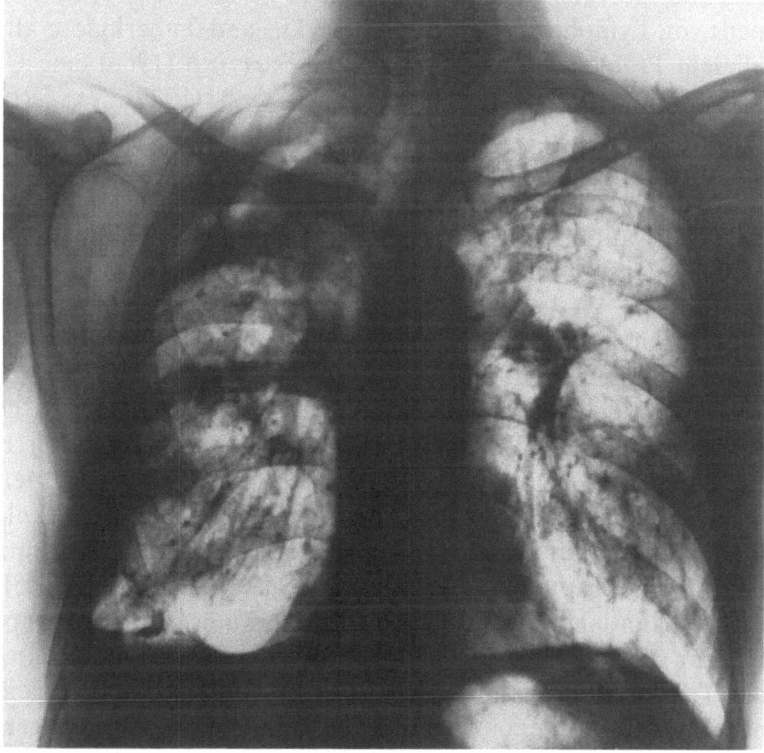

Abb. 86c. Aufnahme kurz vor dem Tod. Sektionsbefund: Terminale Candidapneumonie (positive Serologie, regelmäßiger Nachweis von Candida im Gewebe). Der Gedanke an eine „Autonomie des metaphthisischen Befundes" drängt sich auf; dabei ist letztlich die Art der Besiedelung, ob Mykobakterien oder Pilze, im Vergleich zu den Terrainkonditionen unerheblich. Entwicklung einer Polyresistenz, trotz „schulmäßig" geführter Therapie

LENE MÜLLER (1972) konnten sicherstellen, daß eine Kreuzreaktion zwischen Tuberkulose und Candida beim Hämagglutinationstest keine wesentliche Rolle spielt.

Im übrigen verweise ich auf die zusammenfassenden Darstellungen von WEGMANN (1968/69) sowie auf die Berichte von GREER (1962), CONANT et al. (1954), KENNEDY (1959) und SCHWARZ et al. (1961), außerdem auf die bereits früher genannten Beiträge zu den Mykosen von BARTH (1956), BÄRTSCH (1971), DE HALLER; HOFFMEISTER; PENA (1971), POLEMANN (1961), SCHOLER (1965, 1968), SEELIGER (1957, 1965), SKOBEL sowie SKOBEL und SEELIGER (Abb. 86 a–c).

2.3.7. Opportunistische Besiedlungen bei Tuberkulose

Es kann nicht ausgeschlossen werden, daß die behandelte Tuberkulose eine Voraussetzung bildet für die Ansiedlung anderer Mykobakterien, die im allgemeinen nicht krank machen, eben für eine „opportunistische Besiedlung". Die Abfolge von Infektionen bei vorgeschädigten Organen wird etwa am Beispiel der Pyelonephritis deutlich. Auch hier spielt die Vorschädigung des Organs eine entscheidende Rolle; die Art der Keime ist wohl von nachrangiger Bedeutung.

Ähnliches ist vorstellbar bei den Mykobakteriosen, so wenn SCHMIEDEL (1967) den sukzedanen Nachweis von Mykobakterien erwähnt, ebenso SCHRÖDER (1968). Hierzu sei auf die Literatur bei MEISSNER sowie bei CHAPMAN (1960), HOBBY et al. (1967), JENKINS (1959) und bei KAMAT et al. (1961) hingewiesen.

Ähnliche Probleme bieten sich bei immunalterierenden Allgemeinerkrankungen, wie etwa beim Morbus Hodgkin.

Das Kapitel sei, nach der Erwähnung der Kombination „Mykobakteriose durch Mycobacterium kansasii bei Morbus Hodgkin", mit einer kurzen Besprechung des gemeinsamen Vorkommens von Lymphomen bzw. M. Hodgkin und Tuberkulose allgemein abgeschlossen. Zu diesem Problem bringen ARDEN und ROTTINO (1966) eine Übersicht. Die Häufigkeit des Zusammentreffens wird von L'ESPERANCE (1929), VAN ROOYEN (1933), BRANCH (1931) betont. PARKER et al. berichteten 1932 über 30% Tuberkulose bei Patienten mit M. Hodgkin. Die Tuberkulin-Negativität mag als Ausdruck der Anergie gelten, worauf HOFFMAN et al. (1950), GOOD und ZAK (1956), LAMB et al. (1962) sowie AISENBERG und LESKOWITZ (1962) aufmerksam machen. Auf den Zusammenhang weisen weiter HOSTER et al. (1945), HOWELS (1939), LEMON (1924), MCMAHON und PARKER (1930) sowie TWORT (1924) hin. Weitere ältere Beiträge finden sich bei BAUMGARTEN (1914). Eine ausführliche pathologisch-anatomische Darstellung bringt W. FISCHER (1950). KOHOUT (1970) berichtet, daß unter 108 Fällen verschiedener maligner Lymphome 11 gleichzeitig eine aktive Tuberkulose aufwiesen. Bei 15 Fällen lag eine solche in der Anamnese bei Beginn der Erkrankung vor. Bei allen Fällen von KOHOUT ist weiter bestätigt, daß die Tuberkulinreaktion sehr häufig negativ war; 66% der Fälle reagierten negativ auf 100 Tuberkulineinheiten. KOHOUT schließt daraus, daß bei allen Tuberkulosefällen, die trotz normaler Keimsensibilität nicht oder schlecht auf eine Behandlung mit Heilmitteln ansprechen, an das Vorliegen eines malignen Lymphoms gedacht werden soll. Ein solches malignes Lymphom kann lange Zeit isoliert als „tuberkulöser" Lymphknoten fehlinterpretiert werden. Für die radiologische Diagnostik ist wichtig, wie KOHOUT (1973) annimmt, daß die Tuberkulosebehandlung besseren Erfolg hat, wenn gleichzeitig auch das Lymphom behandelt wird. Eine ausführliche Darstellung des etwaigen Zusammenhanges zwischen Lymphogranulomatose und Tuberkulose hat WURM 1942 vorgelegt. Die Problematik geht bis auf STERNBERG zurück, der 1898 mit PALTAUF die Lymphgranulomatose als „eine einzigartig verlaufende Form der Tuberkulose des lymphatischen Systems" bezeichnete.

2.3.8. Die Tuberkulose gemeinsam mit Silikose

2.3.8.1. Die Größe des Problems; Häufigkeit

2 Abbildungen nach WOHLBEREDT (1972) zeigen sowohl die Entwicklung der Häufigkeit erstmals entschädigter Silikose- und Silikotuberkulosefälle im Bergbau des Deutschen Reiches bzw. der Bundesrepublik Deutschland seit dem Jahre 1929, sowie das durchschnittlich erreichte Lebensalter mit Silikose und Silikotuberkulose (Abb. 87; 88). Der außerordentliche Wandel im Bereiche der Arbeitsmedizin wird daran deutlich. Von der Wahrscheinlichkeit her gesehen ist es damit wohl auch richtig, in Zukunft mit noch größerer Zurückhaltung eine Silikotuberkulose ohne Nachweis von Tuberkulosebakterien anzunehmen. Das Problem Silikose und Tuberkulose stellt sich im Augenblick wie folgt dar:

1. Erkrankungsrisiko (Silikose)
2. Infektionsrisiko (Tuberkulose)
3. Differentialdiagnostische Probleme
4. Therapeutische Probleme

Es schließen sich damit an sozialmedizinische Probleme, wie Begutachtung und Prävention.

In der umfassenden Bearbeitung von WORTH und SCHILLER (1954) ist die Literatur zusammengefaßt.

Der gleitende Parameter „Tuberkulosemorbidität" trägt wesentlich dazu bei, daß Häufigkeitsangaben zur „Silikotuberkulose" im Vergleich zur Silikose schwer zu geben sind. Darauf weisen auch KOLLMEIER und FICHTEL (1967) hin.

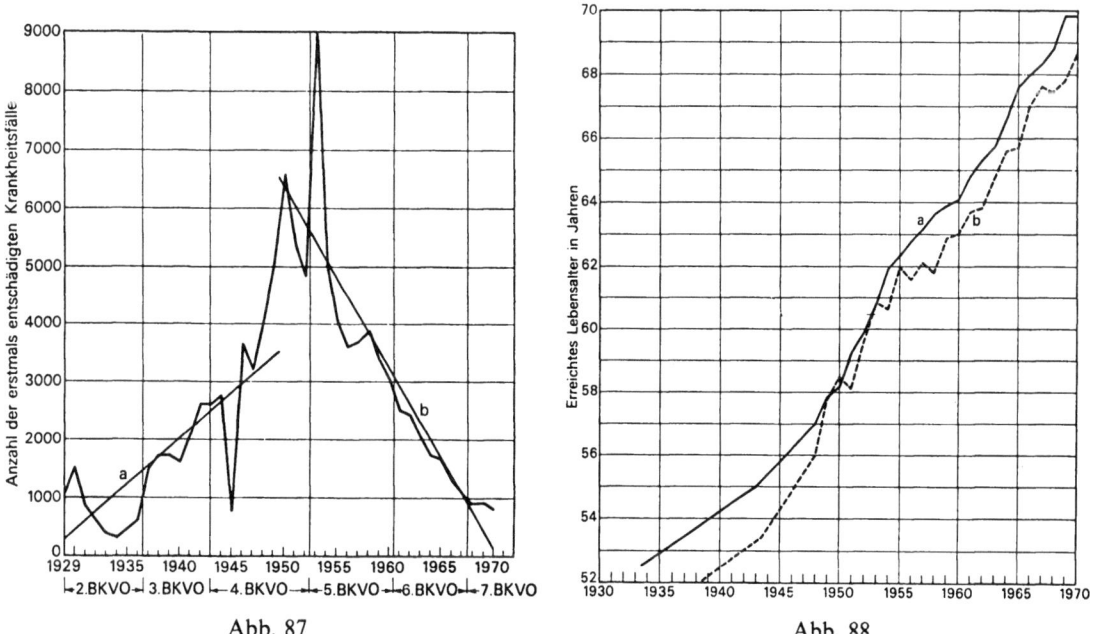

Abb. 87   Abb. 88

Abb. 87. Entwicklung der Häufigkeit erstmals entschädigter Silikose- und Silikotuberkulosefälle im Bergbau der Bundesrepublik Deutschland seit dem Jahre 1929. (Nach WOHLBEREDT)

Abb. 88. Durchschnittlich erreichtes Lebensalter der mit einer Tuberkulose oder Silikotuberkulose Verstorbenen im Bergbau der Bundesrepublik Deutschland von 1930/1940 bis 1970. *a* Silikose, *b* Silikotuberkulose (Nach WOHLBEREDT)

Barbu und Szabó nehmen noch 1967 an, daß 50% aller an Silikose Erkrankten an Tuberkulose starben. Bruce (1968) schätzt für Schweden 10%, Burckhardt (1967) für die Schweiz etwas über 20%. Cathcart u. Mitarb. (1960) schätzen eine Kombination zwischen Tuberkulose und Mischstaubkoniose auf unter 10%; Dechoux (1968) nennt zwischen 17 und 22%. Den Todesursachen von 2862 Silikosekranken gingen Ghezzi und Finulli (1965) nach: Die Todesrate an Tuberkulose sank in den Jahren 1943–1965 von 56,9% auf 34,9%. Mosti et al. (1970) fanden zwischen 1960 und 1969 unter 178 „tuberkulosegefährdeten Individuen" bei 36 eine Silikotuberkulose. Parravicini und Rampini (1959) nennen Prozentzahlen (nach Daddi) von 75–95%, Vigliani 60–70%, Baldi in 69%, Mauro in 60%, Martin in 45,4%. Im eigenen Material nennen Parravicini und Rampini einen Anteil von Silikotuberkulosen von 34,9%. Vieli (1961) nennt für die Schweiz in der Zeit von 1953–1957 21,4% Silikotuberkulosen. Die Zahlen hängen ganz entscheidend davon ab, ob es sich um klinisches oder autoptisches bzw. bioptisches Material handelt.

Trotz des Rückgangs der Tuberkulose darf das Risiko, bei bestehender Silikose an Tuberkulose zu erkranken, noch nicht als unerheblich angesehen werden, insbesondere in höheren Altersgruppen. So wurde noch 1963 auf der Internationalen Tuberkulosekonferenz in Rom erwähnt, daß die Tuberkulose bei 40–50% der Silikosefälle als Todesursache zu erwarten sei. Weitere Angaben finden sich bei Amoudru und Quinot (1968), Barras (1970), Capezzuto (1969) in der zusammenfassenden Darstellung von Galy et al. (1968), Gelfand und Morton (1970), Combos et al. (1964), Gruendorfer und Raber (1970), Jones, Owen und Corrado (1967), Kiss und Miandi (1967), Lambert (1966), Laugeri (1969), Tolot, Casanave und Genevois (1963), Roche und Vernhes (1960) sowie in der Übersicht von Sepke (1965). Auf speziellere Verhältnisse gehen Cosio (1971), Key und Ayer (1972), Phibbs et al. (1971) (Bentonite) sowie Tesseraux, Einbrodt und Fitzek (1961) (Feingiesser) ein. Der Tuberkulosebefund bei Silikose wird im Alter häufiger, auch wird er häufiger mit zunehmender Schwere der Silikose. Eine Silikotuberkulose nach Exposition gegenüber Neuburger Kieselkreide zeigt Abb. 89.

Es ist heute überwiegend wahrscheinlich so, daß die Tuberkulose zu einer Silikose hinzutritt. Es ist auch wahrscheinlich, daß vor allem endogene „Reinfektionen" eine

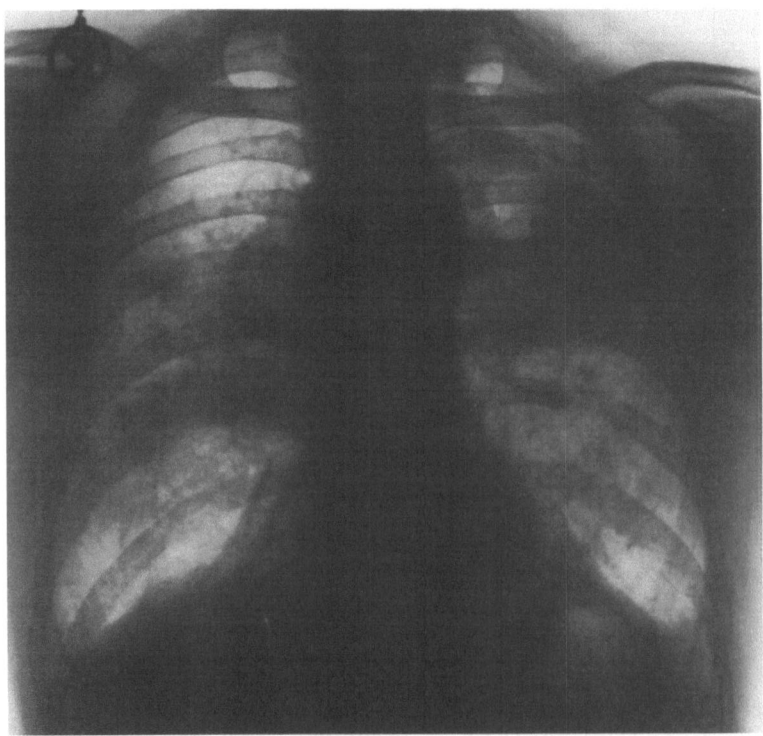

Abb. 89. Silikotuberkulose nach Exposition gegenüber Neuburger Kieselkreide

Rolle spielen. Ob das für die Zukunft als wahrscheinlich gelten kann, ist fraglich. Über die Spätinfektion bei vorbestehender Silikose hat UEHLINGER (1953, 1956, 1962) geschrieben. Für die Rolle der „Infektion", sei es Superinfektion oder Erstinfektion, spricht das gehäufte Vorkommen von „atypischen Mykobakterien" bei Silikosen. NELLES und NIEGSCH (1965) stellen entsprechende Fälle vor (dort auch weitere Literatur).

Die früheren Diskussionen um die Kombinations- und Komplikationstuberkulose (HUSTEN, 1931, 1950, 1952, 1958), die Frage der tuberkulösen Genese der massiven „Fibrose" sind eingehend bei SCHILLER, WORTH (1961), bei H.J. SCHMID (1956) und bei ICKERT (1931) abgehandelt.

2.3.8.2. Zur pathologischen Anatomie

Bei der pathologischen Anatomie lassen sich wohl „Komplikationsformen" und „Kombinationsformen" abgrenzen. Wahrscheinlich ist es doch so, daß ein sehr breites Band tuberkulöser Manifestationen auch bei bestehender Silikose vorliegen kann. Die Gesamtheit der möglichen tuberkulösen Veränderungen, hineinprojiziert in die silikotischen Läsionen, ist vermutlich ausreichende Erklärung für alle Bilder. Diese enge Verbindung freilich bietet insofern ein typisches Bild, als sich Tuberkulose und Silikose gegenseitig durchdringen und ein *besonderes makroskopisches, aber auch mikroskopisches Bild geben* (DI BIASI, 1949, 1953).

Aus der Sicht des Radiologen sind die pathologisch-anatomischen Grundlagen von DI BIASI 1965 zusammengestellt. Im übrigen sei auf die Arbeiten von GIESE (1962), OTTO (1962/63) und von UEHLINGER hingewiesen. Von großem historischem Interesse sind die zusammenfassenden Darstellungen von SCHMIDTMANN und LUBARSCH (1930) sowie von PAGEL und HENKE (1930). Es werden in diesen Übersichten Mortalitätszahlen genannt, die uns den Fortschritt der Arbeitshygiene besonders deutlich machen: bei Feuerstein- und Quarzitgewinnung 77,8% bzw. 88,9% Anteil der Tuberkulose an allen Todesfällen. Neuere Einzeldarstellungen finden sich bei COTTE et al. (1966), DELORD et al. (1972), DOGLIONI und RUSSO (1964), FOVINO und PONTIGGIA (1963) sowie bei SCHUDEL (1960). Übersichten gibt NICOD (1961) sowie SCHEPERS (1964). Es sei auch

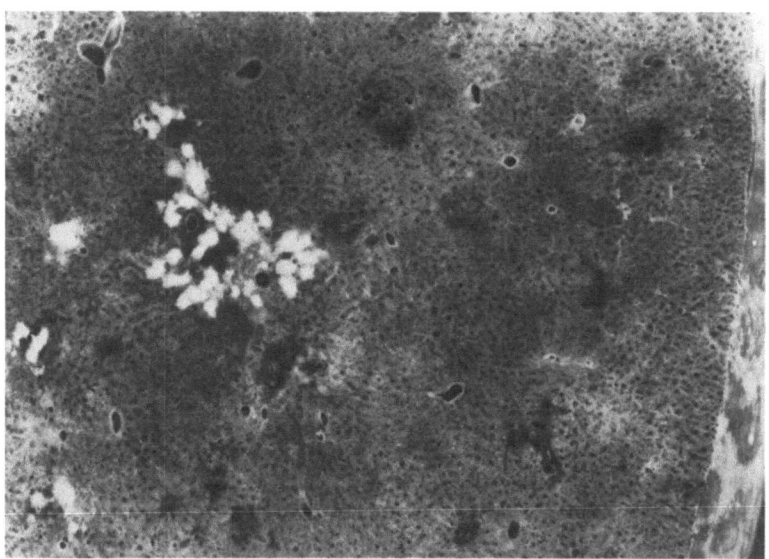

Abb. 90. Lokalisierungseffekt der Silikose auf eine frische tuberkulöse Streuung: Postkartengroßer Ausschnitt einer Lungenschnittfläche mit disseminierten, etwa hirsekorngroßen, strahlig verankerten typischen silikotischen Knötchen (auf der Schnittfläche schwarz gefärbt); frische tuberkulöse Streuaussaat, konzentriert um silikotische Lymphbahnverschwielungen. (Sammlung Prof. OTTO, Dortmund)

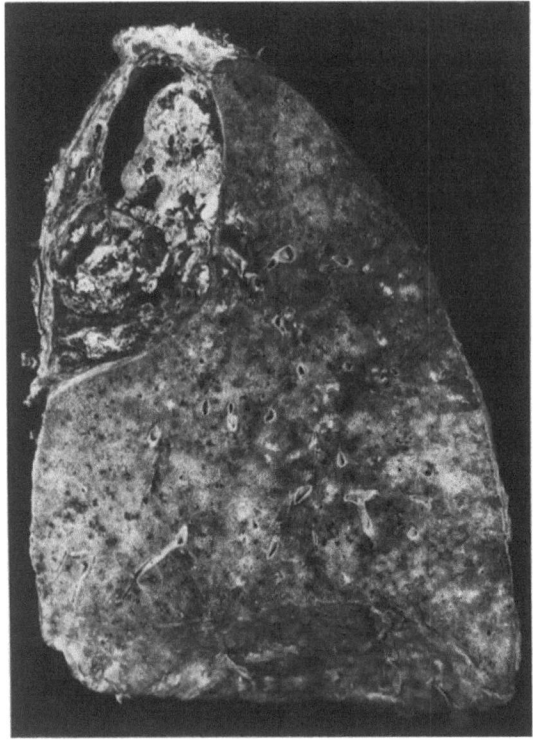 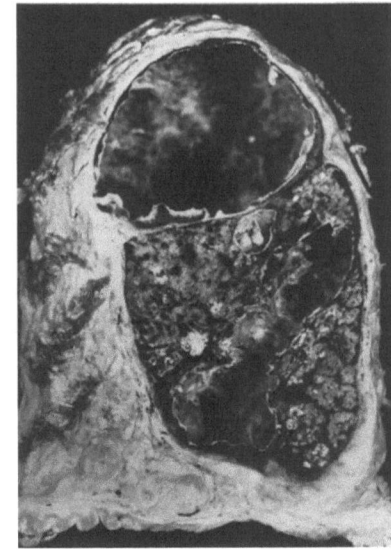

Abb. 91   Abb. 92

Abb. 91. Akuter, käsig-nekrotischer Zerfall einer den gesamten Oberlappen links einnehmenden silikotuberkulösen Schwiele. Noduläre Silikose in den übrigen Lungenabschnitten. (Sammlung Prof. OTTO, Dortmund)

Abb. 92. Linke Lunge: weitestgehende Zerstörung der gesamten Lunge unter Miteinschmelzung silikotischer Schwielen. Vor allem die Konfluenzschwielen sind eingeschmolzen, erhalten ist lediglich eine disseminierte, kleinknotige Tuberkulose. (Sammlung Prof. OTTO, Dortmund)

an dieser Stelle daran erinnert, auf das Vorkommen „atypischer Mykobakterien" bei Silikosen bzw. bei Verdacht auf „Silikotuberkulosen" zu achten (KONETZKE, 1971; NAKAMURA und SHONAKA, 1963; Clinical Conference Diseases of Chest 1969; NEDVEDOVA et al., 1969; ROSMANITH und NEDVEDOVA, 1969). Auf das Vorkommen von Aktinomyzeten und Nokardien bei Patienten mit Silikotuberkulose weist SEEBER (1968) hin, ohne allerdings diesen Befunden klinische Bedeutung beimessen zu wollen. Eine zusammenfassende Darstellung der grundsätzlichen Reaktionsweisen sowie der pathologischen Anatomie findet sich bei KING und HARRISON (1960) und bei GOUGH und HEPPLESTON (1960). Demonstrationen zur pathologischen Anatomie bringen Abb. 90; 91 u. 92, die ich Prof. OTTO, Dortmund, verdanke; einen Sektionsfall bringt Abb. 93.

2.3.8.3. Zur Radiologie der Silikotuberkulose

Die Aufgabe: „Unterscheidung zwischen Silikose und Tuberkulose" und ebenso die Aufgabe „Erkennung des Tuberkuloseanteils bei bestehender Silikotuberkulose" ist vom Grundsätzlichen her nur schwer lösbar.

Diese grundsätzliche Problematik findet sich in allen Berichten: BOHLIG (1964), WORTH und SCHILLER (1954), NIEGSCH (1962/63), AHLENDORF et al. (1961), AMSLER (1966), HAENSELT (1963), NAEYE und DELLINGER (1972) sowie SCHAFFER (1970). Es kann als wahrschein-

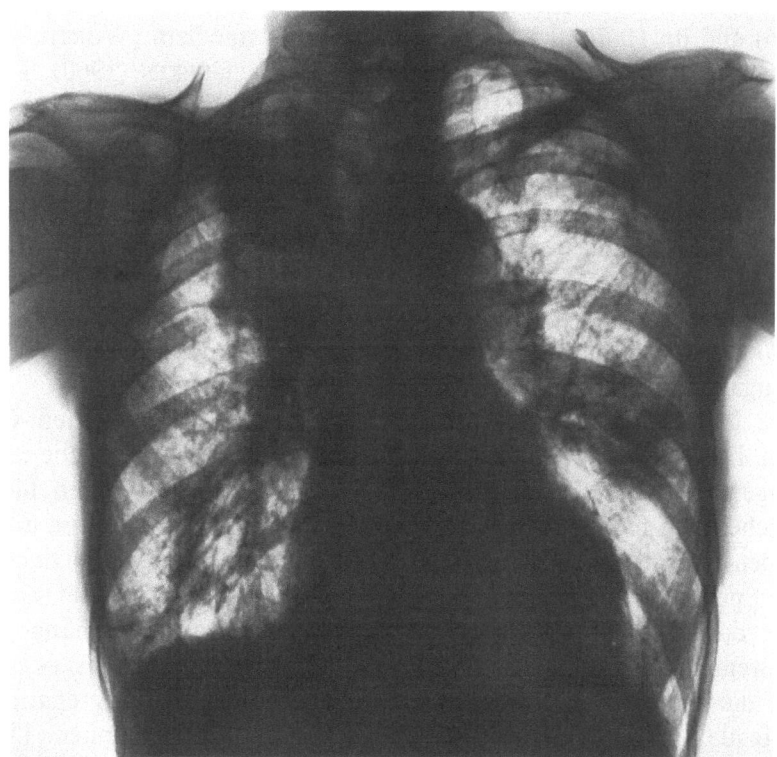

Abb. 93a u. b. 76jährige Frau. Silikotuberkulose. „Kombinationsform der Silikotuberkulose"

Abb. 93a. Ausgedehnte Verschwielung im Bereich des rechten Lungenoberlappens. Exposition: 33 Jahre als Porzellanglasiererin gearbeitet

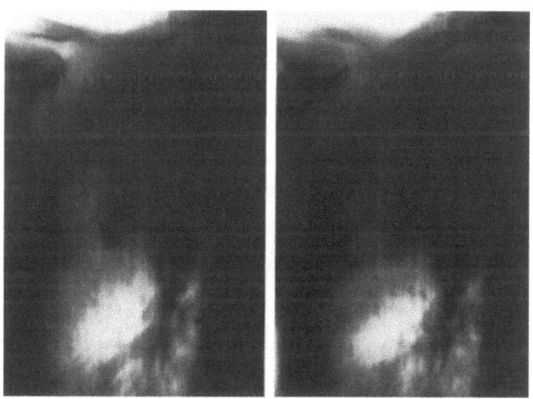

Abb. 93b. Schichtaufnahmen zeigen „homogene Schwielen". Sektionsbericht: Grobknotige, im rechten Oberlappen konfluierende, silikotische Narbenbildung. Einschluß eines walnußgroßen, alten, jetzt frisch erweichten, tuberkulösen Herdkonglomerats in der rechten Lungenspitze; dattelgroße tuberkulöse Kaverne mit vereinzelt säurefesten Bakterien (Dr. SCHNELLER, ZKH Gauting)

lich gelten, daß die Tuberkulose im allgemeinen klinisch zu häufig diagnostiziert wird, wie vor allem aus den Untersuchungen aus Bad Berka (HAENSELT, 1963; NIEGSCH, SCHAFFER, 1970) hervorgeht. Bakteriologische Untersuchungen, zytologische Untersuchungen (SAUER, ZIMMER und KÜHNERT, 1969) sowie vor allem Tuberkulinprüfungen können, neben den gesamtklinischen Hilfsmitteln, in gewissem Umfang die Differentialdiagnose fördern. (KOLLMEIER et al., 1969; TSOLOF und MICHEVA, 1964.) Allgemeine Übersichten, auch zu radiologischen Problemen, finden sich im Handbuch der Inneren Medizin (H.J. SCHMID, 1956) und im Handbuch der gesamten Arbeitsmedizin (WORTH, 1961). Weitere Übersichten geben BARNI, CARINI und STUART (1967), CHEKIN (1960), FERRARI-SACCO et al. (1959), GALY (1967), KÜHNE (1963), NIEGSCH, SEPKE (1961), SYMANSKI und BECKEN-KAMP (1969), TRONZANO (1966), WORTH, MUYSERS und EINBRODT (1968), ZORINI (1963).

Besondere regionale Verhältnisse werden von AHLMARK und BRUCE (1967) sowie von BRUCE (1968) für Schweden, von APPELMAN (1966) für Holland, von CAU et al. (1967) für Frankreich, BRINK, GRZYBOWSKI und LANE (1960) für Kanada, MILJIC (1965) für Jugoslawien, MACEDO (1965) für Portugal, REY et al. (1965) für Argentinien, GALUSHKA (1968), MALOV und SHUMAKOV (1966), SOKOLIK und LEIKIN (1965) für die UdSSR und FRITZE (1966) für die Verhältnisse an der Ruhr gegeben. Auf die eingangs vorgelegten Häufigkeitsangaben mit regionalen Unterschieden sei hingewiesen.

Die sichere Unterscheidung des tuberkulösen und des silikotischen Granuloms ist nicht möglich. Der Nachweisbarkeit insgesamt sind Grenzen gesetzt. Die experimentellen Untersuchungen von OTTO, SCHACHINGER und MÜLLER (1966) wären hier zu nennen.

Als Unterscheidungsmöglichkeiten zwischen feinherdiger Tuberkulose und feinherdiger Silikose werden Symmetrie, gleichmäßige Verteilung, gleichmäßige Dichte und Größe genannt. Die Spitzenbeteiligung mag bei der Tuberkulose ausgeprägter sein; ein sicheres Kriterium ist daraus nicht abzuleiten (Abb. 94). Die Zusammenhänge werden noch schwieriger, wenn man mit HUEBSCHMANN (1956), aber auch mit SEPKE (1965) davon ausgeht, daß die spezifischen Residuen nach Tuberkulose als Aggregationszentren für eine nachfolgende Silikose, gewissermaßen als „Matrix" gelten können. Die von REICH-MANN (1930, 1944) angeschnittene Frage der Hilusverbindungen als differentialdiagnostisches Kriterium ist problematisch (Abb. 95). Einen anderen Gesichtspunkt bringt CLAU-BERG, indem er die Parallelität zwischen Lymphknotenperforation bei Tuberkulose und bei Silikose betont.

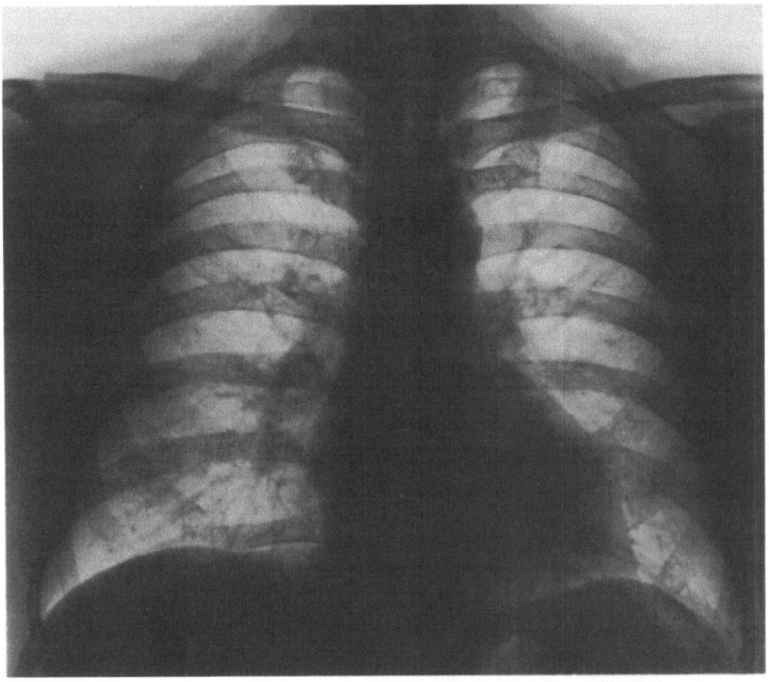

Abb. 94. 74jähriger Mann. Silikotuberkulose. „Die Diskretheit der silikotischen Läsionen". Im Auswurf Nachweis von Tuberkulosebakterien. Histologie (offene Lungenbiopsie): „Feinknotige Silikose im Lungengewebe." Allein radiologisch ist der Befund kaum entscheidbar

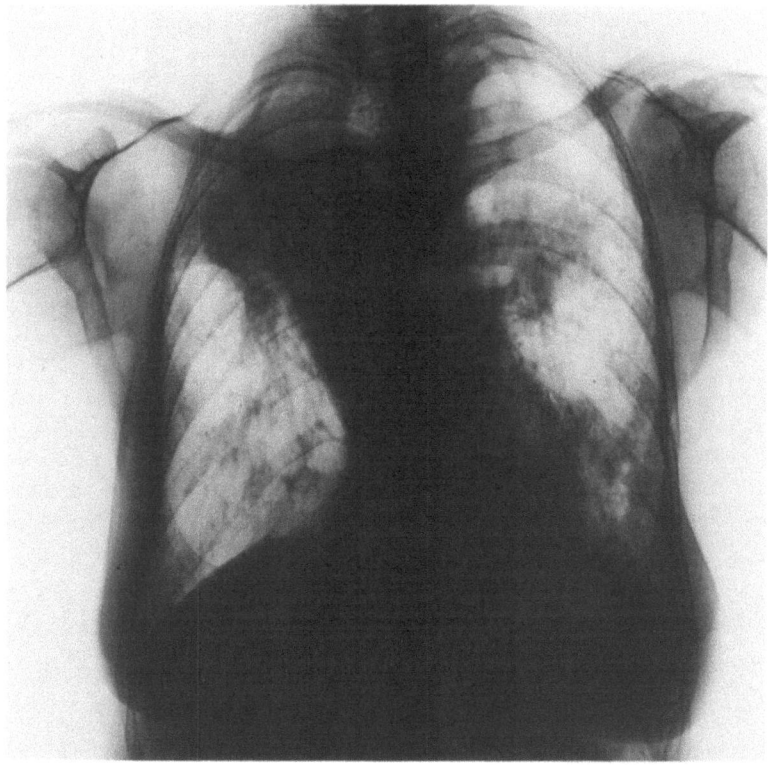

Abb. 95a–d. 66jährige Frau. Silikotuberkulose bei Mesaortitis luica

Abb. 95a. Übersichtsaufnahme

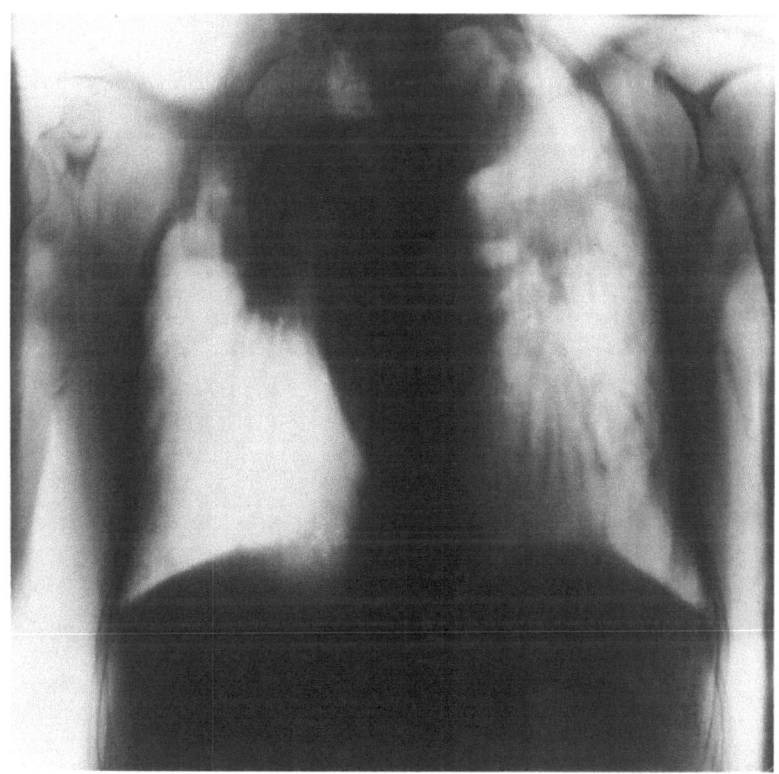

Abb. 95b. Tomogramm

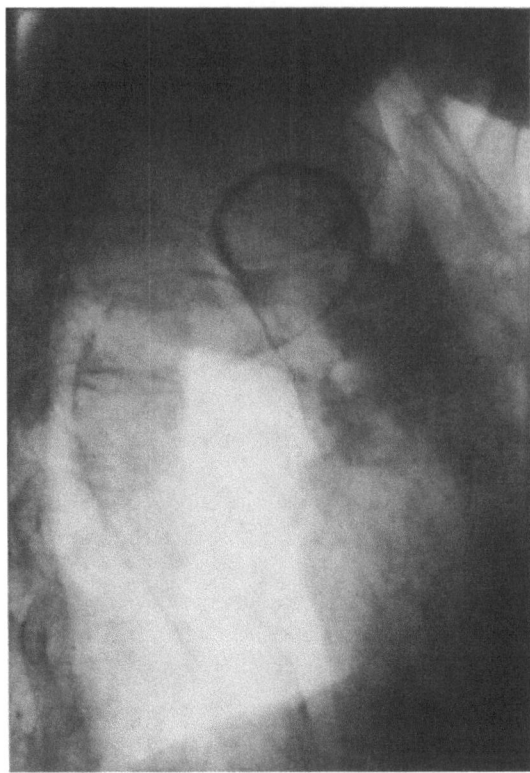

Abb. 95c. Seitliche Aufnahme

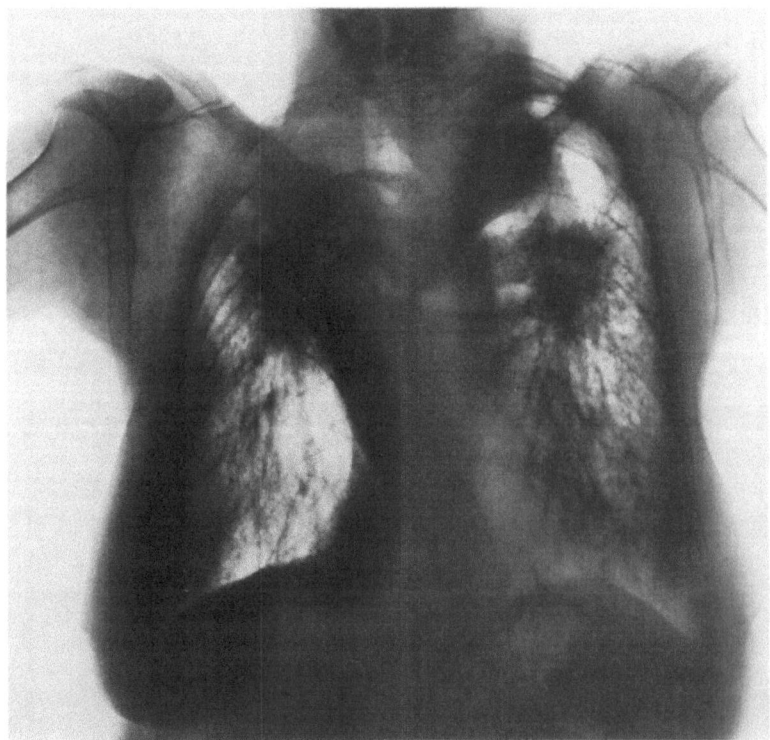

Abb. 95d. Aufnahme 3 Jahre nach Aufnahme Abb. 95a. Unter Chemotherapie Rückbildung des Befundes.
Sistieren der Bakterienausscheidung

Die *Unterscheidung zwischen Tuberkulose und Silikotuberkulose* gehört häufig zu den nicht entscheidbaren radiologischen Problemstellungen. Besondere Formen der Silikose sind in den bereits genannten Lehr- und Handbüchern aufgeführt. Hier werden noch einmal tumorale Formen und infiltrativ pneumonische Formen (GORBULIN, 1967/68, PANA, 1968), unilaterale Silikosen (GOMBOS und MERSTEN, 1963, HADJIDECOB und GERASSIMOW, 1969) genannt; GRIECO und SARTORELLI (1962) beschreiben pseudotumorale Formen, ebenso SCHAWOHL und KISSING (1969) sowie BRUN et al. (1966). Zur Differentialdiagnose insgesamt sind zu nennen: IZAR (1961), BOLAYEW, MONACO (1963), SEPKE (1965), TORELLI (1962), TSOLOV und MICHÉVA (1967) sowie mit einer zusammenfassenden Darstellung WORTH und STAHLMANN (1965). Übersichten zum Gesamtproblem finden sich bei GERNEZ-RIEUX et al. (1956, 1958), PRIGNOT (1959), ZORN et al. (1952); zu Detailproblemen bei ALIX (1960) sowie bei MOREL et al. (1960): „Invisible Befunde"; bei BASTENIER et al. (1960): Vergrößerungstechnik; bei BELAYEW (1951/52): Bedeutung der Tomographie; bei BERARD, ODE und BOGEMANN (1956): Atypische Tuberkuloseformen; bei BRUN et al. (1954): Atypische Tuberkuloseformen bei latenter Silikose; bei GALY et al. (1956): Pseudotumorale Formen; bei GALY et al. (1956): differentialdiagnostische Probleme; bei GERNEZ-RIEUX, BALGAIRIES, COLLET und FOURNIER (1955), GERNEZ-RIEUX, BALGAIRIES, FOURNIER und VOISIN (1958): Höhlenbildungen; bei KRÖKER (1948): Einseitige Staublungen.

Voraussetzung für jede morphologische Analyse ist eine *gute Technik.* Die Hartstrahltechnik darf mit den bereits genannten Einschränkungen als zweckmäßig gelten. Die Bedeutung der Technik für die individuelle Beurteilung, aber auch für Reihenuntersuchungen geht aus den Arbeiten von WISE und OLDHAM (1963), LOSDYCK und PREVOST (1965), REGER und MORGAN (1970), GARAVAGLIA (1970) sowie BATTIGELLI et al. (1959) ebenso hervor, wie aus den bereits oben angeführten Berichten, insbesondere von BOHLIG und von SEPKE.

Wir nennen als ein wesentliches Kriterium für die Unterscheidung zwischen Silikose und Tuberkulose die *Mobilität des Befundes,* die *Dynamik* der röntgenologisch faßbaren Veränderungen. Aus dem Beitrag WORTH des Handbuchs für Radiologie ist zu entnehmen, daß „akute Silikosen" keineswegs selten, daß rasche Veränderungen auch bei der Silikose durchaus möglich sind. Im Gegensatz dazu soll nicht vergessen werden, daß Silikosen nach sehr langer Latenzzeit auftreten können, daß die Anamnese, die berufliche Exposition oft sehr schwer zu ermitteln ist. Von den dynamischen Veränderungen ist das *Auftreten von Höhlen* ein nur wahrscheinliches Zeichen für das Vorliegen einer Tuberkulose; — die älteren Arbeiten von SCHEID (1931), WÄTJEN (1933, 1936) und SCHULZE (1934) wären dazu heranzuziehen — ebenso halten VORWALD (1941) und MASSHOFF (1952) die Höhlenbildungen für häufiger, wenn gleichzeitig eine Tuberkulose vorliegt. Festzuhalten ist jedoch, daß Höhlenbildungen auch ohne begleitende Tuberkulose vorkommen.

Die pathologisch-anatomischen Diskussionen sind über weite Strecken dahin gegangen, ob die Silikose ein retardierendes Moment für den *Verlauf der Tuberkulose* oder ein begünstigendes Moment darstelle. Beides ist wahrscheinlich unter individuellen Wirts- und Terrainverhältnissen richtig. Jedenfalls sind bei der Silikotuberkulose hämatogene Aussaaten, miliare Formen keineswegs selten (ZOLLINGER, 1946; UEHLINGER und ZOLLINGER, 1946/47; DI BIASI, 1949; RÖSSLE, 1921; WÄTJEN). Die Zusammenstellung von NAWROCKI (1942) mit der Beschreibung oft sehr schwerer Tuberkulosen ist zu erwähnen. Allerdings hat sich die Prognose der schweren Tuberkulose bei Silikose wesentlich gebessert. Sehr eindrucksvolle Beispiele der „Motilität", auch der nicht durch Tuberkulose komplizierten Silikose geben TRAUTMANN und BREMBACH (1966) in ihrem Atlasband „Verlaufsformen der Silikose im Röntgenbild". Allgemeine Hinweise finden sich bei KING und FLETCHER (1960) und bei G. SIMON.

Die *differentialdiagnostischen Schwierigkeiten* zeigen sich in den Beiträgen von COTTE, MARIN, LEDOUX und DELORD (1967), COTTE, DELORD, LEDOUX und MARIN (1966), DEBARGE et al. (1967), LOB, PETTAVEL und GARDIOL (1967) sowie von SEPKE.

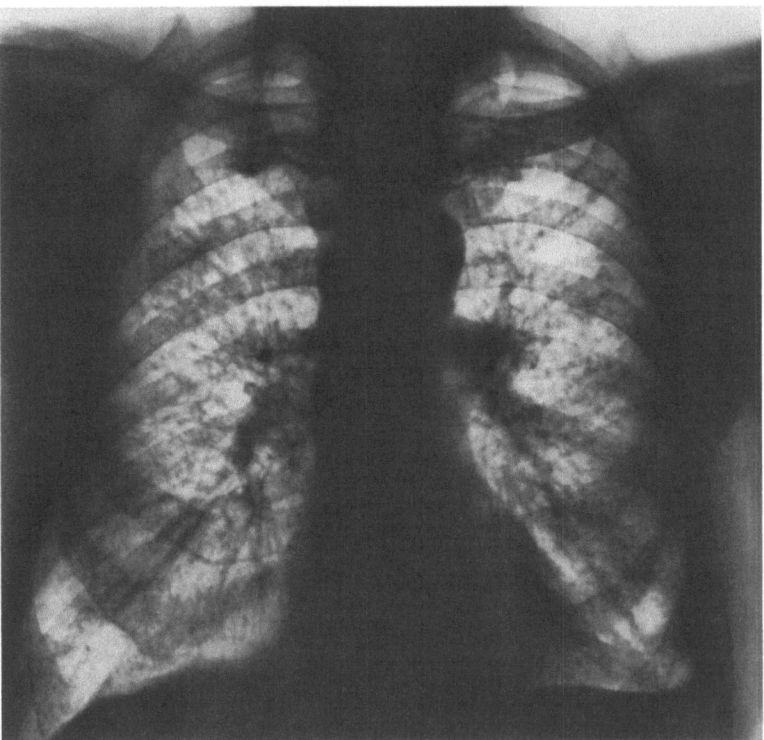

Abb. 96. 68jähriger Mann. Silikotuberkulose. „Primat der Bakteriologie". Es werden mit Regelmäßigkeit Tuberkulosebakterien nachgewiesen. Fragliche Kavernenbildung rechts im Oberfeld. Die rein röntgenologische Entscheidung zwischen Silikose und Tuberkulose ist nicht möglich (Steinmetz von 1917 bis 1939)

Besondere diagnostische Probleme bietet die sog. Rundherdsilikose. Hier wird auf die bereits erwähnten Beiträge verwiesen, sowie auf Barkov und Dubynina (1969), Buecheler (1966), Peukert (1967), Lindars und Davies (1967). In Deutschland haben erstmals Baader (1954) und Petry (1954) auf diese besonderen Formen hingewiesen sowie Dickmans (1960) und Dickmans und Fritze (1959). Es gibt sicher fließende Übergänge zu dem, was man als „Caplan-Syndrom" bezeichnen will, sowohl von der Form der Herde her wie von den Anforderungen an die Sicherheit des Nachweises eines „Rheumatismus". Entscheidend ist neben der Histologie die Bakteriologie (Abb. 96).

2.3.8.4. Bronchialveränderungen bei der Silikotuberkulose

Hierzu liegt eine zusammenfassende Darstellung von Jacob (1969) vor. Häufigste Bronchialveränderung bei der Silikotuberkulose ist mit Wahrscheinlichkeit die „deformierende Bronchitis". Bronchiektasen und Bronchostenosen sind vermutlich keineswegs selten, ebenso wie Lymphknoteneinbrüche. Belüftungsstörungen, Sekretretention, Induration, Atelektase und Emphysem sind bei Tuberkulose allein wie auch bei der Silikose allein denkbar, ebenso in Kombination.

Zu dem gesamten Komplex verweise ich auf: Bohlig (1958), Brückner und Mautner (1963), Brückner und Rosmanith (1960), Burilkov und Gerassimov (1970), Caplan (1962), Carstens (1955), Concina (1966), Di Guglielmo, Chiappa und Citroni (1957), Guglielmo, Citroni und Chiappa (1955), Ellis (1964), Ellis und Makomaski (1967), Ferraris (1959), Ferraris und Paoli (1959), Franchini (1961), Foddai und Duchi, Fumagalli, Bonsignore und Mannino (1965), Gernez-Rieux, Marchand, Mounier-Kuhn, Policard und Roche (1961), Gough (1965), Husten (1958), Jacob (1967), Kühne (1962), Labas (1960), Malecki (1965), Melis und Sani (1962), Molfino und Pesce (1952), Otto (1963), Pernis und Battigelli (1955), Schairer (1941), Schinz und Cocchi (1950), Stutz und Vieten (1955), Treutler (1962), Worth (1952), Worth und Zorn (1954) sowie Zanetti und Romagnoli (1954).

2.3.8.5. Komplikationen der Silikotuberkulose

Die Komplikationen der Silikotuberkulose sind naturgemäß dieselben wie der Silikose
oder der Tuberkulose allein, angefangen von der Hämoptyse zum Spontanpneumothorax
bis zur tracheoösophagealen und Gefäßfistel. Das Emphysem ist in typischer Weise
als Folgekrankheit sowohl der Tuberkulose wie der Silikose anzusehen. Das perifokale
Emphysem ist ebenso zu nennen wie das lobäre bzw. segmentale Emphysem bei Bronchusstenosen oder auch die terminalen großen Emphysemblasen. Neben den genannten Arbeiten sind BRAIDA (1967), CHUMAKOV u. Mitarb. (1966) zu erwähnen. Im weiteren Verlauf
kann das Auftreten eines Cor pulmonale die Folge sein (NAGER und RÜTTNER, 1962;
SADLER, 1972; GOUGH, 1953; HIKKEN et al., 1968; JAMES und THOMAS, 1956. Die Pleuritis
ist keine ganz seltene Komplikation der Silikotuberkulose. Fistelbildungen zwischen Ösophagus und Trachea, Trachealdivertikel, mediastinale Schwielen insgesamt sind hier zu
erwähnen, ebenso wie die silikotischen Lymphknoteneinbrüche und gleichzeitigen Einbrüche in Gefäß- und Bronchialbaum (BRODSKI, 1967; CLAUBERG; DOGLIONI und RUSSO,
1964; NEMIROVSKAIA, 1966; SANDOVSKI, 1970). Die Lymphknotenkomplikationen der
Silikotuberkulose können sich auch auf den Bauchraum erstrecken (TESSERAUX und PFEIF-
FER, 1949; HAYLER, 1938; WORTH und SCHILLER, CHASSAGNON und SILIE, 1966).

Als eine der wichtigsten Komplikationen kann der Spontanpneumothorax gelten. IK-
KERT nahm noch an, daß zumeist eine begleitende Tuberkulose die Ursache sei. Eingehen-
der befaßt sich mit dem Problem des Spontanpneumothorax ECKEL (1965/66). Er hält
den Spontanpneumothorax für verhältnismäßig selten, ebenso fand HOFBAUER (1933)
unter 150 Anthrasilikosen nur 2 Fälle von Spontanpneumothorax; KNIPPEL (1970)
6 Fälle unter 400 Silikosepatienten. SOKOLOFF und FARELL (1939) einen Prozentsatz von
4,3% „Spontanpneumothorax" bei Silikose. Die Häufigkeit des Spontanpneumothorax
geht wahrscheinlich mit der Schwere des Befalls der Lungen parallel (ECKEL, SOKOLOFF
und FARELL). NICOD und CARRAUD (1970) sind allerdings der Meinung, daß ein sicherer
Zusammenhang mit der Schwere der Erkrankung nicht bestehe.

2.3.8.6. Tuberkulose, Silikose und Karzinom

Die Beziehungen zwischen Silikose und Karzinom sind in ihrer ätiologischen Verknüpfung nicht eindeutig. Gestehen wir der Tuberkulose eine eher etwas häufigere Verbindung
mit dem Bronchialkarzinom zu, so wären auch hier zusätzliche Argumente ins Feld
zu führen. Wir sollten auch bedenken, daß die „Silikose" nicht selten eine Mischstaubkoniose im weitesten Sinne ist, indem Beimengungen von radioaktiven Substanzen in bestimmten Revieren möglich erscheinen; auch Beimengungen von Asbest sind denkbar.
HUEPER hat 1966 eine Literaturübersicht hierzu gegeben. Dabei wird festgestellt, daß
das Erkrankungsrisiko an Krebs bei Vorliegen einer Silikose nicht mit Sicherheit höher
zu veranschlagen sei als in Kontrollgruppen. RÜTTNER und HEER (1969), VIDAL und
MICHEL (1969) weisen darauf hin, daß, wie erwähnt, radioaktive Stoffe bei der Zusammenhangsfrage eine Rolle spielen könnten. Auch H. MÜLLER (1963) macht aufmerksam,
daß Asbestosen nicht selten mit Silikosen, diese wiederum mit Tuberkulose vergesellschaftet sein können, so daß sich der Kreis zum terminalen Krebs hin schließt. Die Diskussion
ist wohl offen zu halten, wie aus der Arbeit von SCARANO et al. (1972) hervorgeht.

Aus der Arbeit OTTO und HINÜBER (1972) geht hervor, daß bei 302 Silikosefällen
— Sektionen Erlangen — in 18,2% eine aktive Tuberkulose, bei 15,5% ein Bronchialkarzinom gleichzeitig vorlag. Das Karzinomrisiko sei weit überwiegend die Konsequenz außer-
beruflicher Belastungen. OTTO und BREINING (1959) fanden 1959 bei Porzellanstaublungen
eine Bronchuskarzinomhäufigkeit von 6,1%. Auffällig ist, daß das Bronchialkarzinom

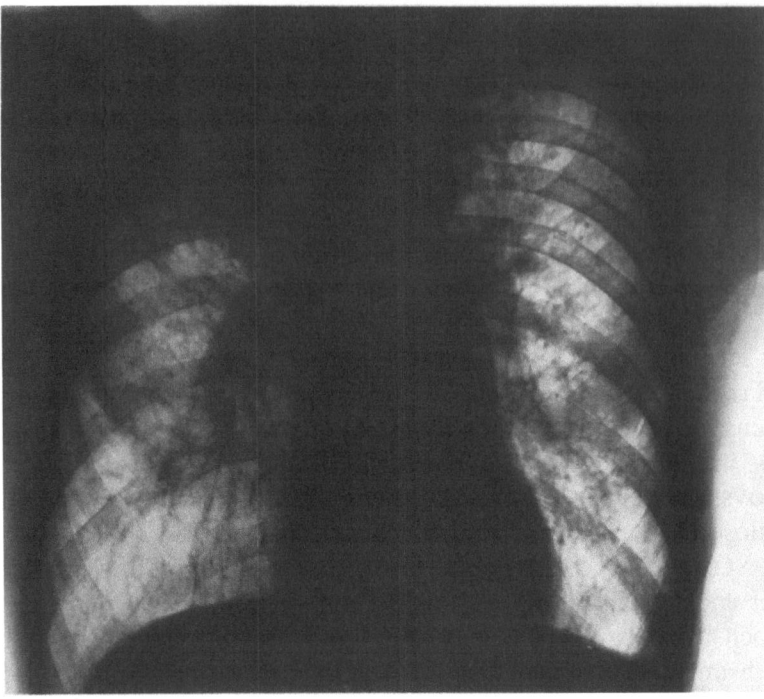

Abb. 97. 68jähriger Mann. Silikotuberkulose, vergesellschaftet mit Karzinom. Positive Kultur auf Tuberkulosebakterien. Bei der Sektion wird, neben der Silikose und dem Karzinom, die Herkunft der Bakterienausscheidung
nicht aufgefunden

bei „Silikosebagatellbefund und bei Silikose I" 25,2% bzw. 26,0% der 302 Sektionen
beträgt. Bei ausgeprägteren Silikosen nimmt die Häufigkeit ab.

Umgekehrt ist bei ausgeprägteren Silikosen die Tuberkulose häufiger: Tuberkulose — Silikose 0 4,6%,
Silikosebagatellbefund 6,4%, Silikose I 15,0%, Silikose I–II 34,3%, Silikose II 32,7%, Silikose II–III 22,0%,
Silikose III 20,0%. Nach Kirch (1953) hatten vor dem Krieg von 3 Silikosekranken 2 eine Tuberkulose,
1958 nach Otto und Breining waren bei 5 Silikoseautopsien 2mal eine aktive Tuberkulose nachzuweisen.
Teils kasuistische, teils ätiologische Probleme aus jüngerer Zeit sind von Ashbaugh und Waddell (1970),
Del Fabbro et al. (1970), Gurevich und Slinchenko (1971), Kochnowski und Rozek (1968), Puccini (1960),
Sosnowski und Szlenkier (1961) sowie von Zislin, Vinner und Kapiani (1969) behandelt. Das differentialdia-
gnostische Problem steht gegenwärtig wohl im Vordergrund (Abb. 97; 98a–f).

2.3.8.7. Therapie der Silikotuberkulose

Es erscheint wahrscheinlich, daß die Silikotuberkulose in ihren Behandlungsergebnis-
sen, was Schnelligkeit der Rückbildung bzw. Entseuchung und was Konversionsquote
betrifft, etwas weniger günstig liegt als die nicht komplizierte Tuberkulose (Editorial
Lancet 1967). Auf die Untersuchungen von Marša und Šneidrlová (1964) sowie von
Morrow (1960) und Prignot (1964) ist hinzuweisen.

Weiter ist noch einmal darauf hinzuweisen, daß beim Vorliegen einer Silikose mit
Nachweis von säurefesten Stäbchen unbedingt geklärt werden muß, ob nicht eine „Mykobakteriose", ein tuberkuloseähnlicher Prozeß durch „sog. atypische Mykobakterien" vorliegt (Giuliano et al., 1966; Gruhn, 1965; Gruhn und Baer, 1966; Kagramanov,
1967; Wolinsky, Kapur und Rynearson, 1967).

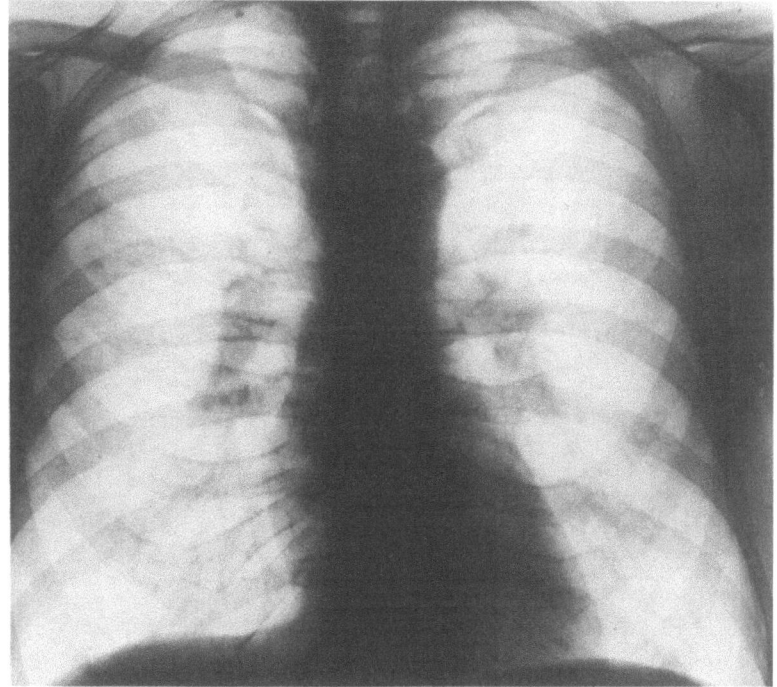

Abb. 98 a–f. 68jähriger Mann. 28 Jahre Steinmetz. Silikose, vergesellschaftet mit Tuberkulose und Bronchial-karzinom

Abb. 98a. 1956: Beginnende Silikose in beiden Ober-Mittelfeldern

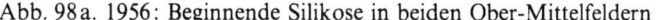

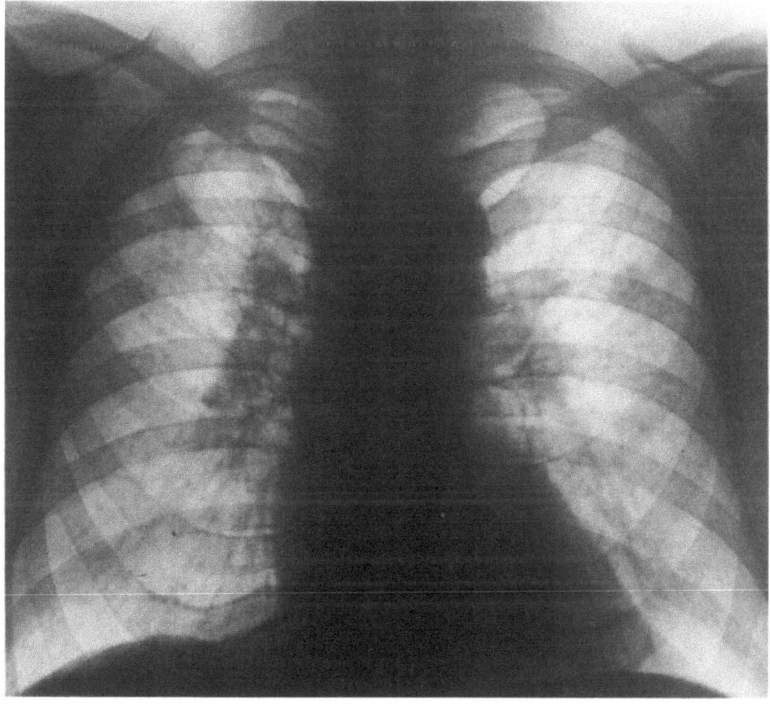

Abb. 98b. 1960: Silikotuberkulose mit Kaverne im rechten Oberfeld. Nach 7monatiger Therapie weitgehende Rückbildung des Befundes, „des Tuberkuloseanteils"

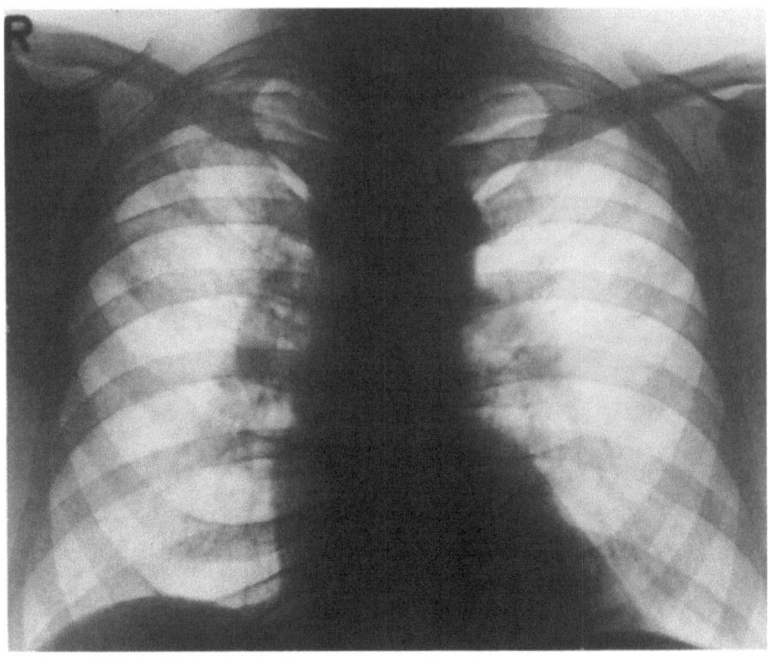

Abb. 98c. 1961: Wiederum Zunahme des Befundes

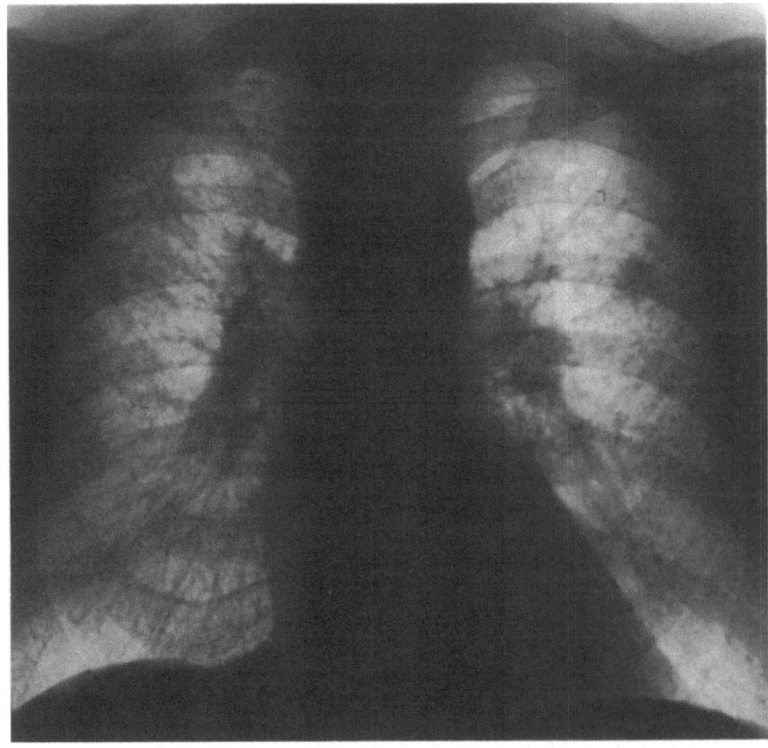

Abb. 98d. 1965: Im wesentlichen unverändert

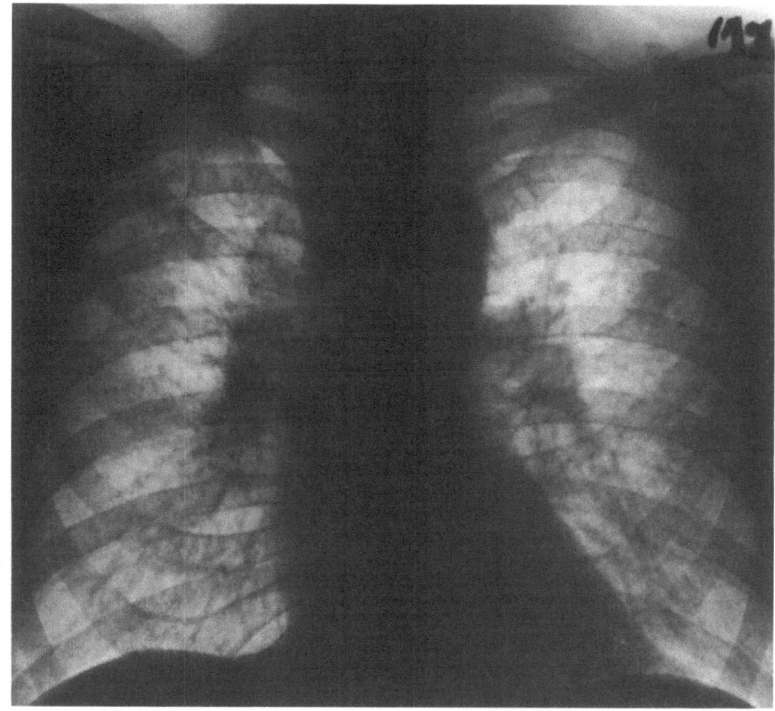

Abb. 98e. Aufnahme vom 17.1.1967: Keine eindeutige Veränderung

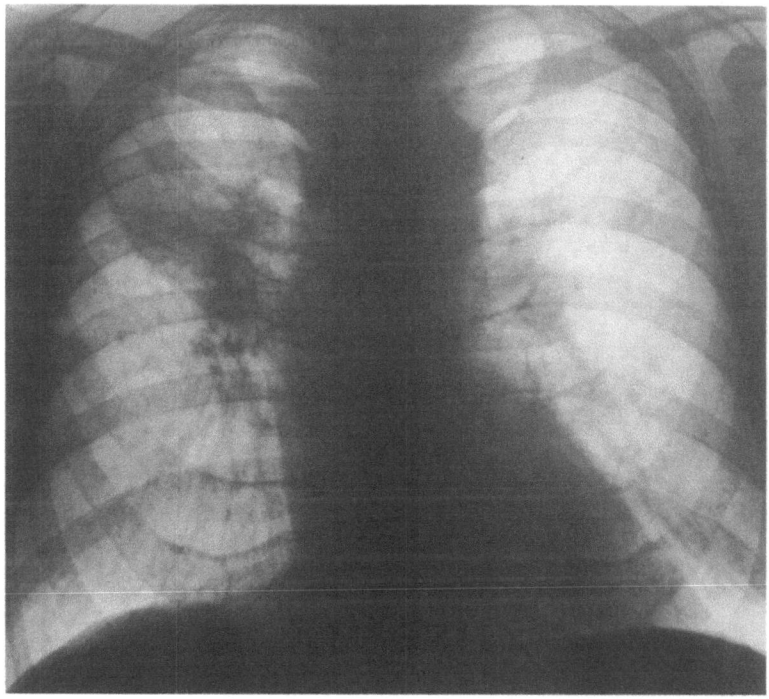

Abb. 98f. Aufnahme vom 8.8.1967: Ausgedehnte Schatten im Bereich des rechten Oberfeldes. Bronchoskopie: Polymorphzelliges verhornendes Plattenepithelkarzinom

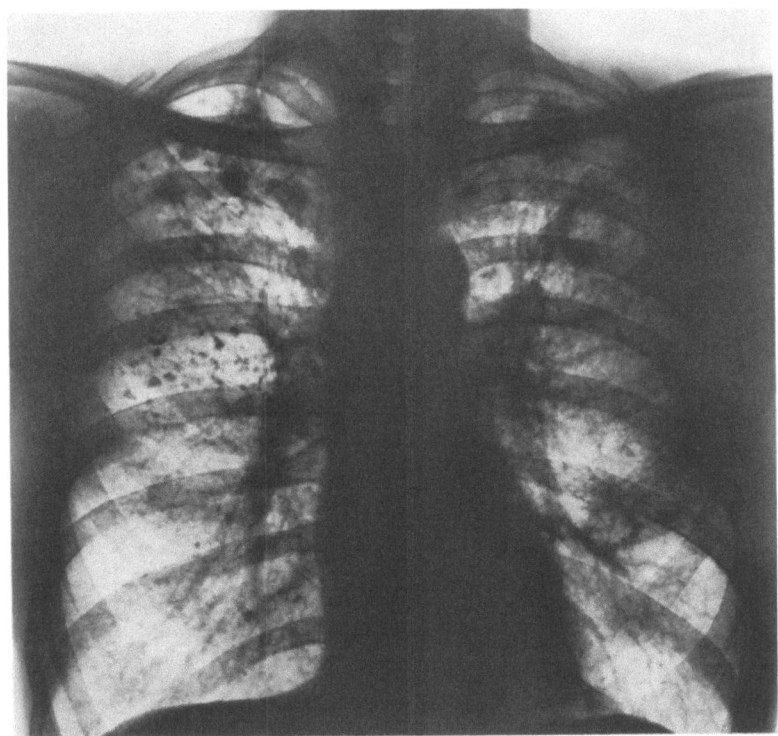

Abb. 99a u. b. 50jähriger Mann. Beispiel für gute Beeinflußbarkeit einer Silikotuberkulose

Abb. 99a. Ausgedehnte Silikose rechts; links weichere Veränderungen mit Zerfall in Projektion auf die vorderen
Anteile der 2. Rippe. Nachweis von Tuberkelbakterien (Aufnahme vom 2.6.1971)

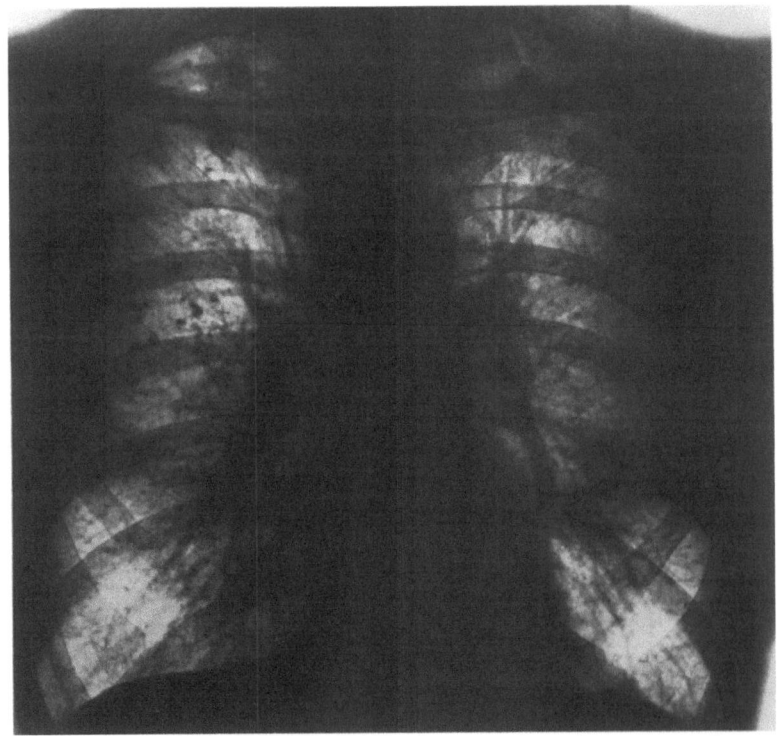

Abb. 99b. Aufnahme vom 12.11.1971: Weitgehende Rückbildung des linksseitigen Befundes. Rechtsseitiger
Befund im wesentlichen unverändert. Sistieren der Bakterienausscheidung (Mineur; 1948/49 im Stollenbau)

Für das Gesamtgebiet der chemotherapeutischen Behandlung sind die Arbeiten von BALL et. al. (1969), BARRAS (1961), DELOFF (1965), MARIANI (1969), GONZALEZ MONTANER (1964), KOLLMEIER et al. (1968), NAVRATIL (1967), PRIGNOT und DELAGRANGE (1966), REJSEK (1964), RESCIGNO et al. (1970), SEPKE (1960), TACQUET et al. (1964) sowie von ZANNONI (1960) anzuführen.

Es bleibt zu erwähnen, daß die radiologische „Feststellung" einer begleitenden Silikose vor unangenehmen technischen Überraschungen bei etwa beabsichtigten chirurgischen Interventionen bewahrt. Die Resektion bei Silikosen gehört unter Umständen zu den technisch undankbarsten Prozeduren der Thoraxchirurgie, auch wenn immer wieder Berichte über Resektionen vorliegen. Dabei kann es durchaus vorkommen, daß sich silikotische Schwielen relativ leicht resezieren lassen, wenn es sich um mehr oder minder isolierte periphere Befunde handelt. Die Abtragung bei silikotischen Schwielen im Bereich des Hilus kann dagegen risiko- und komplikationsreich sein (OUDET und DOERFEL, 1963; GERNEZ-RIEUX et al., 1960; LUKIANENKO, 1971; KIPIANI, 1968; RAZEMON und RIBET, 1960; SCHAMAUN, 1962; sowie ULMER, 1960). Freilich können unter Umständen Komplikationen der Anlaß zur Indikation zur Resektionsbehandlung sein, beispielsweise die schwere Lungenblutung (DYSKIN und KARTANBAEV, 1965) (Abb. 99a u. b).

2.3.8.8. Silikotuberkulose und Begutachtung

Hier können nur einige Teilprobleme gestreift werden, so das Problem der röntgeninvisiblen Silikose, die grundsätzlich eine andere Verlaufsart der Tuberkulose bzw. eine Begünstigung der Ansiedlung der Tuberkulose darstellen kann (MARIN et al., 1965). Differentialdiagnostische Schwierigkeiten können auch zu gutachterlichen Problemen führen (KARDOS, 1967). ALIX (1960) berichtet dazu, daß bei 14 Kranken eine vorher nicht diagnostizierte Silikose im Lungenresektionspräparat darstellbar war. Das Problem besteht auch darin, ob der radiologische Gutachter weiß, daß im allgemeinen die begleitende Tuberkulose zu häufig angenommen wird; andererseits gibt es eben sicher viele radiologisch nicht faßbare Silikosen. Das Problem liegt anders als bei der Entschädigung der „reinen Koniose": Dort ist die Funktionseinbuße entscheidend, für das hier zu diskutierende Problem wohl nicht.

2.3.8.9. Tuberkulose und Asbestose

Das Kapitel Asbestose und Tuberkulose ist im Werk von WORTH und SCHILLER „Die Pneumokoniosen" in extenso behandelt. Literatur ist dort zuverlässig wiedergegeben. WORTH kommt zu der Auffassung, daß die Kombination Asbestose und Tuberkulose, von der Häufigkeit her gesehen, keine Herstellung eines ätiologischen Zusammenhanges erlaube. JACOB und BOHLIG freilich finden eine Häufigkeit der Kombination von 4,4%. BOHLIG ist der Auffassung, daß die Tuberkulosefrequenz bei Asbestose etwa der Frequenz der Allgemeinbevölkerung entspreche. Wir selbst sind in Gutachten zu der Auffassung gelangt, daß die Terrainveränderung, die Qualitätsveränderung des Lungengewebes für den Ablauf der Tuberkulose wohl eine Veränderung im ungünstigen Sinne bedinge. So berichten BUTKIN und CHELKOVKINA (1963), daß bei 115 Asbestarbeitern die Ergebnisse der Therapie nicht sehr günstig waren; der Asbeststaub setze die „Resistenz des Lungengewebes" herab. JACOB (1963) weist auf die Schwierigkeiten der Todesursachenstatistik bei Asbestlungenfibrose besonders hin. Die Frage „Asbestose und Tuberkulose" ist weiter offen zu halten, zumindest in bezug auf möglicherweise schlechtere Heilungsaussichten.

2.4. Schluß

Die „Lungentuberkulose im Röntgenbild" stellt kein in sich geschlossenes Gebiet dar. Nahezu alle Veränderungen, die im Thoraxraum möglich erscheinen, können durch die Tuberkulose, ihre Komplikationen und ihre Kombination mit anderen Erkrankungen, dargestellt werden. Das Kapitel zeigt die enge Verknüpfung von Epidemiologie, Bakteriologie, Klinik, pathologischer Anatomie und Röntgenmorphologie. Die gemeinsame Ätiologie ist nur ein zufälliges Koordinatensystem zur Behandlung des Themas. Jede andere Behandlung, so im Kapitel „Bronchialveränderungen", im Kapitel „Pneumonien", im Kapitel „Belüftungsstörungen" wäre denkbar. Die vorliegende Bearbeitung entstammt noch der klassischen Schule der deutschen Pneumophthisiologie. Die Morphologie ist ein quantitatives Element, auch als Röntgenmorphologie, das stets als tragende Basis für weitere diagnostische Unternehmungen und andere Denkweisen wichtig bleiben wird: und so ist diese Darstellungsweise nicht Berechtigung.

Literatur

AAS, A.V., WESSEL, T.: Tuberkulose topfibroser. Nord. Med. **45**, 125 (1951).

ABELE, S.H., CHAVES, A.D.: The significance of calcification in pulmonary coin lesions. Radiology **58**, 199 (1952).

ABRAMS, H.L., HENCKY, G., KAPLAN, H.S.: Delayed films in bronchography; a preliminary report. Calif. Med. **78**, 104 (1953).

ADACHI, M.: Studies on steroid hormone stimulation therapy for chronic lung tuberculosis. Kekkaku **43**, 35 (1968).

ADAM, W.E., WEIMANN, G., SCHLEHE, H., LORENZ, W.J.: Experimentelle Ergebnisse und Aussichten der Funktionsszintigraphie in der Pulmonologie. Beitr. Klin. Tuberk. **141**, 132 (1969).

ADAMYZYK, B., KÄSTLE, GISELA, KLIER, KARIN: Letaler Ausgang einer Adenovirus Typ 21 Pneumonie bei aktiver Lungentuberkulose. Z. Erkr. Atmungsorg. **131**, 323 (1970).

ADELBERGER, L.: Formveränderungen vermutlich „starrer Kavernen" nach neuen Operationsmethoden. Beitr. Klin. Tuberk. **97**, 135 (1942).

ADELBERGER, L.: Diskussionsbemerkung Dtsch. Tbk.-Kongreß Goslar 1952.

ADELBERGER, L., OSTER, H.: Die lokalen chirurgischen Behandlungsverfahren der tuberkulösen Lungenkavernen. Thoraxchirurgie **11**, 61 (1964).

ADELS, B.R., COX, P.J.N.: Mycobacterium Battey infection resembling tuberculosis. Brit. med. J. **3**, 157 (1967); zit. nach Zbl. ges. Tuberk.-Forsch. **104**, 9 (1968).

ADLER, H.: Der lokale infiltrative Nachschub. Beitr. Klin. Tuberk. **73**, 550 (1930).

ADLER, J., LIBRACH, G., BERLIN, M.: Pulmonary tuberculosis in old age. Dis. Chest **40**, 504 (1961).

AHLENDORF, W., KÜHNE, W., PICKROTH, G.: Diagnostische Schwierigkeiten bei der Beurteilung einer Silikose durch hinzugetretene Tuberkulose. Z. Tuberk. **118**, 69 (1961).

AHLMARK, A., BRUCE, T.: The current pneumoconiosis situation in Sweden. Scand. J. resp. Dis. **48**, 181 (1967).

AHRENSBERGER: Röntgenologische Diagnostik der Brusteingeweide. Leipzig, 1909.

AISENBERG, A.C., LESKOWITZ, S.: Antibody formation in Hodgkin's disease. New Engl. J. Med. **268**, 1269 (1963).

AKOVBIANTZ, A.: Lungendekortikation, ihre Indikation, Technik und Ergebnisse. Helv. chir. Acta **29**, 377 (1962).

ALBERT, A.: Zit. nach WURM, H., in: HEIN, J., KREMER, W. SCHMIDT, W.: Kollapstherapie der Lungentuberkulose. Leipzig: Thieme 1938.

ALBERT, A.: Mehrfache tuberkulöse Rundinfiltrate. Beitr. Klin. Tuberk. **78**, 647 (1931).

ALBERTINI, VON A.: Zit. nach BEITZKE, H.: Pathologische Anatomie des Tracheobronchialdrüsendurchbruchs. Ergebn. ges. Tuberk.- u. Lung.-Forsch. **12**, (1954).

ALBRECHT, E.: Thesen zur Frage der menschlichen Tuberkulose. Frankf. Z. Path. **1**, 214 (1907).

ALBRECHT, E.: Zur klinischen Einteilung der Tuberkuloseprozesse in den Lungen. Frankf. Z.Path. **1**, 361 (1907).

ALEXANDER, H.: Zum Problem der tuberkulösen Kaverne. Z. Tbk. **56** (1930).

ALEXANDER, H.: Zur Phthiseogenese und zum tuberkulösen Frühinfiltrat. Bemerkungen zur gleichnamigen Arbeit von Dr. H. STAUB in Nr. 7 dieser Zeitschrift. Schweiz. med. Wschr. 588 (1931).

ALEXANDER, H.: Die tuberkulöse Kaverne. Tbk. bibl. Nr. 51 (1933).

ALEXANDER, H.: 23 differentialdiagnostische Bilder zur Lungentuberkulose. I. und II. Teil. Leipzig: Thieme 1943.

ALEXANDER, H.: Die verschiedenen Formen von Bronchitis bei Lungentuberkulose. Dtsch. Tbc.-Blatt **17** (1943).

ALEXANDER, H.: Kann man die Tuberkulose der Trachea und der großen Bronchien allein klinisch erkennen? Klin. Wschr. **24/25**, 861 (1947).

ALEXANDER, H.: Die tuberkulöse Bronchitis. Hippokrates **18**, 173 (1947).

ALEXANDER, H.: Die Tuberkulose der großen Bronchien. Tuberk.-Arzt **3**, 618 (1949).

ALEXANDER, H.: Differentialdiagnostische Bilder zur Lungentuberkulose. 2. Aufl. Stuttgart: Thieme 1948.

ALEXANDER, H.: Atelektasen der Lunge. Stuttgart: Thieme 1951.

ALEXANDER, H., BAER, A.: Praktisches Lehrbuch der Tuberkulose. Leipzig: Barth 1931.

ALIX, F.: Formes infraradiologiques et atypiques de silicose et de silico-tuberculose. J. franç. Méd. Chir. thor. **14**, 159 (1960).

ALLEN, E.A.: The efficiency of post-sanatorium management of tuberculosis: A study of one thousand tuberculosis patients discharged from a sanatorium in Ontario. Canad. J. publ. Hlth. **55**, 323 (1964).

ALLISON, P.R., DUNNILL, M.S., MARSHALL, R.: Pulmonary embolism. Thorax **15**, 273 (1960).

ALLISON, S.T.: Pulmonary Tuberculosis after subtotal Gastrectomy. New Engl. J. Med. 862 (1955).

ALTAPARMAKOV, A., PAVLOV, R.: Damage of the segmental bronchi due to primary tuberculosis (Bulgarian). Ftiziatria (Sofia) **7/3**, 126 (1970).

AMAROTICO, E.: Die Gruppe der aviären und „aviumähnlichen" Mykobakterien als Krankheitserreger beim Menschen. Inaug. Diss. München 1969.

AMBERSON, J.B., JONES, J.M.: Tagungsbericht: Internat. Union gegen die Tuberkulose, August 1952, Rio de Janeiro. Tuberk.-Arzt **7**, 107 (1953).

AMGWERD, R.: Lungenzysten und verwandte Krankheitsbilder. In: Ergebnisse der ges. Lungen- und Tuberkuloseforschung, Bd. 15. Stuttgart: Thieme 1967.

AMMEN, K.: Zur Bronchologie der Tuberkulose. Tuberk.-Arzt **15**, 698 (1961).

AMOUDRU, C., QUINOT, E.: Epidémiologie de la tuberculopneumoconiose (T.P.) dans le bassin Minier du Nord et du Pas-de-Calais. Rev. Tuberc. (Paris) **32**, 167 (1968).

AMSLER, R.: Quelques difficulties du diagnostic et de l'expertise du tuberculo-pneumoconioses. Rev. Tuberc. (Paris) **30**, 646 (1966).

ANACKER, H.: Lungenkrebs und Bronchographie. Stuttgart: Thieme 1955.

ANACKER, H.: La tomographie de la trachée et des grosses bronches. Bronches **11**, 156 (1961).

ANACKER, H.: Röntgendiagnostik des Mediastinums. Prax. Pneumol. **23**, 522 (1969).

Anastasatu, C., Negrea, M., Deutsch, P.: Aspects bronchographiques particuliers des dilatations bronchiques dans la tuberculose. Ftiziologia 7, 155 (1959).

Anastasatu, C., Radulescu, N., Cioflec, D., Negrea, M.: Der primäre Bronchialkrebs und die Lungentuberkulose. Ftiziologia 8, 545 (1959); Ref. Zbl. ges. Tuberk.-Forsch. 85, 256 (1960).

Anders, H.E.: Bakteriologische Befunde bei Primärkomplexen in verschiedenen Lebensaltern. Beitr. Klin. Tuberk. 81, 260 (1932).

Andersen, D.A.: Tuberkulöses Empyem. Brit. med. J. 1949, 4617.

Andriutsa, K.A.: The course of homologous serum jaundice in phthisics. Probl. Tuberk. (Mosk.) 48, Nr. 8, 51 (1970).

Andrus, P.: Chronic nonspecific pulmonary disease. The radiographic diagnosis of bronchiectasis. Amer. Rev. Tuberc. 41, 87 (1940).

Andrus, P.: Chronic nonspecific pulmonary disease. The pathogenesis of bronchiectasis. Amer. Rev. Tuberc. 41, 99 (1940).

Andrus, P.M.: Bronchiectasis: an analysis of its causes. Amer. Rev. Tuberc. 36, 46 (1937).

Angerstein, W.: Zur Frage der Aufnahmespannung bei Thoraxschirmbildaufnahmen. Mschr. Lungenkr. Tuberk.-Bekämpf. 13, 35 (1970).

Angerstein, W., Krug, W., Rakow, A.: Eine Methode zur Erzeugung farbiger Röntgenbilder. Fortschr. Röntgenstr. 100, 257 (1964).

Anstett, F.: Über Rezidive und Spätkomplikationen nach Lungenresektion. Z. Tuberk. 114, 5 (1960).

Anstett, F.: Erscheinungsformen der Lungentuberkulose im Jugend- und Erwachsenenalter. Z. Tuberk. 115, 230 (1961).

Apau, R.L., Saenz, R., Siemsen, J.K.: Bloodless lung due to bronchial obstruction. J. nucl. Med. 13, 561 (1972).

Apostol, A., Dumitrsco, N., Opera, N., Tuchila, I., Apostol, E.: Tomographische und bronchographische Beziehungen zwischen nodulären apikalen Herden und Tuberkulom. Rev. Tuberc. (Paris) 21, 962 (1957).

Appelman, A.C.: Twintig jaar open tuberculose en open silicotuberculose bij Nederlandse ondergrondse mijnwerkers. Nederl. T. Geneesk. 110, 2211 (1966).

Arden, M.J., Rottino, A.: Hodgkin's disease complicated by tuberculosis. Amer. Rev. resp. Dis. 93, 811 (1966).

Armand-Delille, P.F., Lestoquoy, C.: La tuberculose pulmonaire et les maladies de l'appareil respiratoire de l'enfant et de l'adolescent. Paris, 1933.

Arnaud, A., Bory, M., Vialat, J., Boutin, C., Charpin, J.: Apports diagnostiques et thérapeutiques de l'angiographie bronchique sélective au cours des hémoptisies. Rev. Tuberc. (Paris) 35, 744 (1971).

Arnold, E.: Topographie des grosses bronches par tomographies obliques. Bronches 11, 223 (1961).

Arnold, E., Hunyadi, E.: Déclenchement d'une tuberculose évolutive après traitement cortisonique. Med. thorac. (Basel) 19, Suppl., 17 (1963).

Arnold, E., Wacker, T.: Tomographie segmentaire par tomographies obliques. Schweiz. Z. Tuberk. 15, 232 (1958).

Arnstein, A.: Über indurierende Bronchialdrüsentuberkulose als Ursache schwerer Hämoptoe bei älteren Leuten. Beitr. Klin. Tuberk. 78, 55 (1931).

Arnstein, A.: Indurative und Zerfallsvorgänge in den mediastinalen Lymphknoten in höherem Alter mit Schädigung benachbarter Organe. Beitr. Klin. Tuberk. 85, 197 u. 343 (1934).

Arnstein, A.: Die Mediastinale Drüsentuberkulose im Greisenalter. Wien. klin. Wschr. 47, 604 (1934).

Arnstein, A.: Die Mediastinaldrüsentuberkulose der Greise. Wien. klin. Wschr. 47, 1345 u. 1383 (1934).

Arrington, C.W., Hawkins, J.A.: The follow-up of untreated pleural effusion. Trans. 23rd Res. Cond. in Pulm. Dis., VA-Armed Forces, 1964.

Arthur, L.: Congenital tuberculosis. Proc. roy. Soc. Med. 60, 19 (1967).

Artmann, E.: Spätresultate kombinierter Kaverntentamponaden mit besonderer Berücksichtigung der Kavernensemiresektionen und Bronchusresektionen. Beitr. Klin. Tuberk. 109, 65 (1953).

Artmann, M.: Pleuraschwarten und Empyeme und ihre Behandlung durch die Dekortikation. Inaug.-Diss. München 1968.

Aschoff, L.: Zur Nomenklatur der Phthise. Z. Tuberk. 27, 28 (1917).

Aschoff, L.: Über die natürlichen Heilungsvorgänge bei der Lungenphthise. Verh. dtsch. Kongr. inn. Med., S. 13 (1921).

Aschoff, L.: Über die natürlichen Heilungsvorgänge bei der Lungenphthise, 2. Aufl. München 1922.

Aschoff, L.: Die gegenwärtige Lehre von der Pathogenese der menschlichen Schwindsucht. Vorträge über Pathologie, S. 327, Jena: Fischer 1925.

Aschoff, L.: Über den phthisischen Reinfekt der Lungen. Klin. Wschr. 8, 1 (1929).

Aschoff, S.: Über die gegenseitige Beeinflussung der Diabetes- und Tuberkulosetherapie. Inauguraldissertation, München (in Vorbereitung).

Aschoff, U.: Die Kombinationsfälle von Diabetes und Tuberkulose im Zentralkrankenhaus Gauting 1970 bis 1973. Dissertation, München 1975.

Ashbaugh, D.G., Waddell, W.R.: Silicoma and carcinoma of the lung. J. thorac. cardiovasc. Surg. 59, 352 (1970).

Ashley, D.J.B., Davies, H.D.: Lungenkrebs und chronische Bronchitis in Wales. Brit. J. prev. soc. Med. 20, 148 (1966).

Asp, K.: Open healing in cavernous pulmonary tuberculosis. Scand. J. resp. Dis., Suppl. 63, 149 (1968).

Assmann, H.: Das anatomische Substrat der normalen Lungenschatten im Röntgenbilde. Fortschr. Röntgenstr. 17, 141 (1911).

Assmann, H.: Erfahrungen über die Röntgenuntersuchungen der Lunge unter besonderer Berücksichtigung anatomischer Kontrollen. Jena 1913.

Assmann, H.: Erfahrungen über die Röntgenuntersuchung von Lungen. Jena 1914.

Assmann, H.: Über die infraklavikulären Lungeninfiltrationen im Beginn der Tuberkulose jugendlicher Erwachsener. Z. Tbk. 1924.

Assmann, H.: Über eine typische Form isolierter tuberkulöser Lungenherde im klinischen Beginn der Erkrankung. Beitr. Klin. Tuberk. 60, 527 (1925).

Assmann, H.: Über die infraklavikulären Lungeninfiltrationen im Beginn der Tuberkulose jugendlicher Erwachsener und ihr Schicksal. Dtsch. med. Wschr. 53, 781 (1927).

Assmann, H.: Das Frühinfiltrat. Ergebn. ges. Tuberk.-Forsch. 1, 115 (1930).

Assmann, H.: Die klinische Röntgendiagnostik der inneren Erkrankungen, 5. Aufl., Bd. I, S. 321. Berlin: Vogel 1934.

Assmann, H.: Vortrag, Internat. Röntgenologenkongr. St. Moritz 1935.

Assmann, H.: Die klinische Röntgendiagnostik der inneren Erkrankungen. Berlin-Göttingen-Heidelberg: Springer 1949.

ATTINGER, A.E.: Über die Kombination von Lungenkarzinom mit Lungentuberkulose. Oncologica 3, 140 (1950).

AUERBACH, O.: The progressive primary Complex. Amer. Rev. Tuberc. 37, 346 (1938).

AUERBACH, O.: Tuberculosis of the trachea and major bronchi. Amer. Rev. Tuberc. 60, 606 (1949).

AUERBACH, O., GREEN, H.: The pathology of clinically healed tuberculous cavities. Amer. Rev. Tuberc. 42, 707 (1940).

AUERBACH, O., SMALL, M.J.: The syndrome of persistent cavitation and noninfectious sputum during chemotherapy and its relation to the open healing of cavities. Amer. Rev. Tuberc. 75, 242 (1957).

AUFDERMAUR, M.: Über die Infarktkaverne der Lunge. Schweiz. med. Wschr. 74, 1191 (1944).

AUSTONI, M.A., DA COL: Klinische Untersuchungen über den Verlauf und die Prognose der Tuberkulose bei Magenresezierten. Riv. Pat. Clin. Tuberc. 25, 325 (1952).

AVIADO, D.M.: The Lung Circulation. Oxford: Pergamon Press 1965.

AVRAM, C., CORPADE, V., ARICESCU, D.: Konnatale Tuberkulose durch Aspiration von Amnionflüssigkeit. Ftiziologia 12, 545 (1963).

BAADER, E.W.: Silikoarthritis. Z. Rheumaforsch. 13, 258 (1954).

BABOLINI, G., MARCONI, P.: Die exogene Reinfektion in der Pathogenese der Tuberkulose. Arch. Tisiol. 10, 745 (1955).

BABOLINI, G., TUZI, T.: Aspetti patogenetici della tubercolosi polmonare nei soggetti che hanno superato i cinquanta anni. Lotta c. Tuberc. 33, 171 (1963).

BACKMUND, H., DECKER, K., LOY, W.: Photographische Subtraktion – eine radiologische Routinemethode. Fortschr. Röntgenstr. 104, 408 (1966).

BACMEISTER, A.: Praktische Erfahrungen über Phrenikusausschaltung bei Lungentuberkulose. Beitr. Klin. Tbk. 63 (1926).

BACMEISTER, A.: Das Kavernenproblem in seiner klinischen Bedeutung. Tbk. Gesellsch. 1927.

BACMEISTER, A.: Die diagnostische Untersuchung zur Feststellung der aktiven Lungentuberkulose. Leipzig: Thieme 1940.

BACMEISTER, A., PIESBERGEN, W.: Die Bedeutung der Kaverne für die Prognose und Therapie der Lungentuberculose. Z. Tuberk. 41, 161 (1925).

BADEN, K.: Bemerkungen zu den Ausführungen REDEKERS. Beitr. Klin. Tuberk. 73, 518 (1930).

BAKALOVA, L., BACHEVA, L., BOIADJIEVA, G., DIAKOV, D.: Sur certains aspects cliniques et épidémiologiques de la tuberculose primaire et post-primaire chez l'enfant. Arch. Ún. méd. balkan 3, 607 (1965).

BALINT, J.A.: Pulmonary tuberculosis and partial gastrectomy. Gastroenterologia 90, 65 (1958).

BALL, J.D., BERRY, G., CLARKE, W.G., GILSON, J.C., THOMAS, J.: A controlled trial of anti-tuberculosis chemotherapy in the early complicated pneumoconiosis of coalworkers. Thorax 24, 399 (1969).

BALL, K., JOULES, H., PAGEL, W.: Acute tuberculous septicaemia with leucopenia. Brit. med. J. 1951 II, 869.

BALL, W.C., STEWART, P.B., NEWSHAM, L.G.S., BATES, D.V.: Regional pulmonary function studies with Xe^{133}. J. clin. Invest. 41, 519 (1962).

BALLIN: Kritisches zur exogenen Reinfektion bei der Tuberkulose. Z. Tuberk. 39, 26 (1924).

BALTISBERGER, W.: Über die glatte Muskulatur der menschlichen Lunge. Z. Anat. Entwickl.-Gesch. 61, 249 (1921).

BANYAI, A.L.: Amer. Rev. Tuberc. 21, 568 (1930); zit. nach R.W. MÜLLER: Der Tuberkuloseablauf im Körper. Stuttgart: Thieme, 1952.

BÁRÁSZ, Z., UNGÁR, J., VINCZE, E.: Diagnostische und therapeutische Probleme der offenen Kavernenheilung. Tuberkulózis 16, 359 (1963).

BARBU, Z., SZABÓ, ST.: Pathogenetische Wechselbeziehungen zwischen Silikose und Tuberkulose. Ftiziologia 16, 385 (1967); ref. n. Zbl. Tuberk. 106, 230 (1969).

BARD, L.: Formes clinique de la tuberculose pulmonaire. Genf 1901.

BARIÉTY, M., COURY, CH., BOIRON, M.: Lésions tuberculeuses minimes du poumon. Rev. Prat. (Paris) 4, 186 (1954).

BARIÉTY, M., DELARUE, N.C., PAILLAS, J.: Les tuberculomes du poumon. Paris: Masson 1953.

BARIÉTY, M., RULLIÈRE, R.: Aspects actuels des pleurésies sérofibrineuse tuberculeuses primitives (leur symtomatologie initiale). Rev. Tuberc. (Paris) 23, 785 (1959).

BARKOV, V.A., DUBYNINA, V.P.: Clinical picture and diagnosis of round lung formations of tuberculous etiology and genesis. Ter. Arkh. 41, 99 (1969).

BARLOW, D.: Aspergillosis complicating pulmonary tuberculosis. Proc. roy. Soc. Med. 47, 877 (1954).

BARNI, M., CARINI, R., STUART, C.: Sul ruolo della Tbc nel risveglio tardivo della silicosi polmonare. Osservazione anatomo-radiologica. Med. Lavoro 58, 481 (1967).

BARNWELL, J., LITTIG, J., CULP, J.E.: Ulcerative tuberculous tracheobronchitis. Amer. Rev. Tbc. 8 (1937).

BARONE, L.: Considerazioni ulteriori in tema di broncostratigrafia. Minerva med. 51, 2302 (1960).

BARRAS, G.: A propos du traitement de la complication tuberculeuse de la silicose. Schweiz. Z. Tuberk. 18, 258 (1961).

BARRAS, G.: Le rôle des calcifications hilaires et parenchymateuse dans l'éclosion, la localisation et l'évolution de la tuberculose pulmonaire tertiaire commune. Ref. méd. Suisse rom. 88, 22 (1968); ref. in: Zbl. ges. Tuberk.-Forsch. 108, 1 (1970).

BARRAS, G.: Silico tuberculose en suisse. Schweiz. med. Wschr. 100, 1802 (1970).

BARRAS, G., NANZER, A.: Les bronches dans la tuberculose de réinfection du lobe inférieur. Rev. Suisse Méd. 52, 614 (1963).

BARRIE, J., ROULET, A.: Evolution vers l'aspect polykystique des lésions d'un ensemence bronchogène sous l'influence d'un traitement par l'isoniazide. Rev. Tuberc. (Paris) 19, 91 (1955).

BARTELHEIMER, H., GRUNZE, H.: Wechselwirkungen zwischen Stoffwechselkrankheiten und der Tuberkulose unter besonderer Berücksichtigung des Diabetes mellitus. In: Handbuch der Tuberkulose. (Hrsg. J. HEIN, H. KLEINSCHMIDT, E. UEHLINGER), S. 777. Stuttgart: Thieme 1964.

BARTH, K.M.: Über die menschlichen Organmykosen mit besonderer Beachtung der Lungenmykosen. Z. Tuberk. 109, 257 (1956).

BARTSCH, H.: Lungenmykosen. Rhein.-Westf. Vereinigung f. Tuberkulose und Lungenheilkunde, 14.3.1970 in Düsseldorf. Stuttgart: Thieme 1971.

BARZÓ, P., GONDKIEWICZ, M.: Im eigenen Krankengut beobachtete Bronchiallymphknoten – Tuberkulosen und ihre Folgen. Tuberkulózis 17, 283 (1964).

BASSERMANN, F.J.: Über den röntgenologischen Nachweis des therapeutischen Streptomycineffektes bei Lungentuberkulosen. Fortschr. Röntgenstr. 72, 531 (1950).

BASSERMANN, R.: Das Aspergillus-Myzetom der Lunge. Prax. Pneumol. 26, 82 (1972).

Basset, G., Georges, R.: Exploration du poumon par les isotopes radioactifs. Poumon Coeur 24, 647—666 (1968).

Bastenier, H., Assoignon, L., Deslypere, P., Mme de Graef-Millet: Les images radiographiques d'agrandissement direct dans le diagnostic des pneumoconioses. Brux. méd. 40, 893 (1960).

Bates, D.V.: Studies of regional lung function using radioisotopes. International Atomic Energy Agency, Vienna 1971.

Bates, J.H.: A study of pulmonary disease associated with mycobacteria other than M. tuberculosis: Clinical characteristics. XX A Report of the Veterans Administration-Armed Forces Cooperative Study on the Chemotherapy of Tuberculosis. Amer. Rev. resp. Dis. 96, 1151 (1967).

Battigelli, M., Bellini, F., Fossati, F., Garavaglia, C.: Studio comparativo del'valore diagnostico degli schermogrammi 7 × 7 cm e 10 × 10 cm e dei radiogrammi 35 × 35 cm nelle pneumoconiosi. Med. d. Lavoro 50, 541 (1959).

Bauer, R.: Einführung in die Röntgendiagnostik innerer Organe. München-Berlin-Wien: Urban & Schwarzenberg 1971.

Baum, G.L.: Textbook of Pulmonary Diseases. Boston: Little, Brown Comp. 1965.

Baum, O.S., Baum, L.F.: Effect of nontuberculous pulmonary inflammation on pulmonary tuberculosis. Amer. Rev. Tuberc. 59, 68 (1949).

Baumgarten, P.v.: Über experimentelle Lungenphthise. Verh. dtsch. path. Ges., 4. Tagg. (1901).

Baumgarten, P.v.: Über die pathologisch-histologische Wirkung und Wirksamkeit des Tuberkelbacillus. Verh. dtsch. path. Ges. 4 (1902).

Baumgarten, P.v.: Pathologische Anatomie und experimentelle Pathologie der Tuberkulose. Württ. med. Korresp.bl. (1913).

Baumgarten, P.v.: Über das Verhältnis der Lymphogranulomatose zur Tuberkulose. Münch. med. Wschr. 61, 1545 (1914).

Beck, K.: Die Atelektase als Symptom der Bronchustuberkulose. Med. Mschr. 5, 546 (1951).

Beck, K.: Untersuchungen zur Diagnose und Behandlung der geschwürigen Bronchustuberkulose. Z. Tuberk. 96, 244 (1951).

Beckenkamp, H.W.: Chronische Bronchitis und Lungenemphysem. Stuttgart: Thieme 1970.

Becker, F.W.: Zit. n. Dufourt, A., Depierre, A.: Klinik des Tracheobronchialdrüsendurchbruchs. Ergebn. ges. Tuberk.- u. Lung.-Forsch. 12 (1954).

Béclère, A.: On the technique of the application of the Röntgen rays in the diagnosis of tuberculosis. Trans. Brit. Cong. Tuberc. Vol. 3, 278 (1901).

Beddingfield, G.W., Young, D.A.: Anomalous inferior vena cava producing hilar tumor. Arch. Surg. 98/1, 67 (1969).

Beer, A.P.: Durch Aspergillen bedingte Erkrankungen der Lunge. Inaug.-Diss. München 1973.

Befelder, B., Baum, G.L.: Active pulmonary tuberculosis after upper gastrointestinal surgery. Amer. Rev. resp. Dis. 96, 977 (1967).

Behrend, H.: Über den Bronchialdrüsendurchbruch. Fortschr. Röntgenstr. 75, 318 (1951).

Behrendt, H.: Über die Stellung der exsudativen Pleuritis im Gesamtablauf der Tuberkulose. Tuberk.-Arzt 5, 568 (1951).

Behrendt, H.: Über Späteinschmelzungen an Kalkherden. Tuberk.-Arzt 10, 530 (1956).

Behrens, W.: Anatomischer Beitrag zur Frage der Atelektase. Schweiz. med. Wschr. 69 (1950).

Beilin, D.S., Fink, J.P., Leslie, L.W.: Correlation of postmortem pathological observations with chest roentgenograms. Radiology 57, 361 (1951).

Beitzke, H.: Zur Anatomie der Lungentuberkulose. Z. Tuberk. 27, 210 (1917).

Beitzke, H.: Über die Reinfektion bei der Tuberkulose. Beitr. Klin. Tuberk. 56, 304 (1923).

Beitzke, H.: Zur Frage der Infektionswege. Z. Tuberk. 47, 18 (1927).

Beitzke, H.: Über Spätverkäsungen von Lymphdrüsen und über die Rankesche Stadieneinteilung. Z. Tuberk. 47, 449 (1927).

Beitzke, H.: Die pathologische Anatomie. In: Handbuch der Kindertuberkulose (Engel und Pirquet, Hrsg.), S. 159. Leipzig 1930.

Beitzke, H.: Über die angeborene Tuberkuloseinfektion. Ergebn. ges. Tuberk.- u. Lung.-Forsch. 7, 1 (1935).

Beitzke, H.: Einteilung der Tuberkulose nach Ranke unter Berücksichtigung unserer heutigen Kenntnisse. Ergebn. ges. Tuberk.- u. Lung.-Forsch. 8, 1 (1937).

Beitzke, H.: Zur Immunität der Tuberkulose. Beitr. Klin. Tuberk. 95, 220 (1940).

Beitzke, H.: Über Infektionen des Menschen mit Hühnertuberkelbazillen. Ergebn. ges. Tuberk.- u. Lung.-Forsch. 11, 179 (1953).

Beitzke, H.: Pathologische Anatomie des Bronchialdrüsendurchbruchs. Ergebn. ges. Tuberk.- u. Lung.-Forsch. 12, 17 (1954).

Belayew, D.: La tomographie dans l'antracosilicose. Arch. belg. méd. soc. 9, 197 (1951).

Belayew, D.: L'utilité de la tomographie chez les pneumoconiotiques. Arch. mal. prof. 12, 257 (1952).

Belcher, R., Plummer, N.S.: Surgery in bronchopulmonary aspergillosis. Brit. J. Dis. Chest 54, 335 (1960).

Bell, H.E.: Bronchography in children. Arch. Dis. Child. 42, 55 (1967).

Bender, C.: Zit. n. R.W. Müller: Der Tuberkuloseablauf im Körper. Stuttgart: Thieme 1952.

Bennet, J.H.: The Pathology and Treatment of Pulmonary Tuberculosis. Edinburgh 1853.

Bensaude, R., Rivet, L.: Purpura hémorrhagique et tuberculose. Presse méd. 14, 469 (1906).

Berard, J., Ode, L., Bogemann, J.: Formes atypiques de tuberculose et silicose: Les infiltrats localisés. Poumon 12, 735 (1956).

Berard, J., Ode, L., Jacquet, G.: Resultats eloignes de la chirurgie d'exerese dans la tuberculo-pneumoconiose. Poumon 25, 1011 (1969).

Berblinger, W.: Der Schwund tuberkulöser Lungenkavernen. Basel: Schwabe 1943.

Berblinger, W.: Die Saugdrainagebehandlung tuberkulöser Lungenkavernen (Monaldi) in morphologischer Beurteilung. Schweiz. med. Wschr. 347 (1944).

Berblinger, W.: Die anatomischen Grundlagen der Heilung von tuberkulösen Lungenkavernen. Acta davos. 8, I (1948).

Berblinger, W.: Morphologische Untersuchungen zur Streptomycin-Wirkung auf normale und tuberkulöse Gewebe. Schweiz. Z. Tuberk. 6, 350 (1948).

Berblinger, W.: Tuberkulose der Stammbronchien und tuberkulöse Bronchusstenose. Schweiz. med. Wschr. 74, 347 (1949).

Berežańska, T.S.: Klinische Erscheinungen der Anfangsperiode der Tuberkulose bei Säuglingen. Pediat. Akuš. Ginek. 4, 3 (1964).

BERGER, R., ZSCHOCH, H.: Die Häufigkeit klinisch unbekannter Tuberkulosen. Z. Tuberk. 125, 1 (1966).

BERGERHOFF, W., DIETHELM, L., OLSSON, O., STRNAD, F., VIETEN, H., ZUPPINGER, A. (Hrsg.): Farbige Röntgenbilder. Handbuch der Medizinischen Radiologie, Bd. 3, S. 508. Heidelberg-Berlin-New York: Springer 1967.

BERGHAUS, W.: Beitrag zur Frage Tuberkulose und Vererbung. Arb. Staatsinst. exp. Ther. Frankfurt 36, 1 (1938).

BERGMANN, L.: Aspergillom und Lungentuberkulose. Tuberk.-Arzt 13, 763 (1959).

BERGMANN, L.: Zur Pathogenese des Aspergilloms. Beitr. Klin. Tuberk. 124, 88 (1961).

BERNARD, E., CARRAUD, J.: Variétes d'aspect et conditions d'apparition d'images bulleuses au cours du traitement de la tuberculose pulmonaire par les antibiotiques. Rev. Tuberc. (Paris) 17, 1021 (1953).

BERNARD, E., HAUTEFEUILLE, E., BERNARD, D.: Eléments du pronotic des lésions tuberculeuses minimes du poumon. Rev. Tuberc. (Paris) 17, 651 (1953).

BERNARD, E., RENAULT, P., CHRÉTIEN, J., DUBOYS, Y., SELVARADJA: Fermeture de cavités tuberculeuses sous l'influence des médication antibiotiques. Vérifications anatomiques. Rev. Tuberc. (Paris) 18, 508 (1954).

BERNHARD, P., RADENBACH, K.L.: Gezielte endobronchiale Kavernenbehandlung. Tuberk.-Arzt 5, 125 (1951).

BERNOU, A.: Les cavernes, dites „bulleuses". Rev. Tuberc. (Paris) 17, 1055 (1953).

BERNOU, A., BRUN, J.: Cavernes détergées et néo-cavités bulleuses après traitement chimiothérapique. Presse méd. 43, 894 (1955).

BERNOU, A., ROUSSELOT, J., GOYER, R., MARÉCAUX, R., TRICOIRE, J.: Aspergillom greffé au niveau d'une cavité apparemment détergée. Rev. Tuberc. (Paris) 23, 440 (1959)

BERNOU, A., TRICOIRE, J.: Nonvelles rechersches sur les cavernes pleines. Rev. Tuberc. (Paris) 959 (1949).

BERNOU, A., TRICOIRE, J., BARBÉ, J.: Eitrige tuberkulöse Spätpleuritiden während oder nach Pneumothoraxbehandlung. Ref. in: Z. Tuberk. 93, 343 (1949).

BERNOU, A., TRICOIRE, J., GOYER, R., MARÉCAUX, L., FOURRIER, CHR.: Les tomographies en profil oblique de 35° en avant au service de l'exérèse pulmonaire dans la tuberculose. Poumon 14, 605 (1958).

BERTON,: Zit. nach DUFOURT, A., DEPIERRE, A.: Klinik des Tracheobronchialdrüsendurchbruchs. Ergebn. ges. Tuberk.- u. Lung.-Forsch. 12 (1954).

BETHENOD, M., NIVELON, J.L., PICOUD, J.: Tuberculose congénitale par inhalation amniotique – Guérison. Ann. Pédiat. 41, 768 (1965).

BEUTEL, A.: Die Topographie und Morphologie intrapulmonaler und intraglandulärer Verkalkungen. Ergebn. ges. Tuberk.- u. Lung.-Forsch. 4, 457 (1932).

BEUTEL, A.: Ergebnisse der Bronchographie. Neue Dtsch. Klinik, Ergänzungsband II (1934).

BEUTEL, A.: Die diagnostische Leistungsfähigkeit der Bronchographie. Med. Klin. 5 (1939).

BIASI, W., DI: Die pathologische Anatomie der Silikose. Beitr. Silikose-Forsch. 3, 1 (1949).

BIASI, W., DI: Zur pathologischen Anatomie der Tuberkulose. Verh. dtsch. Ges. Path. 33, 371, Aussprache 385 (1949).

BIELING, R.: Experimentelle Untersuchungen über Immunität bei Tuberkulose. Ergebn. ges. Tuberk.- u. Lung.-Forsch. 10, 239 (1940).

BIERMANN, F.: Tuberkulose unter Ehegatten. (Ein Beitrag zur Frage der sogenannten exogenen Reinfektion.) Beitr. Klin. Tuberk. 63, 1 (1926).

BIGNAMINI, A., PETTINATI, S., TEMPORELLI, A.: Studio clinico-radiològico sul riempimento di cavità tubercolari del polmone. Minerva med. 58, 3823 (1967).

BILLARD: Traité des maladies des enfants nouveau-nés (1928). Zit. nach WURM, H.: Tuberkulose und Atelektase. Ergebn. ges. Tuberk.- u. Lung.-Forsch. 12, 121 (1954).

BIRKELO, C.C., RAGUE, P.O.: Accuracy of roentgen determination of activity of minimal pulmonary tuberculosis. Amer. J. Roentgenol. 60, 303 (1948).

BIRKHÄUSER, H.: Die Leistungsfähigkeit des Schirmbildes. Schweiz. Z. Tuberk. 7, 417 (1950).

BIRKUN, A.A.: Histologische Grundlagen und Einteilung der Pneumosklerose bei Lungentuberkulose. Probl. Tuberk. 44, 70 (1966).

BJORK, L., ANSUSINKA, T.: Angiographic diagnosis of acute pulmonary embolism. Acta Radiol. Diagn. 3, 129 (1965).

BLACK, H., ACKERMAN, L.V.: The clinical and pathologic aspects of tuberculoma of the lung. Surg. Clin. N. Amer. 30, 1279 (1950).

BLACKALL, P.B.: Tuberculosis: maternal infection of the newborn. Med. J. Aust. 56, II, 1055 (1969).

BLACKLOCK, J.W.S.: Tuberculous disease in children: its pathology and bacteriology. Med. Research Council, Spec. Rep. Series No. 172, London, 1932.

BLACKLOCK, J.W.S.: A study of tuberculous disease in infancy and childhood, with particular reference to the primary sites of infection. Brit. J. Tuberc. 29, 69 (1935).

BLAHA, H.: Über die Bronchialveränderungen bei der Lungentuberkulose. Vergleich von klinischem Befund und Resektionspräparat. Fortschr. Röntgenstr. 76, 606 (1952).

BLAHA, H.: Sammelreferat: Bronchialtuberkulose. Med. Klin. 48, 154 (1953).

BLAHA, H.: Schichtbilder von Bronchialveränderungen bei der Lungentuberkulose. Stuttgart: Thieme 1954.

BLAHA, H.: Mißbildungen bzw. Anomalien des Tracheobronchialbaums und der Lunge. In: Handbuch der medizinischen Radiologie, Bd. IX, Teil 1. Berlin-Heidelberg-New York: Springer 1969.

BLAHA, H.: Diagnostische Probleme bei der Tuberkulose. Münch. med. Wschr. 112, 994 (1970).

BLAHA, H.: Über Tuberkulinprüfungen. Dtsch. med. J. 22, 43 (1971).

BLAHA, H.: Asbestose – Probleme. Internist. Prax. 12, 213 (1972).

BLAHA, H.: Zur Stellung der Pneumologie im Rahmen der Inneren Medizin. Ärztebl. Rheinland-Pfalz, H. 12 (1972).

BLAHA, H.: Bronchialkarzinom. In: Krebsvorsorge und Krebsfrüherkennung. München-Berlin-Wien: Urban & Schwarzenberg 1973.

BLAHA, H.: Gibt es eine postprimäre mykobakterielle exogene Superinfektion als Organkrankheit? Vortrag auf dem Kongreß der Süddeutschen Gesellschaft für Lungenkrankheiten und Tuberkulose. 1975 (im Druck).

BLAHA, H.: Epidemiologie und Prognose der Lungentuberkulose, Lebensversicherungsmedizin 28 (1976) 57.

BLAHA, H.: Die Lungentuberkulose im Röntgenbild. Berlin, Heidelberg, New York 1976.

BLAHA, H., ARNEMANN, W.: Iatrogene Pleuraempyeme. Bruns Beitr. klin. Chir. 196, 476 (1958).

BLAHA, H., BEER, A.P.: Aspergillosen der Pleura (klinische und diagnostische Probleme). Münch. med. Wschr. 115, 525 (1973).

BLAHA, H., CLAUBERG, C., CUJNIK, F.: Technisch-diagnostische Möglichkeiten zur Frühdiagnose des Bronchialkarzinoms. Diagnostik 5, 127 (1972).

Blaha, H., Petersen, K.F.: Tuberkulosetherapie. Fortschr. Med. **87**, 571 u. 610 (1969).

Blaha, H., Petersen, K.F.: Die Diagnose der Tuberkulose. Prakt. Arzt **2**, 2 (1973).

Blaha, H., Petersen, K.F., Seeliger, H.P.R.: 4. internationales Symposion „Aspergillose und Farmerlunge bei Mensch und Tier" in Davos vom 7.—9. Okt. 1971. Prax. Pneumolog. **26**, 249 (1972).

Blaha, H., Ungeheuer, E., Kahlau, G.: Kleinzellige Bronchialkarzinome. Stuttgart: Thieme 1965.

Blaha, H., Vajkoczy, A.: Behandlung eines alten tuberkulösen Pleuraempyems. Prax. Pneumol. **23**, 199 (1969).

Blaha, L: Tuberkulintestungen in einem Tuberkulosekrankenhaus. Inaug.-Diss. 1969.

Blasi, A.: Die exo- und endogenen Reinfektionen in der Pathogenese der Tuberkulose. Eine Synthese der heutigen Auffassungen. Sci. med. ital. (dtsch. Ausg.) **5**, 486 (1957).

Blasi, A.: Fibrosi polmonari tubercolari e post-tubercolari. Modalità di derivazione e di svolgimento sul piano anatomo-clinico. Riv. Pat. Clin. Tuberc. **34**, 231 (1961).

Blasi, A.: Fattori patogenetici delle recidive nella tubercolosi e loro incidenza. Riv. Pat. Clin. Tuberc. **34**, 769 (1961).

Blasi, A.: Le pericarditi tubercolari. Riv. Pat. Clin. Tuberc. **35**, 187 (1962).

Block, H.E., v. Oldershausen, H.F., Tellesz, A.: Was leistet die Leberpunktion bei der Tuberkulose? Dtsch. Ges. inn. Med. **59**, 351 (1953).

Bloedner, C.-D.: Die mehrdimensionale Verwischung im Röntgenschichtbild der Lunge. Beitr. Klin. Tuberk. **132** (Kongreßbericht 1964).

Bloedner, C.-D.: Zur Frage der Altersdiagnostik tuberkulöser Lungenveränderungen im Röntgenbild Erwachsener. (im Druck).

Blum, W., Quarz, W.: Zur Morphologie der Lungentuberkulose beim Vergleich von Bronchogramm und Angiogramm. Beitr. Klin. Tuberk. **109**, 528 (1953).

Blumenberg, W.: Die Tuberkulose des Menschen in den verschiedenen Lebensaltern auf Grund anatomischer Untersuchungen. Beitr. Klin. Tuberk. **62**, 532 u. 711 (1925); **63**, 13 (1926).

Blumenberg, W.: Über die Lokalisationsgesetze bei der Tuberkulose. Zbl. ges. Tuberk.-Forsch. **26**, 129 (1926).

Bobrowitz, J.D., Hurst, A.: Minimal tuberculosis. Problems in roentgenologic interpretation. Radiology **52**, 519 (1949).

Bobrowitz, J.D., Martin, M.: Minimal tuberculosis. The prognosis and clinical significance of a sanatorium treated group. Amer. Rev. Tuberc. **56**, 110 (1947).

Boccitto, G., De Ritis, G.C., Marchioni, C.F., Salvati, F.: Aspetti clinici attnali della tubercolosi polmonare dei gastroresecati. Ann. Ist. Florlanini **26/3**, 283 (1966).

Bochalli, R.: Die alte und die neue Lehre über den Beginn der Lungentuberkulose des Erwachsenen in kritisch-historischer Beleuchtung. Dtsch. Tuberk.-Blatt **17**, 97 u. 125 (1943).

Bock, K.: Über die tuberkulöse Rippenfellentzündung. Z. Tuberk. **118**, 129 (1962).

Bogusch, L.K.: Die Kavernotomie. Beitr. Klin. Tuberk. **127**, 271 (1962).

Bohlig, H.: Zur Distorsion des Bronchialbaums bei der Silikose. Fortschr. Röntgenstr. **88**, 526 (1958).

Bohlig, H.: Staublungenerkrankungen und ihre Differentialdiagnose. Stuttgart: Thieme 1964.

Bohlig, H.: Röntgen, Bd. I, Thorax. Stuttgart: Thieme 1970.

Bohlig, H., Hain, E., Woitowitz, H.J.: ILO U/C 1971 – Staublungenklassifikation und ihre Bedeutung für die Vorsorgeuntersuchung staubgefährdeter Arbeitnehmer. Prax. Pneumol. **26**, 688 (1972).

Böhm, F.: Zur klinischen Pathologie der Tuberkulose des Tracheobronchialbaumes. Beitr. Klin. Tuberk. **105**, 1 (1951).

Böhm, F.: Bronchustuberkulose und Kollapstherapie. Z. Tuberk. **97**, 59 (1951).

Böhme, W.: Die cutane artifizielle Superinfektion, ein gangbarer Weg der Tuberkulosetherapie. Beitr. Klin. Tuberk. **110**, 254 (1949).

Bönicke, R.: Die Klassifizierung atypischer Mykobakterien durch Bestimmung ihrer unterschiedlichen amidatischen Stoffwechselleistungen. Tuberk.-Arzt **14**, 209 (1960).

Böszörményi, M., Ságodi, R., Szabó, I., Vincze, E.: Bakteriologische und pathologische Untersuchungsergebnisse tuberkulöser Lungenresekate. Beitr. Klin. Tuberk. **127**, 478 (1963).

Bohn, W., Singer, W.: Die Bronchographie mit Propyliodon-Cilag-Suspension, unter besonderer Berücksichtigung der Beschlagdarstellung. Schweiz. Z. Tuberk. **13**, 81 (1956).

Bolt, W., Rink, H.: Selektive Angiographie der Lungengefäße bei Lungentuberkulose. Schweiz. Z. Tuberk. **8**, 382 (1951).

Bonstein, H., u.Mitarb.: Studie über die Lungenfunktion der von einer miliaren Lungentuberkulose geheilten Patienten. Schweiz. Zschr. Tuberk. **18**, 83 (1961).

Borgmann, J.: Electronic scanning for variable stars. Publ. Kapteyn Astr. Lab. No. 58 (zit. n. Stieve [12]).

Botenga, A.S.J.: The role of bronchopulmonary anastomoses in chronic inflammatory processes of the lung. Amer. J. Roentgenol. **104**, 829 (1968).

Bouchard, L.: Application de la radioscopie au diagnostic des maladies du thorax. Rev. Tuberc. **4**, 273 (1896).

Boucher, H.: Bronchite segmentaire et primo-infection tuberculeuse chez l'adulte. J. franç. Méd. Chir. thor. **5**, 470 (1949).

Boulet, P., Maraut, H., Mirouze, J., Borjon, P., Ménard, A., Rioux, J.: Mycose pulmonaire à spergillus fumigatus fres. Discussion pathogénique. Soc. méd. biol. Montpellier et du Languedoc méditerranéen. 1957.

Bowry, S., Chan, C.H., Weiss, H., Katz, S., Zimmerman, H.J.: Hepatic involvement in pulmonary tuberculosis. Histologic and functional characteristics. Amer. Rev. resp. Dis. **101**, 941 (1970).

Boyden, E.A.: Surgery **18**, 706 (1945); **26**, 167 (1949).

Braband, H.: Kontrastmittel. In: Lehrbuch der Röntgendiagnostik (H.R. Schinz, W. Baensch, W. Frommhold, R. Glauner, E. Uehlinger, J. Wellauer), Bd. 1, S. 233. Stuttgart: Thieme 1973.

Braeuning, H.: Beitrag zur Frage der exogenen Reinfektion bei Tuberkulose. Beitr. Klin. Tuberk. **55**, 127 (1923).

Braeuning, H.: Typische Formen der Lungentuberkulose. Beitr. Klin. Tuberk. **58**, 429 (1924).

Braeuning, H.: Reinfektion oder Metastase als Ursache für die tertiäre Lungentuberkulose. Z. Tuberk. **40**, 38 (1924).

Braeuning, H.: Sind wir auf Grund unserer heutigen Kenntnisse von Superinfektion und Immunität Gesunder und Kranker bei Tuberkulose verpflichtet, in den Krankenanstalten die offenen Tuberkulösen von den geschlossenen zu trennen? Z. Tuberk. **56**, 267 (1930).

Braeuning, H.: Tuberkulose und Schwangerschaft. Leipzig: Thieme 1935.

Braeuning, H.: Der Beginn der Lungentuberkulose beim Erwachsenen. Leipzig: Thieme 1938.

BRAEUNING, H.: Gilt noch die Lehre vom Frühinfiltrat? Z. Tuberk. **81**, 355 (1939).

BRAEUNING, H.: Der Beginn der Lungentuberkulose der Erwachsenen. 2. Aufl. Leipzig: Thieme 1951.

BRAEUNING, H., REDEKER, F.: Die hämatogene Lungentuberkulose des Erwachsenen. Tbk. bibl. **38** (1931).

BRAIDA, E.G.: Contributo casistico su alcune sequele patològiche polmonari silicòtiche et tubercolari. Riv. Pat. Clin. Tuberc. **40**, 925 (1967); ref. nach Zbl. Tuberk. **106**, 231 (1969).

BRAILEY, M.E.: A study of tuberculous infection and mortality in the children of tuberculous households. Am. J. Hyg. **31**, 1 (1940).

BRANCH, A.: Avian tubercle bacillus infection with special reference to mammals and man: Its reported association with Hodgkin's disease. Amer. J. Path. **12**, 253 (1931).

BRAND, T.A., BURKINSHAW, J.: Fatal bronchospasmodic crisis complicating miliary tuberculosis of lungs. Brit. med. J. **1949**, 793.

BRANDENBURG, H., v. WINDHEIM, K.: Perfusionsszintigraphische Untersuchungen der Lunge. Prax. Pneumol. **23**, 591 (1969).

BRANDT, H.J.: Die Thorakoskopie bei Erkrankungen der Pleura und des Mediastinums. Internist **5**, 391 (1964).

BRANDT, H.J.: Aussprache zum Vortrag von BLOEDNER, C.D.: Die mehrdimensionale Verwischung im Röntgenschichtbild der Lunge. Beitr. Klin. Tuberk. **132**, 292 (Kongreßbericht 1964).

BRANDT, H.J., KUND, H.: Die Leistungsfähigkeit der diagnostischen Thorakoskopie. Prax. Pneumol. **18**, 304 (1964).

BRAUN, H.: Beitrag zur Verbesserung der Thorax-Schichtaufnahme durch verkürzte Aufnahmezeiten. Radiologe **9**, 40 (1969).

BRAUN, H., LEBEK, G.: Med. Mschr. **12**, 33 (1958); zit. nach ANSTETT, F.: Erscheinungsformen der Lungentuberkulose im Jugend- und Erwachsenenalter. Z. Tuberk. **115**, 230 (1961).

BRAUS, H.: Anatomie des Menschen. Bd. 2. Berlin: Springer 1934.

BRECKE, F.: Aktuelle Probleme der Lungentuberkulose im höheren Lebensalter in der Heilstätte. Tuberk.-Arzt **14**, 882 (1960).

BREDNOW, W.: Die Bedeutung der röntgenologischen Schichtdarstellung der Lungen. Beitr. Klin. Tuberk. **89**, 109 (1937).

BREDNOW, W.: Röntgenatlas der Lungenerkrankungen. Berlin-München: Urban & Schwarzenberg 1948.

BREDNOW, W.: Zur klinisch-röntgenologischen Differentialdiagnostik von Lungenrundherden. Med. Klin. **48**, 1454 (1953).

BREDNOW, W.: Klinische Problematik der Kavernenheilung. Med. Klin. **17**, 684 (1960).

BREHMER, H.: De legibus ad initium atque progressum tuberculosis. Inaug.-Diss. Berlin 1853.

BREHMER, W.: Die Bedeutung des Mycobacterium avium für den Menschen. Bundesgesundheitsblatt **7**, 209 (1964); zit. n. Zbl. ges. Tuberk.-Forsch. **97**, 96 (1965).

BREU, K.: Das Mittelformat in der Tuberkulosefürsorge. Verhandlungsbericht der 17. Wissenschaftlichen Tagung. Beitr. Klin. Tuberk. **117**, 94 (1957/58).

BREU, K.: Rückfälle pulmonaler Tuberkulose nach Behandlung. Bull. Un. int. Tuberc. **29**, 632 (1959).

BREU, K.: Die Bedeutung des Schirmbildes im Mittelformat 100 × 100 mm für die Tuberkulosefürsorge. Prax. Pneumol. **18**, 691 (1964).

BREU, K.: Ergebnisse, Beobachtungen und Probleme bei der Röntgenreihenuntersuchung. Prax. Pneumol. **23**, 492 (1969).

BRILL, A.: La récidive après traitement médical dans la tuberculose pulmonaire. 15. Conf. Int. Tuberc. Istanbul. Bull. Un. int. Tuberc. **29**, 645 (1959).

BRINK, G.C., GRZYBOWSKI, ST., LANE, G.B.: Silicotuberculosis. Canad. med. Ass. J. **82**, 959 (1960).

British Tuberculosis Association: Relapse in pulmonary tuberculosis. An analysis of the fate of patients notified 1947, 1951 and 1954. Tubercle (London) **42**, 178 (1961).

British Tuberculosis Association: Relapse in pulmonary tuberculosis. Report from the Associations Research Committee. Tubercle (London) **42**, 301 (1961).

BRJUM, B.J.: Segment-Serien-Bronchographie. Chirurgija **9**, 62 (1950).

BROCARD, H.: La topographie des lésions de la tuberculose pulmonaire au début de la maladie. Sem. Hôp. (Paris) **26**, 1100 (1950).

BROCARD, H., BASSET: Les débuts latents de la tuberculose pulmonaire et l'efficience du dépistage systématique. Sem. Hôp. (Paris) **26**, 1097 (1950).

BROCARD, H., BRINCOURT: Les bilatéralisations précoces au cours de la tuberculose pulmonaire. Sem. Hôp. (Paris) **26**, 3276 (1950).

BROCARD, H., BURIN, A., DESCOINGS, J.C.: Les rechutes tuberculeuses des noirs africains. Rev. Tuberc. Pneumol. **36**, 395 (1972).

BROCARD, H., CHOFFEL, G.: Le mécanisme des hémoptysies. Rev. Prat. **7**, 1147 (1957).

BROCARD, H., MOUVEROUX, J., BOUVIER, M., HANAUT, CH.: L'état des bronches au cours des pneumonies tuberculeuses. Bull. Soc. méd. Hôp. (Paris) **66**, 1280 (1950).

BROCK, R.G.: The anatomy of the bronchial tree. Oxford Medical Publication 1946.

BRODSKI, I.C.B.: Röntgen diagnosis of changes in the esophagus in conio-tuberculosis. Probl. Tuberk. **45**, 27 (1967).

BRONKHORST, W.: Neue Deutungen der Kavernenheilung. Beitr. Klin. Tuberk. **72**, 36 (1929).

BRONKHORST, W.: Technik und klinische Verwertbarkeit der Planigraphie Helv. Med. Acta **6**, 64 (1939).

BROOKE, C.O.S.B.: Excessive spontaneous inflation of a lung cavity. Lancet **11**, 240 (1931).

BROOKS, J.B., LEWIS, J.S.: A new technique for bronchography in children. Arch. Dis. Child. **155**, 35 (1958).

BRUCE, T.: Silicotuberculosis with special reference to Swedish conditions. Scand. J. resp. Dis., Suppl. **65**, 139 (1968); ref. nach Zbl. Tuberk. **107**, 36 (1969).

BRÜCKNER, L., MAUTNER, B.: Einseitige Lungendystrophie und Pneumokoniose. Radiol. diagn. (Berl.) **4**, 1 (1963).

BRÜCKNER, L., ROSMANITH, J.: Bronchographic in findings pneumoconiosis. Radiol. diagn. (Berl.) **4**, 570 (1960).

BRÜGGER, H.: Über Entkalkungsvorgänge an alten Primärherden. Z. Tuberk. **77**, 363 (1937).

BRÜGGER, H.: Erscheinungsformen der tuberkulösen Ersterkrankung der Lunge im späteren Schul- und Jugendlichenalter. Tbk.-Bibliothek 66. Leipzig: Barth 1938.

BRÜGGER, H.: Über Ventilbronchostenosen im Verlauf der kindlichen Tuberkulose und über ihre Beziehung zur Atelektase. Mschr. Kinderheilk. **96**, 4 u. 148 (1945).

BRÜGGER, H.: Über Bronchusstenosen im Verlauf der kindlichen Tuberkulose. Beitr. Klin. Tuberk. **102**, 563 (1950).

BRÜGGER, H.: Die anatomischen Grundlagen der großen gutartigen Lungenverschattungen bei der kindlichen Primärtuberkulose. Beitr. Klin. Tuberk. **103**, 153 (1950).

BRÜGGER, H.: Die großen gutartigen Lungenverschattungen bei der kindlichen Primärtuberkulose (Epituberkulose) und ihre Pathogenese. Mschr. Kinderheilk. **98**, 123 (1950).

BRÜGGER, H.: Die Lungenverschattungen im Ablauf der Primärtuberkulose des Kindes. Ergebn. inn. Med. Kinderheilk. **6**, 419 (1955).

BRÜGGER, H.: Angeborene Lungenzysten und zystenvortäuschende Gebilde. In: Der Tuberkulosearzt. Stuttgart: Thieme 1960.

BRÜGGER, H.: Zum kongenitalen lokalisierten Lungenemphysem und zur cystischen Lungenerkrankung im Kindesalter. In: Lungenzysten und posttuberkulöse Resthöhlen (E. GAUBATZ, Hrsg.). 12. Kongreß der Südd. Ges. f. Tuberkulose und Lungenkrankheiten. Stuttgart: Thieme 1966.

BRÜGGER, H., MÜLLER, R., BIRKENFELD, M.: Die Tuberkulose des Kindes. Stuttgart: Thieme 1948.

BRUN, J., MAGNIN, F., GUICHARD, A., CASSAN, G., BERTHOU, J.: Masses caséo-anthracosiques des empoussiérés silicotiques ou non. Rev. Tuberc. (Paris) **30**, 657 (1966).

BRUN, J., MICHEAUX, P., GARDÈRE, J., POZETTO, H.: Die terminalen kardiopulmonalen Thrombosen bei Lungentuberkulosen mit respiratorischer Insuffizienz. Rev. Tuberc. (Paris) **31**, 255 (1967).

BRUN, J., VIALLIER, J.K., K., PERRIN, L.F.: Tuberculoses pulmonaires atypiques révélatrices de pneumoconiose latente. Arch. mal. prof. **15**, 393 (1954).

BRÜNING, J., PUSCHNER, K., ANSTETT, F.: Die Schichtaufnahme des Lungenhilus. Mschr. Tuberk.-Bekämpf. **7**, 12 (1964).

BRUNNER, A.: Die Bronchustuberkulose und ihre chirurgische Behandlung. Beitr. Klin. Tuberk. **104**, 50 (1950).

BRUNNER, A.: Das sogenannte Aspergillom. Schweiz. med. Wschr. **23**, 559 (1958).

BRUNNER, A.: Pilzerkrankungen. Thoraxchirurgie **15**, 504 (1967).

BRUNNER, K., HAEMMERLI, U.P.: Die blinde Leberbiopsie als zuverlässiges Mittel zur Frühdiagnose der Miliartuberkulose. Dtsch. med. Wschr. **89**, 657 (1964).

BRUNNER, W.: Erfolgreiche Dekortikation der Lunge bei Tuberkulose. Schweiz. med. Wschr. **80**, 879 (1950).

BÜCHELER, E.: Zur Rundherdsilikose. Fortschr. Röntgenstr. **104**, 729 (1966).

BÜCHNER, H.: Möglichkeiten zur Messung der wahren Objektgröße. In: Handbuch der medizinischen Radiologie, Bd. III, 108. Berlin-Heidelberg-New York: Springer 1967.

BÜCHNER, H.: Möglichkeiten zur Messung der wahren Objektlage (Röntgenlokalisation). In: Handbuch der medizinischen Radiologie, Bd. III, 182. Berlin-Heidelberg-New York: Springer 1967.

BÜCHNER, H., VIEHWEGER, G.: Röntgenaufnahmetechnik. In: Handbuch der medizinischen Radiologie, Bd. III, 83. Berlin-Heidelberg-New York: Springer 1967.

BÜCHTER, L., ZEITLER, E.: Röntgenologische Differentialdiagnose und konservativ-chirurgische Therapie des Lungenabszesses. Bruns' Beitr. klin. Chir. **204**, 403 (1962).

BUCKINGHAM, W.D., SUTTON, G.C., MESZAROS, W.T.: Abnormalities of the pulmonary artery resembling intrathoracic neoplasms. Dis. Chest **40**, 698 (1961).

BUCKLES, M.G., NEPTUNE, W.B.: Tuberculous bronchitis in pulmonary resection. Amer. Rev. Tuberc. **61**, 185 (1950).

BUHL, K., STENDERUP, A.: The occurence of fungi in the bronchial secretion and report of a case of localized pulmonary aspergilosis. Acta tuberc. Scand. **47**, 55 (1959).

BUJKO, K., KRUC, S., MICHALOWICZ, R.: Lymphatic pleural effusion in a child with tuberculosis of the tracheobronchial lymph nodes. Pediat. pol. **39**, 961 (1964).

BUM, A.: Späte Primärtuberkulosen im Krankengut einer Heilstätte. Beitr. Klin. Tuberk. **127**, 365 (1963).

Bundesrepublik Deutschland: Das Gesundheitswesen der Bundesrepublik Deutschland, Band 1. Stuttgart-Mainz 1963.

BÜNGELER, W.: Demonstration angeborener Tuberkulose beim Neugeborenen und Miliartuberkulose der Mutter im Wochenbett. Med. Klin. **44**, 476 (1949).

BURCKHARDT, P.: Die Silikotuberkulose und ihre Prophylaxe. Schweiz. med. Wschr. **97**, 980 (1967).

BURILKOV, T., GERASSIMOV, P.: Zur Epidemiologie der Eierschalenverkalkungen und der Erbsenkrankheit bei Personen mit und ohne berufliche Staubexposition. Beitr. Silikoseforsch. **22**, 43 (1970).

BURKE, E.N.: Laminagraphic appearance of bronchiectasis. Amer. J. Roentgenol. **79**, 251 (1958).

BURKE, H.E.: The pathogenesis of certain forms of extrapulmonary tuberculosis. Amer. Rev. Tuberc. **62**, 48 (1950).

BURKHARDT, L.: Beziehungen zwischen Diabetes und Tuberkulose vom pathologisch-anatomischen Gesichtspunkt. Ergebn. ges. Tuberk.- u. Lung.-Forsch. **11**, (1953).

BUSCH, W.: Beitrag zur Genese der Narbenkrebse der Lungen (Systematische Untersuchungen an 190 Lungennarben). Virchow Arch. **329**, 94 (1956).

BUSEY, J.F., FENGER, E.P.K., HEPPER, N.G., KENT, D.C., KILBURN, K.H., MATTHEWS, L.W., SIMPSON, D.G., GRZYBOWSKI, S.: Adrenal corticosteroids and tuberculosis. Amer. Rev. resp. Dis. **97**/3, 484 (1968).

BUSILA CORABIANU, E., SIBILA, S., LUPASCU, J.: Data on pulmonary tuberculosis in puberty. Pediatria (Buc.), **20**/1, 53 (1971).

BUTKIN, N.G., CHELKOVKINA, A.V.: Sur l'évolution de la tuberculose pulmonaire chez les ouvriers exposés à l'action de poussière dans l'industrie d'asbeste. Probl. Tuberk. (Mosk.) **41**, Nr. 6, 48 (1963); ref. nach Zbl. Tuberk. **95**, 169 (1969).

CADET DE GASSICOURT: Zit. nach DUFOURT, A. und DEPIERRE, A.: Klinik des Tracheobronchialdrüsendurchbruchs. Ergebn. ges. Tuberk.- u. Lung.-Forsch. **12** (1954).

CAIONE, C.: Incidenza ed aspetti clinico-radiologici delle bronchiettasie da prima infezione tubercolare nell' infanzia. Riv. Tuberc. **7**, 385 (1959).

CALCIU, M., CALCIU, B., GEORGESCO, J., ROGOZ, J., ZAHARIE, D.: Altérations bronchiques dans la tuberculose primaire de l'enfant. Etude sur 728 cas soumis à la bronchoscopie systématique. Acta tuberc. belg. **53**, 77 (1962).

CAMP, O. DE LA: Über die prognostische Bedeutung der Kaverne bei der Lungenphthise. Beitr. Klin. Tuberk. **50**, 281 (1922).

CAMPAN, L.: Sequelles fonctionnelles des miliares d'origine tuberculeuse après 7 à 14 mois de traitement. Bull. Soc. Med. Passy **34**/84, 267 (1968).

CAMPBELL, A.H.: The association of lung cancer and tuberculosis. Aust. Ann. Med. **10**, 129 (1961).

CAMPBELL, A.H.: Relapse in pulmonary tuberculosis. Med. J. Austr. **2**, 448 (1967).

CAMPBELL, M.J., CLAYTON, YVONNE M.: Bronchopulmonary aspergillosis. A correlation of the clinical and laboratory findings in 272 patients investigated for bronchopulmonary aspergillosis. Amer. Rev. resp. Dis. **89**, 186 (1964).

CANDER, L., MOYER, J.H.: Aging of the Lung. New York-London: Grune & Stratton 1964.

CANETTI, G.: Exogenous reinfection and pulmonary tuberculosis. A study of the pathology. Tubercle 31, 224 u. 248 (1950).

CANETTI, G.: Primo-infection et réinfection dans la tuberculose pulmonaire. Une étude anatomique et pathogénique basée sur 301 autopsies. (Coll. de l'Inst. Pasteur.) Paris: Flammarion 1954.

CANETTI, G.: Die anatomischen und bakteriologischen Veränderungen der tuberkulösen Krankheitsherde unter dem Einfluß der antibiotischen und chemotherapeutischen Behandlung. XIII. Konferenz der Internationalen Union gegen die Tuberkulose vom 26. Sept.—2. Okt. 1954 in Madrid. Ref. in: Tuberk.-Arzt 9, 113 (1955).

CANETTI, G.: Der Wandel der Tuberkulose aus allgemeinpathologischer Sicht. Beitr. Klin. Tuberk. 121, 23 (1959).

CANETTI, G.: In: BARRY, V.C.: Chemotherapy of Tuberculosis. London: Butterworths 1964.

CANETTI, G.: Present aspects of bacterial resistance in tuberculosis. Amer. Rev. resp. Dis. 92, 688 (1965).

CANETTI, G.: 21. Internationaler Tuberkulosekongreß in Moskau, Juli 1971. Ref.: NEUMANN, G.: Prax. Pneumol. 26, 123 (1972).

CANETTI, G., GROSSET, J., LE LIRZIN, M.: La stérilisation des lésions tuberculeuses sous chimiothérapie chez l'homme. Bull. int. Un. Tuberc. 347 (1969).

CANETTI, G., GROSSET, J., LE LIRZIN, M., KAZMIERCZAK, A.: État bactériologique des cavernes détergées: Une étude portant sur 192 cas; déductions cliniques et thérapeutiques. Rev. Tuberc. (Paris) 29, 916 (1965).

CANETTI, G., ROBERT: Die exogene Reinfektion beim geheilten Tuberkulösen. Ref. in: Tuberk.-Arzt 4, 291 (1950).

CAPECCHI, V., FASANO, E.: Influenza e tubercolosi. Considerazioni sull'epidemia influenzale 1969—70. Riv. Pat. Clin. Tuberc. 43, 190 (1970).

CAPEZZUTO, A.: Analisi statistica sull'evoluzione della silicosi polmonare. Considerazioni sui 1370 casi di oltre un ventennio. Folia Med. (Napoli) 52, 23 (1969).

CAPLAN, A.: Correlation of radiological category with lung pathology in coal workers pneumoconiosis. Brit. J. industr. Med. 19, 171 (1962).

CARDELL, P.A.: Lungentuberkulose und Magenerkrankung unter besonderer Berücksichtigung des Ulcus pepticum. Prax. Pneumolog. 18, 244 (1964).

CARDIS, F.: La tuberculose multicavitaire évolutive pseudokystique d'emblée. Rev. Tuberc. (Paris) 21, 864 (1957).

CARDIS, F.: La rechute dans la tuberculose pulmonaire de l'adulte: son importance dans le recrutement de quelques sanatoria suisses en 1957 et 1958. Schweiz. Z. Tuberk. 17, 299 (1960).

CARSTAIRS, L.S.: The interpretations of shadows in a restricted area of a lung field on the chest radiograph. Proc. roy. Soc. Med. 54, 978 (1961).

CARSTENS, M.: Die Emphysembronchitis der Bergleute. Med. wiss. Beitr. Krankenhaus Bochum 6, 17 (1955).

CARSWELL: Zit. nach WURM, H.: In: HEIN, J., KREMER, W., SCHMIDT, W.

CARTER, S., MARTIN, J., MIDDLEMISS, J.H., ROSS, F.G.: Polytome tomography. Clin. Radiol. 14, 405 (1963).

Case Report: Silicosis and Mycobacterium kansasii infection. Clinical conference in pulmonary disease from Northwestern University Medical Center, Chicago. Dis. Chest 55, 479 (1969).

CATEL, W.: Lehrbuch der Tuberkulose des Kindes und des Jugendlichen. Stuttgart: Thieme 1954.

CATEL, W., HAHN, H.: Entstehungsmöglichkeiten und Einteilung der Apneumatosen (Atelektasen). Beitr. Klin. Tuberk. 109, 501 (1953).

CATHCART, R.T., THEODOS, P.A., FRAIMOW, W.: Anthracosilicosis. Selected aspects related to the evaluation of disability, cavitation, and the unusual X-ray. Arch. intern. Med. 106, 368 (1960).

CAU, G., GRUNWALD, E., DEJARNAC, A., FAURE, J.: La silicotuberculose dans la circonscription de Grenoble. Ann. Med. Leg. (Paris) 47, 626 (1967).

CAYOL, J.B.: Recherches sur la phthise trachéale. Paris: Thèse 1810. Zit. nach A. DUFOURT und A. DEPIERRE.

CHANG, C.H.: The normal roentgenographic measurement of the right descending pulmonary artery in 1085 cases. Amer. J. Roentgenol. 87, 929 (1962).

CHANTRAINE, H.: Zit. nach CATEL, W.: Lehrbuch der Tuberkulose des Kindes und des Jugendlichen. Stuttgart: Thieme 1954.

CHANTRAINE, H., SCHULTE-TIGGES: Fortschritte auf dem Gebiete der Lungenröntgenaufnahmen. Beitr. Klin. Tuberk. 73, 117 (1930).

CHAOUL, H.: Eine neue Röntgenuntersuchungsmethode in der Lungendiagnostik; Aufnahmen von Schnitten und Schichten der Lunge (Tomographie). Dtsch. med. Wschr. 61, 700 (1935).

CHAOUL, H.: Über die Tomographie und insbesondere ihre Anwendung in der Lungendiagnostik. Fortschr. Röntgenstr. 51, 342 (1935).

CHAPMAN, J.S.: The anonymous Mycobacteria in human disease. Springfield/Ill.: Thomas 1960.

CHARPIN, J., SIMONIN, R., OHRESSER, P., BOUTIN, C., COSTE, P.: Tuberculose et terrain diabétique. Rev. Tuberc. (Paris) 31/4, 503 (1967).

CHASSAGNON, C., SILIE, M.: Un cas de silico-tuberculose compliquee dictere par retention. Ganglions silicotiques retro-pancreatiques bloquant la voie biliare. Arch. Mal. Prof. 27, 718 (1966).

CHEKIN, V.Y.: On the interrelationship between silicosis and tuberculosis. Arch. Pat. (Mosk.) 22, Nr. 8, 34 (1960); ref. nach Zbl. Tuberk. 88, 111 (1961).

CHENEBAULT, J.: Étude anatomo-radiologique des cavernes pulmonaires tuberculeuses détergées et distendues, de type bulleux. Rev. Tuberc. (Paris) 18, 189 (1954).

CHERNICK, V., LOPEZ-MAJANO, V., WAGNER, H.N., JR., LUTTON, R.E., JR.: Estimation of differential pulmonary blood flow by bronchospirometry and radioscope scanning during rest and exercise. Amer. Rev. resp. Dis. 92, 958 (1965).

CHEVROT, L., OHRESSER, P., ROUX, G.: Tactique et resultats rapides dans l'etude tomographique urgente de la trachee et des grosses bronches. J. Radiol. Electrol. 50, 105 (1969).

CHIARA, C. DE: Durch Fibrinauflagerungen verursachte Luftblasen bei extrapleuralem Pneumothorax. Fortschr. Röntgenstr. 86, 597 (1957).

CHIARI, H.: Zur Kenntnis der angeborenen Tuberkulose. Virchows Arch. Path. Anat. 285, 779 (1932).

CHODKOWSKA, S., PAWLICKA, L.: Pulmonary tuberculosis and bronchiectasis. Gruźlica 27, 763 (1959).

CHOFNAS, J., LOVE, R.W.: Postgastrectomy state and tuberculosis. Arch. Surg. (Chic.) 92, 704 (1966).

CHONÉ, B.: Röntgenologische und szintigraphische Befund-Diskrepanz bei „Wabenlunge" (Kasuistische Mitteilung). Nuclear-Medizin 9, 177 (1970).

CHRISPIN, A.R., GOODWIN, J.F., STEINER, R.E.: The radiology of obliterative pulmonary hypertension and thromboembolism. Brit. J. Radiol. 36, 705 (1963).

CHRISTOFORIDIS, A., NELSON, S.W., PRATT, P.C.: A new sign for evaluating pulmonary cavities: The „wall sign". Radiology 83, 460 (1964).

Chumakov, A.G., Malov, V.V.: La caractéristique clinico-radiologique d'une sidéro-silico-tuberculose disséminee et conglomerée. Probl. Tuberk. (Mosk.) **44**, Nr. 3, 51 (1966); ref. nach Zbl. Tuberk. **101**, 358 (1966/67).

Chung, M., Beuttas, J., Schwartz, P.H.: Mikrobiologische Beobachtungen über schleichende Tuberkulose bei alten Personen. Prax. Pneumol. **26**, 555 (1972).

Churchill, E.D.: The architectural basis of pulmonary ventilation. Ann. Surg. **137**, 1 (1953).

Cimpeanu, V.G., Bungetianu, M.: Unspezifische Spätkomplikationen der Primärtuberkulose. Ftiziologia **13**, 131 (1964).

Cinotti, D.: Il polmone distrutto. Riv. Pat. Clin. Tuberc. **37**, 538 (1964).

Clark: Zit. nach Dufourt, A., Depierre, A.: Klinik des Tracheobronchialdrüsendurchbruchs. Ergebn. ges. Tuberk.- u. Lung.-Forsch. **12** (1954).

Clauberg, C.: Über silikotische Lymphknotenerkrankung als Ursache einer richtungsgebenden pulmonalen Komplikation. Prax. Pneumol. **22**, 563 (1968).

Clauss, G.: Tagungsbericht der Arbeits- und Fortbildungstagung im Zentralkrankenhaus Gauting vom 22.4.1972 zum Thema „Tuberkulosesituation 1972". Praxis Pneumol. **26**, 521 (1972).

Cocchi, U.: Zirkulationsstörungen der Lungen. In: Lehrbuch der Röntgendiagnostik (Schinz, Baensch, Friedl, Uehlinger, Hrsg.), 5. Aufl. Stuttgart: Thieme 1950.

Cohen, A.G., Geffen, A.: Roentgenographic methods in pulmonary disease. Amer. J. Med. **10**, 375 (1951).

Cohen, A.G., Wessler, H.: Clinical recognition of tuberculosis of the major bronchi. Arch. int. Med. **63**, 1132 (1939).

Cohn, B.: Zit. nach Wurm, H.: Tuberkulose und Atelektase. Ergebn. ges. Tuberk.- u. Lung.-Forsch. **12**, 121 (1954).

Cohn, M.: Die Lungentuberkulose im Röntgenbilde. Tbk. bibl. Nr. 2 (1923).

Collas, R., Peninou-Castaing: Naissance et développement d'un aspergilome pulmonaire chez un tuberculeux bacillifère. Poumon **16**, 683 (1960).

Conant, N.F., Smith, D.T., Baker, R.D., Callaway, J.L., Martin, D.S.: Manual of Clinical Mycology. 2nd Ed. Philadelphia: Saunders 1954.

Concina, E.: Les bronches dans les pneumoconioses. Bronches **16**, 1 (1966).

Cooper, R.H.: The Uses of X rays in General Practice. London: Baillière, Tyndall and Cox 1906.

Cooper, W.: Pancytopenia associated with disseminated tuberculosis. Ann. int. Med. **50**, 1497 (1959).

Corpe, R.F.: Clinical aspects, medical and surgical, in the management of Battey-type pulmonary disease. Dis. Chest **45**, 380 (1964).

Corpe, R.F., Runyon, E.H., Lester, W.: Status of disease due to unclassified mycobacteria: A Statement of the Subcommittee on Unclassified Mycobacteria of the Committee on Therapy. Amer. Thorac. Soc., zit. nach Amer. Rev. resp. Dis. **87**, 459 (1963).

Corpe, R.F., Stergus, I.: „Open healing" of tuberculous cavities. Amer. Rev. Tuberc. **75**, 223 (1957).

Coryllos, P.N.: The mechanics and biology of tuberculous cavities. Amer. Rev. Tuberc. **33**, 639 (1936).

Coryllos, P.N., Birnbaum: Bronchial obstruction, its relation to atelectasis, bronchopneumonia and lobar pneumonia. Amer. J. Roentgenol. **22**, 401 (1929).

Cosic, G.: Silicosis with short exposure time. Bol. Sanit. Panam. **70**, 330 (1971).

Cotte, L., Delord, M., Lèdoux, A., Marin, A.: Tuberculose et pneumoconioses le point de vue de l'expert devant un compte rendu anatomo-pathologique. Rev. Tuberc. (Paris) **30**, 678 (1966).

Cotte, L., Martin, A., Edoux, A., Delord, M.: Silicose et tuberculose l'expert devant les resultats d'un examen anatomo-pathologique. Ann. Med. Leg. (Paris) **47**, 579 (1967).

Coury, C., Constans, P., De Saxce, H.: Serv. Pneumo Phtisiol., Hotel Dieu, Paris. Rev. Tuberc. (Paris) **34**/4, 531 (1970).

Craig, D.R.: The Logetron. Phot. Eng. **5**, 219 (1954).

Crail, W.H., Alt, H.L., Nadler, W.H.: Myelofibrosis associated with tuberculosis. A report of 4 cases. Blood **3**, 1426 (1948).

Crofton, J.: Sputum conversion and the metabolism of isoniazid. Amer. Rev. Tuberc. **77**, 869 (1958).

Crofton, J.: III. Internat. Kongr. f. Chemotherapie, Stuttgart 1963; zit. nach Schaich, W.: Das Rezidiv nach konservativer Behandlung der Lungentuberkulose. Prax. Pneumol. **18**, 334 (1964).

Crofton, J., Douglas, A.: Respiratory Diseases. Oxford and Edinburgh: Blackwell 1969.

Crofton, J., French, E.B., Sandler, A.: Hypokalaemia in tuberculosis. Tubercle (Lond.) **37**, 81 (1956).

Crow, H.E., Corpe, R.F., Smith, C.E.: Is serious pulmonary disease caused by nonphotochromogenic („atypical") acidfast mycobacteria communicable? Dis. Chest **39**, 372 (1961).

Culver, G.J., Concannon, J.P., Mac Manus, J.E.: Tuberkulome der Lunge. Amer. J. Thorac. Surg. **20**, 798 (1950).

Czarnecki, R.: Röntgenatlas frühtuberkulöser Veränderungen im Hilus bei systematischen Standard-Queraufnahmen. Leipzig: Thieme 1936.

Daddi, G.: Aspetti batteriologici delle recidive nella tubercolosi. Schweiz. Z. Tuberk. **12**, 352 (1955).

Daehler, Ch.: Fünf Fälle von konnataler Tuberkulose. Die Möglichkeit der Sterilisatio magna durch intensive Frühtherapie in einem Falle von konnataler Deglutinationstuberkulose. Beitr. Klin. Tuberk. **139**, 40 (1969).

Dalgleish, P.G., Ansell, B.M.: Anaphylactoid purpura in pulmonary tuberculosis. Brit. med. J. **1950 I**, 225.

Dally, J.F.H.: On the use of the Roentgen rays in the diagnosis of pulmonary disease. Lancet **1903 I**, 1800.

Danzer, W.: Das Spätrezidiv der Lungentuberkulose. Tuberk.-Arzt **14**, 285 (1960).

David, M., Rosin, A.: Tuberkulöse Superinfektion auf dem Wege über die Bindehaut. In: Zbl. ges. Tuberk.-Forsch. **71**, 33 (1956).

Davies, D.: Lungenfibrosen mit Kavernen, eine Tuberkulose vortäuschend. Tubercle (Lond.) **51**, 246 (1970).

Davson, J.: J. Path. Bact. **49**, 483 (1939); zit. nach Spencer, H.: Pathology of the Lung. Oxford-London-New York-Paris: Pergamon Press 1962.

Dawborn, J.K., Cowling, D.C.: Disseminated tuberculosis and bone marrow dyscrasias. Austr. Ann. Med. **10**, 230 (1961).

Debarge, A., Willot, H., Lenoir, L., Muller, M., Muller, P.H.: Difficultes du diagnostic histologique de la silico-tuberculose. Ann. Med. Leg. (Paris) **47**, 591 (1967).

Dechoux, J.: La tuberculose chez les pneumoconiotiques des houillères du bassin de Lorraine. Etude radio-clinique. Rev. méd. Suisse rom. **88**, 99 (1968).

Decker, K., Backmund, H.: Angiographie des Hirnkreislaufes. Stuttgart: Thieme 1968.

Deist, H.: Die Differentialdiagnose und Behandlung der Pleuritis. Dtsch. med. Wschr. **77**, 1155 (1952).

DEIST, H., KRAUSS, H.: Die Tuberkulose. Stuttgart: Enke 1951.

DELAND, H., WAGNER, JR., H.N.: Atlas of Nuclear Medicine. Vol. 2. Philadelphia-London-Toronto: Saunders 1970.

DELARUE, J.: Les formes anatomo-cliniques des „granulies" pulmonaires. Paris: Masson 1930.

DELARUE, J., DAUSSY, M., ABELANET, R.: La vascularisation des poumons tuberculeux. XVe Congrès national de la Tuberculose, Lyon, 1966. Un vol. Paris: Masson.

DELARUE, N.C., WOOLF, C.R., STRASBERG, S.M.: The surgical treatment of pulmonary emphysema. Canad. med. Ass. J. **93**, 629 (1965).

DEL FABBRO, V., DOGLIONI, L., MENOZZI, V.: Ulteriore contributo al problema dell'associazione silicosi-cancro broncopulmonare. Lotta Tuberc. **40**, 241 (1970).

DELOFF, L.: Results of therapy of patients with silico tuberculosis. Gruzlica **33**, 997 (1965).

DELORD, M., COTTE, L., LEDOUX, A., MARIN, A.: Avenir eloigne des silicoses affirmees seulement apres un examen anatomo-pathologique de piece d'exerese pour tuberculose. J. franç. Méd. Chir. thor. **26**, 169 (1972).

DEMOLE, M., RENTCHNICK, P.: Facteurs pathogeniques de la tuberculose des gastrectomises. Gastroenterologia (Basel) **17**, 84 (1955).

DENARDO, G.L., BRODY, J.S., LEACH, P.J., BOWES, D.J., GLAZIER, J.B.: Comparison of the pulmonary distribution of Xe^133 solution and I^131 MAA, abstract ed. J. nucl. Med. **8**, 344 (1967).

DENCK, H.: Differentialdiagnose des Lungeninfarktes, gezeigt an operierten Fällen. Beitr. Klin. Tuberk. **137**, 315 (1968).

DENIS, R., HEUDTLASS, MARTI: Zit. nach REINHARDT, K.: Das Mycetom. Stuttgart: Enke 1967.

DERSCHEID, G., TOUSSAINT, P.: Necroses tuberculeuses et cavernes pulmonaires, processus de guérison. Presse méd. **45**, 1739 (1937).

Deutsches Zentralkomitee zur Bekämpfung der Tuberkulose: Gesichtspunkte zur Nomenklatur bei der Begutachtung der Tuberkulose. Neufassung 1966.

Deutsches Zentralkomitee zur Bekämpfung der Tuberkulose. Informationsbericht: Die Tuberkulose 1967—1969. Hamburg 1972.

DI BIASI, W.: Die pathologische Anatomie der Silikose. Beitr. Silikose-Forsch. **3**, 1 (1949).

DI BIASI, W.: Zur pathologischen Anatomie der Silikose. Verh. dtsch. Ges. Path. **33**, 371, Aussprache 385 (1949).

DI BIASI, W.: Die pathologische Anatomie der Silikose und Silikotuberkulose. Tuberk.-Arzt **7**, 343 (1953).

DI BIASI, W.: Die pathologisch-anatomische Begutachtung der Silikose und Silikotuberkulose auf Grund der 5. Verordnung. Verh. dtsch. Ges. Arbeitsschutz **1**, 24 (1953).

DI BIASI, W.: Die pathologische Anatomie der Silikose und Silikotuberkulose und ihre Bedeutung für die Röntgendiagnostik. Radiologe **5**, 113 (1965).

DICKMANS, H.: Rundherdpneumokoniose bei Bergleuten. Med. Welt **1960**, 1276.

DICKMANS, H., FRITZE, E.: Das Caplan-Syndrom (Arthritis bei Silikose). Verh. dtsch. Ges. inn. Med. **65**, 411 (1959).

DIEHL, K.: Das Erbe als Formgestalter der Tuberkulose. Experimente über die Tuberkulose bei Kaninchen. Leipzig: Barth 1941.

DIEHL, K.: Die Anlage zur Tuberkulose. Biol. Zbl. **66**, 11/12, 345 (1947).

DIEHL, K.: Gestaltungsfaktoren bei der Tuberkulose. In: Handbuch der Tuberkulose. Bd. 1, S. 519. Stuttgart: Thieme 1958.

DIEHL, K., v. VERSCHUER, O.: Zwillingstuberkulose I. Jena: Fischer 1933.

DIEHL, K., v. VERSCHUER, O.: Der Erbeinfluß bei der Tuberkulose. Zwillingstuberkulose II. Jena: Fischer 1936.

DIEHL, R.: Beitrag zur Klinik der progressiven Durchseuchungsperiode bei der Tuberkulose. Beitr. Klin. Tuberk. **62**, 356 (1926).

DIENELT, J.: An attempted analysis of the causes of overestimation of photofluorograms. Rozhl. Tuberk. **24**, 682 (1964).

DI GUGLIELMO, L., CHIAPPA, S., CITRONI, G.A.: Les bronches dans la silicose. Etude bronchographique et bronchoscopique. Bronches **7**, 369 (1957).

DI GUGLIELMO, L., CITRONI, G.A., CHIAPPA, L.S.: Le compressioni linfoghiandolari in broncografia. Raffronto con i reperti broncoscopie. Minerva med. **2**, 672 (1955).

DIJKMAN, J.H.: The influence of viral infections of the respiratory passages on the course of primary pulmonary and hilar tuberculosis in children. Select. Papers **10**, 5 (1967).

DINES, D.E., CLAGETT, O.T.: Huge pulmonary artery presenting as primary bronchogenic carcinoma. Dis. Chest **48**, 331 (1965).

DI RIENZO, S.: Radiologic Exploration of the Bronchus. Springfield/Ill.: Thomas 1949.

DISSMANN, E.: persönl. Mitteilung.

DOERFEL, G.: Resektionsbehandlung der Silikotuberkulose und anderer mit Silikose kombinierter Lungenerkrankungen. Beitr. Klin. Tuberk. **126**, 271 (1963).

DOERING, P., LORENZ, B.: Der Nachweis von Lungenembolien mit ^131J-Albuminpartikeln. Dtsch. med. Wschr. **92**, 239 (1967).

DOERR, F., STORCK, U., WOLF, R., REINER, B.: Der kleine Kreislauf bei Mitralvitien im Lungenszintigramm. Fortschr. Röntgenstr. **108**, 285 (1968).

DOERR, F., WOLF, R., BROCK, R., STORCK, U.: Zur Beurteilung der Lungendurchblutung mit Hilfe der Lungenszintigraphie. Fortschr. Röntgenstr. **106**, 34 (1967).

DOESEL, H.: Zum Bronchiallymphknoteneinbruch im Ablauf der Primärtuberkulose und seiner Behandlung. Tuberk.-Arzt **17**, 543 (1963).

DOESEL, H.: Die Klinik der Lungentuberkulose der Jugendlichen. Prax. Pneumol. **18**, 729 (1964).

DOGLIONI, L., RUSSO, G.: Contributo anatomo-clinico alla mediastinopatia silicotica. Sindrome mediastinica in silico-tubercolotico. Rif. Anat. pat. **26**, 424 (1964); ref. nach Zbl. Tuberk. **101**, 356 (1966/67).

DOLLERY, C.T.: Zit. nach FRASER, R.G.: Diagnosis of Diseases of the Chest. Philadelphia-London-Toronto: Saunders 1970.

DOLLERY, C.T., WEST, J.B.: Regional uptake of radioactive oxygen, carbon monoxide and carbon dioxide in the lungs of patients with mitral stenosis. Circulat. Res. **8**, 765 (1960).

DORNHORST, A.C., PIERCE, J.W.: Pulmonary collaps and consolidation. J. Fac. Radiol. **5**, 276 (1954).

DOUGLAS, B.H., PINNER, M., WOLEPOR, B.: Acute subapical versus insidious apical tuberculosis. Amer. Rev. Tuberc. **19**, 153 (1929); **21**, 305 (1930); **31**, 162 (1935).

DOYLE, W.M., EVANDER, L.C., GRUFT, H.: Pulmonary disease caused by Mycobacterium xenopei. Amer. Rev. resp. Dis. **97**, 919 (1968).

DUBARRY, J.-J., CHARLES, J., BERNARD, J.-P., FAIVRE, J., DUBARRY, E., MINEUR, P.: Tuberculose gastrique avec syndrome clinique ulcériforme chez deux sujets de sonche ulcéreuse. Arch. Franc. Mal. Appar. Dig. **56/5**, 435 (1967).

DUFOURT, A.: Les primo-infections tuberculeuses malignes de l'adulte. Presse méd. 54, 558 (1946).

DUFOURT, A., DEPIERRE, A.: Klinik des Tracheobronchialdrüsendurchbruchs. Ergebn. ges. Tuberk.- u. Lung.-Forsch. Bd. XII. Stuttgart: Thieme 1954.

DUFOURT, A., MOUNIER-KUHN, P.: Primo-infections et bronchoscopie; contribution à la pathogénie des épituberculoses. Paris méd., Januar 1946.

DÜGGELI, H.: Beitrag zur Lungenatelektase unter besonderer Berücksichtigung der Atelektase als Begleiterscheinung des tuberkulösen Primärkomplexes. Beitr. klin. Tuberk. 97, 219 (1942).

DUMITRESKU, N., BERCHA, O.: Perforations broncho-nodulaires réitérées lors de l'adénite caséeuse chronique chez des adultes. Probl. Tuberc. (Mosk.) 40, 29 (1962).

DUNBAR, J.S., SKINNER, G.B., WORTZMAN, G., STUART, J.R.: An investigation of effects of opaque media on the lungs with comparison of barium sulfate, lipiodol and Dionosil. Amer. J. Roentgenol. 82, 902 (1959).

DÜNNER, L.: Klinisch-röntgenologische Differentialdiagnostik der Lungenkrankheiten. Stuttgart: Enke 1958.

DUROUX, A., JARNIOU, P.: Note préliminaire sur le pronostic des infiltrats arrondis tuberculeux du poumon. Rev. Tuberc. (Paris) 16, 555 (1952).

DUROUX, A., JARNIOU, A., OUGIER, GRANETIER: Mycose pulmonaire provoquée par les antibiotiques. Bull. Soc. méd. Hôp. (Paris) 70, 611 (1954).

DYES, O.: Bronchien im Röntgenbild. 1. Ableitungsbronchus. 2. Boecksches Sarkoid. 3. Peribronchiale Metastasen. Beitr. Klin. Tuberk. 96, 420 (1941).

DYSKIN, V.P., KARTANBAEV, A.K.: Lobectomy for pulmonary hemorrhage in cavernous silicotuberculosis. Probl. Tuberk. 43, 84 (1965).

EBERTSEDER, A.W.: Die Aspergilluserkrankung der Lunge. Münch. med. Wschr. 109, 1167 (1967).

EBSTEIN, W.: Arch. Anat. Physiol. 1866, 238. Zit. nach v. SMEKAL, P., PAPPAS, A.: Über die Häufigkeit einer aktiven Lungentuberkulose und erworbenen Herzklappenfehlern unter Berücksichtigung der hämodynamischen Verhältnisse. Med. Welt 1965, 1559.

ECKEL, H.: Spontanpneumothorax bei Silikose. Beitr. Silikose-Forsch. 84, 1 (1965).

ECKEL, H.: Ätiopathogenese und Prognose des Spontanpneumothorax. Lebensversicher.-Med. 18, 12 (1966).

ECKNIGK, R., BLAHA, H.: Wandel der Tuberkulose. Münch. med. Wschr. 114, 1001 (1972).

Editorial: The new photography. Brit. med. J. 1896 I, 289.

Editorial: Die Tuberkulosemortalität, exakt analysiert. Lancet 1971 I, 1167.

Editorial: Tod an Tuberkulose. Brit. med. J. 1971 II, 419.

EDSALL, J., COLLINS, J.G., GRAY, J.A.C.: The reactivation of tuberculosis in New York City in 1967. Amer. Rev. resp. Dis. 102, 725 (1970).

EHRING, F.: Wandlung in Klinik und Bakteriologie der Halslymphknotentuberkulose. Dtsch. med. Wschr. 2, 62 (1967).

EHRING, F.: Artifizielle Superinfektion mit Tuberkulose unter INH-Behandlung. 23, 256 (1969).

EHRING, F., PULICOTTIL, M.U.: Die Verbreitung der Halslymphknotentuberkulose in Westfalen-Lippe nach Tilgung der Rindertuberkulose. Prax. Pneumol. 20, 633 (1966).

EHRNER, L.: Perforation tuberkulöser Lymphdrüsen nach den Bronchien, ein wichtiger Faktor in der Pathogenese der Lungentuberkulose. Svenska Läk.-Tidn. 47, 997 (1950).

EHRNER, L.: Perforation of tuberculous lymph nodes to the bronchi. Acta tuberc. Scand. 24, 489 (1951).

ELIASBERG, H., NEULAND, W.: Die epituberkulöse Infiltration der Lunge bei tuberkulösen Säuglingen und Kindern. Jb. Kinderheilk. 93, 88 (1920).

ELLIS, R.H.: Disease of the right middle lobe in pneumoconiosis. Brit. J. Dis. Chest 58, 169 (1964).

ELLIS, R.H., MAKOMASKI, J.: Further observations on tuberculosis of the right middle lobe in simple pneumoconiosis. Brit. J. Dis. Chest 61, 144 (1967).

ELOESSER, L.: Bronchial stenosis in pulmonary tuberculosis. Amer. Rev. Tuberc. 123 (1936).

EMDEN, A. VON DER: Differentialdiagnose der Lungenzeichnung. Radiologe 9, 265 (1969).

EMERY, J.L., GIBBS, N.: Miliary tuberculosis of the bone marrow, with particular reference to the possibility of diagnostic aspiration biopsy. Brit. med. J. 2, 842 (1954).

ENDES, J., MEDGYESI, F., SZUK, B.: A case of esophageal alteration imitating tuberculous caverne. Tuberk. Tudobet. 23/10, 309 (1970).

ENGEL, ST.: Lokalisation und röntgenologische Darstellung des tuberkulösen Primärherdes in der Lunge. Ergebn. ges. Tuberk.- u. Lung.-Forsch. 1, 535 (1930).

ENGEL, ST.: Die Lunge des Kindes, Wachstum, Anatomie, Physiologie und Pathologie in den verschiedenen Altersperioden. Stuttgart: Thieme 1950.

ENGEL, ST.: Die Muskulatur der Lunge. Tuberk.-Arzt 3, 63 (1949).

ENGEL, ST., v. PIRQUET, C.: Handbuch der Kindertuberkulose. Leipzig: Thieme 1930.

ENGEL, ST., PIRQUET, C.: Zit. nach BLAHA, H.: Schichtbilder von Bronchialveränderungen bei der Lungentuberkulose. Stuttgart: Thieme 1954.

ENJALBERT, L.: Problèmes posées par les mycoses en pneumologie. Diagnostic biologique de l'aspergillose bronchopulmonaire. Toulouse méd. 1959, 531.

ENTZ, A., MARK, J., ROKA, G.: Ulcuskrankheit und Lungentuberkulose. Tuberk.-Arzt 13, 834 (1959).

EPPINGER, H.: Handbuch der pathologischen Anatomie, Bd. 2, S. 293. 1880.

ERDÖS, Z., PRÉM, G., SORÓCZ, G.: Durch Tauma ausgelöste Rezidive einer seit 5 Jahren geheilten Meningitis-Tbc. Gyermekgyógyászat 10, 379 (1959).

ERICHSON, K.: Die Bronchus-Tuberkulose und der Bronchiallymphknoteneinbruch im Rahmen der Pathogenese der Tuberkulose. Ärztl. Wschr. 8, 825 (1953).

ERWIN, G.S.: Massive or absorption collaps in pulmonary tuberculosis. Brompton Hosp. Rep. 8, 43 (1939).

ESCHAPASSE, H. et al.: 3 nouveaux cas d'aspergillose broncho-pulmonaire. J. franç. Méd. Chir. thorac. 14, 209 (1961).

ESPERSEN, E.: Corticosteroids and pulmonary tuberculosis. Activation of four cases. Acta tuberc. scand. 43, 1 (1963) u. Ugeskr. Laeg. 125, 693 (1963).

ESPINOZA, J.: Tuberculosis infantil. Rev. chil. Pediatr. 21, 385, 509 u. 551 (1950).

ESSER, C.: Zur Frage des unterschiedlichen Verhaltens bestimmter Lungenabschnitte. Klin. Wschr. 28, 81 (1950).

ESSER, C.: Topographische Ausdeutung des Bronchialbaumes im Röntgenbild. Stuttgart: Thieme 1951.

ESSER, C.: Röntgenologie der Lungentuberkulose. In: Ärztliche Praxis. München: Banaschewski 1957.

ESSER, C.: Topografische Ausdeutung der Bronchien im Röntgenbild. Stuttgart: Thieme 1957.

ESSER, C.: Segmentpathologie der Lunge. Wien. med. Wschr. 106, 871 (1956).

ESSER, C.: Die Erfaßbarkeit der Bronchien im Tomogramm. Münch. med. Wschr. **102**, 434 (1960).

ESSER, C.: Die klinisch-röntgenologische Bedeutung der Lungensegmente. Z. Tuberk. **115**, 290 (1961).

ESSER, C.: Der Hilus des Erwachsenen im Röntgenbild. Prax. Pneumol. **23**, 743 (1969).

EULE, H., EWERT, E.G.: Die Bedeutung der Restkavernen nach erreichter Sputumkonversion. Z. Tuberk. **125**, 168 (1966).

FAASS, W.: Zur Erkennung und Behandlung der Bronchustuberkulose. Dtsch. med. Wschr. **76**, 1080 (1951).

FALK, A.: Behandlungsergebnisse bei Miliartuberkulose bei 570 Soldaten und Veteranen. Amer. Rev. resp. Dis. **91**, 6 (1965).

FALKENHAUSEN, M. VON: Das Röntgenbild der akuten und chronischen Bronchitis. Fortschr. Röntgenstr. **29**, 586 (1922).

FARDOU, H.: Arteriographie bronchique sélective et ses applications pneumologiques. Toulouse: Titèse 1970.

FASANO, E., GASPARRI, O.: L'angiopneumocardiografia nella tbc pleuropulmonare. Nota III: Il fibrotorace. Riv. Pat. Clin. Tuberc. **24**, 3 (1951); ref. Zbl. ges. Tuberk.-Forsch. **59**, 3 (1951).

FAVEZ, G., SOLIMAN, O.: Die Röntgenuntersuchung der Lunge und des Mediastinums durch a.p.-Tomographie des um 55° um seine Längsachse gedrehten Patienten. Basel-New York: Karger 1966.

FAVIS, E.A.: Planigraphy (body section radiography) in detecting tuberculous pulmonary cavitation. Dis. Chest **27**, 668 (1955).

FEINE, U., ASSMANN, H., HILPERT, P.: Das Lungenszintigramm als Ergänzung des Lungenröntgenbildes. Fortschr. Röntgenstr. **105**, 458 (1966).

FEINE, U., ASSMANN, H., HILPERT, P.: Das Lungenperfusions-Szintigramm. Dtsch. med. Wschr. **93**, 1108 (1968).

FEINE, U., HILPERT, P.: Pneumologie. In: Nuklearmedizin – Funktionsdiagnostik (D. EMRICH, Hrsg.). Stuttgart: Thieme 1971.

FEINE, U., ZUM WINKEL, K.: Nuklearmedizin – Szintigraphische Diagnostik. Stuttgart: Thieme 1969.

FELD, I.: Zur Klinik der tuberkulösen Pleuraempyeme. Tuberk.-Arzt **3**, 219 (1949).

FELDMAN, W.H., BAGGENSTOSS, A.H.: The residual infectivity of the primary complex of tuberculosis. Amer. J. Path. **14**, 473 (1938).

FELIX, R., THURN, P., DÜX, A., WINKLER, C., GEISLER, P., BOLDT, C., AKHTAR, M.: Vergleichende Wertung des Informationsgehalts von Pulmonalisangiogramm, Lungenszintigramm und Blutgasanalyse. Fortschr. Röntgenstr. **107**, 585 (1967).

FELLMER, G.: Beiträge zur Ätiologie und Therapie des Spontanpneumothorax. Tuberk.-Arzt **5**, 337 (1951).

FELSON, B.: Fundamentals of chest roentgenology. Philadelphia: Saunders 1960.

FERRARI-SACCO, A., CAROLEI, P., MANZONE, P.: La silicotubercolosi. Minerva med. **50**, 3328 (1959).

FERRARIS, A.: Note di tecnica broncologica applicata ai silicotubercolotici. Rif. Pat. Clin. Tuberc. **32**, 448 (1959); ref. nach Zbl. Tuberk. **84**, 362 (1960).

FERRARIS, A., PAOLI, G.: Il quadro broncoscozico della silicotubercolosi. Lotta c. Tuberc. **29**, 1021 (1959); ref. nach Zbl. Tuberk. **85**, 93 (1960).

FERRARIS, A., PAOLI, G.: Il quadro broncografico della silicotubercolosi. Lotta c. Tuberc. **29**, 1031 (1959); ref. nach Zbl. Tuberk. **85**, 93 (1960).

FEUCHTINGER, O.: Über die Differentialdiagnose zwischen primären Lungentumoren und Lungentuberkulose und die Bedeutung der Tuberkulose für die Schaffung eines präcancerösen Zustandes. Z. Tuberk. **77**, 81 (1937).

FILIPEC, L.: Tuberkulose in der Pubertät. Tuberkuloza **16**, 412 (1964).

FINGERLAND, A.: Pathologisch-anatomische Kriterien der Aktivität und Inaktivität. Z. Tuberk. **119**, 32 (1963).

FINGERLAND, A., SKRIVANEK, O., MYDLIL, F., PROCHAZKA, J.: Lungenaspergillome. Z. Tuberk. **113**, 284 (1959).

FINKE, W.: Chronic pulmonary disease as a possible etiologic factor in lung cancer. Int. Rec. Med. **169**, 61 (1956).

FINKE, W.: Chronic pulmonary diseases in patients with lung cancer. N.Y. St. J. Med. **58**, 3783 (1958).

FINKLER, E.: Pleuritis exsudativa und spätere Tuberkulose-Erkrankung. Schweiz. Z. Tuberk. **4**, 372 (1947).

FINKLER, E.: Exogene Superinfektion mit chemoresistenten Bazillen. Schweiz. Z. Tuberk. **14**, 372 (1957).

FISCHER, D.A., LESTER, W., SCHAEFER, W.B.: Infections with atypical Mycobacteria. Five years' experience at the National Jewish Hospital (Denver). Amer. Rev. resp. Dis. **98**, 29 (1968).

FISCHER, E.J.: Diagnostik und Bedeutung der Lymphknoteneinbrüche in das Bronchialsystem. Schweiz. med. Wschr. **83**, 999 (1953).

FISCHER, F.K.: Die Darstellung des Bronchialbaums mit wasserlöslichem Kontrastmittel. Schweiz. med. Wschr. **1948**, 1025.

FISCHER, F.K.: Technik, Indikationen und Ergebnisse der Bronchographie mit wasserlöslichem viscösem Kontrastmittel (Joduron B). Schweiz. med. Wschr. **1950**, 723.

FISCHER, F.K.: In Lehrbuch der Röntgendiagnostik (H.R. SCHINZ, W.E. BAENSCH, E. FRIEDL, E. UEHLINGER, Hrsg.), Bd. III, Innere Organe. Stuttgart: Thieme 1952.

FISCHER, P.A.: Pathologische Anatomie progressiver tuberkulöser Rundherde. Beitr. Klin. Tuberk. **115**, 310 (1956).

FISCHER, P.A.: Rückbildungserscheinungen an tuberkulösen Rundherden. Beitr. Klin. Tuberk. **116**, 183 (1956).

FISCHER, W.: Kombination von Lymphogranulomatose, Tuberkulose und malignem Tumor in Lunge und Lymphknoten. Zbl. Path. **86**, 257 (1950).

FISH, R.H., PAGEL, W.: The morbid anatomy of epituberculosis. J. Path. Bact. **47**, 593 (1938).

FITZEK, M., RÖHLAND, D.: Generalisiertes Vorkommen von Mycobacterium kansasii bei einem Fall von M. HODGKIN. Prax. Pneumol. **26**, 543 (1972).

FLAKE, C.G., FERGUSON, C.F.: Tracheography and bronchography in infants and children. Pediat. Clin. N. Amer. **2**, 279 (1955).

FLATZEK-HOFBAUER, A.: Kommen und Gehen der Tuberkulose. Eine epidemiologische Studie. Leipzig 1931.

FLEISCHNER, F.: Lobäre und interlobäre Lungenprozesse. Fortschr. Röntgenstr. **30**, 181 u. 441 (1923).

FLEISCHNER, F.: Beitrag zur Frage der exsudativen Form der Lungentuberkulose. Beitr. Klin. Tuberk. **61**, 442 (1925).

FLEISCHNER, F.: Die lamelläre Pleuritis. Fortschr. Röntgenstr. **36**, 120 (1927).

FLEISCHNER, F.: Die Röntgendiagnose der Lungentuberkulose. In: Die Klinik der Tuberkulose Erwachsener (W. NEUMANN, Hrsg.). Wien: Springer 1930.

FLEISCHNER, F.: Heilungsvorgänge und Heilungsnachweis der Lungentuberkulose im Röntgenbilde. Ergebn. ges. Tuberk.- u. Lung.-Forsch. **1**, 195 (1930).

FLEISCHNER, F.: Atelektase und Lungentuberkulose. Beitr. Klin. Tuberk. **85**, 313 (1934).

Fleischner, F.: Atelektase und atelektatische Pneumonie bei Durchbruch eines tuberkulösen Drüsenherdes in den Bronchus. Beitr. Klin. Tuberk. **86**, 72 (1935).

Fleischner, F.: Stenosen und Perforationen der großen Bronchien in ihrer Bedeutung für die Lungenpathologie. Wien. klin. Wschr. **31** u. **32** (1935).

Fleischner, F.: Die tuberkulöse Bronchostenose und ihre Unterscheidung vom Bronchuskarzinom. Beitr. Klin. Tuberk. **87**, 553 (1936).

Fleischner, F.: Epituberkulose, tuberkulöse Infiltrierung und Atelektase. Möglichkeiten und Grenzen ihrer Unterscheidung. Röntgen-Forsch. **56**, Beih. 2, 17 (1937).

Fleischner, F.: Heilungsvorgänge und Heilungsnachweis der Lungentuberkulose im Röntgenbilde. Ergebn. ges. Tuberk.- u. Lung.-Forsch. **1**, 195 (1939).

Fleischner, F.: The visible bronchial tree. Radiology **50**, 184 (1948).

Fleischner, F.G.: Pulmonary embolism. Canad. Med. Ass. J. **78**, 653 (1958).

Fleischner, F.G.: Pulmonary embolism. Clin. Radiol. **13**, 169 (1962).

Fleischner, F.G.: Recurrent pulmonary embolism and cor pulmonale. New England J. Med. **276**, 1213 (1967).

Fleischner, F.G.: Roentgenology of pulmonary infarct. Semin. Roentgenol. **2**, 61 (1967).

Fleming, H.A., Bailey, S.M.: Massive pulmonary embolism in healthy people. Brit. med. J. **1966 I**, 1322.

Fletcher, B.D., Donner, M.W.: The use of full-chest tomography in the roentgenographic evaluation of pulmonary embolism. Dis. Chest **54**, 1 (1958).

Flückiger, G.: Bestehen Beziehungen zwischen Tuberkulose von Geflügel und von Säugern? Schweiz. Arch. Tierheilk. **105**, 423 (1963); zit. nach Zbl. ges. Tuberk.-Forsch. **95**, 290 (1964).

Foerster, A.: Handb. spez. pathol. Anat., Bd. II, 1863. Zit. nach Wurm, H.: Tuberkulose und Atelektase. Ergebn. ges. Tuberk.- u. Lung.-Forsch. **12**, 121 (1954).

Fogh, J., Edeling, C.J.: ⁶⁷Ga scintigraphy of malignant tumors. In: Gasteiner Internationales Symposion 1972, B. 10, S. 492. München-Berlin-Wien: Urban & Schwarzenberg 1973.

Forbes, G.B.: Non-reactive tuberculosis in a cortisone treated patient. Tubercle **42**, 233 (1961).

Forschbach, G.: Die Ursachen des Tuberkuloserezidivs und die Prognose des Rezidivrisikos. Prax. Pneumol. **27**, 412 (1973).

Forschbach, G., Kielwein, G., Dedie, K.: Kritische Stellungnahme zum Nachweis des M. avium in vom Menschen stammenden Untersuchungsmaterial. Prax. Pneumol. **19**, 204 (1965); zit. nach Zbl. ges. Tuberk.-Forsch. **99**, 59 (1965).

Fossati, C.: Considerazioni sulla tuberculose pulmonare pre- e postresezione gastrica Arch. Sci. med. (Torino) **120**, 1 (1965).

Fossati, C.: Reumatismo articular y tuberculosis pulmonar. Consideraciones sobre las relaciones entre las dos enfermedades. Arch. Tisiol. (Caramulo) **13**, 1 (1966).

Fossati, C.: Association diabete tuberculose pulmonaire. Diabete (Le Raincy) **17/4**, 261 (1969).

Fountain, J.R.: Blood changes associated with disseminated tuberculosis. Report of 4 fatal cases with a review. Brit. med. J. **2**, 76 (1954).

Fourrier, Chr.: Une nouvelle méthode d'exploration pulmonaire. Des tomographies en P.O.A. Nantes: Thèses 1958.

Foushee, J.H.S., Norris, F.G.: Pulmonary aspergillosis. A case report. J. thorac. Surg. **35**, 542 (1958).

Fovino, G.N., Pontiggia, P.: L'associazione silico-tubercolare. Contributo allo studio isto-patologico della lesione tubercolare in terreno pneumoconiotico. Ann. med. Sondalo **11**, 327 (1963).

Fowler, W.C.: Diagnosis assessment and treatment of the minimal lesion. In: Modern practice in tuberculosis (T.H. Sellors, J.L. Livingstone, Eds.). London: Butterworth 1952.

Franchini, C., Foddai, G., Duchi, G.: Considerazioni sulle calcificazioni nodulari a guscio intraparenchimali nei silicotici e nei silico-tbc. Ann. med. Sondalo **9**, 10 (1961).

Fraser, H.S., Macleod, W.M., Garnett, E.S., Goddard, B.A.: Lung scanning in the preoperative assessment of carcinoma of the bronchus. Amer. Rev. resp. Dis. **101**, 349 (1970).

Fraser, R.G.: Measurements of the calibre of human bronchi in three phrases of respiration by cinebronchography. J. Canad. Ass. Radiol. **12**, 102 (1961).

Fraser, R.G., Bates, D.V.: Body section roentgenography in the evaluation and differentiation of chronic hypertrophic emphysema and asthma. Amer. J. Roentgenol. **82**, 39 (1959).

Fraser, R.G., Paré, J.A.P.: Diagnosis of Diseases of the Chest. Vol. I and II. Philadelphia-London-Toronto: Saunders 1970.

Fred, H.L., Burdine, J.A., Gouzeler, D.A., Lockhart, R.W., Peabody, C.A., Alexander, J.K.: Lung scanning in pulmonary thromboembolism. New Engl. J. Med. **275**, 1025 (1966).

Freerksen, E.: Der Superinfektionsschutz bei der Tuberkulose. Dtsch. med. Wschr. **84**, 1533 u. 1617 (1959).

Fréour, P.: Etude clinique de la tuberculose pulmonaire des personnes âgées. Bull. int. Un. Tuberc. **32**, 210 (1962).

Fréour, P., Germoicty, J., Roger, P.: L'évolution des primo-infections tuberculeuses despuis vingt ans. Rev. Tuberc. **25**, 1227 (1961).

Fréour, P., Serisé, M.: Les tuberculeuses minimes: Conduite diagnostique et thérapeutic. Sem. Hôp. Paris **34**, 394 (1958).

Frey, E.: Initialpleuritis und Tuberkulose. Tuberk.-Arzt **6**, 533 (1952).

Fricke, K.F.: Kritische Bemerkungen zur Röntgendiagnostik der Lungentuberkulose. Z. Tuberk. **95**, 35 (1950).

Fridrich, D.: Rozhl. Tuberk. **21**, 758 (1961); zit. nach Neumann, G.: Wiedererkrankung nicht überwachter Tuberkulöser. Prax. Pneumol. **23**, 473 (1969).

Fridrich, D.: Relationship between calcified primary lung foci and post-primary pulmonary tuberculosis. Rozhl. Tuberk. **26**, 630 (1966).

Friedel, H.: Bronchologische Technik im Kindesalter. Beitr. Klin. Tuberk. **118**, 120 (1958).

Friedel, H.: Die endobronchiale Kavernenplombenbehandlung. Mschr. Tuberk.-Bekämpf. **5**, 119 (1962).

Friedel, H.: Die endobronchiale Polmbierung der Kaverne. Beitr. Klin. Tuberk. **127**, 251 (1963).

Friedländer, C.: Cancroid in einer Lungencaverne. Fortschr. Med. **3**, 307 (1885).

Friedmann, Ch., Mischkin, S., Lubliner, R.: Pulmonary resection for aspergillus abscess of the lung. Dis. Chest **30**, 349—350 (1956).

Friedrich, E., Bergmann, L.: Das Aspergillom in mikrobiologischer Sicht. Zbl. Bakt. Orig. **182**, 55 (1961).

Friedrich, G.: Peripherer Lungenkrebs auf dem Boden pleuranaher Narben. Virchows Arch. **304**, 231 (1939).

Frik, K.: Eine wesentliche Verbesserung der Durchleuchtungstechnik der Lungenspitzen. Klin. Wschr. **1**, 1938 (1922).

FRIK, W.: Führt die Vergrößerungstechnik zu Fortschritten in der Tuberkulosetechnik? Beitr. Klin. Tuberk. 117, 143 (1957/58).

FRIMANN-DAHL, J., WAALER, G.: Röntgenologische und pathologisch-anatomische Studien über den tuberkulösen Primärkomplex. Acta Radiol. 1936, Suppl. 33.

FRISCH, A., BÖCK, E.: Magenresektion und Lungentuberkulose. Wien. med. Wschr. 105, 375 (1955).

FRITZE, E.: Die Pneumokoniose der Ruhrbergleute. Zbl. Arbeitsmed. 16, 172 (1966).

FROMMHOLD, W.: Die Bronchographie in Intubationsnarkose. Fortschr. Röntgenstr. 75, 419 (1951).

FROMMHOLD, W., GAUL, K.E.: Selektive Bronchographie der apikalen Lungensegmente. Fortschr. Röntgenstr. 87, 307 (1957).

FRONDA, L., LUPESCU, R., PETRESCU, I., WACHTEL, L.: Die Zonenlokalisierung der post-primären tuberkulösen Lungenprozesse. Zit. nach BLOEDNER, C.D.: Zur Frage der Altersdiagnostik tuberkulöser Lungenveränderungen im Röntgenbild Erwachsener. (im Druck).

FROSTAD, S.: Tuberculosis incipiens. Acta tuberc. scand. 1944, Suppl. 13, 1.

FROSTAD, S.: The prognosis of tuberculous pleurisy. Acta med. scand. 139, 341 (1951).

FRUCHT, H., KUNKEL, P.: Pulmonary tuberculosis following gastric resection. Ann. Intern. Med. 46, 696 (1957).

FRUHMANN, G.: Neuere Untersuchungen zur Diagnose und Pathogenese des chronischen obstruktiven Emphysems. Wien med. Wschr. 11, 605 (1966).

FUCHS, B.: Dual independent reading of medium size photofluorograms. Rozhl. Tuberk. 22, 524 (1962).

FUMAGALLI, G., BONSIGNORE, G., MANNINO, F.: Les bronchopathies des pneumoconioses. Épreuves fonctionelles respiratoires pur l'évaluation de la réversibilité de la symptomatologie. Bronches 14, 435 (1965).

GABUS, P.: A propos de la fréquence des récidives de la tuberculose pulmonaire. Schweiz. Z. Tuberk. 14, 292 (1957).

GABUS, P.: Silikose, Tuberkulose und Bronchialkarzinom gleichzeitig. Schweiz. Z. Tuberk. 16, 10 (1959).

GADD, C.B.: Chemoresistance and superinfection in two cases of tuberculosis in the same family. Nord. Med. 56, 945 (1956).

GALUSHKA, F.P.: The incidence of tuberculosis and coniotuberculosis among miners of several mines of the donetsk coal basin. Probl. Tuberk. 46, 1 (1968).

GALY, P.: Epituberculose, atélectasie, disséminations pulmonaires bronchogènes d origin ganglionnaire au cours de la tuberculose primo-secondaire de l'enfant. Lyon: Thèse 1941.

GALY, P.: L'evolution des connaissances dans le domaine des affections respiratoires interessant les mineurs. Perspectives pratiques. Presse méd. 75, 663 (1967).

GALY, P., BÉRARD, M., ARRIBEHAUTE, P., TOURAINE, R.G., DE SAINT-FLORENT: Cavernes bulleuses. Documentation anatomo-clinique. Rev. Tuberc. (Paris) 17, 1037 (1953).

GALY, P., BÉRARD, M., DUMAREST, J.: Rev. Tuberc. (Paris) 12, 678 (1948). Zit. nach MANGOLD, H.: Die Tuberkulome der Lunge. Acta Davos 13, 1 (1954).

GALY, P., CHARCOSSET, JACOUTON, PUTHOD, THÉOCARIS: Cancers bronchopulmonaires sous-pleuraux développés sur cicatrice. J. franç. Méd. Chir. thor. 12, 518 (1958).

GALY, P., JUTTIN, P., MINETTE, A., PERRIN, L.F., ROCHE, L., ROUTIER, J.: Image pseudotumorale silicotique isolée, tuberculisation secondaire, exérèse chirurgicale. Sem. Hôp. Paris 32, 849 (1956).

GALY, P., MINETTE, A., PERRIN, L.F., ROCHE, L.: Silicose retardée ou tuberculose fibreuse atypique? A propos d'une observation anatomoclinique chez un ancien mineur de pyrite de fer. Sem. Hôp. Paris 32, 837 (1956).

GALY, P., TOUSSAINT, P.: Les bronchites tuberculeusescaséeuses, sténosantes et ectasiantes. Acta Tuberc. Belg. 42, 428 (1951).

GALY, P., VOISIN, C., BÉRARD, J., GRAILLES, M.: Avec la collaborat. DE PRIGNOT, J., MINETTE, A.: Les tuberculopneumoconioses. Paris: Masson 1968.

GANGUIN, H.G.: Langzeitergebnisse einer Tuberkulosetherapie aus dem Bezirk Cottbus. Z. Erkr. Atmungsorg. 133, 54 (1970).

GANIEV, K.G.: Distinctive features in the current clinical picture, course and cure of focal tuberculosis of the lungs in adolescents. Probl. Tuberk. 48/12, 5 (1970).

GAENSLER, E.A., LINDGREN, I.: Amer. Rev. resp. Dis. 80, 185 (1959). Zit. nach LANCASTER, J.F., TOMSHIEFSKI, J.F.: Tuberkulose als Ursache des Emphysems. Amer. Rev. resp. Dis. 87, 435 (1963).

GARAVAGLIA, C.: Quadri radiologici delle pneumoconiosi. Minerva Radiol. 15, 298 (1970).

GAREGG, S.: The frequency of relapse in apical pulmonary tuberculosis. Acta tuberc. scand. 33, 120 (1957).

GARLAND, L.H.: On the scientific evaluation of diagnostic procedures. Radiology 52, 309 (1949).

GARLAND, L.H.: Studies on the accuracy of diagnostic procedures. Amer. J. Roentgenol. 82, 25 (1959).

GARLAND, L.H., COCHRANE, A.L.: Results of international test in chest roentgenogram interpretation. J. Amer. med. Ass. 149, 631 (1952).

GARLICK, W.L.: Bronchiectasis: observations upon seven hundred and five cases. Amer. Surg. 21, 246 (1955).

GÄRTNER, H.: Die tierexperimentellen Grundlagen zur Frage der tuberkulösen Reinfektion. Beitr. Klin. Tuberk. 108, 58 (1953).

GAUDINO, F.: Le metodiche scintigrafiche nello studio delle modificazioni patologiche secondarie della vascolarizzazione polmonare. Chir. ital. 20, 1695 (1968).

GAUL, K.E., FROMMHOLD, W.: Ein neues Hilfsmittel für die gezielte Bronchographie. Fortschr. Röntgenstr. 77, 613 (1952).

GAULD, W.R., LYALL, A.: Tuberculosis as a complication of diabetes mellitus. Brit. med. J. 1947, 677.

GEBAUER, A.: Anwendungsgebiete und Indikationen zur Röntgenfernsehdurchleuchtung. Röntgenpraxis 17, 274 (1964).

GEBAUER, A.: Bildverstärker-Fernsehdurchleuchtungen in der Lungendiagnostik. Beitr. Klin. Tuberk. 140, 178 (1969).

GEBAUER, A., MUNTEAN, E., STUTZ, E., VIETEN, H.: Das Röntgenschichtbild. Stuttgart: Thieme 1959.

GEBAUER, A., SCHANEN, A.: Das transversale Schichtverfahren. Stuttgart: Thieme 1955.

GEBHARDT, M.: Fernsehdurchleuchtung und öffentliches Gesundheitswesen. Beitr. Klin. Tuberk. 140, 189 (1969).

GEELEN, E.E.M.: L'apparition de tuberculose active après corticothérapie. Lille Med. 9, 118 (1964).

GEHLEN, VON: Morph. Jahrb. 85, 186 (1940). Zit. nach WURM, H.: Tuberkulose und Atelektase. Ergebn. ges. Tuberk.- u. Lung.-Forsch. 12, 121 (1954).

GEISSBERGER, M.: La perforation spontanée des ganglions trachéobronchiques caséfiés dans les bronches. Zürich: Thèse 1944.

GEISSLER, O.: Die erneute Zunahme der Tuberkulose in Deutschland. Beitr. Klin. Tuberk. 59, 475 (1924).

Geissler, O.: Der Erfolgsnachweis in der Tuberkulose-fürsorge. Beitr. Klin. Tuberk. **70** (1928).

Geissler, O.: Die Ursachen des Rückgangs der Tuberkulosesterblichkeit in den Kulturländern: Naturauslese und Gesundheitspflege. Ergebn. ges. Tuberk.- u. Lung.-Forsch. **7**, 31 (1935).

Gelfand, M., Morton, S.A.: Silicosis in the gold mining industry in Rhodesia. Cent. Afr. J. Med. **16**, 32 (1970).

Gelzer, J.: Über die peripheren Lungenkrebse im Bereich von Lungennarben. Virchow's Arch. **329**, 504 (1956).

Gerbeaux, J., Couvrcur, J., Saint-Martin, J.: Evolution du nodule tuberculeux au cours de la primo-infection de l'enfant traitée par les médicaments antituberculeux; 100 observations. Rev. Tuberc. (Paris) **30**, 461 (1966).

Gerhartz, H.: Die Abgrenzung der Lungentuberkuloseformen nach klinischen, hauptsächlich röntgenologischen Zeichen. Beitr. Klin. Tuberk. **34**, 191 (1915).

Gernez-Rieux, Ch., Balgairies, E., Collet, A., Fournier, P.: La pneumoconiose des mineurs de charbon. L'excavation aseptique des fibroses massives. Les formes simples radiologiquement muettes. Press. méd. **63**, 1551 (1955).

Gernez-Rieuc, Ch., Balgairies, E., Fournier, P., Voisin, C.: Une manifestation souvent méconnue de la pneumoconiose des mineurs: La liquéfaction aseptique des formations pseudo-tumorales. Sem. Hôp. Paris **34**, 1082 (1958).

Gernez-Rieuc, Ch., Balgairies, E., Voisin, C., Fournier, P.: La place de la chirurgie d'exérèse dans le traitement de la pneumoconio-tuberculose du mineur de charbon. Poumon **16**, 235 (1960).

Gernez-Rieux, Ch., Marchand, M., Mounier-Kuhn, P., Policard, A., Roche, L.: Broncho-Pneumopathies professionelles. Paris: 1961.

Gerstl, B., Weidman, W.H., Newmann, A.V.: Pulmonary aspergillosis. Report of two cases. Ann. intern. Med. **28**, 662 (1948).

Geszti, J.: Warum beginnt die chronische Lungenschwindsucht meist in der rechten Lungenspitze? Beitr. Klin. Tuberk. **60**, 276 (1925).

Geuns, H.A. van: 21. Internationaler Tuberkulosekongreß in Moskau, Juli 1971. Ref. nach Neumann, G.: Prax. Pneumol. **26**, 127 (1972).

Ghezzi, J., Finulli, M.: Indagine sulle cause di morte di 2862 silicotici. Med. Lav. **56**, 779 (1965).

Ghon, A.: Der primäre Lungenherd bei der Tuberkulose der Kinder. Berlin 1912.

Ghon, A.: Über kavernöse Säuglingstuberkulose. Z. Tuberk. **43**, 3 (1925).

Ghon, A., Kudlich, H.: Zur Reinfektion bei der menschlichen Tuberkulose. Z. Tuberk. **41**, 1 (1925).

Ghon, A., Kudlich, H.: Die Eintrittspforten der Infektion vom Standpunkte der pathologischen Anatomie. In: Handbuch der Kindertuberkulose (Engel und Pirquet, Hrsg.). S. 20. Leipzig 1930.

Ghon, A., Kudlich, H., Schmiedl, S.: Die Veränderungen der Lymphknoten in den Venenwinkeln bei Tuberkulose und ihre Bedeutung. Z. Tuberk. **46**, 197 (1926).

Ghon, A., Roman, B.: Pathologisch-anatomische Studien über die Tuberkulose bei Säuglingen und Kindern. Sitzungsber. d. math.-naturw. Klasse d. kais. Akad. d. Wissensch., Abt. III. **121**, 5 (1912).

Giegler, G.: Zit. nach Wurm, H.: In: Hein, J., Kremer, W., Schmidt, W. l.c.

Giese, W.: Der Zusammenhang der Pleuritis exsudativa der Primärinfektionsperiode mit einer nachfolgenden Lungentuberkulose. Tuberk.-Arzt **5**, 562 (1951).

Giese, W.: Morphologische Ausdrucksformen exogener und endogener Tuberkulose. Beitr. Klin. Tuberk. **108**, 44 (1953).

Giese, W.: Das Erscheinungsbild der Nachkriegstuberkulose vom pathologisch-anatomischen Standpunkt aus. Ergebn. ges. Tuberk.- u. Lung.-Forsch. **11**, 225 (1955).

Giese, W.: Wandlungen der Tuberkulose unter dem Einfluß der Chemotherapie. Verh. dtsch. Ges. Path. **39**, 74 (1955).

Giese, W.: Pathologische Anatomie und Pathogenese der Pleuritis exsudativa. Wien med. Wschr. **107**, 999 (1957).

Giese, W.: Die Lungentuberkulose. In: Lehrbuch der speziellen pathologischen Anatomie (E. Kaufmann, Staemmler, M., Hrsg.) S. 1721. Berlin: de Gruyter 1960.

Giese, W.: Die pathologische Anatomie des Tuberkuloms. Beitr. Klin. Tuberk. **124**, 205 (1961/62).

Giese, W.: Morphologische Grundlagen gestörter Lungenfunktion bei Pneumokoniosen. In: Fortschritte der Staublungenforschung (Reploh, Klosterkötter, Hrsg.). Dinslaken: Niederrheinische Druckerei 1962.

Giese, W.: Beurteilung der Aktivität und Inaktivität der Lungentuberkulose vom Standpunkt des Pathologen. Tuberk.-Arzt **17**, 680 (1963).

Giese, W.: Problematik der offenen Kavernenheilung. Thoraxchirurgie **13**, 111 (1965).

Gifford, L.M., Poggi, J.A., Maxon, F.C.: Concomitant miliary tuberculosis and acute glomerulonephritis. Amer. Rev. resp. Dis. **97**/6 (I), 1118 (1968).

Gigon: In: Blaha, H.: Endoskopie und Chirurgie. Med. Welt **23**, 1259 (1964).

Gilson, A.J., Smoak: In: Pulmonary investigation with radionucleids. Springfield: Thomas 1970.

Ginsberg, A.S., Offensend, F.L.: An application of decision theory to a medical diagnosis – treatment problem. IEEE Transactions on System Science and Cybernetics, Vol. SSC **4**, 3, 355 (1968).

Gissel, H., Schmidt, P.G.: Die Lungentuberkulose. Stuttgart: Thieme 1949.

Giuliano, V., Aliperta, A., Sonaglioni, F., Iodice, F.: Sulle modalita di impianto dei microbatteri atipici nel polmone silicotico. (Indagini sperimentali.) Arch. Tisiol. **21**, 728 (1966).

Gjertz, E.: Über „Frühinfiltrate" und „Frühkavernen" bei über 50 Jahre alten Lungentuberkulösen. Beitr. Klin. Tuberk. **73**, 23 (1930).

Gluck, M.C., Twigg, H.L., Ball, M.F., Rhodes, P.G.: Shadows bordering the lung on radiographs of normal and obese persons. Thorax **27**/2, 232 (1972).

Gocht: Zit. nach Lorey, A.: In: Handbuch der Tuberkulose, Bd. 1. Leipzig: Barth 1923.

Goldberg, B.: Radiological appearances in pulmonary aspergillosis. Clin. Radiol. **13**, 106 (1962).

Goldfine, I.D., Schachter, H., Barclay, W.R., Kingdom, H.S.: Consumption coagulopathy in miliary tuberculosis. Ann. intern. Med. **71**/4, 775 (1969).

Goldmeier, E.: Limits of visibility of bronchogenic carcinoma. Amer. Rev. resp. Dis. **91**, 232 (1965).

Goldner, L., Goldner, B.: La thrombo-phlébite des tuberculeux. Tuberkuloza **19**, 311 (1967).

Goldschmid, E.: Zur Frage des genetischen Zusammenhanges zwischen Bronchialdrüsen- und Lungentuberkulose. Frankf. Z. Path. **1**, 332 (1907).

Goldshtein, V.D., Kurakov, P.I., Shtern, M.I.: Über bronchonoduläre Perforationen bei Tuberkulose. Probl. Tuberk. **42**, 28 (1964).

Gomboš, B., Benicky, L., Müller, V., Sekula, F.: Acute silicosis and silico-tuberculosis. Rozhl. Tuberk. **24**, 158 (1964); ref. nach Zbl. Tuberk. **100**, 401 (1966).

GomboŠ, B., Mersten, A.: Unilateral silicosis. Rozhl. Tuberk. 23, 351—353 (1963).

Gonnermann, R.: Die Lokalisation der Kaverne. In.-Diss., Freiburg i.Br. (1922).

González Montaner, L.J.: Aspectos clínicos y terapéuticos de la silicotuberculosis. An. Cat. Pat. Tuberc. (Bs. As.) 23, 45 (1964); ref. nach Zbl. Tuberk. 103, 157 (1967).

Good, C.A., Clagett, O.T., Weed, L.A.: Nontuberculous disease of the chest and related matters, granuloma of the lung: A problem of differential diagnosis. Trans. nat. Ass. Tuberc. (Lond.) 47, 294 (1951).

Good, C.A., Hood, R.T., McDonald, J.R.: Significance of a solitary mass in the lung. Amer. J. Roentgenol. 70, 543 (1953).

Good, H.: Zur Therapie der mit Bronchiektasien kombinierten Lungentuberkulose. Schweiz. med. Wschr. 80, 876 (1950).

Good, R.A., Zak, S.J.: Disturbances in gamma globulin synthesis as experiments of nature. Pediatrics 18, 109 (1956).

Goodwin, R.A., Snell, J.D.: The enlarging histoplasmoma. Concept of a tumor-like Phenomenon encompassing the Tuberculoma and Coccidioidoma. Amer. Rev. resp. Dis. 100, 1 (1969).

Gorbulin, A.E.: Diagnosis of tumoral forms of conio-tuberculosis in coal miners of the Don Basin. Probl. Tuberk. 45, 23 (1967).

Gorbulin, A.E.: Infiltrative-pneumonic forms of coniotuberculosis. Klin. Med. (Mosk.) 46, 141 (1968).

Gordon, J.: Bronchiectasis: a comparative study of tuberculous and nontuberculous pyogenic suppurative disease. J. thorac. Surg. 22, 411 (1951).

Görgényi-Göttche, O.: Über die Epituberkulose. Ann. Paediat. 173, 356 (1949).

Görgényi-Göttche, O.: Tuberkulose im Kindesalter. Wien: Springer 1951.

Görgényi-Göttche, O.: Atelektasen im Kindesalter. Erg. ges. Tuberk.- u. Lung.-Forsch. 14, 421 (1958).

Görgényi-Göttche, O.: Die Tuberkulose der endothorakalen Lymphknoten im Kindesalter. Stuttgart: Thieme 1962.

Görgényi-Göttche, O.: Lungentuberkulose vom Erwachsenentypus im Pubertätsalter. In: Handbuch der Kinderheilkunde (H. Opitz, F. Schmid, Hrsg.), Bd. 5. Berlin-Göttingen-Heidelberg: Springer 1963.

Görgényi-Göttche, O., Kassay, D.: Importance of bronchial rupture in tuberculosis of endothoracic lymph glands. Amer. J. Dis. Child 74, 166 (1947).

Görgényi-Göttche, O., Kassay, D.: Die Bedeutung der Bronchusperforation bei der Tuberkulose der endothorakalen Lymphknoten. Ann. Paediat. 171, 168 (1947).

Görgényi-Göttche, O., Kassay, D.: Zur Bedeutung der Bronchialperforation bei der Tuberkulose der endothorakalen Lymphknoten. Schweiz. med. Wschr. 45, 1213 (1950).

Görgényi-Göttche, O., Kassay, D.: Zur Bedeutung der Bronchialperforation bei der Tuberkulose der endothorakalen Lymphknoten. Gleichzeitig einige Bemerkungen zur Arbeit von Ph. Schwartz. Schweiz. med. Wschr. 80, 1213 (1950).

Gottschalk, A., Beck, R.N.: In: Fundamental problems in scanning. Springfield/Ill.: Thomas 1968.

Gottstein, A.: Tuberkulose und Hungersnot. Klin. Wschr. 1, 574 (1922).

Gottstein, A.: Allgemeine Epidemiologie der Tuberkulose. Berlin: Springer 1931.

Gough, J.: Pathological changes in the lungs associated with cor pulmonale. Bull. N.Y. Acad. Med. 41, 927 (1953).

Gough, J.: Les bronches dans la pneumoconise. Bronches 14, 402 (1965).

Gough, J., Heppleston, A.G.: The Pathology of the Pneumoconioses. In: Industrial pulmonary diseases (E.J. King, C.M. Fletcher, Eds.). Boston: Little, Brown & Co. 1960.

Gough, J., Rivers, D., Seal, R.M.E.: Pathological studies of modified pneumoconiosis in coal miners with rheumatoid arthritis. (Caplans syndrom). Thorax 10, 9 (1955).

Gould, D.M., Dalrymple, G.V.: A radiological analysis of disseminated lung disease. Amer. J. med. Sci. 238, 621 (1959).

Graczyk, J., Zachara, A.: Viral hepatitis in tuberculous patients. Gruźlica Choroby Pluc 36, 145 (1968).

Gräff, S.: Über die Bedeutung der Einteilung der Lungenphthise nach pathologisch-anatomischen Gesichtspunkten. Z. Tuberk. 34, 683 (1921).

Gräff, S.: Pathologische Anatomie und klinische Forschung der Lungenphthise. Z. Tuberk. 34, 174 (1921).

Gräff, S.: Über die Bedeutung der Röntgenplatte für die Forschung der Lungentuberkulose. Z. Tuberk. 46, 304 (1926).

Gräff, S.: Die Bedeutung der Kaverne für den Verlauf und für die Einstellung zur Therapie der Lungentuberkulose. Z. Tuberk. 47, 177 (1927).

Gräff, S.: Über die neueren Anschauungen zur pathologischen Anatomie der Lungenschwindsucht. Klin. Wschr. 7, 2428 (1928).

Gräff, S.: Die Kaverne der Lungentuberkulose vom pathologisch-anatomischen Standpunkt aus. Ergebn. ges. Tuberk.- u. Lung.-Forsch. 7, 257 (1935).

Gräff, S.: Zit. nach Wurm, H.: In: Kollapstherapie der Lungentuberkulose (Hein, Kremer, Schmidt, Hrsg.). Leipzig: Thieme 1938.

Gräff, S.: Die Grundlagen und Sprache der Tuberkuloseforschung. Beitr. Klin. Tuberk. 108, 36 (1953).

Gräff, S., Küpferle, L.: Die Lungenphthise. Ergebnisse vergleichender röntgenologisch-anatomischer Untersuchungen. Berlin: Springer 1923.

Graham, E.A., Singer, J.J.: Successful removal of entire lung for carcinoma of the bronchus. J. Amer. med. Ass. 101, 1371 (1933).

Graham, S.H.: The aetiology of relapse in pulmonary tuberculosis. Med. Press 6178, 320 (1957).

Grancher, J.: Maladies de l'appareil respiratoire. Paris 1890.

Grass, H.: Behandlung der Lungentuberkulose durch intracutane Superinfektion mit virulenten Tuberkelbazillen. Z. Tuberk. 92, 162 (1949).

Grass, H.: Hürden und Hilfen bei der Frühdiagnose der Lungentuberkulose. Z. Tuberk. 95, 257 (1950).

Greenberg, D. von, Boushy, S.F., Jenkins, D.E.: Über Beziehungen zwischen chronischer Bronchitis und Emphysem. Amer. Rev. resp. Dis. 96, 918 (1967).

Greening, R., Pendergrass, E.P.: Postmortem roentgenography with particular emphasis upon the lung. Radiology 62, 720 (1954).

Greenwell, F.P., Wright, F.W.: Rotational tomography. Clin. Radiol. 16, 377 (1965).

Greer, A.E.: Disseminating fungus diseases of the lung. Amer. Lect. Series No. 509; Amer. Lectures in Chest Diseases. Bannerstone Division. Springfield/Ill.: Thomas 1962.

Greineder, K.: Die Tomographie der normalen Lunge. Fortschr. Röntgenstr. 52, 443 (1935).

GREINEDER, K.: Tomographische Diagnostik der tuberkulösen Kaverne. Tuberk. Bibl. 62. Leipzig: Barth 1937.

GREINEDER, K.: Das Schichtbild der Lunge, des Tracheobronchialbaums und des Kehlkopfes. Leipzig: Thieme 1941.

GRENZER, K.H., KAYSER-PETERSEN, J.E.: Fürsorgerische Beobachtungen über die Anfänge der Lungentuberkulose des Erwachsenen. Tuberk. Bibl. Leipzig: Barth 1939.

GRIECO, A., SARTORELLI, E.: Su di un caso di silicosi pseudotumorale. Med. Lav. 53, 359 (1962).

GRIESBACH, R.: Röntgenreihenuntersuchungen des Brustkorbs. Leipzig: Thieme 1949.

GRIESBACH, R., KEMPER, F.: Röntgenschichtverfahren. Stuttgart: Thieme 1955.

GRIFFITH, S.: Zit. nach HEDVALL, E.: In: Handbuch der Tuberkulose, Bd. I, S. 499. Stuttgart: Thieme 1958.

GRILL, W.: Morphologische Grundlagen angiographischer Lungenbefunde. Arch. klin. Chir. 289, 551 (1958).

GRIMMINGER, A.: Über die Begutachtung der Tuberkulose nach Resektion und Dekortikation unter Berücksichtigung der Erfahrungen bei 607 von vor 3–9 Jahren operierten Patienten. Tuberk.-Bücherei 1960, 173.

GROB, W.: Zur Ätiologie und Therapie des Spontanpneumothorax. Schweiz. Z. Tuberk. 5, 308 (1948).

GROH, F.: Ein elektronisches Subtraktionsgerät. Röntgenpraxis 2, 43 (1967).

GROH, F., HAENDLE, J.: Harmonisierung und Farbsubtraktion. Electromedica 3, 73 (1968).

GROSSE, H.: Über die Syntropie von Lungentuberkulose und Linksherzfehlern. Tuberk.-Arzt 16, 358 (1962).

GROSSE-BROCKHOFF, F., LOOGEN, F., SCHAEDE, A.: Angeborene Herz- und Gefäßmißbildungen. In: Handbuch der inneren Medizin (H. SCHWIEGK, Hrsg.). Berlin-Göttingen-Heidelberg: Springer 1960.

GRUENDORFER, W., RABER, A.: Progressive silicosis in granite workers. Brit. J. Industr. Med. 27, 110 (1970).

GRUHN, J.: Über eine Lungenerkrankung, bedingt durch einen avium-ähnlichen Mykobakterienstamm. Z. Tuberk. 123, 270 (1965).

GRUHN, I., BAER, K.: Über das Vorkommen von Mycobacterium kansasii und Mycobacterium tuberculosis bei einer Silikotuberkulose. Z. Tuberk. 125, 28 (1966).

GRUNERT, H.H.: Die Auswirkung der Magenresektion auf die Leber. Chirurg. 32, 280 (1961).

GRZYBOWSKI, S.: 21. Internationaler Tuberkulosekongreß in Moskau, Juli 1971. Ref. nach NEUMANN, G.: Prax. Pneumol. 26, 126 (1972).

GRZYBOWSKI, S., McKINNON, V., TUTERS, L., PINKUS, G., PHILLIPS, R.: Reactivations in active pulmonary tuberculosis. Amer. Rev. resp. Dis. 93, 352 (1966).

GSELL, O.: Der hämorrhagische Lungeninfarkt und seine Komplikationen (Infarktpleuritis, Infarktpneumonie, Infarktkaverne). Dtsch. med. Wschr. 61, 1317 (1935).

GUÉNON, A., ROUSSELOT, J., BÉZARD, J.: Un cas d'aspergillome chez un tuberculeux pulmonaire. Rev. Tuberc. (Paris) 23, 449 (1959).

GUILD, A.A., ROBSON, H.N.: Polycythaemia vera with tuberculous splenomegaly. Eding. med. J. 57, 145 (1950).

GUILLERMAND, J.: L'apport de la broncoscopie dans les hémoptiysies sans cause apparente. Poumon 27, 481 (1971).

GUJER, W.: Das Krankheitsbild der chronischen Miliartuberkulose. Beitr. Klin. Tuberk. 114, 481 (1955).

GUPTA, S.K., LAW, S.C.: The syndrome of transient, unilateral phrenic paralysis in primary pulmonary tuberculosis. Calcutta Med. J. 67/1, 12 (1970).

GUREVICH, M.A., SLINCHENKO, N.Z.: Morphology of lung cancer in miners of iron ore. Arkh. Patol. 33, 22 (1971).

GÜRICH, W.: Der torpide Rundherd (Tuberkulom) bei Lungentuberkulose. Beitr. Klin. Tuberk. 114, 553 (1955).

GÜRICH, W.: Zur Beurteilung des posttuberkulösen Resthöhlen-Syndroms (Offen-negativ-Syndrom) nach den Erfahrungen mit offener Kavernenbehandlung. Prax. Pneumol. 19, 293 (1965).

GURTNER, H.P.: Die Verteilung der Lungendurchblutung beim chronischen Emphysem. Bern-Stuttgart: Huber 1968.

GUTOWSKI, W.: Über das gemeinsame Vorkommen von Lungentuberkulose und Lungenkrebs. Med. Welt 23, 1290 (1972).

GUY, L.R., CHAPMAN, J.S.: Susceptibility in vitro of unclassified mycobacteria to commonly used antimicrobials. Amer. Rev. resp. Dis. 84, 746 (1961).

HAAPANEN, J.: Speleographie. Beitr. Klin. Tuberk. 116, 677 (1956).

HADJIDECOB, G., GERASSIMOV, P.: Sur les formes unilatérales de la silicose pulmonaire. Radiol. diagn. (Berl.) 10, 1 (1969); ref. nach Zbl. Tuberk. 107, 334 (1969).

HAEFLIGER, E.: Die Form der Lungentuberkulose im Röntgenbild in ihrer Beziehung zu Schub und Rückbildung. Basel: Schwabe 1944.

HAEFLIGER, E.: Bronchus und Kavernenheilung. Schweiz. Z. Tuberk. 109 (1950).

HAEFLIGER, E.: Spezielle Röntgenologie der Lungentuberkulose. Basel: Schwabe 1954.

HAEFLIGER, E.: Zum Problem der tuberkulösen Kaverne. Internist (Berl.) 3, 592 (1962).

HAEFLIGER, E.: Kavernenheilung unter Chemotherapie und Antibiotikabehandlung mit Berücksichtigung der sog. „offenen Kavernenheilung". S. 42. Stuttgart: Thieme 1966.

HAEGER, E.: Beitrag zur Technik der Lungenuntersuchung mittels Röntgenstrahlen. Beitr. Klin. Tuberk. 73, 501 (1930).

HAEMMERLI, U.P., SIEBENMANN, R.E.: Indikation zur Leberbiopsie bei Tuberkulose, speziell zur Frühdiagnose der Miliartuberkulose. Schweiz. Z. Tuberk. 17, 297 (1960).

HAENISCH, F.: Die Bedeutung der Untersuchungstechnik für die Röntgendiagnose der Erkrankungen des Mediastinums und der Lunge. Verh. dtsch. Röntgen.-Ges. 18, 22 (1927).

HAENISCH, G.F., HOLTHUSEN, H.: Einführung in die Röntgenologie. 4. Aufl. Stuttgart: Thieme 1947.

HAENSELT, V.: Silikotuberkulose. Pathologisch-anatomische Untersuchungen aus den Heilstätten Bad Berka. Mschr. Tuberk.-Bekämpf. 6, 100 (1963).

HAENSELT, V., DÜRSCHMIED, H., WEIDIG, W.: Diagnose und Differentialdiagnose des solitären Lungenrundherdes. Advanc. Tuberc. Res. 19 (1974).

HAIN, E., HOFFMANN, K., HÜSSELMANN, H., ENGEL, J., FICK, H., ARNAL, M.L.: Die Erkrankungen der Pleura. Internist (Berl.) 5, 369 (1964).

HAIZMANN, R., HORNYKIEWYTSCH, TH.: Zur Bewertung des Röntgenbefundes bei medikamentöser Behandlung der Lungentuberkulose. Tuberk.-Arzt 8, 297 (1954).

HALL, R.: Some rare and obscure pulmonary and pleural conditions. Lancet 1922, 61.

HALLER, R. DE: Immunologie des mycoses pulmonaires. Schweiz. med. Wschr. 37, 1435 (1968).

HALLER, R. DE: Mycoses broncho-pulmonaires indigènes – Principes de diagnostic. Rev. thérap. 27, 1, 28 (1970).

HALLER, R. DE: Serodiagnose der verschiedenen Formen von Aspergillose. Jahresversammlung der Sektion antimykotische Chemotherapie der Paul-Ehrlich-Gesellschaft 1972, Basel (unveröffentlicht).

HALLER, R. DE, REUTTER, F.W., WEGMANN, T.: Taubenzüchterkrankheit und Aspergillose. Schweiz. med. Wschr. **100**, 1825 (1970).

HALLETT, W.Y., MARTIN, C.J.: Ann. intern. Med. **54**, 1146 (1961). Zit. nach LANCASTER, J.F., TOMASHIEFSKI, J.F.: Tuberkulose als Ursache des Emphysems. Amer. Rev. resp. Dis. **87**, 435 (1963).

HAMBURGER, F.: Allgemeine Pathologie und Diagnostik der Kindertuberkulose. Leipzig und Wien 1910.

HAMBURGER, F., DIETL, K.: Die Tuberkulose des Kindesalters. Leipzig und Wien: Deuticke 1932.

HAMMER, O.: Aktive Lungentuberkulose mit Bronchialkarzinom und ihre Behandlung. Berl. Med. **15**, 544 (1964).

HAMMERLEIN, M., TOPELMANN, J., THOMAS, G.: Verbesserung der röntgenologischen Lungendiagnostik durch die Schrägtomographie. Radiol. diagn. (Berl.) **11**/6, 747 (1970).

HAMPTON, A.O., CASTLEMAN, B.: Correlation of postmortem chest Teleroentgenograms with autopsy findings. J. Roentgenol. Radium. Ther. **43**, 305 (1940).

HANSEMANN, D. V.: Zit. nach WURM, H.: In: HEIN, J., KREMER, W., SCHMIDT, W. l.c.

HARMSEN, A.E.: Tuberculoma pulmonis. Gravenhage: Nieuw Leven 1950.

HARRFELDT, H.P.: Beitrag zum Thema „Trauma und Tuberkulose". Med. Klin. **1952**, 614.

HARRIS, T.R., PRATT, P.C., KILBURN, K.H.: Total lung capacity measured by roentgenograms. Amer. J. Med. **50**/6, 756 (1971).

HART, C.: Über die Bedeutung und die Leistungen der pathologischen Anatomie für die Erforschung und Bekämpfung der Tuberkulose. Z. Tuberk. **27**, 10 (1917)

HART, C.: Über die Heilbarkeit und Heilung tuberkulöser Lungenkavernen. Z. Tuberk. **35**, 253 (1917).

HARTMANN, G.: Tuberkulöser Verkalkungsringschatten an einem Bronchialkarzinom. Thoraxchirurgie **3**, 56 (1955).

HARTUNG, W.: Lungenemphysem: Morphologie, Pathogenese und funktionelle Bedeutung. Berlin-Göttingen-Heidelberg: Springer 1964.

HASCHE, E.: Die minimale Tuberkulose aus chirurgischer Sicht. Beitr. Klin. Tuberk. **124**, 194 (1961/62).

HASCHE, E., HAENSELT, V.: Das Aspergillom der Lunge. Z. Tuberk. **114**, 29 (1960).

HASSELBACH, F.: Vitamine und Tuberkulose. Ergebn. ges. Tuberk.- u. Lung.-Forsch. **10**, 21 (1941).

HAUBRICH, R.: Glanz und Elend der Kymographie. Radiologe **3**, 243 (1963).

HAUDEK, M.: Die wichtigsten Typen der Röntgenbilder der Lungentuberkulose. Wien. med. Wschr. **76**, 1511 (1926).

HAUSER, R.: Über die Ursache zweifelhafter Befunde im Schichtbild der Lunge und deren Klärung, durch Änderungen der Verwischungsrichtung. Fortschr. Röntgenstr. **72**, 660 (1950).

HAUSMANN, H.: Über die Lungentuberkulose bei Magenresezierten, dargestellt am Krankengut des Zentralkrankenhauses Gauting. Inaug.-Diss., München 1969.

HAUSSER, R.: Über die Möglichkeiten und Irrtümer in der Beurteilung des Schichtbildes der Lunge bei linearer Verwischung auf Grund von Resektionserfahrungen. Beitr. Klin. Tuberk. **117**, 126 (1957/58).

HAUSSER, R.: Über das klinische Erscheinungsbild cystischer Lungenveränderungen. In: Lungenzysten und posttuberkulöse Resthöhlen (E. GAUBATZ, Hrsg.). 12. Kongreß der Südd. Ges. f. Tuberkulose und Lungenkrankheiten. Stuttgart: Thieme 1966.

HAYEK, H. VON: Zur Frage der Lungenmuskulatur. Klin. Wschr. **1950**, 268.

HAYEK, H. VON: Zur Anatomie der menschlichen Lunge, der Lungenläppchen und der Alveolenwand unter besonderer Berücksichtigung der Funktion. Wien. klin. Wschr. **64**, 249 (1952).

HAYEK, H. VON: Die menschliche Lunge. Berlin-Göttingen-Heidelberg: Springer 1953.

HAYLER, K.: Schwere Silikose der Lungen mit Beteiligung benachbarter Organe, besonders Lymphdrüsen. Röntgenpraxis **10**, 844 (1938).

HAYNIE, T.P., HENDRICK, C.K.: Diagnosis of pulmonary embolism and infarction by photoscanning. J. nucl. Med. **6**, 613 (1965).

HEAF, F.: Tuberculosis in the tropics. Brit. J. clin. Pract. **12**, 834 (1958).

HEARD, B.: Pers. Mitteilung. Luzern 1972.

HEDDÄUS: Zit. nach FEUCHTINGER, O., Über die Beziehungen zwischen Karzinom und Tuberkulose beim Menschen. Z. Krebsforschg. **42**.

HEDRÉN, G.: Pathologische Anatomie und Infektionsweise der Tuberkulose der Kinder, besonders der Säuglinge. Z. Hyg. Infektionskr. **73**, 273 (1913).

HEDVALL, E.: Tuberculosis incipiens. Further studies of the initial Stage of chronic pulmonary tuberculosis. Acta med. scand. Suppl. **181** (1946).

HEDVALL, E.: Foyers initiaux, un group particulier de tuberculose à minima; pronostic et traitement. Dis. Chest. **24**, 148 (1953).

HEDVALL, E.: Infektionsquellen und Verbreitungsweise. In: Handbuch der Tuberkulose, Bd. 1, S. 599. Stuttgart: Thieme 1958.

HEIMBECK, J.: Tuberculosis incipiens. Norsk. Mag. Laegevidensk. **90**, 18 (1929).

HEIN, J.: Das Schirmbild-Schichtverfahren. Beitr. Klin. Tuberk. **117**, 106 (1957/58).

HEIN, J.: Die Tuberkulose bei Gastarbeitern vom klinischen Standpunkt aus gesehen. Referat. Ausschüsse (2) Seuchenbekämpfung und Hygiene und (3) Gesundheitsvorund -fürsorge des Bundesgesundheitsrates, Bad Godesberg, 6. Mai 1966.

HEIN, J., KREMER, W., SCHMIDT, W.: Kollapstherapie der Lungentuberkulose. Leipzig: Thieme 1938.

HEIN, J., STEFANI, H.: Die gewebliche Reaktion der Lungentuberkulose bei Isonicotinsäurehydrazid-Behandlung. Z. Tuberk. **101**, 180 (1952).

HEINECKE, A.: Beitrag zur Röntgenographie der Lungentuberkulose. Beitr. Klin. Tuberk. **41**, 153 (1919).

HEINRICH, H., KOB, H.: Über die Isolierung von atypischen Mykobakterien der Gruppe III bei Vater und Tochter. Z. Tuberk. **127**, 147 (1967).

HEISIG, F.: Das Großbild-Schnellaufnahmeverfahren in der Lungendiagnostik. Beitr. Klin. Tuberk. **117**, 102 (1957/58).

HEKKING, A.M.W.: Over de geiseleerde pathologisch veranderde Middenkwab der rechter long. Maandschr. Kindergeneesk. **23**, 300 (1955).

HEKKING, A.M.W., LIMBURG, M.: Tuberkulöse Deformationen der pectoralen Segmente der Oberlappen. Nederl. Tijdschr. Geneesk. **1950**, 2957.

HENNIG, K., WOLLER, P., FRANKE, W.G.: Die Lungenszintigraphie als Ergänzung der Röntgenuntersuchung – Grundlagen und klinische Bedeutung. Dtsch. Gesundh.-Wes. **23**/21, 979 (1968).

HENNIG, K., FRITZ, H., WOLLER, P., FRANKE, W.G., KEMNITZ, H.P.: Die Lungenszintigraphie bei der Silikose-Begutachtung. Fortschr. Röntgenstr. **108**, 303 (1968).

HENNINGSEN, W.: Ergebnisse der Lagebestimmungen von tuberkulösen Kavernen. Beitr. Klin. Tuberk. **96**, 23 (1941).

HERMAN, J.: Myeloproliferative disorder and tuberculosis. Calif. Med. **105**/4, 287 (1966).

HERMANN, G.: Kavernenheilung. Inaug.-Diss. München 1974.

HERRMANN, C.M.: Untersuchung zur Frage der Vergesellschaftung von Lungentuberkulose und Bronchialkarzinom. Inaug.-Diss. Berlin 1969.

HERRNHEISER, G.: Frühdiagnostik der Lungentuberkulose vom röntgenologischen Standpunkt aus. I. Morphologie und Morphogenese des Frühherdschattens. Beitr. Klin. Tuberk. **81**, 720 (1932).

HERRNHEISER, G.: Röntgenanatomie der Lunge. Fortschr. Röntgenstr. **74**, 623 (1951).

HERTZOG, A.J., SMITH, T.S., GIBLIN, M.: Acute pulmonary aspergillosis. Report of one case. Pediatrics **4**, 331 (1949).

HERTZOG, P., VON: Chirurgische Indikationen bei der Behandlung von chronisch-tuberkulösen Pyothoraxen. Langenbecks Arch. klin. Chir. **319**, 490 (1967).

HERTZOG, P., VON, TOTY, L., HOFFMANN, TH.: Die chirurgische Behandlung des chronischen tuberkulösen Empyems durch die Dekortikation und die Rolle der radikalen Operationen. Thoraxchirurgie 6 (1958/59).

HERXHEIMER, G.: Wirkungsweise des Tuberkelbazillus bei experimenteller Lungentuberkulose. Beitr. Path. Anat. **33** (1902).

HERXHEIMER, G.: Über Karzinom und Tuberkulose. Z. Tuberk. **27**, 251 (1917).

HERZOG, H.: Über den Lungenhilus des Kindes und des Erwachsenen in vergleichender röntgenologischer Darstellung und Deutung mittels Übersichtsaufnahme, Tomogramm und Stereobild. Acta Davos. **10**, 3 (1950).

HERZOG, H., FRIEDRICH, R., BAUMANN, H.R., ENDREI, E.: The use of pulmonary radioisotope scanning and bronchospirometry to assess disturbances in ventilation and the perfusion of the lungs. Respiration **26**, Suppl., 204 (1969).

HICKEN, P., GREEN, I.D., BISHOP, J.M.: Relationship between transpulmonary artery distance and pulmonary arterial pressure in patients with chronic bronchitis. Thorax **23**, 446 (1968).

HILLERDAL, O.: Tuberkuloma of the lung. Acta tuberc. scand. Suppl. **34** (1954).

HILLERDAL, O.: Endobronchiale Lymphdrüsenperforationen bei Primärtuberkulose. Svenska Läk. Tidn. **60**, 2953 (1963).

HILLERDAL, O.: The mortality from tuberculosis in a swedish county. Acta tuberc. pneumol. scand. **42**, 251 (1963).

HILLMAN, F.J., ROSENBERG, M.D.: Bronchography in children under topical anesthesia. J. thorac. cardiovasc. Surg. **44**, 415 (1962).

HILTZ, J.E., MACRAE, D.M., QUINLAN, J.J.: The ulcerating tuberculous hilar gland. Canad. med. Ass. J. **89**, 193 (1963).

HINAUT, G., PAILLAS, J., FABRE, C., CHOFFEL, C., PACOT, C.: Sarcoidose pulmonaire excavée avec aspergillomes intra-cavitaires. (Excavating pulmonary sarcoid with intracavitary aspergilloma.) J. franc. Méd. Chir. thor. **21**, 33 (1967).

HINKMANN, B.: Die Tuberkulose bei Gastarbeitern. Inaug.-Diss. München 1967.

HINKMANN, RENATE: Ergebnisse von Sensibilitätsprüfungen bei Tuberkulose-Bakterien im Zentralkrankenhaus Gauting, mit besonderer Berücksichtigung der elektronischen Datenverarbeitung. Inaug.-Diss. München 1972.

HINSON, K.F.W., MOON, A.J., PLUMMER, N.S.: Bronchpulmonary aspergillosis. Thorax 7, 317 (1952).

HIRDES, J.J.: Les tuberculoses pulmonaires «a minima». Acta tuberc. belg. **44** (1953).

HIRSCH, W.: Lungenkrankheiten im Röntgenbild. Leipzig: Thieme 1957.

HIRSCH, W., LIEBAU, H.: Die Lungentuberkulose im Röntgenbild. 2. Aufl. Leipzig: Thieme 1953.

HITZE, K.L.: 21. Internationaler Tuberkulosekongreß in Moskau, Juli 1971. Ref.: NEUMANN, G.: Prax. Pneumol. **26**, 122 (1972).

HOBBY, G.L., REDMOND, W.B., RUNYON, E.H., SCHAEFER, W.B., WAYNE, G.L., WICHELHAUSEN, R.H.: A study on pulmonary disease associated with mycobacteria other than M. tuberculosis: Identification and characterization of the mycobacteria. XVIII. A report of Veterans Administration — Armed Forces Cooperative Study on the Chemotherapy of Tuberculosis. Amer. Rev. resp. Dis. **95**, 954 (1967); auch Zbl. ges. Tuberk.-Forsch. **103**, 409 (1967).

HOBBY, G.L., WAYNE, L.G., RUNYON, R.H., SCHAEFER, W.B., WICHELHAUSEN, R.H.: A study on pulmonary disease associated with Mycobacteria other than Mycobacterium tuberculosis; identification and characterisation of the Mycobacteria. Amer. Rev. resp. Dis. **95**, 954 (1967).

HOCHBERG, L.A., GRIFFIN, I.H., BICUNAS, A.D.: Segmental resection of the lung for aspergillosis. Amer. J. Surg. **80**, 364 (1950).

HOCHSTETTER, F.: Die tuberkulöse Kaverne. Dtsch. med. Wschr. 60. Jhrg. 1934/1963—1966 und 1996—1999.

HÖCHT, W.: Indikation und Wert der Leberpunktion in der pneumologischen Diagnostik. (Ergebnisse des Zentralkrankenhauses Gauting aus den Jahren 1968—1971.) Med. Klin. **1974**, 191.

HODGES, F.V.: Hamartoma of the lung. Dis. Chest **33**, 43 (1958).

HOEVEN, L.H. VAN DER, RUTTEN, F.J., VAN DER SAR, A.: An unusual acid-fast bacillus causing systemic disease and death in a child. Amer. J. clin. Path. **29**, 433 (1958).

HOFBAUER, A.: Spontanpneumothorax bei Lungensilikose. Beitr. Klin. Tuberk. **83**, 486 (1933).

HOEFER, W.: Das Mindestalter bei der Röntgen-Reihenuntersuchung (Mass radiography: Minimum Age). Prax. Pneumol. **31** (1977) 311–314.

HÖFER, W.: Tuberkulindemographie eines Landkreises. Beitr. Klin. Tuberk. **133**, 153 (1966).

HÖFFKEN, W.: Die Einführung des Metraskatheters unter Durchleuchtungskontrolle durch die Nase. Röntgen-Bl. **6**, 113 (1953).

HÖFFKEN, W.: Die gezielte Bronchographie und ihre Auswirkung auf die Sauerstoffsättigung des Blutes. Fortschr. Röntgenstr. **81**, 320 (1954).

HÖFFKEN, W.: Das Aspergillom der Lunge. Fortschr. Röntgenstr. **84**, 397 (1956).

HOFFMANN, TH.: Das Lungenaspergillom. Langenbecks klin. Chir. 292 (1959).

HOFFMANN, G., SCHEER, K.: Radioisotope in der Lokalisationsdiagnostik. Stuttgart: Schattauer 1967.

HOFFMAN, G.T., ROTTINO, A.: Studies of immunologic reactions of patients with Hodgkin's disease: Antibody reactions to typhoid immunization. Arch. intern. Med. **86**, 872 (1950).

HOFFMEISTER, W.: Die Pilzerkrankungen der Lunge. Dtsch. med. J. **5**, 309 (1954).

HOFMILLER, H.: Infarktkavernen. Dissertation, München, in Vorbereitung.

HOLDEN, W.S., ARDRAN, G.M.: Observations of the movements of the trachea and main bronchi in man. J. Fac. Radiol. **8**, 267 (1957).

HOLLAND, C.T.: X-rays in 1896. Lpool. med.-chir. J. **45**, 61 (1937).

HOLLE, F., HART, W.: Substitutionstherapie nach Gallen-, Magen- und Pankreasoperationen. Ärztl. Fortbild. **9**, 469 (1965).

HOLLE, F., HART, W., LICK, R.: Magensekretion und Magenchirurgie. Dtsch. med. Wschr. **89**, 526 (1964).

HOLM, S., RASMUSSEN, K.N., WINGE, K.: Relapse among patients with pulmonary tuberculosis in Copenhagen in the years 1945 to 1958. Acta tuberc. scand. **38**, 235 (1960).

HONDA, M.: Limitations of roentgenographic diagnosis of tuberculous cavities. I. Anatomic and roentgenographic cavities. Kekkaku **34**, 133 (1959).

HOPPE, R., MASSEN, W.: Die gezielte Bronchographie mit Métras-Kathetern und einem wasserlöslichen Kontrastmittel bei Lungentuberkulose. Tuberk.-Arzt **4**, 708 (1950).

HORACEK, J.: Active tuberculosis cases in postmortem material. Stud. Pneumol. Phthiseol. Cech. **30**, 35 (1970).

HORNIG, F.: Neuorganisation der Tuberkulosefürsorgestellen als epidemiologische Zentren aus der Sicht einer Röntgenschirmbildstelle. Pneumologie **145**, 110 (1971).

HORNYKIEWYTSCH, TH., BARGON, G.: Die klinische Bedeutung der Tomographie der Lungengefäße. Med. Mschr. **17**, 79 (1963).

HORNYKIEWYTSCH, TH., STENDER, H.ST.: Normale und pathologisch veränderte Lungengefäße im Schichtbild. Fortschr. Röntgenstr. **80**, 458 (1954).

HORWITZ, O., WILBEK, E.: Effect of tuberculous infection on mortality risk. Amer. Rev. resp. Dis. **104**, 643 (1971).

HOSTER, A.A., DOAN, C.A., SCHUMACHER, M.: Studies in Hodgkin's syndrome: Relationship of tubercle bacilli to Hodgkin's syndrome. J. Lab. Clin. Med. **30**, 675 (1945).

HOUGHTON: Zit. nach BLAHA, H.: In: Schichtbilder von Bronchialveränderungen bei der Lungentuberkulose. Stuttgart: Thieme 1954.

HOWELS, L.: Tuberculous splenomegaly. Brit. J. Tuberc. **33**, 178 (1939).

HÖYER DAHL, R.: Position of lymphoglandular bronchial tuberculosis in tuberculosis infection. Act. scand. tuberc. **28**, 100 (1953).

HUBERT, R.: Über Ausheilungsvorgänge bei Lungentuberkulose mit besonderer Berücksichtigung der Karnifikation. Z. Tuberk. **41**, 379 (1925).

HUEBSCHMANN, P.: Über primäre Herde, Miliartuberkulose und Tuberkuloseimmunität. Münch. med. Wschr. **69**, 1654 (1922).

HUEBSCHMANN, P.: Bemerkungen zur Einteilung und Entstehung der anatomischen Prozesse bei der chronischen Lungentuberkulose. Beitr. Klin. Tuberk. **25** (1923). Zit. nach GHON, A., KUDLICH, H.: Zur Reinfektion bei der menschlichen Tuberkulose. Z. Tuberk. **41**, 1 (1925).

HUEBSCHMANN, P.: Bemerkungen zu dem Artikel von H. BEITZKE „Zur Frage der Infektionswege". Z. Tuberk. **47**, 23 (1927).

HUEBSCHMANN, P.: Über Kavernen und Pseudokavernen. Beitr. Klin. Tuberk. **67**, 186 (1927).

HUEBSCHMANN, P.: Pathologische Anatomie der Tuberkulose. Berlin: Springer 1928.

HUEBSCHMANN, P.: Pathologische Anatomie der perifokalen Entzündung. Ergebn. ges. Tuberk.- u. Lung.-Forsch. **6**, 49 (1934).

HUEBSCHMANN, P.: Die Histogenese der Tuberkulose im Rahmen der allgemeinen Krankheitslehre. Stuttgart: Thieme 1947.

HUEBSCHMANN, P.: Klinische Diagnose der Lungentuberkulose und pathologische Anatomie. Tuberk.-Arzt **6**, 129 (1952).

HUEBSCHMANN, P.: Die pathogenetischen und pathologisch-anatomischen Grundlagen der menschlichen Tuberkulose. Stuttgart: Hippokrates 1956.

HUEBSCHMANN, P.: In: BRAUER-ULRICI: Die Tuberkulose und ihre Grenzgebiete in Einzeldarstellungen. Pathologische Anatomie der Tuberkulose. Bd. 5. Berlin: Springer 1928. Zit. nach HEDVALL, E.: In: Prax. Pneumol. **1**, 499 (1958).

HUEPER, W.C.: Luftverunreinigung und Krebs. In: Krebsforschung und Krebsbekämpfung, Bd. 3, S. 162. München-Berlin: Urban & Schwarzenberg 1959.

HUEPER, W.C.: Occupational and Environmental Cancers of the Respiratory System. Berlin-Heidelberg-New York: Springer 1966.

HUGHES, F.-C., BAILLET, J., CORNU, P., MANICACCI, M., GUERIS, J., SEGRESTAA, J.-M., LAMOTTE, M.: Intérêt de la scintigraphie pulmonaire dans un centre de réanimation. Sem. Hôp. Paris **48**, 2001 (1972).

HUGHES, J.T., JOHNSTONE, R.M., SCOTT, A.C., STEWART, P.D.: Leukaemoid reactions in desseminated tuberculosis. J. clin. Path. **12**, 307 (1959).

HUIZINGA, E.: Über Bronchographie. Z. Hals-, Nas.- u. Ohrenheilk. **37**, 87 (1934).

HUSEN, L., FULKERSON, L.L., DEL VECCHIO, E., ZACK, M.B., STEIN, E.: Pulmonary tuberculosis with negative findings on Chest x-ray films: A study of 40 cases. Chest Dis. Index **60**, 540 (1971).

HUSTEN, K.: Die Staublungenerkrankung der Ruhrbergleute, auf Grund pathologisch-anatomisch gesichteten Materials. Zbl. allg. Path. **50**, 385 (1931).

HUSTEN, K.: Die Steinstauberkrankungen der Ruhrbergleute. Klin. Wschr. **10**, 506 (1931).

HUSTEN, K.: Diskussionsbemerkung. In: JÖTTEN, K.W., GÄRTNER, H.: Die Staublungenerkrankungen. Naturwissenschaftl. Reihe, Darmstadt **60**, 149 (1950).

HUSTEN, K.: Die Silikose des Ruhrbergbaus. 1952 nicht erschienen, Pathologen-Tagung zur vergleichenden Erörterung der morphologischen Erscheinungsformen der Silikose, Bochum, Sept. 1952.

HUSTEN, K.: Die Abhängigkeit der chronischen Bronchitis und des Lungenemphysems von der Lungenverstaubung und der Silikose. In: Die Staublungenerkrankungen, Bd. III, 1958. Darmstadt: Steinkopf 1952.

HUZLY, A.: Die offene Kavernenbehandlung bei Tuberkulose. Med. Wschr. **17**, 242 (1963).

HUZLY, A.: Bronchus und Tuberkulose aus aktueller Sicht. Internist (Berl.) **14**, 88 (1973).

HUZLY, A., BÖHM, F.: Bronchus und Tuberkulose. Stuttgart: Thieme 1955.

HUZLY, A., HOFMANN, A.: Die selbständigen blasigen Lungenerkrankungen – Klinik. In: Blasige Lungenerkrankungen (R. HAUSSER, Hrsg.). Stuttgart: Thieme 1968.

HYDE, B., HYDE, L.: Spontaneus pneumothorax – contrast of the benign idiopathic and the tuberculous type. Ann. intern. Med. **33**, 1373 (1950).

IBERS, G., VIETEN, H., WILLMANN, K.H.: Bronchographie bei Tuberkulose. Fortschr. Röntgenstr. **74**, 667 (1951).

ICKERT, F.: Staublunge und Tuberkulose. Ergebn. ges. Tuberk.- u. Lung.-Forsch. **3**, 431 (1931).

ICKERT, F.: Über exogene Reinfektion und die Superinfektion bei der Tuberkulose. Beih. Z. Tuberk. **81** (1939).

ICKERT, F.: Über Reinfektion und Superinfektion. In: BRAEUNING: Allg. Biol. und Pathol. der Tuberkulose. Leipzig: Thieme 1943.

ICKERT, F.: Über die Superinfektion bei Tuberkulose. Tuberk.-Arzt 6, 396 (1952).

ICKERT, F.: Tuberkulose-Jahrbuch 1951/52. Berlin-Göttingen-Heidelberg: Springer 1953.

ICKERT, F.: Zit. nach REICHELT, E.J.: Der Spontan-Pneumothorax als Ausdruck von Lungenerkrankungen. Inaug.-Diss., München 1970.

ICKERT, F., BENZE, H.: Stammbäume mit Tuberkulösen. Z. Tuberk. 55 (1933).

IKEMOTO, H.: Pulmonary aspergilloma or intracavitary fungus ball. Report of five cases. Sabouraudia 3, 167 (1963/64).

ILLIG, H.: Lungenembolien: Erscheinungsformen und Diagnose. Münch. med. Wschr. 110, 656 (1968).

International Atomic Energy Agency. In: Dynamic studies with radioisotopes in medicine. Wien 1971.

International Labor Office: International Classification of Radiographs of Pneumoconioses (Revised, 1968). Geneva 1970.

IRMER, W., LIEBSCHNER, K.: Zur Frage der Bronchographie in Endotrachealnarkose. Zbl. Chir. 77, 1121 (1952).

IRMER, W., MOHR, H., ROTTHOFF, F., WILLMANN, K.H.: Solitäre Rundschatten der Lunge. Z. Tuberk. 111, 270 (1958).

IRWIN, A.: Radiology of the aspergilloma. Clin. Radiol. 18, 432 (1967).

ISAWA, T., WASSERMANN, K., TAPLIN, G.V.: Lung scintigraphy and pulmonary function studies in obstructive airway disease. Amer. Rev. resp. Dis. 102, 161 (1970).

ISORNI, FABRE, LE MONIET, BAUSSAN, LANGEARD: Gastrectomie et tuberculose. Rev. tuberc. (Paris) 393 (1948).

ISRAEL, H.L., SONES, M., ROY, R.L., STEIN, G.N.: The occurence of intrathoracic calcifications in sarcoidosis. Amer. Rev. resp. Dis. 84, 1 (1961).

IVANCENCO, O., NICOLESCU, P., PÁUN, M.: Zur Frage der Bronchiektasen im Verlaufe der primären Tuberkulose der Kinder und Jugendlichen. Ftiziologia 6, 238 (1957).

IZAR, G.: Sulla diagnosi di silico-tubercolosi. Folia med. (Napoli) 44, 1053 (1961).

JACCARD, G.: Erkrankungen der Pleura. In: Handbuch der inneren Medizin (H. SCHWIEGK, Hrsg.), Bd. 4, Teil 4, S. 300. Berlin-Göttingen-Heidelberg: Springer 1956.

JACCOTTET, M.A.: La tomographie pulmonaire en position oblique posterieure a 55° avec bulayage elliptique. Ann. Radiol. 12, 1 (1969).

JACHES, L., WESSLER, H.: In: Clinical Roentgenology of Diseases of the Chest. 1923.

JACOB, G.: Zur Todesursachenstatistik bei der Asbestlungenfibrose. Mschr. Tuberk.-Bekämpf. 6, 132 (1963).

JACOB, G.: Inhalt der „vermehrten Lungenzeichnung" im Röntgenübersichtsbild und im Bronchogramm. Habilitationsschrift, Dresden 1967.

JACOB, G.: Das Bronchogramm als Hilfe bei der Frühdiagnose der Silikose. Z. Erkr. Atmungsorg. 131, 13 (1969).

JACOBAEUS, J., KEY, E.: Some experiences of intrathoracic tumors, their diagnosis and their operative treatment. Acta chir. scand. 53, 573 (1921).

JACOBSON, G., SARGENT, E.N.: Apical roentgenographic views of the chest. Amer. J. Roentgenol. 104, 822 (1968).

JAFFÉ, R.H., LEVINSON, S.A.: Histological studies on healed tuberculous primary lesions of the lung. Amer. Rev. Tuberc. 20, 214 (1929).

JAKSCH-WARTENHORST, R.: Reinfektion und Superinfektion bei Tuberkulose. Beitr. Klin. Tuberk. 88, 442 (1936).

JAMES, W.R.L., THOMAS, A.J.: Cardiac hypertrophy in coalworkers' pneumoconiosis. Brit. J. industr. Med. 13, 24 (1956).

JANKER, R.: Anwendung und Bedeutung des Röntgenverfahrens in der Lungendiagnostik. Beitr. Klin. Tuberk. 117, 81 (1957/58).

JANKER, R.: Röntgen-Aufnahmetechnik. 1. Teil. München: Barth 1966.

JANOVIC, S.: Untersuchung über die Beziehung der exsudativen Pleuritis zur Lungentuberkulose. Zit. nach BLOEDNER, C.D.: Zur Frage der Altersdiagnostik tuberkulöser Lungenveränderungen im Röntgenbild Erwachsener. (im Druck).

JARNIOU, A.P., MOREAU, A.: Les localisations pulmonaires systématisées en rapport avec la primo-infection tuberculeuse de l'adulte jeune. Rev. Tuberc. (Paris) 21, 773 (1957).

JENKINS, D.E.: Recent clinical studies in the United States on atypical acid-fast bacilli. Bull. int. Un. Tuberc. 20, 295 (1959).

JENKS, R.S.: Tuberculous tracheobronchitis. Amer. Rev. Tuberc. 41, 692 (1940).

JENSEN, E.: Zur Frage der Superinfektion unter besonderer Berücksichtigung des Röntgenverfahrens. Tuberk.-Arzt 3, 404 (1949).

JENSEN, K.A.: Zit. nach HEDVALL, E.: In: Handbuch der Tuberk., Bd. I, S. 499. Stuttgart: Thieme 1958.

JENTGENS, H.: Zur Frage der konnatalen Tuberkulose. Tuberk.-Arzt 17, 479 (1963).

JEUNE, M., MOUNIER-KUHN, P., POTTON, J.: La fistulisation ganglionnaireau cours de la primoinfection tuberculeuse de l'enfant. Sem. Hôp. (Paris) 27, 1442 (1951).

JINDRICHOVA, J.: A contribution to the differential diagnosis between silicosis and tuberculosis. Rozhl. Tuberk. 28/9, 649 (1968).

JOANNOU, J.: La fréquence de la tuberculose trachéobronchique au cours de la tuberculose tertiaire. Sem. Hôp. (Paris) 27, 1716 (1951).

JOHANNSEN, H.-H.: Bakteriologische Untersuchungen aus chirurgisch gewonnenen Gewebsproben bei der Tuberkulose. Inaug.-Diss., München 1971.

JOHNSON, J.R., TURK, T.L., MacDONALD, F.M.: Corticosteroids in pulmonary tuberkulosis. II. Importance of background factors. Amer. Rev. resp. Dis. 96/1, 43 (1967).

JOHNSON, J.R., TURK, T.L., MacDONALD, F.M.: Corticosteroids in pulmonary tuberculosis. III. Indications. Amer. Rev. resp. Dis. 96/1, 62 (1967).

JOHNSON, J.R., TURK, T.L., MacDONALD, F.M.: Corticosteroids in pulmonary tuberculosis. IV. Interrelationship of results. Amer. Rev. resp. Dis. 96/1, 74 (1967).

JOLIE, R.J., STREUMER, J.: Zit. nach REINHARDT, K.: Das Mycetom. Stuttgart: Enke 1967.

JOLY, H., TOBE, F.M.: Attitude thérapeutique en face des cavernes dites détergées: étude des constatations opératoires. Rev. Tuberc. (Paris) 29, 833 (1965).

JONES, A.W.: Alveolarzellkarzinom bei idiopathisch-interstitieller Lungenfibrose. Brit. J. Dis. Chest 64, 78 (1970).

JONES, E.M., HOWARD, W.L.: Primary tuberculosis. In: Clinical Tuberculosis (PFUETZE, K.H., RADNER, D.B., Hrsg.). Springfield/Ill.: Thomas 1966.

JONES, E.M., RAFFERTY, T.N., WILLIS, H.S.: Primary tuberculosis complicated by bronchial tuberculosis with atelectasis (epituberculosis). Amer. Rev. Tuberc. 46, 392 (1942).

JONES, J.G., OWEN, T.E., CORRADO, H.A.: Respiratory tuberculosis and pneumoconiosis in slate workers. Brit. J. Dis. Chest 61, 138 (1967).

JONES, R.H., GOODRICH, J.K., SABISTON, D.C., JR.: Radioactive lung scanning in the diagnosis and management of pulmonary discorders. Thorac. carchivase. Surg. 54, 520 (1967).

JONES, R.S., ALLEY, F.H.: The role of the bronchis in pulmonary tuberculosis. Amer. Rev. Tuberc. 63, 381 (1951).

JOOST, C.R.N.F. VAN, MANTEN, A., BEEUWKES, H., BLEIKER, M.A., COSTER, J.F., OOSTERBAAN, N., POLAK, M.F.: The occurence in the Netherlands of infections caused by atypical Mycobacteria. Selected Papers 10, 31 (1965).

JOERG, E.: De pulmonum vitio organico ex respiratione neonatorum imperfecta orto. Diss. Lipsiae, 1832.

JOSEPH, M.: The importance of tuberculous bronchitis in the management of pulmonary tuberculosis. Med. J. Austral. 1950, II, 116 u. Diskussion 119.

JOST, W.: Über die heutige Auffassung der Lungentuberkulose. Schweiz. med. Wschr. 61, 33 (1931).

JUHLIN, J.: Kolloquium: Die sogenannten „atypischen" Mykobakterien. Beitr. Klin. Tuberk. 125, 373 (1962).

JUNKER, E.: Zur Frage der offenen Kavernenheilung vom Standpunkt des Fürsorgearztes. 8. Tagung d. Österr. Ges. f. Tuberkulose und Lungenerkrankungen, Pörtschach 1965. Wien: Hollinek 1965.

JUNKER, E.: Die Entwicklung der Tuberkulose in Mitteleuropa. Münch. med. Wschr. 112, 985 (1970).

JUNKER, E., KLIMA, H.: BCG-Impfung und Kindertuberkulose in Wien. Prax. Pneumol. 19, 719 (1965).

JUPE, M.: Early days of radiology in Britain. Clin. Radiol. 12, 147 (1961).

KÄPPLER, W.: Über den Nachweis von Mycobacterium avium und M. avium-ähnlichen Stämmen beim Menschen. Z. Tuberk. 122, 198 (1964); auch Zbl. ges. Tuberk.-Forsch. 98, 106 (1965).

KÄPPLER, W.: 21. Kongreß der internat. Union gegen die Tuberkulose in Moskau. Ref. in Prax. Pneumol. 26, 131 (1972).

KAESER: In: BUCHER, J.: Untersuchungen über die Lungentuberkulose bei Minderbemittelten und ihre Beziehungen zur wirtschaftlichen Stellung. Schweiz. Z. Tuberk. 3, 283 (1945).

KAGRAMANOV, A.: Zur Frage der sogenannten atypischen Mykobakterien. Z. Tuberk. 127, 23 (1967).

KALBFLEISCH, H.: Über die pathologische Anatomie der Alterstuberkulose. Ergebn. ges. Tuberk.- u. Lung.-Forsch. 4, 47 (1932).

KAMAT, S.R., ROSSITER, C.E., GILSON, J.C.: A retrospective clinical study of pulmonary disease due to an anonymous mycobacteria in Wales. Thorax 16, 297 (1961).

KAMEN, S., AHN, C.H., KIM, T.C., DIAZ, R.: Tuberculous pulmonary cavities visualized radiographically and on resected specimens: a correlation. Sea View Hosp. Bull. 17, 17 (1958).

KANDT, D.: Fehldeutungen bei der röntgenologischen Kavernendiagnostik. Tuberk.-Arzt 17, 356 (1963).

KANDT, D., SCHOEFER, G., FRIEDRICH, E.: M. tuberculosis, Aspergillus fumigatus und sekundäre Mischflora in Kavernostomiehöhlen. Prax. Pneumol. 21, 727 (1967).

KANE, I.: Sectional Radiography of the Chest. Berlin-Göttingen-Heidelberg: Springer 1953.

KAPLAN, M.: Notions nouvelles sur la tuberculose congénitale. Sem. Hôp. (Paris) 44, 117 (1956).

KAPLAN, M.: La tuberculose congénitale. Rev. Prat. (Paris) 8, 3669 (1958).

KARDOS, K.: Über einige Fragen der Silikotuberkulose. Tuberkulózis 20, 360 (1967); ref. nach Zbl. Tuberk. 104, 365 (1968).

KASPER, M.: Über die Veränderungen an den Blutgefäßen im Bereich tuberkulöser Lungenkavernen. Beitr. Klin. Tuberk. 80, 537 (1932).

KASPER, M.: Über Mischinfektion in der Wand tuberkulöser Lungenkavernen. Zbl. Bakt. 126, 252 (1933).

KATERBAU, H.J.: Zur Bewertung des PPD-Tuberkulintinetestes und der Tuberkulinprobe nach MM. Inaug.-Diss., München 1969.

KATTENTIDT, B.: Die „Tuberculosis minima", Begriff, Verlauf, Behandlung, Behandlungserfolge. Z. Tuberk. 105, 6 (1954).

KATZ, J., KUNOFSKY, S.: Tuberculosis as a cause of the increasing mortality from emphysema. Amer. Rev. resp. Dis. 89, 673 (1964).

KATZ, S.: Reinfection tuberculosis. In: Clinical Tuberculosis (PFUETZER, K.H., RADNER, D.B., Eds.). Springfield/Ill.: Thomas 1966.

KAUFMANN, A.: Zur Frage der glatten Muskulatur der Lunge. Frankf. Z. Path. 63, 122 (1952).

KAUFMANN, E.: Spez. path. Anat., 5. Aufl. Berlin-Leipzig 1909.

KAUFMANN, F., KERESZTES, A.: Bericht über die fulminante, tödliche Lungenembolie des Obduktionsmaterials der Jahre 1952–1965. Wien. klin. Wschr. 79, 155 (1967).

KAYSER-PETERSEN, J.E.: Die Alterstuberkulose vom klinischen Standpunkt. Ergebn. ges. Tuberk.- u. Lung.-Forsch. 4, 115 (1932).

KAYSER-PETERSEN, J.E.: Die Bedeutung der Superinfektion für das tuberkulöse Geschehen beim Menschen. Beitr. Klin. Tuberk. 86, 582 (1935).

KAYSER-PETERSEN, J.E.: Die Reaktivierung der Lungentuberkulose. Beitr. Klin. Tuberk. 102, 512 (1950).

KEHLER, E., WINDLER, B.: Lungenkomplikationen nach Magenresektion – Magenkomplikationen nach Lungenresektion. Ärztl. Forsch. 14, 348 (1960).

KELLER, R.H., RUNYON, E.H.: Mycobacterial diseases. Amer. J. Roentgenol. 92, 528 (1964); zit. nach Zbl. ges. Tuberk.- u. Lung.-Forsch. 98, 196 (1965).

KEMPENEERS, J.: A propos des complexes primaires tuberculeux chez l'enfant. Ref. méd. Liège 5, 770 (1950).

KENÉZ, J., VINCZE, E.: Beiträge zur Pathologie und Klinik der nodösen Lungentuberkulose. Z. Tuberk. 122, 313 (1964).

KENNEDY, J.H.: Bronchopulmonary moniliasis. Treatment by segmentectomy. J. thorac. Surg. 37, 231 (1959).

KERCEA, V., STINGHE, R., GOLOGAN, R.: The late sequelae of tuberculous primary infection. Ftiziologia 19, 269 (1970); ref. in: Zbl. ges. Tuberk.-Forsch. 1/B, (1971).

KERLEY, P.J.: In: SHANKS, S.G., KERLEY, P.J.: A Text-Book of X-Ray Diagnosis. 2nd. Ed. London: Lewis 1951.

KEUTEL, J., WILLICH, E.: Die röntgenologische Differentialdiagnostik zystischer und lokalisierter Lungenaufhellungen im Säuglings- und Kindesalter. Fortschr. Röntgenstr. 109, 291 (1968).

KEY, M.M., AYER, H.E.: Silicosis in hard rock mining. J. Occup. Med. 14, 863 (1972).

KIENLE, F.A., KNÜCHEL, F.: Über die Leberfunktion bei Lungentuberkulose. Dtsch. med. Wschr. 74, 499 (1949).

KING, E.J., FLETCHER, C.M.: Industrial Pulmonary Diseases. Boston: Little, Brown & Co. 1960.

KING, E.J., HARRISON, C.V.: Reaction of the lung to dust. In: Industrial Pulmonary Diseases (E.J. KING, C.M. FLETCHER, Eds.). Boston: Little, Brown & Co. 1960.

KIPIANI, N.M.: Features peculiar to the evolution of conglo-
merate silico-tuberculosis. Based on pulmonary resection
findings. Probl. Tuberk. 46, Nr. 11, 34 (1968).

KIRCH, E.: Die oberfränkische Porzellanstaublunge. Beitr.
Silikose-Forsch. 25, 3 (1953).

KIRCHHOFF, H.: Die konnatale Tuberkulose. Dtsch. med.
Wschr. 83, 912 (1958).

KISS, L.: Beginn und Ausbreitung der Lungentuberkulose
beim Erwachsenen. Wien. Z. inn. Med. 43, 433
(1962).

KISS, L., MIANDI, A.: Social medical relations of decline
of ability to work caused by silicosis and silico-tuberculosis. Acta Med. Leg. Soc. (Liege) 20, 303 (1967).

KITTREDGE, R.D., FINBY, N.: Bilateral tuberculous mediastinal lymphadenopathy in the adult. Amer. J. Roentgenol.
96, 1022 (1966).

KLEIN, E., GIRDA, F.: Die tuberkulöse Pleuritis in ihren
Beziehungen zur Phthise. In: Die Pleuraergüsse. Zit. nach
(E. KUNTZ, Hrsg.). München-Berlin-Wien: Urban &
Schwarzenberg 1968.

KLEIN, W., WOLFF, K.: Über Klinik und Pathologie der
isolierten Rundherde der Lungen. Beitr. Klin. Tuberk.
85, 116 (1934).

KLEINSCHMIDT, H.: Die Tuberkulose des Kindes. Leipzig:
Barth 1927.

KLEINSCHMIDT, H.: Aktuelle Tuberkulinprobleme. Dtsch.
med. Wschr. (1952), 933.

KLEINSCHMIDT, H.: Tuberkulose-Schutzimpfung, ihre
Grundlagen, Notwendigkeit, Komplikationen und Erfolge. Behringwerk-Mitt. 27, 50 (1953).

KLEINSCHMIDT, H.: Die perifokalen Entzündungen. In:
Handbuch der Kinderheilkunde (ENGEL, PIRQUET, Hrsg.).
Leipzig: Thieme 1930.

KLIMESCH, K.: Gastroduodenalulkus und Lungen-Tuberkulose im Lichte der Statistik. Wien. med. Wschr. 119/42-
43, 707 (1969).

KNIPPEL, J.: Klinisches und röntgenologisches Erscheinungsbild der Porzellanstaublunge. Zit. nach REI-
CHELT, E.J.: Der Spontan-Pneumothorax als Ausdruck
von Lungenerkrankungen. Inaug.-Diss., München 1970.

KNIPPING, H.W., BOLT, W., VENRATH, H., VALENTIN, H.,
JUDES, H., ENDLER, P.: Eine neue Methode zur Prüfung
der Herz- und Lungenfunktion. Dtsch. med. Wschr. 80,
1146 (1955).

KNYVETT, A.F.: Pulmonary calcifications following vari-
cella. Amer. Rev. resp. Dis. 92, 210 (1965).

KOCH, O.: Über die Stellung der „Rundherde" im Krankheitsverlauf der Tuberkulose. Z. Tuberk. 76, 225 (1936).

KOCH, O.: Zur Pathologie der Tuberkulose des lymphatischen Systems. Tuberk.-Arzt 6, 67 (1952).

KOCHNOWSKI, G., ROZEK, G.: A case of bronchogenic carcinoma in a patient with pulmonary silico-tuberculosis.
Wiad. Lek. 21, 309 (1968).

KODHELI, G., VOLPE, E., GIACONI, G.: Recidive della tuberculosi polmonare: cause e consequenze. Ann. med. Sondalo. 12, 377 (1964).

KÖHLER, A.: Grenzen des Normalen und Anfänge des Pathologischen im Röntgenbilde. 5. Aufl. Leipzig 1928.

KÖHNLE, H.: Röntgenstereoverfahren. In: Handbuch der
medizinischen Radiologie, Bd. III, S. 220. Berlin-Heidelberg-New York: Springer 1967.

KOENIG, M.G., COLLINS, R.D., HEYSSEL, R.M.: Disseminated mycobacteriosis caused by Battey type mycobacteria.
Ann. intern. Med. 64, 145 (1966).

KOETTGEN, H.U.: Die Bedeutung der haematogenen Lun-
gentuberkulose für die Entstehung bronchiektatischer
Veränderungen im Kindesalter, zugleich ein Beitrag zur
Differentialdiagnose zwischen sekundärer Tuberkulose

und dem Krankheitsbild der Bronchiektasie. Beitr. Klin.
Tuberk. 80, 1 (1932).

KOHOUT, J.: Gemeinsames Vorkommen von Tuberkulose
und malignen Lymphomen. Prax. Pneumol. 24, 280 (1970).

KOHOUT, J.: Chemotherapie der Tuberkulose. Wien: Facul-
tas-Verlag 1973.

KOLLMEIER, H., BAUMANN, H., MÜLLER, H.O., GUNDEL, E.,
PLECHL, S.-CH: Tuberkulinempfindlichkeit und Staubexposition. Prax. Pneumol. 23, 766 (1969).

KOLLMEIER, H., Fichtel, C.H.: Untersuchungen des Sterbeal-
ters Siliko-Tuberkulose-Kranker. Beitr. Klin. Tuberk.
134, 228 (1967).

KOLLMEIER, K., ILGNER, M., VOSS, H., WINKLER, E.: Siliko-
Tuberkulose und Ethambutol-Behandlung. Med. Klin.
63, 964 (1968).

KOMIS, A.: Über das Frühinfiltrat bei Reinfektion, eine
Komplikation der chronischen Lungentuberkulose auf
dem Boden eines intakten Lungengewebes. Schweiz. med.
Wschr. 61, 469 (1931).

KONETZKE, G.W.: Über Erkrankungen durch atypische Mykobakterien bei Silikotikern und Arbeitern mit fibroge-
ner Staubexposition und ihre gutachterliche Beurteilung.
Z. Erkr. Atmungsorg. 134, 197 (1971).

KONIETZKO, N., RÜHLE, K.H., SCHLEHE, N., OVERRATH, G.,
ADAM, W.E., MATTHYS, H.: Die Radiospirometrie als
integraler Bestandteil der präoperativen Lungenfunktionsdiagnostik in der Thoraxchirurgie. Pneumonologie
(im Druck).

KONIETZKO, N., SCHLEHE, H., RÜHLE, K.H., ADAM, W.E.,
MATTHYS, H.: Lungenfunktionsdiagnostik mit nuklearmedizinischen Methoden. Schweiz. med. Wschr. 102,
1448 (1972).

KONJETZNY, G.E.: Tuberkulom der Lunge. Chirurg 4, 151
(1949).

KÖNN, G.: Morphologische Befunde bei chemotherapeu-
tisch behandelten tödlichen Tuberkulosen. Beitr. path.
Anat. 111, 337 (1951).

KÖNN, G.: Aussprache zu den Vorträgen von SCHWARTZ
und UEHLINGER. Verh. 14. Tag. Dtsch. Tbk. Ges. Goslar
1952.

KÖNN, G.: Über den Einbruch tuberkulös verkäster Lymphknoten in das Bronchialsystem und seine Folgen für
die Lungentuberkulose. Beitr. path. Anat. 113, 59
(1953).

KOPP, H.: Miliartuberkulose ohne Lungenbefund. Med.
Welt 1963, 159.

KOURILSKY, R.: Les suppurations bronchiques. Sem. Hôp.
(Paris) 1950, 3259.

KOVACS, N.: New bacteriological, epidemiological and clinical aspects of „anonymous" (atypical) mycobacteria.
Bull. int. Un. Tuberc. 37, 351 (1966).

KOVÁTS, F.: La maladie tuberculeuse des bronches. Rev.
Tuberc. (Paris) 27, 925 (1963).

KOVÁTS, F., ZSEBÖK: Röntgenanatomische Grundlagen
der Lungenuntersuchung. 2. Aufl. Budapest: Akademiai
Kiado 1954.

KRAAN, J.K.: Das Rezidiv nach Lungenresektion wegen Tuberkulose. Beitr. Klin. Tuberk. 122, 18 (1960).

KRAAN, J.K.: „Periphere" Bronchitis tuberculosa. Ned. T.
Geneesk. 107, 805 (1963).

KRAKOWKA, P., GRYMINSKI, F., HALWEG, H.: Lungenaspergillom bei einer Patientin mit Lungentuberkulose. Ref.
in Zbl. ges. Tuberk.-Forsch. 85, 302 (1960).

KRAMER, H., SEYSS, R.: Die Simultanbronchotomographie.
Z. Tuberk. 113 (1959).

KRANIG, B.: Über Thorakokaustiken und Thorakoskopien
des Tuberkulosekrankenhauses Schönbrunn in der Zeit
vom 1.11.1942—31.5.1948. Diss., München 1950.

KRANIG, B., STYBLO, K.: Praktische Anwendung der Studie der Tuberculosis Surveillance and Research Unit in Bayern: Bericht über Tuberkulinprüfungen und Bericht über die Erfassung von offener Tuberkulose in Bayern (Tuberculosis Surveillance and Research Unit of Bavaria; Results of Tuberculin Testing and a Report on the Detection and Management of Open Tuberculosis in Bavaria). Prax. Pneumol. 31 (1977) 276–284.

KRAVETS, N.P.: Pleurisy in diabetes mellitus (selective accumulation in the pleural fluid). Klin. Med. (Mosk.) 14, Nr. 12, 137 (1967).

KREBS, A.: Zbl. Bakt. 175, 422 (1959). Zit. nach ANSTETT, F.: Erscheinungsformen der Lungentuberkulose im Jugend- und Erwachsenenalter. Z. Tuberk. 115, 230 (1961).

KREBS, A.: Disposition zur Erkrankung der Lungen durch atypische Mykobakterien, Behandlungsergebnisse und Spätresultate. Z. Tuberk. 127, 133 (1967); auch Zbl. ges. Tuberk.-Forsch. 104, 331 (1968).

KREMER, W.: Die Entwicklung der Lungentuberkulose des Erwachsenen. Leipzig: Thieme 1936.

KREMER, W.: Die Entwirrung der Spitzenfeldschatten mittels der Tomographie. Z. Tuberk. 77 (1937).

KREMER, W.: Die tuberkulöse Spitzenbronchitis, eine wenig beachtete Form der Spitzentuberkulose. Dtsch. med. Wschr. 67, 647 (1941).

KREMER, W.: Die tuberkulöse Spitzenbronchitis. Beitr. Klin. Tuberk. 97, 451 (1942).

KREMER, W.: Die Deutung des Röntgenschichtbildes der Lungenoberfelder. Leipzig: Thieme 1945.

KREMER, W.: Zit. nach HAEFLIGER, E.: Spezielle Röntgenologie der Lungentuberkulose. Basel: Schwabe 1954.

KREUSER, F.: Die Bedeutung der endogenen und exogenen Reinfektion bei Tuberkulose vom Standpunkt der Fürsorge gesehen. Beitr. Klin. Tuberk. 108, 67 (1953).

KREUSER, F., KREUTZER: Zit. nach NEUMANN, G.: Epidemiologie und Statistik. Med. Praxis 45 (1970).

KREUZFUCHS, S.: Die radiologische Untersuchung der Lungenspitzen.

KRIEG, R · Zur Technik der tomographischen Lungenuntersuchung, insbesondere zur Tomographie des Bronchialbaums im schrägen Durchmesser. Ärztl. Forsch. 16, I, 573 (1962).

KRIENKE, E.G.: Die Primärtuberkulose in der Sicht der Klinik. Dtsch. med. J. 14, (Nr. 19), 592 (1963).

KRISHNAMURTHY, G.T., WINSTON, M.A., WEISS, E.R., BLAHD, W.H.: Falsepositive pulmonary photoscans obtained with a dual-probe detector system. J. Nucl. Med. 11, 719 (1970).

KRISHNASWAMY, V.: Disseminated tuberculosis presenting as a bleeding disorder. J. Indian med. Ass. 1969 53/2, 85 (1969).

KRÖKER, P.: Beobachtungen über einseitige Staublungen im Zusammenhang mit einseitigen Gefäßhypoplasien der Lungen. Röntgenpraxis 17, 127 (1948).

KRÖNERT, E., KASTENBAUER, J., PRÄG, R., STÜRZENHOFEKKER, P., ZEILHOFER, R., WOLF, F.: Auswertung der quantitativen Inhalations-/Perfusionsszintigraphie in der pulmonologischen Diagnostik. 8. Jahrestagg. Ges. Nuclearmedizin, Hannover, 1970.

KRÖNERT, E., MÜLLER, H., WOLF, F.: Leistungsfähigkeit der Lungenszintigraphie bei benignen und malignen Erkrankungen des Respirationssystems. In: Radioisotope in der Lokalisationsdiagnostik. S. 239. Stuttgart: Schattauer 1968.

KROTZ: Fortschr. Röntgenstr. 78, 607 (1953). Zit nach CATEL, W.: Lehrbuch der Tuberkulose des Kindes und des Jugendlichen. Stuttgart: Thieme 1954.

KRUEGER, V.R., VANCE, J.W.: Minimal pulmonary tubercu-

losis. An early evaluation in the recent antimicrobial era. Amer. Rev. Tuberc. 76, 64 (1957).

KRUMHOLZ, R.A., BURNHAM, G.M., DELONG, J.F.: Lung scan utilization in the diagnosis of pulmonary disease. Chest 62, 322 (1972).

KUBIN, M., KRUML, J., HORAK, Z., LUKAVSKY, J., VANEK, C.: Pulmonary and nonpulmonary disease in humans due to avian Mycobacteria. Clinical and epidemiologic analysis of nine cases observed in Czechoslovakia. Amer. Rev. resp. Dis. 94, 20 (1966).

KUDLICH, H.: Zur pathologischen Anatomie der Kindertuberkulose. Beitr. Klin. Tuberk. 75, 575 (1930).

KUHLMANN, F.: Röntgenbild der Lungentuberkulose im Verlauf der chemotherapeutischen Behandlung. Med. Klin. 16, 693 (1955).

KÜHNE, W.: Diagnostische Bedeutung der Lymphknotensilikose für die Silikosen der Lungen. In: Lunge und Beruf (E. HOLSTEIN, Hrsg.), S. 93. Leipzig 1962.

KÜHNE, W.: Die pathologische Anatomie der Silikoseformen in Thüringen. Mschr. Tuberk.-Bekämpf. 6, 74 (1963).

KUNTZ, E.: Über Leberveränderungen durch Tuberkulose. Brauer'sche Beitr. zur Klinik der TBK 123, 26 (1960).

KUNTZ, E.: Die klinische Aktivitätsbeurteilung der Lungentuberkulose. Stuttgart: Thieme 1964.

KUNTZ, E.: Die Pleuraergüsse. Differentialdiagnose, Klinik und Therapie. München: Urban & Schwarzenberg 1968.

KÜPFERLE, L.: Über vergleichend anatomisch-röntgenologische Untersuchungen und deren Bedeutung für Prognose und Therapie der Lungentuberkulose. Z. Tuberk. 34, 632 (1921).

KURIHARA, T.: Study on factors leading to relapse in pulmonary tuberculosis. Zit. nach FORSCHBACH, G.: Die Ursachen des Tuberkuloserezidivs und die Prognose des Rezidivrisikos. Prax. Pneumol. 27, 412 (1973).

KÜSS, G.: De l'hérédité parasitaire de la tuberculose humaine. Paris 1898.

KUTSCHERA-AICHBERGEN, H.: Die Tuberkulose vom Standpunkt des Internisten. Wien: Springer 1949.

KUTSCHERA, W., BOSINA, E.: Exsudative Pleuritis im Alter. Wien. med. Wschr. 107, 497 (1957).

KUTSCHERENKO: Über Lymphdrüsenabszesse und lymphoglanduläre Kavernen bei Kindertuberkulose. Z. Tuberk. 1943, 201.

LABAS, Z.: Über die Einbrüche von verkalkten und anthrakotischen Lymphknoten ins Bronchialsystem. Tuberkulózis 8, 166 (1960).

LABHART, O.: In: HOTTINGER, GSELL, UEHLINGER, SALZMAN, LABHART: Hungerkrankheit, Hungerödem und Hungertuberkulose. Basel: Karger 1948.

LACHMANN, E.: Atypische Tuberkulose, Lungenmetastasen vortäuschend. Fortschr. Röntgenstr. 43, 407 (1932).

LAËNNEC, R.TH.: Traité de l'auscultation, 1. Aufl. 1819. Zit. nach LÖFFLER, W.: Geschichte bei Tuberkulose. In: Handb. d. Tuberkulose, Bd. 1, S. 1. Stuttgart: Thieme 1958.

LAËNNEC, R.TH.: Zit. nach DUFOURT, A., DEPIERRE, A.: Klinik des Tracheobronchialdrüsendurchbruchs. Erg. ges. Tuberk.- u. Lung.-Forsch. 12, 50 (1954).

LAGALLY, I., STYBLO, K.: Erfassung und Spätschicksal der an Lungentuberkulose mit Bakterienausscheidung Erkrankten in Bayern (Management of Open Tuberculosis in Bavaria). Prax. Pneumol. 31 (1977) 285–287.

LAGÈZE, P., BÉRARD, M., GABY, P., TOURAINE, R.: Le mégamycétome pulmonaire on aspergillome intracavitaire. J. frc. méd. chir. thorac. 3, 229 (1952); J. frc. méd. chir. thorac. 7, 648—662 (1953).

Lahl, R.: Aortenbronchialfistel als tödliche Komplikation einer Lymphknotentuberkulose. Prax. Pneumol. **18**, 738 (1964).

Lallinger, G.: Zur Ätiologie, Verteilung und Differentialdiagnose von Pleuraergüssen. Untersuchungen am Zentralkrankenhaus Gauting. Inaug.-Diss., München 1972.

Lalouette: Zit. nach Dufourt, A., Depierre, A.: Klinik des Tracheobronchialdrüsendurchbruchs. Erg. ges. Tuberk.- u. Lung.-Forsch. **12**, 50 (1954).

Lamb, D., Pilney, F., Kelly, W.D., Good, R.A.: A comparative study of the incidence of anergy in patients with carcinoma, leukemia, Hodgkin's disease, and other lymphomas. J. Immunol. **89**, 550 (1962).

Lambert, J.: Les aspects médico-sociaux de la tuberculopneumoconiose des ouvriers granitiers non tarés et non éthyliques. Rev. Tuberc. (Paris) **30**, 693 (1966).

Lamotte, M., Segrestaa, J.M., Manicacci, M.: Tuberculose miliaire de l'adulte. Méd. int. **3/10**, 631—641 (1968).

Lamy, P., de Ren, G., Briquel, P., Anthoine, D., Meyer, D.: Fistules oesophagiennes d'origine tuberculeuse. A propos de quatre observations. Ann. Otolaryng. (Paris) **80**, 204 (1963).

Lamy, P., Antoine, D., Briquel, P., Rebcix, G., Vaillant, G., Mollet, E.: Aspects actuels des miliaires pulmonaires tuberculeuses de l'adulte. Ann. méd. Nancy **6/4**, 424—436 (1967).

Lancaster, J.F., Tomashiefski, J.F.: Tuberkulose als Ursache des Emphysems. Amer. Rev. resp. Dis. **87**, 435 (1963).

Lancet (1896). Annotation: The new photography. Lancet **1896 I**, 432.

Landes, G., Zötl, E.: Sektionstatistik einer medizinischen Abteilung. Münch. med. Wschr. **108**, 1732 (1966).

Landmann, H.: Vergleichende Untersuchungen zwischen pathologisch-anatomischem Befund und Röntgenbild an Hand von Resektionspräparaten. In: Diagnostik der Lungentuberkulose und andere Lungenkrankheiten (Hrsg. Steinbrück, P.). Berlin: VEB Verlag Volk und Gesundheit 1960.

Lane, R.M.: Pregnancy and tuberculosis. Canad. med. Ass. J. **77**, 28 (1957).

Lange, B.: Vorkommen und Verlauf der tuberkulösen Primärinfektion beim Erwachsenen. Z. Tuberk. **78**, 145 (1937).

Lange, B.: Dtsch. med. Wschr. **63**, 1465 (1937). Zit. nach Anstett, F.: Erscheinungsformen der Lungentuberkulose im Jugend- und Erwachsenenalter. Z. Tuberk. **115**, 230 (1961).

Lange, B.: Die Bakteriologie und die experimentellen Grundlagen der Lehre von der Tuberkuloseimmunität und Versuche einer Tuberkuloseschutzimpfung. In: Braeuning, H.: Allg. Biol. und Pathol. der Tuberkulose. Leipzig: Thieme 1943.

Lange, B.: Zit. nach Letterer, E.: In: Die Tuberkulose. Stuttgart: Enke 1951.

Lange, B.: Zit. nach Hedvall, E.: In: Prax. Pneumol. **1**, 499 (1958).

Lange, B.: Zit. nach Hedvall, E.: Infektionsquellen und Verbreitungsweise. In: Handb. d. Tuberkulose, Bd. 1, S. 499. Stuttgart: Thieme 1958.

Lange, M.: Der primäre Lungenherd bei der Tuberkulose. Z. Tuberk. **38**, 167 (1923).

Langer, Cl.: Die offene Kavernenheilung. 8. Tag. d. Österr. Ges. f. Tuberkulose und Lungenerkrankungen, Pörtschach 1965. Wien: Brüder Hollinek 1965.

Larbaoni, D., Chaulet, P., Abderrahim, K., Drif, M., Benhassine, M.U.: La tuberculose miliaire aiguë du poumon en Algérie. Rev. Tuberc. (Paris) **31/6**, 821—828 (1967).

Laugeri, S.: Su alcuni aspetti dell'associazione silico-tubercolosi in Valle D'Aosta. Lotta c. Tuberc. **39**, Suppl. 39—49 (1969).

Laumen, F.: Untersuchungen der Serumcortisolspiegel und der Gesamtcorticoid-Ausscheidung im Harn nach Inhalation von Dexamethason-21-isonicotinat bei Tuberkulösen und Schwangeren. Beitr. Klin. Tuberk. **138**, 56 (1968).

Laur, A., Diller, W.: Diagnostik der Lungenembolie. Dtsch. med. Wschr. **87**, 720 (1962).

Lawonn, H., Schneider, H.: Diabetes mellitus mit Beginn im Kindesalter und die gleichzeitig oder nachträglich hinzukommende Lungentuberkulose. Klinische und katamnestische Untersuchungen bei 40 Kranken. Z. ges. inn. Med. **21/21**, 658 (1966).

Lawson, D.: X-rays in the diagnosis of lung disease. Practitioner, extra number on X-rays **1906**, 17.

Lawson, D.: X-rays in the diagnosis of lung disease. Practitioner **90**, 53 (1913).

Leading Article: Pulmonary mycetoma. Lancet **1968 II**, 439.

Leb, A.: Die Röntgenbronchographie in Pentothal-Lysthenon (Succinylcholinchlorid-)Kurznarkose. Fortschr. Röntgenstr. **81**, 119 (1954).

Leblond: Zit. nach Dufourt, A., Depierre, A.: Klinik des Tracheobronchialdrüsendurchbruchs. Erg. ges. Tuberk.- u. Lung.-Forsch. **12**, 50 (1954).

Lee, H.S. van der: Frequency of exogenous re-infection in tuberculosis. Nederl. T. Geneesk. (engl. Zusammenf.) **101**, 1757 (1957).

Legendre, Bailly: Arch. gén. D. de Méd. **4**, 57 (1844). Zit. nach Wurm, H.: Tuberkulose und Atelektase. In: Ergebn. ges. Tuberk.- u. Lung.-Forsch. **12**, 121 (1954).

Le Hegarat, R., Vie, A., Allain, Y.M., Antonny, R.: L'épaississement des parois, signe précoce et peu connu dans l'aspergillome pulmonaire. (Thickening of the walls, early and little known sign of pulmonary aspergilloma.) J. Radiol. Électroe. **47**, 535 (1966).

Lehmann, E.: Die pleuro-pulmonale Fistel. Beitr. Klin. Tuberk. **105**, 429 (1951).

Leitner, St.J.: Die tuberkulöse Primärinfektion bei Jugendlichen und Erwachsenen. Schw. med. Wschr. **72**, 145 u. 185 (1942).

Leitner, St.J.: Zur späteren tuberkulösen Primärinfektion und ihrer Entwicklung. Schweiz. med. Wschr. **72**, 711 (1942).

Leitner, St.J.: Besondere Entwicklungen der Primärtuberkulose: II. Intrathorakale Perforation von tuberkulösen Hiluslymphknoten. Beitr. klin. Tuberk. **103**, 257 (1950).

Le Melletier, J.: Le dépistage radiologique systématique de la tuberculose et des affections thoraciques chez les malades adressés aux hôpitaux pour des affections non pulmonaires. Rev. Hyg. Méd. soc. **8**, 495 (1960).

Lemoine, J.M., Fabre, Ch.: L'examen bronchoscopique après les hémoptysies. J. franç. Méd. Chir. thor. **25**, 621 (1971).

Lemoine, J.M., Galy, P., Touraine, R.-G.: Calcifications ganglionnaires et cancers bronchiques. Bull. Soc. Méd. Hop. Paris **4**, 71, 977 (1955); ref. Zbl. ges. Tuberk.-Forsch. **71**, 332 (1956).

Lemoine, J.M., Isorni, P. et al.: Un cas d'ulcération bronchique tuberculeuse par perforation ganglionnaire chez l'adulte. Rev. Tuberc. (Paris) **15**, 446 (1951).

Lemon, W.S.: Tuberculosis as an etiological factor in Hodgkin's disease: A historical review. Amer. J. med. Sci. **127**, 178 (1924).

LE NOUENE, J., SARREMEJEAN, P., SECOUSSE, J.P.: Aspergillome biléatraux. J. franç. Méd. Chir. thorac. 11, 274 (1957).

LEPEUPLE, A., THIBIER, R., VIVIEN, J.N., GROSSET, J., CANETTI, G.: Un cas de transmission de bacilles de Koch d'un sujet guéri de tuberculose pulmonaire. Rev. Tuberc. (Paris) 24, 1312 (1960).

LEŚNIEWSKA, M.: Complications due to calcified primary complexes of the lung in adults. Gruźlica Choroby Pluc 36, 367 (1968).

L'ESPERANCE, E.S.: Experimental inoculation of chickens with Hodgkin's nodes. J. Immunol. 16, 37 (1929).

LETTERER, E.: In: Die Tuberkulose. Stuttgart: Enke 1951.

LETULLE: Zit. nach STEPHAN.

LETULLE, M.: Tuberculose pulmonaire et cancer primitif du poumon. Presse méd. 28, 537 (1920).

LEVENE, N., RIVAROLA, C.H., BLUE, M.E., JR.: Surgical considerations in pulmonary tuberculosis complicated by bronchopulmonary aspergillosis. Amer. Rev. resp. Dis. 91, 262 (1965).

LÉVI-VALENSI, A., ZAFFRAN, A., MOLINAC, C.: 24 cas de fistules gangliobronchiques chez les tuberculeux pulmonaires adultes. Rev. tuberc. (Paris) 15, 400 (1951).

LÉVI-VALENSI, A., ZAFFRAN, A., MOLINAC, C.: Constations bronchoscopiques chez 150 tuberculeux pulmonaires adultes. Semaine Hôp. Paris 27, 171 (1951).

LEVIN, E.J.: Pulmonary intracavitary fungus ball. Radiology 66, 9 (1956).

LEWIS, A.G.: A clinical study of the chronic lung disease due to nonphotochromogenic acid-fast bacilli. Ann. intern. Med. 53, 273 (1960).

LICHTENSTEIN, H.: Die Klinik und Pathologie der primären Pleuratumoren. Dtsch. Z. Chir. 233, 29 (1931).

LIEBERMEISTER, C.: Die Tuberkulose der Lungen. In: Handb. d. prakt. Medizin. Stuttgart: Enke 1899.

LIEBKNECHT, W.L.: Durchleuchtung, Bild und Schichtaufnahme in der Tuberkulosefürsorge. Beitr. Klin. Tuberk. 117, 82 (1957/58).

LINCOLN, E.M.: The clinical picture of tuberculosis in children. Amer. J. Dis. Child. 60, 371 (1940).

LINCOLN, E.M.: Course and prognosis of tuberculosis in Children. Amer. J. Med. 9, 623 (1950).

LINCOLN, E.M., DAVIES, P.A., BOVORNKITTI, S.: Tuberculous pleurisy with effusions in children. Amer. Rev. Tuberc. 77, 271 (1958).

LINDARS, D.C., DAVIES, D.: Rheumatoid pneumoconiosis. A study in colliery populations in the East Midlands coalfield. Thorax 22, 525 (1967).

LINDEMANN, B.: Simultane Angiokardio-Tomographie. Fortschr. Röntgenstr. 73, 261 (1950).

LIOUVILLE, H.: Zit. nach DUFOURT, A., DEPIERRE, A.: Klinik des Tracheobronchialdrüsendurchbruchs. Ergebn. ges. Tuberk.- u. Lung.-Forsch. 12, 51 (1954).

LISSAC, J., LABROUSSE, J., MEYER, A.: Sur un cas d'hyponatrémie par dilution au cours d'une miliaire augue pulmonaire tuberculeuse. Rev. Tuberc. (Paris) 34, 1004 (1970).

LISSNER, J.: Wert der Modulationsübertragungsfunktion für die Klinik des Röntgenfernsehens. Fortschr. Röntgenstr. 110, 22/24 (1969).

LOB, M., PETTAVEL, J., GARDIOL, D.: L'interêt et de la mediastinoscopie avec biopsie ganglionnaire pour le diagnostic de la silicose. Schweiz. med. Wschr. 97, 179 (1967).

LOBENWEIN-WEINEGG, E.: Tomographie der Lunge. Manuskript der Ärztekammer Wien, o. Jahresangabe.

LOBENWEIN, E.: Spezielle Untersuchungsmöglichkeiten beim Lungeninfarkt. Tomographie, Angiographie, Szintigraphie, Elektrokardiographie, Lungenfunktion, Laboratorium. Beitr. Klin. Tuberk. 137, 295 (1968).

LOCK, W.: Ergebnisse bei Röntgenreihenuntersuchungen in Hamburger Betrieben in den Jahren 1954—1956 als Beitrag zur derzeitigen Tuberkulosesituation. Tuberk.-Arzt 13, 1 (1959).

LOCK, W.: Die Tuberkulose in der Bundesrepublik Deutschland: Gegenwart und Zukunft. (Tuberculosis in the German Federal Republic). Prax. Pneumol. 31 (1977) 266–275.

LOCKER, J.TH., GOERG, R., FRIDRICH, R.: Die Beeinflussung des lungenszintigraphischen Bildes durch die Verwendung verschiedener Inhalationstechniken. 8. Jahrestagg. Ges. Nuclearmedizin, Hannover 1970.

LODIN, H.: The value of tomography in examination of the intrapulmonary bronchi. Acta radiologica (Stockh.) Suppl. 101 (1953).

LODIN, H.: Roentgen diagnosis of pulmonary mycoma. Acta radiol. (Stockh.) 47, 23 (1957).

LODIN, H.: Tomography of the middle and lingular bronchi. Acta radiol. Diagn. 6, 26 (1967).

LOECKELL, H.: Das Lungenaspergillom und seine Kombination mit der amorphen und intrakavitären bronchialen Aspergillose. Tuberk.-Arzt 16, 87 (1962).

LOECKELL, H.: Über die transthorakale Ausräumung eines Lungenmyzetoms mittels Maurerdrainage. Prax. Pneumol. 18, 757 (1964).

LÖFFLER, W.: Grenzen u. Fehlerquellen in der Röntgen-Diagnose der Lungen-Tuberkulose. Schweiz. med. Wschr. 42 (1931).

LÖFFLER, W.: Die tuberkulöse Spät-Erstinfektion und ihre Entwicklungstendenz. Schw. med. Wschr. 686 (1942).

LÖFFLER, W.: Geschichte der Tuberkulose. In: Handb. d. Tuberk., Bd. 1, S. 1. Stuttgart: Thieme 1958.

LOERBROKS, B.: Aussprache zum Vortrag von BLOEDNER, C.D.: Die mehrdimensionale Verwischung im Röntgenschichtbild der Lunge. Beitr. Klin. Tuberk. 132, 292 (1964).

LOERBROKS, BARBARA: Pers. Mitteilung.

LOESCHCKE, H.: Über das Wesen der Lungenspitzendisposition zur Tuberkuloseerkrankung. Beitr. Klin. Tuberk. 64, 344 (1926).

LOESCHCKE, H.: Störungen des Luftgehaltes. In: Handb. pathol. Anat. von HENKE-LUBARSCH, Bd. I, S. 603. Berlin: Springer 1928.

LOESCHCKE, H.: Über Entwicklung, Vernarbung und Reaktivierung der Lungentuberkulose Erwachsener. Beitr. Klin. Tuberk. 68, 251 (1928).

LOESCHCKE, H.: Die Spitzenbronchitis. Beitr. Klin. Tuberk. 97, 443 (1952).

LOESCHCKE, H.: Zit. in: HAEFLIGER, E.: Spezielle Röntgenologie der Lungentuberkulose. Basel: Schwabe 1954.

LOEWENSTEIN, E.: Über intrauterine Infektion bei Tuberkulose. Beitr. Klin. Tuberk. 87, 57 (1935).

LOEWENSTEIN, E.: Congenital tuberculosis. Amer. Rev. Tuberc. 51, 225 (1945).

LOKEN, M.K., WESTGATE, H.D.: Evaluation of pulmonary function using Xe^{133} and the scintillation camera. Amer. J. Roentgenol. 100, 835 (1967).

LOKEN, M.K., MEDINA, J.P., LILLEHEI, J.P., L'HEUREUX, PH., KUSH, G.S., EBERT, R.V.: Regional pulmonary function evaluation using xenon 133, a scintillation camera, and computer. Radiology 93, 1261 (1969).

LONGBOTTOM, J.L., PEPYS, J., CLIVE, F.T.: Diagnostic precipitin test in aspergillus pulmonary mycetoma. Lancet 1, 588 (1969).

LOPEZ-MAJANO, V., CHERNICK, V., WAGNER, H.N., JR., DUTTON, R.E., JR.: Comparison of radioisotope scanning and differential oxygen uptake of the lungs. Radiology 83, 697 (1964).

LOPEZ-MAJANO, V., WAGNER, H.N., JR., TOW, D.E., CHERNICK, V.: Radioisotope scanning of the lungs in pulmonary tuberculosis. J. Amer. med. Ass. **194**, 1053 (1965).

LOPEZ-MAJANO, V., WAGNER, H.N.: Clinical application of lung scanning. Dis. Chest. **54**, 356 (1968).

LORBER, J.: The long-term prognosis of generalised miliary tuberculosis in children. Lancet **2**, 1447 (1966).

LORENZ, W.: Zur Strahlenbelastung bei Röntgen-Thoraxuntersuchungen. Beitr. Klin. Tuberk. **117**, 150 (1957/58).

LOREY, A.: Das Röntgenverfahren zur Diagnose der Lungentuberkulose. In: BRAUER, L., SCHRÖDER, G., BLUMENFELD, F.: Handbuch der Tuberkulose, Bd. 1. Leipzig: J.A. Barth 1923.

LOSDYCK, M., PREVOST, H.: Dépistage de la tuberculose. Côntrole d'anciens travailleurs de la mine: pensionnés, retraités et invalides. Acta tuberc. belg. **56**, 261 (1965).

LOTTE, ALICE: Introduction to the study of the problem of criteria and of classification of cases of tuberculosis for the purposes of epidemiological and statistical studies. Bull. int. Un. Tuberc. **32**, 128 (1962).

LOUDON, R.G.: In: NEUMANN, G.: Tagungsbericht. 21. Kongreß der Internationalen Union gegen die Tuberkulose in Moskau. Prax. Pneumol. **26**, 122 (1972).

LOW, E.: Relapses rate in a two to eleven year follow-up study of patients with pulmonary tuberculosis treated with and without antimicrobials and discharged from 1946 through 1955. Amer. Rev. Tuberc. **79**, 612 (1959).

LUBARSCH, O.: Johannes Orth und die Tuberkuloseforschung. Z. Tuberk. **27**, 1 (1917).

LÜCHTRATH, H.: Der Einfluß der antibiotischen und chemotherapeutischen Behandlung auf das morphologische Bilde der abheilenden Tuberkulose. Stuttgart: Thieme 1954.

LÜCHTRATH, H.: Der Wandel klassischer Krankheitsbilder der Tuberkulose unter der chemischen und antibiotischen Therapie. Fortschr. Med. **77**, 217 (1959).

LUDES, H., KARSTIEN, M.: Die Bedeutung der Magenresektion in der Klinik der Lungentuberkulose. Med. Welt (Stuttg.) **37**, 1959 (1966).

LUDES, H., PAPPAS, A.: Zur Häufigkeit des manifesten und latenten Diabetes mellitus bei der Tuberkulose. Münch. med. Wschr. **107**, 1344 (1965).

LÜDERS, C.J.: Weitere Beiträge zur Pathologie und Häufigkeit des peripheren Lungennarbenkrebses. Berl. Med. **10**, 93 (1959).

LÜDERS, C.J., THEMEL, K.G.: Die Narbenkrebse der Lungen als Beitrag zur Pathogenese des peripheren Lungencarcinoms. Virchow Arch. path. Anat. **325**, 499 (1954).

LÜDIN, M.: Über Technik u. Fehlerquellen der Röntgendiagnostik bei Lungentuberkulose. Schweiz. med. Wschr. **42** (1931).

LUKAS, W.: Persönliche Mitteilung.

LUKIANENKO, M.S.: Indications for lung resection in patients with siderosilicotuberculosis. Klin. Chir. (Mosk.) **1971**, Nr. 1, 18. Ref. nach Zbl. ges. Tuberk.-Forsch. **110**, 316 (1971).

LUPASCU, J.: Drüsen-, Bronchien- und Lungen-Spätfolgen der Primärtuberkulose. Ftiziologia **18**, 513 (1969). Ref. in: Zbl. ges. Tbk.-Forsch. **109** (1970).

LURIDIANA, N.: Distribution and injurious effects of bronchographic contrast media in the lungs; roentgen-histological studies of 100 specimens from pulmonary resection. G. ital. Tuberc. **12**, 188 (1958).

LURIE, M.B.: Heredity, constitution and tuberculosis, an experimental study. Suppl. zur Amer. Rev. Tuberc. **44**, 1 (1941).

LURIE, M.B.: Native and acquired resistance to tuberculosis. Amer. J. Med. **9**, 591 (1950).

LURIE, M.B.: Resistance to Tuberculosis: Experimental Studies in Native and Acquired Defensive Mechanisms. Massachusetts: Harvard University Press 1964.

LUSTED, L.B.: Introduction to medical decision making. Springfield/Ill.: Ch.C. Thomas 1968.

LYDTIN, K.: Über Beziehungen der zirrhotischen proliferativen und exsudativen Form der Lungentuberkulose zum Lebensalter. Z. Tuberk. **37**, 260 (1922).

LYDTIN, K.: Untersuchungen an klinischem Material über die Bedeutung der Kaverne usw. Z. Tuberk. **39**, 1 (1924).

LYDTIN, K.: Kavernendiagnose und Prognose. Beitr. Klin. Tuberk. **62**, 308 (1926).

LYDTIN, K.: Zur Klassifikation der Lungentuberkulose. Z. Tuberk. **41**, 250 (1925).

LYDTIN, K.: Klinische Untersuchungen über hämatogene und bronchogene Formen der Lungentuberkulose. Tuberk. bibl. **45** (1932).

MACARTNEY, J.N.: Pulmonary aspergillosis: a review and a description of three new cases. Thorax, **19**, 287 (1964).

MACEDO, A.V. DE: Silicotuberculose. Considera C oes sobre a sua frequencia, prognostico e profilaxia. J. Méd. (Pôrto) **58**, 263 (1965).

MACINTYRE, J.: Röntgen rays in laryngeal surgery. J. Laryng., **10**, 231 (1896a).

MACINTYRE, J.: Roentgen rays. Photography of renal calculus. Lancet **1896b**, 118.

MACINTYRE, W.J., INKLEY, S.R.: Evalution of Regional Lung Function with ^{133}Xenon. In: Radioaktive Isotope in Klinik und Forschung, Bd. 10, S. 321. Gasteiner Internationales Symposion 1972. München-Berlin-Wien: Urban & Schwarzenberg 1973.

MACKLEM, P.T., FRASER, R.G., BATES, D.V.: Bronchial pressures and dimensions in health and obstructive airway disease. J. appl. Physiol. **18**, 699 (1963).

MACLEOD, W.M., SMITH, A.: Some observations on the historical appreciation, pathological development and behaviour of round tuberculous foci. Thorax **7**, 334 (1952).

MACPHERSON, A. MARGARET C.: Primary tuberculosis of the lung in children. Brit. J. Tuberc. **33**, 79 (1939).

MAHON, H.W., FORSEE, J.H.: The surgical treatment of round tuberculous pulmonary lesions (tuberculomas). J. thorac. Surg. **19**, 724 (1950).

MAHR, F.: Acht Jahre Röntgenreihenuntersuchung in Bayern. Tuberk.-Arzt **19**, 177 (1965).

MALECKI, S.: Bronchoscopic findings in pneumoconiosis and silico tuberculosis. Gruźlica **33**, 1004 (1965).

MALLORY, F.B.: The principles of pathologic histology (1904).

MALMROS, H., HEDVALL, E.: Entstehung und Entwicklung der Lungentuberkulose. Tuberk. Bibl. **68** (1938).

MALMROS, H., HEDVALL, E.: Studien über die Entstehung und Entwicklung der Lungentuberkulose. Tuberk.-Bibl. **68**, 1 (1938).

MALMROS, H., HEDVALL, E.: Studien über die Entstehung und Entwicklung der Lungentuberkulose. Z. Tuberk. **81**, 370, 381 (1939).

MALOV, V.V., SHUMAKOV, A.G.: Characteristics of the course of focal pulmonary tuberculosis in patients with siderosilicosis. Vrach Delo **3**, 36 (1966).

MANGOLD, H.: Die Tuberkulome der Lunge. Acta davos. **13**, 1 (1954). Dort auch weitere Literatur.

MANOUDEAU, D., LEMOINE, J.M., POULET, J., DUBRISAY, J.: Mycoses respiratoires pseudotumorales. J. franç. Méd. Chir. thor. **9**, 53 (1955).

MANTZ, H.L.: Tagungsbericht: Internat. Union gegen die Tuberkulose, August 1952, Rio de Janeiro. Tuberk.-Arzt 7, 109 (1953).

MARCHAND, F.: Zur pathologischen Anatomie und Nomenklatur der Lungentuberkulose. Münch. med. Wschr. 69, 1, 55 (1922).

MARIANI, B.: Terapia attuale della tubercolosi polmonare associata ad altri stati morbosi. G. ital. Mal. Torace 24, 227 (1969).

MARIN, A., LEDOUX, A., DELORD, M., CABANNE, F.: Tuberculose pulmonaire ulcero-caseeuse extensive et silicose infra-radiologique. Discussion medico-l'egale. J. franç. Méd. Chir. thor. 19, 391 (1965).

MARK, G.: Die Lungentuberkulose im höheren Lebensalter. Internist (Berl.) 3, 617 (1962).

MARKOFF, N.: Zur Differentialdiagnose der Lungeninfiltrate. Schweiz. med. Wschr. 71, 170 (1941).

MARKOFF, N.: Die Bedeutung der Leber für Diagnostik und Therapie bei Lungenkrankheiten. Bibl. tuberc., Vol. 20, p. 71. Basel-New York: Karger 1965.

MARKS, J., SCHWABACHER, H.: Infections due to Mycobacterium xenopei. Brit. med. J. 5426, 32 (1965); zit. nach DOYLE et al. in: Amer. Rev. resp. Dis. 97, 920 (1968).

MARŠA, M., ŠNEJDRLOVÁ, E.: Antituberculosis drugs in coniotuberculosis. Rozhl. Tuberk. 24, 393 (1964). Ref. nach Zbl. ges. Tuberk.-Forsch. 100, 277 (1966).

MARSENIĆ, B., VELOJIĆ, D., MARJANOVIĆ, T., DJORDJEVIĆ, A.: Amyloidosis of chronic pulmonary Tb patients. Tuberkuloza 20, 110 (1968).

MARSHALL, R.: Pulmonary embolism. Mechanism and management. Springfield/Ill.: Ch.C. Thomas 1965.

MARTIN, M.: Die Tomographie des Hilus. Röntgenpraxis 23, 73 (1970).

MARTIN-LALANDE, J.: Aspergillose et tuberculose pulmonaire associées. Rev. Tuberc. (Paris) 25, 1235 (1961).

MARZI, C., JOTTI, D., RUSSO, G.: Rapporti fra diabete e tubercolosi nelle senile. Acta geront. (Milano) 1968 18/3, 164—173 (1968).

MASSHOFF, W.: Die Heilung der Tuberkulose und ihr pathologisch-anatomisches Bild. Tuberk.-Arzt 3, 489 (1949).

MASSHOFF, W.: Das Schicksal silikotischer Schwielen. 1. Mitteilung. Über den Untergang von Schwielen. Frankf. Z. Path. 63, 235 (1952).

MASSHOFF, W.: Das Schicksal silikotischer Schwielen. 2. Mitteilung. Über den Umbau von Schwielen. Frankf. Z. Path. 63, 250 (1952).

MASSHOFF, W., HÖFER, W.: Die selbständigen blasigen Lungenerkrankungen – Path. Anatomie. In: HAUSSER, R.: Blasige Lungenerkrankungen, Poststenotisches Bronchussyndrom, Alveoläre Proteinose, Tuberkulostatika zweiter Ordnung. Stuttgart: Thieme 1968.

MASSIAS, CH., DINHHAO, NGUYEN: Les adénopathies tuberculeuses caséeuses de l'adulte vietnamien. Rev. Tuberc. (Paris) 13, 923 (1949).

MASUHR, H.: Das Schicksal der in den Jahren 1957 und 1962 an einer ansteckenden Lungentuberkulose erkrankten Personen nach 10 bzw. 5 Jahren. Z. Erkr. Atmungsorgane 133, 54 (1970).

MATHESON, J.E.: Decision analysis practice: Examples and insights. 5. Internat. Conference on Operational Research. Venice, 1969.

MATHESON, J.E.: The economic value of computation and analysis. IEEE Transactions on System Science and Cybernetics, Vol. SCC-4,3.

MATL, Z.: Diagnostik tuberkulöser intrathorakaler Lymphknoten in der anteroposterioren und latero-lateralen Tomographie. Z. Tuberk. 112, 130 (1958).

MATTHYS, H., KONIETZKO, N., SCHLEHE, H., RÜHLE, K.H.: Hämodynamik und Atemgrößen bei Patienten mit Pleuraschwarten. Schweiz. med. Wschr. 1972, 102.

MATTHYS, H., RÜHLE, K.H., SCHLEHE, H., KONIETZKO, N., ADAM, W.E.: Ventilation-perfusion-relationship with 133 Xenon before and after bronchodilating drugs in patients with obstructive lung disease. Bull. Physio-path. resp. 8, 599 (1972).

MATZEL, W.: Aktivitätsbeurteilung des Tuberkuloms. Z. Tuberk. 119, 79 (1963).

MAURER, G.: Die chemotherapeutische Tamponade der Lungenkavernen. Stuttgart: Thieme 1950.

MAYNARD, C.D.: Clinical Nuclear Medicine. Philadelphia: Lea & Febiger 1969.

MAYSER, P.: BCG-Impfung und Meningitis tuberculosa. Münchener Medizinische Wochenschrift 3/77 (im Druck).

MAZZEI, G., MIORI, R.: La tubercolosi polmonare come fattore patogenetico di „sindrome ostruttiva diffusa" e di enfisema. G. ital. Tuberc. 19, 242 (1965).

MAZZONI, A., POLUZZI, A., BRUNELLI, M.A.: Significato e improtanza del reperto di miceti nell'escreato e nella secrezione bronchiale di malati di Tbc polmonare. Arch. Pat. Clin. med. 40, 49 (1963).

McDONALD, J.R., HARRINGTON, S.W., CLAGETT, O.TH.: Obstructive pneumonitis of neoplastic origin. J. thorac. Surg. 18, 97, 122 (1949).

McDOUGALL, J.B., CRAWFORD, J.H.: Tomography. Amer. Rev. Tuberc. 36, 163 (1937).

McINDOE, R.B., STEELE, J.D., SAMPSON, P.C., ANDERSON, R.S., LESLIE, G.L.: Routine brochoscopy in patients with active pulmonary tuberculosis. Amer. Rev. Tuberk. 39, 617 (1939).

McINTYRE, K.M., SASAHARA, A.A.: Hemodynamic alterations related to extent of lung scan perfusion defect in pulmonary embolism. J. Nucl. Med. 12, 166 (1971).

McMAHON, H.E., PARKER, F., JR.: Case of lymphoblastoma, Hodgkin's disease and tuberculosis. Amer. J. Path. 6, 367 (1930).

MEDD, W.E., HAYHOE, F.G.J.: Tuberculous miliary necrosis with pancytopenia. Quart. J. Med. 48, 351 (1955).

MEDLAR, E.: The behavior of pulmonary tuberculous lesions: a pathological study. Amer. Rev. Tuberc. 71, 1 (1955).

MEDLAR, E.M.: The pathogenesis of minimal pulmonary tuberculosis. Amer. Rev. Tuberc. 58, 583 (1948).

MEDLAR, E.M.: Tagungsbericht: Internat. Union gegen die Tuberkulose, August 1952, Rio de Janeiro. Tuberk.-Arzt 7, 107 (1953).

MEDLAR, E.M.: Amer. Rev. Tuberc. 55, 511 (1947); zit. nach SPENCER, H.: Pathology of The Lung. Oxford-London-New York-Paris: Pergamon Press 1962.

MEDLAR, E.M.: Zit. nach PAGEL, W., SIMMONDS, F.A.H., MAC DONALD, N., NASSAU, E.: Pulmonary Tuberculosis. London: Oxford University Press 1964.

MEIDL, F., HARLACHER, CH.: Tuberculöse Erkrankung durch atypische Mycobakterien der aviären Gruppe. Dtsch. med. Wschr. 9, 394 (1968).

MEIJER, J.: Possible consequences of TSRUs findings on anti-tuberculosis programmes in low-prevalence countries. Bull. int. Un. Tuberc. 43, 106 (1970).

MEILER, J.: Über die Bildunschärfe bei der Lungenaufnahme. Röntgenblätter 16, 161 (1963).

MEINDL, R.: Die röntgenologischen Minimalbefunde in der Lunge, ihre diagnostische Bedeutung und ihre fürsorgerischen Konsequenzen. Beitr. Klin. Tuberk. 132, 305 (1965).

MEISSNER, G.: Atypische Mycobakterien, ihre bakteriologischen, klinischen u. epidemiologischen Probleme. Erg. inn. Med. Kinderheilk. **20**, 36 (1963).

MEISSNER, G.: Das Mycobacterium avium als Krankheitserreger. Beitr. Klin. Tuberk. **132**, 37 (1965).

MEISSNER, G.: Atypische Mycobacterien als Krankheitserreger beim Menschen. Beitr. Klin. Tuberk. **132**, 82 (1965).

MEISSNER, G.: Entwicklung und heutige Situation der Problems der atypischen Mykobakterien. Z. Tuberk. **127**, 3 (1967).

MEISSNER, G.: Der diagnostische Tierversuch. In: Infektionskrankheiten u. ihre Erreger, Bd. 4, Teil IV: Mycobakterien u. mycobakterielle Krankheiten, S. 119. Jena 1968.

MEISSNER, G.: Nicht klassifizierte Mykobakterien. In: GRUMBACH-KIKUTH: Infektionskrankheiten des Menschen u. ihre Erreger, Bd. 2. Stuttgart: Thieme 1969.

MEISSNER, G.: Bakteriologie der Tuberkulose. In: SIMON, K.: Lungentuberkulose. Darmstadt: Steinhoff 1970.

MELILLO, G., MARINELLI, M.: Fistola esofago-bronchiale tubercolare da perforazione adenopatica. Arch. Tisiol. **18**, 17 (1963).

MELIS, A., SANI, A.: L'élément bronchologique dans la silicose et dans la silico-tuberculose. Bronches **12**, 286 (1962).

MELLETIER, J. LE, DELORD, M., HECKENROTH, M., GIRON, J.: A propos de 22 cas d'adénopathie médiastinale tuberculeuse du je ne adulte suivis au moins un an. Rev. Tuberc. **13**, 423 (1949).

MENDELSOHN, A.: Mechanismus der Respiration und Circulation. Berlin 1845. Zit. nach WURM, H.: Tuberkulose und Atelektase. Ergebn. ges. Tuberk.- u. Lung.-Forsch. **12**, 121 (1954).

MENZ, A.: Das Myzetom der Lunge. Dtsch. med. Wschr. **83**, 1200 (1958).

MERKEL, K.L., MERKEL, I.: Zur Tuberkulose der Magenresezierten. Beitr. Klin. Tuberk. **127**, 632 (1963).

MERKEL, K.L., MERKEL, I.: Zur Quote der Magenresezierten in der österreichischen Bevölkerung und ihrer tuberkulösen Morbidität. Gastroenterologie **101**, 20 (1964).

MERRILL, D.L., SAMSON, P.C.: The art and science of bronchography in infants and children. Ann. Otol. St. Louis **67**, 1126 (1958).

MEUTTER, R. DE, VAN WIEN, A.: A propos de l'aspergillome bronchiectasiant. Acta tuberc. belg. **46**, 395 (1955).

MEYENBURG, V.: Aussprache zum Vortrag von SCHWARTZ: Die Beziehungen der Lymphknotentuberkulose zur Entstehung der Lungenphthise. Schweiz. med. Wschr. **1951**, 1203.

MEYER, A., BOUHEY, J., DES FLORIS, LECONTE: Tuberculomes und opacités radiologiques arrondies à type de tuberculome suivant de peu la primoinfection. Rev. Tuberc. (Paris) **5**, 261 (1953).

MEYER, A., CHRÉTIEN, J.: Les hémoptysies trachéo-bronchiques. Paris: Masson 1958.

MEYER, A., MONOD, O., PESLE, G., ROY, L., ZIVY, P., KUENTZ, J.: L'aspergillom bronchique. Bull. Soc. méd. Hôp. Paris **72**, 554 (1956).

MEYER, A., NADJAR-FOSSE, G.: Role du dépistage radiologique systématique dans la découverte des malades tuberculeux hospitalisés dans un service hospitalier parisien. Rev. Tuberc. Pneumol. **34**, 639 (1970).

MEYER, G.: Limites et sources d'erreur du diagnostic de la tuberculose pulmonaire par les rayons, X. Schweiz. med. Wschr. **1931**, 42.

MICHAEL: Über einige Eigentümlichkeiten der Lungentuberkulose im Kindesalter. Jbser. Kinderheilk. **22**, 30 (1884).

MICHELSON, E., SALIK, J.O.: The vascular pattern of the lung as seen on routine and tomographic studies. Radiology **73**, 511 (1959).

MIGUÈRES, J., MOREL, L., SANGARE, S., JOVER, A.: La tuberculose pulmonaire des gastrectomises et des ulcéreux gastro-duodé naux. (A propos de 92 observations.) Rev. Tuberc. (Paris) **31/3**, 309—318 (1967).

MILIJC, B.: Rapid manifestation and development of silicosis and silicotuberculosis among antimony miners in Zajaca. Srbski Arkh. tselok. Lek. **93**, 268 (1965)

MINÁRIK, L., ŠTEKLAČOVÁ, E., ČERBA, A.: The pathology and clinical course of cystoid cavities. Rozhl. Tuberk. **23**, 77 (1963).

MISGELD, V.: Alterstuberkulose mit tödlicher Komplikation. Z. ärztl. Fortbild. **54**, 467 (1965).

MISHKIN, F.S.: The lateral view in lung scanning as an aid in differential diagnosis. Dis. Chest **53/6**, 743 (1968).

MISHKIN, F.S., BRASHEAR, R.E.: An experimental study of the effect of free pleural fluid on the lung scan. Radiology **97**, 283 (1970).

MISHKIN, F.S., BRASHEAR, R.E., REESE, I.C.: Evaluation of regional perfusion and ventilation using xenon 133 and the scintillation camera. Amer. J. Roentgenol. **108**, 60 (1970).

MITCHELL, R.I.: Retention of aerosol particles in the respiratory tract. Amer. Rev. Resp. Dis. **82**, 627 (1960).

MITSCHRICH, H.: Zwillingstuberkulose. Stuttgart: Fischer 1956.

MITTELBACH, F., VAN DE WEYER, K.H.: Infarktkavernen. Fortschr. Röntgenstr. **99**, 56 (1963).

MLCZOCH, F.: Der Lungeninfarkt. Problemstellung. Beitr. Klin. Tuberk. **137**, 243 (1968).

MODLMAIR, F.I.: Mehrfache gleichzeitige pathologische Zustände in der Lunge. Dissertation, München 1974.

MOELLENDORF, W. VON: Die örtliche Regulierung der Atmung und ihre gestaltlichen Grundlagen. Freiburg: H.F. Schulz 1942.

MOLDENHAUER, W.: Indikationen zur Transversaltomographie der Thoraxorgane. Radiol. diagn. (Berl.) **3**, 151 (1962).

MOLFINO, F., PESCE, G.: Indagini broncoscopiche e broncografiche nelle silicosi. Rass. Med. industr. **21**, 97 (1952).

MOLINA, CL., MEYNIEL, G., CHEMINAT, J.-CL., PLAGNE, R., BRUN, J., MERCIER, R.: Indications et résultats de la scintigraphie pulmonaire par la caméra a scintillations. Sem. Hôp. Paris **44**, 844 (1968).

MONACO, A.: La silico-tubercolosi. Rif. med. **77**, 701 (1963). Ref. nach Zbl. ges. Tuberk.-Forsch. **96**, 56 (1964).

MONOD, O., DIEUDONNÉ, P., TARDIEU, P.: Les aspergilloses pulmonaires post-opératoires. (Postoperative pulmonary aspergillosis.) J. franç. Méd. Chir. thor. **18**, 579 (1964).

MONOD, O., LO, J.: A propos des Aspergillomes bronchiectasiante. J. franç. Méd. Chir. thor. **2**, 81 (1957).

MONOD, O., PESLE, G.D., SEGRETAIN, G.: Bronchiektatisches Aspergillom. Ber. allgem. spez. Path. **1952**, 13.

MONTANI, S.: Faut-il maintenir la notion de tuberculose „a minima" du poumon? Schweiz. Z. Tuberk. **15**, 475 (1958).

MORAWETZ, F.: Der Lungeninfarkt. Beitr. Klin. Tuberk. **137**, 278 (1968).

MOREL, M.L., LANQUES, J., MOREAU, G., LAYSSOL, M., GIRARD, M.: À propos de deux observations de silicose pulmonaire sans image radiologique. Arch. Mal. prof. **21**, 227 (1960).

MOREL, R., PELTIER, D., DELGOVE, P.: Récidive controlatérale d'un aspergillome après intervention d'exérèse. Bull. Soc. méd. Hauteville 1963, XXXe année.

MORENHOFFEN, F. VON: Untersuchungen zur Kombinationskrankheit Diabetes und Tuberkulose mit besonderer Berücksichtigung der latenten diabetischen Stoffwechsellage. Inaugural-Dissertation, München 1969.

MORETTI, G., DELORME, G., STAEFFEN, J., LORRAIN, J., ROUX, M., DANGONMAN, J.: Volumineux aspergillomel intrabronchique. J. méd. Bordeaux 138, 242—247 (1961).

MORO: Zit. nach MÜLLER, R.W.: Der Tuberkuloseablauf im Körper. Stuttgart: Thieme 1952.

MORRELL, M.T., TRUELOVE, S.C., BARR, A.: Pulmonary embolism. Brit. med. J. 5361, 830 (1963).

MORROW, C.S.: The results of chemotherapy in silicotuberculosis. Amer. Rev. resp. Dis. 82, 831 (1960). Ref. nach Zbl. ges. Tuberk.-Forsch. 88, 357 (1961).

MORROW, L.B., ANDERSON, R.E.: Active Tuberculosis in Leukemia, Malignant Lymphoma and Myelofibrosis. Arch. Path. 79/5, 484 (1965).

MOSER, K.M., MIALE, A.: Interpretive pitfalls in lung photoscanning. Amer. J. Med. 44, 366 (1968).

MOSER, K.M., TISI, G.M., RHODES, G.P. et al.: Correlation of lung photoscans with pulmonary embolism. Amer. J. Cardiol. 18, 810 (1966).

MOSTBECK, A.: Die Lungenszintigraphie beim Lungeninfarkt. Beitr. Klin. Tuberk. 137, 300 (1968).

MOSTI, A., NADINI, M., ORTAGGIO, F.: L'associazione silicotubercolare in tubercolotici ricoverati nel decennio 1960—1969 nell'ospedale dell'I.N.P.S. „L. Spallanzani" di reggio Emilia. Riv. Pat. Clin. Tuberc. 43, 167 (1970).

MOUNIER-KUHN, P.: Les données endoscopiques complément de la radiographie de la région hilaire dans la tuberculose. J. méd. Lyon (1947).

MOUNIER-KUHN, P., JEUNE, M., POTTON, J.: Sur 34 observations de fistules ganglionnaires au cours de la primoinfection tuberculeuses chez l'enfant. Acta davos. 10, 3 (1951).

MOYES, E.N.: Tuberkuloma of the lung. Thorax 6, 238 (1951).

MULDER, J.D.: Die Verwendung des Röntgenfernsehens für Kineskopie und Bildband. Einige Aspekte bei der Verwendung des Röntgenfernsehens für den praktizierenden Radiologen. Ärztl. Forsch. 18, 519 (1964).

MULDER, R.J., MULDER-DE JONG, M.T.: Sterilization of tuberculous lesions in man, co-report. Bull. int. Un. Tuberc. 43, 360 (1969).

MÜLLER, E.: Lungentuberkulose und die Klappenfehler des linken Herzens. Beitr. Klin. Tuberk. 106, 131 (1951).

MÜLLER, E.: Die Ursachen des Syn- und Dystrophiephänomens bei der Tuberkulose. Beitr. Klin. Tuberk. 105, 498 (1951).

MÜLLER, E., POPPENDIECK, K.: Bronchiektasen und Tuberkulose. Beitr. Klin. Tuberk. 108, 189 (1953).

MÜLLER, E.M.: Peptisches Geschwür und Tuberkulose. Leipzig 1941.

MÜLLER, F.: Rezidive nach konservativem Heilverfahren wegen bazillärer Lungentuberkulose bei älteren Menschen. Z. Tuberk. 120, 172 (1963).

MÜLLER, H.: Über die Asbestosilikose. Mschr. Tuberk.-Bekämpf. 6, 126 (1963).

MÜLLER, R.W.: Atelektasen bei Hilustuberkulose. Beitr. Klin. Tuberk. 91, 275 (1938).

MÜLLER, R.W.: Zur Frage des Wachstums und der Hypertrophie der Lunge. Mschr. Kinderheilk. 85, 50 (1940).

MÜLLER, R.W.: Über Epituberkulose. Beitr. klin. Tuberk. 99, 195 (1943).

MÜLLER, R.W.: Zur Entstehung der Lungenatelektase. Dtsch. med. Wschr. 72, 668 (1947).

MÜLLER, R.W.: Der Tuberkuloseablauf im Körper. Stuttgart: Thieme 1952.

MÜLLER, R.W.: Zur Sprache der Kavernenforschung. Beitr. Klin. Tuberk. 127, 503 (1963).

MÜLLER, R.W.: Der Hilus des Kindes im Röntgenbild. Prax. Pneumol. 23, 755 (1969).

MÜLLER, W., STÜPER, P.: Pathologisch-anatomische Beobachtungen bei Tuberkulose nach TB I/698-Behandlung. Frankf. Z. Path. 61, 398 (1950).

MÜNCHBACH, W.: Gedanken zur Bezeichnung „offene Kavernenheilung". Prax. Pneumol. 19, 123 (1965).

MUNTEAU, E., AMON, R.: Gleichzeitiges Vorkommen von Lungentuberkulose und Lungenkrebs. Fortschr. Röntgenstr. 73, 156 (1950).

MÜNZ, J.: Die Bronchotomographie als wichtiges diagnostisches Mittel in der Bronchologie. Beitr. Klin. Tuberk. 127, 224 (1963).

MÜNZ, J.: Die Bronchotomographie mit besonderer Berücksichtigung der postoperativen Zustände. Leipzig: Edition Leipzig 1963.

MÜNZ, J.: Veränderungen am Bronchialbaum bei Lungen- und Bronchustuberkulose. Hippokrates 1970, 228.

MUSSHOFF, K., WEINREICH, J.: Die Bedeutung des sagittalen Sichtbildes in der Diagnostik der Lungentuberkulose. Fortschr. Röntgenstr. 93, 691 (1961).

MUSSHOFF, K., WEINREICH, J.: Differentialdiagnose seltener Lungenerkrankungen im Röntgenbild. Berlin-Göttingen-Heidelberg: Springer 1962.

MUTOLO, P., LA BELLA, G.: Klinische Untersuchungen des Erscheinungsbildes und der Entwicklung der kavernenbildenden Prozesse bei Patienten im Alter über 50 Jahren. Riv. Pat. Clin. Tuberc. 34, 815 (1961).

MYDLIL, F., KLABACKOVÁ, K.: Die Beziehungen intrathorakaler Verkalkungen zur Tuberkulose Erwachsener. Beitr. Klin. Tuberk. 119, 167 (1958).

MYDLIL, F., KRÁTKÝ, P., RIHA, L., FURY, L., BLUMBERG, J., HUNZA, M., KLEMPFNER, J.: Bronchographisch bestätigte Bronchuserweiterungen bei Lungentuberkulose. Beitr. Klin. Tuberk. 117, 276 (1957).

MYERS, J.A.: Tuberculous pleurisy with effusion. Arch. intern. Med. 96, 191 (1955).

MYERS, J.A.: Tuberculosis, a half century of study and conquest. St. Louis: Warren H. Green 1970.

MYERSON, M.G.: Tuberculosis of the trachea and bronchus. J. Amer. med. Ass. 116, 1611 (1941).

NACHTIGAL, G.: Über das Kavernenkarcinom. Z. Tuberk. 92, 73 (1949).

NADEL, J.A., WOLFF, W.G., GRAF, P.D.: Powdered tantalum as a medium for bronchography in canine and human lungs. Invest. Radiol. 3, 229 (1968).

NAEYE, R.L., DELLINGER, W.S.: Coal workers pneumoconiosis. Correlation of roentgenographic and postmortem findings. J. Amer. med. Ass. 220/2, 223 (1972).

NAGEL, O.: Oesophagusstenosen nach primären Paraffinplomben. Tuberk.-Arzt 2, 242 (1948).

NAGER, F., RÜTTNER, J.R.: Die anatomisch-pathologischen Grundlagen des Cor pulmonale bei Pneumokoniose. Int. Arch. Gewerbepath. Gewerbehyg. 19, 215 (1962).

NAGORNY, H.: Ein Vergleich der klinischen und autoptischen Befunde verstorbener Patienten einer Tuberkulose-Abteilung. Beitr. klin. Tuberk. 104, 166 (1950).

NAJI, A.F.: Bronchopulmonary aspergillosis: Report of two cases. Review of literature and suggestion for classification. Arch. Path. 68, 282 (1959).

Nakamura, Y., Shonaka, K.: Relation between infection with atypical acidfast bacilli and pneumoconiosis. Kekkaku 38, 30 (1963). Ref. nach Zbl. ges. Tuberk.-Forsch. 96, 58 (1964).

Namikawa, Y.: Relapse of pulmonary tuberculosis among patients receiving ambulatory chemotherapy. Zit. nach Forschbach, G.: Die Ursachen des Tuberkuloserezidivs und die Prognose des Rezidivrisikos. Prax. Pneumol. 27, 412 (1973).

Nassal, J.: Experimentelle Untersuchungen über die Isolierung, Differenzierung u. Variabilität der Tuberkelbakterien. Zbl. Vet.-Med. Beiheft 2 (1961).

Nassal, J.: Die ätiologische und epidemiologische Rolle des bovinen und aviären Erregertyps bei der Tuberkulose des Menschen. Dtsch. med. Wschr. 86, 1855 (1961).

Nassal, J.: Die Tuberkulose des Geflügels und ihre Bedeutung für Mensch und Tier. Zbl. Vet.-Med. Reihe B10, 209 (1963).

Nassal, J.: Das Mycobacterium avium als Krankheitserreger. Beitr. Klin. Tuberk. 132, 46 (1965).

Nassal, J., Petersen, K.F.: Ergebnis der Sensibilitätsprüfung bei humanen, bovinen und aviären Tuberkulosebakterien. Tuberk.-Arzt 15, 589 (1961).

Nassau, E., Pagel, W.: Heilungsvorgänge bei der Lungentuberkulose gestern und heute. (Eine vergleichende Betrachtung der spontanen und auf Kollaps- und Chemotherapie beziehbaren anatomischen Heilungsbilder.) Fortschr. Tuberk.-Forsch. VII, 212 (1956).

National Tuberculosis and Respiratory Disease Association. Diagnostic Standards and Classification of Tuberculosis, New York 1969.

Navarro-Gutierrez, R., Ager-Muguerza, E.: Formas anatomoclinicas de la tuberculosis bronquial. Consejo gen. Col. Méd. españ. 9, H. 37, 13 (1950).

Navrátil, M.: Therapie der Silikose und begleitender Krankheitszustände der Atmungsorgane. Prakt. Lék. (Praha) 47, 392 (1967). Ref. nach Zbl. ges. Tuberk.-Forsch. 104, 41 (1968).

Nawrocki, G.: Die entschädigungspflichtige Silikotuberkulose unserer Begleute. Zur Symptomatologie, Therapie und Prognose. Z. Tuberk. 89, 144 (1942).

Nedvědová, V., Pokorný, J., Rozmanith, J.: Zur Diagnose von Mycobakteriosen bei Silikose-Patienten mittels Sensitine. Z. Immun.-Forsch. 137, 209 (1969). Ref. nach Zbl. ges. Tuberk.-Forsch. 107, 333 (1969).

Neff, W.: Zur Technik der Bronchographie. Fortschr. Röntgenstr. 94, 455 (1961).

Neff, W.: Die Alters- und Geschlechtsabhängigkeit der Lungenzeichnung im Röntgenbild. Z. Tuberk. 120, 311 (1963).

Neff, W.: Die geschlossene perthorakale Lokalbehandlung von Lungenkavernen. In: Bibliothek für das Gesamtgebiet der Lungenkrankheiten. Leipzig: J.A. Barth 1969.

Nelius, D., Stieglitz, R., Martin, H.: Zur Syntropie von Miliartuberkulose und hämatologischen Erkrankungen. Z. ärztl. Fortbild. 64, 521 (1970).

Nelles, A., Niegsch, G.: Über das Vorkommen sogenannter atypischer Mykobakterien. I. Bei Patienten mit klinischer Siliko-Tuberkulose. Z. Tuberk. 124, 357 (1965).

Nélyubina, G.A.: Sur l'état des bronches dans la primomaladie tuberculeuse chez les enfants. Probl. Tuberk. 40, Nr. 7, 24—29 (1962).

Németh, T., Jakab, Z., Vadász, I., Antmann, I., Nagy, A.: Methodische Richtlinien zur zeitgemäßen vergleichenden Auswertung der Schirmbilder und des Katasters. Z. Erkr. Atm.-Org. 135, 205 (1971).

Németh, T., Nyárády, I., Demény, É., Vadász, I., Péter-

Szabó, I.: Lungenkrankheiten im Jahre 1968. Budapest: 1969.

Nemirovskaia, N.A.: Bronchoarterial fistulae in coniotuberculosis. Probl. Tuberk. 44, 85 (1966).

Neubert, H.: Lungentuberkulose und Magenresektion. Tuberk.-Arzt 12, 444 (1958).

Neubert, H.: Verlauf der Lungentuberkulose bei Magenresezierten. Tuberk.-Arzt 14, 22 (1960).

Neumann, G.: Röntgenkontrollen bei lungentuberkulösen Schwangeren. Geburtsh. u. Frauenheilk. 19, 701 (1959).

Neumann, G.: Die epidemiologische Bedeutung der inaktiven Lungentuberkulose. Stuttgart: Thieme 1962.

Neumann, G.: Über die Möglichkeiten, rückfallbegünstigende Faktoren zu erkennen. Beitr. Klin. Tuberk. 128, 178 (1964).

Neumann, G.: Das Rezidivproblem in der Tuberkulosefürsorge. Prax. Pneumol. 18, 494 (1964).

Neumann, G.: Über eine Fehlermöglichkeit bei Schirmbildaufnahmen 70 × 70 mm. Röntgenblätter 17, 177 (1964).

Neumann, G.: Epidemiologische Gesichtspunkte zur Tuberkulose der Ausländer in der Bundesrepublik. Med. Welt (Stuttg.) 36, 1870 (1964).

Neumann, G.: Die Tuberkulose ausländischer Arbeitnehmer. Dtsch. med. Wschr. 90, 219–221 (1965).

Neumann, G.: Zum Problem der Beurteilung von Schichtbildern. Tuberk.-Arzt 19, 424 (1965).

Neumann, G.: Die Tuberkulose der Ausländer in der Bundesrepublik. Hippokrates 37, 290 (1966).

Neumann, G.: Erfordern die bisher vorliegenden Beobachtungen über den Gesundheitszustand der Gastarbeiter und über etwaige von ihnen ausgehende Gesundheitsgefahren eine Erweiterung der geltenden Bestimmungen oder sonstige ergänzende gesundheitsfürsorgliche Maßnahmen? Referat. Ausschüsse (2) Seuchenbekämpfung und Hygiene und (3) Gesundheitsvor- und -fürsorge des Bundesgesundheitsrates, Bad Godesberg, 6. Mai 1966.

Neumann, G.: Erfahrungen mit dem WHO-tuberkulin-Standardtest. Prax. Pneumol. 21, 389 (1967).

Neumann, G.: La tuberculose chez les immigrants et les travailleurs étrangers dans la République Fédérale Allemande. Bull. Un. int. tuberc. 36, 123 (1969).

Neumann, G.: Wiedererkrankungen nicht überwachter Tuberkulöser. Prax. Pneumol. 23, 473 (1969).

Neumann, G.: Epidemiologie und Statistik. Med. Praxis, Bd. 45. Darmstadt: Steinkopff 1970.

Neumann, G.: Daten zur Röntgenreihenuntersuchung. Prax. Pneumol. 24, 307 (1970).

Neumann, G.: Die Bedeutung der Röntgenreihenuntersuchung für die Tuberkulosebekämpfung. Adv. Tuberc. Res. 18, 103 (1972).

Neumann, G.: Möglichkeiten und Grenzen der Frühdiagnose der Tuberkulose. Deutscher Röntgenkongreß 1972, Beiheft d. Z. Fortschr. Röntgenstr. 1973.

Neumann, G.: Zur Epidemiologie der Tuberkulose. Vortrag Südd. Tbc.-Ges., Lindau 1973. (Im Druck.)

Neumann, G.: Tuberkulose der Ausländer – Ausmaß und Bedeutung. Z. Arbeitsmed., Sozialmed. Präventivmed. 8, 35 (1973).

Neumann, K.: Beitrag zur tuberkulösen Superinfektion beim Menschen. Beitr. Klin. Tuberk. 116, 295 (1956).

Neumann, W.: Die Klinik der Tuberkulose Erwachsener. Wien: Springer 1930.

Neumann, W.: Die klinische Auffassung der Tuberkulose im Lichte der französischen Forschung. Ergebn. ges. Tuberk.- u. Lung.-Forsch. 2, 253 (1931).

Newell, R.R., Garneau, R.: The threshold visibility of pulmonary shadows. Radiology 56, 409 (1951).

NEWHOUSE, M.T., WRIGHT, F.J., INGHRAM, N.P., ARCHER, N.P., HUGHES, L.B., HOPKINS, O.L.: Topographical pulmonary function studied with the scintillation camera and 135-Xenon. Resp. Physiol. **4**, 141 (1968).

NEWS: Zit. nach WURM, H.: Tuberkulose und Atelektase. Erg. ges. Tuberk.- u. Lung.-Forsch. **12**, 121 (1954).

NICHOLS, G.P.: Diabetes among young tuberculous patients: A Review of the Assiciation of the two diseases. Amer. Rev. Tuberc. **76**, 1106 (1957).

NICO, J., CARRAUD, J.: Zit. nach REICHELT, E.J.: Der Spontanpneumothorax als Ausdruck von Lungenerkrankungen. Inaug.-Diss., München 1970.

NICOD, J.L.: Le récidive dans la tuberculose. Le point de vue de l'anatomopathologiste. Schweiz. Z. Tuberc. **12**, 342 (1955).

NICOD, J.L.: Tuberculose et silicose. Schweiz. med. Wschr. **91**, 817 (1961).

NICOL, K.: Zur Nomenklatur und Einteilung der Lungenphthise. Med. Klin. **17, 18**, 1 (1919).

NICOL, K., SCHRÖDER, G.: Die Lungentuberkulose. Lehrbuch der diagnostischen Irrtümer. München: Verlag der Aerztlichen Rundschau Otto Gmelin 1932.

NIEBERLE, K.: Tuberkulose. Beitr. Klin. Tuberk. **96**, 15 (1941).

NIEBERLE, K.: Vergleichende Pathologie der Tuberkulose der Tiere. Allg. Biol. u. Pathol. Tbk. Leipzig: Thieme 1942.

NIEBERLE, K.: In: Handbuch Tuberk., Leipzig: Thieme 1943. Zit. nach MÜLLER, R.W.: Der Tuberkuloseablauf im Körper. Stuttgart: Thieme 1952.

NIEBERLE, K.: Zit. nach COHRS, P.: Vergleichende Pathologie der Tuberkulose der Tiere. In: Handb. Tuberk., Bd. I, S. 749. Leipzig: Thieme 1958.

NIEGSCH, G.: Grenzen der röntgenologischen und klinischen Diagnostik bei Silikotuberkulose. In: HOLSTEIN, E.: Lunge und Beruf. Leipzig: J.A. Barth 1962.

NIEGSCH, G.: Klinische und pathologische Untersuchungsergebnisse bei der Silikotuberkulose. Mschr. Tuberk.-Bekämpf. **6**, 97 (1963).

NITTI, V.: La reinfezione endogena e la reinfezione esogena nella patologia tubercolare. Arch. Tisiol. **23**, 638 (1968).

NOLTE, D., GREBE, S., SCHRAUB, H.: Nachweis von Verteilungsstörungen durch Doppel-Szintigraphie der Lungen. Beitr. Klin. Tuberk. **141**, 147 (1969).

NORDENSTRÖM, B.: Bronchography by aspiration of contrast media. Acta radiol. (Stockh.) **44**, 281 (1955).

NORDENSTRÖM, B.: La tomographie de la trachée et des bronches. Bronches **11**, 178 (1961).

NORTH, D.W.: A tutorial introduction to decision theory. IEEE Transactions on Systems Science and Cybernetics, Vol. SSC-4,3, 200, 1968.

NOVAK, D.: Perfusionsszintigraphie der Lunge. Indikationsstellung und Aussagewert. Med. Klin. **65**, 978 (1970).

NÜSSEL, K.: Röntgenologische Beobachtungen und klinische Überlegungen an 300 Primärkomplexen bei Schulkindern. Z. Tuberk. **49**, 401 (1928).

NUMBERGER, J.: Zur radiologischen Differentialdiagnose der Sarkoidose. Vortrag, Zentralkrankenhaus Gauting, 28. X. 1972.

NYBOE, J.: Evaluation of Efficiency in Interpretation of Chest X-ray Films. Bull. Org. mond. Santé **35**, 535 (1966).

OEKONOMIDES: Über chronische Bronchialdrüsenaffektionen und ihre Folgen. Zit. nach DUFOURT, A., DEPIERRE, A.: Ergebn. ges. Tuberk.- u. Lung.-Forsch. **12** (1954).

OESER, H., ERNST, H.: Die Lungenszintigraphie als Mittel zur Früherkennung des Lungenkrebses. Dtsch. med. Wschr. **91**, 333 (1966).

OESER, H., ERNST, H., KRÜGER, J.: Das normale und das von der Norm abweichende Lungenszintigramm. Fortschr. Röntgenstr. **106/4**, 549—554 (1967).

OESER, H., SCHUMACHER, W., ERNST, H., FROST, D.: Atlas der Szintigraphie. Berlin: de Gruyter 1969.

OESTREICHER: Zit. nach SIMON, G. u. REDEKER, F.: Praktisches Lehrbuch der Kindertuberkulose, S. 403. Leipzig: C.Kabitzsch 1930.

OETTEL, H., THIESS, A.M., UHL, C.: Beitrag zur Problematik berufsbedingter Lungenkrebse. Erste Mitteilung. Zbl. Arbeitsmed. **18**, 291 (1968).

OETTEL, H., THIESS, A.M., UHL, C.: Beitrag zur Problematik berufsbedingter Lungenkrebse. Dritte Mitteilung. Zbl. Arbeitsmed. **20**, 170 (1970).

O'KEEFE, M.E., GOOD, C.A., McDONALD, J.R.: Calcification in solitary nodules of lung. Amer. J. Roentgenol. **77**, 1023 (1957).

OLLAGNIER, C., PINET, F., VALLON, PERRIN, L.F., AMIEL, M., BRIÈRE L.: La scintigraphie pulmonaire. Confrontation avec des documents radiologiques, anatomiques et des explorations fonctionnelles. J. Radiol. Electrol. **49**, 917 (1968).

OOSTERKAMP, W.J., VAN'T HOF, A.P.M., SCHEREN, W.J.L.: Diagnostik auf neuen Wegen. – Farbige Röntgenbilder. Kurz und Gut (BYK-Gulden, Konstanz). **2**, 12 (1968).

OPIE, E.L.: The focal pulmonary tuberculosis of children and adults. J. exp. Med. **25**, 855 (1917).

OPIE, E.L., ANDERSEN, H.: First infection with tuberculosis by way of the lungs. Amer. Rev. Tuberc. **4**, 629 (1920).

OPIE, E.L., ARONSON, J.D.: Tubercle bacilli in latent tuberculous lesions and in lung tissue without tuberculous lesions, Arch. Path. **4**, 1 (1927).

ORLOV, J.L., ZHAROV, E.I., SAID-GALIEVA, L.S., BAICHOROV, E.O., SCHERBATKIN, D.D.: Scannography in patients with obstructive pulmonary emphysema. Kardiologiya **10**, 22 (1970).

O'ROURKE, P., O'BRIEN, E.J., TUTTLE, W.M.L.: Decortication of the lung in patients with pulmonary tuberculosis. Amer. Rev. Tuberc. **59**, 30 (1949).

ORSTEIN, G.G., EPSTEIN, I.G.: Tuberculosis of the major bronchi with little or no manifest pulmonary tube culosis. Quart. Bull. Sea View Hosp. **3**, 109 (1938).

ORTH, J.: Pathologisch-anatomische Diagnostik, 8. Aufl. Berlin 1917.

ORTH, J.: Über tuberkulöse Reinfektion und ihre Bedeutung für die Entstehung der Lungenschwindsucht. Sitzungsber. der kgl. preuß. Akad. d. Wissensch. 1923. Zit. nach GHON, A., KUDLICH, H.: Zur Reinfektion bei der menschlichen Tuberkulose. Z. Tuberk. **41**, 1 (1925).

OSWALD, N.C.: Acute tuberculosis and granulocytic disorders. Brit. med. J. **5371**, 1489 (1963).

OTT, A.: Tuberkulose und Umwelt. In: Handb. Tuberk., Bd. 1, S. 637. Stuttgart: Thieme 1958.

OTT, A.: La tuberculose des ouvriers étrangers en Suisse. Bull. Un. int. tuberc. **36**, 114 (1965).

OTT, A.: Wandlungen im Tuberkulose-Erkrankungsrisiko in der Schweiz 1952—1968. Pneumologie (Berl.) **145**, 62 (1971).

OTTO, H.: Versicherungsumfang der Silikotuberkulose nach pathologisch-anatomischen Gesichtspunkten. In: Aktuelle Probleme der Staublungenforschungen (Hrsg. HOFFMANN, H.). Stuttgart: Thieme 1962.

OTTO, H.: Morphologie und pathologisch-anatomische Begutachtung der Silikose. Würzburg: Grasser 1963.

OTTO, H.: Pers. Mitteilung. Luzern 1972.

OTTO, H., BREINING, H.: Die Silikose in der Porzellanindustrie. Heft 5 der Schriftenreihe: Die Berufskrankheiten in der Keramischen- und Glasindustrie. Würzburg 1959.

OTTO, H., VON HINÜBER, G.: Zur Häufigkeit des Emphysems der Tuberkulose und des Bronchuskarzinoms bei Staublungenerkrankungen. Prax. Pneumol. **26**, 145 (1972).

OTTO, H., SCHACHINGER, H., MÜLLER, G.: Vergleichende experimentelle Untersuchungen zur röntgenologischen Darstellbarkeitsgrenze silikotischer Knötchen in der Lunge. Beitr. Klin. Tuberk. **133**, 336 (1966).

OUDET, P.: Die pathologisch-anatomischen Vorgänge bei der Kavernenheilung unter Chemotherapie. In: Lungenzysten und posttuberkulöse Resthöhlen. Tuberkulose der Gastarbeiter. Barytose – Asbestose – Berylliose. (Hrsg. GAUBATZ, E.). Stuttgart: Thieme 1966.

OUDET, P., PETITJEAN, R., MORAND, G., WEITZENBLUM, E.: A propos des anastomoses artérielles broncho-pulmonaires dans led atteintes broncho-pulmonaires chroniques majeures. J. franç. Méd. Chir. thor. **22**, 75 (1968).

OUDET, P., ROEGEL, E.: Formes cliniques et radiologiques de l'association entre le cancer bronchique et la tuberculose pulmonaire. Poumon **14**, 855 (1958).

PAGEL, W.: Pathologische Anatomie der hämatogenen Streuungstuberkulose. Erg. ges. Tuberk.-Forsch. **5**, 231 (1933).

PAGEL, W.: Über eine eigentümliche Erscheinungsform des mutmaßlichen „Superinfektionsherdes" der Lunge bei Tuberkulose. Beitr. Klin. Tuberk. **62**, 614 (1926).

PAGEL, W.: Über parafokale Hohlräume bei Lungentuberkulose. Beitr. Klin. Tuberk. **66**, 545 (1927).

PAGEL, W.: Die allgemeinen pathomorphologischen Grundlagen der Tuberkulose. Berlin: Springer 1927.

PAGEL, W.: Lungentuberkulose. In: HENKE-LUBARSCH: Handbuch der speziellen pathologischen Anatomie, Bd. III, Teil 2, S. 176. Berlin: Springer 1930.

PAGEL, W.: Zur Entstehungsgeschichte und Kasuistik der Lungentuberkulose. Beitr. Klin. Tuberk. **79**, 383 (1932).

PAGEL, W.: Studien zur tuberkulösen Erweichung. Beitr. Klin. Tuberk. **76**, 414 (1931).

PAGEL, W.: The role of the bacillus and of heteroallergy in tuberculous liquefaction. J. Path. Bact. **42**, 417 (1936).

PAGEL, W.: Experimental studies on early pulmonary tuberculosis of the adult type. Brit. J. Tuberc. **30**, 204 (1936).

PAGEL, W.: The reproduction of early pulmonary tuberculosis by bronchogenic and haematogenous reinfection. J. State Med. **45**, 63 (1937).

PAGEL, W.: Zit. nach LETTERER, E.: In: Die Tuberkulose. Stuttgart: Enke 1951.

PAGEL, W., HALL, S.: Tuberculosis congenita. Tubercle (London) **27**, 153 (1946); **29**, 32 (1948).

PAGEL, W., HENKE, F.: Lungentuberkulose. In: Handb. spez. path. Anat. u. Hist., Bd. III, S. 139. Berlin: Springer 1930.

PAGEL, W., HENKE, F.: Atmungswege und Lungen. In: HENKE-LUBARSCH: Handb. d. spez. path. Anat. u. Hist., Bd. III, 2. Teil. Berlin: Springer 1930.

PAGEL, W., PRICE, D.S.: An early primary tuberculous pulmonary focus. Am. Rev. Tuberc. **47**, 614 (1943).

PAGEL, W., ROBERTS, L.: Behaviour of tuberculous cavities in the lung under artificial pneumothorax. Brit. med. J. **1938** II, 1258.

PAGEL, W., ROBINSON, H.J.: Spontaneous cavity healing. Papworth Res. Bull. **1**, 37 (1936).

PAGEL, W., SIMMONDS, F.A.H.: The healing of cavities. Amer. J. med. Sci. **197**, 281 (1939).

PAGEL, W., SIMMONDS, F.A.H.: Cavity healing and bronchial occlusion. Amer. J. med. Sci. **203**, 177 (1942).

PAGEL, W., SIMMONDS, F.A.H.: Recrudescence in early phthisis. A study of post mortem and lobectomy specimens. Amer. Rev. Tuberc. **65**, 273 (1952).

PAGEL, W., SIMMONDS, F.A.H.: Chemotherapy and cavity wall. Tubercle (Lond.) **36**, 1 (1955).

PAGEL, W., SIMMONDS, F.A.H., MacDONALD, N., NASSAU, E.: Pulmonary Tuberculosis. London: Oxford University Press 1964.

PAINE, A.L.: The treatment of minimal pulmonary tuberculosis confined to the apex of one lung. Amer. Rev. Tuberc. **63**, 644 (1951).

PALMER, C.E., JABLON, S., EDWARDS, PH.Q.: Amer. Rev. Tuberc. **76**, 517 (1957). Zit. nach ANSTETT, F.: Erscheinungsformen der Lungentuberkulose im Jugend- und Erwachsenenalter. Z. Tuberk. **115**, 230 (1961).

PALVA, T., HELO, R., HUHTI TURKU, E., HARJAVALTA, R.E., E.H.: Bronchialveränderungen bei frischen Fällen von Lungentuberkulose. Acta oto-laryng (Stockh.) **49**, 337 (1958).

PANÀ, C.: Fegato e tubercolose. Epatologia **9**, 391 (1963). Ref. in: Zbl. ges. Tuberk.-Forsch. **97**, 204 (1965).

PANÀ, C.: Fibrosi silicotiche e tubercolotiche: rapporti morfopatogenetici. Riv. Infort. Mal. prof. **55**, 1381 (1968). Ref. nach Zbl. ges. Tuberk.-Forsch. **107**, 231 (1969).

PAPE, E.: Zur Problematik des Röntgenbefundes beim Lungeninfarkt. Beitr. Klin. Tuberk. **137**, 288 (1968).

PAPE, R.: Allgemeine Röntgenologie des Lungeninfarkts. 9. Wiss. Tagg. d. Öst. Ges. f. Tuberkulose und Lungenerkrankungen, Gmunden 1967.

PAPP, A., ILLÉS, J., VÁMOS, G., VIZER, K.: Die pathogenetische Bedeutung der tuberkulösen Kalkherde in der Lunge: Kavernensteine. Tuberkulózis **15**, 367 (1962).

PAPPAS, A.: Zur Syntropie von Diabetes u. Tuberkulose unter bes. Berücksichtigung der latenten Stoffwechsellage. Diss. Köln 1965.

PARADE, G.W.: Wechselbeziehungen zwischen Endocrinium und Tuberkulose. In: Handb. der Tuberkulose von HEIN, KLEINSCHMIDT und UEHLINGER, S. 885. Stuttgart: Thieme 1964.

PARKER, F., JR., JACKSON, H., JR., BETHEA, J.M., OTIS, F.: The co-existence of tuberculosis with Hodgkin's disease and other forms of malignant lymphoma. Amer. J. Med. Sci. **184**, 694 (1932).

PARRA BLANCO, A.: Estudio radiologico de los bronquios por medio de la broncografia ampliada directa. Acta ibér. radiol.-cancer. **22**, 135 (1967).

PARRAVICINI, C., RAMPINI, G.F.: Die Silikotuberkulose im Veltlin in der vorantibiotischen und in der antibiotischen Ära. Lotta c. Tuberc. **29**, 1752 (1959).

PARROT: C. R. Soc. biol. (Paris) **28**, 308 (1876). Zit. nach PINNER.

PÄTIÄLÄ, J.: Initial tuberculous pleuritis in the Finnish Armed Forces in 1939—1945 with special reference to eventual postpleuritic tuberculosis. Acta tuberc. scand. **35**, 57 (1954).

PAETZ, M., MUCKE, H.: Über die Bedeutung der Hiluslymphknoten für die Pathogenese der Alterstuberkulose. Z. Erkr. Atmungsorg. **130**, 89 (1969).

PAUNCZ, M.: Über die Erfolge der direkten Tracheo-bronchoskopie beim Durchbruch tuberkulöser Lymphdrüsen in die Luftwege bei Kindern. Z. Hals-, Nas.- u. Ohrenheilk. **4**, 27 (1923).

PAUNCZ, M.: Beiträge zur Diagnose des Durchbruchs tuberkulöser Tracheobronchialdrüsen in die Luftwege. Z. Hals-, Nas.- u. Ohrenheilk. 32, 599 (1933).

PAUNCZ, M.: Das klinische Bild des Durchbruches tuberkulöser Tracheobronchialdrüsen in die Luftwege bei Kindern. Acta oto-laryng. (Stockh.) 21, 279 (1934).

PAUNCZ, M.: Über den Durchbruch tuberkulöser Bronchialdrüsen in die Luftwege bei Kindern. Iber. Kinderheilk. 80, H. 4 (1940).

PEARSON, R.S.B.: Pulmonary tuberculosis following partial gastrectomy. Gastroenterologia 81, 91 (1954).

PEARSON, S.V.: The pathogenesis of pulmonary cavities. Brit. med. J. 1, 380 (1963).

PECHSTEIN, J.: Zum Befall des kardialen (7.) Lungensegmentes bei der Primärtuberkulose durch lymphonodogene Abscedierung. Beitr. Klin. Tuberk. 131, 358 (1965).

PENA, C.E.: Aspergillosis. In: HENKE, F., LUBARSCH, O.: Handbuch der speziellen pathologischen Anatomie und Histologie. Bd. III/5: The pathologic anatomy of mycosis. Berlin-Heidelberg-New York: Springer 1971.

PEÑA-CERECEDA, J., MACCIONI, A.: El enfisema buloso en la primo-infeccion tuberculosa del niño. Rev. chil. Pediat. 21, 241 (1950).

PERÄSALO, O.: Mediastinal „Tuberculoma". Ann. Chir. Gynaec. Fenn. 39, 213 (1950).

PERETTI, E.: Noch einmal die Tuberkulinziffern. Tuberk.-Arzt 14, 269 (1960).

PERNIS, B., BATTIGELLI, M.: La atelettasia da occlusione bronchiale nella silicosi con perticolare riguardo alla sindrome del lobo medio. Med. d. Lavoro 46, 605 (1955).

PERRY, K.M.A., SELLORS, TH.H.: Chest Diseases. Vol. 1. London: Butterworths 1963.

PETERSEN, K.: Bakteriologische Methoden zur Steuerung und Überwachung der Chemotherapie der Tuberkulose. Dtsch. med. J. 22, 53 (1971).

PETERSEN, K.F.: Die Bedeutung der „qualifizierten Erregerdiagnose" für die Bekämpfung der Tuberkulose. Münch. med. Wschr. 112, 992 (1970).

PETRY, H.: Silikose und Polyarthritis. Ein Beitrag zur Pathogenese entzündlicher Gelenkerkrankungen. Arch. Gewerbepath. Gewerbehyg. 13, 221 (1954).

PETTY, T.L., FILLEY, G.F., MICHELL, R.S.: Objective functional improvement by decortication after twenty years of artificial pneumothorax for pulmonary tuberculosis. Report of a case and review of literature. Amer. Rev. resp. Dis. 84, 572 (1961).

PEUKERT, W.: Beitrag zum Caplan-Syndrom. Dtsch. Gesundh.-Wes. 22, 1803 (1967).

PFAFFENBERG, R.: Tuberkuloserezidive bei Langzeitdiabetikern. Z. Erkr. Atmungsorg. 131, 69 (1970).

PFUETZE, K.H., RADNER, D.B.: Clinical Tuberculosis. Springfield/Ill.: Ch.C. Thomas 1966.

PHIBBS, B.P., SUNDIN, R.E., MITCHELL, R.S.: Silicosis in Wyoming bentonite workers. Amer. Rev. resp. Dis. 103, 1 (1971).

PHILLIPS, S.: Fifteen-year follow-up of tuberculosis. Amer. Rev. resp. Dis. 94, 882 (1966).

PHILLIPS, S.: Reactivation of tuberculosis: some factors involved. Dis. Chest 53, 709 (1968).

PIERRE-BOURGEOIS, M., DURAND, MAURICE, VIC-DUPONT, HATT, P.J., CARAMANIAN, M.K.: L'intérêt de l'angiopneumographic chez les tuberculeux pulmonaires. (Die Bedeutung der Lungengefäßdarstellung bei den Lungentuberkulosen.) Semaire Hôp. (Paris) 1950, 427.

PIIPER, J., HAAB, P., RAHN, H.: Unequal distribution of pulmonary diffusing capacity in the anaesthetized dog. J. appl. Physiol. 16, 499 (1961).

PIMENTEL, J.C.: Pulmonary calcification in the tumor-like form of pulmonary aspergillosis: pulmonary aspergilloma. Amer. Rev. resp. Dis. 94, 208 (1966).

PIMENTEL, J.C., CORTEZ: Zit. nach REINHARDT, K.: Das Mycetom. Stuttgart: Enke 1967.

PINNER, M.: The cavity in pulmonary tuberculosis. Roentgenological and anatomic studies. Amer. J. Roentgenol. 20, 518 (1928).

PINNER, M.: Pulmonary tuberculosis in the adult. Springfield/Ill.: Ch.C. Thomas 1945.

PIRCHER, F.J., TEMPLE, J.R., KIRSCH, W.J., REEVERS, R.J.: Distribution of pulmonary ventilation determined by radioisotope scanning. Amer. J. Roentgenol. 94, 807 (1965).

PIRQUET, C.L. VON: Zit. nach LÖFFLER, W.: Geschichte der Tuberkulose. In: Handb. d. Tuberkulose, Bd. 1. Stuttgart: Thieme 1958.

POHL, R.: Der Narbenkrebs der Lunge. Fortschr. Röntgenstr. 92, 267 (1960).

POLEMANN, G.: Klinik und Therapie der Pilzkrankheiten. Stuttgart: Thieme 1961.

POSNER, E.: Reception of Röntgen's discovery in Britain and USA. Brit. med. J. 4, 357 (1970).

POSNER, E.: The early years of chest radiology in Britain. Thorax 26, 233 (1971).

PRIDIE, R.B., STRADLING, P.: The management of tuberculosis during pregnancy. Brit. med. J. 5244, 78 (1961).

PRIGNOT, J.: La tuberculose des houilleurs. Bruxelles: Arsia 1959.

PRIGNOT, J.: L'antibiotherapie polyvalente de la tuberculose houilleurs. Resultats comparés dans les cas „neufs" et les reprises de traitement. Poumon 20, 71 (1964).

PRIGNOT, J., DELAGRANGE, B.: Resultats de la chimiothérapie chez les houilleurs bacillaires pneumoconiotiques ou non et chez les tuberculeux non empoussieres. Rev. lyon. Méd. 15, 843 (1966).

PRIMER, G.: Früherkennung des Bronchialkarzinoms bei chronischen Bronchitikern. Prax. Pneumol. 26, 209 (1972).

PRINZ, F., BOCK, H.E., SCHOLTZE, H.G., MÜLLER, A.A.: Zur histologisch nachweisbaren Leberverfettung bei Tuberkulose. Dtsch. med. Wschr. 83, 914 (1958).

PRIVITERI, C.A.: Physiological bronchography. Amer. J. Roentgenol. 73, 958 (1955).

PROCKNOW, JOHN J., LOEWEN, D.F.: Pulmonary aspergillosis with cavitation secondary to histoplasmosis. Amer. Rev. resp. Dis. 82, 101 (1960).

PROETEL, H., KÖNN, G.: Vergleichende bronchographische und anatomische Untersuchungen von Bronchiektasen bei Lungentuberkulose. Ein Beitrag zur Indikationsstellung der Resektionsbehandlung. Beitr. Klin. Tuberk. 2, 273 (1969).

PROUDFOOT, A.T., AKHTAR, A.J., DOUGLAS, A.C., HORNE, N.W.: Miliary tuberculosis in adults. Brit. med. J. 1969 II, 273.

PRUVOST, P., DELARUE, J., MEYER, A., DEPIERRE: Cavernes tuberculeuses a forme bulleuse. Rev. Tuberc. 17, 1046 (1953).

PUCCINI, C.: Das Problem „Krebs und Silikose". Med. d. Lavoro 51, 18 (1960).

PUECH, P., SCHLESINGER, A.M., SAUVAGET, M.: L'évolution radiologique des cavernes tuberculeuses du poumon sous chimiothérapie. Progr. Explor. Tuberc. 13, 325 (1964).

PUGH, O.L., JONES, E.R., MARTINI, W.J.: Tuberkuloma of the lung. Tubercle (Edinb.) 33, 184 (1952).

Puhl, H.: Über phthisische Primär- und Reinfektion der Lunge. Beitr. Klin. Tuberk. **52**, 116 (1922). Zit. nach Ghon, A., Kudlich, H.: Zur Reinfektion bei der menschlichen Tuberkulose. Z. Tuberk. **41**, 1 (1925).

Quinn, J.L., Head, L.R.: Radioisotope photoscanning in pulmonary disease. J. nucl. Med. **7**, 1 (1966).
Quinn, J.L., Koch, D.F.: The Lung. In: Freeman, L.M., Johnson, Ph.M.: Clinical Scintillation Scanning. New York: Harper & Row 1969.
Quinn, J.L., Whitley, J.E.: Lung Scintiscanning. In: Scintillation Scanning in Clinical Medicine (Quinn, J.L., Ed.), p. 142. Philadelphia-London: Saunders 1964.

Rabinowitsch, L.: Experimentelle Untersuchungen über die Virulenz latenter tuberkulöser Herde. Z. Tuberk. **15**, 217 (1910).
Rabkin, J.K., Feldman, F.S., Shtyrkov, G.V.: Tomography with direct enlargement. A new method of precising the X-ray diagnosis of surgical diseases of the lungs. Chirurgija (Mosk.) **41**, 140 (1965).
Radajewski, M.: Die irreführenden posterior-anterioren Röntgenübersichts- und Schichtaufnahmen des Brustkorbes. Z. Tuberk. **121**, 325 (1964).
Radenbach, K.L.: Überwachung und Kontrolluntersuchungen bei ambulanter antituberkulöser Behandlung.
Radenbach, K.L.: Große solitäre tuberkulöse Rundherde (Tuberkulome) der Lunge. Beitr. Klin. Tuberk. **106**, 539 (1952).
Radenbach, K.L.: Beitrag zum großen tuberkulösen Rundherd (Tuberkulom) der Lunge. Ann. Tuberc. (Tenri) **5**, 50 (1954).
Radenbach, K.L.: Gezielte endobronchiale Behandlung bei Lungentuberkulose. Habil.-Schr., Frankfurt a.M. 1955.
Radenbach, K.L.: Das lobuläre Lungeninfiltrat, ein wichtiger tuberkulöser Frührundherd. Prax. Pneumol. **18**, 135—151 (1964).
Radenbach, K.L., Jungbluth, H.: Tuberkulöse Rundherde und Tuberkulome der Lunge. Radiologe **2**, 233 (1962).
Raeburn, C., Spencer, H.: Lung scar cancers. Brit. J. Tuberc. **51**, 237 (1957).
Raentsch, F.E.: Lungenschuß und Lungentuberkulose. Ergebn. ges. Tuberk.- u. Lung.-Forsch. **19** (1970).
Ragnatti, E.: Über den tuberkulösen Spätprimäraffekt des Erwachsenen. Beitr. Klin. Tuberk. **76**, 459 (1931).
Rainer, W.G., Mitchell, R.S., Filley, G.F., Eiseman, B.: Significance of tracheal collapse in pulmonary emphysema-cinefluorographic observations. Surg. Forum **12**, 70 (1961).
Raleigh, J.W.: The late results of prolonged multiple-drug therapy for pulmonary tuberculosis. Amer. Rev. resp. Dis. **76**, 540 (1957).
Ranke, E.: Über den zyklischen Verlauf der menschlichen Tuberkulose. Beitr. Klin. Tuberk. **21**, 1 (1911).
Ranke, K.E.: Die Beteiligung der Lunge an den allergischen Stadien der Tuberkulose. Beitr. Klin. Tuberk. **52**, 212 (1922).
Rauch, H.W.M.: Anzeigen zur operativen Behandlung und ihre Ergebnisse bei 220 Tuberkulomen der Lunge. Thoraxchirurgie **4**, 534 (1956/57).
Rauch, H.W.: Lungenerkrankungen durch „atypische" Mykobakterien. Beitr. Klin. Tuberk. **132**, 92 (1965).
Ravelli, A.: Der tuberkulöse Erstherd in der Lungenspitze. Beitr. Klin. Tuberk. **104**, 137 (1950).

Rayl, D.F., Spjut, H.J.: Pneumonic reaction induced by a bronchographic medium. A clinical and experimental study. Amer. Rev. resp. Dis. **89**, 503 (1964).
Rayl, J.E.: Tracheobronchial collapse during cough. Radiology **85**, 87 (1965).
Razemon, P., Ribet, M.: Traitement chirurgical de la tuberculose pulmonaire évoluant chez les mineurs pneumoconiotiques et silicotiques. Poumon **16**, 185 (1960).
Rechengerg, H.K. von: Zur Klinik der Bronchustuberkulose. Acta davos. **8** (1949).
Rechenberg, K.H. von, Labhart: Ein Beitrag zur Kenntnis und Therapie der Bronchustuberkulose. Schweiz. Z. Tuberk. **6**, 29 (1949).
Redeker, F.: Über die exsudativen Lungeninfiltrierungen der primären und sekundären Tuberkulose. Beitr. Klin. Tuberk. **59**, 588 (1924).
Redeker, F.: Zur Einordnung atelektatischer Vorgänge im Ablauf des tuberkulösen Schubes. Z. Tuberk. **84**, 170 (1940).
Redeker, F.: Zur Kriegsepidemiologie. Z. Tuberk. **37**, 2, 89 (1923).
Redeker, F.: Dispositions- oder Expositionsprophylaxe bei der Tuberkulose, endogene Exacerbation oder exogene Superinfektion? Dtsch. med. Wschr. **7**, 32 (1924).
Redeker, F.: Zur Abgrenzung der infiltrativen Frühformen und über die verschiedenen Formen des infiltrativen Nachschubes, insbesondere über das „Spätinfiltrat". Z. Tuberk. **49**, 163 (1928).
Redeker, F.: Zur Diskussion über das Frühinfiltrat. Beitr. Klin. Tuberk. **73**, 475 (1930).
Redeker, F.: Das Problem der Reinfektion vom klinischen Standpunkt aus. In: Engel, St., von Pirquet, C.: Handb. der Kindertuberkulose. Leipzig: Thieme 1930.
Redeker, F.: Zum Beginn der Erwachsenenphthise und zum Begriff des Malmros-Hedvallschen „Initialherdes". Z. Tuberk. **81**, 361, 379 (1939).
Redeker, F.: In: Hein, J., Kleinschmidt, H., Uehlinger, E.: Handbuch der Tuberkulose, Bd. 1. Stuttgart: Thieme 1958.
Redeker, F., Walter, O.: Entstehung und Entwicklung der Lungenschwindsucht des Erwachsenen. Leipzig: K. Kabitzsch 1929.
Reger, R.B., Morgan, W.K.G.: On the factors influencing consistency in the radiologic diagnosis of pneumoconiosis. Amer. Rev. resp. Dis. **102**, 905 (1970).
Rehberg, Th.: Welche Einteilung der Lungentuberkulose eignet sich am besten für praktische Zwecke der Statistik? Erg. ges. Tuberk.- u. Lung.-Forsch. **7**, 59 (1935).
Reichelt, E.J.: Der „Spontanpneumothorax" als Ausdruck von Lungenerkrankungen. Inaug.-Diss., München 1970.
Reichmann, V.: Über die Entwicklung der Silikose, ihre Beziehung zur Tuberkulose nebst Bemerkungen über ihre Begutachtung an der Hand von 2300 Fällen. Beitr. Klin. Tuberk. **74**, 452 (1930).
Reichmann, V. Schwere Silikose (Klinischer Teil). In: König, F., Magnus, G.: Handb. d. ges. Unfallheilkunde, Bd. 2, S. 185 (1933).
Reichmann, V.: Kurzer Überblick über den Stand der Silikoseforschung nebst einem Beitrag über die röntgenologischen und klinischen Beziehungen der Silikose zur Tuberkulose. Beitr. Silikoseforsch. Bochum, H. 1 (1949).
Reimold, G., Petersen, K.F.: Über atypische (anonyme) Mykobakterien im Untersuchungsmaterial eines diagnostischen Laboratoriums. Prax. Pneumol. **11**, 655 (1967).
Reinders, D.: Warum beginnt die chronische Lungenschwindsucht in der Spitze? Beitr. Klin. Tuberk. **6**, 102 (1925).

REINDERS, D.: Über Form und Größe der Frühkaverne. Z. Tuberk. **51**, 438 (1928).

REINHARDT, K.: Das Mycetom. Stuttgart: Enke 1968.

REINHARDT, K.: Das Lungenmyzetom und seine Differentialdiagnose. Dtsch. med. Wschr. **94**, 2045 (1969).

REISNER, D., DOWNES, J.: Minimal tuberculosis lesions of the lung. Amer. Rev. Tuberc. **51**, 393 (1945).

REJSEK, K.: Treatment of silicosis and silico-tuberculosis. Rozhl. Tuberk. **24**, 154 (1964). Ref. nach Zbl. ges. Tuberk.-Forsch **100**, 402 (1966).

RÉMY, J., WALLAERT, C., VOISIN, C., GERNEZ-RIEUX, CH.: Angiographie sélective des artères bronchiques. Presse méd. **76**, 729 (1968).

RENAULT, P., BERNARD, E.: Les guérisons locales dans les cavernes restées ouvertes après chimiothérapie prolongée; guérisons certaines et guérisons possibles; étude d'après 114 cas vérifiés anatomiquement. Rev. Tuberc. **21**, 893 (1957).

RENOVANZ, H.D.: Der tuberkulöse Rundherd – ein röntgenologisches Symptom. Fortschr. Röntgenstr. **84**, 536 (1956).

RESCIGNO, B., BERTI, R., MARANGIO, E.: Osservazioni in tema di terapia e profilassi della silicotubercolosi. Arch. Monaldi Tisiol. **25**, 22 (1970). Ref. nach Zbl. ges. Tuberk.-Forsch. **110**, 710 (1971).

RESINK, J.E.J.: Is a roentgenogram of fine structures a summation image or a real picture? Acta radiol. (Stockh.) **32**, 391 (1949).

REY, J.C., HERRMANN, E.A., STROCOVSKY, C.: Perforación pulmonar y córticoesteroides. Tórax **11**, 250 (1962).

REY, J.C., LESTON, MARIA J., RUBINSTEIN, P., MONTANER, G.L.J., GARAY, C.E.: El problema de la méd. argent. silicosis y de la silicotuberculosis en nuestro pa is. Pren. **52**, 2797 (1965).

RIBBERT, H.: Über primäre Tuberkulose und über die Anthrakose der Lungen und der Bronchialdrüsen. Dtsch. med. Wschr. **2**, 1615 (1906).

RICH, A.R.: The Pathogenesis of Tuberculosis: Springfield/ Ill · Ch C. Thomas 1944.

RICHERT, J.H., WIER, J.A., SALYER, J.M., BEYER, J.D.: The reliability of tissue diagnosis of pleurisy: A preliminary report. Ann. intern. Med. **52**, 320 (1960).

RIEBEL, F.A.: Use of the eyes in x-ray diagnosis. Radiology **70**, 252 (1958).

RIEDER, H.: Die Röntgenuntersuchungen der Lungen u. Bronchien. In: Lehrbuch der Röntgenkunde. Leipzig: 1903.

RIEDER, H.: Zur Röntgendiagnostik bei Anfangstuberkulose der Lungen. Beitr. Klin. Tuberk. **12**, 195 (1909).

RIFKIND, D., MARCHIORO, T.L., SCHNECK, S.A., HILL, R.B., JR.: Systemic fungal infections complicating renal transplantation and immunosuppressive therapy. Clinical, microbiologic, neurologic and pathologic features. Amer. J. Med. **43**, 28 (1967).

RIGLER, L.G.: Functional roentgen diagnosis: anatomical image, physiological interpretation. Amer. J. Roentgenol. **82**, 1 (1959).

RIGLER, L.G., HEITZMANN, E.R.: Planigraphy in the differential diagnosis of the pulmonary nodule. Radiology **65**, 692 (1955).

RIKL, INGRID: Rezidive bei der Tuberkulosebehandlung. Inaug.-Diss., München 1974.

RILEY, E.A., TENNENBAUM, J.: Pulmonary aspergilloma or intracavitary fungus ball. Ann. intern. Med. **56**, 896 (1962).

RILEY, R.L.: Effect of lung inflation upon the pulmonary vascular bed. In: DE REUCK, A.V.S., O'CONNOR, M.: Ciba Foundation: Symposium on Pulmonary Structure and Function, p. 261. London: Churchill 1962.

RILLIET, F., BARTHEZ, E.: Zit. nach DUFOURT, A., DEPIERRE, A.: Klinik des Tracheobronchialdrüsendurchbruchs. Ergebn. ges. Tuberk.- u. Lung.-Forsch. **12** (1954).

RINK, H.: Über die Ursachen eines Rezidivs nach der Resektionsbehandlung einer Lungentuberkulose. Dtsch. med. Wschr. **81**, 1302 (1956).

RINK, H.: Grundlagen, Methoden u. Ziele der lokalen Kavernenbehandlung. Beitr. Klin. Tuberk. **127**, 236 (1963).

RINK, H.: Über die sogenannte offene Kavernenheilung. Posttuberkulöses Kavernensyndrom. Z. Tuberk. **121**, 200 (1964).

RINK, H.: Zur funktionsbeurteilung an Hand der Lungenübersichtsaufnahme. Z. Erkr. Atmungsorg. **131**, 3 (1969).

RIST, M.E., BERNARD, E.: Tagungsbericht: Internat. Union gegen die Tuberkulose August 1952, Rio de Janeiro. Tuberk.-Arzt **7**, 109 (1953).

RITTER, G.: Die Diagnose und Prognose der Kaverne. Beitr. Klin. Tuberk. **62**, 1 (1926).

RITTER, G.: Zur Differentialdiagnose der Lungenkaverne: die Periarteriitis nodosa pulmonum. In: Der Tuberkulosearzt. Stuttgart: Thieme 1960.

ROBAKIEWICZ, M., KRUKOWSKA, H., PASZKOWSKA, A., ZAJACZKOWSKA, J., RESZKE, S.: Fibrostenose des bronches principales dans la primo-infection tuberculeuse de l'enfant. Bronches **18**, 97 (1968). Ref. in: Zbl. ges. Tuberk.-Forsch. **108** (1970).

ROBILLARD, J.: A propos de la tomographie fronto-oblique. Variantes techniques, indications et résultats dans le diagnostic et le traitement des cancers broncho-pulmonaires. J. Radiol. Électrol. **45**, 294 (1964).

ROCHE, G., GUERBET, M.: Bronchographie a l'hytrast compliquee de pneumopathie febrile. J. franç. Méd. Chir. thor. **22/4**, 371 (1968).

ROCHE, A.-D., VERNHES, A.: La silico-tuberculose de l'ocre. A propos de deux observations anatomo-cliniques. Presse méd. **68**, 600 (1960).

ROCHER, G., SEGUIN, H.: Le problème des surinfections exogènes chez les tuberculeux traités en sanatorium. Rev. Tuberc. **17**, 498 (1953).

RODMAN, T., STERLING, F.H.: Pulmonary emphysema and related lung diseases. St. Louis: Mosby 1969.

RODRIGUEZ, F. *et al.*: Zit. nach REINHARDT, K.: Das Mycetom. Stuttgart: Enke 1967.

ROEGEL, E., LANG, G., WEITZENBLUM, E.: Surinfection tuberculeuse par piqure anatomique d'un sujet vacciné par le B.C.G. Rev. Tuberc. (Paris) **29**, 346 (1965).

ROGSTADT, K.: Lymphadenitis tuberculosa bronchostenotica. Acta tuberc. scand. **25**, 2—3, 305 (1951).

ROKITANSKY, J. VON: Handbuch der speziellen pathologischen Anatomie, 3. Aufl. Wien 1855.

ROLOFF, W.: Das Lebensalter. In: Allg. Biol. Pathol. Tuberk., Bd. 1. Leipzig: Thieme 1942.

ROLOFF, W.: Die Lungentuberkulose. Berlin-Göttingen-Heidelberg: Springer 1948.

ROMAIN: Les perforations intrabronchiques des adénopathie tuberculeuses. Acta med. belg. **1**, 39 (1952).

ROMANO, S.: Die Ätiopathogenese der Emphysemblasen in der Lunge bei Tuberkulose. Rass. int. Clin. Ter. **43**, 1099 (1963).

ROMANOVSKIJ, I.A.: Die Lungentuberkulose bei Personen des bejahrten und des Greisenalters. Sovjetsk. Med. **14**, 26 (1950).

Romberg, E.: Die Krankheiten des Herzens und der Gefäße. In: Handb. d. prakt. Medizin. Stuttgart: Enke 1899.

Romeeo, V., Staffiere, D.: Magenresektion und Lungentuberkulose. Lotta c. Tuberc. 31, 1107 (1961).

Romeyn, J.A.: Exogenous reinfection in tuberculosis. Amer. Rev. Tuberc. 101, 923 (1970).

Rooyen, C.E. van: Etiology of Hodgkin's disease with special reference to B. Tuberculosis Avis. Brit. med. J. 1, 50 (1933).

Rosà, E.: Varianti atipiche del complesso primario nei ricoveri sanatoriali per tuberculosi primaria. Riv. Pat. Clin. Tuberc. 37, 42 (1964).

Rosenkranz, K.: Welche Wahrscheinlichkeitsbeweise lassen sich pathologisch-anatomisch für die Annahme einer hämatogenen Reinfektionsphthise erbringen? Beitr. Klin. Tuberk. 85, 584 (1934).

Rosenzweig, D.Y., Stead, W.W.: The role of tuberculosis and other forms of bronchopulmonary necrosis in the pathogenesis of bronchiectasis. Amer. Rev. resp. Dis. 93, 769 (1966).

Rosmanith, J., Nedvědová, V.: Differenzierte Tuberkulinteste bei Steinkohlenbergarbeitern mit Pneumokoniose. Int. Arch. Gewerbepath. Gewerbehyg. 25, 181 (1969).

Rösner, K.: Lungentuberkulose bei Magenresezierten. Z. Tuberk. 102, 13 (1953).

Rossel, G., Biaudet, E.: Schweiz. Z. Tuberk. Suppl. ad. Vol. VIII (1951). Zit. nach Neumann, G.: Die epidemiologische Bedeutung der inaktiven Lungentuberkulose. Stuttgart: Thieme 1962.

Rössle, E.: Die pathologisch-anatomischen Grundlagen der Epituberkulose. Virch. Arch. path. Anat. 296, 1 (1935).

Rössle, R.: Über die Tuberkulose der Staubarbeiter, im besonderen im Porzellangewerbe. Beitr. Klin. Tuberk. 47, 325 (1921).

Rössle, R.: Die pathologisch-anatomischen Grundlagen der Epituberkulose. Virch. Arch. path. Anat. 296, 1 (1936).

Rössle, R.: Tuberkulose. Beitr. Klin. Tuberk. 96, 1 (1941).

Rössle, R.: Die Narbenkrebse der Lungen. Schweiz. med. Wschr. 73, 1200 (1943).

Rössle, R.: Zit. nach Löffler, W.: Geschichte der Tuberkulose. In: Handb. d. Tuberkulose, Bd. 1. Stuttgart: Thieme 1958.

Rotach, F.: Die Bedeutung der Tomographie bei der nicht kavernösen Lungentuberkulose. Schweiz. med. Wschr. 75, 1029 (1945).

Rotach, F.: Die Anwendung der Tomographie zur Beurteilung der kindlichen Lungentuberkulose. Helv. paediat. Acta 3, 23 (1958).

Roth, F.-J., Wenz, W., Kramer, H.: Elektronische Verbesserung von Röntgenaufnahmen. In: Dtsch. med. Wschr. 1969, 2. Halbj., 1483.

Rothe, G., Kläring, W., Barth, W., Matzel, W., Potel, J.: Das Tuberkulom der Lunge. Tuberk.-Bibliothek. Leipzig: J.A. Barth 1960.

Rothhammer, A.: Resistenzergebnisse von Sensibilitätsprüfungen an Tuberkelbakterien aus Kulturen mit kleiner Koloniezahl. Inaug.-Diss., München 1972.

Rotthauwe, G.: Traumatische Tuberkulose im Anschluß an eine Pseudarthrosenoperation mit Küntscher-Nagelung. Chirurg 24, 369 (1953).

Rouillon, A.: 17. Panamerikanischer Kongreß für Tuberkulose und Erkrankungen der Atmungsorgane in Asuncion, Paraguay, vom 20.—24. September 1971. Ref. Blaha, H., Urbanczik, R.: Prax. Pneumol. 26, 132 (1972).

Roulet, F.: Beitrag zur Pathogenese der cartilaginoiden Spitzenkappen der Lungen. Virch. Arch. path. Anat. 305, 405 (1939).

Roulet, F.: Considérations anatomo-pathologiques sur la tuberculose sénile. Ann. Méd. 51, 69 (1950).

Rübe, W.: Der Lungenrundherd. Stuttgart: Thieme 1967.

Rübe, W.: Pathologisches Thoraxbild. In: Lehrbuch der Röntgendiagnostik, Bd. IV/2. (Schinz, H.R., Baensch, W.E., Frommhold, W., Glauner, R., Uehlinger, E., Wellauer, J., Hrsg.) Stuttgart: Thieme 1973.

Rudolph, W.: Angiographische Veränderungen bei Lungenembolien. Beitr. Klin. Tuberk. 137, 296 (1968).

Le Rudulier, J.L.: Exploration de l'arbre bronchique. Radiol. clin. (Basel) 32, 484 (1963).

Runyon, E.H.: Pathogenic mycobacteria, Advanc. Tuberc. Res. 14, 235 (1965).

Runyon, E.H., Selim, M.J., Harnis, H.W.: Distinguishing mycobacteria by the niacintest. A modified procedure. Amer. Rev. Tuberc. 79, 663 (1959).

Runyon, E.H.: Ten mycobacterial pathogens. Tubercle 55, 235—240 (1974).

Rüttimann, A., Suter, F.: Schweiz. med. Wschr. 83, 591 (1953). Zit. nach Mangold, H.: Die Tuberkulome der Lunge. Acta davos. 13, 1 (1954).

Rüttner, J.R., Heer, H.R.: Silikose und Lungenkarzinom. Schweiz. med. Wschr. 99, 245 (1969).

Rybka, J.: Pulmonary tuberculosis in diabetics living in Gottwaldov district. Rozhl. Tuberk. 28, 311 (1968).

Rzepka, H.: Röntgenologische Kriterien der Aktivität und Inaktivität. Z. Tuberk. 119, 69 (1963).

Saame, H.: Aktivierung tuberkulöser Lungenprozesse im Kindesalter nach Bronchographie. Med. Klin. 45, 764 (1950).

Sadler, R.L.: Transpulmonary artery distance in patients with coal workers' pneumoconiosis. Thorax 27, 450 (1972).

Saliba, A.P.L., Beatty, O.A.: Intracavitary fungus balls in pulmonary aspergillosis. Brit. J. Dis. Chest 55, 65 (1961).

Salkin, D., Cadden, A.V., Edson, R.C.: The natural history of tuberculous bronchitis. Amer. Rev. Tuberc. 47, 351 (1943).

Salzman, E.: Lung Calcifications in X-ray Diagnosis. Springfield/Ill.: Ch.C. Thomas 1968.

Samson, P.C.: Tuberculous tracheobronchitis. Amer. Rev. Tuberc. 34, 671 (1936).

Samson, P.C.: Diagnosis, treatment and prognosis in tuberculous tracheobronchitis. J. thorac. Surg. 6, 561 (1937).

Samson, P.C.: Mucosal tuberculosis of the bronchus and trachea. Dis. Chest 4 (1938).

Samson, P.C.: Tuberculous tracheobronchitis: A review. Calif. west. Med. 49 (1938).

Samson, P.C., Barnwell, J., Littig, J., Bugher, J.: Tuberculous tracheobronchitis. J. Amer. med. Ass. 108, 1850 (1937).

Sandovskii, O.I.A.: Spontaneous pneumothorax in coniotuberculosis. Gig. Tr. Prof. Zabol. 14, 29 (1970).

Sandritter, W.: Morphologische Probleme bei der Beurteilung der Aktivität von Lungentuberkulosen. Thoraxchirurgie 13, 106 (1965).

Sandritter, W., Thomas, C.: Makropathologie. Stuttgart: Schattauer 1970.

Santy, P., Bérard, M., Galy, P., Prignont: Tuberculomes et foyers ronds. (Essai de démembrement.) A propos de 37 cas, dont 33 anatomocliniques. Rev. Tuberc. 16, 1075 (1952).

SASAHARA, A.A., STEIN, M., SIMON, M., LITTMAN, D.: Pulmonary angiographic diagnosis of thromboembolic disease. New Engl. J. Med. **270**, 1075 (1964).

SATTLER, A.: Pleuritis exsudativa (Klinik). Wien. med. Wschr. **107**, 877 (1957).

SATTLER, A.: Die bioptische Untersuchung der Pleurahöhle und ihre Bedeutung für die Forschung, Diagnostik und Therapie. Dtsch. med. J. **9**, 117 (1958).

SATTLER, A.: Die Pathogenese der Pleuritis exsudativa tuberculosa (idiopathica). Wien. klin. Wschr. **73**, 625 (1961).

SATTLER, A.: Die Bedeutung der Thorakoskopie für die Diagnose der Lungencyste. In: GAUBATZ, E.: Lungenzysten und posttuberkulöse Resthöhlen. 12. Kongreß der Südd. Ges. f. Tuberkulose und Lungenkrankh. Stuttgart: Thieme 1966.

SAUER, H., ZIMMER, S., KÜHNERT, M.: Zytologische Untersuchungen des Sputums bei Silikose bzw. Silikotuberkulose. Z. Erkr. Atmungsorg. **131**, 113 (1969).

SAUL, W.: Bronchitisformen im Röntgenbild. Fortschr. Röntgenstr. **42**, 223 (1930).

SAXENA, N.M., KHANIJO, S.K.: Spontaneous pneumothorax in pulmonary tuberculosis. Indian Practit. **21**, 445 (1968).

SCADDING, J.G.: Calcification in sarcoidosis. Tubercle (Edinb.) **42**, 121 (1961).

SCARANO, D., FADALI, A., LEMOLE, G.M.: Carcinoma of the lung and anthracosilicosis. Chest **62**, 251 (1972).

SCARPA, A., SOSSAI, M.: Possibilités de la tomographie dans le diagnostic de la tuberculose bronchique. J. Radiol. Électrol. **30**, 609 (1940).

SCHACK-STEFFENHAGEN, G., PETZOLD, K., LARSEN, R.: Geflügeltuberkulose bei Schlachthühnern und ihre Bedeutung als Infektionsquelle für den Menschen. Zbl. Bakt., I. Abt. Orig. **201**, 363 (1966).

SCHÄFER, E.L.: Tuberkulose und innere Sekretion. Ergebn. ges. Tuberk.- u. Lung.-Forsch. **12** (1954).

SCHAFFER, K.: Die Silikotuberkulose aus der Sicht von Fehlbeurteilungen an Hand klinisch röntgenologischer und pathologisch anatomischer Untersuchungsbefunde. Mschr. Lungenkrankh. Tuberk.-Bekämpf. **13**, 279 (1970).

SCHAICH, W.: Die minimale Tuberkulose aus internistischer Sicht. Beitr. Klin. Tuberk. **124**, 180 (1961/62).

SCHAICH, W.: Beurteilung von Aktivität und Inaktivität bei der Tuberkulose. Dtsch. med. Wschr. **88**, 2314 (1963).

SCHAICH, W.: Das Rezidiv nach konservativer Behandlung der Lungentuberkulose. Prax. Pneumol. **18**, 334 (1964).

SCHAICH, W., STADLER, L., KEIDERLING, W.: Ergebnisse einer zweijährigen Conteben(Tb I/698)-behandlung der Tuberkulose in der Medizinischen Klinik Freiburg i.Br. und Heilstätte St. Blasien. Beitr. Klin. Tuberk. **104**, 456 (1951).

SCHAIRER, E.: Über eine besondere Art der Lymphknotenverkalkung („Eierschalen") bei der Silikose. Arch. Gewerbepath. **10**, 37 (1941).

SCHAMAUN, M.: Die Aussichten der Resektionsbehandlung bei der Silico-Tuberkulose der Lungen. Thoraxchirurgie **10**, 32 (1962).

SCHANEN, A.: Das transversale Schichtverfahren in der Lungen- und Herzdiagnostik mit vergleichenden Studien der Angiokardiographie. Beitr. Klin. Tuberk. **117**, 111 (1957/58).

SCHAWOHL, P., KISSING, W.: Die Bedeutung der histologischen Sicherung bei einem seltenen Fall von Siliko-Tuberkulose. Z. Erkr. Atmungsorg. **131**, 117 (1969).

SCHEID, K.F.: Über Erweichungsvorgänge und Höhlenbildung in Staublungen und Staublungentuberkulosen. Gewerbe. Konstit. path. (Jena) **32**, 33 (1931).

SCHEIDEMANDEL, F.: Hilus-Lungeninfiltrate als Folgezustand wahrscheinlich automatisch-endogener, lymphadenobronchogener Reinfektion. Tuberk.-Arzt **8**, 254 (1954).

SCHEPERS, G.W.H.: Silicosis and tuberculosis. Industr. Med. Surg. **33**, 381 (1964).

SCHERMULY, W., JANSSEN, N., ODENWÄLDER, J.: Die meßbaren Lungenstrukturen im Röntgenbild. Fortschr. Röntgenstr. **111**, 68 (1969).

SCHICK, B.: Exspiratorisches Keuchen als Symptom von Lungendrüsentuberkulose im ersten Lebensjahr. Wien. klin. Wschr. **23**, 153 (1910).

SCHINNERLING, W.: Zur Diagnose der Miliartuberkulose am Leberpunktat vor und nach tuberkulostatischer Therapie. Frankfurt. Z. Path. **75/1**, (1966).

SCHINZ, H.R.: Moderne Bronchographie. Schweiz. Z. Tuberk. (Bibl. Tuberk. H. 4) **1950**, 91.

SCHINZ, H.R., BAENSCH, W.E., FROMMHOLD, W., GLAUNER, R., UEHLINGER, E., WELLAUER, J.: Lehrbuch der Röntgendiagnostik, 6. Aufl., Bd. IV/2. Stuttgart: Thieme 1973.

SCHINZ, H.R., COCCHI, U.: Das Bronchogramm bei Silikose. Z. Naturforsch.-Ges. Zürich **95**, 26 (1950). Beiheft 2/3.

SCHLEICHER, E.M.: Miliary tuberculosis of the bone marrow. Amer. Rev. Tuberc. **53**, 115 (1946).

SCHLICHTING, H., PRÄG, R., WOLF, F., KRÖNERT, E.: Geometrieunabhängige Lokalisationsaussage durch Doppeldetektor-Szintigraphie mit elektronischer Datenverarbeitung. 8. Jahrestagg. Ges. Nuclearmedizin, Hannover, 1970.

SCHLIESSER, TH.: Die Tuberkulose von Hund und Katze und ihre hygienische Bedeutung. Prax. Pneumol. **20**, 560 (1966).

SCHMID, F.: Die generalisierten Tuberkulosen. Stuttgart: Thieme 1951.

SCHMID, F.: Immunbiologie. In: Handb. Tuberk., Bd. 1, S. 291. Stuttgart: Thieme 1958.

SCHMID, H.J.: Die Klinik der Silikose. In: Handb. Inn. Med., Bd. IV/3, S. 751. Berlin-Göttingen-Heidelberg: Springer 1956.

SCHMID, P.CH.: Die topographische Darstellung des Bronchialbaumes im Röntgenbild. Fortschr. Röntgenstr. **73**, 307 (1950).

SCHMID, P.CH.: Über die segmentale Anordnung schrumpfender Lungenabschnitte mit Bronchektasenbildung. Fortschr. Röntgenstr. **73**, 689 (1950).

SCHMIEDEL, A.: Erfahrungen mit Typendifferenzierung von Tuberkelbakterien im Agar-hohe-Schicht-Kultur. Z. ges. Hyg. **6**, 344 (1960).

SCHMIEDEL, A.: Epidemiologische und klinische Beobachtungen bei Erkrankungen mit atypischen Mykobakterien. Z. Tuberk. **127**, 141 (1967).

SCHMIDT, P.G.: Differentialdiagnose der Lungenkrankheiten. Leipzig: J.A. Barth 1949.

SCHMIDT, P.G.: Verhandlungsbericht der 2. Nachkriegstagung der Dtsch. Tbc.-Ges. Sept. 1949 in Münster. Beitr. Klin. Tuberk. **104**, 81 (1950/51).

SCHMIDT, P.G.: Das Tuberkulom und seine Behandlung. Landarzt **34**, 1132 (1958).

SCHMIDT, P.G.: Die Behandlung der Konglomerattuberkulose unter Berücksichtigung des Tuberkuloms, der aufgefüllten Kaverne der kaseösen Pneumonie. Beitr. Klin. Tuberk. **121**, 321 (1959).

SCHMIDT, P.G.: Die Behandlung der Konglomerattuberkulose etc. Colloquium Borstel 1958. Beitr. Klin. Tuberk. **121**, 321 (1959).

SCHMIDT, P.G.: Zum tuberkulösen Rundherd. Schweiz. Z. Tuberk. **17**, 250 (1960).

SCHMIDT, P.G.: Die offene Kavernenheilung. Tuberk.-Arzt **17**, 137 (1963).

SCHMIDT, P.G.: Die klinische und röntgenologische Diagnostik bei der Beurteilung der Aktivität und Inaktivität der Lungentuberkulose. Tuberk.-Arzt **17**, 742 (1963).

SCHMIDT, W., GAUBATZ, E.: Grundsätze und Methoden der Indikationsstellung zur Kollapstherapie. In: HEIN – KREMER – SCHMIDT: Kollapstherapie der Lungentuberkulose. Leipzig: Thieme 1938.

SCHMIDTMANN, M., LUBARSCH, O.: Staubeinatmungskrankheiten der Lunge. In: Handb. Spez. Path. Anat. und Hist., Bd. III, S. 76. Berlin: Springer 1930.

SCHMINCKE, A.: Das Kavernenproblem vom pathologisch-anatomischen Standpunkt. Beitr. Klin. Tuberk. **67**, 124 (1927).

SCHMITZ, E.: Experimentelle Untersuchungen über die Virulenz latenter tuberkulöser Herde beim Menschen, Rind und Schwein. Frankfurt. Z. Path. **3**, 88 (1909).

SCHMORL: Zit. nach SCHÜRMANN, P.: Ablauf und anatomische Erscheinungsformen der Tuberkulose des Menschen. Beitr. Klin. Tuberk. **57**, 185 (1923).

SCHNEIDER, L.: Upper lobe bronchial abnormalities simulating significant pulmonary tuberculosis with seven illustrative cases. Radiology **55**, 390 (1950).

SCHNELLER, W.: Biologie des Tuberkelbakteriums. Ärztliche Praxis 985, XXIV, 1972.
Tuberkulose als naturwissenschaftliches Problem. Verhandlungen Deutsch. Ges. Path. 443, 57, 1973.

SCHNELLER, W.: Zur formalen Genese der Schichtung tuberkulöser Rundherde. Schweiz. Z. Tuberk. **18**, 392 (1961).

SCHNITZLER, URSULA: Die Dekortikationen im Zentralkrankenhaus Gauting. Inauguraldissertation, München 1973.

SCHOBER, H.: Die Detailerkennbarkeit im Lungengebiet vom Standpunkt der physiologischen Optik und der Informationstheorie. Fortschr. Röntgenstr., Beih. **1967**, 55.

SCHOBERTH, H.: Angeborene Fehlbildungen des Thorax. In: Handbuch der med. Radiologie, Bd. IX, Teil 1. Berlin-Heidelberg-New York: Springer 1969.

SCHOEFER, G., VOIGT, O.: Erfahrungen mit dem Schirmbildschichtverfahren nach fünfjähriger Routinearbeit. Mschr. Tuberk.-Bekämpf. **5**, 339 (1962).

SCHOENLEIN, L.: Allgemeine und spezielle Pathologie und Therapie, Bd. III, S. 103. Herisau: Eglische Buchhandl. 1834.

SCHOLER, H.J.: Epidemiologie und Laboratoriumsdiagnose einheimischer Lungenmykosen. Praxis **54**, 1118 (1965).

SCHOLER, H.J.: Chemotherapie von Mykosen der inneren Organe. Schweiz. med. Wschr. **98**, 602 (1968).

SCHOLER, H.J.: Erregernachweis bei bronchopulmonalen Mykosen. Schweiz. med. Wschr. **98**, 1440 (1968).

SCHOLTZE, H.G., BETZ, E., HUNDESHAGEN, H.: Störung der Lungendurchblutung bei Tuberkulose. Tuberk.-Arzt **13**, 595 (1959).

SCHOLTZE, H., LÖHR, H., KLINNER, W.: Vergleichende angiographische u. morphologische Untersuchungen bei der Lungentuberkulose. Tuberk.-Arzt **11** (1957).

SCHOLTZE, H., STENDER, H.ST.: Röntgenologische Segmentdiagnostik der umschriebenen Lungentuberkulose. Fortschr. Röntgenstr. **93**, 44 (1960).

SCHOLZ, J.F.: Der Gastarbeiter in der Bundesrepublik als Patient. Deutsches Ärzteblatt **35**, 2035 (1966).

SCHONELL, M.E., CROMPTON, G.K., FORSHALL, J.M.,

WHITBY, L.G.: Der Versuch einer biochemischen Unterscheidung von Lungeninfarkt und Pneumonie. Brit. med. J. **5496**, 1146 (1966).

SCHOSTOK, P.: Der Einfluß der Bronchographie auf die Lungenfunktion unter Berücksichtigung der Anaesthesie. Thoraxchirurgie **1**, 122 (1953).

SCHOTT, O.: Elektronische Informationsaufbereitung in der Röntgendiagnostik. Elektromedizin **12**, 264 (1967).

SCHOTT, O.: Elektronische Beeinflussung von Röntgenbildern. Röntgenblätter **6**, 241 (1968).

SCHRADER, G.: Untersuchungen zur Frage der latenten Tuberkulose im verkalkten Rankeschen Primärkomplex, Virchows Arch. path. Anat., **269**, 355 (1928).

SCHRAUB, S.: La tomographie pulmonaire. France méd. **33**, 175 (1970).

SCHRÖDER, E.: Häufigkeit und Verlauf der Pleuritis exsudativa in den Kriegs- und Nachkriegsjahren. Beitr. Klin. Tuberk. **106**, 304 (1951).

SCHRÖDER, G.: Zu der Erörterung über das Frühinfiltrat. Entgegnung auf REDEKERS Angriffe. Beitr. Klin. Tuberk. **73**, 522 (1930).

SCHRÖDER, G., OBERLAND, E.: Jahreszeiten, Wetter, Klima und ihr Einfluß auf den Verlauf der Tuberkulose. Ergebn. ges. Tuberk.- u. Lung.-Forsch. **8**, 4 (1937).

SCHRÖDER, H., MAGDEBURG, W., TEWES, E., ROCKELSBERG, J.: Perfusionsszintigraphie der Lungen bei Silikose- und Silikotuberkulose-Kranken. Dtsch. med. Wschr. **94**, 1064 (1969).

SCHRÖDER, K.H.: Zur Epidemiologie atypischer Mykobakterien. Prax. Pneumol. **7**, 413 (1968).

SCHRÖTTER, L. VON: Vorlesungen über die Krankheiten der Luftröhre. Leipzig-Wien 1896.

SCHUBERTH, A.: Die Tuberkulose der Bronchien, ihre Symptomatik, Diagnose und Therapie. Z. Tuberk. **86**, 123 (1941).

SCHUDEL, W.: Studien zur Beziehung zwischen Gießerei-Silikose und Tuberkulose. Arch. Gewerbepath. Gewerbehyg. **17**, 643 (1960).

SCHULTE, H.W.: Die lokalisierte Candidamykose in Kombination mit der Lungentuberkulose. Tuberk.-Arzt **11**, 751 (1957).

SCHULTE, I.: Über Tuberkulinprüfungen in einigen bayerischen Schulen. Inaug.-Diss., München 1970.

SCHULTE-BRINKMANN, W.: Das fehlgedeutete Bronchialkarzinom. Ein Beitrag zum Problem der Frühdiagnose. Med. Welt (Stuttg.) **21**, 559 (1970).

SCHULTE-TIGGES: Einiges zur Frage der Frühdiagnose der Lungentuberkulose. Dtsch. med. Wschr. **60**, 1344 (1934).

SCHULTZE-RHONHOF, F., HANSEN, K.: Tuberkulose und Schwangerschaft. Erg. ges. Tuberk.- u. Lung.-Forsch. **3** (1931).

SCHULZE, M.: Höhlenbildungen in den Mansfelder Staublungen. Pathologisch-anatomische Untersuchung an 67 Fällen. Arch. Gewerbepath. Gewerbehyg. **5**, 158 (1934).

SCHULZE, W.: Ventilationsstörungen der Lunge. In: Handbuch d. Med. Radiologie, Bd. IX/3. Berlin-Göttingen-Heidelberg: Springer 1968.

SCHULZE, W.: Geschwülste der Bronchien, Lungen und Pleura. Handbuch der medizinischen Radiologie, Bd. IX. Berlin-Heidelberg-New York: Springer 1973.

SCHULZE, W.: Korrelation des Röntgenbildes umschriebener Lungenveränderungen zum pathologisch-anatomischen Substrat. Röntgen-Bl. **27**, 282 (1974).

SCHÜRMANN, P.: Ablauf und anatomische Erscheinungsformen der Tuberkulose des Menschen. Beitr. Klin. Tuberk. **57**, 185 (1923).

SCHÜRMANN, P.: Über einige Besonderheiten im anatomischen Bild der Tuberkulose bei protrahierter progressiver Durchseuchung. Beitr. Klin. Tuberk. **62**, 5 (1925).

SCHÜRMANN, P.: Der Primärkomplex Rankes unter den anatomischen Erscheinungsformen der Tuberkulose. Virchows Arch. path. Anat. **260**, 664 (1926).

SCHÜRMANN, P.: Die Tuberkulose des Menschen im anatomischen Bild der Tuberkulose bei protrahierter progressiver Durchseuchung. Beitr. Klin. Tuberk. **62**, 591 (1926).

SCHÜRMANN, P.: Zur Frage der Gesetzmäßigkeiten im Ablauf der Tuberkulose unter besonderer Berücksichtigung der Entwicklungslehre Rankes. Beitr. path. Anat. **81**, 568 (1929).

SCHÜRMANN, P.: Beobachtungen bei den Lübecker Säuglingstuberkulosen. Beitr. Klin. Tuberk. **81**, 294 (1932).

SCHÜRMANN, P.: Zit. nach WURM, H.: In: HEIN, KREMER, SCHMIDT: Kollapstherapie der Lungentuberkulose. Leipzig: Thieme 1938.

SCHÜRMANN, P.: Zit. nach MÜLLER, R.W.: Der Tuberkuloseablauf im Körper. Stuttgart: Thieme 1952.

SCHÜRMANN, P., KLEINSCHMIDT, H.: Pathologie und Klinik der Lübecker Säuglingstuberkuloseerkrankungen. Arb. Reichsgesundh.-Amte **69**, 25 (1935).

SCHUT, H.: Die Lungentuberkulose im Röntgenbilde. Beitr. Klin. Tuberk. **24**, 145 (1912).

SCHÜTTMANN, W.: Reaktivierung einer Lungentuberkulose durch Tollwutschutzimpfung? Z. Tuberk. **120**, 86 (1963).

SCHWARTZ, PH.: Empfindlichkeit und Schwindsucht. Leipzig: Barth 1935.

SCHWARTZ, PH.: Über tuberkulöse postprimäre Startkomplexe. Schweiz. med. Wschr. **72**, 141 (1942).

SCHWARTZ, PH.: Die automatische, endogene, lympadenobronchogene Reinfektion in der Initialperiode der Tuberkulose. Istanbul: Kenan Matbaasi 1948.

SCHWARTZ, PH.: Die automatische, endogene, lymphadenobronchogene Reinfektion in der Initialperiode der Tuberkulose. Istanbul: Folia Pathol. 1948.

SCHWARTZ, PH.: Signification pathogène des perforations lymphoglandulaires thoraciques au point de vue de la phthise pulmonaire et de ses complications. Poumon **4**, 379 (1950).

SCHWARTZ, PH.: Einbrüche tuberkulöser Lymphknoten in das Bronchialsystem und ihre pathogenetische Bedeutung. Beitr. Klin. Tuberk. **103**, 182 (1950).

SCHWARTZ, PH.: Bronchialwandschädigungen durch tuberkulöse Lymphknoten und ihre Beziehungen zu primären Bronchialtumoren. Beitr. Klin. Tuberk. **103**, 192 (1950).

SCHWARTZ, PH.: Über die Bedeutung der intrathorakalen Lymphknotentuberkulose für die Pathogenese der Lungenschwindsucht. Z. Tuberk. **97**, 126 (1951).

SCHWARTZ, PH.: Die intrathorakale Lymphknotentuberkulose und ihre Bedeutung für die Entstehung der Lungenschwindsucht. Fortschr. Tuberk.-Forsch. **5**, 255 (1952).

SCHWARTZ, PH.: The role of the lymphatics in the development of brochogenic tuberculosis. Amer. Rev. Tuberk. **67**, 440 (1953).

SCHWARTZ, PH.: Die intrathorakale Lymphknotentuberkulose und ihre Beziehungen zu den rückbildungsfähigen Lungenverdichtungen. Wien Z. inn. Med. **34**, 1 (1953).

SCHWARTZ, PH.: Pathogenese der Lungenphthise. Wien. klin. Wschr. **65**, 157 (1953).

SCHWARTZ, PH.: Bemerkungen über die Häufigkeit tuberkulöser lymphadenogener Brochialwandschädigungen im Obduktionsgut mitteleuropäischer Institute für pathologische Anatomie. Tuberk.-Arzt **7**, 222 (1953).

SCHWARTZ, PH.: Pulmonary cancer and pulmonary tuberculosis. Acta tuberc. scand. **38**, 195 (1960).

SCHWARTZ, PH.: Über primäre und postprimäre Lungentuberkulose. Tuberk.-Arzt **17**, 667 (1963).

SCHWARTZ, PH.: Lymph node tuberculosis, pulmonary tuberculosis and pulmonary cancer. Acta tuberc. scand. **44**, 1 (1964).

SCHWARTZ, PH.: Lymphknotentuberkulose und Lungentuberkulose. Med. Welt (Stuttg.) **31**, 1729 (1965).

SCHWARTZ, PH., BEUTTAS, J.: Morphologische Beobachtungen über schleichende Lungentuberkulose bei alten Personen. Prax. Pneumol. **26**, 548 (1972).

SCHWARZ, J., BAUM, G.L., STRAUB, M.: Cavitary histoplasmosis complicated by fungus ball. Amer. J. Med. **31**, 692 (1961).

SCHWARZ, J., GERALD, L., BAUM, G.L., STRAUB, M.: Zit. nach REINHARDT, K.: Das Mycetom. Stuttgart: Enke 1967.

SCOTT, B.F.: A safer bronchographic technique for use in children. Surg. Gynec. Obstet. **117**, 501 (1963).

SEEBER, CH.: Über das Vorkommen von Actinomyceten und Nocardien im Trachealspülwasser bei Patienten mit Silikotuberkulose. Z. Tuberk. **129**, 15 (1968).

SEELIGER, H.P.R.: Fortschritte der mykologischen Serodiagnostik. Dtsch. med. Wschr. **82**, 1961 (1957).

SEELIGER, H.P.R.: Fehlerquellen bei der Diagnostik der Lungenaspergillose des Menschen. (Beitrag zur Untersuchungsmethodik.) Aus: GRIMMER, RIETH: Krankheiten durch Schimmelpilze bei Mensch und Tier. Berlin-Heidelberg-New York: Springer 1965.

SEIDEL, H.: Die Tuberkulose ausländischer Arbeitnehmer – aus der Sicht der Heilstätte. In: GAUBATZ, E.: Lungenzysten und posttuberkulöse Resthöhlen, Tuberkulose der Gastarbeiter. Stuttgart: Thieme 1966.

SEIDEL, H.: Die klinische Aktivitätsbeurteilung der Lungentuberkulose. Dtsch. med. J. **19**, 829 (1968).

SEIDEL, H., BOCKHOFF, F.: Zur Frage der posttuberkulösen Resthöhle aus internistischer Sicht. In: Fortbildung in Thoraxkrankheiten, Bd. 3 (1967).

SEPKE, G.: Heilung einer offenen Tuberkulose bei schwerer Silikose? Z. Tuberk. **114**, 387 (1960).

SEPKE, G.: Einführung in die Diagnostik und Begutachtung der Silikotuberkulose. Jena: VEB G. Fischer 1961.

SEPKE, G.: Die Differentialdiagnose der disseminierten Silikose zu kleinknotigen Lungenkrankheiten. Z. ärztl. Fortbild. **55**, 922 (1961).

SEPKE, G.: Zur Siliko-Tuberkulose und ihrer Prophylaxe. Z. Tuberk. **123**, 129 (1965).

SEPKE, G.: Die Steinbruchsilikosen und ihre Bekämpfung. Jena: Fischer 1965.

SERGENT, E., PRUVOST: Traité élémentaire d'exploration clinique médicale. Paris: Masson 1937.

SERI, I.: Studium der Perspektiven der Kavernenheilung unter Zugrundelegung der abgesonderten Bakterienmenge und der Änderung des Röntgenbildes. Tuberkulózis **22**, 173 (1969). Ref. in: Zbl. ges. Tuberk.-Forsch. **107**, 236 (1969).

SERI, I., BALOGH, Z.: Zur Frage der tuberkulösen Superinfektion. Tuberk.-Arzt **16**, 677 (1962).

SERI, I., HORVÁTH, B., CZANIK, P.: Zur Frage der tuberkulösen Superinfektion. Tuberk.-Arzt **14**, 767 (1960).

SEUSS, W.: Über Spontanheilungen in der Lungentuberkulose. Z. Tuberk. **81**, 1 (1938).

SEWERING, R.: Die Zusammenhänge zwischen Lebererkrankungen und der Tuberkulose. Inaugural-Dissertation, München 1969.

SEYFARTH, K.A.: Über das gleichzeitige Vorkommen von Krebs und Tuberkulose in der Lunge. Acta davos. **11**, 20 (1952).

SHANKS, S.C., KERLEY, P.: A textbook of X-ray diagnosis, Bd. II. London: H.K. Lewis & Co. 1951.

Shapiro, R., Rigler, L.G.: Pulmonary embolism without infarction. Amer. J. Roentgenol. 60, 460 (1948).

Sherlock, S.: Krankheiten der Leber u. d. Gallenwege (dtsch. Übersetzung Einsenburg, J.). München: Lehmann 1965.

Short, D.S.: A radiological study of pulmonary infarction. Quart. J. Med. 20, 233 (1951).

Siegen, H.: Untersuchungen über den primären tuberkulösen Komplex unter besonderer Berücksichtigung der Reinfektion der Lungen. Beitr. Klin. Tuberk. 63, 143 (1926).

Sielaff, H.J.: Lungenarterien und Lungenvenen. In: Handbuch der medizinischen Radiologie, Bd. X/3. Berlin-Göttingen-Heidelberg-New York: Springer 1964.

Siltzbach, L.E.: Über die linksseitige totale Kavernenlunge. Virchows Arch. path. Anat. 292, (Schluß)-H. 4 (1934).

Silverman, F.N.: Pulmonary calcification-tuberculosis? Histoplasmosis? Amer. J. Roentgenol. 64, 747 (1950).

Silverman, G., Klopstock, R., Gibbons, G.: The surgical pathology of pulmonary tuberculosis. Dis. Chest. 21, 86 (1952).

Simecek, C., Simeckova, B.: Zur Frage des gemeinsamen Vorkommens von Lungentuberkulose und Lungenkarcinom. Z. Tuberk. 126, 277 (1967).

Simmonds, F.A.H.: The causes of death in pulmonary tuberculosis. Tubercle (Lond.) 44, 230 (1963).

Simon, G.: Zur Klinik des primären Komplexes. Z. Tuberk. 34, 345 (1921).

Simon, G.: Über typische frühe tuberkulöse Spitzenherde bei Kindern. Z. Tuberk. 42, 353 (1925).

Simon, G.: Die Klinik der perifokalen Entzündungen. Ergebn. ges. Tuberk.- u. Lung.-Forsch. 6, 1 (1934).

Simon, G.: Neuere Anschauungen über Entstehung und Wesen der Lungentuberkulose des Kindesalters. Z. Tuberk. 97, 133 (1951).

Simon, G.: Further observations on the long line shadow across a lower zone of the lung. Brit. J. Radiol. 43, 327 (1970).

Simon, G.: Principles of Chest X-Ray Diagnosis, Third Ed. London: Butterworths 1971.

Simon, G., Redeker, F.: Praktisches Lehrbuch der Kindertuberkulose. Leipzig: Kabitzsch 1930.

Simon, K.: Tierversuche zur Superinfektion mit medikamentresistenten und sensiblen Tuberkelbakterien. Beitr. Klin. Tuberk. 116, 197 (1956).

Simon, K.: Decisive significance of hilar lymph nodes in primary tubercular infection. Arch. Pediat. 79, 311 (1962).

Simon, K.: Lungentuberculose. Darmstadt: Steinkopff 1970.

Simon, M.: The pulmonary vessels: Their hemodynamic evaluation using routine radiographs. Radiol. Clin. N. Amer. 1, 363 (1963).

Simon, O.: Tuberkulose und Atelektase (vom klinischen und röntgenologischen Standpunkt). Ergebn. ges. Tuberk.- u. Lung.-Forsch. 10, 333 (1941).

Simonetti, C., Gigante, I.: Simultaneous multiple pulmonary angiolaminagraphy. Amer. J. Roentgenol. 75, 129 (1956).

Simoni, G. de: Über einige bes. therapeutische Möglichkeiten bei Patienten mit Magenresektion, welche an Tuberkulose erkrankten. Ann. Ist. Forlamini 24, 411 (1964).

Simonin, R., Charpin, J., Ohresser, P., Luciani, J.M.: Etude de l'hyperglycémie provoquée par voie orale chez les tuberculeux pulmonaires. Ann. Endocr. (Paris) 27/6, 761 (1966).

Simpson, T.: Zur Prognose der chronischen Bronchitis und des Lungenemphysems. Brit. J. Dis. Chest 62, 57 (1968).

Simrock, W.: Über Epituberkulose jenseits des Kindesalters. Fortschr. Röntgenstr. 72, 289 (1949/50).

Singer, B.: Neonatal tuberculosis. S. Afr. med. J. 43, 51 (1969).

Sixt, K.: Die Röntgenreihenuntersuchungen in Bayern. Tuberk.-Arzt 12, 161 (1958).

Skobel, P.: Schwierigkeiten und Probleme in der Behandlung der bronchopulmonalen Aspergillose. Beitr. Klin. Tuberk. 132, 126 (1965).

Skobel, P.: Maskierte Aspergillusmyzetome. Prax. Pneumol. 21, 531 (1967).

Skobel, P., Seeliger, H.P.R.: In: Klinik der Lungenkrankheiten. Von Knipping, H.W. und Rink, H.. Stuttgart: Schattauer 1963.

Smekal, P. von, Pappas, A.: Über die Häufigkeit einer aktiven Lungentuberkulose bei angeborenen und erworbenen Herzklappenfehlern unter Berücksichtigung der hämodynamischen Verhältnisse. Med. Welt. (Stuttg.) 28, 1559 (1965).

Smyth, J.T., Kovacs, N., Harris, W.P.: Pulmonary disease due to unclassified mycobacteria (Battey type). Report of 14 cases with histological confirmation. Tubercle (Lond.) 45, 223 (1964).

Snider, G.L., Doctor, L., Demas, T.A., Shaw, A.R.: Obstructive airway disease in patients with treated pulmonary tuberculosis. Amer. Rev. resp. Dis. 103, 625 (1971).

Sokolik, L.I., Leikin, V.E.: Kliniko-Rentgenologicheskiia Kharakteristika Antrakosilikoza I. Gig. Ir. Prof. Zabol. 9, 22 (1965).

Sokoloff, M., Farell, J.: Spontaneous pneumothorax in anthracosilicosis. J. Amer. med. Ass. 112, 1564 (1939).

Sommer, E.: Les calcifications endothoraciques dans la sarcoidose. La Sarcoidose, Rapp. IVᵉ Conf. intern. 1967, p. 667. Paris: Masson 1967.

Sommer, F., Laubenberger, T.: Die geneigte Sagittalschichtuntersuchung des Thorax. Fortschr. Röntgenstr. 101, 85 (1964).

Sosnowski, K., Szlenkier, E.: Coexistance of tuberculosis, silicosis and primary carcinoma of the lung. Gruźlica 29, 1037 (1961).

Soucheray, Ph., O'Loughlin, B.J.: Cavitation within bland pulmonary infarcts. Dis. Chest. 24, 180 (1953).

Soulas, A.P., Mounier-Kuhn, P.: Bronchologie. Paris: Masson 1949.

Sousa, M.A. de: Tuberkulome der Lunge. Basel: Schwabe 1956.

Spratt, J., jr., Ter-Pogossian, M., Long, R.T.L.: The detection and growth of intrathoracic neoplasms: the lower limits of radiographic distinction of the antemortem size, the duration, and the pattern of growth as determined by direct mensuration of tumor diameters from random thoracic roentgenograms. Arch. Surg. 86, 283 (1963).

Springett, V.H., Waaler, H.Th., Nyboe, J.: Results of the study on x-ray readings of the ad hoc committee for the study of classification and terminology in tuberculosis. Bull. int. Un. Tuberc. 41, 107 (1968).

Staehelin, R.: Die Röntgenuntersuchung der Lungentuberkulose. Jkurse ärztl. Fortbildg. 9, 34 (1918).

Staehelin, R.: Grenzen und Fehlerquellen der Röntgendiagnostik bei Lungentuberkulose. Schweiz. med. Wschr. 42, 1007 (1931).

Staemmler, H.: Hat sich das anatomische Bild der Tuberkulose im Kriege gewandelt? Dtsch. med. Wschr. 1944, 470.

STAEMMLER, M.: Kriegs- und Nachkriegsbeobachtungen über Tuberkulose. Dtsch. med. Wschr. 74, 33 (1949).

STAEMMLER, M.: Die Infektion des Fruchtwassers ohne Folgen für die Frucht. Virch. Arch. path. Anat. 320, 577 (1951).

STARR, A.: Zit. nach RÜBE, W.: Der Lungenrundherd. Stuttgart: Thieme 1967.

STARZL, T.E., BRITTAIN, R.S., HERMANN, G., MARCHIORO, TH.L., WADELL, W.R.: Pseudotumors due to pulmonary infarction. Surgery 106, 619 (1963).

STAUB, H.: Zur Phthiseogenese und zum tuberkulösen Frühinfiltrat. Schweiz. med. Wschr. 61, 157 (1931).

STAUB, H.: Die Kaverne der Lungentuberkulose vom klinischen Standpunkt aus. In: Ergebn. ges. Tuberk.- u. Lung.-Forsch. 7 (1935).

STEAD, W.W.: Diseases of pleura. In: Textbook of Medicine. Philadelphia: Saunders 1963.

STEAD, W.W.: Pathogenesis of a first episode of chronic pulmonary tuberculosis in man: Recrudescence of residuals of the primary infection or exogenous reinfection? Amer. Rev. resp. Dis. 95, 729 (1967).

STEAD, W.W., EICHENHOLZ, A., STAUSS, H.: Operative and pathological findings in twenty-four patients with syndrome of idiopathic pleurisy with effusion, presumably tuberculous. Amer. Rev. resp. Dis. 71, 473 (1955).

STECHER, W.: Bildverstärker mit Fernsehdurchleuchtung; klinischer Teil. Beitr. Klin. Tuberk. 140, 186 (1969).

STECKEN, A.: Zur minimalen Tuberkulose aus der Sicht des Röntgenologen. Beitr. Klin. Tuberk. 124, 186 (1961/62).

STEEL, S.J., JOHNSTON, R.N.: Peptic ulcer and pulmonary tuberculosis. Brit. J. Tuberc. 50, 233 (1956).

STEELE, J.D.: The indications for surgery in pulmonary tuberculosis. Ann. intern. Med. 50, 51 (1959).

STEER, A.: Histogenesis of tuberculous pulmonary lesions. A study of reticulum patterns. Amer. Rev. resp. Dis. 95, 200 (1967).

STEER, V., BERGER, L., PAVEL, M.: Angeborene Tuberkulose bei einem Neugeborenen. Klinisch-anatomischer Bericht. Viaţa med. 10, 1053 (1963).

STEFFEN, L.: Über Röntgenbefunde bei Lungentuberkulose. Dtsch. Arch. klin. Med. 98, 355 (1910).

STEIGER, J.: Das tuberkulöse Rezidiv. Schweiz. Z. Tuberk. 16, 244 (1959).

STEIN, H.: Über die spezifischen Hiluslymphome des Erwachsenenalters. Brauers Beitr. Klin. Tuberk. 1948, 263.

STEIN, S., ISRAEL, H.L.: The seriousness of minimal pulmonary tuberculosis. Amer. Rev. Tuberc. 47, 125 (1943).

STEINBERG, I., ROBB, G.P.: Mediastinal and hilar angiocardiography in pulmonary disease, a preliminary report. Amer. Rev. Tuberc. 38, 557 (1938).

STEINBRÜCK, G.: Tuberculosis risk in persons with „fibrotic" x-ray lesions. Bull. int. Un. Tuberc. 47, 135 (1972).

STEINBRÜCK, P.: Die Tuberkulosebekämpfung in der Deutschen Demokratischen Republik. Mschr. Tuberk.-Bekämpf. 11, 287 (1968).

STEINBRÜCK, P.: Der Gestaltwandel der Tuberkulose und sein Einfluß auf die Röntgendiagnostik der Lungenkrankheiten. Radiol. diagn. (Berl.) 11/3, 283 (1970).

STEINBRÜCK, P.: Fortschritte der Röntgenreihenuntersuchungen in der DDR und ihre Bedeutung für die Früherkennung des Lungenkrebses. Dtsch. Gesundh.-Wes. 26, 1385 (1971).

STEINBRÜCK, P., ANGERSTEIN, W.: Die Röntgenschirmbildphotographie. Berlin: VEB Verlag Volk und Gesundheit 1971.

STEINER, P.M.: Les sténoses tuberculeuses des grosses bronches. Rev. suisse Tuberc. 3, Suppl. (1946).

STEINER, P.M.: A Propos des fistules intrabronchiques d'adénites hilaires tuberculeuses. Schweiz. Z. Tuberk. 6, 116 (1949).

STEINER, P.M.: Adenites hilaires tuberculeuses et pathologie des bronches. Bronches 1, 1 (1951).

STEINER, P.M., GEISSBERGER, M.: Trois cas de perforation endobronchique d'adénites tuberculeuses hilaires avec élimination de séquestres ganglionnaires. J. suisse Méd. 73, 1232 (1943).

STEINER, R.E.: Radiology of pulmonary circulation. Amer. J. Roentgenol. 91, 249 (1964).

STEINITZ, K.H.: Analyse der Rückfälle bei Lungentuberkulose in Abhängigkeit der vorangegangenen Behandlungsform. Schweiz. Z. Tuberk. 16, 435 (1959).

STEINITZ, K.H.: Pulmonary tuberculosis and carcinoma of the lung: a survey from two population-based disease registers. Am. Rev. resp. Dis. 92, 758 (1965).

STEINLIN, H.: Das tuberkulöse Rezidiv. Schweiz. Z. Tuberk. 12, 362 (1955).

STEINLIN, H.: Bull. int. Un. Tuberc. 25, 254 (1955). Zit. nach NEUMANN, G.: Die epidemiologische Bedeutung der inaktiven Lungentuberkulose. Stuttgart: Thieme 1962.

STEMMLER, OTTO: Zit. nach BLAHA, H.: Schichtbilder von Bronchialveränderungen bei der Lungentuberkulose. Stuttgart: Thieme 1954.

STENDER, H.ST., SCHERMULY, W.: Allgemeine Röntgensymptomatologie der Lungenerkrankungen. In: Handbuch der medizinischen Radiologie, Bd. IX/1, S. 226. Berlin-Heidelberg-New York: Springer 1969.

STERN, B.M.: Anwendung der Tomographie zur Funktionsdiagnostik der Lungen. Radiol. diagn. (Berl.) 3, 347 (1962).

STERNBERG, C.: Z. Heilk. 19, 21 (1898). Zit. nach KOHOUT, J.: Gemeinsames Vorkommen von Tuberkulose und malignen Lymphomen. Prax. Pneumol. 24, 280 (1970).

STIEVE, Г.Е.: Über die Schärfefaktoren im Röntgenschichtbild. Roentgen-Europ 2, 83 (1961).

STIEVE, F.E.: Bildgüte in der Radiologie. Stuttgart: Thieme 1966.

STIEVE, F.E., WIDENMANN, I.: Die Beurteilung der Güte eines Röntgenbildes. Röntgen-Bl. 20, 109 (1967).

STIVELMANN, BARNET: The role of atelectasis in pulmonary tuberculosis. Amer. Rev. Tuberc. (1934). Zit. nach MONALDI: Ergebn. inn. Med. Kinderheilk. 62, 67 (1942).

STOLL, L.: Geflügeltuberkulose und ihre Beziehung zur menschlichen Tuberkulose. Dtsch. tierärztl. Wschr. 69, 551 (1962).

STOLL, L.: Die Beziehung zwischen menschlicher und tierischer Tuberkulose nach Tilgung der Rindertuberkulose. Ärztl. Forsch. 21, 94 (1967).

STOTTMEIER, K.D., KLEEBERG, H.H., BLOKBERGEN, H.J.: Mycobacteria other than M. tuberculosis in sputum of tuberculous patients in South Africa. Beitr. Klin. Tuberk. 134, 41 (1966).

STRADLING, P., JOHNSTON, R.N.: Reducing observer error in a 70 mm chest-radiography service for general practitioners. Lancet 1955 I, 1247.

STRAUB, H.: Die tuberkulösen Rundherde der Lungen. Z. klin. Med. 121, 515 (1932).

STRELLING, M.K., RHANEY, K., SIMMONS, D.A.R., THOMSON, J.: Fatal acute pulmonary aspergillosis in two children of one family. Arch. Dis. Childh. 41, 34 (1966).

STRNAD, F.: Das lobuläre Infiltrat. Hessische Ges. Med. Strahlenkunde; Frankfurt/Main, Juli 1951.

STRNAD, F.: Der röntgendiagnostische Befundbericht. In: Handb. Med. Radiol., Bd. III, S. 659. Berlin-Heidelberg-New York: Springer 1967.

STRNAD, F., BERNHARD, P.: Die Technik der gezielten Bronchographie mit der von außen steuerbaren Bronchialsonde. Bruns Beitr. klin. Chir. **186**, 430 (1953).

STRNAD, F., BEUTEL, A.: Die gesteuerte Bronchographie mit der von außen steuerbaren Bronchialsonde. Röntgenpraxis **9**, 484 (1937).

STRNAD, F., STOLZE, TH.: Methodik der Thoraxuntersuchungen. In: Handbuch der medizinischen Radiologie, Bd. IX/1, S. 330. Berlin-Heidelberg-New York: Springer 1969.

STROHM, CH., SCHENDEL, S., SCHMIDT, E.: Vergleichende Untersuchungen über die Detailerkennbarkeit bei Fernseh- und Leuchtschirmdurchleuchtung in der Lungendiagnostik. Ärztl. Forsch. **18**, 513 (1964).

STUCKE, K. (1950): Zit. nach MÜLLER, R.W.: Der Tuberkuloseablauf im Körper. Stuttgart: Thieme 1952.

STURM, A.: Die klinische Pathologie der Lunge in Beziehung zum vegetativen Nervensystem. Versuch einer allgemein-pathologischen Ordnung am Beispiel der Lunge. Stuttgart: Wiss. Verlagsges. 1948.

STURM, A.: Die Atelektase der Lungentuberkulose und das Kavernenproblem im Lichte der neueren Forschung. Beitr. Klin. Tuberk. **102**, 543 (1950).

STUTZ, E.: Bronchographische Studien zur normalen und pathologischen Physiologie der Lungen. Tuberkulosearzt **4**, 203 (1950).

STUTZ, E., VIETEN, H.: Die Bronchographie. Stuttgart: Thieme 1955.

STÝBLO, K.: Probleme der Erfassung der Tuberkulosekranken. 8. Tag. d. Österr. Ges. f. Tuberkulose und Lungenkrankheiten, Pörtschach 1965. Wien: Brüder Hollinek 1965.

STÝBLO, K., DANKOVÁ, D., DRÁPELA, J., GALLIOVÁ, J., JEZEK, Z., KRIVÁNEK, J., KUBIK, A., LANGEROVÁ, M., RADKOVSKÝ, J.: Epidemiological and clinical study of tuberculosis in the District of Kolin, Czechoslovakia. Bull. World Hlth. Org. **37**, 819 (1967).

STÝBLO, K. et al.: Bull. World Hlth. Org. **37**, 819 (1967). Zit. nach NEUMANN, G.: Wiedererkrankungen nicht überwachter Tuberkulöser. Prax. Pneumol. **23**, 473 (1969).

SUDA, J.: Über Säuglingstuberkulose. Therapiewoche **19**, 374 (1969).

SULAVIK, S., KATZ, S.: Pleural Effusion. Springfield/Ill.: Ch.C. Thomas 1963.

SUSMANO, A., CARLETON, R.A.: Study of hilar masses by angiocardiography. Chest **57**, 406 (1970).

SUSSMAN, M.L.: The differentiation of mediastinal tumor and aneurysm by angiocardiography, Amer. J. Roentgenol. **58**, 584 (1947).

SUTER, F., ISELIN, H.: Zur Frage der Entstehung der Lungenphthise des Erwachsenen aus perforierenden Hiluslymphknoten. Schweiz. Z. Tuberk. **8**, 341 (1951).

SUTINEN, S.: Evaluation of acitivity in tuberculous cavities of the lung. A histopathologic and bacteriologic study of resected specimens with clinical and roentgenographic correlations. Scand. J. resp. Dis. Suppl. **67**, 1 (1968).

SVIGIR, M.: Reactivated tuberculosis cases reported in 1967. In: Service Report to the Director of the Bureau of Tuberculosis, New York 1967.

SWART, B.: Die Breite der V. azygos als röntgendiagnostisches Kriterium pathologischer Kollateralkreisläufe. Fortschr. Röntgenstr. **91**, 415 (1959).

SWART, B.: Grundsätze der tomographischen Praxis. Radiologe **9**, 93 (1969).

SWEANY, H.C.: The pathology of primary tuberculous infection in the adult. Amer. Rev. Tuberc. **39**, 236 (1939).

SWEANY, H.C.: Age morphology of primary tubercles. Springfield/Ill.: Ch.C. Thomas 1941.

SWEANY, H.C., LEVINSON, S.A., STADNICHENKO, A.M.: Tuberculous infection in people dying of causes other than tuberculosis. Amer. Rev. Tuberc. **48**, 131 (1943).

SYLLA, A.: Die Reaktivierung als wesentliche Ursache der fortschreitenden Tuberkulose Erwachsener. Beitr. Klin. Tuberk. **92**, 235 (1939).

SYLLA, A.: Lungenkrankheiten, einschl. der Erkrankungen der oberen Luftwege und des Brustfells. München-Berlin: Urban & Schwarzenberg 1952.

SYMANSKI, H.J., BECKENKAMP, H.W.: Diagnose und Prognose der Silikose. Lebensversicher.-Med. **21**, 25 (1969).

SZABÓ, J., SÁGODI, R.: Neuere Beiträge zur Bakteriologie tuberkulöser Resektionspräparate. Tuberkulózis **16**, 121 (1963).

SZÖTS, J., DÁNIEL, F.: Bedeutung der intrathorakalen Lymphknoten bei Lungenerkrankungen von Kindern und Jugendlichen. Tuberkulózis **16**, 165 (1963).

TACQUET, A., JARRY, J.J., BALGAIRIES, E.: Le traitement des pneumoconio-tuberculoses chez le mineur de charbon. Bull. Un. int. Tuberc. **35**, 62 (1964).

TACQUET, A., TISON, F., DEVULDER, B.: Quelques aspects actuels des infections bronchopulmonaires provoquees par les mycobacteries dites „atypiques". Rev. Tuberc. (Paris) **28**, 89 (1964). Zit. nach Zbl. ges. Tuberk.-Forsch. **97**, 98 (1965).

TAKAHASHI, S.: An atlas of axial transverse tomography and its clinical application. Berlin-Heidelberg-New York: Springer 1969.

TAKAHASHI, SH. et al.: Über die Vergrößerung des Querschnittbildes des Körpers mittels Röntgenstrahlen. Ein Versuch zur diskontinuierlichen Aufnahme. Fortschr. Röntgenstr. **80**, 387 (1954).

TANNENBERG, J., PINNER, M.: Atelectasis und Bronchiectasis. J. thorac. Surg. **11**, 571 (1942).

TANNER, E.: Röntgenologische Erscheinungen der Bronchustuberkulose beim Erwachsenen. Schweiz. Z. Tuberk. Sep. Fasc. **4**, 72 (1950).

TANNER, E.: Die Tracheobronchialtuberkulose der Erwachsenen. Berlin-Göttingen-Heidelberg: Springer 1957.

TAPLIN, G.V., DORE, E.K., JOHNSON, E.B., KAPLAN, H.: Colloidal radioalbumin aggregates for organ scanning. Scientific Exhibit, 10th Annual Meeting, Soc. of Nuc. Med., June 1963.

TAPLIN, G.V., DORE, E.K., JOHNSON, D.E., KAPLAN, H.S.: Human lung scanning with macro-radioalbumin aggregates, Scientific Exhibit. 11th Annual Meet. Soc. of Nuc. Med., Berkely, Calif., June 1964.

TAPLIN, G.V., DORE, E.K., JOHNSON, D.E., KAPLAN, H.S.: Suspension of radioalbumin aggregates for photoscanning the liver, spleen, lung and other organs. J. nucl. Med., **5**, 259 (1964).

TAPLIN, G.V., POE, N.D., DORE, E.K., SWANSON, L.A., ISAWA, T., GREENBERG, A.: Scintiscanning and roentgenographic procedures in managing major pulmonary disorders. Proceedings Series IAEA (Wien) **II**, 111 (1969).

TAUXE, W.N.: Estimation of thyroid uptake of 131-J from digitized scintiscan matrices. J. nucle. Med. **10**, 258 (1969).

TCHAÜSOVSKAYA, M.M.: Tuberculose primaire avancée des organes respiratoires chez adultes. Probl. Tuberk. **44**, Nr. 3, 41 (1966).

TENDELOO, N.PH.: Pathologische Anatomie. In: BRAUER, SCHRÖDER, BLUMENFELD: Handb. d. Tuberkulose 3. Aufl., Bd. **1**. Berlin 1923.

TENDELOO, N.PH.: Allgemeine Pathologie, 2. Aufl. Berlin: Johann Ambrosius Barth 1925.

TERPLAN, K.: Anatomical studies on human tuberculosis. Amer. Rev. Tuberc. **42** (1940).

TERPLAN, K.: Recent primary tuberculosis in adults. Amer. Rev. Tuberc. **42**, 86 (1940).

TERPLAN, K.: Bronchial obstruction in pulmonary tuberculosis in children. Amer. Rev. Tuberc. **42**, 63 (1940).

TERPLAN, K.: Zit. nach MÜLLER, R.W.: Der Tuberkuloseablauf im Körper. Stuttgart: Thieme 1952.

TERPLAN, K., KENNY, F., SANES, S.: Tension cavity in primary pulmonary tuberculosis in an infant. Arch. Path. **16**, Nr. 3 (1933).

TESCHENDORF, W.: Lehrbuch der röntgenologischen Differentialdiagnostik. Stuttgart: Thieme 1950.

TESCHENDORF, W.: Der Hilus und seine Untersuchung mit Hilfe von Schichtaufnahmen in dreidimensionaler Richtung. Ergebn. ges. Tuberk.- u. Lung.-Forsch. **17**, 72 (1967).

TESCHENDORF, W., THURN, P.: Lehrbuch der röntgenologischen Differentialdiagnostik. Erkrankungen der Brustorgane. Bd. **1**, 4 Edit., S. 639. Stuttgart: Thieme 1958.

TESSERAUX, H., EINBRODT, H.J., FITZEK, J.: Über Silikose und Silikotuberkulose bei Feingießern. Arch. Gewerbepath. Gewerbehyg. **18**, 565 (1961).

TESSERAUX, H., PFEIFFER, M.: Intra- und extrathorakale Tuberkusilikose mit Verblutung in den Magen. Ärztl. Wochenschr. **4**, 469 (1949).

THAL, W.: Zur Technik der unilateralen Bronchographie bei Kindern. Fortschr. Röntgenstr. **101**, 652 (1964).

THEMEL, K.G., LÜDERS, C.J.: Die Bedeutung tuberkulöser Narben für die Entstehung des peripheren Lungencarcinoms. Dtsch. med. Wschr. **37**, 1360 (1955).

THIESS, A.M., OETTEL, H., UHL, C.: Beitrag zur Problematik berufsbedingter Lungenkrebse. Mittlg. Zbl. Arbeitsmed. **19**, 1 (1969).

THOMAS, D.E.: Limitations of laminagraphic interpretation in pulmonary tuberculosis. Thorac. Surg. **34**, 53 (1957).

THOMPSON, B.C.: Pathogenesis of pleurisy with effusion. Amer. Rev. Tuberc. **54**, 349 (1946).

THOMPSON, B.C.: Secondary pleurisy with effusion in pulmonary tuberculosis. Tubercle (Lond.) **28**, 229 (1947).

THOMPSON, C.B.: Post-pleuritic pulmonary tuberculosis. The development and fate of the incipient lesion. Tubercle **33**, 305 (1952).

THOMPSON, J.R.: „Open healing" of tuberculous cavities. Amer. Rev. Tuberc. **72**, 601 (1955).

THOMPSON, J.R.: Lungentuberkulose bei alten Menschen. Amer. Rev. resp. Dis. **82**, 682 (1960).

THORN, P.A., BROCKES, V.S., WATERHOUSE, J.A.H.: Peptic ulcer, partial gastrectomy and pulmonary tuberculosis. Brit. med. J. **1**, 603 (1956).

TITOV, L.B.: Zur Differentialdiagnostik zwischen Kollagenosen und der Lungentuberkulose. Probl. Tuberk. **43**, 42 (1965) (m. franz. Zusammenf.).

TOBE, F.M., GALLOVEDEC, C., BRETEY, J., BOISVERT, H., BROCARD, H.: A propos d'un cas de pneumopathie a Mycobacterium xenopei. Rev. Tuberc. (Paris) **30**, 477 (1966). Zit. nach Exc. Med. **15**, Chest. Dis. **20** (1967).

TOLOT, F., CASANAVE, GENEVOIS, M.: La silicose des émailleurs. Praxis (Bern) **52**, 951 (1963).

TOMAN, K.: Case-finding of tuberculosis. Wld. Hlth. Org. Euro 306/5, 1966.

TOMAN, K., RYKLOVA, J., SARGOVA, Z.: Postpleuritische Lungentuberkulose. Zit. nach BLOEDNER, C.D.: Zur Frage der Altersdiagnostik tuberkulöser Lungenveränderungen im Röntgenbild Erwachsener. (Im Druck).

TOMISELLI, M.: L'Angiopneumostratigrafia multipla simultanea. Progr. Med. (Napoli) **9**, 458 (1953).

TORELLI, G.: Radiodiagnostica differenziale fra silicosi e tuberculosi. Arch. Tisiol. **17**, 323 (1962).

TORELLI, G., DE CHIARA, C.: Il destino delle cicatrici susseguenti a cavita' tubercolari trattate con chemioantibaterici. Giorn. ital. tubercol. **18**, 16 (1964).

TORRANCE, D.J.: The chest film in massive pulmonary embolism. Springfield/Ill.: Thomas 1963.

TOUSSAINT-FRANCX, J.P. et Y.: Neue Aspekte der cavernösen Tuberkulose (akute und chronische bullöse Tuberkulose). Acta tuberc. pneumol. belg. **2**, 104 (1959).

TOW, D.E., WAGNER, H.N., JR.: Recovery of pulmonary arterial blood flow in patients with pulmonary embolism. New Engl. J. Med. **276**, 1053 (1967).

TRAUBE, L.: Beitr. exp. Path. Physiol. **1** (1846). Zit. nach WURM, H.: Tuberkulose und Atelektase. Ergebn. ges. Tuberk.- u. Lung.-Forsch. **12**, 121 (1954).

TRAUTMANN, H., BREMBACH, H.: Verlaufsformen der Silikose im Röntgenbild. München-Gräfelfing: Werk-Verlag Dr. E. Banaschewski 1966.

TREIP, C.S., MEYERS, D.: Zit. nach PAGEL, W., SIMMONDS, F.A.H., MAC DONALD, N., NASSAU, E.: Pulmonary Tuberculosis. London: Oxford Univ. Press 1964.

TRENDELENBURG, F.: Die Grenzen der chemotherapeutischen Behandlung der Lungentuberkulose. Thoraxchirurgie **13**, 117 (1965).

TREUTLER, H.: Technik und Wert von Röntgenaufnahmen bei Staublungenerkrankungen. In: Lunge und Beruf (E. HOLSTEIN Hrsg.). Leipzig 1962.

TRICOIRE, J.: La tomographie pulmonaire en profil oblique antéreur. Rev. Tuberc. (Paris) **21**, 161 (1957).

TRICOIRE, J., FOURRIER, CHR.: Avantages pratiques de la tomographie pulmonaire en profil oblique en avant. Poumon **14**, 755 (1958).

TROCMÉ, CH.: Histoire de l'atelektasie. Ann. Méd. **52**, 42 (1951).

TROMP, M.: Die Tätigkeit der Tuberkulosefürsorgestellen 1963 bis 1968. Bl. Tuberk. **1964**, 212; **1965**, 130; **1966**, 130; **1967**, 190; **1968**, 178; **1969**, 149.

TRONZANO, L.: Rilievi istopatologici su due casi di pneumoconiosi da talco. Minerva med.-leg **86**, 309 (1966).

TSCHERFASS, S.M., MAGALIF, N.J.: Periarteriitis nodosa und Tuberkulose. Z. Erkr. Atmungsorg. **132**, 163 (1970).

TSOLOF, CH., MICHÉVA, V.: Sur la sensibilité à la tuberculine des malades de silicose et de silicotuberculose. Med. Lav. **55**, 256 (964).

TSOLOV, CHR., MICHÉVA, M.: Certaines particularités dans la clinique, la manifestation et le développement de la silicotuberculose. Med. Lav. **58**, 98 (1967); ref. nach Zbl. Tuberk. **107**, 333 (1969).

Tuberculosis Research and Surveillance Unit: Protokoll über die Tuberkulinprüfungen in Oberbayern und in München. Den Haag, 1973 und 1974.

Tuddenham, W.J.: The visual physiology of roentgen diagnosis. A. Basic concepts. Amer. J. Roentgenol. **78**, 116 (1957).

Tuddenham, W.J.: Visual search, image organization, and reader error in roentgen diagnosis: Studies of the psychophysiology of roentgen image perception (Memorial Fund Lecture). Radiology **78**, 694 (1962).

Tuddenham, W.J.: Problems of perception in chest roentgenology: Facts and fallacies. Radiol. Clin. N. Amer. **1**, 277 (1963).

Tuddenham, W.J., Calvert, W.P.: Visual search patterns in roentgen diagnosis. Radiology **76**, 255 (1961).

Turban, K.: Über Heilung vorgeschrittener Lungentuberkulose und posttuberkulöse Bronchiektasie. Z. Tuberk. **26**, 1 (1916).

Turban, K., Staub, H.: Kavernendiagnose und Kavernenheilung. Z. Tuberk. **41**, 71 (1925).

Tuttle, W.M., Barrett, R.J., Hertzler, J.H.: The importance of surgery in the management of the pulmonary coin lesion. Amer. J. Surg. **89**, 422 (1955).

Twomey, J.J., Leavell, B.S.: Leukemoid reactions to tuberculosis. Arch. intern. Med. **116**/1, 21 (1965).

Twort, C.C.: The relation of the tubercle bacillus to lymphadenoma. J. Hyg. **23**, 260 (1924).

Uehlinger, A.: Lungenfibrosen. Ergebn. ges. Tuberk.- u. Lung.-Forsch. **18** (1968).

Uehlinger, E.: Die tuberkulöse Späterstinfektion und ihre Frühevulotion. Schweiz. med. Wschr. **72**, 701 (1942).

Uehlinger, E.: Die pathologische Anatomie der Bronchustuberkulose. Bibl. tuberc. (Basel) **4**, 31 (1950).

Uehlinger, E.: Die pathologische Anatomie der Bronchustuberkulose. Schweiz. Z. Tuberk. **1950**, 31.

Uehlinger, E.: Diagnose und Bedeutung der Bronchustuberkulose. Tuberk.-Arzt **4**, 539 (1950).

Uehlinger, E.: Die pathologische Anatomie der tuberkulösen Späterstinfektion. Ergebn. ges. Tuberk.- u. Lung.-Forsch. **11**, 1 (1953).

Uehlinger, E.: Über Zwillingstuberkulose im Konzentrationslager. Zit. nach Giese, W.: Das Erscheinungsbild der Nachkriegstuberkulose vom pathologisch-anatomischen Standpunkt aus. Ergebn. ges. Tuberk.- u. Lung.-Forsch. **11**, 225 (1953).

Uehlinger, E.: Zur pathologischen Anatomie der Hungertuberkulose. Zit. nach Giese, W.

Uehlinger, E.: Die pathologische Anatomie und experimentelle Pathologie der Staublungenerkrankungen. In: Handbuch der inneren Medizin (H. Schwiegk, Hrsg.), Bd. IV, Teil 3. Berlin-Göttingen-Heidelberg: Springer 1956.

Uehlinger, E.: Beiträge zur pathologischen Anatomie der tuberkulösen Lungenresektionspräparate. S. 36. Tuberk.-Bücherei. Stuttgart: Thieme 1957.

Uehlinger, E.: Die pathologische Anatomie der Staublunge und ihre kardiorespiratorischen Rückwirkungen. In: Aktuelle Probleme der Staublungenforschung. Stuttgart: Thieme 1962.

Uehlinger, E.: The morbid anatomy of tuberculosis in age groups over 50. Bull. int. Un. Tuberc. **32**, 220 (1962).

Uehlinger, E.: Zit. nach Pagel, W., Simmonds, F.A.H., MacDonald, N., Nassau, E.: London: Oxford Univ. Press 1964.

Uehlinger, E.: Die Schilddrüsen- und Nebennierentuberkulose. In: Handbuch der Tuberkulose. (Hein, Kleinschmidt, Uehlinger, Hrsg.), S. 869. Stuttgart: Thieme 1964.

Uehlinger, E.: Pathogenese und allgemeine pathologische Anatomie der hämatogenen Tuberkulose. In: Handbuch der Tuberkulose (Hein, Kleinschmidt, Uehlinger, Hrsg.), Bd. 4, S. 1. Stuttgart: Thieme 1964.

Uehlinger, E.: Zur pathologischen Anatomie der Lungenzysten. In: Lungenzysten und posttuberkulöse Resthöhlen. Tuberkulose der Gastarbeiter. Barytose – Asbestose – Berylliose (E. Gaubatz, Hrsg.). Stuttgart: Thieme 1966.

Uehlinger, E.: Die pathologische Anatomie des hämorrhagischen Lungeninfarktes. Beitr. Klin. Tuberk. **137**, 245 (1968).

Uehlinger, E.: Lungentuberkulose. In: Lehrbuch der Röntgendiagnostik. S. 335. Stuttgart: Thieme 1973.

Uehlinger, E., Blangey, R.: Anatomische Untersuchungen über die Häufigkeit der Tuberkulose. Beitr. Klin. Tuberk. **90**, 339 (1937).

Uehlinger, E., Zollinger, R.: Die klinische Bedeutung der silikotischen Gefäßschädigung. Bull. Schweiz. Akad. med. Wiss. **2**, 176 (1946/47).

Uhland, H., Goldberg, L.M.: Pulmonary embolism: a commonly missed clinical entity. Dis. Chest **45**, 533 (1964).

Ullersperger, J.B.: Die Frage über die Heilbarkeit der Lungenphthisen, historisch, pathologisch und theoretisch untersucht. Würzburg: Stahelscher Verlag 1867.

Ulmer, G.: Thoraxchirurgische Behandlung von Staublungenkranken. Erste Erfahrungen an 62 Fällen der Schweizerischen Unfallversicherungsanstalt. Helv. chir. Acta **27**, 117 (1960).

Ulrici, H.: Klinische Einteilung der Lungentuberkulose nach den anatomischen Grundprozessen. Dtsch. med. Wschr. **47**, 1126 (1921).

Ulrici, H.: Die Kaverne im Röntgenbild, ihre phthisiogenetische Bedeutung, Diagnostik und Therapie. Fortschr. Röntgenstr. **36**, 279 (1927).

Ulrici, H.: Diagnostik und Therapie der Lungen- und Kehlkopftuberkulose. Berlin 1924.

Ulrici, H.: Kritik der physikalischen Untersuchungen der Lungen. Beitr. Klin. Tuberk. **50** (1932).

Unholtz, K.: Zystische Veränderungen in der Lunge. In: Lungenzysten und posttuberkulöse Resthöhlen (E. Gaubatz, Hrsg.). 12. Kongreß der Südd. Ges. f. Tuberkulose und Lungenkrankheiten. Stuttgart: Thieme 1966.

Urban, H., Bahrs, G.: Die Leber bei INH-Langzeitbehandlung. Beitr. Klin. Tuberk. **124**, No. 3, 406 (1961)

Urbanczik, G.: Die Chemotherapie der Tuberkulose als epidemiologischer Faktor. Fortschr. Med. **88**, 314 (1970).

Urech, A.: Infarktkaverne der Lunge mit Ausgang in Heilung. Schweiz. med. Wschr. **75**, 1004 (1945).

Vadász, I., Németh, T., Nárády, J.: Über die Bedeutung der systematischen Röntgenreihenuntersuchung der Bevölkerung. Pneumologie **146**, 140 (1973).

Vaillaud, J.C., Sarrouy, Ch.: Les aspects actuels de la tuberculose congénitale. Revue de la littérature à propos d'un cas à début otitique. Poumon **24**, 209 (1968).

Vallebona, A.: Die Stratigraphie. Fortschr. Röntgenstr. **56**, Beih. 2, 34 (1937).

Vallebona, A.: Stratigrafia. Vol. 1 und 2. Metodo Röntgenologico per la explorazione analitica dei singoli strati sovrapposti. Roma (Luigi Pozzi) 1938.

Vallebona, A.: I nuovi orrizonti della Stratigrafia nei vericampi della medicina. Inform. med. (Genova) **2**, Fasc. 4 (1948).

VAQUETTE, A.: Rapports entre calcifications et cavernes (à propos de 100 cas de tuberculoses pulmonaires catitaires de l'enfant et de l'adolescent). Poumon **23**, 381 (1967).

VEEZE: Zit. nach STEINBRÜCK, P.: Dtsch. Gesundh.-Wes. **26**, 1385 (1971).

VERBEKE, R.: Het aspergilloom van de long. Belg. tschr. geneesk. **16**, 723 (1953).

VETTER, K., KASCHUBE, J., DOEPNER, G., KETTLER, L.-H.: Lungentuberkulose und Leberschaden. Dtsch. Gesundh.-Wes. **22**/17, 783 (1967).

VEZENDI, S., MÁNDI, L., SZABO, A., MÉSZÁROS, L.: Die Bedeutung der Pleuritis für die Entstehung späterer Lungentuberkulosen. Tuberkulozis **17**, 202 (1964).

VEZENDI, S., SZABÓ, A., MÁNDI, L.: Über die im Laufe der Corticosteroidbehandlung entstehenden und aufflackernden tuberkulösen Erkrankungen. Orv. Hetil. **108**, 167 (1967).

VIDAL, J., GUIN, J.J.: La rechute de la tuberculose pulmonaire après traitement antibiotique en établissement de cure. Bull. Un. int. Tuberc. **30**, 415 (1960).

VIDAL, J., LAMARQUE, J.L., MICHEL, F.B., SÉNAC, J.P., GINESTIE, J.F., AMPELAS, S.: Aspects de l'angiographie bronchique sélective au cours de certaines bronchopneumopathies; confrontations angiopneumographiques et radiocliniques. J. franç. Méd. Chir. thor. **25**, 649 (1971).

VIDAL, J., MICHEL, F.B.: Incidence du cancer bronchique chez lès mineurs de charbon. Résultats d'une enquête sur la consommation de tabac. J. franç. Méd. Chir. thor. **23**, 49 (1969).

VIDAL, J., SIMON, L., MICHEL, F., CAILLENS, J.: La périarthrite scapulo-humérale chez les tuberculeux pulmonaires. A propos de 46 observations. Rev. Tuberc. (Paris) **30**, 1113 (1966).

VIELI, R.: Vergleichende Untersuchungen an Silikosen und Silikotuberkulosen in der Schweiz. Z. Unfallmed. Berufskr. **54**, 263 (1961).

VIERECK, H.J.: Der Wert der Bronchographie für die Indikationsstellung zur Resektionsbehandlung der Lungentuberkulose. Beitr. Klin. Tuberk. **117**, 147 (1957/58).

VIETEN, H.: Untersuchungen über die darstellbare Schicht bei Anfertigung von Körperschichtaufnahmen mittels gegenläufiger Parallelverschiebung von Röhre und Bildschirm. Röntgenpraxis **17**, 50 (1948).

VIETH, G.: Beitrag zur Kombinationskrankheit Diabetes mellitus und Tuberkulose. Beitr. Klin. Tuberk. **104**, 436 (1951).

VILDERMAN, A.M., PROSVETOVA, G.I.: Tuberculosis of the lungs and viral hepatitis. Probl. Tuberk. (Mosk.) **48**, Nr. 8, 47 (1970).

VINEREANU, J., VIDAEFF, TH., VINERANU, G., IANULI, D.P.: Die Bronchialdrüsenfisteln bei der primären Lungentuberkulose des Kindes. Endoskopische, bakteriologische und klinische Röntgenbefunde. Ftiziologia **18**, 245 (1969).

VIRCHOW, R.: Zit. nach MARCHAND: Münch. med. Wschr. **69**, Nr. 1, 1 (1922).

VÖHRINGER, L.: Infektionsmöglichkeiten zwischen Mensch und Tier mit den drei Warmblütertypen der Tuberkulose. Mh. Vet.-Med. **19**, 721 (1964); zit. nach Zbl. ges. Tuberk.-Forsch. **97**, 317 (1965).

VOGT, D.: Zur Frage des Einflusses der Superinfektion auf den Verlauf der Tuberkulose des Kindesalters. Ergebn. ges. Tuberk.- u. Lung.-Forsch. **12**, 423 (1954).

VOGT, D.: In: Handbuch der Kinderheilkunde (H. OPITZ, F. SCHMIDT, Hrsg.), Bd. 5. Berlin-Göttingen-Heidelberg: Springer 1963.

VOIGT, H., KREBS, A., KÄPPLER, W.: Die chirurgische Behandlung von Lungenkrankheiten, die durch atypische Mykobakterien hervorgerufen worden sind. Z. Tuberk. **127**, 257 (1967).

VOIGT, H., LANDMANN, H., KRÜGER, A., WALTER, M., WILHELM, J.: Lungenresektion bei tuberkelbakterien-negativen Resthöhlen (open-negative-Syndrom). Z. Tuberk. **126**, 28 (1967).

VOIGTMANN, S.: Über isolierte chronische Rundherde in den Lungen. Beitr. Klin. Tuberk. **87**, 35 (1936).

VOISIN, C., RÉMY, J., TONNEL, A.B.: Valeur pratique et indications actuelles de l'artériographie bronchique. Rev. Prat. (Paris) **21**, 401 (1971).

VOJTEK, V.: Resorptionsatelektasen im Verlauf der kindlichen Lungentuberkulose. Zbl. ges. Tuberk.-Forsch. **61**, 10 (1952).

VOJTEK, V.: Bedeutung der Tomographie, Bronchoskopie und Bronchographie bei der Untersuchung tuberkulöser intrathorakaler Hiluslymphknoten. Schweiz. Z. Tuberk. **12**, 434 (1955).

VOJTEK, V., MALÝ, B.: Vergleichende Beobachtungen über das Vorkommen von Atelektasen und über deren Heilerfolge im Jahre 1948 und 1956. Beitr. Klin. Tuberk. **119**, 460 (1959).

VOLPE, E., GIACONI, G., BARUFFALDI, L., KODHELI, G.: La perfoazione pleuro-polmonare e la suppurazione del cavo nei loro reciproci momenti patogenetici in ammalati affetti da tuberculosi polmonare. Ann. med. Sondalo **12**, 195 (1964).

VORWALD, A.J.: Cavities in the silicotic lung. A pathological study with clinical correlation. Amer. J. Path. **17**, 709 (1941).

VOYCE, M.A., HUNT, A.C.: Congenital tuberculosis. Arch. Dis. Childh. **41**, 299 (1966).

VUGA, D., MARCHIÒ, B.: Adenopatia calcifica estesa delle catene ghiandolari laterocervicali bilaterali in corso di tuberculose polmonari. Riv. Pat. Clin. Tuberc. **41**, 713 (1968).

WACKER: Avantages de la tomographie latérale du thorax. Schweiz. Z. Tuberk. **8**, 349 (1951).

WADE, W.: The new kind of radiation. Brit. med. J. **1896 I**, 362.

WAGNER, H.N.: Radioisotope scanning in pulmonary embolic disease. In: Pulmonary embolic disease (A.A. SASAHARA, M. STEIN, Eds.). New York: Grune & Stratton 1965

WAGNER, H.N., JR., TOW, D.E.: Radioisotope scanning in the study of pulmonary circulation. Progr. cardiovasc. Dis. **9**, 382 (1967).

WAGNER, H.N., JR., SABISTON, D.C., JR., IIO, M., McAFEE, J.G., MEYER, J.K., LANGAN, J.K.: Regional pulmonary blood flow in man by radioisotope scanning. J. Amer. med. Ass. **187**, 601 (1964).

WAGNER, H.N., JR., SABISTON, D.C., JR., McAFEE, J.G., TOW, D., STERN, H.S.: Diagnosis of massive pulmonary embolism in man by radioisotope scanning. New Engl. J. Med. **271**, 377 (1964).

WAL, VAN DER et al.: Krebs und unspezifische Lungenerkrankungen. Scand. J. resp. Dis. **47**, 161 (1966).

WALKER-SECHER, R.H.: Scintillation scanning of the lungs in diagnosis of pulmonary embolism. Brit. med. J. **1968 II**, 206.

WALLGREN, A.: Sur l'infiltration épituberculeuse d'origine ganglionnaire. Acta radiol. (Stockh.) **7**, 595 (1926).

WALLGREN, A.: The time table of tuberculosis. Tubercle (Edinb.) **29**, 245 (1948).

Wallgren, A.: Arch. Kinderheilk. **124**, 1 (1941). Zit. nach Müller, R.W.: Der Tuberkuloseablauf im Körper. Stuttgart: Thieme 1952.

Wallgren, A.: Immunity in tuberculosis. Acta tuberc. scand. **28**, 156 (1953).

Walsham, H.: Discussion on the use of the Röntgen rays in the diagnosis of pulmonary tuberculosis. Trans. Brit. Congr. Tuberc. **3**, (1902).

Wang, Yen: Clinical Radioisotope Scanning. Springfield/ Ill.: Thomas 1967.

Warthin, T.H.: Reactivation of pulmonary tuberculosis in relation to subtotal gastrectomy for peptic ulcer. Amer. J. med. Sci. **421**, 225 (1953).

Warren, W., Hammond, A.E., Tuttle, W.M.: The diagnosis and treatment of tuberculous tracheobronchitis. Amer. Rev. Tuberc. **37**, 315 (1938).

Wasz-Höckert (1947): Zit. nach Müller, R.W.: Der Tuberkuloseablauf im Körper. Stuttgart: Thieme 1952.

Watanabe, K.: Versuche über die Wirkung in die Trachea eingeführter Tuberkelbazillen auf die Lunge von Kaninchen. Beitr. path. Anat. **31** (1902).

Wätjen, J.: Zur Pathologie der Mansfelder Staublunge. Auf Grund der Untersuchung von 54 Sektionsfällen. Arch. Gewerbepath. Gewerbehyg. **4**, 310 (1933).

Wätjen, J.: Die Mansfelder Staublunge auf Grund pathologisch-anatomischer Untersuchungen. Nova acta Leopold. (Halle) N.F. **3**, 475 (1936).

Weber, G., Dusch, F.: Über stumme Superinfektion bei Tuberkulose. Z. Tuberk. **78**, 336 (1937).

Weber, H.: Die Lungentuberkulose beim Erwachsenen. Wien: Maudrich 1948.

Weber, H.W.: Über die anatomischen Grundlagen und die Bedeutung der Lungensegmente. Tuberk.-Arzt **5**, 254 (1950).

Wedekind, Th., Kremper, F.: Ein neuartiges Schichtgerät zur Lungendiagnostik (Homalograph). Tuberk.-Arzt **4**, 526 (1950).

Wegelius, C., Bauer, H.J.: Einwirkung des Schirmbildverfahrens auf Tuberkulose-Morbidität und Prognose. Beitr. Klin. Tuberk. **117**, 101 (1957/58).

Wegelius, C.: Röntgenreihenuntersuchungen mit dem Schirmbildverfahren. In: Handbuch der klinischen Radiologie, Bd. 3. Berlin-Heidelberg-New York: Springer 1967.

Wegmann, T.: Neues über Mykosen. Schweiz. med. Wschr. **98**, 374 (1968).

Wegmann, T.: Mykosen der inneren Organe. In: Infektionskrankheiten (O. Gsell, W. Mohr, Hrsg.), Bd. 3. Berlin-Heidelberg-New York: Springer 1969.

Wegmann, T.: Therapie der Lungenmykosen. Dtsch. med. Wschr. **94**, 2045 (1969).

Wegmann, T., Müller, Hanne-Lene: Candida-Serologie bei Mykose-gefährdeten Patienten und Spezifität des Candida-Haemagglutinationstests. Jahresversammlung der Sektion Antimykotische Chemotherapie der Paul Ehrlich Gesellschaft. Basel 1972.

Weibel, E.R.: Morphometrische Analyse von Zahl, Volumen und Oberfläche der Alveolen und Kapilären der menschlichen Lunge. Z. Zell.-Forsch. **57**, 648 (1962).

Weidner, W., Swanson, L., Wilson, G.: Roentgen techniques in the diagnosis of pulmonary embolism. Amer. J. Roentgenol. **100**, 397 (1967).

Weiger, H.: Nach Kontrastdarstellung exacerbierte Lungen-Tuberkulose. Tuberk.-Arzt **6**, 724 (1952).

Weigert, C.: Pathogenese der Tuberkulose. Dtsch. med. Wschr. **9**, 349 (1883).

Weigert, C.: Die Entstehung der akuten Miliartuberkulose. Dtsch. med. Wschr. **23**, 761 (1897).

Weigert, C.: Zit. nach Letterer, E.: In: Die Tuberkulose: Ihre Erkennung und Behandlung. Stuttgart: Enke 1951.

Weigert, C.: Zit. nach Müller, R.W.: Der Tuberkuloseablauf im Körper. Stuttgart: Thieme 1952.

Weimann, G., Adam, W.E., Bitter, F., Milewski, P.: Ergebnisse quantitativer Auswertungsverfahren von Perfusions-Lungenszintigraphien. Beitr. Klin. Tuberk. **141**, 139 (1969).

Weiser, M.: Die Unzulänglichkeiten der Lungen-Durchleuchtung. Ärztl. Mitteil. **39**, 573 (1954).

Wells, A.L.: Pulmonary vascular changes in coalworkers' pneumoconiosis. J. Path. Bact. **68**, 573 (1954).

Wenz, W.: Arteriographic techniques. Amerikanisch-deutscher Chirurgenkongreß – ACS Meeting, München 1968.

Wenz, W., Bader, W., Werlich, H.D.: Logetronographie in der Chirurgie. Langenbecks Arch. klin. Chir. **291**, 432 (1959).

Werner, E., Schumann, H.: Auswertung von 7000 Schirmbildern im frontalen Strahlengang. Z. Tuberk. **120**, 323 (1963).

Werner, T.: Tuberkulöse Sepsis während Kortikosteroidbehandlung einer Knochenmarksinsuffizienz. Münch. med. Wschr. **110**, 1118 (1968).

Wernli-Haessig, A.: Die Entwicklung der Lungentuberkulose nach Pleuritis. Schweiz. med. Wschr. **81**, 1080 (1951).

West, J.B., Dollery, C.T.: Distribution of blood flow and ventilation/perfusion ratio in the lung, measured with radioactive CO_2. J. Appl. Physiol. **15**, 405 (1960).

Westergren, A.: One hundred cases of pulmonary carcinoma, analyzed with reference to tuberculosis. Acta chir. scand., suppl. **245**, 129 (1959).

Westermark, N.: On the roentgen diagnosis of lung embolism. Acta radiol. (Stockh.) **19**, 357 (1938).

Westermark, N.: On the influence of the intraalveolar pressure on the normal and pathological structure of the lungs. Acta Radiol. **25**, 874 (1944).

Westphal, L.: Über anatomische aputride Nekrose nach Verstopfung von Lungenarterien. Inaug. Diss. München 1907.

Westra, D.: Zonographie, die Tomographie mit sehr geringer Verwischung. Fortschr. Röntgenstr. **97**, 605 (1962).

Westra, D.: Anwendung der Tomangiographie bei dem Nachweis vergrößerter Lymphknoten im Lungenhilus und im Mediastinum. Fortschr. Röntgenstr. **101**, 602 (1964).

Whitley, J.E., Martin, J.F.: The Valsalva maneuver in roentgenologic diagnosis. Amer. J. Roentgenol. **91**, 297 (1964).

Wiener, S.N., Edelstein, J., Charms, B.L.: Observations on pulmonary embolism and the pulmonary angiogram. Amer. J. Roentgenol. **98**, 859 (1966).

Wier, J.A.: Tuberculous pleurisy with effusion. In: Clinical Tuberculosis (K.H. Pfuetze, D.B. Radner, Hrsg.). Springfield/Ill.: Thomas 1966.

Wiese, O.: Zur Beurteilung der offenen Tuberkulose im Kindesalter. Z. ärztl. Fortbild. **10** (1925).

Wiese, O.: Die Bronchiektasien-Krankheit. Zbl. Tuberk.-Forsch. **46**, 113 (1937).

Wiest, Chr.: Weitere Untersuchungen zur Tuberkulinempfindlichkeit an bayerischen Schulen. Inaug.-Diss., München 1973.

Wildhirt, E.: Tuberkulose und Lebererkrankungen. Med. Klin. **60**, 1065 (1965).

WILKESMANN, M.: Lungenkrebs und Lungentuberkulose als Kombinationskrankheit. Inaug.-Diss., München 1973.

WILKESMANN, M., BLAHA, H.: Lungenkrebs und Lungentuberkulose als Kombinationskrankheit. Münch. med. Wschr. **116**, 145 (1974).

WILLIAMS, F.H.: The Roentgen Rays in Medicine and Surgery. New York: Macmillan 1901.

WILLIAMS, J.R., WILCOX, W.C., ANDREWS, G.J., BURNS, R.R.: Angiography in pulmonary embolism. J. Amer. med. Ass. **184**, 473 (1963).

WILSON, J.F., PETERS, G.N., FLESHMAN, K.: A technique for bronchography in children. Amer. Rev. resp. Dis. **105**, 564 (1972).

WINKLER, C.: Digitale Auswertung von Szintigrammen. In: Radionuklide in der Lokalisationsdiagnostik. S. 45. Stuttgart: Schattauer 1966.

WIPF, R., TADDEI, M.: Bronchectasie tuberculeuse atypique simulant une caverne pulmonaire rétractile. Bronches **8**, 516 (1958).

WISE, M.E., OLDHAM, P.D.: Effect of radiographic technique on readings of categories of simple pneumoconiosis. Brit. J. industr. Med. **20**, 145 (1963).

WISSLER, H.: Die Bedeutung der durch tuberkulöse Bronchialdrüsen hervorgerufenen Bronchusveränderungen für den Ablauf der Tuberkulose im Kindesalter. Schweiz. med. Wschr. **80**, 831 (1950).

WISSLER, H.: Aktuelle Probleme der Kindertuberkulose. Stuttgart: Thieme 1958.

WOHLBEREDT: Stand und Entwicklung der Silikose im Bergbau der Bundesrepublik Deutschland. Glückauf **10**, 108 (1972).

WOLF, F., KRÖNERT, E., KASTENBAUER, J., ZEILHOFER, R.: Perfusions- und Inhalationsszintigraphie der Lunge. Fortschr. Med. **89**, 499 (1971).

WOLF, F., PRÄG, R., KRÖNERT, E.: Bisherige Ergebnisse und Möglichkeiten eines Zwei-Detektor-Szintigraphiesystems in Verbindung mit elektronischer Datenverarbeitung. 7. Jahrestagg. Ges. Nuclearmedizin, Zürich, 1969 (im Druck, Schattauer, Stuttgart).

WOLF, K.: Der primäre Lungenkrebs. Fortschr. Med. **13**, 725 u. 765 (1895).

WOLFART, W.: Histoautoradiographische Untersuchungen zum Stoffwechsel und zur Genese des tuberkulösen Granulationsgewebes. Beitr. path. Anat. **129**, 436 (1964).

WOLFART, W.: 21. Wissenschaftl. Tag. d. Dtsch. Ges. f. Tuberkulose u. Lungenkrankheiten. Beitr. Klin. Tuberk. **132**, 293 (1964).

WOLFART, W., BIANCHI, L.: Chirurgische und pathologisch-anatomische Betrachtung zum Aktivitätsproblem der Lungentuberkulose. Fortbild. Thoraxkrankh. **3** (1967).

WOLINSKY, E., KAPUR, V.N., RYNEARSON, K.T.: Avian Tubercle Bacillus infection in a patient with silicosis. Amer. Rev. resp. Dis. **96**, 1229 (1967).

WOODRUFF, C.E., SEN-GUPTA, N.C., WALLACE, S., CHAPMON, T., MARTINEAU, P.C.: Anatomic relationship between bronchogenic carcinoma and calcified nodules in the lung. Amer. Rev. Tuberc. **66**, 151 (1952).

WÖRRLEIN, B.: Lungentuberkulose nach Magenresektion. Z. Tuberk. **103**, 235 (1953).

WORTH, G.: Bronchographische Studien bei Silikose. Beitr. Silikose-Forsch. **1952**, H. 17.

WORTH, G.: Silikose. In: Handb. ges. Arbeitsmedizin, Bd. II/2, S. 144. Berlin-München-Wien: Urban & Schwarzenberg 1961.

WORTH, G.: Die Bronchiektasen. Erg. inn. Med. Kinderheilk. **24**, 149 (1966).

WORTH, G., MUYSERS, K., EINBRODT, H.J.: Über die Korrelationen von röntgenologischen, pathologisch-anatomischen und staubanalytischen Befunden bei der Kohlenbergarbeiterpneumokoniose. Beitr. Silikose-Forsch. **96**, 1 (1968).

WORTH, G., MUYSERS, K., SMIDT, U.: Radiology and functional analysis of the lungs. Respiration (Basel) **26**, Suppl., 190 (1969).

WORTH, G., SCHILLER, E.: Die Pneumokoniosen. Kamp-Lintfort: Staufen 1954.

WORTH, G., STAHLMANN, W.: Silikose und Tuberkulose. Radiologe **5**, 136 (1965).

WORTH, G., ZORN, O.: Die Bedeutung der selektiven Angiographie und Bronchographie für die Beurteilung der Silikose. Arch. Gewerbepath. Gewerbehyg. **13**, 285 (1954).

WUNDERLICH, C.A.: Handb. Path. und Ther., 2. Aufl. Bd. 3. 1856.

WURM, E.: Über die Grenzen der Röntgendiagnostik für die Beurteilung der Krankheitsanfänge bei Lungentuberkulose Erwachsener. Beitr. Klin. Tuberk. **81**, 707 (1932).

WURM, H.: Über Spätveränderungen an alten tuberkulösen Primärkomplexen und Reinfekten. Beitr. path. Anat. allg. Path. **75**, 399 (1926).

WURM, H.: Krankheitsanfänge bei Lungentuberkulose Erwachsener. Beitr. Klin. Tuberk. **81**, 707 (1932).

WURM, H.: Pathologische Anatomie der Heilungsvorgänge bei der tuberkulösen Lungenkaverne. In: Kollapstherapie der Lungentuberkulose (W. HEIN, W. KREMER, W. SCHMIDT, Hrsg.). Leipzig: Thieme 1938.

WURM, H.: Allgemeine Pathologie und pathologische Anatomie der Tuberkulose des Menschen. In: Die Tuberkulose, Bd. I, S. 135. Leipzig: Thieme 1943.

WURM, H.: Die Reaktionen des Körpers auf den eingedrungenen Tuberkelbazillus. In: Allg. Biol. u. Pathol. der Tuberkulose (BRAEUNIG, Hrsg.). Leipzig: Thieme 1943.

WURM, H.: Über die Bedeutung der tuberkulösen Erstinfektion im Erwachsenenalter für die heutige Tuberkulosesituation in Deutschland. Klin. Wschr. **26**, 231 (1948).

WURM, H.: Tuberkulöser Primärkomplex und Tuberkulose des Erwachsenen. Tuberk.-Arzt. **4**, 65 (1950).

WURM, H.: Diskussionsbemerkung zum Thema: Endogene und exogene Reinfektion. Beitr. Klin. Tuberk. **108**, 102 (1953).

WURM, H.: Tuberkulose und Atelektase. Ergebn. ges. Tuberk.- u. Lung.-Forsch. **12** (1954).

WURM, H.: Pathologische Anatomie der „minimalen Lungentuberkulose". Beitr. Klin. Tuberk. **124**, 175 (1961/62).

WURM, K.: Zur Frage des Zusammenhangs der Lymphogranulomatose und der Tuberkulose. Beitr. Klin. Tuberk. **97**, 409 (1942).

WYNN-WILLIAMS, N., SHAW, J.B.: The prognosis of primary tuberculous effusions. Tubercle (Lond.) **36**, 74 (1955).

YANITELLI, S.A.: Tödlicher Spannungspneumothorax nach Zwerchfellruptur bei einem Kranken mit Pneumoperitoneum. Amer. Rev. Tuberc. **60**, 794 (1949).

YASUHIRA, K., KOBARA, Y.: Untersuchungen über die „gefüllte Kaverne". Z. Tuberk. **118**, 241 (1962).

YERUSHALMI, J., HARKNESS, J.T., COPE, J.H., KENNEDY, B.R.: The role of dual reading in mass radiography. Amer. Rev. Tuberc. **61**, 443 (1950).

YESNER, R., HURWITZ, A.: A report of a case of localized pulmonary aspergillosis, successfully treated by surgery. J. thorac. Surg. **20**, 310 (1950).

YOKOO, H., SUCKOW, E.E.: Peripheral lung cancers arising in scars. Cancer **14**, 1205 (1961).

ZADEK, I.: Die Differentialdiagnose der Lungenkrankheiten. Leipzig: Thieme 1948.

ZADEK, I., RIEGEL, H.: Die Lungenzysten. Berlin: de Gruyter 1958.

ZAMPORI, O.: Die Bedeutung der abgelaufenen Pleuritis für Form, Verlauf und Prognose der Lungentuberkulose. G. ital. Tuberc. 8, 94 (1954).

ZANETTI, E., ROMAGNOLI, M.: Résultats de l'examen bronchographique effectué sur un groupe de silicotiques. Bronches 4, 359 (1954).

ZANNONI, D.: La prognosi della silico-tubercolosi dopo l'impiego della terapia chemioantibiotica. Riv. Pat.Clin. Tuberc. 33, 85 (1960).

ZARFL, M.: Zur Kenntnis der primären tuberkulösen Lungenherde. Z. Kinderheilk. 5, 303 (1913).

ZARFL, M.: Die plazentogene Tuberkulose. In: Handb. d. Kindertuberkulose. Leipzig 1930.

ZARFL, M.: Kongenitale Tuberkulose. Beitr. Klin. Tuberk. 74, 380 (1930).

ZARFL, M.: Die angeborene Tuberkulose. Wien. klin. Wschr. 43, 1231 (1930).

ZATUCHNI, J., GREEN, J.V.: The use and value of lung scanning in recognition of pulmonary embolism. Amer. J. Med. Sci. 253, 163 (1967).

ZAUMSEIL, I.: Behandlungsergebnisse bei Lungentuberkulose nach 5 und 10 Jahren. Z. Erkr. Atmungsorg. 133, 47 (1970).

ZDANSKY, E.: Die Entwicklung der Lungentuberkulose im Röntgenbild. Wien: Springer 1949.

ZDANSKY, E.: Die Lungenspitzentuberkulose und die tuberkulösen Frühherde als Ausgangspunkt der Lungenphthise. Wien. klin. Wschr. 61, 305 (1949).

ZDANSKY, E.: Röntgenpathologie der Lungentuberkulose. Wien-New York: Springer 1968.

ZEBEN, W. VAN: Klinische Aspekte einer Infektion mit atypischen Mycobakterien. Maandschr. Kindergeneesk. 33, 320 (1965). Zit. nach Zbl. ges. Tuberk.-Forsch. 101, 458 (1966/67).

ZEERLEDER, R.: Differentialdiagnose der Lungenröntgenbilder. Bern-Stuttgart: Huber 1953.

ZEILHOFER, R., WOLF, F., KRÖNERT, E., STÜRZENHOFECKER, P.: Vergleichende bronchoskopische und szintigraphische Untersuchungen bei verschiedenen bronchopulmonalen Prozessen. Fortschr. Endoskopie 2, 89 (1970).

ZENKER, R.: Zur Dekortikation der Lunge bei Tuberkulose. Thoraxchirurgie 1, 40 (1953).

ZHIDIKANOV, K.A., MAKSUDOV, G.B.: The significance of double examination of fluorograms of the lungs. Vestn. Rentgenol. Radiol. (Mosk.) 38, 33 (1963).

ZIEDSES DES PLANTES, B.G.: Planigraphie. Fortschr. Röntgenstr. 47, 407 (1933).

ZIEDSES DES PLANTES, B.G.: Subtraktion. (Stuttgart 1962.)

ZIEGLER, E.: Lehrbuch der pathologischen Anatomie, 7. Aufl., Bd. 2. Jena 1892.

ZIEGLER, O.: Zur Frage der qualitativen Diagnose und Einteilung der Lungentuberkulose. Beitr. Klin. Tuberk. 60, 493 (1925).

ZIERSKI, M.: The syndrome of open cavity healing. Scand. J. Diss. 65, 151 (1968).

ZIFFER-TESCHENBRUCK, M. V.: Das farbige Röntgenbild. Wien. med. Wschr. 101, 977 (1951).

ZIMMER, A.E.: Untersuchungsverfahren mit direkter Betrachtung. In: Lehrbuch der Röntgendiagnostik (H.R. SCHINZ, W.E. BAENSCH, W. FROMMHOLD, R. GLAUNER, E. UEHLINGER, J. WELLAUER, Hrsg.), 6. Aufl., Bd. 1. Stuttgart: Thieme 1965.

ZISLIN, B.D., VINNER, M.G., KAPIANI, N.M.: Differential diagnosis of silico-tuberculoma and peripheral cancer of the lung. Gig. Tr. Prof. Zabol. 13, 9 (1969).

ZIVY, P.: De quelques difficultés rencontrës dans la lecture d'une radiographie pulmonaire. Vie méd. 49, 1351 (1968).

ZOLLINGER, H.U.: Pathologische Anatomie. I. Allgemeine Pathologie, 3. Aufl. Stuttgart: Thieme 1971.

ZOLLINGER, R.: Silikose und hämatogene Tuberkulose. Schweiz. Tuberk. 3, 205 (1946).

ZORINI, O.: Considerazioni cliniche sui rapporti fra tubercolosi e silicosi e possibilità di prevenzione. Clin. europ. 2, 199 (1963); ref. nach Zbl. Tuberk.-Forsch. 95, 65 (1964).

ZORN, O., WORTH, G., FLETCHER, C.M., BALGAIRIES, E.: Atlas radiographique des pneumoconioses. Köln: Staufen 1952.

ZWEIFEL, C.: Der Zwerchfellhochstand bei Lungeninfarkt. Fortschr. Röntgenstr. 52, 222 (1935).

Sarkoidose

von

W. Schermuly und H. Behrend

Mit 62 Abbildungen und 20 Tabellen

1. Geschichtliche Entwicklung

Anläßlich des Deutschen Dermatologen-Kongresses 1965 und in einer späteren Publikation (1969) hat Kalkoff die Frage aufgeworfen, ob es der englische Dermatologe Jonathan Hutchinson (1828–1913) war, der 1878 erstmals die heute aufgrund einer internationalen Vereinbarung als Sarkoidose bezeichnete Erkrankung in seinen „Illustrations of Clinical Surgery" dargestellt hat. Er bezeichnete Erscheinungen an der Hand und an den Unterschenkeln seines Patienten John W. als „Anomalous disease of skin of fingers etc." mit dem Untertitel „papillary psoriasis". Danbold und Ehring u.a. nehmen an, daß es sich hierbei um die Erstbeschreibung der Sarkoidose handelt. Hutchinson stellte auf dem III. Internationalen Dermatologen-Kongreß 1896 erstmals Fälle einer bis dahin unbekannten Krankheit als Mortimer's malady vor. In England wurden damals Erstbeschreibungen einer Krankheit mit dem Familiennamen des betreffenden Kranken bezeichnet. Erst 1898 berichtete Hutchinson in den „Archives of Surgery" darüber, ohne den Fall John W. aus dem Jahre 1878 zu erwähnen. Dies spricht nach der Auffassung von Kalkoff (1966, 1969) gegen die Zugehörigkeit des Falles John W. zu Mortimer's malady, bei der es sich zweifelsfrei um Erkrankungen an Sarkoidose handelte. Unabhängig von dieser Krankheit berichtete Hutchinson (1900) auf Kongressen über ihm teilweise schon seit 1865 bekannte Krankheitsfälle, die er unter dem Namen „Mabey's malady" zusammenfaßte. Auch darüber berichtete er erst 1890 in den „Archives of Surgery" (London), nachdem er die Identität von „Mabey's malady" mit dem erstmals 1889 von dem französischen Dermatologen Ernest Besnier im Hôpital Saint Louis demonstrierten Lupus pernio erkannt hatte. Die Priorität der Erstbeschreibung kommt damit Ernest Besnier (1831–1909) zu, mit dessen Bericht über einen Kranken mit Lupus pernio und Tendovaginitis in den „Annales de Dermatologie et de Syphiligraphie" die Sarkoidoseforschung ihren Anfang nahm.

1892 führte die von dem französischen Dermatologen Tenneson veranlaßte und von Quinquaud ausgeführte feingewebliche Untersuchung eines Hautherdes von einem Kranken mit Lupus pernio zur Entdeckung der für die Sarkoidose charakteristischen Epitheloidzellgranulome. 1900 erfolgte die erste Sektion einer Sarkoidose bei Mrs. Mortimer, der Patientin von Hutchinson, die in seiner Abwesenheit durchgeführt wurde.

1899 erschienen die Berichte des norwegischen Dermatologen Caesar Peter Moeller-Boeck (1845–1917) unter dem Titel „Multiple benigne sarcoid of the skin". Diese Bezeichnung hat Boeck 1905 als nicht zutreffend erkannt und deshalb in „Benigne Miliarlupoid" umbenannt. Mortimer's malady von Hutchinson dürfte dem Boeckschen benignen Miliarlupoid und Mabey's malady von Hutchinson dem Lupus pernio von Besnier entspre-

chen. Erst 1909 wurde die Identität des Lupus pernio mit dem Boeckschen benignen
Miliarlupoid und dadurch die Identität von Mabey's malady mit Mortimer's malady
durch den deutschen Dermatologen Zieler erkannt und in überzeugender Weise dargestellt.

Von Caesar Boeck stammt die erste klassische, auch heute noch in allen Einzelheiten
zutreffende Beschreibung der Sarkoidose. Aus Gründen einer einheitlichen Nomenklatur
wird die Erkrankung jetzt als Sarkoidose bezeichnet. Boeck hat damals bereits auf
Veränderungen der Nasen- und Mundschleimhäute, der Genitalschleimhaut des Mannes
und der Bronchialschleimhaut sowie auf Lymphknotenvergrößerungen hingewiesen.
Ebenso erkannte er die Neigung der Erkrankung, sich in und um Narben zu lokalisieren.
Auch die Möglichkeit einer Lungenbeteiligung wurde von ihm bereits diskutiert, besonders nachdem bei einem seiner Fälle eine Hämoptyse aufgetreten war. Erwähnt seien
schließlich die bemerkenswerten Befunde Boecks bei der Übertragung sarkoiden Gewebsmaterials aus der Nasenschleimhaut auf Meerschweinchen aus dem Jahre 1905. Die
ursprüngliche Namensgebung durch Boeck („benignes Miliarlupoid"), mit der er mögliche Beziehungen zur Tuberkulose ausdrücken wollte, „hat dadurch überlebt, daß sie
als ‚Sarkoidose' von Nordamerika nach Europa zurückgekehrt ist" (Kalkoff, 1969).

Das Hauptverdienst um die Synthese der einzelnen Syndrome der Krankheit und
damit den Charakter der Sarkoidose 1914 als Allgemeinkrankheit erkannt zu haben,
kommt dem schwedischen Dermatologen Jörgen Schaumann (1879–1953) zu. Er hat
die Hautveränderungen mit den inzwischen auch an den Lymphknoten, Lungen und
Knochen beschriebenen Veränderungen zu dem heutigen Krankheitsbild zusammengefaßt. Schaumann legte im November 1914 der Société Française de Dermatologie et
de Syphiligraphie seine berühmt gewordene Preisarbeit „Sur le lupus pernio" vor, die
aber erst 1934 gedruckt wurde. Wegen der ausgeprägten Beteiligung des lymphatischen
Systems wählte Schaumann die Bezeichnung „Lymphogranulomatosis benigna".

Unabhängig von Schaumann beschrieben 1915 der Breslauer Dermatologe Kuznitzky
und der Internist Bittdorf die Sarkoidose als Allgemeinerkrankung mit Beteiligung
der Lunge, der Milz, der Niere und möglicher Beteiligung des Herzens und der blutbilden-
den Organe. Bereits 1904 belegte der Prager Dermatologe Kreibich die Miterkrankung
der Knochen mit ausgezeichneten Röntgenbildern. 1918 wurde die Knochenbeteiligung
von Schaumann histologisch bestätigt. Seit der Arbeit von Jüngling aus dem Jahre
1920 wird die Knochenerkrankung mit dessen Namen verbunden als Ostitis tuberculosa
multiplex cystica bezeichnet. Diese Benennung wurde von Fleischner 1924 in „cystoides"
umbenannt, da es sich nur um zystenförmige Veränderungen, hervorgerufen durch Granulombildung, handelt.

Die historische Entwicklung des Krankheitsbildes, dessen klinische Erscheinungen
durch die jeweils vorherrschende Organbeteiligung geprägt werden, macht deutlich, warum es erst durch die synoptische Auswertung der von den verschiedenen medizinischen
Fachrichtungen mitgeteilten Befunde möglich wurde, die Sarkoidose als ein einheitliches
Krankheitsgeschehen zu erkennen. Schon frühzeitig folgten Berichte über weitere extra-
dermale Organlokalisationen: Skelettmuskulatur (Bloch u. Terebinsky, 1907), Lebervergrößerung (Licharew, 1908), Augenlokalisation (Dairaux, 1899), Iridozyklitis (Bering,
1910), Parotis (Bering, 1910), Niere (Kuznitzky, 1915), ZNS (Lenartowitz u. Rothfeld, 1930). Die Zugehörigkeit des 1909 von dem dänischen Ophthalmologen C.F. Heerfordt als „febris uveo-parotidea" beschriebenen Syndroms zur Sarkoidose wurde erst
1935 von Tillgren erkannt. Während das Mikulicz-Syndrom (1892) nach Fleischer
(1910) in Verbindung mit der Sarkoidose auftritt (s. „Klinik"), hat das Melkersson-
Rosenthal-Syndrom keine Beziehungen zu dieser Erkrankung (Hering u. Scheid, 1954).

Bezüglich weiterer Darstellungen der älteren Literatur wird auf die folgenden Monographien und Übersichtsreferate verwiesen: KISSMEYER (1932), SCHAUMANN (1936), HUNTER (1936), LÖFFLER (1937), LONGCOPE u. PIERSON (1937), PINNER (1938), THOYER (1939), HANTSCHMANN (1939), PAUTRIER (1940), GRAVESEN (1942), DRESSLER (1942), COSTE (1945), LÖFFLER u. JACCARD (1948), FREIMAN (1948), RICKER u. CLARK (1949), LEITNER (1949), VOGT (1949), STUBBE (1949), FUNK (1950), LONGCOPE u. FREIMAN (1952), TURIAF u. BRUN (1955), HEILMEYER, WURM u. REINDELL (1955), LÖFFLER u. BEHRENS (1956), FRESEN (1958), TEN HAVE (1958), WURM, REINDELL u. HEILMEYER (1958), LEBACQ (1964), HANTSCH-MANN (1966), SCADDING (1967), BEHREND (1969).

Stellvertretend für viele andere seien aus der jüngeren Geschichte der Sarkoidose-Forschung die Namen CHAPMAN, CUMMINGS, GUSEK, ISRAEL, JAMES, KALKOFF, LEBACQ, LÖFGREN, SCADDING, SILTZBACH, TURIAF, UEHLINGER, JONES W. WILLIAMS und WURM genannt, von denen wesentliche Impulse zur Forschung dieser Krankheit ausgingen.

2. Nomenklatur

2.1. Früher gebräuchliche Synonyma

Mortimer's malady (HUTCHINSON)
Mabey's malady (HUTCHINSON)
Lupus pernio, maladie de Besnier
Multiples benignes Sarkoid der Haut (BOECK, 1899)
Benignes Miliarlupoid (BOECK, 1905)
Universelle sklerosierende tuberkulöse großzellige Hyperplasie
    (MYLIUS u. SCHÜRMANN, 1929)
Lymphogranulomatosis benigna (SCHAUMANN, 1934)
Epitheloidzellige Retikuloendotheliose (PAUTRIER, 1937)
Noncaseating tuberculosis (PINNER, 1938)
Torpide sklerosierende Tuberkulose (HANTSCHMANN, 1939)
Epitheloidzellige Granulomatose (LEITNER, 1942)
Allergische Hyperglobulinose (TEILUM, 1948)

3. Definition

Die Sarkoidose ist eine Systemerkrankung des Mesenchyms im Sinne einer Reaktionskrankheit. Der retikuläre Anteil ist besonders betroffen. Die Krankheit ist durch eine granulomatöse epitheloidzellige Entzündung gekennzeichnet, die bestimmte Organe bevorzugt, die im Prinzip aber in allen Organen auftreten kann.

Von der Internationalen Sarkoidose-Konferenz wurde 1960 in Washington folgende Definition beschlossen:

„Die Sarkoidose ist eine granulomatöse Systemerkrankung unbekannter Ätiologie und Pathogenese. Mediastinale und periphere Lymphknoten, Lunge, Leber, Milz, Haut, Augen, Phalangen und Ohrspeicheldrüsen sind am häufigsten befallen. Andere Organe und Gewebe können aber ebenfalls betroffen sein. Die Kveim-Reaktion ist häufig positiv und die Tuberkulin-Reaktion oft negativ. Wichtige Laboratoriumsbefunde sind Hyperkalziurie und Erhöhung der Serum-Globuline. Der charakteristische histologische Befund von epitheloidzelligen Tuberkeln mit geringen oder fehlenden Nekrosen ist nicht pathognomonisch; Tuberkulose, Pilzinfektionen, Erkrankungen an Berylliose und lokale sarkoide Gewebsreaktionen müssen ausgeschlossen werden. Die Diagnose soll auf Patienten mit übereinstimmenden charakteristischen klinischen Merkmalen zusammen mit bioptischem Nachweis von epitheloidzelligen Tuberkeln oder einem positiven Kveim-Test beschränkt werden."

Gegen diese Formulierung richten sich mit Recht Einwände von Kalkoff (1966, 1970) und Scadding (1970). Zur Definition einer ätiologisch noch ungeklärten Erkrankung sollte auch im negativen Sinne ätiologisch nichts präjudiziert werden. Aus diesem Grunde schlägt Kalkoff in Erweiterung der obigen Definition vor, das krankheitsspezifische Kriterium „formale Pathogenese" (stadiengerechter Ablauf, Wurm, 1960) und den von ihm geprägten Begriff „isolierte Organ-Sarkoidose" in die Charakterisierung der Sarkoidose aufzunehmen. Er legt folgende modifizierte Definition vor:

„Der Sarkoidose liegen als Krankheit mit systemischem Charakter krankheitscharakteristische, aber nicht pathognomonische Granulome in mehreren oder vielen Organen zugrunde. Die Krankheitserscheinungen beginnen (ausnahmslos?) in den mediastinalen Lymphknoten. Schon in diesem Stadium der frühen oder akuten Sarkoidose ist eine Ausheilung möglich. Andernfalls entsteht unter Entwicklung sarkoider Granulome in mehreren, vielen oder allen Organen die chronische Verlaufsform, für die ein stadiengerechter Ablauf in den Lungen krankheitscharakteristisch ist. Die Kveim-Reaktion ist krankheitsspezifisch, eine abgeschwächte Tuberkulinempfindlichkeit krankheitscharakteristisch. Die diagnostischen Kriterien sind erfüllt, wenn mit dem Nachweis krankheitscharakteristischer Granulome in mehr als einem Organ der systemische Charakter erwiesen, ein sarkoidosespezifischer stadiengerechter Krankheitsablauf erkennbar ist und für die Sarkoidose spezifische bzw. charakteristische immunologische Befunde (Kveim-Reaktion, Tuberkulin-Reaktion) vorliegen."

Diese moderne Definition berücksichtigt eine Abgrenzung isolierter Organsarkoidosen von unspezifischen sarkoiden Reaktionen, die bei verschiedenen anderen Erkrankungen beobachtet werden. Da die Systematisierung der Sarkoidose zuweilen nicht mehr oder noch nicht nachweisbar ist, steht der Begriff der „isolierten Organsarkoidose" mit der modifizierten Definition der Sarkoidose nur in einem scheinbaren Widerspruch. Wenn die zur Charakterisierung der Sarkoidose notwendigen Kriterien einschließlich der formalen Pathogenese nicht erfüllt sind, kann eine durch Mykobakterien, Leprabazillen oder durch Histoplasmen ausgelöste vermeintliche Sarkoidose nicht als solche, sondern nur als Pseudo-Sarkoidose anerkannt werden (Kalkoff, 1970). Diese Beurteilung führt bereits in die ätiologischen Probleme ein.

4. Epidemiologie und Soziologie

4.1. Geographische Verbreitung, Häufigkeit

Die Sarkoidose, die bis vor wenigen Jahren als seltene Erkrankung angesehen wurde, ist heute keine medizinische Rarität mehr. Ihre Häufigkeit wird in den einzelnen Ländern aber noch recht unterschiedlich beurteilt. Die teilweise großen Unterschiede dürften jedoch überwiegend auf verschiedene Untersuchungstechnik und unterschiedliche diagnostische Erfassung (Röntgenreihenuntersuchungen, Statistiken der Gesundheitsämter oder ihnen gleichzustellender Institutionen, Diagnose-Statistiken von Allgemein- oder Spezialkliniken, Obduktionsstatistiken) zurückzuführen und weniger Ausdruck wirklicher Differenzen in der realen Erkrankungshäufigkeit sein. Auch hat die Erfahrung gelehrt, daß viele Krankheitsfälle gutartig und teilweise sogar ohne subjektive Erscheinungen verlaufen, so daß die Patienten keine Veranlassung haben, einen Arzt aufzusuchen. Die

„Dunkelziffer" muß daher relativ hoch liegen. Nach einer 1961/62 in Dänemark durchgeführten Röntgenreihenuntersuchung der Bevölkerung (ALSBIRK, 1964; HORWITZ, 1967) kommen auf einen klinisch diagnostizierten Fall von Sarkoidose drei symptomlose bisher nicht erkannte Krankheitsfälle. Aufgrund dieser Untersuchungen wird vermutet, daß von allen in einem bestimmten Land vorkommenden Erkrankungen an Sarkoidose nahezu 80% nicht entdeckt werden. Diese Zahl dürfte zu hoch liegen. Andere Autoren rechnen mit einer Dunkelziffer von 25–35% (JÖRGENSEN, 1965). Mitteilungen über das Vorkommen der Sarkoidose liegen heute aus fast allen Ländern der Erde vor. BAUER und LÖFGREN (1964) haben anläßlich der Internationalen Sarkoidose-Konferenz 1963 in Stockholm

Tabelle 1. Häufigkeit der Lungensarkoidose in einzelnen Ländern

Land	Autor	Zahl der Untersuchten (in Tausend)	Zahl der Sarkoidose-Fälle			
			gesamt	Männer	Frauen	auf 100 000
Europäischer Kontinent						
Dänemark	ALSBIRK	800	125			16,0
Deutschland						
West-Berlin	FRIED	2200	319	114	205	14,5
Leipzig	LINDIG	3017	134	48	86	13,3
Frankreich	TURIAF u.Mitarb.	207	20	–	–	10,0
Italien	MURATORE	17	2	–	–	11,6
Jugoslawien	LA GRASTA	277	33	6	27	11,9
Niederlande	ORIE u.Mitarb.	4591	994	370	624	21,6
Polen	JAROSZEWICZ	93	10	–	–	10,7
Portugal	VILLAR	3500	6	–	–	0,2
Schweiz	SOMMER	3161	515	–	–	16,3
Tschechoslowakei	LEVINSKÝ u. ALTMANN	3436	118	53	65	3,4
Ungarn	MÁNDI u. KELEMEN	91	5	–	–	5,0
Großbritannien und Irland						
England	JAMES	867	160	87	73	19,0
Schottland	DOUGLAS	1709	141	59	82	8,2
Nordirland	MILLIKEN	1448	149	60	89	10,3
Irland	LOGAN	383	–	–	–	33,3
Skandinavien						
Finnland	PÄTIÄLÄ u.Mitarb.	1430	111	–	–	8,1
	RISKA u. SELROOS	155	8	–	–	5,1
Norwegen	RIDDERVOLD	1448	387	181	206	26,7
Schweden	BAUER u. WIJKSTRÖM	a) 1873	1023	453	570	55,0
		b) 1351	867	396	471	64,0
Amerika						
Kanada	POLLAK	77	8	–	–	10,5
Argentinien	REY	340	17	–	–	5,0
	CASTELLS	695	7	–	–	1,0
Brasilien	CERTAIN u. DE PAULA	1810	4	–	–	0,2
Uruguay	PURRIEL u.Mitarb.	1839	8	–	–	0,4
Asien						
Israel	RAKOWER	422	7	6	1	1,6
Japan	HOSODA u. NOBECHI	193	11	–	–	5,6
Australien	MARSHMAN	1571	145	66	79	9,2
Neuseeland	REID	1081	171	88	83	16,0

(Behrend: Internist 1969)

einen Überblick über das Auftreten der Krankheit in den einzelnen Ländern der Welt gegeben. Nach diesen Angaben, die sich vorwiegend auf Röntgenreihenuntersuchungen großer Bevölkerungsteile beziehen, liegt die Häufigkeit (point prevalence) zwischen 0,2 und 64 Kranke auf 100 000 Einwohner (Tabelle 1).

Die jährliche Rate (incidence) an Sarkoidose in Dänemark gibt HORWITZ (1961, 1967) mit 5 auf 100 000 Personen an. In der US-Armee betrug die jährliche Häufigkeit der Erkrankung für die Jahre 1953–1956 11 auf 100 000 (COOCH, 1961). Bei Negern war die Erkrankungsrate wesentlich höher als bei anderen Rassen in einem Verhältnis von 16:1. Ähnliche Befunde wurden von GUNDELFINGER u. BRITTEN (1961) berichtet. Soziale Ursachen dürften dafür möglicherweise eine wesentlichere Rolle spielen als rassische und damit genetisch bedingte Faktoren (JÖRGENSEN, 1965). Auch hinsichtlich der Tuberkulose-Erkrankungen ist die farbige Bevölkerung häufiger betroffen. Ob die hohe Erkrankungsrate der negriden Bevölkerung an Sarkoidose in Zusammenhang zu bringen ist mit dem geringeren Durchseuchungsgrad an Tuberkulose, ist bislang nicht gesichert (JÖRGENSEN, 1965). Wäre dem so, dann ist die in der Literatur vertretene Auffassung, daß die Sarkoidose dort am häufigsten auftritt, wo die Tuberkulosemorbidität rückläufig ist, nicht recht verständlich. BERGMANN (1939) u.a. führen das häufigere Vorkommen der Sarkoidose in den nördlichen Zonen und besonders in den skandinavischen Ländern auf die frühzeitigere Durchseuchung mit Tuberkulose und die dadurch veränderte Reaktionsweise gegenüber Tuberkelbakterien zurück. Aufgrund der Berichte von 213 Tuberkulose-Fürsorgestellen, die in ihren Bereichen für die Betreuung von rd. 23 Millionen Einwohnern zuständig sind, konnte FRIED (1957, 1958) 1250 Sarkoidose-Kranke (=5,3 auf 100 000) ermitteln. NEUMANN (1970) gibt eine gute Übersicht der Epidemiologie der Sarkoidose in der Bundesrepublik. In eigenen Untersuchungen konnten wir im nordhessischen Raum für das Jahr 1967 eine Prävalenz von 50 Kranken auf 100 000 Einwohner (=0,05%) gegenüber 230 Kranken mit aktiver Tuberkulose, bezogen auf die gleiche Einwohnerzahl (=0,23%), feststellen (Tabelle 2) (BEHREND, 1969). Auf eine Erkrankung an Sarkoidose kommen danach 5 Erkrankungen an aktiver Tuberkulose. In Dänemark liegt dieses Verhältnis bei 1:3 (HORWITZ, 1967). Schätzt man die ungefähre Häufigkeit der Erkrankung in der Bundesrepublik Deutschland und legt dabei die von uns ermittelten Erkrankungszahlen zugrunde, so ergeben sich unter Berücksichtigung einer „Dunkelzif-

Tabelle 2. Häufigkeit der Sarkoidose und der Tuberkulose in der Stadt Marburg und in den benachbarten Kreisen des Landes Hessen. Durchschnittliche Häufigkeit der Sarkoidose: 50 Fälle auf 100 000 Einwohner

Bezirk	Ein-wohner	An aktiver Sarkoidose Erkrankte					An aktiver Tbc Erkrankte	
		♂	♀	ge-samt	%	auf 100 000 Einwohner	ge-samt	%
Stadt Marburg	48 353	18	17	35	0,072	72	110	0,22
Landkreis Marburg	106 296	39	48	87	0,082	82	259	0,25
Landkreis Biedenkopf	59 954	22	37	59	0,098	98	219	0,35
Landkreis Frankenberg	49 912	16	15	31	0,062	62	109	0,21
Landkreis Ziegenhain	54 234	8	9	17	0,031	31	77	0,14
Landkreis Waldeck	89 615	11	11	22	0,024	24	206	0,22
Landkreis Alsfeld	55 753	5	7	12	0,021	21	128	0,23
Landkreis Fritzlar-Homburg	81 225	4	6	10	0,012	12	71	0,20
Gesamt	545 342	123	150	273	0,050	50	1279	0,23

(Behrend: Internist 1969)

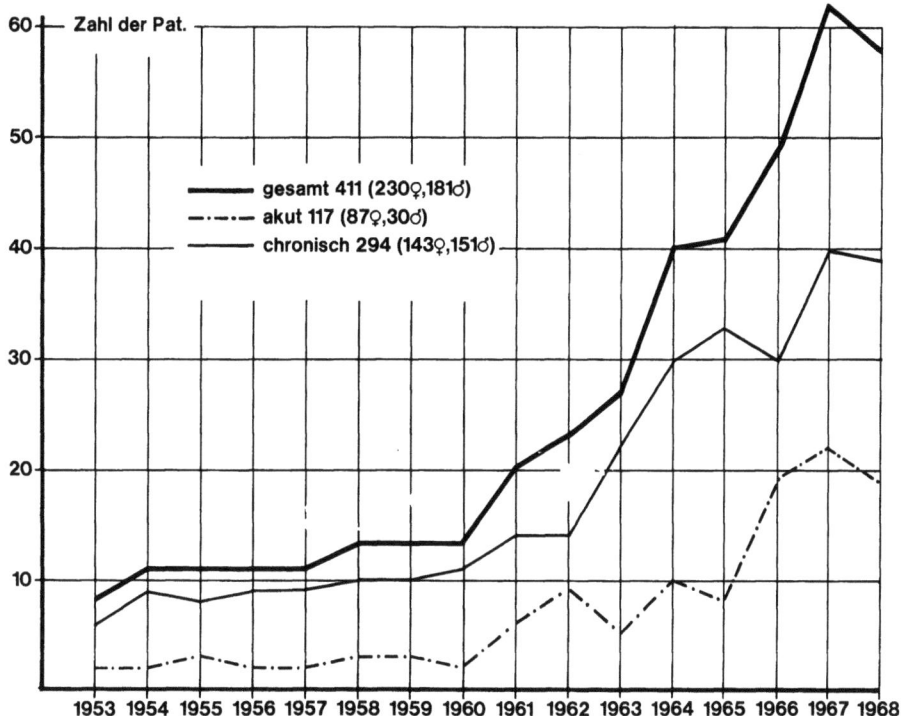

Abb. 1. Neuzugänge von Kranken mit Sarkoidose (Med.Univ.Klinik Marburg)

fer" von etwa 30% 28000 Erkrankungen an Sarkoidose. JÖRGENSEN (1965) kommt auf eine Zahl von 12800, WURM et al. (1965) auf einen Bestand von 10000 Erkrankungsfällen in der Bundesrepublik.

In den letzten 10 Jahren wird aus allen Ländern ein Ansteigen der Erkrankungsziffern berichtet. Die steigende Jahresrate an Neuerkrankungen kommt in der Abb. 1 zum Ausdruck, die den jährlichen Zuwachs an stationären Aufnahmen in der Med. Univ.-Klinik Marburg wegen Sarkoidose zeigt und einen Eindruck über den Anteil der verschiedenen Verlaufsformen der Erkrankung vermittelt. Es muß zunächst offen bleiben, ob die steigenden Erkrankungszahlen durch eine echte Zunahme der Morbidität bedingt sind, woran

Tabelle 3. Anlaß der Krankheitsfeststellung, Auswertung von 2176 Fällen

Art des Anlasses	Zahl der Patienten	
Beschwerden seitens der Atmungsorgane oder allgemeines Krankheitsgefühl	600	
Erythema nodosum oder „Gelenkrheuma"	218	1237 = 56,8% krankheitsbedingt
Extrathorakale Manifestation (Haut, Augen, Lymphome)	419	
Röntgenreihenuntersuchungen	610	
Pflichtuntersuchungen (Umgebungs- Einstellungsuntersuchungen u.a.)	170	939 = 43,2% zufällig
Zufallsbefund bei anderweitiger Erkrankung	159	
	2176	

(Nach WURM u. REINDELL, 1968)

wir berechtigte Zweifel haben, oder ob durch bessere Kenntnis des Krankheitsbildes und daraus resultierende verfeinerte Diagnostik eine bessere Erfassung bzw. Früherkennung möglich ist. Für das letztere Argument spricht die von uns gemachte Erfahrung, daß aus den Bereichen bzw. Praxen, in denen ein oder zwei Erkrankungsfälle bekannt geworden sind, häufig weitere Einweisungen unter der Verdachtsdiagnose Sarkoidose erfolgen, die dann oft bestätigt werden kann. Bemerkenswert ist, daß die erstmalige Feststellung der Sarkoidose bei 32–46% der Patienten außerhalb des klinischen Bereiches (Tabelle 3) durch Röntgenreihenuntersuchung, Umgebungs- und Einstellungsuntersuchung oder durch andere amtliche Pflicht- und Betriebsuntersuchungen erfolgte (Buschmann, 1956; Jörgensen, 1965; Wurm u. Reindell, 1968).

4.2. Erkrankungsalter, Geschlechtsverteilung

Die Sarkoidose kann in jedem Lebensalter, auch bei Kindern und Jugendlichen, auftreten. Bei ihnen ist sie keineswegs so selten, wie früher angenommen wurde. Die noch heute u.a. auch in Lehrbüchern vertretene Auffassung, daß Kinder vor der Pubertät nicht erkranken (Taubner, 1970), trifft nicht zu. Über Erkrankungen bei Kindern jeden Lebensalters liegen zahlreiche Berichte vor (Türk, 1929; Weissenbach u. Kaplan, 1935; Roos, 1937; Naumann, 1938; Esser, 1940; Opitz, 1940; Gravesen, 1942; Glanzmann, 1945; Fanconi, 1945; Leitner, 1949; Sutton, zit. nach Leitner, 1949; Ricker u. Clark, 1949; Schmid, 1950; McGovern u. Merrit, 1956; Buschmann, 1956; Siegenthaler u. Zuber, 1957; Walter, 1960; Kendig, 1961; James, 1961; Illig u. Fanconi, 1961; Jörgensen u. Heuck, 1961; Seal, 1961; Germain, 1963; Jörgensen, 1965; Siltzbach u. Greenberg, 1968; Jasper u. Denny, 1968; Giobbi et al., 1971; Mandi u. Vezendi, 1971; Vojtek u. Kladivova, 1971; Basicevic et al., 1972; Djuric u. Basicevic, 1974; Kendig jr., 1974; Niitu et al., 1974; Tachibana et al., 1974).

Am häufigsten von der noch zu besprechenden akuten Verlaufsform ist die Altersgruppe der 21–30jährigen und davon überwiegend (73%) das weibliche Geschlecht (Abb. 2) betroffen. Nur 12% unserer Patienten waren 50–70 Jahre alt. Auch bei der chronischen

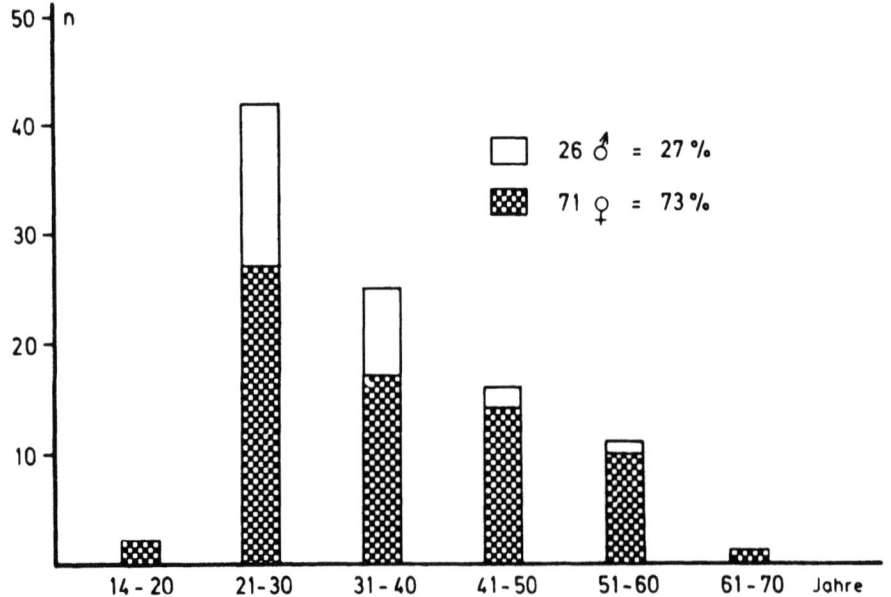

Abb. 2. Alter zum Zeitpunkt der Diagnosestellung u. Geschlecht bei akuter Sarkoidose (97 Pat.)

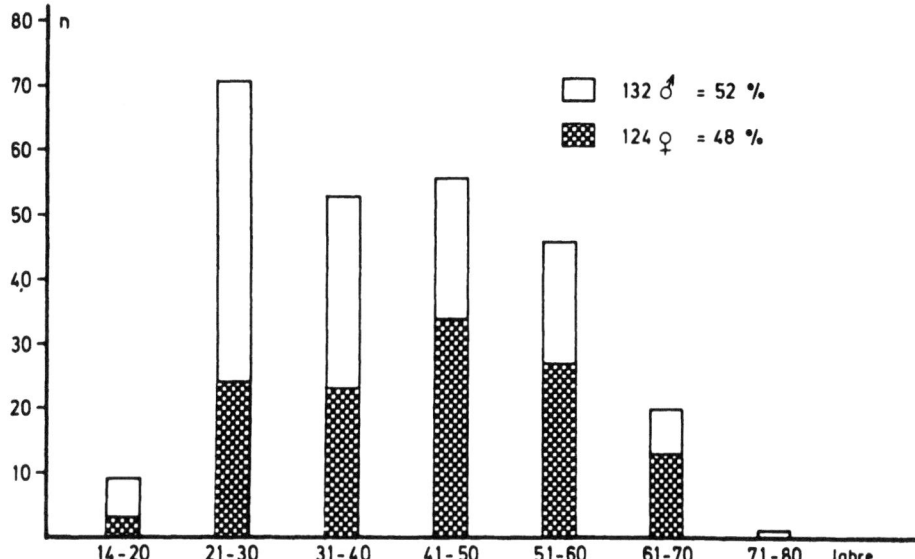

Abb. 3. Alter zum Zeitpunkt der Diagnosestellung u. Geschlecht bei chronischer Sarkoidose (256 Pat.)

Verlaufsform findet sich die höchste Krankheitsrate in der Altersgruppe von 21–30 Jahren, doch zeigt sich im 4., 5. und 6. Lebensjahrzehnt eine fast gleich hohe Krankheitsrate (Abb. 3). Eine Bevorzugung des weiblichen Geschlechts läßt sich hier jedoch nicht feststellen. Die frühere Auffassung, daß Frauen generell häufiger erkranken, ist auch nach Auswertung größerer Statistiken für die chronische Verlaufsform der Sarkoidose nicht mehr zutreffend. Die frühere Fehlinterpretation dürfte auf den höheren Anteil der Frauen bei der akuten Verlaufsform zurückzuführen sein. Läßt man die verschiedenen Verlaufsformen außer Betracht, so ist bei der Auswertung der einzelnen Statistiken zu berücksichtigen, von welchem Fachgebiet sie erstellt sind, ob in dem betreffenden Land nicht z.B. cin Frauenüberschuß vorliegt (wie z.B. in der Bundesrepublik von 6% im Jahre 1965) und ob es sich um ein auslesefreies Krankengut handelt. Wahrscheinlich lassen sich auf diese Weise die von verschiedenen Autoren berichteten Differenzen in der Geschlechtsverteilung erklären (JÖRGENSEN, 1965). Literatur zur Altersverteilung: KISSMEYER, 1932; PAUTRIER, 1940; GRAVESEN, 1942; FREIMAN, 1948; LONGCOPE u. FREIMAN, 1952; HEILMEYER, 1954; BUSCHMANN, 1956; SCADDING, 1956; JÖRGENSEN, 1965; SCADDING, 1967; BEHREND, 1969, 1970, 1971; ARNDT u. BEHREND, 1971. — Literatur zur Geschlechtsverteilung: KISSMEYER, 1932; SNAPPER u. POMPEN, 1938; PAUTRIER, 1940; LONGCOPE, 1941; THOMAS, 1943; REISSNER, 1944; FREIMAN, 1948; LÖFGREN, 1953; SCADDING, 1956; BUSCHMANN, 1956; LÖFFLER u. BEHRENS, 1956; BAAS u. VAN VOORST VADER, 1957; TEN HAVE, 1958; FRESEN, 1958; HEDVALL, 1959; JÖRGENSEN, 1965; SCADDING, 1967; BEHREND, 1969, 1971, 1972.

4.3. Soziologische Aspekte

Eine Auswirkung von beruflicher Tätigkeit und sozialen Faktoren auf die Entstehung der Sarkoidose konnte nicht nachgewiesen werden (JÖRGENSEN, 1965). Auch eine Häufung der Erkrankung bei der Landbevölkerung oder in Gegenden mit bestimmten Bodenformationen, insbesondere feinen Sandböden (LOMHOLT, 1934; GENTRY et al., 1955), war ebensowenig zu bestätigen, wie eine Beeinflussung der Häufigkeitsrate in bestimmten Waldgebieten oder durch deren pflanzliche Produkte wie z.B. Pinienpollen (CUMMINGS et al.,

1956; Cummings u. Hudgins, 1958; Seiler, 1960; Jörgensen, 1965). Sichere Beweise für eine erhöhte Anfälligkeit bestimmter Berufsgruppen (Wald- und Holzarbeiter) fanden sich nicht (Buchmüller, 1948; Ten Have, 1958). So konnte Jörgensen (1965) zeigen, daß der Prozentsatz der in der Land- bzw. Forstwirtschaft beschäftigten Sarkoidose-Kranken (12,4%) unter dem der Kranken in der Bundesbevölkerung (14,2%) liegt. Die Einordnung von 742 Patienten in die soziale Schichtenskala nach Terman und Roloff gibt keinen Anhalt dafür, daß bestimmte Sozialschichten bevorzugt von der Krankheit betroffen werden (Jörgensen, 1965).

4.4. Genetik

Genetische Faktoren spielen bei der Erkrankung an Sarkoidose offensichtlich eine nicht unwichtige Rolle. Zwillings- und Familienbeobachtungen haben wesentliche Ergebnisse zu dieser Erkenntnis beigesteuert (Jörgensen, 1965, dort umfangreiches Literaturverzeichnis; Dressler, 1938; Sherer u. Kelley, 1949; Klingmüller, 1951; Allen, 1957; Siegenthaler u. Zuber, 1957; Fried, 1957; Jörgensen u. Heuck, 1961; Wurm et al., 1962; Mikhall et al., 1970; Wiman, 1974; Kawabe et al., 1974; Ito et al., 1974). Vermutlich liegt der besonderen Bereitschaft des Organismus, mit einer Sarkoidose zu reagieren, ein polygen-multifaktorielles genetisches System mit breitem Schwellenwerteffekt zugrunde (Jörgensen, 1965, 1966/67).

Personen mit der Blutgruppe A haben eine um etwa 14% höhere Wahrscheinlichkeit an einer Sarkoidose zu erkranken, als Personen mit der Blutgruppe 0 und eine rund 42% höhere Wahrscheinlichkeit als Träger der Blutgruppe B. Über ähnliche Befunde berichten Lewis u. Woods (1961). Eine Abhängigkeit vom Rhesus-System sowie von den Serum-Haptoglobinen konnte nicht nachgewiesen werden (Jörgensen u. Wurm, 1964; Jörgensen, 1965). Auch ein besonderer Konstitutionstyp bzw. Habitus des Sarkoidose-Kranken ließ sich nicht feststellen (Jörgensen, 1965).

5. Klinik der Sarkoidose

Die Ubiquität der retikuloepithelialen Zellen und im erweiterten Sinne des Bindegewebes, dessen Verhalten im Verlauf der Erkrankung eine besondere Rolle spielt, macht es verständlich, daß die Sarkoidose im Prinzip in allen Organen auftreten kann. Dem steht nicht entgegen, daß bestimmte Organe bevorzugt werden. Diese Situation erklärt auch, warum die Krankheit in sehr unterschiedlicher und vielfältiger Gestalt auftritt und sich dadurch oftmals hinter der Maske der verschiedensten Krankheitsbilder verbirgt. Die Symptomatik der extrapulmonalen Herdbildungen resultiert aus der Organlokalisation, aus dem Grad der granulomatösen Durchsetzung des befallenen Organs und der daraus folgenden anatomischen und funktionellen Schädigung.

5.1. Verlaufsformen

Die Erkrankung tritt in zwei deutlich voneinander abzugrenzenden Verlaufsformen auf:
1. die akute Sarkoidose, die auch als Löfgren-Syndrom bezeichnet wird (Löfgren u. Lundbäck, 1952) und
2. die häufiger vorkommende chronische Verlaufsform.

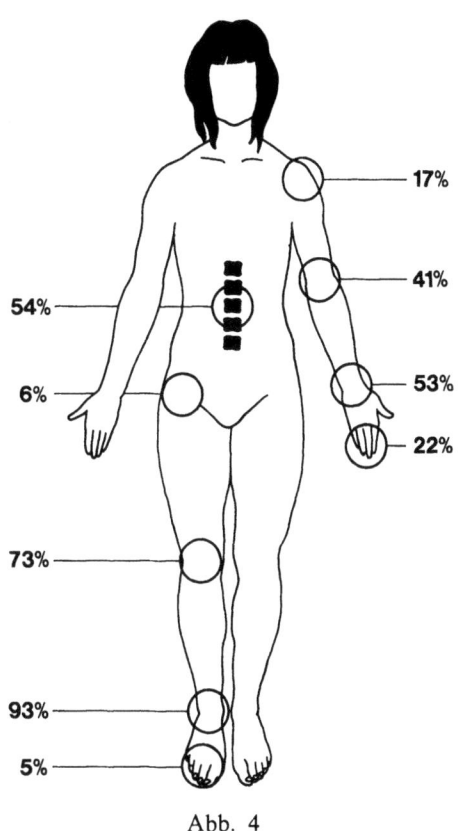

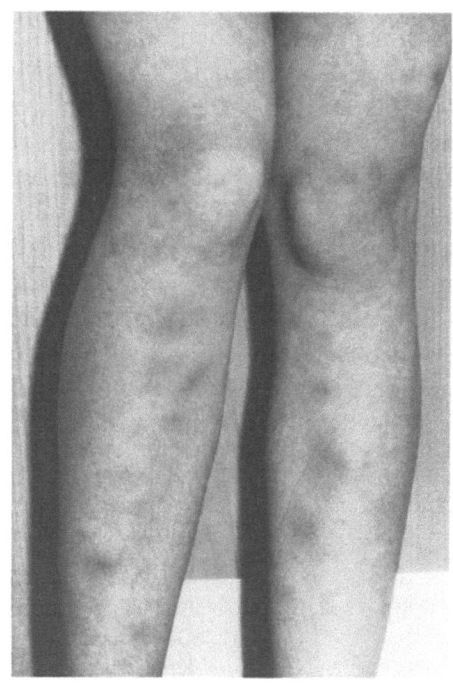

Abb. 4   Abb. 5

Abb. 4 zeigt die Lokalisation der bei 96 von 123 Patienten mit akuter Sarkoidose aufgetretenen Arthralgien und ihre Häufigkeit

Abb. 5. Erythema nodosum bei einer 24jährigen Patientin mit akuter Sarkoidose

Tabelle 4. Einweisungsdiagnosen von 126 Kranken mit akuter Sarkoidose (Löfgren-Syndrom)

	n	%
Sarkoidose	30	24
chronische Polyarthritis	57	45
Rheumafieber	4	3
Erythema nodosum	8	
Tuberkulose	5	
Allergie	6	28
Lymphogranulomatose	3	
andere Krankheiten	13	

1. Die *akute Sarkoidose* (20–30% aller Fälle) beginnt fast immer mit ausgeprägten klinischen Erscheinungen. *Leitsymptome* sind Erythema nodosum (nicht obligat) und/oder Polyarthralgien unterschiedlicher Lokalisation (Abb. 4) sowie eine Vergrößerung der hilären und paratrachealen Lymphknoten. Die Arthralgien führen häufig zu der Fehldiagnose einer entzündlichen rheumatischen Gelenkerkrankung (Tabelle 4). Häufig beginnt das Löfgren-Syndrom mit einem katarrhalischen Infekt und Fieber über 38° C. Schon zu diesem Zeitpunkt lassen sich mitunter weitere Organbeteiligungen (Augen, Nervensystem,

Leber u.a.) nachweisen, die häufiger bei der chronischen Verlaufsform beobachtet werden. Die subjektiven Beschwerden sind in ihrer Art und Häufigkeit wechselnd und in ihrer Gesamtheit uncharakteristisch (Tabelle 5). Die arthralgischen Beschwerden und die Kreuzschmerzen gehen ohne Behandlung im Durchschnitt nach 3 Wochen zurück. Mitunter werden Schmerzen in der Muskulatur und an den Sehnenansätzen angegeben. Nur bei etwa 20% der Kranken treten im akuten Stadium keine Gelenkerscheinungen auf. Das Erythema nodosum (Abb. 5), das bei Erwachsenen am häufigsten bei der akuten Sarkoidose beobachtet wird, ist der unspezifische Ausdruck einer allergisch-hyperergischen Reaktion des Hautorgans unterschiedlicher Genese (Bock, 1960). Bleibt die Erkrankung unerkannt und gegebenenfalls unbehandelt, so besteht mitunter eine große Rezidivneigung des Erythema nodosum (Tabelle 6).

Von einigen Autoren werden auch solche Erkrankungen zum Formenkreis des Löfgren-Syndroms gerechnet, bei denen keine oder nur geringe Arthralgien ohne Erythema nodosum auftreten und röntgenologisch das Hilusstadium (Stadium I nach Wurm et al., 1958) festzustellen ist. In diesen Fällen beginnt die Erkrankung jedoch nicht so stürmisch

Tabelle 5. Subjektive Störungen und ihre Häufigkeit bei 126 Kranken mit akuter Sarkoidose (Löfgren-Syndrom)

Erythema nodosum	112mal=89%
Gelenkschmerzen, -schwellungen	98mal=78%
Kreuzschmerzen	53mal=42%
Leistungsschwäche, allgemeine Abgeschlagenheit	121mal=96%
Übelkeit, Brechreiz, Magenbeschwerden, Inappetenz	55mal=44%
Beklemmungs- oder Druckgefühl in der Brust, geringe Atemnot	52mal=41%
Katarrhalischer Infekt	49mal=39%
Hustenreiz	26mal=21%
Gewichtsverlust	24mal=19%
Kopfschmerzen	14mal=11%
Herzsensationen	11mal= 9%
Körpertemperatur <37,5° C	24mal=19%
>37,5° C	33mal=26%
>38,0° C	50mal=40%
>39,0° C	19mal=15%

Tabelle 6. Lokalisation des Erythema nodosum und Zahl der Rezidive bei 112 Kranken mit akuter Sarkoidose (Löfgren-Syndrom)

Nur untere Extremität	65 Pat.
Obere und untere Extremität	47 Pat.
davon	
Lokalisation des E.n. auch im Bereich der Oberschenkel, der Hüfte und der Oberarme	32 Pat.

je 1 Rezidiv bei 12 Kranken nach 3 Wochen bis 15 Monaten
je 2 Rezidive bei 3 Kranken in 12 Wochen
je 3 Rezidive bei 3 Kranken in 4 Monaten bis 7 Jahren
je 4 Rezidive bei 1 Kranken in 5 Jahren
je 5 Rezidive bei 2 Kranken in 18 Monaten

1–5 Rezidive bei 21 Kranken
Häufigkeit der Rezidive=19%

und die Laboratoriumsbefunde sind nicht in so auffallender Weise verändert, wie bei den Kranken mit Erythema nodosum. Wir rechnen deshalb solche Krankheitsbilder der chronischen Verlaufsform zu, obwohl es sicher berechtigt wäre, hier von einem subakut-chronischen Verlauf zu sprechen. Die Arthralgien, die mit Gelenkerguß einhergehen können, wurden lange Zeit ebenso wie das Erythema nodosum als eine allergisch-hyperergische Reaktion gedeutet. Durch Probeexzisionen wurde jedoch nachgewiesen, daß diese Arthritis auf eine granulomatöse sarkoidale Synovialitis zurückzuführen ist. WATSIN u. CAHEN (1973) beschreiben bei Löfgren-Syndrom eine polyzystische erosive Sarkoidose des Olekranons bei Synovialitis des Ellbogengelenks. (Literatur zur akuten Sarkoidose: VOGT, 1939, 1946; KERLEY, 1942; JAMES et al., 1956; DUNNER, 1957; JAMES, 1961; WYNN-WILLIAMS, 1961; GIOBBI, 1963; TAUBNER u. LEICHSENRING, 1964; WEBER u. SIEGENTHALER, 1967; SCADDING, 1967; BÖRNER, 1968; BEHREND u. RUPEC, 1968; BEHREND, 1969; BEHREND, T. u. BEHREND, H., 1969; RÜBESAMEN u. WESSEL, 1970; MIKHAIL et al., 1970; ARNDT u. BEHREND, 1971; HANNUKSELA, 1971; BEHREND, 1972; TEIRSTEIN u. SILTZBACH, 1974.)

Die wichtigsten *Laboratoriumsbefunde* sind in Tabelle 7 dargestellt. Als Ausdruck der akuten Entzündung ist die BSG immer erhöht, Werte zwischen 40–100 mm in der ersten Stunde sind keine Seltenheit. Oft findet sich eine mäßige Leukozytose; eine Leukopenie ist in diesem Stadium selten. Im Differentialblutbild fällt eine Eosinophilie wechselnden Ausmaßes bis zu 10% auf sowie relativ häufig eine Lympho- und Monozytose, die sich auch im Knochenmark nachweisen lassen. Sie sind Ausdruck einer histiozytären Reaktion und einer erhöhten Aktivität des retikuloendothelialen Systems. Das Serum-Eiweißbild zeigt anfangs eine α-1- und eine oft ausgeprägte α-2-Globulin-Vermehrung sowie eine geringe Vermehrung der β-Globuline. Erst im weiteren Krankheitsverlauf, vor allem, wenn weitere Organmanifestationen nachzuweisen sind und die Erkrankung sich in die Lungen ausbreitet, kommt es zu einem chronisch-entzündlichen Eiweißbild mit Anstieg der γ-Globuline (LEITNER, 1949; LÖFFLER u. BEHRENS, 1956; SCADDING, 1967; WURM et al., 1965; BASSET, 1964; NORBERG, 1964; GREENBERG et al., 1964; FROEH-

Tabelle 7. Laboratoriumsbefunde bei akuter Sarkoidose

BSG erhöht (zwischen 40–120 mm in 1. Std)		
oft Leukozytose (bis 13000/mm^2)		
meist Eosinophilie (bis 10%) häufig Lympho- und Monozytose (bis 12%) } auch im Knochenmark		
Elektrophorese: alpha$_1$-, alpha$_2$- und β-Globulin-Vermehrung		
Bakteriologie:	Tbc-Kultur und Tierversuch (Magensaft, Sputum, Bronchialsekret, exzid. Gewebe)	negativ
Immunologie:	CRP-Reaktion	positiv
	Antistreptolysin-Titer	nicht erhöht
	Waaler-Rose-Titer	nicht erhöht
	Latex-Test	negativ
	ANF	negativ
	LE-Zellen	negativ
	Tuberkulinreaktion	positiv bei 32%
	Kveim-Test	positiv bei 87%
Histologie:	Epitheloidzellgranulome mit wenigen Riesenzellen vom Langhans-Typ, ohne oder mit nur geringer Nekrobiose.	

lich, 1961; Norberg, 1967; Fischer u. Davis, 1942; Trautwein, 1956). Die Rheuma-
serologie (Waaler-Rose-Reaktion und Latex-Titer) und der Antistreptolysin-Titer sind
negativ. Eine unspezifisch-positive Reaktion, die die Differentialdiagnose erschwert, ist gelegentlich zu beobachten (Kunkel et al., 1958; Müller et al., 1961; Israel et al., 1964).
Nach Böttiger und Norberg (1964) sind erhöhte Glukoproteid-Werte im Serum ein
guter Indikator für die Aktivität der Sarkoidose. Die Autoren fanden eine positive Korrelation zwischen der klinischen Aktivität und dem Serumgehalt an proteingebundenen
Kohlenhydraten bzw. Seromukoid. Als weiterer Maßstab für die Aktivität der Erkrankung
wird eine erhöhte Hydroxyprolinausscheidung im Harn angegeben (Massaro et al., 1966;
Dabels et al., 1971). Vezendi et al. (1971) fanden als Hinweis für noch bestehende Aktivität einen erhöhten Hexosamingehalt des Serums. Als Ausdruck eines gesteigerten Kolla-
genstoffwechsels ist die Aktivität der Kollagenpeptidase bei aktiver Sarkoidose signifikant
erhöht und läßt damit eine Aussage über Aktivität und evtl. Behandlungsbedürftigkeit
zu (Stojan et al., 1973).

2. Die *chronische Verlaufsform* der Sarkoidose beginnt fast immer schleichend und
häufig unbemerkt (Putkonen, 1966). Sie führt erst im weiteren Verlauf zu uncharakteristischen Beschwerden und schließlich zu Atemnot. Klagen über Beklemmungsgefühl hinter
dem Brustbein, geringe Atemnot bei Belastung und Hustenreiz finden ihre Erklärung
durch die zu Beginn der Krankheit sich schnell vergrößernden mediastinalen Lymphknoten, die auf Trachea und Bronchien Druck ausüben können. Die *Laboratoriumsbefunde*
sind uncharakteristisch. Die BSG ist normal bis leicht beschleunigt. Als Ausdruck der
chronischen Entzündung sind die β- und besonders die γ-Globuline im Serum vermehrt.
Die früher bei der Sarkoidose häufiger beschriebene Hyperkalzämie und die Hyperkalziurie (s. „Nierenbeteiligung") werden ebenso wie eine Hyperproteinämie nur vereinzelt
beobachtet. Ältere Berichte betreffen überwiegend Einzelfälle oder ein nicht auslesefreies
Krankengut. Die subjektiven Erscheinungen (Tabelle 8), soweit solche überhaupt auftreten, sind meist nur geringfügig und in der Regel uncharakteristisch. Hinweisend auf
die Diagnose ist die auffällige Diskrepanz zwischen den geringen subjektiven Störungen
und der oft erstaunlichen Ausprägung des Röntgenbefundes. Die geringen Beschwerden
sind auch die Ursache dafür, daß die Erkrankten, wenn nicht Augen- oder Hauterscheinungen vorliegen, keinen Anlaß haben, einen Arzt aufzusuchen und daß die Erkrankung oft als Zufallsbefund festgestellt wird. Nur bei wenigen Patienten bestehen seit
längerer Zeit allgemeine Krankheitssymptome oder Atembeschwerden. Sie können als
Hinweis auf einen chronisch-schleichenden Verlauf gewertet werden.

Das klinische Bild der Erkrankung wird durch die im Einzelfall im Vordergrund
stehende Organbeteiligung geprägt. Vergleichende Studien an größeren Krankenkollekti-
ven und die Auswertung der in der Literatur dargestellten Ergebnisse zeigen in der

Tabelle 8. Subjektive Störungen bei 241 Kranken mit chronischer Verlaufsform der Sarkoidose

1. ohne Symptome (Zufallsbefund)	111 Kranke = 46%
2. geringe Symptome: Müdigkeit, Inappetenz, Gewichtsverlust, Übelkeit, Schweißneigung, abdominelle Beschwerden, katarrh. Infekt, Beklemmungsgefühl in der Brust, Reizhusten, geringe Atemnot bei Belastung, Hautherde, vergrößerte Lymphknoten, Konjunktivitis	94 Kranke = 39%
3. ausgeprägte Symptome: Krankheitsgefühl, Gewichtsverlust, chron. Husten, selten Hämoptysen, Atemnot, Brustschmerzen, Erkrankung der Augen (Iritis), Nerven (z.B. Fazialisparese) oder Speicheldrüsen	36 Kranke = 15%

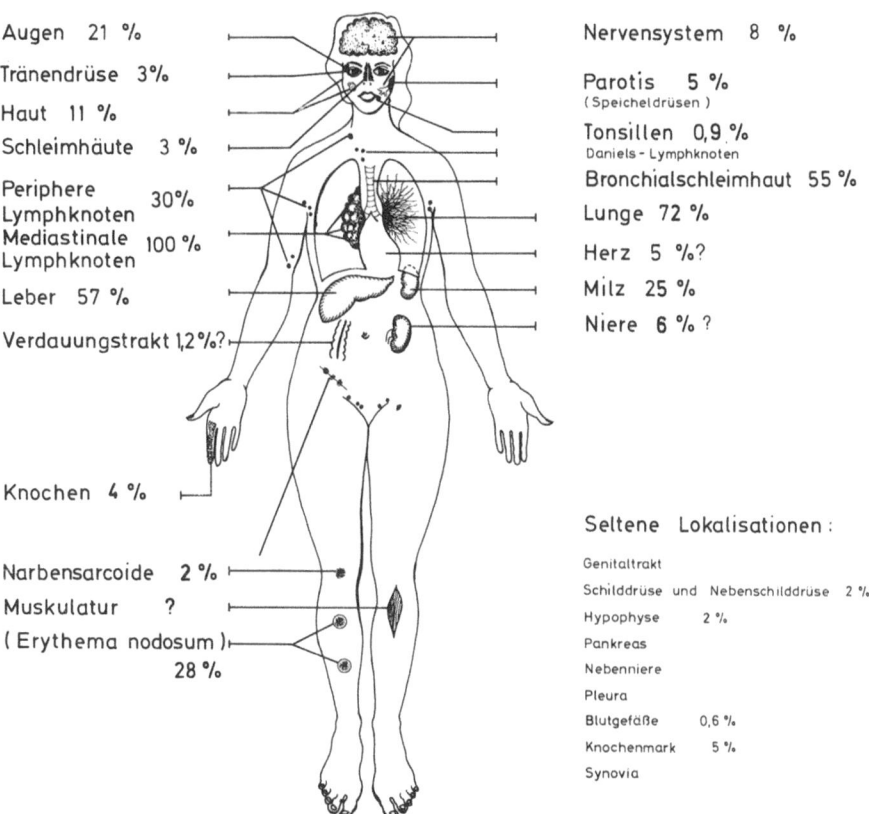

Augen 21 %
Tränendrüse 3%
Haut 11 %
Schleimhäute 3 %
Periphere Lymphknoten 30%
Mediastinale Lymphknoten 100 %
Leber 57 %
Verdauungstrakt 1,2%?
Knochen 4 %
Narbensarcoide 2 %
Muskulatur ?
(Erythema nodosum)
28 %

Nervensystem 8 %
Parotis 5 %
(Speicheldrüsen)
Tonsillen 0,9 %
Daniels - Lymphknoten
Bronchialschleimhaut 55 %
Lunge 72 %
Herz 5 %?
Milz 25 %
Niere 6 % ?

Seltene Lokalisationen :
Genitaltrakt
Schilddrüse und Nebenschilddrüse 2 %
Hypophyse 2 %
Pankreas
Nebenniere
Pleura
Blutgefäße 0,6 %
Knochenmark 5 %
Synovia

Abb. 6. Organbeteiligung und ihre Häufigkeit bei 451 Patienten mit Sarkoidose

prozentualen Häufigkeit extrapulmonaler Manifestationen nur geringe Unterschiede (LEITNER, 1949; VOGT, 1949; LÖFFLER u. BEHRENS, 1956; MAYOK et al., 1963; LEBACQ, 1964; SCADDING, 1967; BEHREND, 1972). Grundsätzlich kann man aber sagen, daß nach der Häufigkeit ihres Befalls die Organe wie folgt einzuordnen sind: mediastinale Lymphknoten, Lunge, Leber, Lymphknoten und Milz sowie Augen und Haut, vor den selteneren Manifestationen im Nervensystem, in der Niere und im Gastrointestinal-Trakt. Aus Abb. 6 geht die Häufigkeit der verschiedenen, meist in Kombination auftretenden Organbeteiligungen hervor. Sie sind mit geringen Ausnahmen im Zusammenhang mit Hilus- oder Lungenveränderungen zu sehen. Bei den unterschiedlichen Verlaufsformen bestehen hinsichtlich einer Miterkrankung der verschiedenen Organe keine wesentlichen Unterschiede, wenn man berücksichtigt, daß beim Löfgren-Syndrom in der Regel noch das Frühstadium der Krankheit vorliegt. Die Erkrankung nimmt offensichtlich ihren Ausgangspunkt in den mediastinalen Lymphknoten. Diese sind praktisch immer befallen (UEHLINGER, 1955, 1958; WURM et al., 1958; KALKOFF, 1970). Von hier aus erfolgt die Ausbreitung einmal in die Bronchialschleimhaut, zum anderen in die Lunge. Das röntgenologisch sichtbare Anfangsstadium ist durch eine zumeist doppelseitige Vergrößerung der hilären und oft auch der paratrachealen Lymphknoten ohne sichtbare Veränderungen des Lungenparenchyms gekennzeichnet (s. „Röntgendiagnostik"). Schon in diesem Stadium kommt es, wie thorakoskopische Untersuchungen zeigen, über das lockere subpleurale Interstitium zu Herdansammlungen an der parietalen Pleura. Dadurch entwickeln sich bereits in diesem frühen Zeitpunkt der Erkrankung Granulome und Adhäsionen (LÖFFLER u. BEHRENS, 1956; MACQUET et al., 1965; SCADDING, 1967; WURM et al., 1958; SCHERMULY et al., 1966) (Abb. 7). Eine exsudative Pleuritis wird nur selten beobachtet

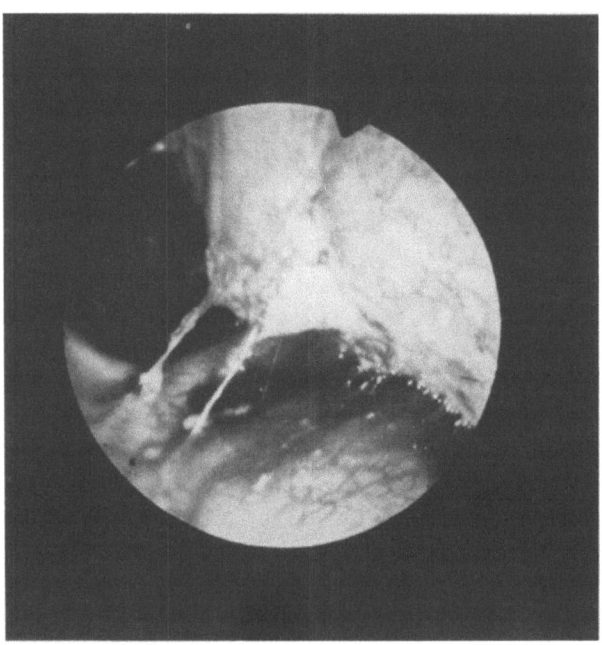

Abb. 7. Thorakoskopischer Befund in der rechten Pleurahöhle; Granulomatöse Herde in der parietalen und viszeralen Pleura und Adhäsionen. (Aufnahme: Dr. Pietrucha, Hamburg)

(s. „Röntgendiagnostik"). Kommt es spontan oder durch medikamentöse Behandlung nicht zu einer Rückbildung der vergrößerten Lymphknoten, so bleibt die Erkrankung entweder stationär auf das Mediastinum beschränkt oder sie greift auf das Lungengewebe über. In diesem Fall bilden sich die vergrößerten Lymphknoten mit der Zunahme der Lungeninfiltration zurück (Wurm et al., 1958, 1965). Über kranzförmig angeordnete Verkalkungen, die vereinzelt nach längerem Verlauf in der Ausheilungsphase in früher vergrößerten Lymphknoten auftreten können, liegen einige Mitteilungen vor (s. „Röntgendiagnostik").

5.2. Lunge und Lungenfunktion

Der typische und häufigste Ausbreitungsweg vom Hilus aus ist die Infiltration des perivasalen, peribronchialen, subpleuralen und interlobulären Interstitiums. Auch in diesem Stadium der Erkrankung ist noch eine Rückbildung der Infiltrationen ohne anatomische oder funktionelle Ausfallserscheinungen möglich. Mitunter aber sind die Herde in der Lunge so massiv, daß sich bei der Rückbildung erhebliche narbige Veränderungen im Sinne einer mehr oder weniger stark ausgeprägten Lungenfibrose entwickeln (Wurm et al., 1958; Schermuly et al., 1965, 1966; Schermuly u. Behrend, 1967, 1968; Behrend et al., 1968; Behrend u. Schermuly, 1971). Da durch die verschiedensten Ursachen gleiche pathologisch-anatomische Erscheinungsbilder hervorgerufen werden, läßt sich im fibrotischen Endstadium die Ätiologie nicht mehr erkennen (Mlczoch, 1968). Nach Uehlinger unterscheidet man verschiedene Reaktionsmuster, deren Spätfolge die fibrotische Narbe ist (Uehlinger, 1955; Uehlinger u. Schock, 1957; Uehlinger et al., 1960). Die Fibrosierung größerer Lungenabschnitte und die dabei auftretenden Pleuraverschwielungen führen schließlich zum sekundären Emphysem sowie zu *Ventilations-, Perfusions- und Diffusionsstörungen.* Je länger die infiltrativen Prozesse andauern, um so stärker ist die Einschränkung der Lungenfunktion. Diese funktionelle Beeinträchtigung nimmt eindeutig mit dem Schweregrad der röntgenologisch erkennbaren fibrösen Gewebsumwandlung zu. Ausnahmen ergeben sich bei wenig ausgedehnter Fibrosierung. Die Dyspnoe findet ihre Erklärung in einer Kombination von Lungendehnbarkeitsverlust und Hyperventilation infolge O_2-Diffusionsstörung.

Die Bronchialfibrose verursacht eine Verengerung und Starre der Bronchiolen mit Erhöhung der Strömungswiderstände. Es entwickelt sich ein Alveolaremphysem mit vermehrter Totraumventilation. Die interalveoläre Fibrose erschwert den Gasaustausch zwischen Alveole und Kapillare im Sinne eines sog. alveolo-kapillären Blocks. Peri- und intravaskuläre Fibrosen belasten durch Widerstandserhöhung das rechte Herz. Ähnlich wirkt sich eine sekundäre Zerstörung des Kapillarbettes infolge inter- und intraalveolärer Fibrose aus. Die Pleurafibrose schließlich führt zu Ventilationsstörungen im Sinne einer „gefesselten Lunge" (GIESE, 1957), während Gasaustausch und Zirkulation kaum beeinträchtigt werden. Störungen der Ventilation werden durch die bronchiale und pleurale Fibrose, membranartige Diffusionsstörungen durch die interalveoläre Fibrose verursacht. Perfusionsstörungen werden primär durch peri- und intrakapilläre Fibrosen oder sekundär durch Zerstörung der Kapillaren bei inter- und intraalveolären Fibrosen hervorgerufen. Die Einschränkung der verschiedenen Partialfunktionen kann nicht ohne weiteres auf ein bestimmtes anatomisches Substrat bezogen werden. Bei der spirographischen Messung der Lungenvolumina finden sich überwiegend restriktive Veränderungen. Die Vitalkapazität und die Totalkapazität sind stärker reduziert als die prozentualen Werte der exspiratorischen Sekundenkapazität und des Atemgrenzwertes. Die atemmechanische Untersuchung (Compliance) ergibt eine Abnahme der Lungendehnbarkeit sowie eine Steigerung der Atemarbeit infolge der verminderten Elastizität. Nicht selten läßt sich bei der Fibrose infolge der Sarkoidose auch eine obstruktive Ventilationsstörung nachweisen. Bronchospasmen sind ein wenig bekanntes Begleitsymptom der Sarkoidose (MAILLARD, 1963). Besonders bei der Bronchialfibrose bilden sich multiple, peripher von der Bronchiolusstenose gelegene Emphysemblasen aus. In ausgeprägten Fällen entsteht das Bild einer sekundären Wabenlunge, bei der sich zu den restriktiven Veränderungen obstruktive Ventilationsstörungen addieren. Dabei zeigen die Lungenvolumina weiterhin eine ausgeprägte Restriktion an, zusätzlich sind die zeitbezogenen spirographischen Größen stark reduziert und atemmechanisch erscheinen die intrabronchialen Reibungswiderstände stärker erhöht. Der Nachweis einer Diffusionsstörung ist in solchen Fällen schwierig, weil eine Störung der Belüftungs-Durchblutungs-Verhältnisse ebenfalls zu einer arteriellen Hypoxämie und Vergrößerung des alveolar-arteriellen Gradienten für Sauerstoff führt (SVANBORG, 1961; FABEL u. BEHREND, 1963; MAGAZANIK, 1963; HAMER, 1963; FABEL u. BEHREND, 1964; DOLL et al., 1964; TAMMELING, 1964; KENT u. SPENCE, 1964; ABRAHAMSEN et al., 1964; GAMAIN et al., 1964; SNYDER u. DOCTOR, 1964; SELLERS u. SIEBENS, 1965; JOHNSON et al., 1965; WOOLF, 1965; BOUSHY et al., 1965; SHARMA et al., 1966; UZZAN et al., 1966; DOLL et al., 1968; YOUNG et al., 1968; DOLL, 1969; TABORI et al., 1969; ARNDT et al., 1969; TURIAF et al., 1969; TABORI et al., 1971; KARLISH u. MARSHALL, 1971; BASSET et al., 1971; BEHREND u. SCHERMULY, 1971; WÜRDINGER et al., 1971; SVANBORG, 1971; STEINMETZ, 1971; SHEFFER et al., 1971; MILLER et al., 1974).

Bei 50 Fällen aus dem eigenen Krankengut (ARNDT et al., 1969) wurde eine weitgehende Differenzierung der röntgenologischen Zeichen für proliferative (granulomatöse) und fibrotische Veränderungen vorgenommen. Dabei entstand die in Tabelle 9 angegebene Klassifizierung. Die Abb. 8 läßt erkennen, daß die Compliance am häufigsten (bei insgesamt 64%) erniedrigt ist, und zwar bei den Granulomatosen und bei den Fibrosen. Sie stellt also eine frühzeitig eintretende Veränderung dar. Die Verminderung der Diffusionskapazität (D_{CO}) (steady state) ist nicht ganz so häufig (bei insgesamt 56%) und vorwiegend bei den Fibrosen anzutreffen. Sie zeigt das fortgeschrittene Stadium der

Tabelle 9. Gruppierung der Sarkoidosekranken nach dem Erscheinungsbild des
Thorax-Röntgenfilmes

Gruppierung		Röntgenologische Kennzeichen
I+O		Polyzyklische Hilusverbreiterung
		O = Rückgebildete hiläre oder parenchymatöse Infiltration
II	II rein	Streifige, netzförmige, fein- oder grobfleckige Verschattungen, evtl. noch Hilusverbreiterung
	II+IIIb	= mit Fibrosezeichen
III	IIIb rein	streifig-strähnige Verdichtungen
	Fibrose-zeichen	Pleuraverziehungen
		geraffte Hili
		zystische Aufhellungen
	(IIIb)	= wenig ausgebreitete Fibrose
	IIIa+IIIb	= Fibrose mit peripheren Ballungen von Herden

(Nach Arndt, Tabori u. Behrend: Internist 1969)

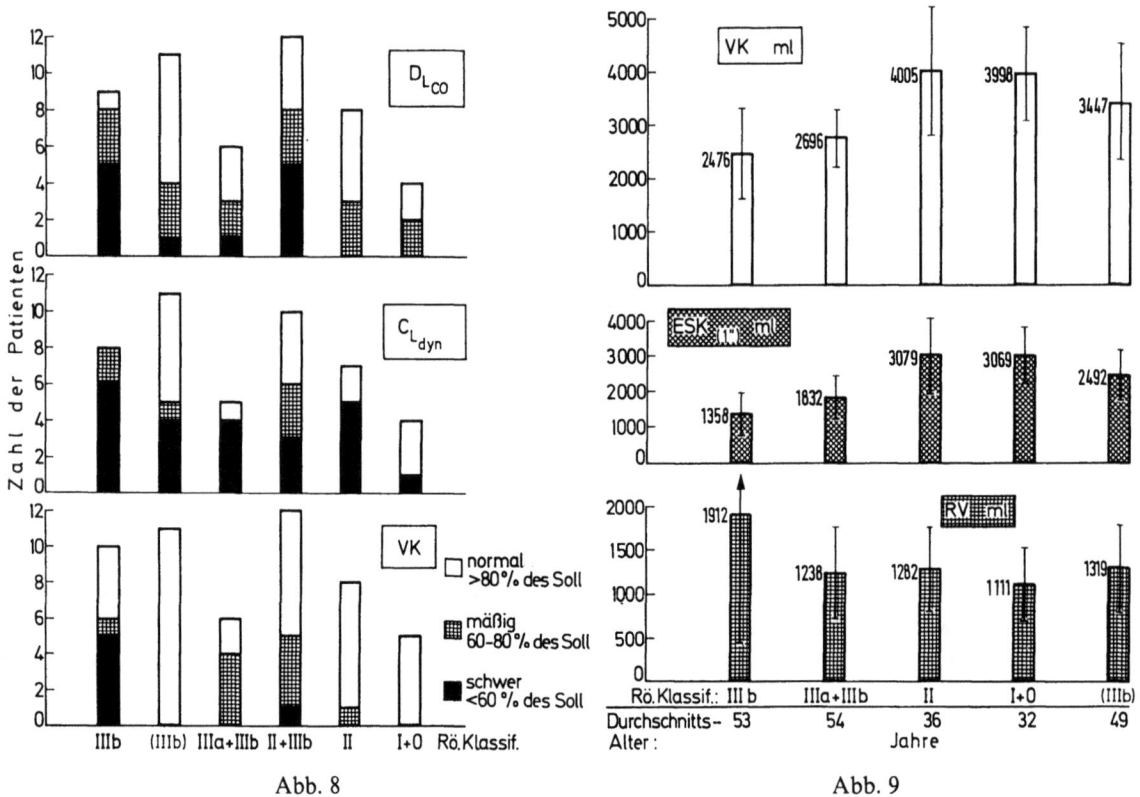

Abb. 8   Abb. 9

Abb. 8. Häufigkeit der Veränderungen von Diffusionskapazität (D_LCO), Compliance (C_Ldyn) und Vitalkapazität (VK) bei 50 Sarkoidosepatienten. (Nach Arndt, Tabori u. Behrend, 1969, aus Internist)

Abb. 9. Vitalkapazität (VK), exspiratorische Sekundenkapazität (ESK) und Residualvolumen (RV) bei 50 Kranken mit Lungensarkoidose. (Nach Arndt, Tabori u. Behrend, 1969, aus Internist)

Erkrankung an. Die statischen und dynamischen Lungenvolumina sind nicht so häufig und nicht so charakteristisch verändert. Bei ausgedehnten Fibrosen besteht eine deutliche Tendenz zu obstruktiven Ventilationsstörungen und einer Vergrößerung des Residualvolumens (RV) (Abb. 9).

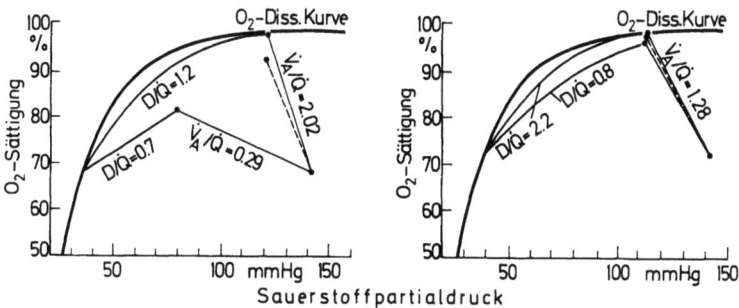

Abb. 10. Ergebnisse der Verteilungsanalyse der Ventilation-Perfusion bei zwei Kranken mit Lungensarkoidose (Stadium III b). Der mittlere Normalwert für $\dot{V}_A/\dot{Q}$ liegt zwischen 0,85 und 1,0 und für $\dot{D}/\dot{Q}$ zwischen 4×10^{-3} und 5×10^{-3} Liter/mmHg. (Nach ARNDT, TABORI u. BEHREND, 1969, aus Internist)

Die Verteilung der Ventilation, Perfusion und Diffusionskapazität bei der pulmonalen Sarkoidose ist von ARNDT et al. (1970) untersucht worden. Dabei konnte zu der Frage Stellung genommen werden, ob ein alveolär-kapillärer Block bei dieser Erkrankung zu einer Verminderung der O_2-Sättigung führt oder ob die Untersättigung vorwiegend durch Verteilungsstörungen der Ventilation-Perfusion bedingt ist. Beide Situationen können vorkommen. Dies soll am Beispiel von zwei eigenen Fällen gezeigt werden (ARNDT et al., 1969). Dabei werden in halbschematischer Darstellung (Abb. 10) die Ergebnisse einer besonderen Untersuchungsmethode veranschaulicht. Für beide Fälle wird ein Zwei-Kompartment-Lungenmodell angenommen. Für jeden der beiden Lungenräume, die nach ihrer Geschwindigkeit bei der Eliminierung von Stickstoff unterschieden werden, sind die Ventilations-Perfusions-Verhältnisse $\dot{V}_A/\dot{Q}$ als ausgezogene gerade Linien und die Diffusionskapazität-Perfusions-Verhältnisse $\dot{D}/\dot{Q}$ als gekrümmte Linien in das Koordinatensystem für die Sauerstoffdissoziationskurve eingezeichnet. Die Absolutwerte dieser Verhältnisse sind angegeben. Der Schnittpunkt je eines Linienpaares stellt die endkapilläre O_2-Sättigung im jeweiligen Lungenraum bei Luftatmung dar. Im Idealfall vollständiger Sättigung würde er auf der Sauerstoffdissoziationskurve oder dicht darunter liegen. Außerdem ist das Ventilations-Perfusions-Verhältnis angegeben, das für die ganze Lunge gelten würde, wenn diese als homogen betrachtet werden könnte (gestrichelte Geraden).

Es ist zu erkennen, daß in dem einen Fall (rechte Bildhälfte) keine Störung der Verteilung für $\dot{V}_A/\dot{Q}$ vorliegt, da in beiden Lungenräumen dasselbe normale Verhältnis besteht, welches praktisch dem für die ganze Lunge entspricht. Bei dieser Form der Interpretation liegt also eine reine Diffusionsstörung vor. Bei dem anderen Fall (linke Bildhälfte) besteht eine Kombination von Störungen der Ventilation-Perfusion und der Diffusion. Die Analyse von Lungenfunktionsstörungen in dieser oder ähnlicher noch differenzierterer Weise wird zukünftig die Möglichkeit geben, weitere Erkenntnisse über die Auswirkung pathologischer Gewebsveränderungen auf die Lungenfunktion zu gewinnen.

Als Folge ausgedehnter fibrotischer Veränderungen kann sich eine Rechtsherzinsuffizienz und letztlich ein chronisches Cor pulmonale entwickeln. Infolge der Vernarbungsvorgänge kommt es mitunter zur Ausbildung von Hohlräumen im Sinne von sekundären Emphysemblasen, die von der sog. Infarkt- oder Sequestrationskaverne (s. „Röntgendiagnostik") abzugrenzen sind (SCADDING u. LENNOX, 1950; LÖFGREN u. LINDGREN, 1959; KEHLER, 1963; SCHERMULY u. BEHREND, 1964; TURIAF et al., 1965; HAMILTON et al., 1965; LIPETS, 1965; HEINE u. SCHÜRMEYER, 1968). Vereinzelt entwickeln sich Bronchiektasen (SOHIER u. BOUCHER, 1951; VOLUTER et al., 1953; HARTWEG, 1960). In deren Folge kann eine sekundäre Amyloidose entstehen, wie wir dies in zwei von 426 Fällen beobachteten. Gelegentlich werden Segment- und Lappenatelektasen als Folge granulomatöser Veränderungen der Bronchialschleimhaut beobachtet (s. „Röntgendiagnostik"). Ob vergrößerte Lymphknoten zu einer Kompression der Bronchien führen können, ist unwahrscheinlich, aber noch umstritten. Über das Auftreten eines durch die Sarkoidose verursachten oder aus anderen Gründen hervorgerufenen Spontanpneumothorax (Abb. 35a u. b) liegen nur wenige Berichte vor (ISBISTER, 1945; DRESSLER, 1947; GENDEL, 1951; BENZAQUEN u. BENDELAC, 1957; WYNN-WILLIAMS u. SHAW, 1957; AHO et al., 1958; AGUSTONI et al., 1961; BROOKS, 1964).

Blutbeimengungen zum Sputum werden bei schwerem Krankheitsverlauf beobachtet. Stärkere Hämoptysen mit finalem Verlauf sind ein seltenes Ereignis (Schourup u. Vimtrup, 1956; Reed et al., 1964). Wir haben das in zwei Fällen beobachtet.

Bei mehr als 50% der Kranken lassen sich granulomatöse Veränderungen der *Bronchialschleimhaut* nachweisen. Bronchoskopisch finden sich charakteristische Veränderungen in Form diffus lokalisierter oder auch einzeln stehender, kleiner weißlich-gelblicher oder auch bräunlicher Knötchen oder Plaques, die je nach dem Grad der begleitenden Entzündung aus dem Schleimhautniveau hervorragen (Benedikt u. Castleman, 1941; Siltzbach u. Som, 1952; Turiaf et al., 1952; Turiaf u. Brun, 1955; Grimminger, 1955; Marland u. Rose, 1955; Arold, 1956; Kalbian, 1957; Adamson u. Carlens, 1959; Huzly, 1960, 1965; Schiessle et al., 1961; Huzly et al., 1963; Friedman et al., 1963; Lim, 1963; Siltzbach u. Blaugrund, 1963; Turiaf, 1963; Turiaf et al., 1963; Friedel et al., 1964; Turiaf, 1964; Siltzbach u. Cahn, 1964; Kessler u. Behrend, 1966, 1966/67; Littler, 1971; Koch u. Behrend, 1971). Die Schleimhautveränderungen können auch fehlen oder sehr diskret sein. Nur selten sind die Herde so prominent, daß sie zu nennenswerten intramuralen Lumeneinengungen und Atelektasen führen (s. oben). Schleimhautulzerationen, umschriebene Schleimhautnarben oder umschriebene hochakute Entzündungen und Lymphknotenperforationen, wie sie für die Tuberkulose typisch sind, lassen sich bei der Sarkoidose nicht beobachten. Auch nach Abheilung bzw. Rückbildung der Lungenveränderungen können Herde in der Bronchialschleimhaut über lange Jahre persistieren (Turiaf, 1972), in einem von uns beobachteten Fall über 15 Jahre.

Die Lungensarkoidose ist im allgemeinen mit weiteren Organmanifestationen kombiniert. Deren Nachweis ist von der diagnostischen Aktivität des Untersuchers abhängig (Leitner, 1949; Löffler u. Behrens, 1956; Fresen, 1958; Cummings u. Hammarsten, 1962; Lebacq, 1964; Scadding, 1967; Liehr, 1971; Gallopin, 1972a, 1972b; Behrend, 1972; Celikoglu u. Aykan, 1972; Iwai u. Hosoda, 1974). Die verschiedenen Organherde bilden sich im allgemeinen mit den Lungenveränderungen zurück. Sie persistieren, wie gelegentlich die Hautherde, nach Normalisierung des Röntgen-Thoraxbefundes selten.

5.3. Lymphknoten, Milz

Die peripheren *Lymphknoten* sind überwiegend lokalisiert, seltener generalisiert befallen. Sie sind derb, indolent, nur wenig vergrößert und auf der Unterlage gut verschieblich. Sie können, wie die Hautherde, gelegentlich Jahre nach Normalisierung des Röntgenbefundes persistieren. Auch in nicht vergrößerten Lymphknoten finden sich oftmals histologisch typische Veränderungen (Pautrier, 1934; Gouttas u. Polydorides, 1947; Parsons u. McKenzie, 1951; Lopez Garcia u. Ramirez Guedes, 1958; Lopes, 1963). Die mesenterialen Lymphknoten können in den Krankheitsprozeß einbezogen werden und gelegentlich Ursache gastrointestinaler Beschwerden sein (Guibert, 1947; Onate u. Tiscornia, 1955; Cowdell, 1954). Der Sarkoidosebefall kann durch Lymphographie nachgewiesen werden. Eine selten auftretende Peritonealsarkoidose kann einen Aszites hervorrufen (Mino et al., 1948; Becker u. Coleman, 1961; Wong u. Rosen, 1962; Scadding, 1967).

Bei durchschnittlich 25% der Patienten findet sich eine im allgemeinen klinisch bedeutungslose mehr oder weniger ausgeprägte *Milzvergrößerung*. Dadurch kommt es nur in wenigen Fällen zu hämatologischen Symptomen wie Thrombozytopenie, thrombopenische Purpura, Panzytopenie und seltener noch zur hämolytischen Anämie (Dressler, 1938; Pautrier, 1944; Crane u. Zatlin, 1945; Culligan u. Shoddy, 1945; Enzer, 1946; Offenkrantz u. Abramo, 1950; Kunkel u. Yesner, 1950; Kay, 1950; Partenheimer u. Meredith, 1950; Hanlon u. Wilhelm, 1952; Edwards et al., 1952; Klein

u. LEHOTAN, 1952; SCHRIJVER u. SCHILLINGS, 1952; CATTELL u. WILSON, 1951; RAZEMON et al., 1962; DAVIS et al., 1954; BAUMGARTNER, 1955; KUGLER u. SILBERHORN, 1955; KIMBRELL, 1957; MICHON et al., 1957; JOHANSSON, 1958; FERGUSON u. PARIS, 1958; WEST, 1959; BARIETY et al., 1960; LINQUETTE et al., 1963; LEBACQ, 1964; BOUR et al., 1964; COX u. DONALD, 1964; SCADDING, 1967). Autoptisch konnte eine Milzsarkoidose bei 68% (zit. nach FRESEN, 1958) nachgewiesen werden. Vereinzelt ist die operative Entfernung der Milz wegen Verdrängungserscheinungen oder wegen hämatologischer Symptome, die durch Splenektomie beseitigt werden, notwendig (MILLBOURN, 1950; LICHTENSTEIN et al., 1953; JACKSON, 1957; TAPIE et al., 1959; BERTINO u. MYERSON, 1960). Eine Milzruptur wurde von JAMES u. WILSON (1946), JULIUS (1947) und PHILLIPS u. LUCHETTE (1952) beschrieben. Bei einem Teil der hämatologischen Veränderungen dürfte es sich um das zufällige Zusammentreffen mit der Sarkoidose handeln. Selten wird die Sarkoidose durch das Auftreten von Autoimmunkörpern Ursache einer immunhämolytischen Anämie sein, die auf Kortikoid-Therapie anspricht.

5.4. Leber

Die häufigste extrapulmonale Manifestation, die klinisch und biochemisch zumeist symptomlos verläuft, betrifft die *Leber,* in der durch Blind- oder gezielte Punktion bei 50–60% der Patienten epitheloidzellige Granulome nachzuweisen sind, die in den portalen Feldern, manchmal auch innerhalb des Parenchyms gelegen sind und dann häufig von Gallengangswucherungen umgeben werden. Nur selten werden eine Lebervergrößerung (10–20%), Zeichen einer Funktionsstörung oder eine mäßige Erhöhung der Transaminasen und vor allem der alkalischen Serum-Phosphatase beobachtet. Im allgemeinen geht die granulomatöse Hepatitis bei der Sarkoidose ohne wesentliche Parenchymschädigung einher. Die Bedeutung der Leberbeteiligung liegt in der Möglichkeit, die Diagnose durch gezielte Gewebsentnahme zu sichern. Ätiologisch andersartige Erkrankungen, die mit Granulombildung in der Leber einhergehen, sind differentialdiagnostisch auszuschließen (SCHAUMANN, 1936; VAN BEEK u. HAEX, 1943; SCADDING u. SHERLOCK, 1948; LEITNER, 1949; BAIRD et al., 1950; MOYER u. ACKERMANN, 1950; SHAI et al., 1951; LONGCOPE u. FREIMAN, 1952; NELSON, 1953; MATHER et al., 1955; BOCK et al., 1955; ROSS et al., 1956; LEBACQ, 1957; KLATSKIN u. YESNER, 1950; STEPHAN et al., 1965; NELSON u. SCHWABE, 1966; SCADDING, 1967; EISENBURG, 1967; NELSON u. SEARS, 1968; VIDO, 1968; BECKERT, 1969; BEHREND, 1969; SIMEČEK et al., 1969; LIEHR, 1971; TACHIBANA et al., 1974). LIEHR (1971) unterscheidet aufgrund von laparoskopischen Befunden drei Schweregrade: a) vereinzelte weißlich-gelbe subkapsuläre Herde; b) größere Einzelherde und Plaques mit Neigung zur Konfluation; c) grobknotige Herde, die an Metastasen erinnern. Beobachtungen über Ikterus als Folge der Lebersarkoidose sind selten (GOECKERMANN, 1928; KLATSKIN u. YESNER, 1950; ROSS u. WEINBERG, 1951; SHAY et al., 1951; DAGRADI et al., 1952; WAGONER et al., 1953; BRANSON u. PARK, 1954; KELLEY u. MCHARDEY, 1955; LEBACQ et al., 1956; PORTER, 1961). Eine interkurrente ikterische Begleiterkrankung muß durch bioptische Untersuchung ausgeschlossen sein. Die Frage, ob sich aus einer Lebersarkoidose eine chronische Hepatitis und daraus eine Leberzirrhose (beobachtet von BRANSON u. PARK, 1954) entwickeln kann, ist bisher nicht entschieden. Eine weitere seltene Komplikation ist die portale Hypertension infolge einer Obstruktion der Pfortader durch granulomatöse Herde, über die in der Weltliteratur nur vereinzelt berichtet wurde (MINO et al., 1948, 1949; DUNLAP u. HALLENBECK, 1952; KLATSKIN, 1956; FREIMOW u. MYERSON, 1957; SCHEITLIN et al., 1960; PORTER, 1961; MISTILIS et al., 1964; MEIJER u. KOSTER, 1964; CACHIN et al., 1966; MADDREY et al., 1970). Von PORTER (1961) werden solche Befunde als präsinuidaler Block gedeutet. Maddrey et al. (1970) erörtern die Entwicklung arteriovenöser Anastomosen, die in den Granulomen entstehen und den arteriellen Druck auf das venöse System übertragen, als Ursache für die portale Hypertension. Von anderen Autoren wird ein thrombotischer Verschluß einer portalen Vene oder eine Milzvene für die Entstehung eines Pfortaderhochdrucks verantwortlich gemacht (zit. nach Sherlock, 1968). Nach operativer Anlegung einer portorenalen Anastomose und Splenektomie ist in einigen Fällen Besserung beobachtet worden. Tierexperimentell ist eine direkte Korrelation zwischen Druckerhöhung in der Pfortader und Schweregrad der histologischen Veränderungen bestätigt worden (Liehr, 1969, 1971).

5.5. Augen

Eine Erkrankung der Augen ist oft das erste klinisch faßbare Symptom der Sarkoidose. Sie kann auch im weiteren Krankheitsverlauf auftreten. Sie zeigt sich in Form einer Konjunktivitis mit Knötchenbildungen in der unteren Umschlagsfalte oder einer Keratoconjunctivitis sicca. Letztere tritt bei der Affektion der Tränendrüse auf, ohne daß diese dabei vergrößert ist. Eine Uveitis anterior (Iridozyklitis) (Abb. 11) und eine Uveitis posterior (Abb. 12) können gemeinsam auftreten. Die Lokalisation in der Konjunktiva ist für die Probeexzision geeignet. Nicht selten treten Iriskötchen auf. Sie können durch Ausbildung von hinteren Synechien zu Kammerwasserpassagestop, unter Umständen zu einem Sekundärglaukom führen, wenn die rechtzeitige Behandlung versäumt wird. Zu den Spätkomplikationen zählen die Entwicklung eines chronischen Glaukoms und das Auftreten von Linsentrübungen. Ohne gezielte Therapie kann die Augenbeteiligung zur Erblindung (Phthisis bulbi) führen (Reis u. Rothfeld, 1931; Levin, 1935; Osterberg, 1939, 1958; Levitt, 1941; Witmer, 1948; Kaplan, 1948; Leitner, 1949; Gifford u. Krause, 1949; Nover, 1951; Longcope u. Freiman, 1952; Krümmel, 1953; Wegner, 1957; Nielsen, 1959; James, 1959; Gould u. Kaufman, 1961; Crick et al., 1961; Mandy et al., 1962; James et al., 1964; Kohner u. Greenberg, 1964; Dow, 1965; Jütte u. Lemke, 1965; Lemke u. Jütte, 1965; James, 1967; Reinisch, 1969; Trojan u. Straub, 1969; Martenet, 1972; Mitchell et al., 1972; Kobayashi, 1974; Uyama, 1974).

Die gleichzeitige, meist symmetrische Erkrankung der *Parotis* mit Vergrößerung und Verhärtung des Drüsenkörpers oder auch anderer *Speicheldrüsen* sowie der Uvea (Uveitis) und der Tränendrüsen ist als *Heerfordt-Syndrom* bekannt. Dabei finden sich zumeist gleichzeitig Paresen von Hirnnerven, vorwiegend ein- oder doppelseitige Fazialisparesen. Dieses Syndrom kann inkomplett sein. Oft besteht gleichzeitig Fieber. Beim *Mikulicz-Syndrom* entwickelt sich langsam eine symmetrische Vergrößerung der Tränen- und Speicheldrüsen. Es geht aber ohne Fieber einher und ist häufig mit einer Iridozyklitis verbunden. Sowohl beim Heerfordt- als auch beim Mikulicz-Syndrom kann die Speichel- und Tränenproduktion völlig versiegen. Es kommt zum *Sicca-Syndrom,* auch *Sjögren-* oder Trockenheitssyndrom genannt, das bei ätiologisch verschiedenen Erkrankungen beobachtet wird (Zeilhofer u. Schmid, 1957; Porzio, 1963; Greenberg et al., 1964; Small, 1966; James, 1966; Paulsen, 1969; Fujimori et al., 1974; Stjernberg u. Wiman, 1974).

Eine Optikusatrophie wurde von Reis u. Rothfeld (1931), von Walsh (1939) und von Lindau u. Löwegren (1940) berichtet. Die letzten Autoren stellten Granulome im Nervus opticus eines enukleierten Auges fest. Der granulomatöse Prozeß kann auch von den Meningen aus über den Nervus opticus die Papille erreichen. Die isolierte, lediglich das Bindegewebe betreffende Sarkoidose der Orbita wurde erstmals von King (1939) beschrieben. Der dabei auftretende Exophthalmus und das oft sehr schnelle Wachstum des Prozesses täuschen zuweilen eine maligne Neubildung vor. Rieder u. Dodson

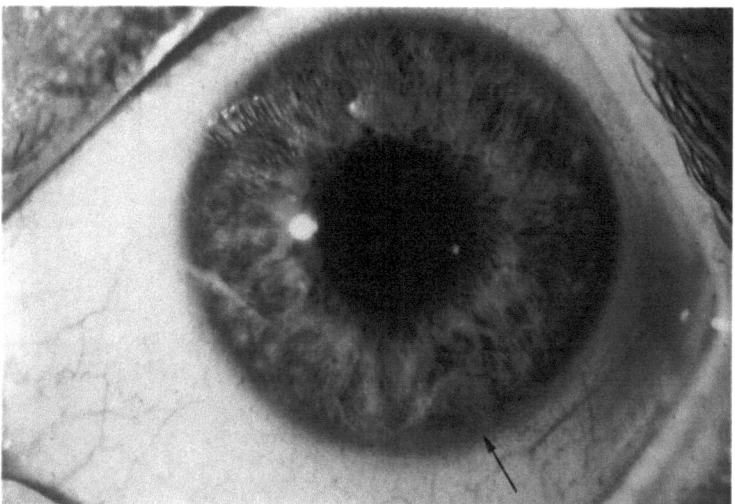

Abb. 11. Augensarkoidose, Irisknoten bei 5³⁰ Uhr (Pfeil). (Aufnahme: Univ. Augenklinik Marburg)

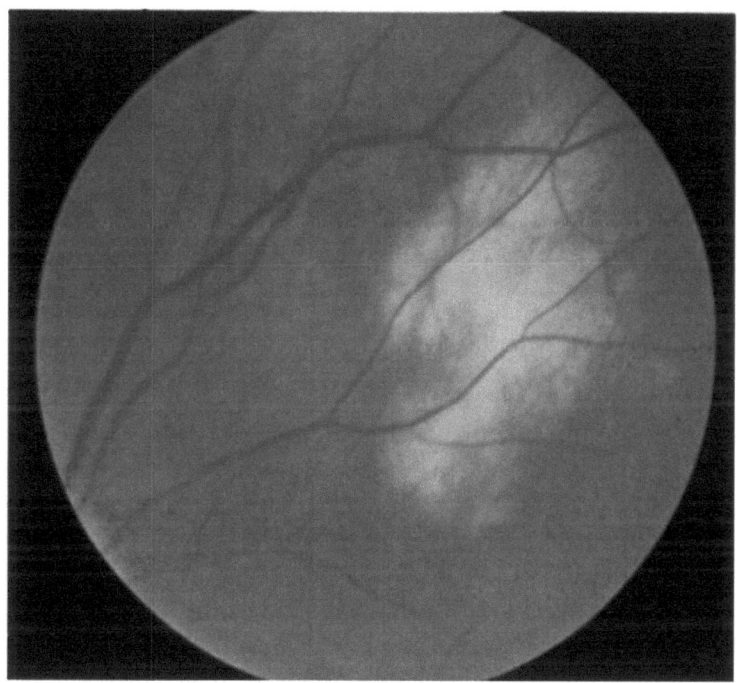

Abb. 12. Augensarkoidose. Aufnahme des Fundus bei sarkoidaler Chorioretinitis: konfluierende Aufhellungs-herde. (Aufnahme: Univ. Augenklinik Marburg)

(1950) sowie BLATT et al. (1958) berichten über eine gleichzeitige knöcherne Destruktion der Orbita. Die erstgenannten Autoren fanden zusätzlich eine Infiltration der paranasalen Sinus. Unter 426 eigenen Fällen mit Sarkoidose sahen wir drei Patienten mit einer Sarkoidose der Orbita (BENEDICT, 1949; BODIAN u. LASKY, 1950; STEIN u. HENDERSON, 1956; APPELMANS et al., 1961; MELMON u. GOLDBERG, 1962; UHER, 1963; SCADDING, 1967; BREWITT u. HUERKAMP, 1973).

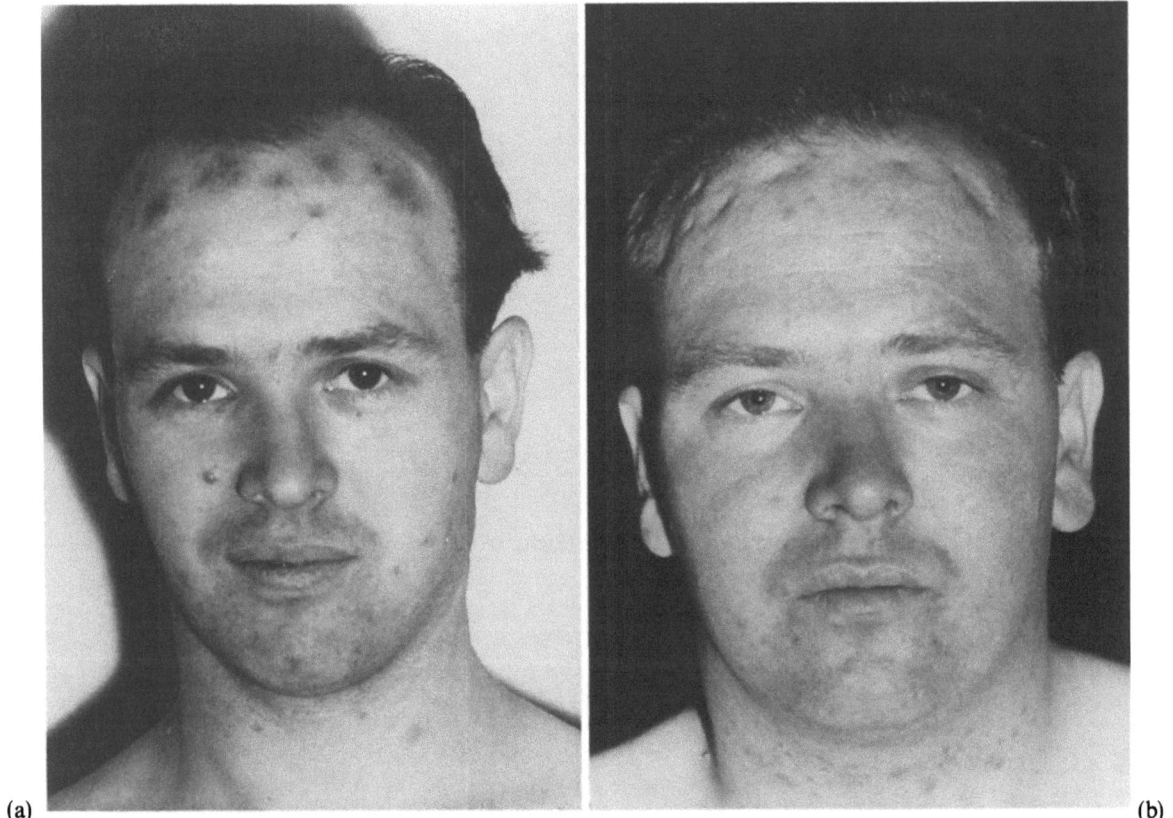

(a)   (b)

Abb. 13a. Hautsarkoidose. Klein- bis großknotige Herde am Hals, im Gesicht und auf der Stirn

Abb. 13b. Gleicher Patient wie Abb. 13a. Ausheilung der Hautherde unter Narbenbildung

5.6. Haut

Die Sarkoidose der Haut zeichnet sich durch ihren Formenreichtum aus. Es sind zu unterscheiden erythematöse, im Niveau der Haut liegende, meist großflächige Herde, isolierte oder generalisierte klein- bis großknotige (Abb. 13a u. b) und flächenhaft diffus infiltrierende (plaqueförmige) Herde sowie anuläre (Abb. 14) Hautveränderungen. Die Prädilektionsstellen sind das Gesicht, der Hals, der Rücken und die Streckseiten der Extremitäten. Herde des behaarten Kopfes führen mitunter zu Haarlosigkeit (RUSSELL, 1965). Die Herde sind von rotbrauner bis rotblauer Farbe und überragen im allgemeinen das Hautniveau. Auf Glasspateldruck zeigen sie einen gelblich-braunen („apfelgeleefarbenen") Eigenton. Ein seltener Befund sind subkutane im Fettgewebe liegende Knotenbildungen (früher als Sarkoid Darier-Roussy bezeichnet). Die Hautveränderungen heilen mit Narbenbildungen aus (Abb. 13b), weil sie das Bindegewebe im Korium zerstören und bei der Rückbildung nur die kollagenen Fasern, nicht aber die elastischen Fasern in der ursprünglichen Weise neu gebildet werden. Hautherde entstehen niemals primär, sondern immer nur im Zusammenhang mit Hilusveränderungen. Sie können aber persistieren, wenn andere Organmanifestationen bereits abgeheilt sind und täuschen damit eine isolierte Hautsarkoidose vor (JAMES, 1959; EHRING, 1965; SCADDING, 1967; KALKOFF, 1969; SCADDING, 1972; LAUGIER, 1972). Das Erythema nodosum, das bei der akuten Verlaufsform der Erkrankung auftritt, ist nicht als Hautmanifestation anzusehen. Es stellt lediglich eine allergisch-hyperergische Reaktion dar, die histologisch nicht

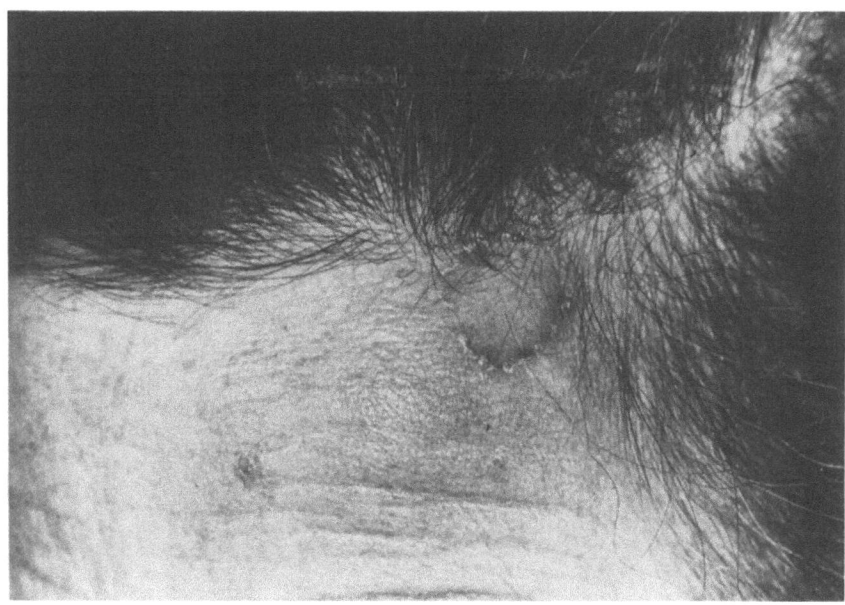

Abb. 14. Anuläre Form der Hautsarkoidose an der Stirn-Haar-Grenze

durch epitheloidzellige Granulome gekennzeichnet ist. Auf die Neigung der Sarkoidose sich in alten Narben anzusiedeln, wurde bereits hingewiesen. Differentialdiagnostisch sind Fremdkörpergranulome infolge Einlagerung von Fremdstoffen in Wunden auszuschließen (WEIGL, 1964; SCADDING, 1967; FUKUSHIRO et al., 1974).

5.7. Nasen-, Mund- und Rachenschleimhaut

Wesentlich seltener als in der Bronchialschleimhaut werden einzelne, meist größere Herde in der Nasen-, Mund- und Rachenschleimhaut (Abb. 15) beobachtet (ULRICH, 1918; BARMWATER, 1936; POE, 1942; WEISS, 1960; CRESTON u. DIBBLE, 1961; DOWIE, 1964; CAHN et al., 1964; KÄMPFER, 1964; SCADDING, 1967; BENEDETTO u. LEFRAK, 1970). HAAS u. HOLZMANN (1964) beschreiben polypenartige Tumoren, hirsekorngroße Knötchen sowie diffuse Infiltrationen der Nasenschleimhaut, teilweise mit Befall des Os nasale. Über den Befall der Nasennebenhöhlen und des lymphatischen Gewebes im Nasopharynx liegen Berichte von LARSSON (1951), LINDSAY u. PERLMAN (1951), LIVINGSTONE (1956) und bei SCADDING (1967) vor. Weiter wurde über sarkoidale Infiltrate in allen Abschnitten des Larynx und in den Tonsillen berichtet. Veränderungen der Trachea scheinen seltener zu sein (ULRICH, 1918; BARMWATER, 1936; SCHAUMANN, 1936; GRAVESEN, 1942; REISNER, 1944; LINDSAY u. PERLMAN, 1951; LARSSON, 1951; WEISS, 1960; ARORA, 1963; CRAIG, 1965; DEVINE, 1965; SCADDING, 1967).

5.8. Herz und Gefäße

Eine Herzbeteiligung ist im Gegensatz zu den übrigen Organsarkoidosen intra vitam meist nur zu vermuten. Nach Autopsiebefunden liegt sie bei 20% aller zur Sektion gelangten Fälle vor. An die Möglichkeit einer Durchsetzung des Myokards durch epitheloidzellige Granulome ist besonders bei jüngeren Patienten mit Reizleitungsstörungen

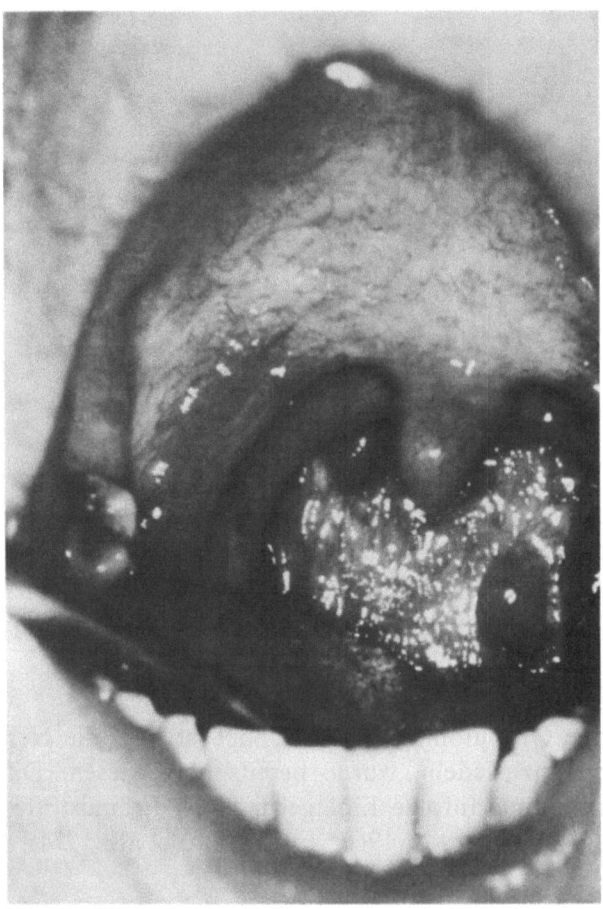

Abb. 15. Große Sarkoidose-Herde der Rachenhinterwand

zu denken, für deren Genese andere Ursachen auszuschließen sind. Die Symptomatologie
ist abhängig von der Lokalisation und dem Grad der granulomatösen Durchsetzung
des Herzens, welche Tachykardien, Rhythmusstörungen mit Schenkelblockbildern
(Abb. 16a–c) und Reizleitungsstörungen bis zum totalen Herzblock sowie eine Herzinsuffizienz auslösen kann. So sind plötzliche Todesfälle, besonders jüngerer Menschen, infolge
einer autoptisch gesicherten Sarkoidose des Reizleitungssystems beschrieben. Der granulomatöse Prozeß bevorzugt offensichtlich das Kammerseptum.

Auf eine Besprechung des Cor pulmonale, das als Folge eines erhöhten Pulmonalarte-
riendrucks bei Lungenfibrose auftreten kann, wird an dieser Stelle verzichtet, da es
sich hierbei um eine sekundäre Herzbeteiligung und nicht um eine direkte Manifestation
der Sarkoidose am Herzen handelt (Kulka, 1950; Simkins, 1951; Löffler u. Behrens,
1956; Gold u. Cantor, 1959; Poon u. Forbus, 1959; Berblinger, 1961; Pascoe, 1964;
Nissen u. Berte, 1964; Gallavardin et al., 1964; Iwai u. Oka, 1964; Timofeev, 1965;
Chomette et al., 1965; Deneberg, 1965; Ferrans et al., 1965; Peison, 1966; Arold
u. Beneke, 1966; Jüngst, 1966; Bashour, 1966; Scadding, 1967; Bashour, 1968; Mikhail et al., 1972, 1974; Stein et al., 1974). Bei einer im Verlauf einer Sarkoidose auftretenden Rhythmusstörung ist u.a. auch an eine Hyperkalzämie zu denken.

Gelegentlich werden neben einer Myokardose stärkere *Perikardverwachsungen* gesehen
(Schaumann, 1936; Ferrans et al., 1965). Von Bashour et al. (1968) wurden 42 Fälle,
die seit 1960 in der Literatur mitgeteilt wurden, zusammengestellt. Vereinzelt finden

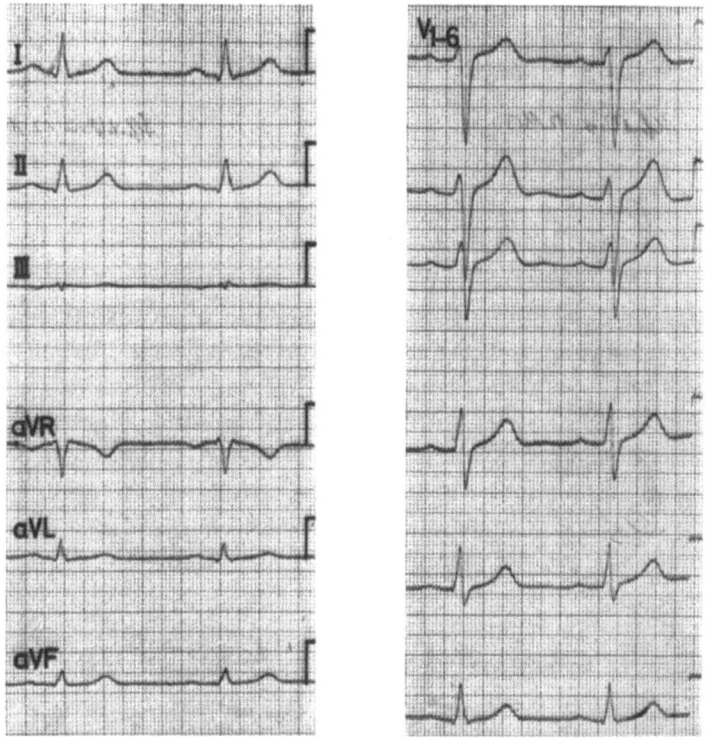

Abb. 16a. Sarkoidose Stadium II c. Normales EKG zu Beginn der Erkrankung

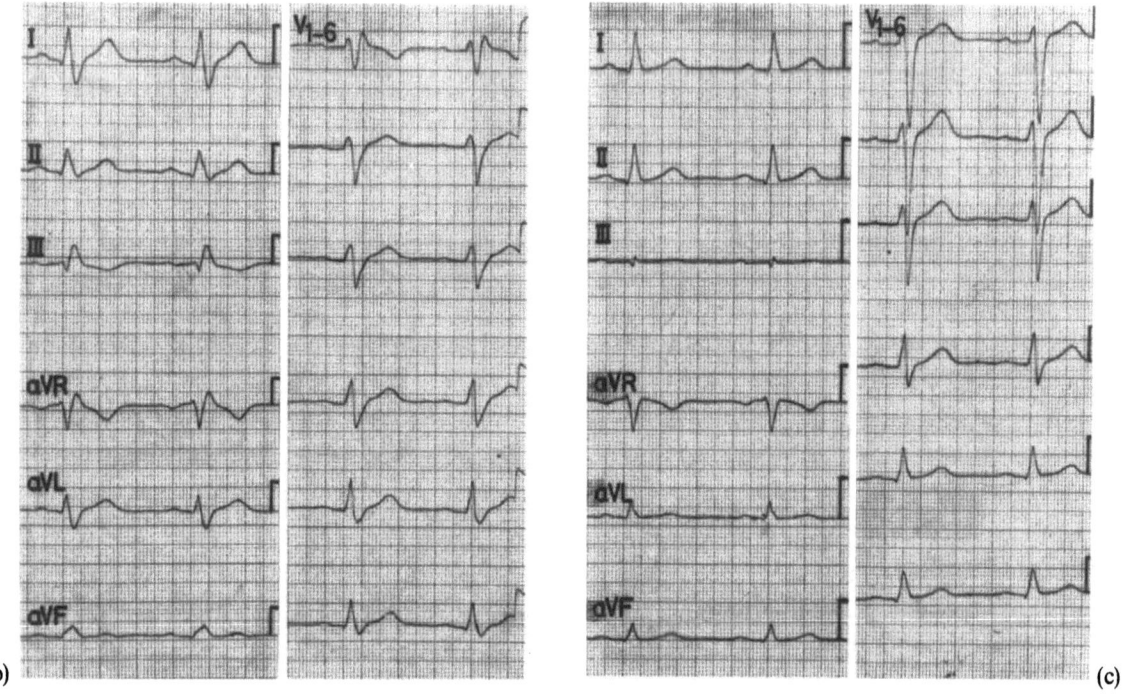

(b)

(c)

Abb. 16b. Ausbildung eines Rechtsschenkelblocks Typ Wilson im Verlauf der Erkrankung

Abb. 16c. Praktisch Normalisierung des EKG durch Kortikoidtherapie

sich in der Literatur Hinweise auf Manifestationen im *Blutgefäßsystem,* z.B. in der Intima und Media der Arteria pulmonalis (Michaels et al., 1960). Ein Mitbefall der Aorta wurde von Deneberg (1965) erwähnt. Weitere Literatur hierzu bei Hebold (1956), Thompson (1966) und Scadding (1967).

5.9. Nervensystem

Das klinische Bild der Neurosarkoidose ist abhängig von der Prozeßlokalisation und der Prozeßdynamik. Bei der Differentialdiagnostik ist zu berücksichtigen, daß die Sarkoidose nahezu alle Erkrankungen des zentralen und peripheren Nervensystems und der Muskulatur (Meningitis, Meningoenzephalitis, Meningoenzephalomyelitis, Hirn- und Rückenmarkstumor, disseminierte Entmarkungserkrankung, degenerative Strangprozesse, Polyneuritis, endogene Muskeldystrophie) imitieren kann (Herrmann u. Reckel, 1969). Die Häufigkeit wird mit 2–7% angegeben (Ricker u. Clark, 1949; Longcope u. Freiman, 1952; Israel u. Sones, 1958; Rudberg-Roos, 1962). Einzelne Autoren berichten über ein häufigeres Vorkommen (Mayock et al., 1963: 16%). Bei Kindern scheint die Neurosarkoidose seltener zu sein (McGovern u. Merrit, 1956; Pagni et al., 1966). Die ersten Beschreibungen stammen von Tillgren (1907), Heerfordt (1909) sowie von Lenartowitz u. Rothfeld (1930). In den letzten 10 Jahren sind zahlreiche Beiträge erschienen, von denen nur einige hier Erwähnung finden können; dort weitere Literatur (Laplane u. Cambier, 1963; Suchenwirth, 1963a, b; Dyken, 1963; Silverstein et al., 1964; Singh u. Fitzpatrick, 1964; Peison u. Padleckas, 1964; Richards, 1964; Garrod, 1964; Ratner u. Bilialov, 1964; Bast et al., 1964; Lambert u. Richards, 1964; Statton et al., 1964; Matthews, 1965; Géraud et al., 1965; Daum et al., 1965; Morgan et al., 1965; Weisbecker u. Langness, 1965; Quinn, 1966; Weber et al., 1968; Suchenwirth, 1968, 1969; Ulrich, 1969; Jansen et al., 1969; Weber u. Behrend, 1971; Douglas, 1972, 1974; siehe auch Leitner, 1949; Löffler u. Behrens, 1956; Fresen, 1958; Lebacq, 1964; Rabending u. Parnitzke, 1964; Degkwitz u. Schaefer, 1965; Rinne, 1967; Scadding, 1967; Gaines et al., 1970; Kirks u. Newton, 1972).

Zeman (1958) gibt nach der Lokalisation folgende Einteilung an:

1. Meningoenzephalitis:
   a) umschriebene, tumorartige Form;
   b) diffus disseminierte Form.
2. Diffuse metastatische Herdenzephalitis.
3. Angiitische und arteriitische Form.

Sandritter u. Arold (1970) unterscheiden zwei Typen:

Typ I: 1. Befall der basalen Leptomeninx mit Hypophysenstiel und der spinalen Leptomeninx.
2. Übergreifen auf die Hirnrinde (Meningoenzephalitis).
3. Nahe Beziehung der Granulome zu den Gefäßen mit Endangiitis.
4. Nachfolgende Erweiterungsherde.

Typ II: Befall wie unter I, außerdem aber Befall von Zwischenhirn, Mittelhirn und Medulla, auch allein der Brücke mit Degeneration der entsprechenden Hirnbahnen bzw. Hydrozephalus.

Alle Teile des Nervensystems können befallen werden. Die Herde treten isoliert, diffusdisseminiert, multipel und als tumorartige Granulombildungen auf. Letztere werden besonders im Hypophysen-Zwischenhirngebiet angetroffen. Auch ein isolierter Befall der Hypophyse ist bekannt. Über Veränderungen im Okzipitallappen berichten Everts (1947) und PIMENTA et al. (zit. nach ZEMAN, 1958). Granulomatöse Veränderungen im Kleinhirn mit intrakranieller Drucksteigerung, Tonsilleneinklemmung und Ventrikelobstruktion fanden POPPER et al. (1960). ASZKANAZY (1952) berichtet über einen lokalisierten Befall des Rückenmarkes. Von den meningitischen und meningoenzephalitischen Veränderungen ist besonders die Hirnbasis betroffen. Dabei kann eine Hirndrucksteigerung auftreten. Eine adhäsive Arachnitis sowie eine Meningo-Arachno-Myelitis wurden auch im Bereich des Spinalkanals nachgewiesen. Beobachtungen über ausschließliche Veränderungen der meningealen Gefäße im Sinne einer Periarteriitis oder Panarteriitis werden von den meisten Autoren als Ausdruck allergisch-hyperergischer Vorgänge und nicht als echte Manifestation der Sarkoidose in den Gefäßen gedeutet (ZEMAN, 1958).

ROBERT (1962) gibt eine Übersicht der bis 1962 mitgeteilten Fälle von Neurosarkoidose und beschreibt eine eigene Beobachtung unter dem Bild eines Hirntumors mit Störungen der Hypothalamusfunktion. Über vorwiegend zerebellare Symptomatik bzw. das Syndrom der hinteren Schädelgrube berichten auch ERICKSON et al. (1942), COLOVER (1948), JEFFERSON (1957), POPPER et al. (1960), JÄNICKE (1961), CAMP u. FRIERSON (1962), BOSHES (1962), BUSCH (1962), SUCHENWIRTH (1963), HAZEGHI (1964), MATTHEWS (1965), BLAIN u. RILEY (1965), SILVERSTEIN et al. (1965) sowie WIEDERHOLD u. SIEKERT (1965).

Bei der sarkoidalen Meningoenzephalitis kann sowohl die meningitische als auch die enzephalitische Symptomatik im Vordergrund stehen. Bei einigen Patienten entwickelt sich ein Hydrozephalus mit Kopfschmerzen, Erbrechen, Lethargie, Stauungspapille und Optikusatrophie. Oft läßt sich eine intrakranielle Drucksteigerung nachweisen. Gelegentlich findet sich auch eine symptomatische, hirnorganisch begründete Psychose, die die übrigen Veränderungen zunächst überdeckt.

Gemeinsam mit WEBER beobachteten wir 1966 eine 28jährige Patientin mit einer histologisch gesicherten Sarkoidose (Bronchobiopsie, Hautbiopsie, Kveim-Test), bei der die zentralnervöse Lokalisation unter dem Bild einer akuten exogenen Psychose (Verfolgungsideen, optische und akustische Halluzinationen), mit amnestischem Syndrom, mit Sehstörungen und einer Störung der Hypophysen-Zwischenhirnfunktion verlief. Gleichzeitig bestanden ein Diabetes insipidus und ein hypophysäres Myxödem. Die Analyse der Nebennierenrindenfunktion ergab den Befund einer hypophysären Nebennierenrindeninsuffizienz (WEBER et al., 1968; WEBER u. BEHREND, 1971). Wegen einer intrakraniellen Drucksteigerung mit Stauungspapillen wurde ein Hirntumor vermutet, nachdem zunächst eine schizophrene Psychose angenommen worden war. Erst die weitere Diagnostik klärte die Ursache. Im lumbalen Liquor mäßige Pleozytose (118/3 Zellen, überwiegend Lymphozyten) und Eiweißvermehrung auf 120 mg-%. Im Elektroenzephalogramm mediobasaler Herdbefund. Bei der Schicht-Zysternographie stellte sich die Zysterna opticochiasmatica nicht dar, die Karotisangiographie ergab einen unauffälligen Befund.

Mitunter stehen die Symptome eines Hirntumors ganz im Vordergrund (MEYER et al., 1953). Über erfolgreiche Operationen solcher Fälle berichtet EVERTS (1947), JEFFERSON (1957) und GOODMAN u. MARGULIES (1959). Zuweilen werden die klinischen Erscheinungen durch den Hypopituitarismus geprägt (ESSELLIER et al., 1951), die nicht selten kombiniert sind mit einem Diabetes insipidus (ASZKANAZY, 1952; JEFFERSON, 1957; SELENKOW et al., 1959). Auch liegen Berichte über fokale Anfälle (Jackson-Epilepsie) und generalisierte Krampfanfälle (NAUMANN, 1938) vor. Tabelle 10 zeigt eine Zusammenstellung der klinisch-neurologischen Symptomatik.

Von den Hirnnerven ist der Nervus facialis in Form einer ein- oder doppelseitigen Parese besonders häufig befallen, vor allem im Rahmen des Heerfordt-Syndroms (HEERFORDT, 1909). Nach COLOVER (1948) können alle Hirnnerven betroffen sein; nach dem Nervus facialis am häufigsten der Optikus, Glossopharyngeus und der Vagus. Vereinzelt wird über einen Hörsturz berichtet. Bei Befall des Rückenmarks findet sich der Befund einer diffusen oder zirkumskripten Affektion, selten läßt sich eine Querschnittsmyelitis oder ein Kompressionssyndrom mit Querschnittsparese nachweisen (WIEDERHOLT u. SIEKERT, 1965; HERRMANN u. RECKEL, 1969). Der Befall des peripheren Nervensystems äußert sich als Polyneuritis oder Neuritis multiplex, wobei einmal die sensible, ein ander-

Tabelle 10. Klinisch-neurologische Symptome der Sarkoidose des Zentralnervensystems bei 200 in der Literatur mitgeteilten Fällen mit ZNS-Beteiligung. (Nach Suchenwirth 1968)

Fazialisparese	37,5%	Trigeminussymptome	6,5%
Pyramidenbahnzeichen		Aphasie,	
(Hemi- bzw. Tetraparese)	30,5%	Agraphie u.a.	5,5%
generalisierte oder fokale			
Anfälle	21,0%	Pupillenstörungen	5,5%
Dienzephale Symptome	16,5%	Anosmie	4,5%
Stauungspapille (Papillenödem)	16,0%	Hypoglossusparese	4,5%
Kleinhirnzeichen, Ataxie	14,5%	Okulomotoriusparese	4,0%
Statoakustikus-Ausfälle	13,0%	Querschnittssymptome	3,5%
Wesensänderung (Demenz)	13,0%	Halluzinationen	3,0%
Polyneuritis	12,0%	Myopathien	3,0%
Nystagmus	10,5%	bitemporale oder homonyme	
Durchgangssyndrom	7,0%	Hemianopsie	2,5%
Sehnervatrophie	6,5%	Abduzensparese	1,5%
		Blickparesen	1,5%

mal mehr die motorische Störung im Vordergrund stehen kann (Colover, 1949; Essellier, 1951).

Im Liquor findet sich meist nur eine geringe Zellvermehrung (bis 100/3 Zellen, überwiegend Lymphozyten) und häufig eine mäßige Eiweißvermehrung (über 50 mg%), selten eine extreme Eiweißvermehrung über 100 mg%. Der Liquorzucker ist wie bei der tuberkulösen Meningitis oft deutlich erniedrigt (zwischen 10–60 mg%). Das EEG, das Pneumenzephalogramm und die Karotisangiographie führen in der Diagnostik kaum weiter. Die Schichtzysternographie kann gelegentlich hilfreich sein.

Bezüglich der Pathogenese der Neurosarkoidose wird angenommen, daß sich der Prozeß auf lymphogenem und/oder hämatogenem Wege auf die Meningen und von da zum Gehirn ausbreitet. Die Prognose der Neurosarkoidose ist nicht so günstig zu beurteilen wie die der übrigen Organmanifestationen. Spontane Remissionen kommen vor, pharmakologisch erzwungene Besserungen sind die Regel. In jedem Falle ist eine hochdosierte und lange genug durchgeführte Kortikoidtherapie (je nach Ausgangsbefund zwischen 40–80 mg Prednison oder Äquivalenzdosen) erforderlich. Bei intrakraniellen raumfordernden Prozessen und bei Verschluß der Liquorwege ist eine neurochirurgische Intervention wegen der vitalen Gefährdung oft lebensrettend. Der Erfolg einer vereinzelt durchgeführten Röntgenbestrahlung ist fraglich (Suchenwirth, 1968; Oldenkott et al., 1970).

5.10. Endokrinium

Über einen Befall der endokrinen Drüsen ist, abgesehen von einer Beteiligung der Hypophyse, nur vereinzelt berichtet worden. Am bekanntesten und auch am häufigsten ist die Beteiligung der *Hypophyse*. Die Sarkoidose ist nach der postpartalen ischämischen Nekrose und nach den Hypophysentumoren die dritthäufigste Ursache der Hypophysenvorderlappeninsuffizienz. Über hypophysäre Störungen bei der Sarkoidose siehe Israel u. Sones (1958), Plair u. Perry (1962), Selenkow et al. (1959), Jackson u. Hood (1958), Bast et al. (1964), Lebacq (1964), Weissbecker u. Langness (1965). Nur in wenigen Fällen erfolgte jedoch eine gezielte endokrinologische Funktionsdiagnostik und Verlaufskontrolle.

Schon bei den ersten Beobachtungen zerebral lokalisierter Sarkoidose wurde ein Diabetes insipidus als Folge hypothalamischer Läsionen beschrieben (Literatur siehe Scadding,

1967). PENNELL (1951) fand in der Literatur unter 51 Fällen mit zerebraler Sarkoidose 18mal einen Diabetes insipidus, BLEISCH u. ROBBINS (1952) stellten ihn unter ihren 54 Fällen 28mal fest. In fast allen späteren Mitteilungen über Beteiligung des *Zwischenhirn-Hypophysensystems* finden sich Angaben über einen Diabetes insipidus (PEER u. KWERCH, 1952; HEESEN, 1953; DUPONT et al., 1961). Die Ausbildung oder die Schwere eines Diabetes insipidus wird vom Funktionszustand des Hypophysenvorderlappens mitbestimmt. Zur Manifestation eines Diabetes insipidus ist ein normal funktionierender Hypophysenvorderlappen erforderlich (WEBER et al., 1968; WEBER u. BEHREND, 1971). NORA et al. (1959) berichten über einen Patienten, bei dem es während einer Sarkoidose zu einem Diabetes insipidus kam, der unter Ausbildung einer Hypophysenvorderlappeninsuffizienz nur durch Funktionstests nachweisbar war, sich unter ACTH und Cortisonsubstitution jedoch wieder manifestierte. JACKSON u. HOOD (1958) dagegen beobachteten einen Patienten mit Sarkoidose des zentralen Nervensystems, bei dem ein schwerer Diabetes insipidus bestand, die gonadotrope und thyreotrope Funktion der Hypophyse gestört, die ACTH-Produktion jedoch nicht beeinträchtigt war. In diesem Fall war Substitution mit Pitressin erforderlich. PENNEL (1951) wies bereits darauf hin, daß die epitheloidzelligen Granulome streng auf den Hypophysenvorderlappen beschränkt sein können und daß dann auch kein Diabetes insipidus gefunden wird und der Liquor normal ist. Bei bereits länger bestehender Hypophyseninsuffizienz kann mit einer völligen Normalisierung der Funktion nicht mehr gerechnet werden, da es zur Atrophie der Drüse kommt. Es wird nur noch fibrotisches Gewebe, zum Teil durchsetzt mit Epitheloidzellgranulomen am Sellaboden gefunden (SHEEHAN u. SUMMERS, 1949; OWEN u. HENNEMAN, 1954; BAST et al., 1964). Schon früh wurden autoptisch granulomatöse Infiltrate in der Hypophyse nachgewiesen (TILLGREN, 1935; POSNER, 1942; LONGCOPE u. FREIMAN, 1952). Bei sarkoidalen Veränderungen im Hypophysen-Zwischenhirnsystem treten fast immer Störungen der Sexualsphäre (Impotenz, Amenorrhoe) und oft auch Somnolenz auf. Selten kommt es zu einer hypophysären Schilddrüsenunterfunktion. Klinische Angaben und diagnostische Sicherungen durch Funktionsuntersuchungen finden wir erstmals bei JACKSON u. HOOD (1958). Andere durch Radio-Jod-Test und Thyreotropin-Stimulierung gesicherte sekundäre Hypothyreosen haben SELENKOW et al. (1959), SHEALY et al. (1961) und WEISSBECKER u. LANGNESS (1965) beschrieben.

Durch endokrinologische Funktionsdiagnostik konnten wir bei einer eigenen Patientin (L.R., 28 Jahre) mit histologisch gesicherter Sarkoidose nach Auftreten von Wesensveränderungen und passagerer halluzinatorischer

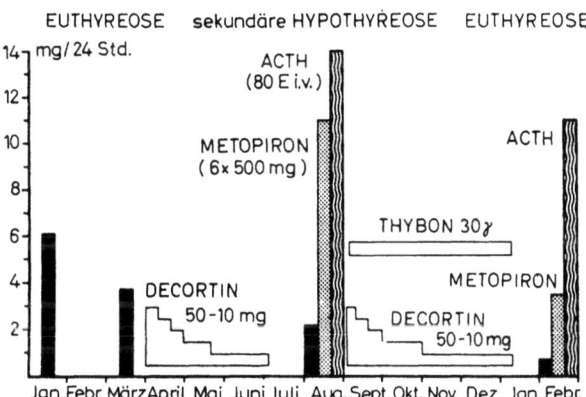

Abb. 17. Verlaufsbeobachtung bei einer Sarkoidose mit Beteiligung des Zentralnervensystems. Entwicklung einer partiellen Hypophyseninsuffizienz mit ACTH-Mangel. Die Säulen bezeichnen jeweils die 17-Hydroxykortikoidausscheidung im 24-Stunden-Urin. (Nach WEBER u. BEHREND, 1968, 1971)

Tabelle 11. Ausscheidung von Cortisol, Cortison, Aldosteron und Serumspiegel des 11-Desoxycortisols am Vortag des ACTH-Tests (Basalwert), am ACTH-Testtag und nach Metopirongabe (Patientin L.R.) im Vergleich mit den Werten einer gesunden gleichaltrigen Person

	Basalwerte		ACTH-Test		Metopiron-Test	
	Normal-person	Patientin	Normal-person	Patientin	Normal-person	Patientin
Cortisol (µg/24 h)	52,3	18,0	784,0	28,5	2,3	1,0
Cortison (µg/24 h)	32,2	11,3	102,0	42,8	2,0	1,0
11-Desoxycortisol (µg/100 ml)	5,2	1,8	28,5	3,2	28,3	2,1
Aldosteron (3-Oxofraktion) (µg/24 h)	10,2	11,8	12,0	11,2	1,0	1,0

(Nach Weber, Behrend u. Gerdes, 1968)

Psychose die Entwicklung einer partiellen Hypophysenvorderlappeninsuffizienz mit sekundärer Hypothyreose verfolgen. Abb. 17 zeigt die Ergebnisse der Funktionsdiagnostik von Hypophyse und Nebenniere während des Krankheitsverlaufs. Man erkennt, daß schon bei der ersten Untersuchung die Basalausscheidung von 17-Hydroxykortikoiden im unteren Normbereich liegt. Nach einem Jahr sinkt sie unter 1 mg ab. Die hypophysäre ACTH-Reserve, die wir nach Metopiron bestimmten, war bereits bei der ersten Messung deutlich verringert, nach einem weiteren halben Jahr fiel sie noch weiter ab. Ebenso ist die Ansprechbarkeit der Nebennierenrinde auf ACTH deutlich herabgesetzt. Die zum gleichen Zeitpunkt durchgeführte Analyse der gluko- und mineralo-kortikotropen Partialfunktion der Nebennierenrinde durch gaschromatographische Bestimmung des freien Cortisols und Cortisons und der 3-Oxofraktion des Aldosterons im Urin sowie des 11-Desoxycortisols im Serum als Basalwerte, nach ACTH und nach Metopiron zeigt Tabelle 11 im Vergleich zu den Werten einer gesunden gleichaltrigen Person. Diese Befunde sprechen noch eindeutiger für eine hypophysär bedingte Nebennierenrinden-insuffizienz. Die Ausscheidung des weitgehend ACTH-unabhängigen Aldosterons ist nicht eingeschränkt.

Nachdem zu Beginn der Behandlung die Schilddrüsenfunktion normal war, entwickelte sich während der Verschlechterung des Krankheitsbildes eine Hypothyreose, die durch den Radio-Jod-Test bestätigt wurde. In Abb. 18 sieht man im August 1966 ein nur spärliches, lockeres Speichermuster mit niedrigen Jod-Aufnahme-werten, nach TSH-Stimulierung eine Normalisierung des Speicherbildes und der Aufnahmewerte. Es handelt sich um ein latentes hypophysäres Myxödem. Die hypothyreote Symptomatik besserte sich unter Substitution mit kleinen Dosen Trijodthyronin und unter Prednison-Behandlung. Bei einer Kontrolle des Radio-Jod-Testes im Februar 1967 hatte sich in Übereinstimmung mit dem klinischen Bild die Schilddrüsenfunktion wieder normalisiert. Bemerkenswert ist, daß sich die thyreotrope Partialfunktion unter der Therapie mit Glukokortikoiden wieder normalisierte, die gonadotrope und die adrenokortikotrope Partialfunktion jedoch weiter gestört blieben. Die übrigen neurologischen Befunde zeigten, daß kein isolierter Befall der Hypophyse vorlag, sondern daß ein diffuser Befall des ZNS, vorwiegend im Bereich der Hirnbasis, bestand.

Bei einem weiteren Patienten (H.R., 62 Jahre) mit gesicherter Sarkoidose stand das Vollbild der Hypophysen-vorderlappeninsuffizienz mit sekundärer Hypothyreose im Vordergrund der klinischen Erscheinungen. Die Untersuchungsergebnisse der Nebennierenrinden-, Gonaden- und Hypophysenvorderlappenfunktion sind im Vergleich zu einer Normalperson in Tabelle 12 zusammengefaßt. Im Zusammenhang mit der Anamnese und dem klinischen Befund konnte durch diese Untersuchungen die Diagnose einer Hypophysenvorderlappeninsuffi-zienz gesichert werden. Anzeichen für eine gleichzeitige Unterfunktion des Hypophysenhinterlappens fanden wir nicht (normaler Carter-Robbins-Test). Unter Substitutionsbehandlung kam es zu einer deutlichen Besserung der Ausfallserscheinungen.

In den letzten Jahren hat der *Metopiron-Test* in der Diagnostik der Sarkoidose eine gewisse Bedeutung erlangt. Nach Verabreichung von Metopiron steigt die 17-Ketosteroid- und Oxysteroidausscheidung im Harn bei intakter Nebenniere und Hypophyse an, und zwar besonders bei frischen unbehandelten Sarkoidoseformen. Im Laufe der Behandlung mit Kortikoiden wird die Ausscheidung wieder normal. Diese Änderung der Ausschei-dung wird als Hinweis auf eine erhöhte hypophysäre Aktivität im frühen Krankheitssta-dium interpretiert. Eine Beteiligung des Hypophysenzwischenhirnsystems kann eine ver-minderte 17-Ketosteroidausscheidung (Brun et al., 1964; Vezendi et al., 1969; Honza et al., 1971) zur Folge haben.

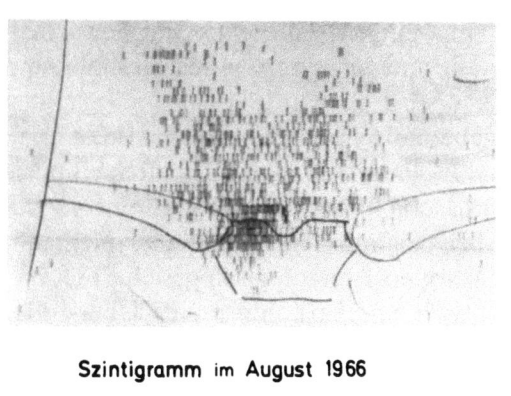

Szintigramm im August 1966

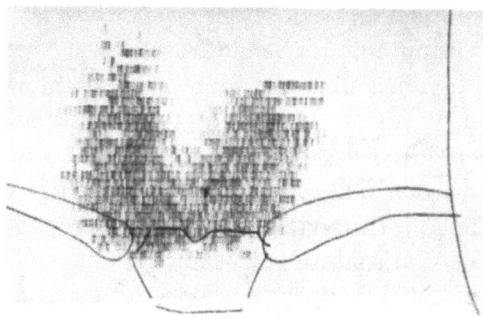

Szintigramm im August 1966 nach TSH

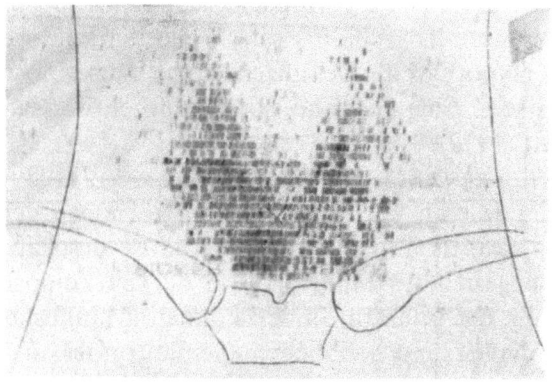

Szintigramm im Februar 1967

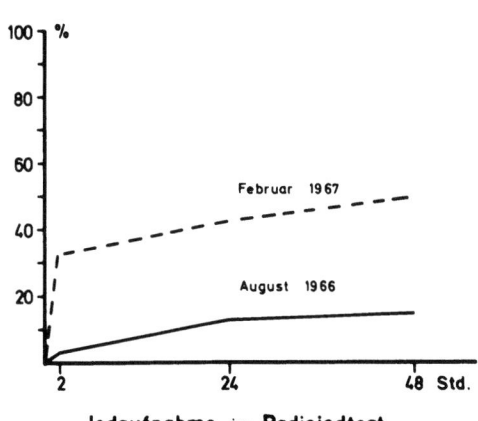

Jodaufnahme im Radiojodtest

Abb. 18. Änderung der Schilddrüsenfunktion im Verlauf einer Sarkoidose mit Beteiligung des Zentralnervensystems (s. Text)

Tabelle 12. Analyse der Nebennieren-, Gonaden- und Hypophysenvorderlappenfunktion bei dem Patienten H.R. Ausscheidung von freiem Cortisol, freiem Cortison, deren konjugierten Tetrahydrometaboliten und Aldosteron (3-Oxofraktion) im Urin. Ausscheidung der Androgene Androsteron, Ätiocholanolon und Dehydroepiandrosteron sowie Testosteron. Serumspiegel des 11-Desoxycortisol. Ausscheidung der Steroide am Vortag des ACTH-Tests (Basalwert), am ACTH-Testtag und nach Metopirongabe. Im Vergleich dazu die Ausscheidung der Steroide bei einem gesunden gleichaltrigen Mann

	Basalwerte		ACTH-Test		Metopiron-Test 30 mg/kg Körpergewicht	
	Normalperson	Patient	Normalperson	Patient	Normalperson	Patient
Cortisol (µg/24 h)	74,0	12,1	532,0	28,5	5,0	1,0
Cortison (µg/24 h)	46,3	5,2	194,0	15,3	4,0	1,0
THF (µg/24 h)	1,6	0,2	4,8	0,7	0,8	0,1
THE (µg/24 h)	1,7	0,2	5,0	0,6	0,6	0,1
11-Desoxycortisol (µg/100 ml)	6,2	1,2	32,6	1,8	46,3	1,5
Aldosteron (µg/24 h)	12,3	10,8	12,6	9,8	1,0	1,0
Androsteron (mg/24 h)	2,0	0,2	4,1	0,4	3,2	0,2
Ätiocholanolon (mg/24 h)	2,4	0,3	5,2	0,3	3,8	0,2
DHA (mg/24 h)	1,9	0,2	4,8	0,2	2,9	0,3
Testosteronglukuronid (µg/24 h)	143,0	10,0	—	—	—	—

(Nach WEBER, BEHREND u. GERDES, 1968)

Eine Sarkoidose der *Schilddrüse* ist bislang nur in wenigen Fällen bekannt geworden. Granulome im Schilddrüsengewebe verlaufen im allgemeinen symptomlos, deshalb sind Angaben über die Häufigkeit nicht möglich. Der erste Fall wurde 1938 von Spencer u. Warren autoptisch gesichert. Weitere Autopsiebefunde liegen von Granström et al. (1946), Ricker u. Clark (1949) sowie Branson u. Park (1954) vor. Durch Biopsie wurden u.a. von Oldberg (1943) und von Buckle (1963) typische Granulome in der Schilddrüse nachgewiesen. Andere Fälle wurden bei Operationen wegen einer nicht mit der Sarkoidose in Zusammenhang stehenden Hyperthyreose histologisch gesichert (Rywlin, 1952). Bislang bestehen Zweifel darüber, ob durch eine Sarkoidose eine Über- oder Unterfunktion der Schilddrüse ausgelöst werden kann. Selroos u. Liewendahl (1972) nehmen aufgrund eigener Untersuchungen an, daß eine massive Infiltration zu einer Hypothyreose führen kann. Darüber hinaus diskutieren sie die Möglichkeit, daß in einigen Fällen eine hyperthyreose Phase einer Autoimmun-Thyreoiditis durch eine Sarkoidose der Schilddrüse induziert werden kann. Eine Hypothyreose bei gleichzeitiger Sarkoidose könnte die chronische Phase der Thyreoiditis sein. Eine ähnliche Vorstellung entwickeln Karlish u. McGregor (1970) sowie Karlish (1972).

Bei Autopsien wurden im *Pankreas* von Nickerson (1937), Ricker u. Clark (1949) und Ozer et al. (1961) sarkoidale Herde nachgewiesen. Sichere Funktionsstörungen der Bauchspeicheldrüse oder eine chronische Pankreatitis infolge einer Sarkoidose des Pankreas sind bislang nicht bekannt. Über eine gesicherte Manifestation der Sarkoidose in den Nebennieren haben wir keine Angaben in der Literatur finden können. Manifestationen der Sarkoidose im Bereich des männlichen und weiblichen Genitaltraktes und in der Brustdrüse sind bisher nur vereinzelt beschrieben worden (Literatur s. Bower, 1963; Jaumandreu et al., 1964; Scadding, 1967). Sie entziehen sich, da sie meist symptomlos sind, der Diagnostik und werden lediglich bei Operationen oder Autopsien beobachtet.

5.11. Urogenitalsystem, Kalziumstoffwechselstörung

Die *Niere* kann primär durch Granulombildung oder sekundär durch die Folgen der pathogenetisch noch nicht sicher geklärten *Störung des Kalziumstoffwechsels* in den Krankheitsprozeß einbezogen werden. Ob eine akute oder chronische interstitielle Nephritis (Selroos u. Kuhlbäck, 1972) und die zuerst von Teilum (1951) beschriebenen glomerulären Läsionen auf die Sarkoidose zurückzuführen sind, wird bezweifelt. Die genaue Häufigkeit einer renalen Beteiligung ist nicht bekannt, da Funktionsstörungen auch bei histologischem Nachweis einer granulomatösen Infiltration nicht häufig auftreten. Nach Autopsieberichten und den Befunden routinemäßig durchgeführter renaler Biopsien ist mit einer durchschnittlichen Häufigkeit von Nierengranulomen bei 4–10% aller Sarkoidosekranken zu rechnen. Über mikroskopisch bestätigten Befall berichten Chanial (1937) 25%, Vogt (1949) 27%, Branson u. Park (1954) 7%, Löfgren et al. (1957) 25%, Crosnier (1959) 20%, Otto (1963) 19%, Mayock et al. (1963) 9,7% und Lebacq (1972) 28%; weitere Literatur s. bei Scadding (1967). Die Granulome liegen zumeist im interstitiellen Gewebe des Marks und der Rinde. Die Glomerula und die Tubuli sind zunächst nicht verändert (Taupitz, 1970), im weiteren Verlauf kommt es zur Fibrosierung und Hyalinisierung (Ogilvie et al., 1964; Coburn et al., 1967). Die ersten Veränderungen in der Niere wurden von Schaumann (1933) beschrieben. Spätere Berichte folgten von Spencer u. Warren (1938), Ricker u. Clark (1949), Rutishauser u. Rywlin (1950), Longcope u. Freiman (1952), Cameron (1956), Sorger u. Taylor (1961), Bottcher (1959). Die Granulome können einzeln oder diffus verteilt vorkommen sowie auch zu größeren Konglomeraten zusammenfließen und schließlich in Fibrose übergehen, wodurch Glomerulumläsionen in Erscheinung treten. Schließlich überwiegt eine schwere Narbenbildung, die zu Schrumpfnieren und Hochdruck führt (FICK, 1950; RUTISHAUSER u. RYWLIN, 1950; PLATTNER u. HATAM, 1957). Größere granulomatöse Infiltrate führen zur Hydronephrose (RICKER u. CLARK, 1949) und selten bei disseminierten Herdbildungen zu multipler partieller Zerstörung der Niere. Ein Befall des *Harnleiters* wird von WEYE-NETH u. ROHNER (1960) berichtet. OTTO (1963) erwähnt Ummauerungen der harnableiten-den Wege. Eine Nephrektomie kann erforderlich sein (COLOMBO, 1961). Ein Pseudotumor der Niere durch größere granulomatöse Infiltrate wird von GUEDON et al. (1967) beschrie-ben. Von einigen Autoren wird auf die vaskulären und glomerulären Schädigungen aufmerksam gemacht, die zu glomerulo-sklerotischen Schrumpfnieren führen können (UEHLINGER, 1955; KOGUT u. NEUMANN, 1961). Bemerkenswert sind die Befunde von STAEHELIN (1942) und ROSENTHAL (1949) über eine ausgeprägte granulomatöse Panarteri-itis der Nieren mit thrombotischem Verschluß der kleinen und mittelgroßen Arterien, ischämischen Infarkten und Tod in Urämie (s. dazu auch RICKER u. CLARK, 1949; CAME-RON, 1956; BOTTCHER, 1959). Der Fall von STAEHELIN wird von SCADDING (1967) jedoch mehr der Wegenerschen Granulomatose zugerechnet.

Die klinische Symptomatik ist bei wenig ausgedehntem Befall uncharakteristisch. Beob-achtet werden eine Proteinurie, Harn-Sedimentveränderungen wie Leukozyturie, Mikro-hämaturie und gelegentlich Zylinder (OGILVIE et al., 1964; COBURN et al., 1967). Bei stärkerem Befall ist eine Kreatinin- und Harnstofferhöhung im Serum sowie eine Ein-schränkung der Nierenfunktion durch spezielle Untersuchungsmethoden nachzuweisen. Von PANITZ u. SHINABERGER (1965) wurde eine Polyurie und Polydipsie im Sinne eines nephrogenen Diabetes insipidus bei normalen Kalziumwerten im Serum und Harn be-schrieben, die gegenüber Pitressin resistent waren und auf Kortikoide sich zurückbildeten. Die Sicherung der Diagnose hinsichtlich einer Mitbeteiligung der Niere kann nur histolo-gisch durch Organpunktion erfolgen, da nicht jeder pathologische Sedimentbefund oder eine Nierenfunktionsstörung (SALVESEN, 1935) auf eine Sarkoidose der Niere zu beziehen sind. Dies zeigt ein von KLINEFELTER u. SALLEY (1946) beschriebener Fall, über den PARKER (1950) aufgrund pathologisch-anatomischer Untersuchungen ergänzend mitteilte, daß es sich um kongenitale Zystennieren bei in anderen Organen nachweisbarer generali-sierter Sarkoidose gehandelt hat.

Häufiger als bei granulomatösen Veränderungen werden Funktionsstörungen bei der *Hyperkalzämie* beobachtet, über die HARRELL u. FISHER (1939) erstmals berichteten. Sie wird bei 5–16% der Kranken beobachtet (MURPHY u. SCHIRMER, 1961; MAYOCK et al., 1963; ABRAMS, 1967; LEBACQ, 1972). Die Hyperkalzämie führt nicht selten zu einer Nephrokalzinose (KLATSKIN u. GORDON, 1953; SCHOLZ u. KEATING, 1956; KRÜCK, 1960). Literatur zu Hyperkalzämie, Nephrokalzinose und Niereninsuffizienz: SCHÜPBACH u. WERNLY, 1943; HOWARD et al., 1949; MARKOFF, 1951; LONGCOPE u. FREIMAN, 1952; DENT et al., 1953; DAVIDSON et al., 1954; LÖFGREN et al., 1957; PLATTNER u. HATAM, 1957; SCHOLZ et al., 1957; CROSNIER et al., 1958; DELLER et al., 1959; SCHOLZ, 1959; RICHTSMEIER, 1959; LÖFGREN u. NORBERG, 1959; GOLDENBERG u. GREENSPAN, 1960; TURIAF et al., 1961; BELL et al., 1961; CARSON u. SOLOMON, 1962; PUTKONEN et al., 1965; SCADDING, 1967; MOELLER, 1968; WINNACKER et al., 1968; LEBACQ, 1972. Die Nephrokalzinose im Rahmen der Sarkoidose wird als rein metastatisch aufgefaßt, obwohl bislang die Möglichkeit der Kombination von metastatischer und dystrophischer Verkal-kung (SCHÜPBACH u. WERNLY, 1953) nicht auszuschließen ist. Soweit nicht eine ausge-dehnte Nephrokalzinose vorliegt, ist die Nierenprognose günstig. Im Verlauf einer akut aufgetretenen Hyperkalzämie kann es zu einer nur kurzfristigen und reversiblen Nierenin-suffizienz kommen (STROBEL u. LOSSE, 1959). Auch UEHLINGER (1955) unterscheidet dise sog. akute Nephrose bei Hyperkalzämie von der Nephrokalzinose, die sich mit und ohne Hyperkalzämie entwickeln und bestehen bleiben kann. Bei der im Gefolge der Nephrokalzinose auftretenden Funktionsstörung der Niere handelt es sich um eine tubuläre Insuffizienz, oft mit Polyurie. Pathologisch-anatomisch sind im Lumen der distalen Tubuli, in den Sammelrohren, in den Tubuluszellen und im Interstitium der Niere Niederschläge von Kalziumsalzen infolge der gleichzeitig bestehenden Hyperkalziurie nachgewiesen worden (Krück, 1960). Im Zusammenhang mit der Hyperkalzämie wird häufig eine Hyperkalziurie beobachtet. Sie ist auch unabhängig von der Hyperkalzämie anzutreffen und wird von Lebacq (1972) mit einer Häufigkeit von sogar 62% und von Selroos (1969) mit 17% angegeben. Eine besondere Neigung zur Nierensteinbildung ist im Gefolge der Hyperkalzämie verständlich. Lebacq (1972) wies bei 13,8% seiner Patienten eine Steinbildung nach, andere Autoren fanden eine geringere Häufigkeit (van Creveld, 1941; Longcope u. Freiman, 1952; Dent et al., 1953; Scholz u. Keating, 1956; Murphy u. Schirmer, 1961). In fast allen Fällen handelt es sich um Kalziumoxalatsteine. Im Zusammenhang mit der Hyperkalzämie wird von einigen Autoren über mehr oder weniger ausgeprägte Weichteilverkalkungen an den Fingern, Zehen und am Ohrknorpel und über Kalkeinlagerungen in der Kornea und Konjunktiva berichtet (Haldiman, 1941; Schüpbach u. Wernly, 1943; Klatskin u. Gordon, 1953; Davidson et al., 1954; Fischer, 1955; Batson, 1961; Scadding, 1967). Bei Kindern ist die Nierensarkoidose selten (McGovern u. Merritt, 1956; Kogut u. Neumann, 1961; Illig u. Fanconi, 1961).

Die Pathogenese der *Störung im Kalziumstoffwechsel,* die zu Hyperkalzämie, Hyperkalziurie und Nephrolithiasis führt, ist noch unklar. Die wesentlichen Hypothesen seien kurz dargestellt: 1. Die Sarkoidose geht mit einer erhöhten Empfindlichkeit gegenüber Vitamin D einher. Folge davon sind eine vermehrte Kalziumresorption im Darm (Bell et al., 1964) sowie ein beschleunigter Kalziumumsatz im Knochensystem (Bell et al., 1967), die zu Hyperkalzämie und dadurch zu vermehrter Ausscheidung von Kalzium über die Nieren mit der Gefahr der Konkrementbildung führen. Es gibt jedoch auch Befunde, die darauf hindeuten, daß primär die renale Kalziumausscheidung erhöht ist und daß die vermehrte intestinale Resorption ein sekundäres Kompensationsphänomen ist (Jackson u. Dancaster, 1965). 2. Die Kalziumstoffwechselstörung bei Sarkoidose entspricht einem Hyperparathyreoidismus infolge einer erhöhten Ansprechbarkeit auf normale Parathormonmengen (Rhodes et al., 1963). Nur in seltenen Fällen ist ein echter primärer Hyperparathyreoidismus mit Epithelkörperchenadenom bei Sarkoidosekranken nachgewiesen worden. Die beiden pathogenetisch unterschiedlichen Situationen – Vitamin D-Hypersensitivität und Hyperparathyreoidismus – zeigen ein unterschiedliches Verhalten gegenüber Steroiden: Prednisolon senkt die Vitamin D-induzierte Hyperkalzämie, hat jedoch keinen Effekt bei Hyperparathyreoidismus.

Eigene Untersuchungsergebnisse (Miller et al., 1970, 1971, 1972) stützen die Hypothese einer Vitamin D-Hypersensitivität nicht, sondern weisen auf komplexe, z.T. gegenläufige Veränderungen des Kalziumstoffwechsels insbesondere in der Frühphase der Erkrankung hin.

Um zu sehen, ob sich Veränderungen des Kalziumstoffwechsels auch bei normokalzämischen Sarkoidosekranken nachweisen lassen, haben wir bei 11 Patienten den Kalziumstoffwechsel mittels einer Doppelisotopenmethode untersucht. Die Versuchspersonen erhielten ^{45}Ca oral sowie ^{47}Ca intravenös. Aus den Messungen der Aktivität im Serum, Urin und Stuhl über 10 Tage, während denen die Patienten sich unter einer berechneten 1 g-Kalziumdiät auf einer Stoffwechselstation aufhielten, wurden unter Zugrundelegung eines 1-Kammermodells der mobile Kalziumpool, die Halbwertszeit sowie die Resorptionsrate für Kalzium bestimmt, woraus dann die Umsatzrate und die Knochenanbaurate berechnet wurden. Die Ergebnisse sind in Tabelle 13 zusammengestellt. Zum Vergleich dienten sechs Kontrollpersonen, bei denen unter klinischen Gesichtspunkten keine Veränderungen des Kalziumstoffwechsels zu erwarten waren. Drei Patienten zeigten keinerlei Auffälligkeiten. Drei Patienten zeigten lediglich eine erhöhte Resorptionsrate, drei weitere Patienten nur eine verlängerte Halbwertszeit. Bei drei Patienten fanden sich weiterreichende Besonderheiten in Form eines vergrößerten mobilen Kalziumpools und zum Teil einer verkürzten Halbwertszeit. Daraus errechnet sich eine erhöhte Umsatz- sowie Knochenanbaurate. Gleichzeitig war bei diesen Patienten die Kalziumausscheidung mit dem Urin und dem Stuhl erhöht (Tabelle 14). Gerade dieser letzte Befund spricht gegen eine Vitamin D-Überempfindlichkeit als Ursache dieser Veränderungen. Nur ein Patient (Nr. 11) wies eine konstante Hyperkalzämie auf. Die beiden Patienten (Nr. 6

Tabelle 13. Ergebnisse des Kalzium-47-Stoffwechseltestes sowie des Kalzium-45-Resorptionstestes bei 11 Patienten mit Sarkoidose sowie bei 6 Kontrollpersonen

Nr.	Pat.	Mobiler Ca-Pool (mg)	T 1/2 (Tage)	Umsatzrate (mg/Tag)	Knochen- anbaurate (mg/Tag)	Intestinale Resorptionsrate (% von 200 mg)
1	E.Gl.	3200	4.37	507	220	45.0
2	M.E.	7380	7.00	730	527	40.5
3	E.F.	4294	3.00	992	806	53.4
4	E.G.	5250	7.50	485	206	32.9
5	E.B.	5590	3.85	1006	726	86.0
6	E.K.	5970	4.10	1009	928	31.0
7	G.S.	5275	7.40	494	249	34.0
8	L.G.	5170	3.20	1120	659	
9	K.K.	8750	2.55	2378	1730	63.0
10	S.K.	8390	5.10	1140	541	45.0
11	R.G.	8670	2.90	2072	1212	54.2
Sarkoidose Mittelwert		6176	4.63	1085	709	48.5%
(Bereich)		(3200–8670)	(2.6–7.5)	(485–2378)	(206–1730)	(31–86%)
Kontrollen (n=6) Mittelwert		6000	4.0	860	600	35%
(Bereich)		(4900–6200)	(2.8–4.4)	(614–995)	(510–940)	(20–50%)

(Nach MILLER et al., 1970)

Tabelle 14. Kalziumausscheidung mit dem Urin und dem Stuhl sowie Serumkonzentration für Kalzium und Phosphat bei 11 Patienten mit Sarkoidose

Nr.	Pat.	Serumkonz. (mg%)		Kalziumausscheidung (mg/24 Std)		
		Ca	P	Urin	Stuhl	Gesamt
1	E.Gl.	10,1–10,5	3,1	112	175	287
2	M.E.	10,5	3,5	180	23	203
3	E.F.	10,7	3,4	100	86	186
4	E.G.	9,6–11,5	3,7	165	114	279
5	E.B.	10,2–10,4	4,3	239	41	280
6	E.K.	9,9	3,9	11	60	71
7	G.S.	10,6	3,2	142	103	245
8	L.G.	10,7	3,3	360	101	461
9	K.K.	10,2–10,5	3,4	515	132	647
10	S.K.	9,9	2,5	482	217	699
11	R.G.	11,6–11,9	2,8	614	245	859
Sarkoidose	Mittelwert			265	118	383
	(Bereich)			(11–614)	(23–245)	
Kontrollen (n=6)	Mittelwert			150	110	260
	(Bereich)			(140–260)	(80–160)	

(Nach MILLER et al., 1970)

und 7), bei denen sich in der Anamnese eine Nephrolithiasis fand, gehörten nicht der Gruppe mit deutlichen Abweichungen im Kalziumstoffwechsel an. Auffällig ist, daß vom Normalkollektiv abweichende Befunde bei sieben von acht Patienten beobachtet wurden, deren klinische Krankheitssymptome weniger als ein Jahr andauerten, während in der Gruppe mit normalen Befunden die Sarkoidose bereits zwei bis neun Jahre bekannt war. Darüber hinaus war jedoch keine Korrelation der Stoffwechselbefunde mit dem klinischen Aktivitäts- bzw. Schweregrad der Sarkoidose zu erkennen.

Die frühere Vorstellung, daß die Ursache der Stoffwechselstörung in einem vermehrten Knochenabbau zu suchen ist, hat sich nicht bestätigen lassen (s. dazu Taupitz, 1970). Ein Zusammenhang von Hyperkalzämie, verstärkter Kalziumrückresorption aus dem Darm und verminderter Ausscheidung von Kalzium im Stuhl wurde in Bilanzuntersuchungen von Hennemann et al. (1954, 1956) und Anderson et al. (1954) nachgewiesen. Eine Überfunktion der Nebenschilddrüse konnte nicht bestätigt werden. Die Parathormonkonzentration, durch Radioimmunassay bestimmt, ist nicht erhöht, eher erniedrigt (Cushard et al., 1972). Da die bei der Sarkoidose anzutreffende Hyperkalzämie ohne Hypophosphatämie auf Kortikoide in der Regel anspricht, kann man aus der Rückbildung der Hyperkalzämie nach Kortikoiden (150 mg über 10 Tage) folgern, daß kein Nebenschilddrüsenadenom und kein sekundärer Hyperparathyreoidismus vorliegt. Für die Differentialtherapie sollen nach Winnacker et al. (1968) 50 mg Cortison/die ausreichen. In Zweifelsfällen können zur differentialdiagnostischen Unterscheidung weitere Funktionsproben (Transbøl u. Halver, 1967) oder der Kalzium-Infusionsschnelltest nach Goldsmith u. Cicarelli (Serebro u. Hall, 1965) herangezogen werden. Ein echter Hyperparathyreoidismus ist bei Sarkoidose als zusätzliche Erkrankung zu werten (Bernstein et al., 1965; Dent u. Watson, 1966; Bernsmeier, 1974). Ein Zusammentreffen von Sarkoidose und Hypoparathyreoidismus wird von Brandt (1964) beschrieben. Auf eine zeitweilige Besserung eines primären Hypoparathyreoidismus durch eine Sarkoidose wird von Joachim (1964) hingewiesen. Die Therapie der Wahl sowohl bei der granulomatösen Veränderung der Niere als auch bei der Hyperkalzämie ist die Medikation von Kortikoiden (Shulman, 1952; Dent et al., 1953; Scholz, 1959; Lebacq, 1972). Nach Kortikoid-Medikation kommt es zu einem Ansteigen der Kalziumelimination durch den Darm, anschließend sinkt der Serum-Kalziumwert ab und schließlich tritt auch eine Normalisierung der Kalziurie ein (s. dazu Taupitz, 1970). Bei Versagen der Kortikoid-Therapie kann ein Behandlungsversuch mit anorganischen Phosphatinfusionen gemacht werden (Thomas, 1969; Bauer u. Karl, 1973): Phosphatpuffer nach Goldsmith 0,081 mol Na_2HPO_4 + 0,019 mol KH_4PO_4 in 1000 ml Aqua dest. pH 7,4 = 311 g Phosphat, Infusion über 6–8 Std. Durch die Phosphatinfusion wird Kalzium nicht vermehrt ausgeschieden, sondern im Körper komplex gebunden. Taupitz (1970) diskutiert u.a. als Ursache des Kalziumstoffwechseldefektes eine zeitweilige Überproduktion von Parathormon und eine dadurch bedingte erhöhte Empfindlichkeit gegenüber Vitamin D oder ein Überwiegen der Parathormonwirkung bei normaler Aktivität der Parathyreoidea durch Einschränkung oder Ausfall der Glukokortikoide, „durch einen Fortfall der Cortison-Komponente als Antagonist gegenüber Parathormon und Vitamin D wäre die Pathogenese des Kalziumstoffwechsels bei Sarkoidose erklärbar".

Lebacq (1972) vermutet aufgrund eigener Untersuchungen, in denen er bei Hyperkalzämie eine Verminderung der Glomerulus- und Tubulus-Funktion nachwies, daß die verminderte tubuläre Reabsorption von Kalzium für die erhöhte Kalziurie verantwortlich ist und daß die hohe intestinale Resorption von Kalzium sekundär als Folge der Hyperkalziurie auftritt. Hartmann u. Lehmann (1973) halten es für möglich, daß ein in der Niere gebildeter Metabolit des Vitamin D_3, das 1,25-Dihydroxycholekalziferol, einen wesentlichen Faktor in der Pathogenese der Hyperkalzämie bei der Sarkoidose darstellt. Lebacq (1972) konnte zeigen, daß bei Verabreichung von 10 000 Einheiten Vitamin

D über 14 Tage bei Sarkoidosekranken im Gegensatz zu einer Kontrollgruppe starke Intoxikationszeichen auftraten. Bei den Sarkoidosekranken kam es gleichzeitig zu einem erheblichen Anstieg des Kalziums und Phosphors im Serum und zu einer verstärkten Hyperkalziurie, wiederum im Gegensatz zu den Befunden der Kontrollgruppe. Weitere Literatur zu Kalzium-Stoffwechseluntersuchungen bei Sarkoidose: BELL u. BARTTER, 1964; BELL et al., 1964; PARFITT et al., 1964; ZOEREN, 1964; JACKSON u. DANCASTER, 1965; DENT u. WATSON, 1966; THOMAS, 1969; LEBACQ, 1970; GOLDSTEIN et al., 1974.

Erwähnenswert ist schließlich noch die Beobachtung, daß bei Sarkoidosepatienten häufiger ein erhöhter *Harnsäurewert* im Serum beobachtet wird (LÖFGREN u. NORBERG, 1959; ZIMMER u. DEMIS, 1966; EWERT, 1970, dort weitere Literatur). Eine *Amyloidnephrose* bei der Sarkoidose wird von MOELLER (1968) beschrieben. Ob hier ein Zusammenhang mit der Sarkoidose besteht, wird erst die weitere Beobachtung zeigen müssen. Bei zwei eigenen Fällen entstand die Amyloidose als Folge einer Bronchiektasie im Rahmen einer Lungenfibrose bei Sarkoidose. Ein Befall des *Hodens* und *Nebenhodens* durch Sarkoidose ist vereinzelt berichtet worden (ALEXANDER, 1939; ROSENTHAL, 1949; LONGCOPE u. FREIMANN, 1952; WINNACKER et al., 1968, dort Beschreibung von 17 Literaturfällen, s. dazu SCADDING, 1967). Ebenso wurden in der *Prostata* und in den *Samenblasen* vereinzelt Granulome nachgewiesen (s. dazu FRESEN, 1958).

5.12. Gastrointestinaltrakt

Manifestationen im Bereich des Magen-Darm-Kanals werden nur vereinzelt beobachtet. Über einen Befall des *Oesophagus* bei einem Patienten mit generalisierter Sarkoidose und röntgenologisch nachweisbaren Irregularitäten im distalen Abschnitt der Speiseröhre und histologischer Sicherung aus diesem Bereich berichten POLACHEK u. MATRE (1964). Die erste Beobachtung einer Sarkoidose des Oesophagus stammt von KERLEY (1948). SIEGEL et al. (1961) sowie COOK et al. (1970) haben weitere Fälle beschrieben, bei denen eine Dysphagie im Vordergrund der Beschwerden stand (s. auch SCHMIDT, 1957).

Eine Sarkoidose des Magens wurde zunächst zufällig bei Obduktionen von Fällen generalisierter Sarkoidose festgestellt (SCHAUMANN, 1936; NAUMANN, 1938; KULKA, 1950). Es folgten dann Berichte über Operationsbefunde bei Patienten mit bekannter Sarkoidose, die unter dem Verdacht eines Magenkarzinoms operiert wurden (OPPENHEIM u. POLLACK, 1947; ORIE et al., 1950; LÖFGREN, 1953; PEARCE u. EHRLICH, 1955; SCHERER u. UPPLEGGER, 1967). Ebenso wurden bei Laparotomien Sarkoidosen des Magens nachgewiesen (MORAN, 1948; SIRAK, 1954; ALLEN et al., 1956; MCLAUGHLIN et al., 1961; HÜSSELMANN et al., 1969). PALMER (1958) fand durch routinemäßig durchgeführten Magensaugbiopsien bei 6 von 60 an Sarkoidose erkrankten Patienten epitheloidzellige Granulome in der Magenschleimhaut. Diese Patienten waren klinisch beschwerdefrei. Über gastroskopische und histologische Befunde der Magenschleimhaut bei Sarkoidosekranken, die über Dyspepsien klagten, berichten SCOTT et al. (1953) und MCKUSICK (1953). Weitere Beobachtungen stammen von JESSING (1943), OBIDITSCH-MAYER (1958), HOCHULI (1959), LEBACQ u. GOSSART (1969), NATHAN et al. (1960), LEVERE (1962), SILVERMAN et al. (1964), BARRÉ et al. (1966).

Mitteilungen über isolierte epitheloidzellige Granulome in der Magenschleimhaut ohne Hinweis auf eine weitere Organbeteiligung geben keinen Anlaß, daraus die Diagnose einer Sarkoidose abzuleiten (JESSING, 1943; GORE u. MCCARTHY, 1944; GUIBERT, 1947; BAUER, 1951; APPELL et al., 1951; ECKSTEIN u. PARKER, 1958; KOSSMANN, 1959; HILLER, 1962; BAARDSEN, 1967; KETTNER et al., 1971). Zu berücksichtigen ist allerdings, daß sich mitunter eine generalisierte Sarkoidose bereits zurückgebildet haben kann, wenn ein typischer Magenbefund festgestellt wird. Dies zeigt der von Schmidt (1971) beschriebene Fall, bei welchem 20 Jahre vor Nachweis der Magensarkoidose eine Sarkoidose des Hilus, der Lungen und der Milz aufgetreten war. Die Röntgenaufnahme des Thorax zeigte im Untersuchungszeitpunkt nur geringe Residuen der 20 Jahre früher beobachteten Sarkoidose. Röntgenologisch wurde ein Ulkus im Bereich der subkardial gelegenen grobknolligen Magenwandverdickungen nachgewiesen und als malignomverdächtig angesehen. Die Magenschleimhautbiopsie ergab an acht Entnahmestellen epitheloidzellige Granulome; die nachfolgende Operation und histologische Untersuchung bestätigten die Diagnose Sarkoidose. Eine gute Literaturübersicht über die Sarkoidose des Magen-Darm-Kanals gibt Liehr, 1969, 1971).

Die klinische Symptomatik mit Inappetenz, epigastrischen Beschwerden, Übelkeit und Brechreiz ist uncharakteristisch, gelegentlich ist okkultes Blut im Stuhl nachzuweisen. Zuweilen treten Beschwerden aufgrund einer beginnenden Stenosierung auf. Über die sehr seltene massive Magenblutung bei einer Sarkoidose des Magens, die vereinzelt auch mit einem Ulkus kombiniert ist, berichten Blum u. Mitchell (1952), Ramirez et al. (1964), Barré et al. (1966), Scherer u. Upplegger (1967) und Schmidt (1971). In nahezu allen Mitteilungen wird eine Anazidität, weniger häufig eine Subazidität und nur selten eine Normazidität des Magensaftes angegeben.

Von Lorber et al. (1954) wurden 21 Sarkoidosekranke ohne Hinweise auf eine Magenbeteiligung einer eingehenden Röntgenuntersuchung des Magen-Darm-Kanals und des Dickdarms unterzogen, um Hinweise auf röntgenologische, durch die Sarkoidose bedingte Veränderungen zu finden. Bei 3 Fällen konnten die Autoren ein Duodenalulkus nachweisen, in keinem Fall darüber hinausgehende Befunde, die eine Sarkoidose wahrscheinlich machten. Erst in späteren Jahren wurden die durch die Sarkoidose hervorgerufenen röntgenologisch nachweisbaren Veränderungen bekannt, die sich als Ulkus, als Wandinfiltration im Sinne der Linitis plastica, als Peristaltikverlust bei enggestelltem Magenausgang mit Entleerungsverzögerung und/oder Bulbusformierung sowie als Polyposis darstellen und nahezu ausschließlich das distale Drittel des Magens mit dem Antrum betreffen. Auch wulstige, starre, faltenartige Formationen der Schleimhaut, Füllungsdefekte und ein Abbruch der Schleimhautfalten wurden beobachtet. Diese Befunde erklären im Zusammenhang mit der häufig festgestellten Anazidität, warum ein Teil der Patienten unter der Diagnose eines Malignoms operiert wurde. Liehr (1969) hat die in der Literatur mitgeteilten Befunde unter dem differentialdiagnostischen Gesichtspunkt eines Karzinom- oder Ulkusmagens zusammengestellt. Dabei zeigt sich, daß 37% der Fälle ohne pathologischen Befund einhergingen, weitere 37% jedoch als Karzinom und 26% als Ulkus erschienen.

Mikroskopisch wurden Granulome in der Mukosa, in der Submukosa, aber auch in der Magenmuskulatur und in der Serosa nachgewiesen (Orie et al., 1950). Markroskopisch fanden sich wulstige, starre und samtartige Schleimhautveränderungen ohne spiegelnden Reflex bei der Gastroskopie, auch mit Einengung der Pylorusregion. Sirak (1954) berichtet über eine diffuse Entzündung der Magenschleimhaut. Die gastroskopische Sicherung der Diagnose mit Probexzision aus der Magenschleimhaut ist daher in den Fällen angezeigt, die röntgenologisch suspekt erscheinen, zumal die Röntgendiagnostik oft nicht zu einer Differenzierung zwischen Sarkoidose und maligner Veränderung beitragen kann. Zusammengefaßt stellen sich die Veränderungen bei der Magensarkoidose wie folgt dar: 1. Granulomatose der Magenschleimhaut ohne klinische Symptome. 2. Granulomatose der Magenschleimhaut in Kombination mit Ulkussymptomatik. 3. Granulomatöse Infiltration im distalen Magenbereich, oft verbunden mit Pylorusobstruktion, eine Linitis plastica oder einen polyzyklischen Antrumtumor vortäuschend.

Bei stenosierenden Prozessen muß operiert werden. In den anderen Fällen führt die

Kortikoidtherapie, trotz früherer negativer Erfahrungen, in ausreichender Dosierung und Zeitdauer der Behandlung zu einer oft vollständigen Rückbildung (s. dazu HÜSSELMANN, 1969; SCHMIDT, 1971).

Eine Stenose des *Bulbus duodeni* durch sarkoidale Lymphknoten und ein Übergreifen des Prozesses auf die Duodenalwand mit entzündlich-tumorösen Veränderungen auch des Pankreaskopfes wurde von YASARGIL et al. (1965) beschrieben. Ob es sich um eine echte Sarkoidose gehandelt hat, erscheint bei dem lokalisierten, isolierten Prozeß ohne Hinweise auf eine weitere Organsarkoidose nicht ausreichend geklärt. In seltenen Fällen werden epitheloidzellige Granulome vom Oesophagus bis zum Dickdarm beobachtet (NATHAN et al., 1960; BARRÉ et al., 1966).

Eine den Kriterien der Diagnostik entsprechende Erkrankung des *Dünndarms* durch Sarkoidose ist bislang nicht bekannt (s. dazu SCADDING, 1967). Operationsbefunde mit histologischem Nachweis von epitheloidzelligen Granulomen liegen von WILLIAMS u. NICKERSON (1935), WATSON et al. (1945), COWDELL (1954) und ROBINSON u. ERNST (1954) vor. Alle diese Berichte geben jedoch keine Information über das Vorliegen weiterer Organherde. Es dürfte sich wahrscheinlich nur um „sarcoid-like-lesions" handeln, wie diese auch bei anderen Erkrankungen und insbesondere bei der Ileitis regionalis Crohn beobachtet werden. Letztere Erkrankung lag in zwei Fällen von WILLIAMS und NICKERSON vor. Die Differentialdiagnose gegenüber dem Morbus Crohn ist hinsichtlich der Diskussion einer möglichen gleichen Pathogenese von besonderem Interesse. PHILIPPEN (1973) stellt die Beziehung des Morbus Crohn und der besonders bei der akuten Sarkoidose häufigen polyarthritischen Symptome, der Uveitis, Iridozyklitis und des Erythema nodosum zu den Immunkrankheiten besonders heraus. Von HARTWEG u. FAHRLÄNDER (1971) wird auf die pathogenetischen Beziehungen des Morbus Crohn zur Sarkoidose, insbesondere auf die bei beiden Krankheiten möglichen positiven Keim-Reaktionen (MITCHELL et al., 1970) hingewiesen (s. dazu Abschnitt „Immunologie"). Weitere Publikationen zu den Beziehungen zwischen regionaler Ileitis und Sarkoidose s.: WATSON et al. (1945), MORLAND (1947), DALLORSO u. HOJMAN (1956), JANBON u. BERTRAND (1958), PHEAR (1958), NEUBERT (1946), FAHIMI et al. (1963), WADINA u. MELAMED (1966), PRESENT et al. (1966), WILLIAMS (1964, 1965, 1969), SCADDING (1967), KETTNER et al. (1971).

Daß mehrere Krankheiten, so eine seit längerer Zeit beobachtete Colitis ulcerosa, ein Karzinom des terminalen Ileums und eine Sarkoidose mehrerer Organe nebeneinander vorkommen können, wird von JALAN et al. (1969) berichtet.

Isolierte Herde in der *Appendix* wurden von SHEINFELD u. RUBINOW (1964) und MACLEOD et al. (1965) nachgewiesen. Offensichtlich handelt es sich hierbei aber ebenfalls um „sarcoid-like-lesions". Eine sichere Sarkoidose des Dickdarms ist ebenfalls nicht beschrieben. Zwar liegen Berichte über den histologischen Nachweis von epitheloidzelligen Granulomen im *Kolon* vor (RAVEN, 1949; MacFARLAND, 1955; GOUREVITCH u. CUNNINGHAM, 1959), jedoch ohne Nachweis weiterer Organmanifestationen. Lediglich die Mitteilungen von LENARTOWITZ u. ROTHFELD (1930), COTTER (1939) und RICKER u. CLARK (1949, Fall 16) über den autoptischen Nachweis eines Befalls des Intestinums bei generalisierter Sarkoidose sind als echte Beteiligung des Darmes im Sinne der diagnostischen Kriterien anzusehen. Über einen histologisch bestätigten Fall des Rektums berichten BARRÉ et al. (1966).

Der von LLOYD-DAVIES u. FORBES (1965) mitgeteilte isolierte granulomatöse Prozeß der *Gallenblase* ohne weitere Organherde ist ebenfalls nicht als Sarkoidose anzusprechen. Über eine Sarkoidose des *Peritoneums*, zum Teil mit Aszitesbildung, liegen Publikationen vor von ROBINSON u. ERNST (1954), BECKER u. COLEMANN (1961), WONG u. ROSEN (1962) und PAPOWITZ u. LI (1971). Über eine Sarkoidose der Zunge berichten TILMANN (1964) und TILMAN et al. (1966).

5.13. Knochen und Gelenke

Da im Handbuch der Medizin. Radiologie V/2, die Ostitis multiplex cystoides (Jüngling) unter dem Abschnitt B II, 2 von Bürgel u. Bierling abgehandelt wird, kann der folgende Abschnitt als Ergänzung angesehen werden.

Die erste Beschreibung von *Knochenveränderungen* bei Lupus pernio stammt von Kreibich (1904). Bereits 1902 hatte Kienböck die gleichen Veränderungen beschrieben, sie jedoch der Syphilis zugerechnet. Auf die erste ausführliche Beschreibung der knöchernen Veränderungen und die Namensgebung durch Jüngling (1919) wurde bereits im Abschnitt „Historische Entwicklung" hingewiesen. Schaumann (1918, 1926) gab den ersten Bericht über die pathologisch-anatomischen Veränderungen und wies auf einen Befall auch der *Sehnenscheiden* hin. Fleischner (1924), Jüngling (1928), Nielsen (1934), Holt u. Owens (1949) sowie Stein, Israel u. Sones (1956) beschrieben detailliert die röntgenologischen Befunde der Knochenbeteiligung. Von zahlreichen Autoren wurden knöcherne Veränderungen gehäuft bei gleichzeitiger Hautbeteiligung, insbesondere bei Lupus pernio, beobachtet (Martenstein, 1924; Kissmeyer, 1932; Gravesen, 1942; Gilg, 1955; Stein et al., 1956; James, 1959). In späteren Untersuchungen konnte eine häufigere Knochenbeteiligung bei gleichzeitiger Hautsarkoidose nicht bestätigt werden. Ebenso war eine Korrelation zwischen Hyperkalzämie und Röntgenbefunden nicht aufzustellen (Scadding, 1967; Baltzer et al., 1970).

Die Angaben über die Häufigkeit schwanken erheblich und sind abhängig von den Untersuchungsmethoden und dem jeweiligen besonderen Interesse des Untersuchers. Es wird eine Frequenz knöcherner Veränderungen zwischen 2,2% (Cowdell, 1954) und 63% (Lebacq, 1966) angegeben. Die Häufigkeit sarkoidaler Zysten soll zwischen 5 und 25 % (Baltzer et al., 1970) bzw. 1,4 und 28 % (James, 1973) liegen. Weitere Angaben dazu s. Löffler u. Behrens (1956), Scadding (1967). Für die großen Differenzen gibt es mehrere Erklärungen. In der Frühzeit wurden vorwiegend solche Fälle beobachtet, die mit klinischen Symptomen, insbesondere mit Hautveränderungen wie Lupus pernio u.a., kombiniert waren. Die Häufigkeit des Knochenbefalls ist bei fortgeschrittenen und chronischen Erkrankungen höher als beim akuten Verlauf oder solchen Kranken, bei denen die Diagnose zufällig, z.B. durch eine Röntgenreihenuntersuchung, gestellt wird. Eine Unterscheidung in akuten und chronischen Verlauf, wie sie James (1973) für die Therapieentscheidung vorgeschlagen hat, ist auch für die Häufigkeitserwartung des Knochenbefalls sinnvoll. Wenn in eigenen Untersuchungen auch beim Löfgren-Syndrom in 6% „Zysten" gefunden werden, so ist damit keineswegs bewiesen, daß es sich um sarkoidale Zysten handelt. In einer vergleichenden Studie haben Baltzer et al. bei 338 Sarkoidosekranken nur in 5% Zysten nachgewiesen, während bei einer Kontrollgruppe von 342 Personen in 8% Zysten am Handskelett gefunden wurden (1970, 1971a u. b). Es bleibt die Frage offen, ob es sich um echte sarkoidale Zysten handelt oder ob eine Vielzahl von Ursachen, z.B. gehäufte Mikrotraumen u.a. für deren Ausbildung verantwortlich zu machen ist. In einem nicht ausgelesenen Krankengut von Sarkoidosepatienten kann man mit bis zu 5% Zysten im Handskelett rechnen (Bouvier et al., 1972). Da die meisten zystischen Veränderungen bei Sarkoidosepatienten ohne klinische Beschwerden einhergehen und im allgemeinen nur durch eine systematische Durchuntersuchung entdeckt werden, ist eine Probeexzision oft nicht indiziert. Systematische Röntgenuntersuchungen aller Skelettbereiche ohne strenge Indikation sind nicht durchgeführt worden und werden sich auch in der Zukunft nicht durchführen lassen. Für die Diagnostik spielt die Ostitis cystoides Jüngling sicher keine wesentliche Rolle mehr.

Der pathologisch-anatomische Grundprozeß ist gekennzeichnet durch eine Verdrängung der Spongiosa durch Granulationsgewebe. Er beginnt in der Metaphyse. Die epitheloidzelligen Granulome finden sich zunächst zwischen den Trabekeln im Knochenmark, dann kommt es zu einer Rarefizierung der Trabekel durch Resorption. Gleichzeitig werden auch Granulome in den Haversschen Kanälen beobachtet. SCHAUMANN hat 1918 und 1936 die Verdrängung und Zerstörung des Knochenmarks eingehend beschrieben. Immer steht die Osteolyse im Vordergrund, gelegentlich von einem verdichteten reaktiven Randsaum umgeben (BERK u. BROWER, 1964), vor allem in der Ausheilungsphase. Die Gelenke selbst bleiben bei diesem Prozeß im allgemeinen frei. Lediglich bei gelenknahen Veränderungen können diese einmal auf das Gelenk selber übergreifen. Periostreaktionen, außer bei Kindern, und Sequester treten nicht auf.

Die *Ostitis multiplex cystoides* bevorzugt das 2. und 3. Lebensjahrzent, kommt aber auch in den höheren Altersgruppen vor. Vereinzelt wurden auch bei Kindern typische knöcherne Veränderungen beschrieben (WEYERS, 1956; BEHREND, 1972; BASICEVIC et al., 1972). Am häufigsten werden die osteolytischen Prozesse in den *kleinen Knochen der Hände und Füße*, besonders in den Endphalangen, beobachtet (LEITNER, 1949; LÖFFLER u. BEHRENS, 1956; SCADDING, 1967). Schon frühzeitig wurde über Herde in den langen Röhrenknochen (NICKERSON, 1937; JORDON u. OSBORNE, 1937; REISNER, 1944; BLOCH, 1907; LONGCOPE u. FREIMAN, 1952), im *Nasenbein*, im *Kieferknochen* und im *Schädel* (KLINGMÜLLER, 1907; FLEISCHNER, 1924; HUDELO et al., 1925; JÜNGLING, 1928; HERSKOVITZ, 1937; GRAVESEN, 1942; NIELSEN, 1934; POSNER, 1942; POE, 1943; KALMANN u. MALLETT, 1954; BLATT et al., 1958; TIERSTEIN et al., 1961; OLSEN, 1963; LEHMANN, 1963; NOU, 1965; TURNER u. WEISS, 1969; BONAKDARPOUR et al., 1971) berichtet.

Durch *Sternalpunktion* wiesen DRESSLER (1938), GORMSEN (1948) und LARSSON u. FRANZEN (1952) epitheloidzellige Granulome im Knochenmark nach. Über Veränderungen an den knöchernen Rippen berichten NICKERSON (1937), HOLLISTER u. HARREL (1941) und RUBIN u. PINNER (1944). Obwohl durch die Sarkoidose bedingte Veränderungen der *Wirbelsäule* aus Autopsiebefunden schon lange bekannt sind, werden Wirbelsäulenveränderungen während des Lebens nur selten diagnostiziert (RODMAN et al., 1959; GOBBAR et al., 1961; ZENER et al., 1962; BERK u. BROWER, 1964). BOUVIER et al. (1972) haben acht Fälle von Wirbelsäulenbefall aus der Literatur zusammengestellt. Die Zwischenwirbelscheiben können dabei beteiligt und erniedrigt sein. Eine winkelige Kyphose durch Zusammenbruch des 11. Brustwirbelkörpers wurde von GOBBAR et al. (1961) beschrieben. Beschwerden durch die Beteiligung der Wirbelsäule äußern sich zumeist in Form einer Lumbalgie oder Dorsalgie. Die von ROBERT (1949) sowie FOURESTIER u. ROBERT (1949) publizierten Wirbelsäulenveränderungen sind mangels histologischer Befunde nicht als Sarkoidose bewiesen. UEHLINGER u. WURM (1976) geben eine Übersicht zur Sarkoidose des Beckens.

Die *klinische Symptomatik* ist von der Lokalisation und Ausdehnung der knöchernen Veränderungen abhängig. In den meisten Fällen bestehen keine Symptome. Bei stärkeren Veränderungen im Bereich der Phalangen und der Metakarpalia findet sich eine mehr oder weniger stark ausgeprägte Weichteilschwellung, die mitunter eine livide Verfärbung zeigt. Bei Prozessen in den Fingerendgliedern läßt sich vereinzelt eine Akroosteolyse nachweisen. Bei stärkeren Weichteilschwellungen und wenn der Prozeß in Gelenknähe sitzt, können Schmerzen auftreten. Bei gröberen knöchernen Veränderungen mit Resorption der befallenen Knochenanteile kommt es zu Deformitäten und selten zu pathologischen Frakturen. Werden die Sehnenscheiden befallen, treten Schmerzen häufiger als bei den Knochenmanifestationen auf. Über ein Karpal-Tunnel-Syndrom infolge Sarkoidose berichten SHAMBAUGH et al. (1964). Multilierende Formen der Ostitis cystoides beobachteten FLEISCHNER (1924), HOLT u. OWENS (1949), LONGCOPE u. FREIMANN (1952), DELEU u. TYTGAT (1964). BRUN et al. (1966) berichten über eine Sarkoidose der Wirbelsäule und der Iliosakralgelenke unter dem Bild eines tuberkulösen Abszesses. Histologisch lassen sich ossäre Veränderungen häufiger nachweisen, zumal Prozesse, die nicht zu einer größeren Osteolyse führen, im Röntgenbild nicht darstellbar sind. Es wurde bereits darauf hingewiesen, daß keine Korrelation zwischen Serumkalziumspiegel, Phosphatase-Aktivität und Knochenmanifestationen besteht (weitere Angaben s. „Röntgenbefunde"). Die Prognose der bisher genannten Knochenmanifestationen ist günstig. In vielen Fällen treten Spontanheilungen ein. Nur selten werden operative Maßnahmen notwendig werden. Die zystenartigen Veränderungen lassen sich oft auch nach Ausheilung noch feststellen. Histologisch findet sich dann eine mit fibrösem Bindegewebe ausgekleidete Höhlenbildung. Die Kortikoidtherapie kann die Schmerzsymptome und den Verlauf günstig beeinflussen.

Von besonderem Interesse ist die *Gelenkbeteiligung* der Sarkoidose. Scadding (1967) unterteilt sie in 4 Gruppen:

1. Febrile Arthropathie mit und ohne Erythema nodosum beim Löfgren-Syndrom. Es war lange unklar, ob es sich bei dieser Arthritis um eine sarkoidale Arthritis handelt (Ferguson u. Paris, 1958; Bouvier et al., 1972). Durch zahlreiche Probeexzisionen wurde inzwischen bewiesen, daß in diesen Fällen eine granulomatöse Synovialitis vorliegt, wie dies häufig vermutet wurde.

2. *Rekurrierende febrile Arthralgie,* über die Moreau (1949) und Ridley (1957) berichteten. Wir möchten diese Form der ersten Gruppe zuordnen in der Annahme, daß es sich um Rezidive einer akuten Verlaufsform handelt. Wir werden in dieser Meinung dadurch bestärkt, daß die zwei von Moreau beschriebenen Fälle jeweils beim ersten und zweiten Schub ein Erythema nodosum hatten.

3. Begleitende *Gelenkbeteiligung bei Knochenmanifestation.* Liegen die Granulome in den Köpfchen der Fingerglieder und ist der Prozeß ausreichend groß, kann ein Einbruch in das Gelenk und dadurch eine Mitbeteiligung auch des Gelenks selbst erfolgen. Dabei werden gelegentlich Erosionen im Bereich der Interphalangealgelenke beobachtet (Moyer u. Ackerman, 1950). Solche Befunde führen wegen ihrer Ähnlichkeit mit der chronischen Polyarthritis mitunter zu differentialdiagnostischen Schwierigkeiten, zumal auch eine seltene Koinzidenz beider Erkrankungen vorkommt.

4. *Chronische sarkoidale Arthritis.* Bei dieser Form der Gelenkbeteiligung stehen Schwellungen und Schmerzen in den betroffenen Gelenken im Vordergrund des klinischen Bildes. Die Erkrankung kann über mehrere Jahre rezidivierend verlaufen und die großen und kleinen Gelenke einbeziehen. In den meisten Fällen liegt nur eine Synovialitis mit bioptischem Nachweis epitheloidzelliger Granulome vor. Röntgenologische Veränderungen an den Gelenken wurden nur vereinzelt beobachtet (s. dazu Pavelka et al., 1969; Behrend, 1972; Basicevic et al., 1972). In wenigen Fällen können schwere Gelenkdeformierungen und Zerstörungen auftreten, die operative Maßnahmen erforderlich machen (Behrend, 1972; Djuric, 1974). Bei vielen früher berichteten tuberkulösen Rheumatismen (Morbus Poncet) dürfte es sich um Sarkoid-Arthritiden (Kaplan, 1963) gehandelt haben. Bei Kindern kann die chronische Arthritis der Sarkoidose einen Morbus Still imitieren (Abb. 19a u. b). Über Arthritiden bei Kindern berichten Burman u. Mayer (1936), Zweifel (1946), Castellanos u. Galan (1946), Sokoloff u. Bunim (1959), Putkonen et al. (1965) und Bautista (1970), North (1970). Weitere Literatur zur Gelenksarkoidose: Turek (1953), Knutsson (1959), Kaplan (1960), Camus u. Rameaux-Vareille (1960), Williams (1961), Massias u. Paolaggi (1963) Guérin (1963), Bianchi u. Keech (1964), Davis u. Davis (1964, Anholt u. Roberts (1965), Kozicka-Polakowa (1965), Hendrix (1966), Scadding (1967), Behrend u. Behrend (1969), Baltzer et al. (1971), Djuric u. Basicevic (1974).

Die röntgenologischen Veränderungen der Knochen- und Gelenkmanifestationen werden im Abschnitt „Röntgendiagnostik" besprochen.

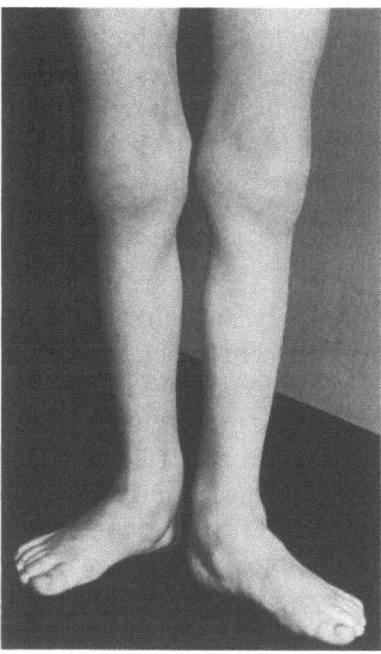

Abb. 19a. 5jähriger Junge mit Schwellung beider Fuß- und Kniegelenke infolge einer Sarkoidose-Arthritis

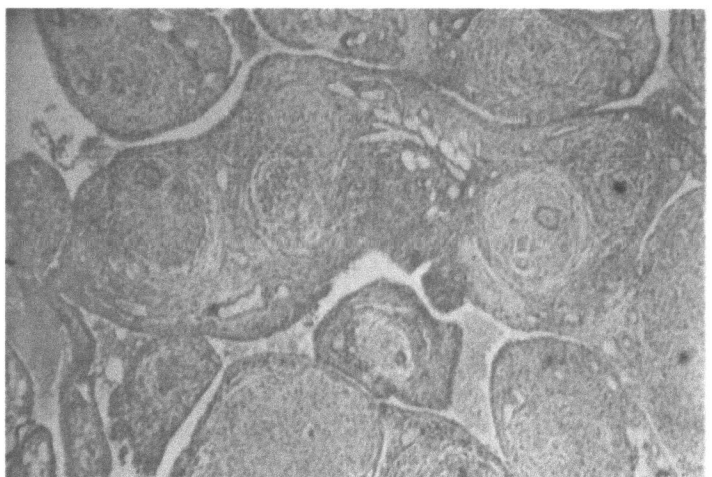

Abb. 19b. Gleicher Patient wie Abb. 19a. Epitheloidzellige Granulome mit Langhansschen Riesenzellen in der Synovia des Kniegelenks

5.14. Skelettmuskulatur

Die Angaben über einen Befall der quergestreiften Muskulatur differieren erheblich. Nachdem in früheren autoptischen Untersuchungen bei 1,2% der Obduktionen positive histologische Befunde erhoben wurden und LÖFFLER u. JACCARD (1948) noch der Ansicht waren, daß der Muskelbefall außerordentlich selten sei, wiesen MYERS et al. (1952), POWELL (1953) und WALLACE et al. (1958) darauf hin, daß fast in der Hälfte der Fälle die quergestreifte Muskulatur mit betroffen sei. UEHLINGER (1955) nimmt aufgrund bioptischer Untersuchungen einen Muskelbefall bei 20–25 % der Fälle an.

In frühen Stadien der Erkrankung findet sich histologisch das Bild einer interstitiellen Myositis mit typischen epitheloidzelligen Granulomen. Klinisch macht die mehr oder weniger ausgeprägte Polymyositis oft keine Erscheinungen. Im weiteren Verlauf kann es aber zu einem chronisch-entzündlich bedingten Untergang der Muskulatur, unter Umständen zu einer hochgradigen Muskelatrophie und letztlich zu einer Myosklerose mit Ersatz des Muskelgewebes durch Narben und Fettgewebe kommen. In diesem Stadium ist das histologische Bild von einer Myositis anderer Genese nicht zu unterscheiden (Erbslöh u. Dietel, 1959; Herrmann u. Reckel, 1969; Jerusalem u. Imbach, 1970). Klinisch kann die Sarkoid-Myopathie als eine mehr oder weniger diffuse myogene Parese mit Tonusverminderung oder Muskelverhärtung, mit spontanen oder bei der Palpation auftretenden Muskelschmerzen und, wenn auch selten, mit Muskelkrämpfen verlaufen. Vereinzelt wird eine Neigung zu Kontrakturen beschrieben. Auch das Bild einer Pseudohypertrophia musculorum kann auftreten. In den meisten Fällen jedoch führt die Absiedlung epitheloidzelliger Granulome in der Muskulatur zu keinen Symptomen. Oft sind die Granulome nur durch eine routinemäßig durchgeführte Biopsie nachzuweisen. Elektromyographische Untersuchungen sind bei ausgedehntem Befall in der Diagnostik hilfreich, wenn die Sarkoidose durch Muskelbiopsie bestätigt wird. Extrem selten ist eine Miterkrankung der Sehnen und Bänder (Sokoloff u. Bunim, 1959). In ausgeprägten Fällen findet sich eine Hypo- oder Areflexie. Von der Muskelsarkoidose ist die granulomatöse Myositis anderer Genese abzugrenzen (Jerusalem u. Imbach, 1970). Crompton u. Mac Dermot (1961) berichten über den autoptischen Befund einer Muskelsarkoidose mit Nachweis epitheloidzelliger Granulome in den Endomysialsepten. Das weist darauf hin, daß der anfänglich interstitielle granulomatöse Prozeß sekundär auf das Muskelparenchym übergreift. Bei klinischem Verdacht ist die Muskelbiopsie unerläßlich. Prädilektionsstellen für die Entnahme sind die Schultermuskeln, Wadenmuskeln sowie die Muskulatur des Oberarmes. Muskelatrophien können Folge einer Beteiligung peripherer Nerven sein oder durch herdförmige Sarkoidoseinfiltrationen des Muskelinterstitiums mit sekundärem Untergang der Muskelfasern hervorgerufen werden (Bock et al., 1966). Die diagnostische Bedeutung einer Probeexzision aus symptomfreier Muskulatur ist gering gegenüber der Bronchoskopie, Mediastinoskopie oder Leberbiopsie.

Weitere Literatur zur Muskelbeteiligung: Mucha u. Orzechowski, 1919, 1921; Sundelin, 1925; Pautrier, 1939; Leitner, 1949; Morin et al., 1953; Powell, 1953; Maurice, 1955; Bammer, 1958; Wallace et al., 1958; Harvey, 1959; Kryger u. Ronnov-Jessen, 1959; Brun, 1961; Crompton, 1961; Ozer et al., 1961; Dyken, 1962; Rithfeld u. Folk, 1962; Ostadal et al., 1963; Weissenbach et al., 1963; Hinterbuchner u. Hinterbuchner, 1964; Bergouignan u. Arne, 1964; Lebacq, 1964; Andersson u. Haga, 1965; Scadding, 1967; Silverstein u. Siltzbach, 1969; Vital et al., 1970; Rudolf, 1971; Douglas, 1972; Hubault et al., 1972; Douglas, 1974.

6. Besondere Verlaufsformen

6.1. Sarkoidose und Tuberkulose

Die Beziehungen der Sarkoidose zur Tuberkulose bedürfen in mehrfacher Hinsicht einer Diskussion:

1. Die in früheren Jahren häufiger geäußerte, jedoch nicht bestätigte Auffassung von der tuberkulösen Ätiologie der Sarkoidose wird im Abschnitt „Ätiologie" besprochen.

Die Sarkoidose wurde in der Bundesrepublik Deutschland auf Empfehlung des Deutschen Zentralkomitees zur Bekämpfung der Tuberkulose als eine besondere Verlaufsform der Tuberkulose angesehen und war als solche bis 1972 meldepflichtig. Seit 1973 besteht diese Meldepflicht nicht mehr, da die tuberkulöse Ätiologie nicht beweisbar war. Daß etwa 30% aller Sarkoidosekranken typische krümelige, verkalkte Hilus- und mediastinale Lymphknoten oder einen verkalkten Primärkomplex aufweisen, entspricht der Erfahrung, daß ein großer Teil der Patienten vor der Erkrankung an Sarkoidose eine Primärtuberkulose überstanden hat (SCADDING, 1960, 1967). Eine positive Tuberkulinreaktion ist ebenso als überstandene tuberkulöse Primärinfektion zu deuten. Eine klinisch manifeste Tuberkulose kann der Sarkoidose in unterschiedlichen Zeitabständen vorausgegangen sein (HIATT, 1948; STORCK, 1948; LEITNER, 1949; EMERSON u. YOUNG, 1956; LIM, 1961; GERMAIN, 1962; PUECH, 1962; LEBACQ, 1964; SCADDING, 1967).

2. Von klinischem und röntgenologischem Interesse sind die im Zusammenhang mit dem Ätiologieproblem immer wieder angesprochenen, „border line cases": Zwischenformen bzw. Intermediärfälle und Übergangsformen, worunter man Krankheitsbilder versteht, die mit ihrer Symptomatik als Bindeglieder zwischen der typischen Sarkoidose und der klassischen Tuberkulose angesehen werden könne. Es handelt sich um Krankheitsabläufe, bei denen sich aus einer Tuberkulose eine Sarkoidose oder seltener eine Sarkoidose aus einer aktiven Tuberkulose entwickelt (KALKOFF, 1950, 1955, 1970; WURM, REINDELL u. FICK, 1963; HAROUTUNIAN et al., 1964; KESSLER u. BEHREND, 1966; REISNER, 1967; BEHREND, 1969). Zum anderen handelt es sich um sog. Zwischenformen, bei denen die Befunde nicht zur Entscheidung ausreichen, ob eine Tuberkulose oder Sarkoidose diesen zugrundeliegt (LÖFFLER u. BEHRENS, 1956; FRESEN, 1958; WURM et al., 1963; WURM et al., 1965, 1969; KESSLER u. BEHREND, 1966; BEHREND, 1969). Die Kenntnis dieser Krankheitsbilder ist aus diagnostischen Gründen nicht ohne Bedeutung. Auch dem erfahrenen Kliniker ist es nicht immer möglich, sich eindeutig nach den zu einem bestimmten Zeitpunkt vorliegenden oder in einem bestimmten Zeitraum sich ändernden Befunden diagnostisch festzulegen. In Anbetracht dieser Schwierigkeiten wurde der Begriff der sog. Übergangs- und Zwischenformen eingeführt.

6.2. Übergangsformen

Nach KALKOFF (1955) und WURM et al. (1963) versteht man unter Übergangsformen solche Krankheitsfälle, die in enger zeitlicher Beziehung eine wechselnde Folge von Tuberkulose und Sarkoidose erkennen lassen. Diese Übergangsformen werden als Folge einer veränderten Reaktionsweise des Organismus aufgefaßt. Nach dem Schrifttum überwiegen die Beobachtungen von Übergängen einer Sarkoidose in eine Tuberkulose. Das klinische und histologische Bild, der Röntgenbefund, das immunologische Verhalten und das jeweilige Ansprechen auf eine differente Therapie können sich im Krankheitsablauf ändern. Der antagonistische Einfluß beider Erkrankungen spricht nach WURM et al. (1963) in diesen Fällen eher für als gegen eine pathogenetische Verwandtschaft. Gelegentlich vollzieht sich der Übergang der Sarkoidose in eine Tuberkulose ohne bemerkenswerte klinische Symptome, manchmal aber auch in Form einer dramatischen und nicht mehr aufzuhaltenden fatalen Generalisation (UEHLINGER, 1945; MÖSCHLIN, 1965). Das Röntgenbild kann völlig gleich bleiben, es können aber auch neue disseminierte Herde oder Kavernen auftreten. Der kulturelle oder biologische Nachweis von Tuberkelbazillen im Sputum oder Magensaft gibt die Berechtigung, die Verdachtsdiagnose des Überganges einer Sarkoidose in eine Tuberkulose zu stellen, wenn die primäre Diagnose einer eindeuti-

gen Sarkoidose entsprechend den Kriterien gesichert war. Problematisch ist die Zuordnung der Fälle, bei denen mehrere Jahre nach abgeklungener Sarkoidose oder bei weiter-
bestehender Sarkoidose eine Tuberkulose hinzutritt. Sie werden teilweise als Übergangsformen, teilweise als zwei verschiedene Erkrankungen angesehen. So berichten einige
Autoren über Sarkoidosekranke, die später infolge einer Miliartuberkulose oder einer
Meningitis tuberculosa ad exitum kamen (JACOBSEN, 1936; HANTSCHMANN, 1939; HOLLI-
STER u. HARREL, 1941; PRUVOST et al., 1941; HAGEN-MEINCKE, 1944; UEHLINGER, 1945;
EHRNER, 1946; BACHMANN, 1947; FREY, 1948; MÜLLER u. PETRAZZINI, 1948; LEITNER,
1949; LÖFFLER u. BEHRENS, 1956; FRESEN, 1958; LÜHE, 1958; SCADDING, 1967).

Der Umschlag einer bisher negativen in eine positive Tuberkulin-Reaktion ist eine
Stütze für die Annahme einer Entwicklung der Tuberkulose aus der Sarkoidose heraus
(HAROUTUNIAN et al., 1964; ISRAEL u. SONES, 1966). Im Verlauf der Behandlung solcher
Tuberkuloseformen kann die Tuberkulinsensitivität sich wieder umkehren, d.h. als Zeichen der Heilung erneut negativ werden. Vereinzelt wurde auch vermutet, daß Übergänge
in eine Tuberkulose Folge einer vorausgegangenen Kortikoid-Therapie seien. Dies mag
in vereinzelten Fällen zutreffen, obwohl der Zusammenhang nur schwierig zu beweisen
sein wird. Die Mehrzahl der Fälle ist jedoch ohne Kortikoid-Therapie in eine Tuberkulose
übergegangen (UEHLINGER, 1945; REISNER, 1967). Nur vereinzelt ist über die Entwicklung
einer Sarkoidose aus einer Tuberkulose berichtet worden (MUIRHEAD, 1938; EDELHOFF,
1940; LINDIG, 1955; JAMES, 1961; WERNER, 1962). Von HAROUTUNIAN et al. (1964) wurde
fünfmal unter 14 Patienten ein Übergang von Tuberkulose in eine Sarkoidose beschrieben.
Bei kritischer Würdigung der sich mit diesem Problem befassenden Publikationen stellt
sich die Frage, ob es sich bei einigen dieser Fälle um Fehldiagnosen gehandelt hat.

6.3. Zwischenformen

Als Zwischenformen sind Krankheitsfälle definiert, die nach der Summe der einzelnen
diagnostischen Kriterien und vor allem nach ihrem klinischen Erscheinungsbild einer
typischen Sarkoidose gleichen, aber in einzelnen oder mehreren Befunden in Richtung
einer Tuberkulose abweichen. Es ist ein Charakteristikum der Zwischenformen, daß
diese Abweichungen Merkmale der Tuberkulose sind. Die nur immer in Richtung Tuberkulose abweichenden Befunde sind vorwiegend immunologischer, bakteriologischer, röntgenologischer und histologischer Natur. Damit sind diese Befunde nicht eindeutig der
einen oder der anderen Krankheit zuzuordnen. WURM (1969, 1972) berichtete u.a. über
zwei Fälle. Der Fall einer Krankenschwester mit röntgenologisch nachgewiesener Kaverne
und histologischem Nachweis von Epitheloidzellgranulomen ohne Verkäsung könnte
anhand der Literaturangaben als Sequestrationskaverne nach UEHLINGER (1955) gedeutet
werden.

Von 27 eigenen Sarkoidosefällen, bei denen anamnestische, klinische und bakteriologische Befunde unterschiedlicher Beweiskraft für eine tuberkulöse Infektion sprachen, wurden sechs als Übergangsformen und 21 als Zwischenformen betrachtet (KESSLER u. BEH-
REND, 1966; BEHREND, 1969). Bei weiteren drei Patienten sind wir aufgrund der vorliegenden Befunde davon überzeugt, daß sich unter stationärer Beobachtung aus einer Sarkoidose eine Tuberkulose und unter tuberkulostatischer Therapie wiederum eine Sarkoidose
entwickelt hat. Bei diesen Patienten konnten im Sputum Tuberkelbazillen kulturell und
biologisch (Typus humanus) nachgewiesen werden. Die vorher negative Tuberkulinreaktion wurde positiv. Unter tuberkulostatischer Therapie wurden Sputum und Magensaft
wieder bazillenfrei und die Tuberkulinreaktion erneut negativ. Röntgenologisch fanden
sich im Beobachtungszeitraum keinerlei Veränderungen des Befundes.

6.4. Gleichzeitiges Vorkommen von Sarkoidose und Tuberkulose

Das gleichzeitige Vorkommen von Sarkoidose und Tuberkulose wird als Doppelerkrankung bezeichnet (LEITNER, 1949; LÖFFLER u. BEHRENS, 1956; FRESEN, 1958; HAROUTUNIAN et al., 1964; WURM et al., 1965; SCADDING, 1967, s. auch DANBOLT, 1948, 1951). Beide Krankheiten verlaufen dabei eigengesetzlich und sollen innerhalb desselben Organs (z.B. Lunge) oder getrennt in verschiedenen Organen auftreten können. Nach WURM et al. (1963) wäre der Beweis echter Doppelerkrankungen ein wichtiges Argument gegen eine Erregergemeinschaft von Sarkoidose und Tuberkulose. WURM äußert nach Auswertung der einschlägigen Literatur Zweifel an dem wirklichen Vorkommen echter Doppelerkrankungen innerhalb eines Organes (z.B. Lunge) und stellt fest, daß vor allem Zwischenformen aufgrund histologischer Befunde fälschlicherweise als Doppelerkrankungen interpretiert werden und daß andererseits aufgrund des autoptischen Nachweises von Kalkherden die Diagnose „Sarkoidose kombiniert mit Tuberkulose" zu Unrecht gestellt wird. Im eigenen Krankengut haben wir Doppelerkrankungen innerhalb eines Organes nicht beobachten können. Wir haben aber drei Patienten mit einer histologisch und durch den Kveim-Test gesicherten Sarkoidose der Lunge untersucht, bei denen zum gleichen Zeitpunkt eine durch Operation histologisch bestätigte Nebenhodentuberkulose und Prostatatuberkulose vorlag. Bei zwei weiteren Kranken bestand ebenfalls eine sichere Sarkoidose mit mehrfacher Organbeteiligung und gleichzeitig eine histologisch gesicherte extrapulmonale Tuberkulose (Koxitis). Ob echte Doppelerkrankungen innerhalb der Lunge vorkommen, wie FAVEZ (1963) berichtet, oder ob es sich hierbei nur um die fälschliche Annahme einer Doppelerkrankung aufgrund einer Fehlinterpretation feingeweblicher Untersuchungsbefunde handelt, steht noch zur Diskussion (WURM et al., 1963). Kasuistische Beiträge der Literatur hat LEITNER (1949) zusammengestellt. VOSSBEIN (1952) berichtet aufgrund pathologisch-anatomischer Befunde über die Kombination der Sarkoidose mit Tuberkulose. Die Kombination einer Sarkoidose mit Tuberkulose der Haut wurde von MARTENSTEIN (1924), JÜNGLING (1919, 1928), JADASSOHN (1934) und KLINGMÜLLER (1907, 1951) beschrieben; eine Knochen-Sarkoidose mit Hauttuberkulose von JÜNGLING (1919, 1928). KOCH (1935) HEYDEN (1935) und VOLK (zit. nach FRESEN, 1958). KÖNN (1957) beschreibt die Übergänge von der klassischen Tuberkulose zur Sarkoidose aufgrund autoptischer Befunde.

6.5. Kombinationen mit und Komplikationen durch andere Krankheiten

Präexistente Lungenveränderungen prädestinieren zu einem zusätzlichen Pilzbefall, der auch bei der Sarkoidose beobachtet wurde (HOLLSTROM, 1945). Die Kombination oder Komplikation der Sarkoidose mit einer Histoplasmose dürfte außerordentlich selten sein. Meist kommt es infolge des ähnlichen histologischen Bildes mit Granulombildung zu diagnostischen Irrtümern. Auch wurde eine gleiche Pathogenese beider Krankheiten vermutet (ISRAEL et al., 1952; IVERSON u. PINKERTON, 1952; SYMMERS, 1956; BULLOCK u. RAY, 1961; BEHREND et al., 1962). Auch die Kokzidiomykose tritt nur selten in Gemeinschaft mit der Sarkoidose auf (ELLIS, 1955; BACHRACH u. ZALIS, 1963). STEINBERG (1958) beschreibt den letalen Ausgang einer Sarkoidose im Stadium der Lungenfibrose durch eine hinzutretende Nokardiose. Alle bisher genannten Kombinationen finden sich jedoch nicht häufiger als es dem Erwartungswert auch bei anderen Erkrankungen entspricht. Auch die Kryptokokkose (Torulosis), die nicht selten als Komplikation einer Lymphogranulomatose oder anderer maligner Erkrankungen auftritt, wurde gelegentlich bei der Sarkoidose beobachtet (CURTIS u. CHIRELLI, 1952; HELLER et al., 1957; LEITHOLD et al.,

1957; Lepow et al., 1957; Bernard u. Owens, 1960). Eine bekannte Komplikation chronischer Lungenerkrankungen ist die Aspergillose. Sie wird in den letzten Jahren häufiger bei der Sarkoidose beobachtet (Fougner u. Gjone, 1958; Adelberg et al., 1961; Scadding, 1967; Trübestein et al., 1972). Wurm berichtet über sechs Sarkoidosefälle mit einer sekundären Besiedlung präexistenter Höhlen bei Lungenfibrose mit Aspergillus fumigatus, von denen nahezu alle an einer Verblutung verstorben sind (Wurm et al., 1968, Wurm, 1972) (Abb. 36a u. b).

Kollagenosen und entzündliche rheumatische Gelenkerkrankungen (chronische Polyarthritis, Spondylitis ankylopoetica) werden bei der Sarkoidose nicht häufiger als sonst in der Bevölkerung angetroffen.

6.6. Pneumokoniosen

Pneumokoniosen kommen bei beruflicher Exposition in Kombination mit einer Sarkoidose vor (Silikose: Humperdinck, 1951; Popper u. Wuketich, 1956; Wieser u. Siegenthaler, 1957; Schröder, 1964; Scadding, 1967; Asbestose: Skavlem u. Ritterhof, 1946; Scadding, 1967; Aluminium-Lunge: Leicher, 1956; Differentialdiagnose zur Berylliose: Lehmann, 1956; Sneddon, 1958; Israel u. Sones, 1959; Scadding, 1967). Ein gehäuftes Zusammentreffen beider Erkrankungen ist nicht bekannt. Differentialdiagnostische Schwierigkeiten ergeben sich mitunter bei der Röntgendiagnostik der Silikose, der Farmer's-Lunge (Tornell, 1946) und insbesondere der Berylliose. Letztere ist histologisch der Sarkoidose nahezu identisch, jedoch durch den spezifischen Hauttest (Patch-Test) auszuschließen.

7. Schwangerschaft bei Sarkoidose

Es besteht heute kein Zweifel mehr, daß sich die Sarkoidose während der Schwangerschaft bei der Mehrzahl der Fälle zurückbildet. In früherer Zeit waren die Auffassungen der einzelnen Autoren unterschiedlich. Überwiegend waren die Autoren jedoch der Meinung, daß die Sarkoidose durch eine Gravidität günstig beeinflußt wird. Vereinzelt wird darauf hingewiesen, daß jegliche wechselseitige Einflüsse fehlen oder daß sogar während der Gravidität Verschlechterungen auftreten. Postpartal besteht nach Ewert (1969) und James (1969) in 50% eine Rezidivgefahr. Daher ist nach der Entbindung eine Röntgenkontrolle des Thorax in dreimonatigen Abständen für die Dauer eines Jahres notwendig. Für die Rezidivneigung dürfte die hormonelle Umstellung durch die post partum erniedrigte Kortikoidproduktion verantwortlich sein. Umgekehrt wird die erhöhte oder die verstärkte Nebennierenrindentätigkeit während der Gravidität als Ursache der Besserung angesehen. Ein negativer Einfluß der Laktation auf die Sarkoidose konnte nicht festgestellt werden (Emmerlich u. Langer, 1970). Einwände gegen eine Fortführung der Schwangerschaft bestehen meist nicht. Eine Indikation zur Interruptio ist im allgemeinen nicht gegeben. Nur in seltenen Fällen bei kardialer oder zentralnervöser Manifestation mag sie einmal notwendig sein (Aykan u. Justowitz, 1950; Bermann, 1951; Donaldson et al., 1951; Russell, 1951; Aikens u. Beckwith, 1955; Löffler u. Behrens, 1956; Drube, 1957; Mayock et al., 1957; Peters u. Spaeth, 1957; Reisfield, 1958; Wurm et al., 1958; Reisfield et al., 1959; Nitschke, 1959; Werner, 1961; Franz u. Wurm, 1962; O'Leary, 1962; O'Donohoe, 1963; Jörgensen, 1963).

8. Immunologie

8.1. Tuberkulinreaktion, delayed type hypersensitivity

Bei der Sarkoidose besteht eine besondere immunologische Situation. Sie wird erst mit der Erkrankung erworben. ZIELER (1909) beschrieb als erster die fehlende Hautreaktion auf Tuberkulin. In der Folgezeit ist dieser Befund einer abgeschwächten oder aufgehobenen Tuberkulinsensitivität immer wieder bestätigt worden (LÖFFLER u. BEHRENS, 1956; LEBACQ, 1964; SCADDING, 1967; SELROOS u.NIEMISTÖ, 1974). Er war der Ausgangspunkt nicht weniger widersprüchlicher Hypothesen in bezug auf die Ätiologie.

Das Fehlen einer positiven *Tuberkulinreaktion* bzw. die verminderte Empfindlichkeit auf Tuberkulin bedeutet nicht, daß Sarkoidosekranke früher keine tuberkulöse Infektion durchgemacht haben. Vielmehr wird auch eine früher positive Reaktion mit dem Auftreten der Erkrankung negativ (KALKOFF u. HÜCK, 1947; WURM, 1963; ISRAEL u. SONES, 1965; TURIAF et al., 1968). Nach unseren Erfahrungen bleibt die Tuberkulinreaktion im Gegensatz zu einigen anderen Berichten auch nach Ausheilung der Sarkoidose meist negativ. Diese Beobachtung steht in Übereinstimmung mit den Ergebnissen der meisten anderen Autoren (ISRAEL u. SONES, 1965; TURIAF et al., 1968). Tabelle 15 zeigt das

Tabelle 15. Ergebnis der Tuberkulinreaktion bei 278 Patienten mit chron. Verlaufsform der Sarkoidose

Tuberkulin-Verdünnung (GT Hoechst)			Positive Reaktion
1:100000 =	0,1 TE	(10^{-5})	3 Pat. = 1%
1: 10000 =	1 TE	(10^{-4})	19 Pat. = 7%
1: 1000 =	10 TE	(10^{-3})	42 Pat. = 15%
			23%
1: 100 =	100 TE	(10^{-2})	47 Pat. = 17%
1: 10 = 1000	TE	(10^{-1})	67 Pat. = 24%
			41%
			Negative Reaktion
1: 10 = 1000	TE	(10^{-1})	100 Pat. = 36%

Verhalten der Tuberkulinreaktion bei 278 Kranken mit primär chronischer Sarkoidose. Bei 77% war die Tuberkulinempfindlichkeit herabgesetzt bzw. aufgehoben, bei 23% war die Reaktion bis 10^{-3} positiv. Bei 130 dieser Patienten wurde 6 Monate und 2 Jahre später eine erneute Kontrolle der Tuberkulinreaktion durchgeführt, dabei ergab sich kein wesentlich anderes Verhältnis. Bei der akuten Verlaufsform (Tabelle 16) ist die Abschwächung der Tuberkulinempfindlichkeit bei Krankheitsbeginn nicht ganz so deutlich ausgeprägt. Wir finden in etwa $^1/_3$ der Fälle noch eine normale oder sogar erhöhte Empfindlichkeit. Sie kann im weiteren Krankheitsverlauf abnehmen, wie wir bei einer Kontrolle von 55 Kranken 8 Wochen und 2 Jahre nach Krankheitsbeginn feststellten. Einzelne Autoren berichten, daß bei Ausheilung einer Sarkoidose oder unter Glukokortikoid-Therapie die Tuberkulinreaktion wieder positiv wurde (PYKE u. SCADDING, 1952). Wir haben auch bei den chronischen Verlaufsformen diese Beobachtung nicht bestätigen können. Auch nach Ausheilung der Erkrankung bleibt die Tuberkulinreaktion nahezu unverändert. Wie häufig man bei der akuten Sarkoidose positive Tuberkulinreak-

Tabelle 16. Ergebnis der Tuberkulinreaktion bei 118 Patienten mit akuter Sarkoidose

Tuberkulin-Verdünnung (GT Hoechst)	Positive Reaktion
$1:100000 = \quad 0,1$ TE (10^{-5})	6 Pat. $= 5\%$
$1: \ 10000 = \quad 1$ TE (10^{-4})	12 Pat. $= 10\%$
$1: \ \ 1000 = \quad 10$ TE (10^{-3})	20 Pat. $= 17\%$
	32%
$1: \ \ \ 100 = \ 100$ TE (10^{-2})	21 Pat. $= 18\%$
$1: \ \ \ \ 10 = 1000$ TE (10^{-1})	24 Pat. $= 20\%$
	38%
	Negative Reaktion
$1: \ \ \ \ 10 = 1000$ TE (10^{-1})	35 Pat. $= 30\%$

tionen nachweisen kann, hängt weitgehend davon ab, ob man diese Untersuchung schon zu Beginn der Erkrankung oder erst Wochen später durchführt. Die häufige Beobachtung einer positiven Tuberkulinreaktion vor Ausbruch der Sarkoidose spricht u.E. dafür, daß diese Störung der Immunreaktion vom verzögerten Typ Folge der Erkrankung ist (Nitter, 1953; Lebacq, 1964; Schulz, 1966). Aus diesen Beobachtungen ergibt sich für die Diagnostik des Einzelfalles, daß eine normale oder sogar erhöhte Tuberkulinempfindlichkeit die Diagnose einer Sarkoidose nicht ausschließt. Bei Verdacht muß die Tuberkulinreaktion nach 4–6 Wochen wiederholt werden.

Über die Ursache der verringerten Tuberkulinempfindlichkeit sind im Laufe der Jahre verschiedene Vorstellungen entwickelt worden. So wurden im Serum oder im Gewebe von Sarkoidosekranken Faktoren vermutet, die einen hemmenden Einfluß auf die Reaktion ausüben sollen. Jadassohn (1934), Anhänger der tuberkulösen Ätiologie der Sarkoidose, prägte den Begriff der „positiven Anergie", worunter er eine aufs höchste gesteigerte Abwehrsituation des Organismus gegenüber den Tuberkelbazillen verstand. Jadassohn u. Martenstein (1921) erklärten die verminderte Tuberkulinempfindlichkeit mit dem Auftreten von Antikutinen, worunter sie gegen Tuberkulin gerichtete Antikörper verstanden. Nachuntersuchungen dieses Problems konnten keine Beziehungen zwischen Antikutinen und einer negativen Tuberkulinreaktion bei der Sarkoidose nachweisen (Magnusson, 1956, s. dazu auch Löffler u. Behrens, 1956; Schmidt, 1969; Chrétien u. Saltiel, 1971).

Die verminderte Tuberkulinempfindlichkeit konnte auch in der Lymphozytenkultur nachgewiesen werden (Cowling et al., 1964; Ricci et al., 1966). 1945 wurde von Chase der Nachweis erbracht, daß die Immunreaktion vom verzögerten Typ (delayed type hypersensitivity oder cell-mediated immunity) eine besondere Form einer an Zellen gebundenen und durch sie übertragbaren Allergie darstellt. Durch experimentelle Untersuchungen gelang es, zwei Lymphozytenpopulationen nachzuweisen, von denen die thymusabhängigen Lymphozyten für die Immunreaktion vom verzögerten Typ verantwortlich sind und als immunkompetente Lymphozyten bezeichnet werden, während die nicht thymusabhängigen Lymphozyten die Grundlage für die Produktion humoraler Antikörper bilden (siehe Kaboth, 1970). Nach Landsteiner und Chase (1942), Chase (1945) sowie Lawrence (1956) kann die Kutanreaktion vom verzögerten Typ isoliert mit Leukozyten übertragen werden. Es ist bekannt, daß auch die Tuberkulinallergie auf Tuberkulin-negative Sarkoidosekranke und auf Tuberkulin-negative Gesunde in gleicher Weise übertragbar ist (Urbach, Sones u. Israel, 1952). Dagegen gelang es bei Tuberkulin-positiven

Empfängern nach Übertragung von Zellen Tuberkulin-negativer Sarkoidosekranker nicht, eine Reaktionsabschwächung zu erreichen. Bei der Sarkoidose ist die Reaktionsfähigkeit vom verzögerten Typ reduziert oder aufgehoben. Diese Patienten sind nicht in der Lage, nach Übertragung immunkompetenter Zellen durch Bildung von *Transfer-Faktor* aktiv eine körpereigene Immunreaktion vom verzögerten Typ auszubilden. Die Reaktion kann auch nicht durch früher angenommene sog. „Antikutine" gestört sein, da eine positive Kutanreaktion vom verzögerten Typ bei passiver Übertragung (unmittelbare lokale Antigentestung innerhalb von 48 Std nach der Zellübertragung) auch bei Sarkoidosekranken positiv ausfällt (BEHREND et al., 1964; BEHREND u. DEICHER, 1965; BEHREND, 1967; KOHOUT, 1967 a, 1967 b, 1971; CHRÉTIEN u. SALTIEL, 1971). LAWRENCE u. ZWEIMAN vermuten, daß eine reduzierte Bildung oder Beeinträchtigung der Funktionsweise der patienteneigenen Transfer-Faktoren für die Reaktion vom Spättyp die Anergie bei Sarkoidosekranken bewirkt (zit. nach BOCK, 1972).

HOYLE et al. (1954) haben bei vergleichenden Untersuchungen der Tuberkulinempfindlichkeit von Patienten mit Sarkoidose, Retikulosen und Leukämien sowie von Kontrollpersonen für Sarkoidose und Retikulosen gleichermaßen signifikant abgeschwächte und weniger häufig positive Tuberkulinreaktionen gefunden. CHASE (1966) diskutiert die Frage, welche Mechanismen für die Zerstörung bzw. die Funktionsausschaltung der immunkompetenten Zellen verantwortlich zu machen sind.

Nach Untersuchungen von FRIOU (1952), SONES u. ISRAEL (1954) sowie LORDON et al. (1968) sind auch die *Kutanreaktionen* gegen eine größere Zahl anderer Antigene (Mumps, Trichophytin, Oidiomyzin, Kandidin, Pertussis und Typhus) bei Sarkoidosepatienten in ihrer Intensität stark herabgesetzt oder negativ (BEHREND et al., 1964). Gegenüber Antigenen der *atypischen Mykobakterien* zeigten Sarkoidosekranke eine besonders stark ausgeprägte Hyporeaktivität und auch bei wiederholten Testungen in verschiedenen Stadien der Krankheitsaktivität blieben die Hautreaktionen gegenüber diesen Antigenen negativ (LORDON et al., 1968).

EPSTEIN u. MAYOCK (1957) untersuchten die Induktion und Auslösung *kontakt-allergischer Reaktionen* in Sensibilisierungsversuchen mit den Kontaktallergenen 2,4-Dinitrochlorbenzol und p-Nitroso-dimethylanilin. Sie fanden bei Sarkoidosekranken eine signifikant erniedrigte Sensibilisierungsquote und -stärke. Über gleiche Befunde berichtet JONES (1967). JAMES (1966) konnte mit einem stärker wirksamen Kontaktallergen (Pentadecylkatechol) bei Sarkoidosekranken im Vergleich zu einer Kontrollgruppe keinen Unterschied im Reaktionsausfall feststellen.

Da zelluläre Immunmechanismen auch bei der Abstoßung von Gewebs- und Organtransplantaten *(Homotransplantationsreaktion)* zugrunde liegen, wurden von LEBACQ (1964) und SNYDER (1964) entsprechende Untersuchungen bei Sarkoidosekranken durchgeführt. Während SNYDER keinen Unterschied zu den Kontrollen fand, stellte LEBACQ eine verlängerte Überlebenszeit eines Hauttransplantates bei einem Sarkoidosekranken fest.

8.2. BCG-Vakzination

LEMMING (1940, 1942), LEIDER u. SULZBERGER (1949) sowie ISRAEL et al., (1950) und andere fanden nach BCG-Vakzination während der Erkrankung an Sarkoidose selten und dann nur vorübergehend eine Erhöhung der Tuberkulinempfindlichkeit. Nach ISRAEL u. SONES (1965) führt auch eine BCG-Impfung nach Ausheilung der Sarkoidose nur selten und dann nur für höchstens 3 Monate zu einer positiven Tuberkulinreaktion. PFISTERER et al. (1954) berichten über das Auftreten einer Sarkoidose nach BCG-Impfung und vier Fällen. Hierbei dürfte es sich um eine zufällige Koinzidenz handeln oder um eine auf die Vakzine zurückzuführende Allgemeinerkrankung („BCG-itis"). Nach Untersuchungen von Jörgensen (1964) und Meyer (1967) spricht jedoch nichts dafür, daß die Ausbildung einer Sarkoidose durch die BCG-Impfung oder durch eine „BCG-itis" begünstigt würde (s. auch Löffler u. Behrens, 1956; Fried u. Genz, 1958; Ellmann u. Andrews, 1959; Behrens, 1961; Oudet u. Roegel, 1962; Brun u. Perrin-Fayolle, 1964; Brun et al., 1964; Sutherland et al., 1965; Scadding, 1967).

8.3. Humorale Antikörper

Die durch aktive Produktion und das Auftreten von Antigen-Antikörperkomplexen gekennzeichnete *Immunreaktion vom Soforttyp* ist dagegen nicht gestört, möglicherweise gegenüber der Norm sogar gesteigert (Sand et al., 1955; Müller et al., 1958; Good et al., 1962). Eigene Befunde über eine im Vergleich zu Gesunden möglicherweise gestörte Synthese von 19S-Antikörpern (Behrend et al., 1964) fanden bislang keine Bestätigung (Persellin et al., 1966). Untersuchungsergebnisse von Mankiewicz (1963) über erniedrigte oder fehlende Titer für phagenneutralisierende Antikörper bei der Sarkoidose konnten nicht bestätigt werden (Bönicke, 1966; Bowman, 1968; Bowman u. Daniel, 1971). Die oft bei der Sarkoidose festzustellende Erhöhung der γ-Globuline deutet ebenfalls auf die normale Antikörperbildung hin. Wie diese Befunde zeigen, besteht bei der Sarkoidose eine umgekehrte Situation wie beim Antikörpermangelsyndrom. Bei diesem ist die Antikörperbildung extrem reduziert, während die Immunreaktion vom verzögerten Typ meist intakt bleibt. Dadurch gewinnt die Erkrankung prinzipielle Bedeutung für Untersuchungen über die Zuordnung von verschiedenen Zelltypen des lympho-retikulären Systems zu verschiedenen Typen und Phasen der Abwehrfunktion. Für die Pathogenese der Sarkoidose könnte diese besondere immunologische Situation grundsätzliche Bedeutung haben.

Mit Hilfe der *quantitativen Immunglobulinbestimmung* läßt sich bei der Sarkoidose eine Vermehrung von IgA und IgM, seltener von IgG nachweisen (Norberg, 1967; Buckley u. Dorsey, 1970; Daddi et al., 1971; Celikoglu et al., 1971; Sharma et al., 1971; Goldstein et al., 1971). Mustakallio et al. (1967) sowie Simecek et al. (1971) fanden IgM besonders im akuten Stadium, IgG und IgA erst im subakuten und chronischen Stadium der Sarkoidose erhöht. Buckley et al. (1966) und Simecek et al. (1971) wiesen eine Erhöhung des Serum-Komplements bei Krankheitsbeginn nach und sehen darin einen Beweis für einen chronisch-infektiösen Prozeß. James et al. (1974) sowie Matsuda u. Tachibana (1974) berichten über eine Vermehrung vor allem von IgG und IgA, weniger von IgM (s. auch Patnode et al., 1966; Turiaf et al., 1968). Goldstein et al. (1974) fanden IgD bei der Sarkoidose normal, bei aktiver Tuberkulose dagegen deutlich erhöht. Insgesamt sind die Ergebnisse der Immunglobulinbestimmung, vor allem, wenn man auch die älteren Arbeiten berücksichtigt (s. Chrétien u. Saltiel, 1971) doch sehr divergierend. Weitere Untersuchungen zur Klärung der Situation sind offensichtlich erforderlich.

Untersuchungen zum Nachweis *humoraler Antikörper* gegen Antigene mykobakterieller Herkunft mit Hilfe der Komplementbindungsreaktion erbrachten ebenso wie Untersuchungen mit der Hämagglutinationsmethode nach Middlebrook-Dubos divergierende Resultate. Vor allem ließen sich Unterschiede zu Tuberkulin-negativen Gesunden nicht nachweisen (Löffler u. Behrens, 1956). Chapman (1961) sowie Chapman u. Speight (1964) wiesen mit der Geldiffusionstechnik im Serum bei 80% der Sarkoidosekranken präzipitierende Antikörper gegen atypische Mykobakterien nach, was von Bickhardt u. Speer (1966) nicht bestätigt werden konnte. Mit Hilfe des Bentonitflockungstests

wiesen WALLACE et al. (1967) bei Sarkoidosekranken die Existenz von tuberkuloseähnlichen Antikörpern in relativ hohen Titern nach. Diese Antikörper waren jedoch γ-Globu-
line (7S), während die Antikörper bei Patienten mit Tuberkulose Makro-Globuline (19S)
sind. Von ATWOOD u. NELSON (1965) wurden Serumproben von Patienten mit Sarkoidose
und von gesunden Kontrollpersonen auf tuberkulostatische Eigenschaften in modifizierter
Tween-Albuminlösung untersucht. Die Autoren vermuten, daß atypische Mykobakterien
bei Sarkoidose eher eine Rolle spielen als Tuberkelbakterien. Mittels der passiven Hämag-
glutination stellten FAVEZ und LEUENBERGER (1972) bei Sarkoidosekranken im Vergleich
zu gesunden Probanden gegen Bestandteile des lymphatischen Gewebes gerichtete zirku-
lierende Antikörper mit signifikant erhöhtem Titer fest.

KUNKEL et al. (1958) sowie MÜLLER et al. (1961) wiesen eine dem *Rheumafaktor* verwandte Komponente der γ-M-Fraktion im Serum von Sarkoidosekranken nach. ISRAEL
et al. (1964), SELROOS (1969) und TURIAF et al. (1970) berichten ebenfalls über positive
Latex- bzw. Waaler-Rose-Titer bei 5–47% der Sarkoidosekranken. JAMES (1964) hält
diese Befunde für unspezifisch. Er beobachtete in keinem Fall bei seinen Patienten einen
positiven Latex- oder Waaler-Rose-Titer. URESKES u. SILTZBACH (1968) konnten bei
aktiver Sarkoidose und insbesondere bei Patienten mit Lungenbeteiligung häufiger einen
positiven Rheumafaktor, über dessen Autoantikörpernatur die Meinungen noch geteilt
sind (Auto- oder Isoantikörper gegen γ-Globulin?), nachweisen und berichten über ein
mit der Besserung parallel gehendes Absinken des Titers und umgekehrt. Hinweise für
eine Autoaggression oder eine Autoimmunisierung (antinukleäre Faktoren, Autoantikör-
per gegen Organgewebe) haben sich bei der Sarkoidose nicht ergeben (DONIACH u. ROITT,
1962, zit. nach SCHMIDT, 1969; MEYER ZUM BÜSCHENFELDE et al., 1965).

8.4. Lymphozytenkultur

In Lymphozytenkulturen werden bei Sarkoidosepatienten im Vergleich zu Kontrollgruppen höhere spontane Transformationsraten zur Blastzelle nachgewiesen, während
die Blastzellbildung nach Stimulation mit Phythämagglutinin gegenüber der Kontrollgruppe deutlich geringer ist (HIRSCHHORN et al., 1964; COWLING et al., 1964; BUCKLEY
et al., 1966; RICCI et al., 1966; SELROOS, 1967; GIRARD et al., 1971; SILTZBACH et al.,
1971; KOHOUT, 1971; NIITU et al., 1974; HORSMANHEIMO, 1974). Unter dem Einfluß
von Kveim-Antigen waren die Ergebnisse unterschiedlich. Es fand sich sowohl eine
Zunahme der Transformationsrate als auch ein Ausbleiben jeglicher stimulierenden Wirkung (COWLING et al., 1964; JAMES, 1966). Unter Einwirkung von Tuberkulin konnte
bei Sarkoidosekranken im Vergleich zu einer Kontrollgruppe keine gesteigerte Blasten-
transformation beobachtet werden (JAMES, 1966).

8.5. RNS-Stoffwechsel

SCHMIDT et al. (1970) untersuchten den Ribonukleinsäure-(RNS)-Stoffwechsel in Mo-
nozytenkulturen mit Hilfe der autoradiographisch meßbaren Einlagerung von ^{3}H-Zytidin
und fanden bei aktiver Sarkoidose eine höhere RNS-Synthese gegenüber einem Ver-
gleichskollektiv. Zugabe von Tuberkulin zur Kultur erhöhte bei Tuberkulin-positiven
Kontrollen die Einbaurate von ^{3}H-Zytidin, während Monozyten von Sarkoidosekranken
diese Reaktion nicht aufwiesen.

In jüngster Zeit wurde verschiedentlich über den Nachweis von zirkulierenden, gegen
das EPSTEIN-BARR-Virus (EBV) gerichteten Antikörpern bei Sarkoidose (herpes-like-virus,

HLV) berichtet. In Sarkoidose-Seren fanden sich wesentlich häufiger hohe Antikörper-Titer als in Kontrollseren (Hirshaut et al., 1970; Naito et al., 1974; Byrne et al., 1974; James et al., 1974; Fleckenstein et al., 1974). Ätiologische Schlußfolgerungen ergeben sich aus diesen Befunden nicht, da das gleiche Agens auch beim Burkitt-Lymphom, bei der infektiösen Mononukleose und bei Karzinomen des hinteren Nasenraumes nachgewiesen wurde.

8.6. Kveim-Reaktion

Das Kveim-Antigen ist eine Suspension von Sarkoidgewebe, die unter Berücksichtigung des Eiweiß-Trockengewichtes standardisiert wird.

Die Arbeiten amerikanischer und skandinavischer Autoren haben dazu beigetragen, daß ein positiver Kveim-Test als ein diagnostisches Kriterium für die Sarkoidose anerkannt wurde. Bei positiver Reaktion entwickelt sich in Abhängigkeit von der Aktivität des Antigens innerhalb von 5–6 Wochen nach intrakutaner Injektion einer standardisierten sarkoidalen Gewebssuspension ein grau-braunes Knötchen von 2–8 mm Durchmesser. Dieses Knötchen muß exzidiert werden. Es zeigt bei der feingeweblichen Untersuchung typische epitheloidzellige Granulome, wie sie dem histologischen Bild der Sarkoidose entsprechen. Die Häufigkeit positiver Reaktionen wird in Abhängigkeit von der Aktivität der Erkrankung mit 75–90% angegeben (Siltzbach, 1964; Lebacq u. Verhaegen, 1965; Rupec u. Behrend, 1967; Hurley u. Bartholomeusz, 1968; Behrend et al., 1966, 1967, 1971, 1974a u. b; Behrend u. Rupec, 1977; Djuric u. Behrend, 1971; Turiaf et al., 1974; Israel, 1974; Slitzbach, 1974; in diesen Publikationen sind Angaben zur älteren Literatur enthalten). Bezüglich feingeweblicher Untersuchungen zur Entwicklung, zur Formalgenese, Histologie und Ultrastruktur des Kveim-Granuloms sei auf neuere Arbeiten verwiesen (Rupec u. Behrend, 1968a u. b; Gusek et al., 1969; Rupec et al., 1970; Gusek u. Behrend, 1971, 1972; Jones Williams et al., 1971; Williams, 1972; Douglas u. Siltzbach, 1974).

Im eigenen Krankengut zeigten 87% der Patienten mit aktiver Sarkoidose eine positive Reaktion, die durch verschiedene Faktoren beeinflußt werden kann (Rupec u. Behrend, 1968c; Behrend u. Rupec, 1967, 1968a, b, c; Siltzbach et al., 1971; Karlish, 1971). Bei gleichzeitiger Kortikoid-Therapie wird der Test im allgemeinen negativ verlaufen, ebenso auch im Stadium der Lungenfibrose, wenn keine aktiven Herde mehr vorliegen (Tabelle 17). Für die Spezifität der Reaktion spricht, daß sie bei Tuberkulose, bei anderen

Tabelle 17. Ergebnisse der Kveim-Reaktion bei Sarkoidose

Sarkoidose	aktiv	aktiv unter Prednisolon	inaktiv
getestet	226	43	39
positiv	87%	5%	0%
fragl. positiv	5%	14%	4%
negativ	8%	81%	96%

Krankheiten und bei gesunden Personen negativ ausfällt (Tabelle 18). Aufgrund eigener Untersuchungsergebnisse mit einer Gewebssuspension aus gesunder Milz, die nach der gleichen Methode wie das Kveim-Antigen hergestellt wurde und mit welcher in keinem Fall eine positive Reaktion erzeugt werden konnte, kann gefolgert werden, daß man bei Sarkoidosekranken wohl nicht von einem „terrain sarcoidique" (Nelson, 1948) sprechen kann.

Tabelle 18. Ergebnisse der Kveim-Reaktion bei Tuberkulose, bei anderen Krankheiten und bei gesunden Personen

Diagnose	Tuberkulose	andere Krankheiten	gesunde Personen
getestet	61	74	37
positiv	—	—	—
fragl. positiv	1	—	—
negativ	60	74	37

Die nicht einheitlichen Untersuchungsergebnisse verschiedener Autoren sind auf bisher nicht definitiv ausgearbeitete Kriterien für die Beurteilung der histologischen Reaktion zurückzuführen. Aus praktisch-klinischen Erwägungen heraus ist eine Einteilung der histologischen Befunde der Kveim-Reaktion in drei Gruppen angebracht:

1. positive Reaktion,
2. negative Reaktion,
3. fraglich positive Reaktion (RUPEC et al., 1968).

Die Häufigkeit falsch positiver Ergebnisse liegt unter 2% (SILTZBACH, 1961; DANBOLD, 1962; SILTZBACH, 1964, 1974; TURIAF et al., 1974). Bei eigenen Untersuchungen haben wir falsch positive Testergebnisse nicht feststellen können. In den letzten Jahren wurde von wenigen Autoren über vereinzelte positive Reaktionen bei Verwendung von zwei bestimmten Antigenzubereitungen bei Erythematodes visceralis disseminatus, bei Morbus Crohn und bei der Lymphogranulomatose berichtet (HURLEY u. BARTHOLOMEUSZ, 1968; MITCHEL et al., 1969, 1970; BRINGEL, 1972; KALDEN et al., 1974; BECKER, 1974; s. dazu auch WILLOUGHBY et al., 1971). ISRAEL u. Goldstein (1971) fanden positive Kveim-Reaktionen bei Lymphadenopathien verschiedener Genese (lymphatische Leukämie, Lymphknotentuberkulose, infektiöse Mononukleose). Von TURIAF et al. (1974) sowie von SILTZBACH u. SARKAR (1974) konnten diese Befunde nicht bestätigt werden.

Die falsch positiven Befunde bedürfen der weiteren Überprüfung und Beobachtung. Von ihnen können möglicherweise Hinweise für ätiologische und pathogenetische Zusammenhänge gewonnen werden. Zum anderen zeigt es sich, daß verschiedene als Spezialisten geltende Untersucher bei der Beurteilung der vorgelegten histologischen Präparate zu unterschiedlichen Ergebnissen kommen (s. Slide Conference Tokyo 1974). Diese Tatsache bestätigt unsere Auffassung über die Notwendigkeit einheitlicher Kriterien für die histologische Beurteilung des Reaktionsausfalls.

Der in der sarkoidalen Gewebssuspension enthaltene und die spezifische immunologische Reaktion auslösende „aktive Faktor" konnte bisher weder durch histologische noch durch serologische oder elektronenmikroskopische Untersuchungen definiert oder isoliert werden. Sicher ist nur, daß er in den kleinen Gewebspartikeln der homogenisierten Gewebssuspension enthalten sein muß (COHN et al., 1967; CHASE u. SILTZBACH, 1967). Nach Untersuchungsergebnissen von RIPE et al. (1974) ist der aktive Faktor in der Membranfraktion wahrscheinlich der Epitheloidzellen enthalten. SILTZBACH u. RUTTENBERG (1971) geben einen Bericht über die chemischen und physikalischen Eigenschaften des aktiven Prinzips in der Kveim-Suspension.

FAVEZ u. LEUENBERGER (1971) wiesen bei Sarkoidosekranken im Gegensatz zu Kontrollpersonen hohe Titer von zirkulierenden Antikörpern gegenüber Kveim-Antigen und normalem menschlichen Milzextrakt nach. Beziehungen zwischen dem Ergebnis des Kveim-Tests und dem Ausfall der Tuberkulinreaktion konnten nicht beobachtet werden (HART et al., 1964; GÖTHE u. HANNGREN, 1967). PATNODE et al. (1965) erzielten mit Kveim-

Antigen bei Sarkoidosepatienten eine Leukozytolyse, die im Vergleich zu Nicht-Sarkoidosekranken und zu anderen Antigenen spezifisch sein soll.

Mit Leukozyten oder einer Lymphozytenfraktion von Sarkoidosekranken ist die Fähigkeit zur Ausbildung einer positiven Kveim-Reaktion auf Gesunde übertragbar (Lebacq u. Verhaegen, 1964; Behrend et al., 1968).

Für praktisch-klinische Bedürfnisse ist neben der Unkenntnis der spezifischen Antigenkomponente und des immunologischen Reaktionsmodus das lange Zeitintervall bis zum Ablesen der Reaktion von Nachteil, insbesondere bei akuten Erkrankungsfällen. Schwierigkeiten bereitet es gelegentlich, das Antigen zu erhalten, das bislang noch nicht im Handel ist. Da die Testsuspension nur in wenigen Ländern von an diesem Problem interessierten Kollegen hergestellt wird, haben Hurley u. Bartholomeusz (1968) in Australien alle Ärzte in einer Fachzeitschrift aufgefordert, Fälle von Sarkoidose zu melden, bei denen eine Splenektomie vorgesehen war. Dieser Aufruf war insofern erfolgreich, als von drei Patienten das Operationspräparat unter sterilen Kautelen sichergestellt und zur Herstellung des Antigens verwendet werden konnte. Seit geraumer Zeit testen wir zusammen mit englischen Kollegen ein industriell hergestelltes Kveim-Antigen, von dem wir hoffen, daß es demnächst im Handel erhältlich sein wird.

8.7. In-vitro-Kveimtest

Im Hinblick auf die lange Testdauer sind Versuche, einen in-vitro-Kveim-Test zu entwickeln, von besonderer Bedeutung (Bendixen u. Søborg, 1969; Hardt u. Wanstrup, 1969; Topilsky et al., 1972; Becker et al., 1972; Jones Williams et al., 1972; Jones Williams, 1974; Kalden et al., 1974; Becker, 1974; Douwes u. Hanke, 1976). Die bisher vorliegenden Untersuchungsergebnisse, die auf der von Søborg u. Bendixen (1967) entwickelten Technik des Leukozyten-Migrations-Tests mit Kveim-Antigen basieren, zeigten bei Sarkoidosekranken in einem hohen Prozentsatz eine Wanderungshemmung der Lymphozyten, die gegenüber normalen Kontrollen signifikant war. Gleichzeitig fand sich eine gute Übereinstimmung zwischen in-vivo-Hautreaktionen und in-vitro-Kveim-Tests. Der wanderungshemmende Effekt geht von spezifisch-sensibilisierten Lymphozyten aus, die nach Kontakt mit einem entsprechenden Antigen eine nicht dialysierbare Mediatorsubstanz (auch migration-inhibition-factor) freisetzen, die die Wanderung von bestimmten Zellen zu hemmen vermag. Jones Williams et al. (1972) haben die von ihnen benutzte Technik als „Kmif-Test" bezeichnet.

Ebenso wie einige Autoren positive Hauttests bei Lympadenopathien unterschiedlicher Genese, vereinzelt bei Morbus Crohn und bei Kollagenosen beobachteten, wurde ein positiver Kmif-Test von einigen Autoren bei Tuberkulose, bei Morbus Crohn und Colitis ulcerosa sowie bei der Lymphogranulomatose und bei Kollagenosen beschrieben (Willoughby u. Mitchell, 1971; Pagaltsos et al., 1971; Jones Williams et al., 1972; Becker et al., 1972; Kalden et al., 1974). Jones Williams (1972), der bei seinen Untersuchungen den indirekten Migrations-Test benutzt hat, stellt zur Diskussion, ob die positiven Ergebnisse bei anderen Erkrankungen als der Sarkoidose durch die verschiedenen Untersuchungstechniken (die meisten Autoren benutzten den direkten Leukozyten-Migrations-Test) bedingt sein könnten. Negative Testergebnisse von Topilsky et al. (1972) führt er auf zu geringe Antigen-Konzentration zurück.

Die bisher vorliegenden Ergebnisse zeigen, daß der in-vitro-Kveim-Test bei weiterer Verbesserung der Technik eine Alternative gegenüber dem Hauttest darstellt.

Die pathogenetische Bedeutung der in diesem Abschnitt beschriebenen immunologischen Besonderheiten der Sarkoidose ist bislang noch nicht zu erkennen. Im Vordergrund

steht die Störung der Immunreaktion vom Spättyp („delayed type hypersensitivity")
bei normalen humoralen Immunreaktionen („immediate type hypersensitivity"). Die Kar-
dinalsymptome der immunologischen Störung bei der Sarkoidose sind die vier folgenden:

1. Abschwächung der zellulären Allergie in vivo und in vitro,
2. Lymphoproliferation,
3. Granulombildung,
4. positiver Kveim-Test (JAMES et al., 1974).

9. Diagnostik

Die klinischen Symptome, das charakteristische Röntgenbild und die röntgenologische
Verlaufsserie erlauben die Diagnose einer Sarkoidose. Die klinische Diagnostik bleibt
im Hinblick auf die nicht immer einfache Differentialdagnose unbefriedigend. Auf eine
histologische Sicherung kann deshalb nicht verzichtet werden (FUNK, 1950; ÖGER, 1962;
SOMMER, 1963; REUTER u. SCHWENZER, 1965; ISRAEL, 1968; MADDREY et al., 1968; OUDET
et al., 1972). Im Abschnitt „Pathologische Anatomie" wird darauf hingewiesen, daß
aus dem histologischen Befund die Diagnose einer Sarkoidose in der Regel nur in Vorschlag gebracht werden kann. Die endgültige Diagnose ergibt sich immer nur aus einer
integrierenden Beurteilung der klinischen, röntgenologischen, immunologischen und histologischen Befunde unter Berücksichtigung des klinischen Verlaufs.

Zur histologischen Sicherung bieten sich *Probeexzisionen* tastbarer peripherer Lymphknoten oder Hautveränderungen, sowie direkt zugängliche Schleimhautveränderungen
(Konjunktiva, Rachen- oder Nasenschleimhaut) an. Gelegentlich führt die *zytologische
Untersuchung* (Abb. 20) eines Punktates zur Diagnose (ATAY, 1971). Wenn äußere Manifestationen nicht vorliegen, kann durch eine *Leberbiopsie* oder, ggfs. und durch eine *Bronchoskopie* einschl. *Bronchobiopsie* die histologische Diagnose herbeigeführt werden (BOCK
et al., 1952; ISRAEL u. SONES, 1964; RUBIN u. RUBIN, 1964; KOLESOV et al., 1964; CARLENS,
1964; ANDERSEN u. HARRISON, 1965; MAASSEN, 1967, 1969; BEHREND, 1969; SIMECEK,
et al., 1969). (Abb. 21 a u. b). Dabei besteht die Möglichkeit einer *transbronchialen und
transtrachaelen Punktionsbiopsie* der paratrachealen Lymphknoten. Nur wenn diese Maß-

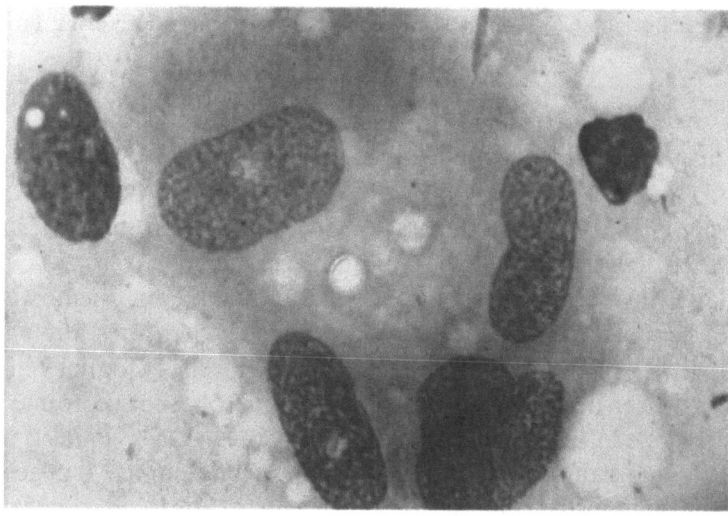

Abb. 20. Punktat und zytologischer Befund eines Hautherdes bei Sarkoidose: Typische Epitheloidzellen

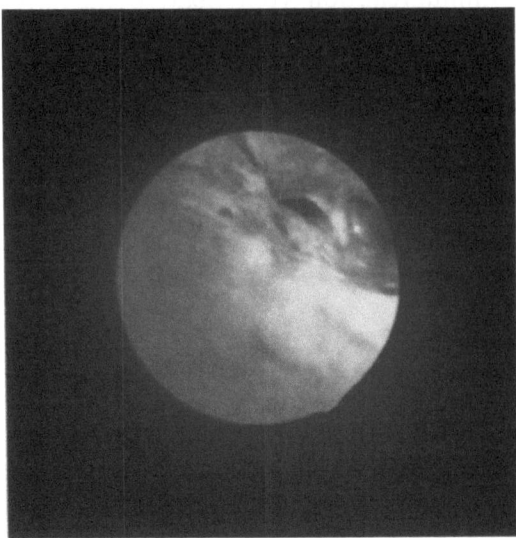

Abb. 21a. Bronchoskopischer Einblick in das rechte Bronchialsystem: Knötchen- und plaqueförmige Schleimhautherde

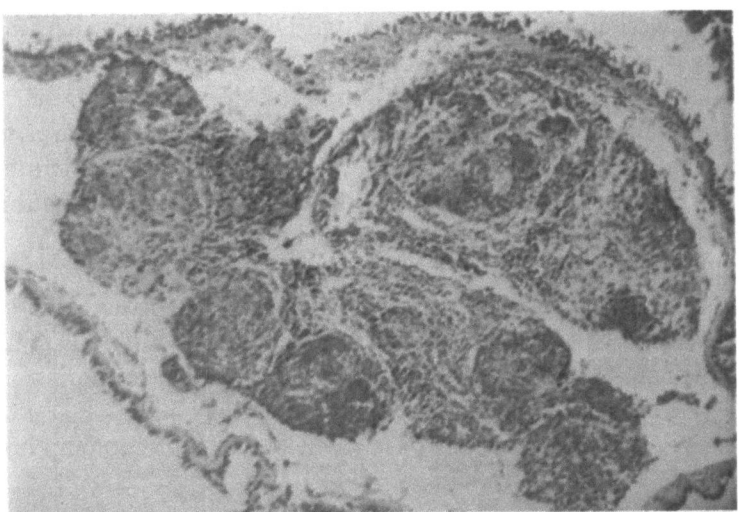

Abb. 21b. Epitheloidzellige Granulome mit Riesenzellen in der Bronchialschleimhaut, Probeexzision anläßlich Bronchoskopie

nahmen keine diagnostische Klärung bringen, halten wir eine *Mediastinoskopie* für angezeigt (CARLENS, 1964, 1965; AMER et al., 1965; MAASSEN u. GRESCHUCHNA, 1970; KOCH u. BEHREND, 1966, 1971; FAJGELJ u. DJURIC, 1974). Die Erfahrung lehrt, daß die *Skalenusbiopsie* (BECK, 1963; GERTH et al., 1963) und ungezielte *Probeexzisionen aus der Muskulatur* im Hinblick auf ihre Treffsicherheit den erwähnten anderen diagnostischen Methoden unterlegen sind, bei entsprechendem histologisch bisher nicht bestätigtem Verdacht aber vorgenommen werden sollten. Eine weitere diagnostische Möglichkeit besteht in der offenen und geschlossenen *Lungenbiopsie* (Punktion, Probethorakotomie; GREUEL u. BOSTROEM, 1960; LEVINSKY et al., 1964; WOLF u. COLE, 1964; RUBIN u. RUBIN, 1964; EULE, 1969). Wie aus zahlreichen Publikationen zu entnehmen ist, gelingt es mit den oben angeführten diagnostischen Methoden in einem hohen Prozentsatz die Diagnose histologisch zu bestätigen (LEBACQ, 1964; SCADDING, 1967). Im eigenen Krankengut

Tabelle 19. Sicherung der Diagnose durch histologische Befunde bei 372 Sarkoidose-Kranken (akute u. chronische Verlaufsform)

Methode	Zahl d. Pat.	pos.	%
Leberpunktion	292	164	56
Bronchobiopsie	254	145	57
Mediastinoskopie	58	57	98
Milzpunktion	6	6	
Nierenpunktion	3	3	
PE Lymphknoten	25	25	100
PE Hautherde	21	21	100
PE Augenbindehaut	31	23	74
PE Nasenschleimhaut	3	3	
PE Rachenschleimhaut	3	3	
PE Mundschleimhaut	2	2	
TE Tonsillen	3	3	
Diagnose histologisch gesichert bei	308 Patienten = 83%		
Zusätzlich *nur* durch Kveim-Test gesichert	31 Patienten = 8%		
Gesamt	339 Patienten = 91%		

gelang die histologische Sicherung der Diagnose bei 83% und bei gleichzeitiger Durchführung des Kveim-Tests bei insgesamt 91% der Patienten (Tabelle 19).

Die Treffsicherheit der Leberbiopsie und damit die histologische Ausbeute ist im Stadium I und II am höchsten. Aber auch im Stadium III lassen sich oft noch epitheloidzellige Granulome im Leberpunktat nachweisen. Mit etwa gleicher Treffsicherheit gelingt der histologische Nachweis von Granulomen in der Bronchialschleimhaut. Hierbei ist die histologisch positive Ausbeute im Stadium II mit 59% am höchsten. Im Stadium III konnten wir noch bei 40% der Kranken epitheloidzellige Granulome nachweisen. Ein positiver histologischer Befund ist stets als Beweis für noch vorhandene Krankheitsaktivität zu werten, während umgekehrt ein negativer Befund eine aktive Erkrankung nicht ausschließt. Friedel (1963) und Friedel et al. (1964) halten die Bronchoskopie für weniger leistungsfähig als die Mediastinoskopie. Die Probeexzision kann an der Stelle sichtbarer Veränderungen (verstärkte Gefäßzeichnung, Schleimhautschwellungen und Rötung, „braune Bronchitis" mit Proliferationen in Form von miliaren Knötchen, Plaques, Leistenkondylomen oder Hämorrhagien mit stenoseartiger Einengung) entnommen werden. Da bei der Bronchoskopie die Trachea bis zur Aufzweigung in die Segmentbronchien eingesehen werden kann, ergibt sich die wesentliche Idikation für die Bronchographie zur Analyse der Bronchien peripher vom Segmentabgang. Auch ohne bronchoskopisch erkennbare Schleimhautveränderungen sollte auf eine Gewebsentnahme nicht verzichtet werden. Die Erfahrung lehrt, daß oftmals noch Aussicht auf ein positives histologisches Ergebnis besteht, wenn systematisch an mehreren Prädilektionsstellen Probeexzisionen entnommen werden. Als solche gelten die medialen Partien der großen Bronchien und die Bereiche um die Oberlappenabgänge. Der beachtenswert hohe Anteil positiver Ergebnisse im Stadium der Lungenfibrose zeigt an, daß dieses Stadium durchaus nicht immer einer Inaktivität der Erkrankung gleichzusetzen ist. Dieser Befund ist auch für die Frage nach der Ausheilung und der evtl. noch erforderlichen Therapie von Bedeutung.

Eine negative oder eine abgeschwächte Tuberkulinreaktion (s. „Immunologie") unterstützt die klinische Diagnose einer Sarkoidose, ohne sie zu beweisen. Andererseits schließt eine bei Krankheitsbeginn noch normale oder erhöhte Tuberkulinempfindlichkeit die Diagnose einer Sarkoidose, insbesondere bei der akuten Verlaufsform, nicht aus.

Ein weiteres wichtiges diagnostisches Kriterium stellt die Kveim-Reaktion dar, deren positiver Ausfall für die Sarkoidose spezifisch ist (s. „Immunologie"). Sie hat den Nachteil, daß ihr Ergebnis erst 6 Wochen nach Injektion der Testsubstanz vorliegt.

10. Differentialdiagnose

Die klinische Differentialdiagnostik bereitet im allgemeinen keine besonderen Schwierigkeiten, wenn die diagnostischen Kriterien beachtet werden. Die Anamnese, einschließlich der beruflichen Anamnese, die klinische Symptomatik, die Röntgen-, Laboratoriums- und immunologischen Befunde sowie der histologische Nachweis eines mehrfachen Organbefalls sind richtungsweisend für die Diagnose der Sarkoidose (Löffler u. Behrens, 1956; Rabukhin u. Oleneva, 1963; Lebacq, 1964; Rogozkina u. Zuntov, 1964; Scadding, 1967; Sharma u. James, 1969; Molina, 1972; Portmann et al., 1972; James u. Walker, 1972). Die Problematik der histologischen Diagnostik im Hinblick auf die Vieldeutigkeit der epitheloidzelligen Granulome beim Fehlen eines für die Sarkoidose typischen Röntgenbefundes wurde bereits erörtert (sarcoid-like-lesions). Differentialdiagnostische Schwierigkeiten ergeben sich gelegentlich bei der Erkennung eines Löfgren-Syndroms gegenüber der chronischen Polyarthritis (s. „Klinik"). Hier führt die Röntgenaufnahme des Thorax zur sofortigen Klärung. Überhaupt nimmt der Röntgenbefund des Thorax in der Differentialdiagnose gegenüber allen anderen Kriterien eine dominierende Stellung ein. Einfacher gestaltet sich die Diagnostik beim Vorliegen einer Röntgenverlaufsserie, da der gesetzmäßige Ablauf der röntgenologischen Veränderungen geradezu spezifisch ist (Wurm et al., 1958).

Röntgenologisch in Betracht kommende Differentialdagnosen (s. „Röntgendiagnostik") sind die Tuberkulose, die Pneumokoniosen, die Lungenmykosen, die malignen Tumore und malignen Erkrankungen des Blutes sowie die ätiologisch differenten Formen der Lungenfibrosen und schließlich die Kollagenkrankheiten mit ihrer seltenen Lungenbeteiligung. Eine ausführliche Darstellung der röntgenologischen Differentialdiagnostik geben Dressler (1942) und Musshoff (1964, 1968), die auch die seltenen Speicherkrankheiten (Thesaurismosen), wie Morbus Hand-Schüller-Christian (Xanthomatose, granulomatöse Cholesterinspeicherkrankheit, Lipoidgranulomatose) und Morbus Gaucher (Lipoidhistiozytose) sowie die Mycosis fungoides und die Lungen-Lues, in die Differentialdiagnostik einbeziehen (s. auch Schepers, 1962; Stender u. Mellmann, 1974).

Über Obstruktion von Pulmonalarterien infolge schwerer fibröser Lungenveränderungen bei der Sarkoidose berichten Harbin u. Bosworth (1948) sowie Jedlicka u. Levinsky (1959). Eine reversible Kompression des Vena cava superior-Systems, die angiographisch belegt ist, beobachtete Scarini (1952). Cohen et al. (1958) beschreiben ein Takayashu-Syndrom infolge einer Sarkoidose.

In neuerer Zeit gewinnt die ätiologisch noch nicht geklärte diffuse fibrosierende Alveolitis an differentialdiagnostischer Bedeutung gegenüber der Lungenfibrose bei Sarkoidose. Die diffuse Lungenfibrose ist das Endstadium einer Vielzahl entzündlicher oder allergisch-immunologischer Erkrankungen (Hamm, 1970; von Wichert u. Hain, 1974; Stender u. Mellmann, 1974). Zu berücksichtigen sind auch die durch Inhalation von Stäuben oder Dämpfen sowie durch enteral aufgenommene Chemikalien hervorgerufenen Lungenfibrosen sowie die exogene allergische Alveolitis (Heard, 1974; Hain et al., 1974; Forschbach, 1974; Morr u. von Wichert, 1974). Der Begriff der fibrosierenden Alveolitis entspricht etwa der Bezeichnung „Hamman-Rich-Syndrom", mit der ursprünglich nur die akut verlaufenden Fälle gemeint waren; andere Bezeichnungen sind „diffuse", „interstitielle" oder „idiopathische" Fibrose. An dieser Stelle sind auch Pharmaka wie Myleran und Bleomycin zu nennen, die als seltene Komplikation eine Lungenfibrose hervorrufen können. Auch die Wegenersche Granulomatose (s. PRUSZEWICZ et al., 1970) muß in die differentialdiagnostischen Erörterungen ebenso einbezogen werden wie die Farmer's-Lunge und die sehr seltenen Lungenfibrosen, über die bei tuberöser Sklerose und Neurofibromatosis Recklinghausen berichtet wurde (CROFTON u. DOUGLAS, 1969). Weiteres zur Differentialdiagnose s. Abschnitt „Bemerkungen zur röntgenologischen Differentialdiagnose" und MUSHOFF et al. (1968). Die Differentialdiagnose zwischen Berylliose und Sarkoidose wird durch HARDY (1956) und ISRAEL u. SONES (1959) beschrieben.

Differentialdiagnostische Schwierigkeiten bereitet gelegentlich die Abgrenzung einer Manifestation der Sarkoidose im Ileum gegenüber dem Morbus Crohn (s. SCADDING, 1967). Das histologische Bild beider Krankheiten ist identisch. Liegen keine weiteren Organbeteiligungen vor, wird man einen Morbus Crohn annehmen. Ätiologische Verbindungen zwischen Morbus Crohn und Sarkoidose sind vereinzelt vermutet worden (HADFIELD, 1933). BLACKBURN, HADFIELD u. HUNT (zit. nach SCADDING, 1967) untersuchten 22, PHEAR (1958) 40 Fälle von Morbus Crohn ohne Hinweise auf eine generalisierte Sarkoidose zu finden. Nicht sicher geklärt ist bislang, ob die relativ seltene granulomatöse Gastritis dem Morbus Crohn oder der Sarkoidose zuzuordnen ist oder ob es sich um ein selbständiges Krankheitsbild handelt. Bei 60–80% der Kranken mit Morbus Crohn sind anale und perianale Veränderungen in Form von Fistelbildungen, Fissuren und ödematösen Schwellungen nachweisbar. Erschwert wird die Diagnostik dadurch, daß beim Morbus Crohn in 2–3% der Fälle eine Arthritis und selten, besonders während eines akuten Schubes der Erkrankung, eine Uveitis oder Iridozyklitis auftritt. Die Diskussion über mögliche Beziehungen zwischen Morbus Crohn und Sarkoidose wird auch deshalb weitergeführt werden, weil in der letzten Zeit vereinzelt über einen positiven Kveim-Test bei Morbus Crohn mit zwei bestimmten Antigenen berichtet wurde. Beim Morbus Crohn wird gelegentlich auch eine Abschwächung der Tuberkulinreaktion beobachtet. WILLOUGHBY et al. (1971) berichten über das Auftreten einer Sarkoidose bei 2 Geschwistern und eines Morbus Crohn bei einem weiteren Geschwister. Fünf von sechs weiteren Familienmitgliedern zeigten keine Reaktion auf Tuberkulin; nur ein Familienmitglied, nämlich das mit Sarkoidose, hatte einen positiven Kveim-Test.

KRAUSE u. PROKOPH (1964) weisen darauf hin, daß die Diagnose einer Sarkoidose trotz eindeutiger Symptome noch immer selten oder verspätet gestellt wird. Auch die Tabelle 20 zeigt, daß nur in etwas mehr als der Hälfte der Fälle die richtige Primärdiagnose gestellt wird (WURM u. REINDELL, 1968). Wenn die diagnostischen Kriterien und die differentialdiagnostischen Überlegungen beachtet werden, bereitet die Diagnostik der Sarkoidose keine außergewöhnliche Schwierigkeiten.

Tabelle 20. Häufigkeit der richtigen Primärdiagnose und der Fehldiagnosen bei Sarkoidose

Primärdiagnose	Zahl der Patienten	%
Sarkoidose	1052	54,9
Tuberkulose	555	29
Lymphogranulomatose	57	3
Rheuma	33	1,7
Tumor	32	1,7
Silikose	23	1,2
Sonstiges	163	8,5
Gesamt	1915	100

(Nach WURM u. REINDELL, 1968)

11. Therapie

Die Indikation zur medikamentösen Therapie ergibt sich aus den Organmanifestationen und der Verlaufstendenz der Erkrankung. Eine kausale, auf einen Krankheitserreger ausgerichtete Therapie ist bei der noch unbekannten Ätiologie der Sarkoidose bislang nicht möglich. *Glukokortikoide* gelten bei beiden Verlaufsformen der Erkrankung nach wie vor als Therapie der Wahl. Bei der akuten Verlaufsform (Löfgren-Syndrom) führen die sogenannten Antirheumatika (Antiphlogistika) zu einer schnellen Rückbildung der Arthralgien und des Erythema nodosum. Die Wirksamkeit der Kortikoide ist bei Beteiligung der Leber, der Milz, der Augen und des Nervensystems durch meist rasch einsetzende Rückbildung der Gewebsveränderungen bewiesen. Ein indirekter Beweis für ihre Wirksamkeit ist der meßbare und sichtbare hemmende Einfluß auf die Entwicklung einer positiven Kveim-Reaktion (Rupec u. Behrend, 1968; Siltzbach, 1971). Es steht außer Zweifel, daß Kortikoide eine intensive Wirkung auf die klinisch, röntgenologisch und immunologisch erfaßbaren Veränderungen bei der Sarkoidose ausüben. Ihre antiproliferative Wirkung durch Beeinflussung des Intermediärstoffwechsels über regulierende Enzymsysteme und Regulierung der Permeabilitätsverhältnisse über den Fermentstoffwechsel ist bekannt. Die Therapieergebnisse sind am günstigsten, wenn die Behandlung innerhalb eines Jahres nach Krankheitsbeginn eingeleitet wird.

Indikation für die Kortikoid-Therapie:

1. Im Stadium I der akuten und chronischen Verlaufsform, wenn sich die Arthralgien und das Erythema nodosum unter antiphlogistischer Therapie nicht bald zurückbilden, weitere Organmanifestationen (Augen, Nervensystem und Haut) bestehen und die Röntgenkontrolle des Thorax nach 3 Monaten noch keine spontane Rückbildung der vergrößerten Lymphknoten oder gar eine Zunahme der Veränderungen und einen Übergang in das Stadium II erkennen lassen. Wegen der relativ hohen spontanen Rückbildungsrate der akuten Sarkoidose wird von manchen Autoren eine Kortikoid-Therapie in diesem Stadium nicht für notwendig erachtet (Wurm, 1968; James, 1969). Nach unserer Erfahrung werden jedoch durch eine möglichst frühzeitig einsetzende medikamentöse Therapie der Krankheitsverlauf erheblich abgekürzt und weitere Organmanifestationen möglicherweise verhindert. Darüber hinaus ist nicht vorauszusehen, bei welchen Patienten eine spontane Remission oder eine Progression erfolgen wird.

2. Lungeninfiltrationen des Stadiums II, die sich innerhalb von 3 Monaten nicht spontan zurückbilden oder eine Progression erkennen lassen.

3. Lungeninfiltrationen des Stadiums III sind eine absolute Indikation für die Kortikoidtherapie. Liegt bereits eine irreversible Lungenfibrose mit eingeschränkter Lungenfunktion und Störung des Gasaustausches vor, so führen die Kortikoide zu einer symptomatischen Besserung, ohne den weiteren Krankheitsverlauf entscheidend zu ändern. Ob Kortikoide in der Lage sind, eine Zunahme der Fibrose zu verhindern, ist noch nicht letztlich geklärt. Auf das Problem der weiterbestehenden Granulomatose neben der erkennbaren irreversiblen Fibrose wird im Zusammenhang mit der Gallium-Szintigraphie eingegangen.

4. Entstellende Hautherde werden durch orale, lokale oder intraläsionale Applikation günstig beeinflußt. Kalium-Aminobenzoat (Potaba, Glenwood Laboratories; in Deutschland nicht im Handel) soll geeignet sein, fibrotische Hautveränderungen weicher zu machen (James, 1969).

5. Eine dringliche Indikation zur sofortigen Kortikoid-Therapie ist die Beteiligung des zentralen Nervensystems, der Augen und des Myokards.

6. Bei Hypersplenismus und bei Beteiligung der Speichel- und Tränendrüsen mit Funktionsstörung ist die Indikation zur Kortikoid-Therapie ebenfalls gegeben.

Die Kontraindikationen und die Nebenwirkungen einer Kortikoid-Therapie können als bekannt vorausgesetzt werden. Entsprechende Kontrolluntersuchungen sind in kurzfristigen Zeitabständen durchzuführen. Zu beachten ist, daß die örtliche Anwendung von Kortikoiden am Auge zu einer intraokulären Drucksteigerung und letztlich zu einem Sekundär-Glaukom führen kann. Während einer Schwangerschaft sollte eine Kortikoid-Therapie nach Möglichkeit unterbleiben, soweit nicht lebensbedrohliche Situationen, z.B. durch ZNS-Beteiligung, vorliegen. Von seiten der Gynäkologen bzw. der Geburtshelfer wurde des öfteren darauf hingewiesen, daß keine Schäden beim Kind beobachtet werden, wenn während der Schwangerschaft Kortikoide verabreicht wurden. Deshalb sehen die Geburtshelfer in einer Schwangerschaft auch keine Kontraindikation gegen eine dringliche Kortikoid-Therapie (KAISER, 1968). JAMES (1969) empfiehlt bei bereits eingeleiteter Kortikoid-Therapie diese in den ersten 3 Monaten der Schwangerschaft fortzusetzen und im Laufe des 4. Monats ausschleichend zu beenden. Wir möchten dazu raten, besonders in den ersten 3 Monaten der Schwangerschaft, also vor der Ausbildung der kindlichen Organe, Kortikoid-Gaben möglichst zu vermeiden. Wird die Mutter langdauernd mit Kortikoiden behandelt, so können sich beim Neugeborenen Zeichen einer Nebennierenrindeninsuffizienz einstellen. Ist dies der Fall, dann ist auch das Kind in den ersten Wochen nach der Geburt mit Kortikoiden, möglichst nicht über 10 mg Prednison oder Äquivalenz-Dosen, zu behandeln (BEHREND, 1972).

Die Dosierung der Kortikoide ist individuell zu handhaben. Sie hängt von der Ausbreitung und Schwere der Erkrankung ab. Im allgemeinen wird man mit einer täglichen Dosis von 40–50 mg Prednisolon oder Äquivalenz-Dosen für die Dauer von etwa 3 Monaten beginnen. Ist der Krankheitsprozeß beherrscht und läßt sich keine fortschreitende Tendenz erkennen, kann man für weitere 2–3 Monate auf 30 mg oder weniger täglich zurückgehen. Für die nächsten 3–6 Monate wird man die Dosis auf 20 mg und erneut für weitere 3–6 Monate auf 15 mg und anschließend nochmals für 3–6 Monate auf 10 mg reduzieren. Auch bei nachweisbarer Normalisierung des Röntgenbefundes sollte eine Medikation von 7,5 mg wegen der Rezidivneigung noch 2–3 Monate lang beibehalten werden. Die Dauer der Behandlung muß individuell festgelegt werden. Entscheidend ist, daß hoch dosiert und lange genug behandelt wird. Eine unterschwellige Medikation führt nicht zur Rückbildung, birgt aber die Gefahren der Kortikoid-Therapie in sich. Kürzere Behandlungszeiten als die oben angegebenen sind durchaus möglich, längere Behandlungszeiten über einen mittleren Behandlungszeitraum von erfahrungsgemäß 2 Jahren hinaus unter Umständen erforderlich (TURIAF u. BATTESTI, 1972; weitere Literatur zur Therapie: GIRONES, 1963; ITALIA et al., 1964; SVANBORG, 1964; SHEVCHENKO, 1965; KUMSCHICK et al., 1967; HEINE u. SCHÜRMEYER, 1967; KOTLER et al., 1967; WURM, 1967; JAMES u. BAILEY, 1969; BEHREND u. BEHREND, 1971; EWERT, 1973; JAMES, 1974; JOHNS, 1974; JOHNS et al., 1974; MIKAMI, 1974; SELROOS et al., 1974; ISRAEL et al., 1974; REFVEM, 1974).

Eine früher übliche *tuberkulostatische Therapie* hat sich bei der Sarkoidose als nutzlos erwiesen. Bei den seltenen Übergangsfällen einer Sarkoidose in eine Tuberkulose, bei einer Tuberkulose in der Anamnese und bei positiver Tuberkulinallergie sollte jedoch bei einer Kortikoid-Langzeittherapie eine präventive Chemotherapie mit INH erfolgen. Eine Heilstättenbehandlung der Sarkoidose, die in Deutschland lange Jahre in Tuberkuloseheilstätten durchgeführt wurde, ist nicht notwendig.

Bei der Langzeitbehandlung mit Kortikoiden ist die *alternierende Behandlung* mit der Verabreichung der doppelten Kortikoid-Dosis nur jeden 2. Tag morgens oder die *zirkadiane Behandlung* mit der morgendlichen Applikation der gesamten Tagesdosis der kontinuierlichen Therapie mit verteilten Tagesdosen vorzuziehen. Die Gefahr einer Kortikoid-induzierten Nebennierenrindeninsuffizienz ist dabei deutlich geringer. Die Ansprechbarkeit des Hypothalamus-Hypophysenvorderlappen-Systems ist gegenüber den zugeführten Kortikoiden bei einer einmaligen Dosis am Morgen weitgehend aufgehoben, da morgens die körpereigene Cortisolproduktion physiologisch erhöht ist (Emergil et al., 1969; Grabner, 1973).

Sind Kortikoide kontraindiziert oder ohne Erfolg angewendet worden, kann ein Behandlungsversuch mit Oxyphenbutazon (Tanderil) unternommen werden. In einer kontrollierten Blindstudie von James et al. (1967) hat sich Oxyphenbutazon gleichermaßen wirksam erwiesen wie Prednisolon. James empfiehlt eine Therapie mit Tagesdosen von 4×100 mg für die Dauer von mindestens sechs Monaten. Wurm (1974) berichtet über einen Therapieversuch mit Lampren und Azapropazone.

In Ausnahmefällen, insbesondere bei Kortikoidintoleranz oder Kortikoidresistenz, kann der Einsatz von *Immunsuppressiva* unter Beachtung der üblichen Kautelen erfolgreich sein. Bei der Sarkoidose haben sich Cyclophosphamid und 6-Mercaptopurin als wirksam erwiesen. Zur Behandlung der progredienten Lungenfibrose im Gefolge einer Sarkoidose wurde Cyclophosphamid und Azathioprin von Meyer-Sydow et al. (1970) mit Erfolg gegeben (s. auch Stäubli, 1963; Israel, 1971; Sharma et al., 1971). Eine kontrollierte Therapiestudie bei der Sarkoidose liegt zur Zeit noch nicht vor. Auch die Kombination von Kortikosteroiden mit Immunsuppressiva bzw. Zytostatika hat sich mitunter bewährt (Dierkesmann et al., 1974).

Von anderen Autoren wird dem *Chloroquin* (Siltzbach u. Teirstein, 1964; Levy, 1964; James, 1969, dort weitere Literatur) eine gewisse Wirksamkeit bei der Behandlung des Lupus pernio und bei der Sarkoidose im Stadium der Lungenfibrose zugeschrieben. In jüngster Zeit wurde über den Einsatz von *D-Penicillamin* bei der Lungenfibrose der Sarkoidose berichtet (Behrend, 1977). Der Angriffspunkt des Präparates ist das Kollagen. Die Wirkung liegt wahrscheinlich in einer kompetitiven Hemmung der Quervernetzung der Kollagen-Bausteine. Dadurch soll eine Verfestigung der Kollagenfasern gehemmt und bereits quervernetztes Kollagen in „weicheres" zurückgeführt werden (Dierkesmann et al., 1974). Da bei der im Fibrosestadium der Sarkoidose häufigen obstruktiven Ventilationsstörung Immunsuppressiva und Zytostatika wegen der meist begleitenden bakteriellen Bronchitis kontraindiziert sind, ist eine Therapie mit D-Penicillamin in Kombination mit Kortikoiden in diesen Fällen vorzuziehen (Smiley et al., 1967; Ruiz-Torres, 1968a u. b; Gross, 1972; Hoffmann et al., 1972). Über Dauer der Therapie und Dosierung s. Dierkesmann et al. (1974). Oftmals wird es nur möglich sein, das Fortschreiten zu verhindern. Eine abgeschlossene Kollagenisierung ist nicht mehr reversibel.

12. Verlauf und Prognose

Die im Einzelfall vorliegende Organbeteiligung und die frühzeitige Stellung der Diagnose mit der Möglichkeit, zum richtigen Zeitpunkt eine Therapie einzuleiten, sind für den Verlauf und die Prognose richtungweisend. Bei der akuten Verlaufsform kommt es innerhalb von 6–24 Monaten zu 60–80% Spontanremissionen (Abb. 22). Bei der chronischen Verlaufsform liegt diese Rate mit 20–30% deutlich niedriger. Die Prognose ist im allgemeinen günstig, wenn die Erkrankung frühzeitig erkannt und, soweit nötig, rechtzeitig und konsequent behandelt wird. Bei ungenügender oder zu spät einsetzender Behandlung, aber auch trotz fachgerechter Therapie ist bei 20–30% der Kranken mit einem chronisch-progredienten Verlauf und einem Ansteigen der Komplikationsrate (weitere Organmanifestationen, Zunahme der Lungenveränderungen bis zur ausgeprägten Fibrose) zu rechnen. Die extrathorakalen Organherde bilden sich im allgemeinen mit

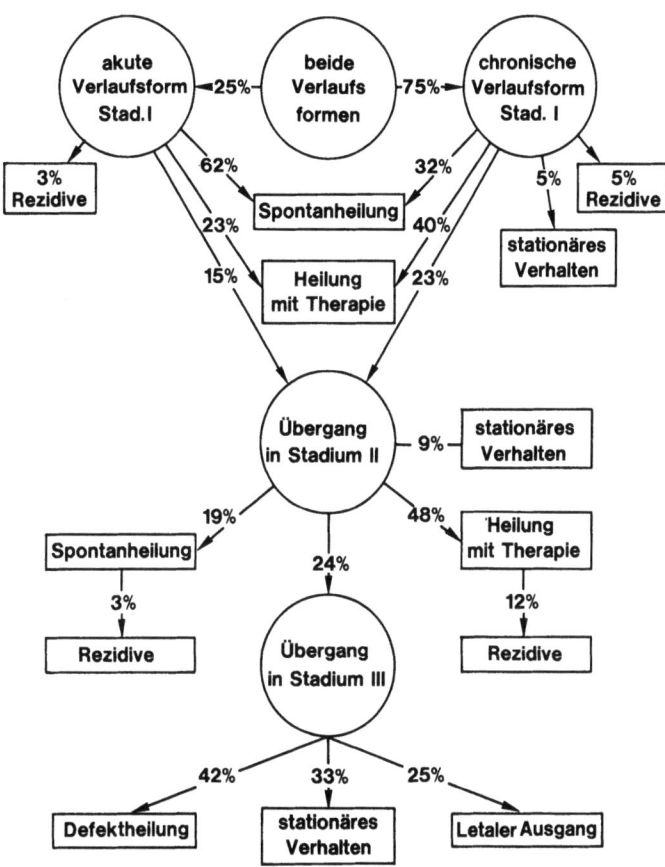

Abb. 22. Zusammenfassende Darstellung zur Beurteilung der Prognose und der Verlaufstendenz der Sarkoidose. Zur Ablesung einer möglichen Verlaufsrichtung sind Krankheitsfälle, deren Erstfeststellung im Stadium II oder III erfolgte dort einzuordnen, wo im Schema „Übergang in Stadium II" bzw. „Übergang in Stadium III" steht. Der Ausgangswert in diesen Kreisen beträgt jeweils 100%

den Lungenherden zurück. Die Prognose der Miterkrankung der Haut ist etwas ungünstiger als die der Augenbeteiligung. Hautherde persistieren oft über Jahre. Durch respiratorische und kardiopulmonale Insuffizienz, die sich aufgrund der Lungenfibrose entwickeln, wird die Prognose ungünstig beeinflußt. Nach eigenen Erfahrungen liegt die Letalität, auf die Gesamtzahl der Krankheitsfälle bezogen, zwischen 5 und 10%. Sie decken sich mit den Angaben der Literatur. Abgesehen von der seltenen Myokardose und infolge ZNS-Beteiligung ist die Letalität überwiegend auf respiratorische Insuffizienz und Rechtsherzversagen zurückzuführen. Eine Schwangerschaft beeinflußt die Prognose im allgemeinen nicht ungünstig (s. „Schwangerschaft bei Sarkoidose"). Nach unseren Beobachtungen ist die spontane Rückbildungsrate in Übereinstimmung mit der Literatur eher höher.

Der Krankheitsverlauf und die Prognose der Sarkoidose werden unter Berücksichtigung der zahlreichen Berichte der Literatur und der eigenen Erfahrungen in Abb. 22 schematisch dargestellt. Sie vermittelt einen Eindruck über die mögliche Verlaufsrichtung der Erkrankung. Geringe Abweichungen in den angegebenen Prozentzahlen sind je nach therapeutischer Aktivität oder Inaktivität des Behandelnden möglich. Die mittlere Krankheitsdauer beträgt 2–3 Jahre. Wesentlich kürzere Verläufe kommen vor. Andererseits haben wir aber auch Verläufe über viele Jahre bis zu Jahrzehnten beobachtet, wie dies auch in der Literatur beschrieben wird. Die Rezidivneigung nach spontaner Rückbildung ist gering. Nach therapeutischer Heilung treten Rezidive häufiger auf. Nicht selten sind

sie auf einen zu kurzen Behandlungszeitraum oder auf ungenügende Dosierung zurückzuführen. Die vereinzelt geäußerte Meinung, daß Rezidive nach Spontanremissionen nicht
zu befürchten sind, können wir aufgrund eigener und Fremdbeobachtung nicht bestätigen.
Interessant ist die Feststellung von Wurm et al. (1958, 1965), daß bei Rezidiven der
Röntgenbefund nach Charakter, Lokalisation und Ausdehnung der Herdbildung das
gleiche Muster zeigt wie vor der Remission. Literatur zu Verlauf und Prognose: Stubbe,
1949; Hartweg, 1951; Turiaf, 1963; Roelfsema et al., 1965; Reisner, 1967; Hannuksela et al., 1970; Walker u. James, 1972; Carlens et al., 1974; Stork et al., 1974;
Tachibana et al., 1974; Teirstein u. Siltzbach, 1974; Turiaf et al., 1974; Viskum
u. Thygesen, 1974; Wurm, 1974; Yamamoto et al., 1974; Behrend 1977.

13. Pathologische Anatomie

Nach Uehlinger (1955) sind bei ordnender anatomischer Gliederung 3 Grundformen
der Sarkoidose zu unterscheiden:

1. die lokalisierte lymphonoduläre Form mit ausschließlichem Befall der tracheobronchialen Lymphknoten;

2. die lymphonodulär-pulmonale Form, die durch hilifugale, perivaskuläre und peribronchiale lymphogene Ausbreitung aus der ersten Form hervorgeht;

3. die lymphonodulär-hämatogene Form mit Metastasierung ausschließlich in die
Lungen oder in die Lungen und in die extrapulmonalen Organe.

Ein wesentlicher Unterschied zwischen der Tuberkulose und der Sarkoidose liegt darin,
daß die Tuberkulose praktisch niemals, die Sarkoidose aber nicht selten die Muskulatur
befällt. Ein weiterer Unterschied zur Tuberkulose besteht darin, daß die Sarkoidosegranulome sich in der Tiefe der Bronchialschleimhaut ausbilden und sich dann erst zur Schleimhautoberfläche fortentwickeln, während der Weg bei der Bronchialschleimhauttuberku-
lose gerade umgekehrt ist. Ausführliche Abhandlungen zur speziellen pathologischen
Anatomie der einzelnen Organe finden sich bei Longcope u. Freiman (1952), Uehlinger
(1955, 1958, 1961, 1964, 1971, 1972), Löffler u. Behrens (1956), Roulet (1956), Zettergren (1958), Fresen (1958), Funk (1958), Giese (1960), Lennert (1961) Mohr (1965).

Anatomisch ist die Sarkoidose als eine epitheloidzellige Granulomatose mit Hauptlokalisation im retikuloendothelialen System zu definieren. „Während Ätiologie und Pathogenese umstritten sind, ist das einzig allgemein
anerkannte Grundelement das histomorphologische Substrat in Gestalt des miliaren epitheloidzelligen Granuloms; sein Nachweis bringt anatomisch-pathologischerseits die Diagnose einer Sarkoidose in Vorschlag. Seine
Lokalisation und sein Schicksal bedingen gegebenenfalls Komplikationen oder Spätschäden" (Gusek, 1969).
Aufgrund des Reaktionsbildes ist das epitheloidzellige Granulom der Sarkoidose in den Formenkreis der
chronisch-produktiven Entzündungen einzuordnen. Es unterscheidet sich gegenüber dem tuberkulösen Granulom
durch einige histologische und zytologische Besonderheiten und durch sein anderes Schicksal.

Die Epitheloidzellen sind größer, etwas lockerer und meistens mosaikartig angeordnet.
Der Zellkern ist oval oder länglich und hellblasig und zeigt eine feinkörnige Chromatinver-
teilung sowie einen größeren Nukleolus. Ein Geflecht von Retikulin- und Kollagenfasern
umspinnt die Epitheloidzellen. Im Gegensatz zum tuberkulösen Granulom ist der Lym-
phozytensaum spärlich oder fehlt ganz. Meist finden sich nur wenige Riesenzellen vom
Langhans-Typ. Eine zentrale Verkäsung fehlt, eine geringe Nekrobiose ist aber gelegentlich nachzuweisen. Die Granulome können in unveränderter Form entsprechend der
klinischen Stabilität der Erkrankung bestehen bleiben oder sich ohne Hinterlassung von
Residuen zurückbilden (s. dazu Mohr, 1965). Ein weiterer Unterschied gegenüber der
Tuberkulose liegt im ferneren Schicksal der Granulome, die sich einmal in Gestalt fibrillä-
rer Nekrosen (=zentrale Nekrobiose) oder in Form zentraler und peripherer Fibrosierung

umwandeln können. Dieser Umwandlungsprozeß ist mit einer Grundsubstanzvermehrung des Bindegewebes verbunden. Bei der schließlichen „hyalinen Transformation" kommt es zur Abscheidung hyaliner Substanzen, die mit Ausbildung eines dichten argyrophilen und kollagenen Fibrillennetzes verbunden ist. Dieser Übergang der granulomatösen Bezirke in hyaline Sklerose und die ausgesprochene Vernarbungstendenz (fibrotische Umwandlung) ist charakteristisch für die Sarkoidose und insbesondere auch für die in ihrem Verlauf zur Ausbildung kommende Lungenfibrose. Seit TEILUM (1948) und UEHLINGER (1955) wird angenommen, daß dieser hyaline Umwandlungsprozeß, der seltener zentral und meist in der Peripherie des Knötchens einsetzt, der morphologische Ausdruck einer Antigen-Antikörper-Präzipitation ist.

Ausführliche Darstellungen zur Histologie, Zytomorphologie, formalen Pathogenese der hyalinen Transformation und zur Histochemie sowie zur vergleichenden Zytologie des Sarkoidosegranuloms finden sich bei GUSEK (1964, 1965, 1966, 1968, 1969). Aufgrund elektronenmikroskopischer Untersuchungen neigt GUSEK (1968) zu der Schlußfolgerung, daß die progressive hyaline Fibrosierung des Sarkoidosegranuloms als eine besondere Form einer lokalen Paramyloidose aufzufassen ist.

In den Frühphasen sind in den Epitheloidzellen reichlich Lysosomen nachzuweisen, die Träger hydrolytischer Fermente sind, die bei der intrazellulären Digestion aufgenommener Fremdstoffe eine wesentliche Rolle spielen. Sie sind ein Maßstab für die Stoffwechselleistung (GUSEK, 1965, 1966). Das reichliche Vorkommen der Lysosomen wird als Hinweis auf bestimmte und ausgeprägte Reaktionsabläufe in den Epitheloidzellen, besonders der frühen Phasen, angesehen. Die Epitheloidzellen stellen eine besondere Phagozytenform dar und verfügen über ein hochorganisiertes Zytoplasma als morphisches Substrat einer anabiotischen Stoffwechsellage (GUSEK, 1968). Nach dem gleichen Autor (GUSEK, 1969) haben sich zwischen den Epitheloidzellen der Sarkoidose und der Tuberkulose ultramorphologische und fermenthistochemische Unterschiede gezeigt.

Gelegentlich treten im Zytoplasma der Riesenzellen Fremdeinschlüsse in Form der zuerst von WINKLER (1905) gesehenen „asteroid bodies" und der schalenförmig geschichteten „Schaumann-Körperchen" (1918) auf. Es gilt heute als sicher, daß es sich dabei um Reste elastischer, mit Kalk und Eisen inkrustierter Bindegewebsfasern bzw. um Kristalleinschlüsse verschiedener chemischer Natur handelt. Nach GUSEK (1966) haben elektronenmikroskopische Untersuchungen die Annahme bestätigt, daß in infektiösen Granulomen zugrundegehende Mykobakterien ebenfalls an der Entstehung der Schaumann-Körperchen auch unmittelbar beteiligt sind. Die Einschlußkörper sind kein für die Sarkoidose spezifisches Kriterium, da sie auch bei anderen Erkrankungen in gleicher Form und Struktur auftreten (GOLDMANN, 1890; WINKLER, 1905; RICKER u. CLARK, 1949; NADEL u. ACKERMANN, 1950; JAQUES, 1952; GAHLEN u. KLÜKEN, 1952; ENGLE, 1953; REFVEM, 1954; ARZT, 1955; FRESEN, 1958; ZETTERGREN, 1958; LENNERT, 1961; UEHLINGER, 1964; MOHR, 1965; NASEMANN u. SMIGLA, 1967).

APLAS (1961) sowie HOLTZ u. KALKOFF (1962) wiesen in den Epitheloidzellen intrazytoplasmatische, tropfenförmige und granuläre Einschlüsse von Lipopigment nach, die von HOLTZ u. KALKOFF mit einer von GEDIGK (1957, 1958) angegebenen Methode als Zeroid identifiziert wurden. Damit entsprechen diese Einschlüsse keinesfalls dem noch unbekannten Erreger der Sarkoidose, wie APLAS vermutete (s. dazu auch KELEMEN et al., 1969).

14. Pathogenese

Die im Abschnitt „Ätiologie" zitierten Theorien von KALKOFF und HANNGREN zeigen die enge Beziehung ätiologischer und pathogenetischer Fragen.

Die Pathogenese ist wie die Ätiologie umstritten und letztlich noch unbekannt. Der Grund der überschießenden Mesenchymreaktion ist bisher nicht geklärt. Das feingewebliche Bild der Sarkoidose ist das Resultat eines Prozesses, der durch meist miliare, unterschiedlich dicht in Gruppen stehende Granulome gekennzeichnet ist. Die Granulome entwickeln sich nach Kyrle (1921) innerhalb eines Zeitraumes von 4 Wochen. Charakteristisch ist, daß die epitheloidzellige Granulomatose oft generalisiert auftritt. Es wird deshalb auch von einer Reaktionskrankheit bzw. einer Systemerkrankung des mesenchymalen Gewebes gesprochen. Die Eintrittspforte des ätiologischen Faktors ist bis heute nicht mit Sicherheit nachzuweisen. Ebenso ist eine Festlegung des Krankheitsbeginns, insbesondere auch im Hinblick auf eine Beteiligung der inneren Organe, nicht möglich. Das mag seinen Grund darin haben, daß die frühen Veränderungen im Bereich der inneren Organe zumeist keine Symptome verursachen und daß oft erst im weiteren Krankheitsverlauf die Symptomatik durch die Miterkrankung extrapulmonaler Organe bestimmt wird. Auch über den zeitlichen Ablauf des entzündlichen Prozesses ist bisher nichts Sicheres bekannt. Die zum Zeitpunkt der ersten Diagnosestellung nahezu mit Regelmäßigkeit zu beobachtende initiale Vergrößerung der tracheobronchialen Lymphknoten rechtfertigt die Annahme, daß die Lunge die primäre Eintrittspforte für den vermuteten Erreger ist, die dieser auf dem Luftwege erreicht (Hartweg, 1951 b). Andererseits dürfte in diesem Zeitpunkt schon der Beginn einer Generalisation vorliegen, da sich bereits bei über 50% der Fälle weitere Organherde nachweisen lassen (Uehlinger, 1955, 1958; Fresen, 1958). Es mag zunächst dahingestellt bleiben, ob ein möglicher Primärherd in der Lunge infolge seiner geringen Größe der Beobachtung entgeht (Fresen, 1958).

Auch die Frage des weiteren Ausbreitungsweges vom Hilus in die Lunge und in die extrapulmonalen Organe ist noch nicht sicher geklärt. Uehlinger (1955, 1958) nimmt aufgrund pathologisch-anatomischer Befunde eine lymphogene Ausbreitung der Krankheitsnoxe in retrograder Richtung vom Hilus in die Lymphwege der Lunge an, wobei die Granulome perivaskulär, peribronchial und interstitiell vordringen. Welche Ursache für diese retrograde Ausbreitung verantwortlich ist und welche Kräfte dabei im Spiele sind, ist bislang nicht bekannt. Nach allem, was wir bis heute über diese Krankheit und über die Beteiligung extrapulmonaler Organe wissen, besteht kaum ein Zweifel, daß auch auf hämatogenem Wege Herdsetzungen erfolgen. Es bleibt zu hoffen, daß es in den nächsten Jahren gelingen wird, die Diskussionen und Spekulationen um Ätiologie und Pathogenese durch Auffindung der auslösenden Noxe oder der Reaktionsmechanismen zu beenden.

Über die verschiedenen Organmanifestationen, die sich aus klinischen, histologischen und autoptischen Befunden ergeben, wird unter „Klinik" berichtet. Die Prozentangaben der einzelnen Organlokalisationen sagen nur etwas über die relative Häufigkeit des Organbefalls aus, da sich bei einem nicht auslesefreien Krankengut in Spezialkliniken verständlicherweise andere Prozentangaben ergeben können. In zusammenfassenden Darstellungen haben Leitner (1949), Longcope u. Freiman (1952), Uehlinger (1955, 1958), Löffler u. Behrens (1956), Löfgren (1956), Fresen (1958), Giese (1960), Lebacq (1964), Mohr (1965), Scadding (1967) und Kalkoff (1970) über die Pathogenese berichtet.

15. Ätiologie

Das zentrale Problem der Sarkoidose ist die Frage nach der Ätiologie, die weiterhin unbeantwortet ist. Trotz aller Gegensätzlichkeiten in den verschiedenen Auffassungen über die Ätiologie besteht aber bei fast allen Autoren darin Übereinstimmung, daß die Erkrankung durch das Zusammenwirken endogener und exogener Faktoren hervorgerufen wird (KALKOFF, 1966).

Im Vordergrund der wissenschaftlichen Diskussion über die Ätiologie stehen heute im wesentlichen noch drei Theorien:

1. Von der Mehrzahl der Autoren wird die Auffassung vertreten, daß die Sarkoidose ein *polyätiologisches Syndrom* ist, das durch zahlreiche belebte oder unbelebte Stoffe bei anlagebedingter, besonderer Reaktionsbereitschaft ausgelöst werden kann. Als auslösende Faktoren werden diskutiert Viren, Bakterien, Spirochäten, Mykobakterien, Pilze und unbelebte Reizstoffe wie Beryllium, Zirkonium und Quarz (SCADDING, 1967). Eine frühere Vermutung, daß auch Pinienpollen wegen ihres Gehaltes an Phospholipiden ursächlich verantwortlich sein könnten, ist aufgegeben worden. Viele Autoren sehen in der überschießenden Reaktionsweise des Organismus das Wesentliche der Erkrankung. Sie fassen sie deshalb als Reaktionskrankheit auf. Dabei werden von ihnen auch Mykobakterien neben anderen Ursachen als *ein* auslösender Faktor angesehen.

2. Einige Autoren beurteilen die Sarkoidose als eine selbständige, also *eigenständige Erkrankung*, die durch ein bisher noch unbekanntes spezifisches Agens ausgelöst wird. Auch von ihnen wird eine besondere Reaktionsbereitschaft des Organismus postuliert.

3. Die Arbeitshypothese der *tuberkulösen Ätiologie* wird in neuerer Zeit nur noch von wenigen, vor allem deutschen Autoren (HEILMEYER et al., 1956; HEILMEYER, 1957; WURM et al., 1965; HANTSCHMANN, 1966; KALKOFF, 1970), teilweise auch von SCADDING (1967), vertreten. Sie neigen dazu, in der Sarkoidose eine durch Mykobakterien ausgelöste Verlaufsform der Tuberkulose zu sehen. Für diese Auffassung werden einzelne bakteriologische, pathologisch-anatomische Kriterien sowie epidemiologische und immunologische Befunde entsprechend interpretiert. Eine nicht unwichtige Rolle in der Diskussion über die Ätiologie der Sarkoidose und deren mögliche Zusammenhänge mit der Tuberkulose spielen die klinischen Beobachtungen von sog. Übergangs- und Zwischenformen, die im Abschnitt „Besondere Verlaufsformen" besprochen werden.

Zu 1.: Es besteht kein Zweifel darüber, daß verschiedene Noxen zur Bildung von Epitheloidzellgranulomen Anlaß geben. Diese sind aber kein Beweis für das Vorliegen einer Sarkoidose, da sie auch bei klar definierten Krankheitsbildern wie z.B. der Berylliose und der Histoplasmose gefunden werden. FRESEN (1958) hat schon darauf hingewiesen, daß bei dieser Betrachtungsweise (Polyätiologie) die eindeutig definierten Unterschiede zwischen dem selbständigen Krankheitsbild der Sarkoidose und den „sarcoid-like-lesions" ignoriert werden. Auch die heutige Auffassung über die Natur der Kveim-Reaktion spricht gegen die Polyätiologie der Sarkoidose, da die Kveim-Reaktion bei anderen hier in Betracht kommenden Erkrankungen (bakterielle Infektionen, Pilzkrankheiten, Berylliose usw.) negativ ausfällt. Stichhaltige Beweise für eine Polyätiologie konnten nicht erbracht werden. Bislang ist es auch mit keiner Substanz, die eine lokale sarkoide Reaktion auszulösen vermag, gelungen, ein der Sarkoidose identisches Krankheitsbild zu erzeugen. Andererseits sind alle elektronenmikroskopischen Untersuchungen zum Nachweis viraler oder bakterieller ätiologischer Anhaltspunkte negativ verlaufen. Weiterhin ist es bisher nicht möglich gewesen, aus Gewebsmaterial von Sarkoidosekranken ein Virus zu isolieren (KISSMEYER, 1932; LOMHOLT, 1934; PAUTRIER, 1940; APPELMANS u. VAN HORENBEECK, 1941; GRAVESEN, 1942; GRÜNEBERG, 1955). Es erübrigt sich daher, auf einzelne Literaturberichte näher einzugehen (s. dazu LÖFFLER u. BEHRENS, 1956; LEBACQ, 1964; SCADDING, 1967; FREERKSEN, 1968).

Zu 2.: Die Annahme, daß ein bisher noch unbekanntes spezifisches Agens die Sarkoidose auslöst, hat nach dem gegenwärtigen Stand unseres Wissens die größte Wahrscheinlichkeit für sich. Von besonderer Bedeutung sind neuere Untersuchungsergebnisse von

Mitchell u. Rees (1969, 1974), die in Übertragungsversuchen sarkoidaler Lymphknoten-homogenate auf Mäuse lokalisierte und disseminierte Epitheloidzellgranulome erzeugen und bei den Tieren gleichzeitig positive Kveim-Reaktionen auslösen konnten. Die Autoren schließen aus diesen Befunden, daß mit dem Lymphknotenhomogenat ein lebensfähiges, aber noch nicht identifiziertes Agens übertragen wird. Kompliziert wird die Auslegung dieser Befunde dadurch, daß es Mitchell u. Rees (1970) gelang, durch Übertragung homogenisierten Gewebsmaterials von Kranken mit Morbus Crohn auf Mäuse, die für diese Krankheit charakteristischen histologischen Veränderungen und gleichzeitig positive Kveim-Reaktionen bei den Mäusen auszulösen. Diese Befunde geben den Diskussionen über mögliche Beziehungen zwischen Sarkoidose und Morbus Crohn neue Nahrung (s. auch Taub u. Siltzbach, 1974).

Zu 3.: Die ätiologische Bedeutung des Erregers der Tuberkulose ist trotz vielfältiger Bemühungen und verschiedener Indizien, die einen Zusammenhang zwischen Sarkoidose und Tuberkulose möglich erscheinen lassen, nicht erwiesen. Insbesondere konnte durch die bakteriologischen, klinischen und immunologischen Befunde kein zwingender Beweis für die Tuberkulose-Ätiologie erbracht werden.

Die Anhänger der tuberkulösen Ätiologie der Sarkoidose (Boeck, 1916; Schaumann, 1918, 1936; Jüngling, 1919–1921; Mylius u. Schürmann, 1929; Pinner, 1938; Dress-ler, 1942; Leitner, 1949; Kalkoff, 1950, 1955, 1970; Heilmeyer, 1957; Wurm et al., 1965) stützen sich außer auf die schon besprochenen Übergangs- und Zwischenformen besonders auf den positiven mikroskopischen, kulturellen und biologischen Nachweis von Tuberkelbazillen. Solche konnten histologisch im Schnittpräparat in der Nasen-schleimhaut (Boeck, 1905, 1916), in der Haut (Kyrle, 1921; Ruete, 1922), im Knochen (van Alstyne u. Gowen, 1933) und im Lymphknoten (Schaumann u. Hallberg, 1941) beobachtet werden. Im Tierversuch gelang der Nachweis aus Hautherden, Lymphknoten, Sputum, Knochen (Jüngling, 1928), Herzgewebe (Souter, 1929) und der Milz. Im Kulturverfahren gelang die Züchtung von Tuberkelbazillen aus Hautherden nach Tierpas-sage (Kalkoff u. Mohr, 1949), aus Sputum (Salvesen, 1935) und Magensaft (Degos et al., zit. nach Fresen, 1958); in Tierpassagen konnten Tuberkelbazillen aus der Haut (Kalkoff u. Mohr, 1949), aus Lymphknoten (Berblinger, 1939; Bergmann, 1939) und aus der Lunge (Bergmann, 1939) isoliert werden. Diesen Befunden stehen jedoch die zahlreichen Untersuchungen mit negativem Resultat gegenüber, bei denen es nicht gelang, in Sarkoidoseherden Tuberkelbazillen nachzuweisen (s. dazu auch Gusek, 1968; Nase-mann u. Smigla, 1967). Abgesehen davon, daß die Zahl positiver Ergebnisse gering ist, hält ein Teil der Befunde einer kritischen Überprüfung nicht stand. So berichten Kissmeyer (1932), Pautrier (1940) und Pinner (1938, 1946) über 21 Fälle der Literatur mit Tuberkelbazillennachweis aus Exzisionsmaterial, von denen fünf gleichzeitig oder anamnestisch eine Tuberkulose aufweisen (s. dazu Löffler u. Behrens, 1956). Schröpel (1943) fügte den Berichten der eben genannten Autoren 16 weitere Fälle hinzu, von denen ein Fall wegen Tuberkelbazillennachweises im Sputum und Pleuraexsudat und ein weiterer Fall wegen autoptisch gleichzeitig nachgewiesener Nebennieren- und Darm-tuberkulose auszuschließen waren. Auch zwei der vier Fälle von Kalkoff u. Mohr (1949) sind wegen einer begleitenden aktiven Tuberkulose nicht verwertbar (zit. nach Löffler u. Behrens, 1956).

Über den Nachweis *atypischer Mykobakterien* wurde nur vereinzelt berichtet (Chap-man, 1960, 1961; Israel et al., 1961; Chapman et al., 1963; Chapman u. Speight, 1964; Brun et al., 1964; Wood, 1964; Runyon, 1965; Yamamoto, 1974).

Als Stütze der tuberkulösen Ätiologie werden Beobachtungen über ein gehäuftes *fami-liäres Vorkommen* der Sarkoidose und ein relativ hoher Prozentsatz von Sarkoidose-

Patienten, die eine *Exposition gegenüber offen Tuberkulösen* hatten, angeführt (SMELLIE u. HOYLE, 1957, 1960; BAAS u. VAN VOORST VADER, 1957; FRIED, 1957; PARSONS, 1960; HORWITZ, 1961; JÖRGENSEN u. HEUCK, 1961; JÖRGENSEN, 1965; WURM et al., 1965). WURM et al., (1965) berichten über 254 Patienten mit Sarkoidose, von denen 36% engen Kontakt mit Tuberkulösen hatten. Von 714 Sarkoidosepatienten waren 20,6% tuberkulös belastet. Diese tuberkulöse Belastung lag bei Familien, in denen gehäuft Sarkoidose-Erkrankungen aufgetreten waren, deutlich höher. So beschreiben WURM et al. acht Sarkoidose- und sechs Tuberkulose-Fälle in einer Sippe (WURM et al., 1962, 1965; JÖRGENSEN, 1965; WURM, 1969). Mitteilungen über ein gehäuftes familiäres Vorkommen der Sarkoidose und auch bei eineiigen Zwillingen finden sich in der neueren Literatur bei QUINN (1963), DAHLERUP u. DREYER (1964), WIMAN (1974), KAWABE et al., (1974), ITO et al., (1974). Literatur zu den Beziehungen zwischen Sarkoidose und Tuberkulose s. ABERG (1964) LÖFGREN, (1964), SCADDING (1964), MALECKI (1964), HOSODA u. CHIBA (1964), KOHOUT (1969), VON DER LÜHE (1958 a u. b), WURM (1969).

Im Zusammenhang mit der tuberkulösen Ätiologie sind Untersuchungsergebnisse von MANKIEWICZ (1961, 1963, 1966), MANKIEWICZ u. VAN WALBEEK (1962), MANKIEWICZ u. BÊLAND (1964) von Bedeutung. Sie haben bisher keine Bestätigung gefunden (BÖNICKE, 1966; PFEIFER, 1966). Nach diesen Untersuchungen unterscheidet sich der Sarkoidosepatient vom Tuberkulosekranken dadurch, daß er keine Antikörper gegen *Mykobakteriophagen* zu bilden vermag, wodurch diese in ihrer Vermehrung im Organismus der Sarkoidosekranken nicht gehemmt werden. Die Mykobakteriophagen sollen dadurch die Fähigkeit haben, Tuberkelbakterien in ihren morphologischen und kulturellen Eigenschaften sowie auch in ihrer antigenen Potenz und in ihrer Empfindlichkeit auf Medikamente grundlegend zu ändern. Infolge der durch die nicht-neutralisierten Phagen hervorgerufenen Transformation sollen die Mykobakterien mit den üblichen Methoden auch nicht mehr nachweisbar sein.

Eine interessante Arbeitshypothese über die Ätiologie der Sarkoidose, die sich auf die Untersuchungsergebnisse von MANKIEWICZ stützt, entwickelte KALKOFF (1970): „Das genetisch verankerte Unvermögen, humorale Mykobakteriophagen-Antikörper zu bilden — weil der potentielle Sarkoidosekranke die Mykobakteriophagen nicht als fremd empfindet —, ermöglicht eine lysogene Konversion von Mykobakterien durch Mykobakteriophagen im potentiellen Sarkoidosekranken. Der Organismus muß sich deshalb jetzt mit einem Mikroorganismus auseinandersetzen, der sich als neu entstandener pathogener Keim sowohl morphologisch als auch kulturell, in seinem antigenen Verhalten und in seiner medikamentösen Beeinflußbarkeit weitgehend vom ursprünglichen Mykobakterium unterscheidet. Als Auswirkung dieser Auseinandersetzung entsteht die Sarkoidose. Sie ist damit eine Krankheit, die mit der Lysogenie apathogener oder pathogener Mykobakterien die ‚Ausrottung‘ einer (oft? immer?) vorausgehenden Tuberkulose zur Voraussetzung hat. Sie ist damit trotz der Bedeutung des Tuberkulose-Erregers für ihre Entstehung eine von der Tuberkulose grundverschiedene Krankheit."

KALKOFF (1970) nimmt an, daß dieses hypothetische Agens interzellulär als Saprophyt im Gewebe existiert, von dort aus kontinuierlich über die Lymphbahnen und schließlich über den Ductus thoracicus und die Arteria pulmonalis in die Lunge eingeschwemmt wird und von hier aus erneut über die Lymphbahnen in großer Zahl die regionären Lymphknoten erreicht, insbesondere auch die beiderseitigen Hiluslymphknoten. Dies würde erklären, warum die ersten Veränderungen bei der Sarkoidose immer im Hilusbereich auftreten. KALKOFF folgert weiter, daß als Folge der geweblichen Veränderungen in den Hiluslymphknoten eine Behinderung des Lymphzustromes auftreten könne. Die Keime aus den Lymphbahnen sammeln sich um diese herum an, wandeln die Makrophagen in Epitheloidzellen um und induzieren auf diese Weise in den perivaskulären Lymphräumen Epitheloidzellgranulome. Der stadiengerechte Ablauf der Sarkoidose sowie die hämatogenen Herdsetzungen wären mit dieser Konzeption, die eine „Lymphotropie" des neu entstandenen Keimes voraussetzt, vereinbar. Es bleibt allerdings die Frage offen,

ob bei der Sarkoidose ein genetisch verankertes Unvermögen besteht, humorale Mykobakteriophagen-Antikörper zu bilden. Dagegen spricht die Tatsache, daß nicht selten
in der Anamnese der Sarkoidosekranken echte Tuberkulosen bekannt sind und daß
die humorale Antikörperbildung bei der Sarkoidose generell nicht gestört ist.

Eine nicht weniger interessante Hypothese über die Ätiologie der Sarkoidose stellten
Hanngren et al. (1974a u. b) auf. Nach ihren Untersuchungen soll eine *Virusinfektion*
zu einer Depression der T-Zell-Funktion führen, ohne die Funktion der B-Zellen zu
beeinflussen. Daraus würde eine abgeschwächte Tuberkulin-Reaktion bei normaler humoraler Antikörperbildung resultieren. Eine sich anschließende tuberkulöse Infektion oder
eine BCG-Impfung könnte dann infolge der Depression der T-Zell-Funktion eine atypische Immunantwort insofern auslösen, als jetzt die B-Zell-stimulierende Eigenschaft der
Tuberkuloproteine anstatt einer normalen Reaktion der T-Zellen dominieren würde.
Die Autoren begründen mit dieser Theorie die Veränderungen der Immunglobuline im
Stadium I und führen das Erythema nodosum auf eine Antigen-Antikörper-Komplement-
Reaktion zurück, bei welcher ein Überwiegen der B-Zell-Aktivität vorliegt. Auch Fieber
und Arthralgien bei der akuten Erkrankung erklären sie durch die B-Zell-Stimulation.
Die Generalisation der Erkrankung könnte dadurch ihre Erklärung finden, daß nach
einer tuberkulösen Infektion Tuberkuloproteine (nicht Bazillen) im ganzen Körper verteilt
sind. Das Epitheloidzellgranulom ohne Nekrose wäre die Folge der Stimulation der
Makrophagen-Aktivität, jedoch ohne eine Transformation der T-Zellen zu „Killer-Zel-
len". Andernfalls würden Nekrosen verursacht. Unter der Voraussetzung, daß diese
Hypothese zutrifft, würde sich erklären lassen, daß keine Tuberkelbazillen nachweisbar
und Tuberkulostatika unwirksam sind, daß ein Effekt der Kortikoidtherapie beobachtet
wird, daß Schwierigkeiten bestehen, die Sarkoidose auf das Tiermodell zu übertragen,
und schließlich würde sich auch die Erklärung für die Differenzen in den epidemiologischen Daten zwischen Tuberkulose und Sarkoidose und in der Sarkoidose-Epidemiologie
zwischen verschiedenen Ländern, Altersgruppen und sozialen Gruppen ergeben. Aus
historischen Gründen sei an dieser Stelle auf Grüneberg (1955) verwiesen, der hinsichtlich
der tuberkulösen Ätiologie der Sarkoidose die Mitwirkung eines Zweitinfektes in Erwägung zog und erörterte, daß nur im Zusammenwirken einer Virusinfektion mit Tuberkelbazillen eine Boecksche Erkrankung auftreten und beim Rückgang der Virusinfektion
ein Übergang in eine Tuberkulose erfolgen könne.

Aus all diesen verschiedenen Vorstellungen ergibt sich, daß auch heute noch die Frage
nach der Ätiologie der Sarkoidose vorerst offen bleiben muß. Neuere Literatur zur
Ätiologie s.: Belcheva et al. (1964), Barbolini u. Pagnotta (1964), Siltzbach (1969),
Scadding (1970), Chrétien et al. (1972), Mitchell u. Rees (1974), Turiaf (1974).

16. Röntgendiagnostik der Sarkoidose

Von dem Prager Dermatologen Kreibich (1904) stammen die ersten Röntgenbilder,
die die Miterkrankung der Knochen zeigen. Erst durch die Röntgenuntersuchung wurde
es möglich, diese Systemerkrankung, die zunächst nur den Dermatologen bekannt war,
nicht nur frühzeitig zu erkennen, sondern auch ein akutes und ein chronisches Stadium
sowie verschiedene Typen der Lungenbeteiligung zu unterscheiden. Das frühe und oft
rückbildungsfähige Stadium der Hiluslymphknotenerkrankung wurde zwar von Tachau
(1928) und von Kerley (1942) beschrieben, in seiner Bedeutung für die klinische Symptomatik und wegen der guten Rückbildungsfähigkeit aber erst von Löfgren u. Lundbäck

(1952) herausgestellt. Auch die Röntgenreihenuntersuchung hat zu der Erkenntnis beigetragen, daß die Sarkoidose oft eine gute Prognose hat und in einem hohen Prozentsatz spontan ausheilen kann. So ist die Röntgenuntersuchung neben dem histologischen Befund, dem Kveim-Test und der häufig negativen Tuberkulin-Reaktion die wesentliche Stütze für die Diagnostik. Sie ist entsprechend für die differentialdiagnostischen Überlegungen wichtig. Darüber hinaus hat sie große Bedeutung für die Prognose durch die Objektivierung des Fortschreitens oder der Rückbildung mit und ohne Behandlung. Für die Beurteilung der fortschreitenden Lungeninfiltration und der nachfolgenden Fibrose mit der Gefahr einer kardio-respiratorischen Insuffizienz ist die Röntgenverlaufskontrolle unerläßlich.

16.1. Typen- und Stadieneinteilungen

Die Publikationen der dreißiger, vierziger und fünfziger Jahre bemühen sich um die Synopsis, vor allem immer wieder um die differentialdiagnostische Abgrenzung gegenüber der Tuberkulose. Die vielfältigen Erscheinungsformen wurden von LÖFFLER (1937), ALEXANDER (1939), LEITNER (1949), DRESSLER (1942), PAUTRIER (1940), GLAUNER (1942) und BUSCHMANN (1956) beschrieben. LÖFFLER und PAUTRIER haben versucht durch die Herausstellung von vier verschiedenen Typen eine röntgenologisch faßbare Ordnung zu schaffen, ebenso TURIAF u. BRUN (1955).

LÖFFLER (1937) hat folgende Typen beschrieben:

1. Hilustyp,
2. miliare Form,
3. ausstrahlende Form, Streifenbildung vom Hilus zur Lungenperipherie,
4. Kombinationsformen.

PAUTRIER (1940) unterscheidet:

1. le type hilaire prédominant,
2. le type micronodulaire,
3. le type réticulaire,
4. le type marbré.

Die akute Sarkoidose bzw. das Löfgren-Syndrom ist in Frankreich unter der Bezeichnung kryptogenetische gutartige Mediastinaladenopathie (BROCARD, 1955) oder als gutartige Mediastinaladenopathie unbestimmter Herkunft bekannt (JARNIOU et al., 1957; PETITJEAN u. DECHELOTTE, 1965).

GRAVESEN (1943) hat zum ersten Mal beobachtet, daß es Übergänge der einzelnen Typen gibt und eine Reihenfolge in der Entwicklung der verschiedenen Formen definiert. Er unterscheidet drei Stadien:

1. Beginn des Lungenboeck mit Anschwellen beider Hili,
2. miliare Aussaat in die Lunge,
3. Rückbildung (aus 2) und Umwandlung in fibröse Formen.

Der Hilustyp (1 von LÖFFLER) entspricht dem Lungentyp mit Anschwellen beider Hili von GRAVESEN (Type 1). Der Type PAUTRIER 1 (le type hilaire prédominant) kann den Stadien LÖFFLER 1–4 und GRAVESEN 1–2 entsprechen, da damit gemeint ist, daß die Hiluslymphknotenschwellung noch das Röntgenbild beherrscht. Der Typ LÖFFLER 2 entspricht dem Typ PAUTRIER 2 und dem Stadium GRAVESEN 2. Ausheilungsformen sind bei LÖFFLER Typ 3, die sog. ausstrahlende Form, bei PAUTRIER der Typ 3 (le type réticulaire) und bei GRAVESEN der Typ 3, also die Umwandlung in fibröse Formen.

HARTWEG (1949/50) zeigt im Gegensatz zu GRAVESEN, daß „retikuläres Netzwerk" auch ohne vorher nachgewiesene miliare Herde ausheilen kann. HARTWEG u. GRAVESEN

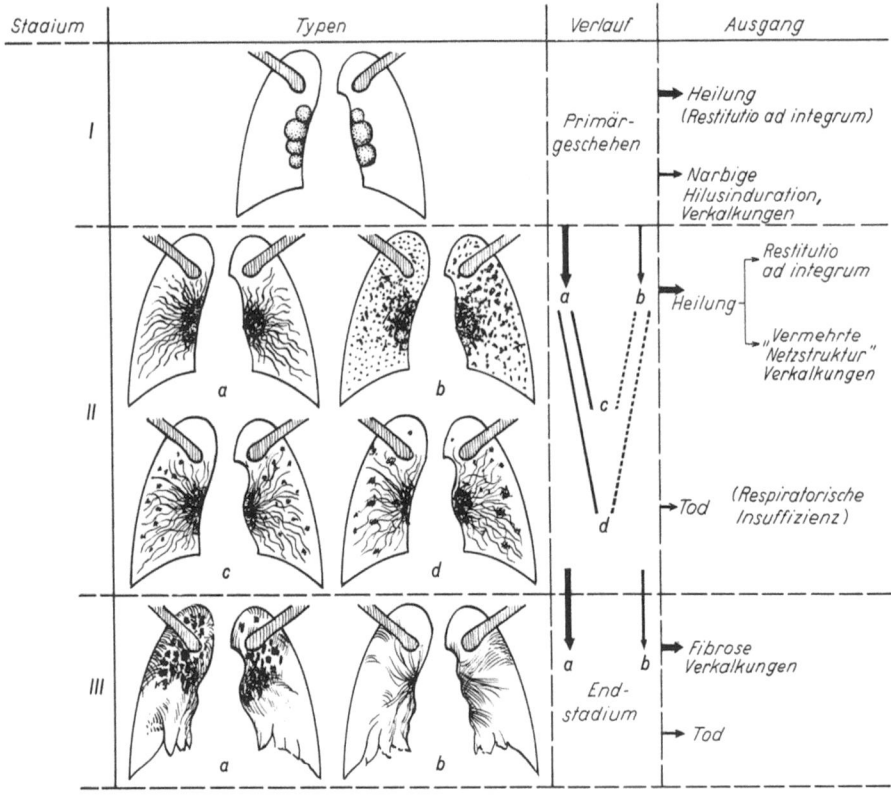

Abb. 23. Stadienverlauf der Sarkoidose

vertreten also den stadienmäßigen Ablauf. Hartweg fügt den 3 Stadien von Gravesen noch zwei weitere hinzu, und zwar

4. ein indurativ-infiltrierendes Stadium. Dieses Stadium ist mit einem Fall belegt. Es handelt sich um röntgenologisch größere, unregelmäßig begrenzte Lungenherde, die nicht symmetrisch angeordnet sind.

5. aufgrund des Röntgenbefundes einen sog. Knoten-Boeck.

Das Hartwegsche Stadium 4 kann dem Stadium 4 von Pautrier (le type marbré) entsprechen. Das Hartwegsche Stadium 5 entspricht dem Fall 9 der Beschreibung von Dressler (1942).

Einzelne frühere Bezeichnungen wie „Lungentyp", „buschiger Typ" oder „schmetterlingsförmige Infiltration" sind rein deskriptiv und erklären sich aus der Art der Ausbreitung und bevorzugten Lokalisation.

Wurm, Reindell u. Heilmeyer (1958) haben durch eine weitere Unterscheidung der Art der Lungeninfiltration mehr Systematik in den Ablauf der Lungensarkoidose gebracht. Diese Systematik anerkennt den stadienmäßigen Ablauf und wird dem größeren Formenreichtum des Lungenbefalls gerecht. Sie wird im deutschen Sprachraum fast ausschließlich und auch im europäischen Gebiet angewandt (Sada u. Cirla, 1963; Masserini, 1963). Die Abb. 23 gibt schematisch die von den Autoren empfohlene Stadieneinteilung wieder.

Als Stadium I wird die auf das Mediastinum beschränkte Lymphknotenvergrößerung ohne Beteiligung der Lungen bezeichnet (Abb. 24 a–c, Abb. 26 a–c). Viele Beobachtungen sprechen dafür, daß von den Hilus- und mediastinalen Lymphknoten die Erkrankung ihren Ausgang nimmt (Määta, 1968). Uehlinger (1955) sieht in dem doppelseitigen

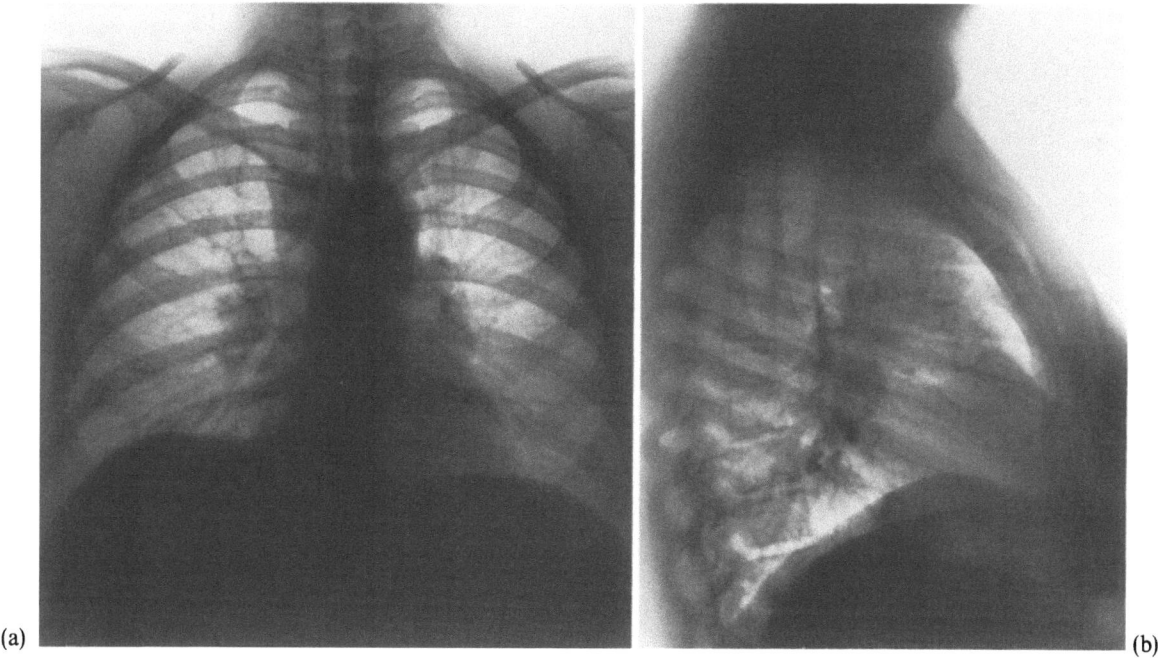

(a)   (b)

Abb. 24a u. b. 6.73: Symmetrische Vergrößerung der Hiluslymphknoten bds. und mäßige Vergrößerung der mediastinalen Lymphknoten. Überwiegen der re. Seite

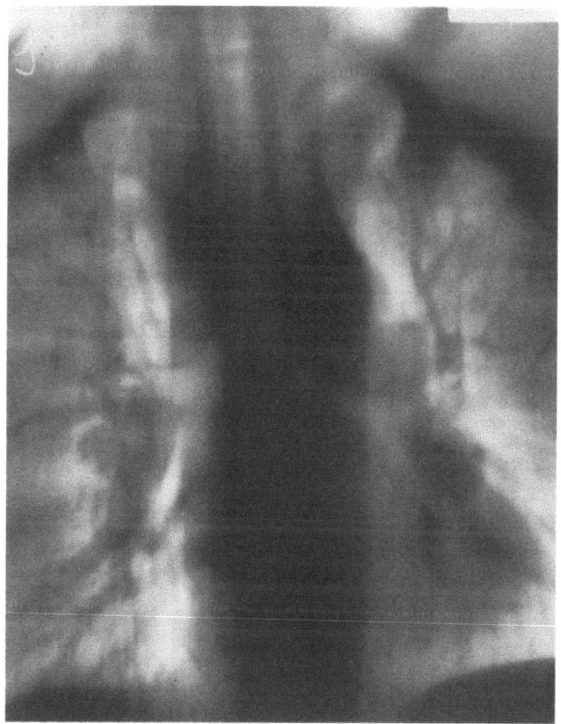

Abb. 24c. Tomographie 9 cm. Scharf begrenzte homogene Verschattung durch Lymphknotenvergrößerungen im Hilus und Mediastinum

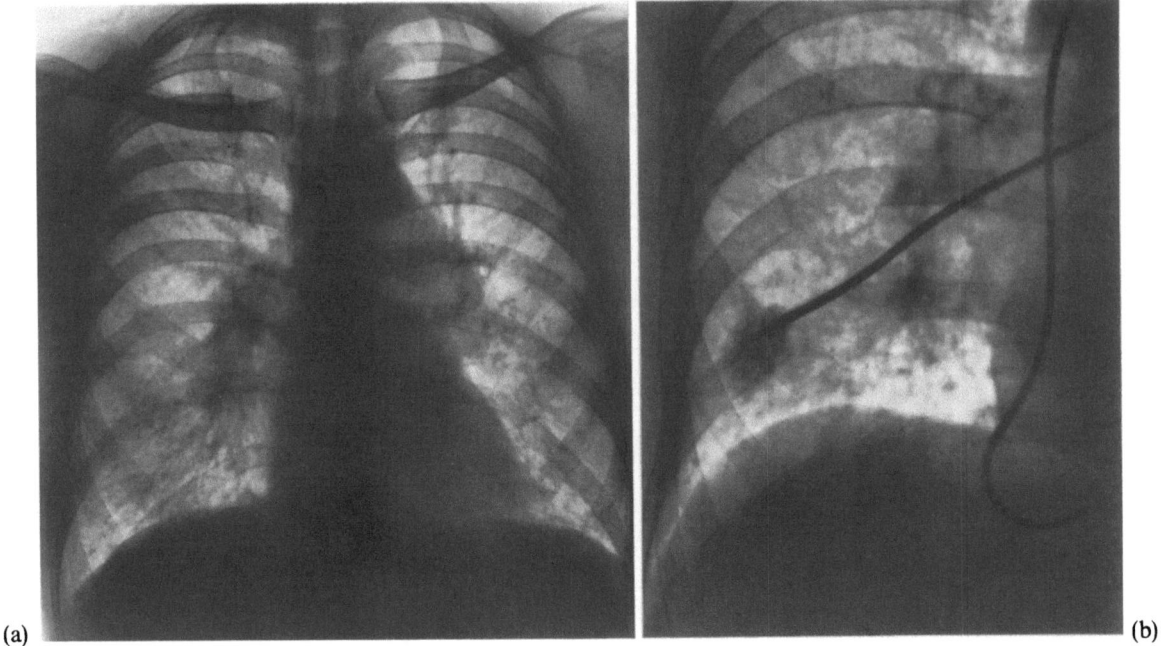

(a)   (b)

Abb. 25a u. b. 11.64: Lymphknotenschwellung bds. im Hilus. Diffuse interstitielle Infiltrationen bevorzugt im re. Unterlappen. Stadium IIa. Ausschnittsaufnahme Angiographie in wedge-position: Normaler Kapillar-schleier

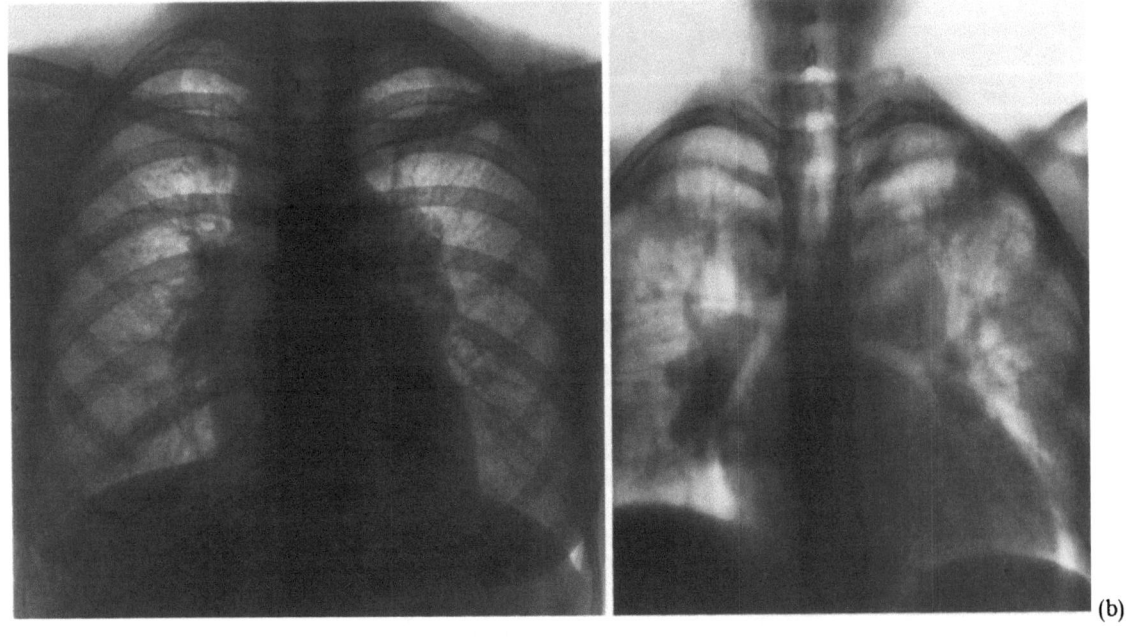

(a)   (b)

Abb. 26a. 4.70: Symmetrische Lymphknotenschwellung der Hiluslymphknoten und des Mediastinums bds. Stadium I

Abb. 26b u. c. Tomographie 6,5 und 7,5 cm. Glatt begrenzte, homogene, symmetrisch angeordnete Lymphknoten-schwellung im Hilus und Mediastinum bds.

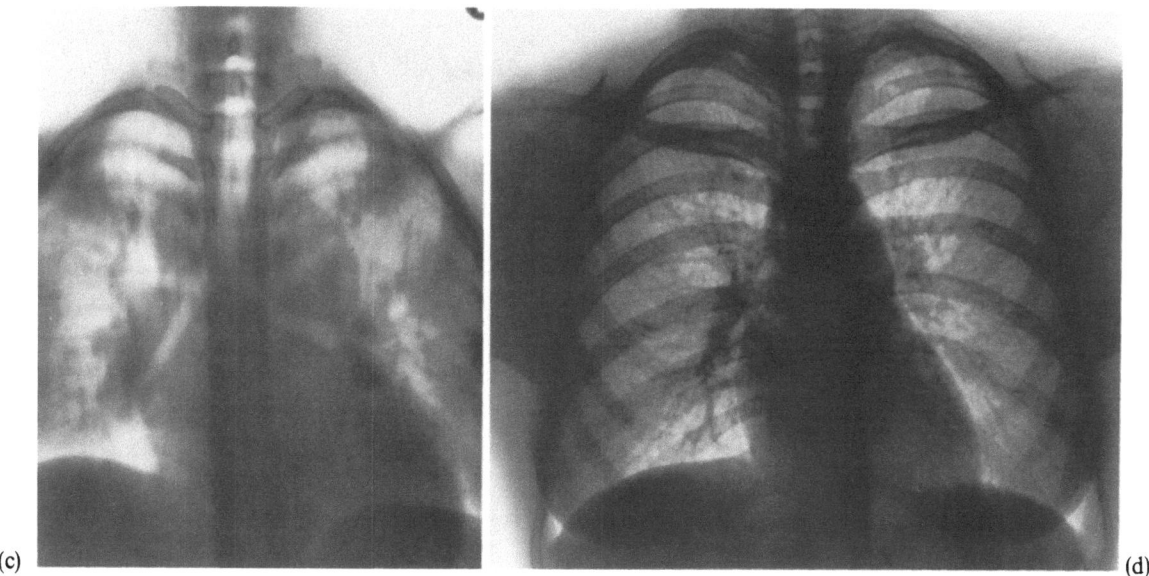

(c)   (d)

Abb. 26d. 7.70: Völlige Rückbildung der Lymphknotenvergrößerungen nach dreimonatiger Kortikoid-
Behandlung

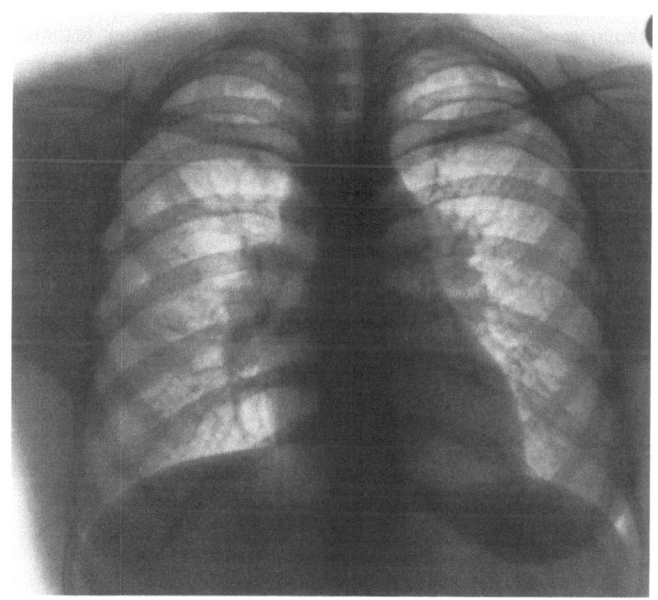

Abb. 26e. 10.70: Wiederauftreten der Lymphknotenschwellungen nach Absetzen der Kortikoid-Therapie

Befall der Hiluslymphknoten bereits den Beginn der Generalisationsphase im Sinn der
von ihm akzeptierten Reaktionskrankheit. Das Stadium II wird von WURM et al. in
vier Unterformen unterteilt. Stadium II a ist vom Röntgenbild her als retikuläre Form
zu bezeichnen (Abb. 25 a, b). Es handelt sich hierbei nicht nur um eine lymphogene
Ausbreitung, sondern eher um eine appositionelle Granulombildung im peribronchialen,
perivasalen und subpleuralen Interstitium, „um ein Verlegen der histiozytären Reaktion
an die Kontaktflächen" (UEHLINGER, 1955, 1968). Sie schreitet vom Hilus zur Lungenperipherie fort. Ein Stadium II b wird von WURM et al. als primär hämatogene Ausbreitung
bezeichnet. Die Autoren haben früher ein Stadium II b 1 mit der Anordnung miliarer

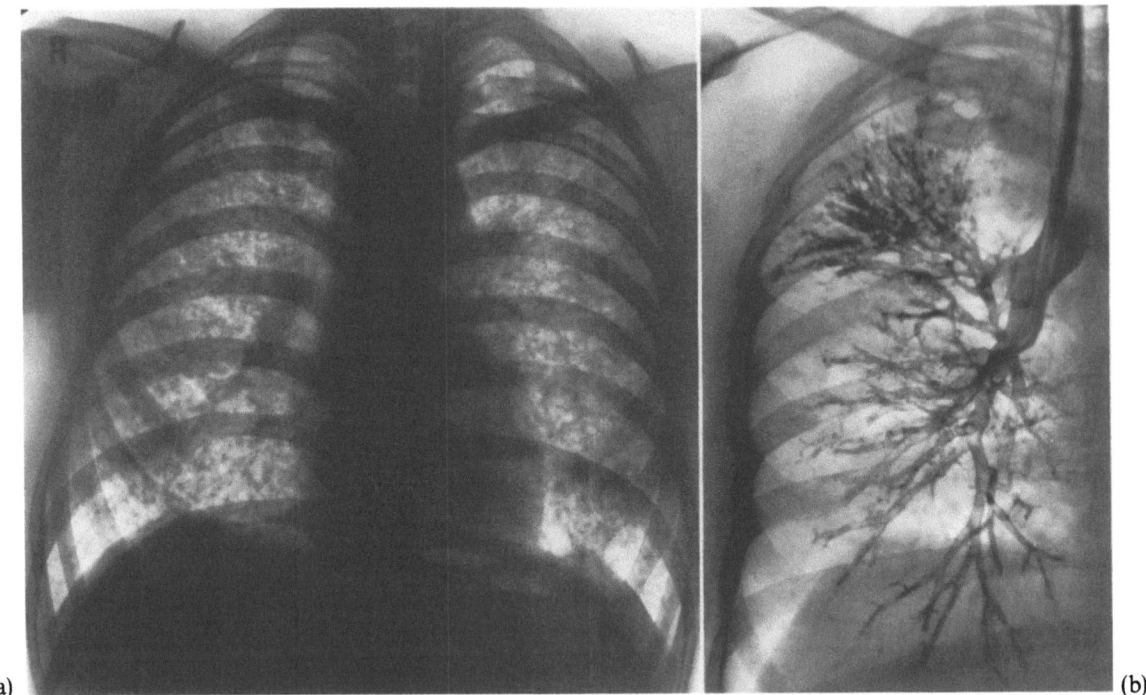

(a)   (b)

Abb. 27a. 1.58: Dichtstehende, 3–5 mm große Fleckschatten im Bereich der gesamten Lunge. Spitzen- und Lungenunterfelder relativ am wenigsten befallen. Im Bereich der Herdschatten kleinste sternförmige Narben. Geringe Auswärtsverlagerung der Hili

Abb. 27b. Bronchographie. Verkleinerung der Aufzweigungswinkel im Bereich des Lungenkerns des am stärksten befallenen Oberlappens. Stärkere Aufzweigung im Bereich des Lungenmantels des Oberlappens. Bronchien offen. Stadium IIc + IIIb

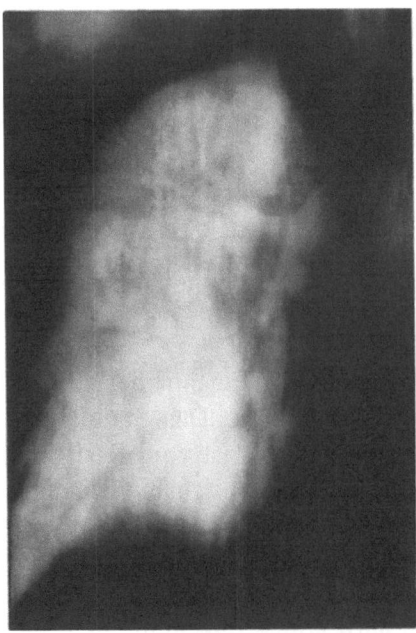

Abb. 27c. Im Tomogramm ist die Verlagerung der Bronchien in gleicher Weise zu erkennen

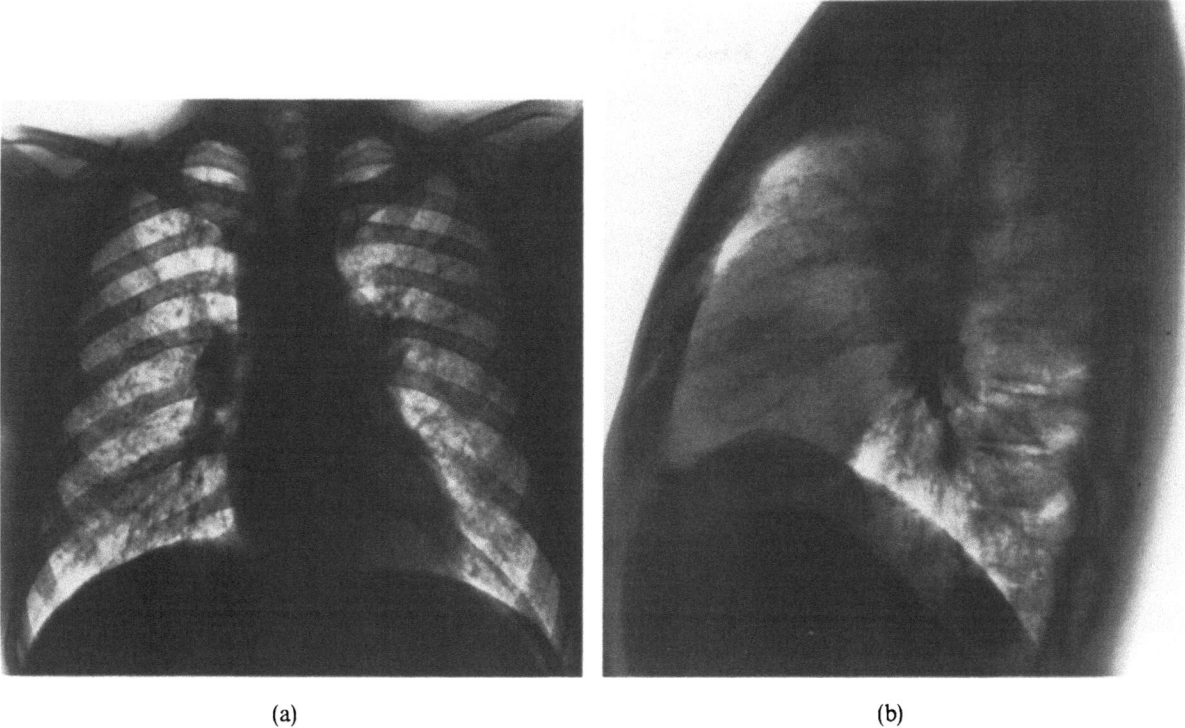

(a)   (b)

Abb. 28a u. b. 1.74: Thoraxaufnahme in 2 Ebenen. Bds. Hiluslymphknotenschwellung, interstitiell vermehrte
Gefäßzeichnung, disseminierte Lungenherde von 4–5 mm Größe. Stadium IIc

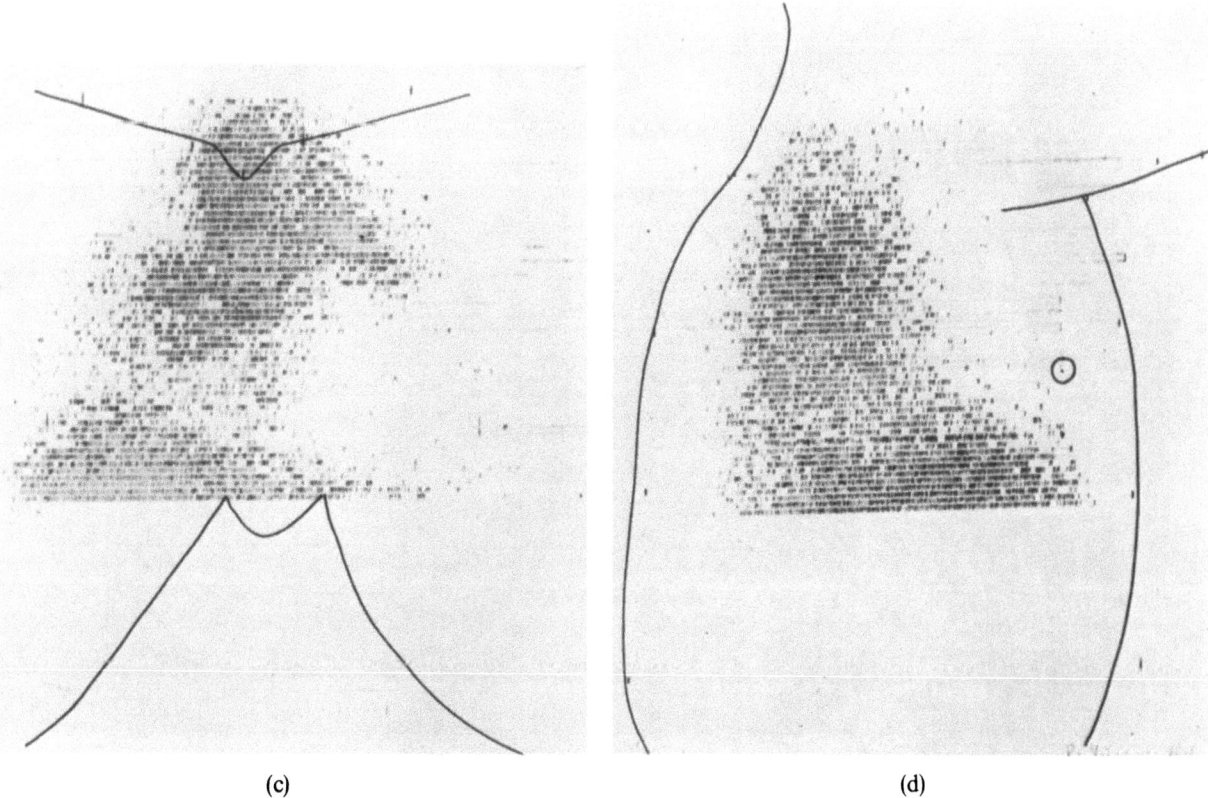

(c)   (d)

Abb. 28c u. d. ^{67}Ga-Szintigraphie. Vergrößerte Hilus- und mediastinale Lymphknoten mit dichter Einlagerung
besonders im parahilären Lungenkern, weniger, aber noch deutlich im Lungenmantel

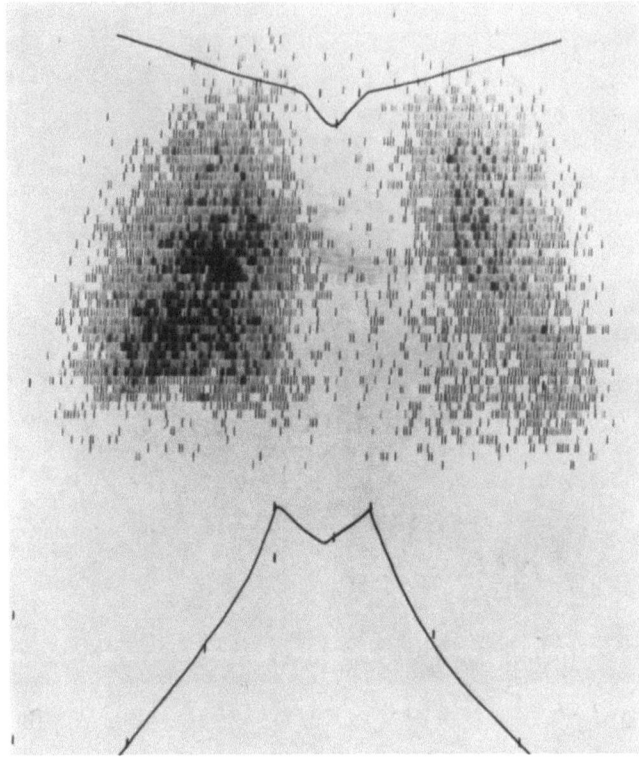

Abb. 28e. ^{99m}Tc-microspheres-Perfusions-Szintigramm. Geringe Auflockerung der Aktivität im Bereich der über die ganze Lunge verteilten herdförmigen Granulome

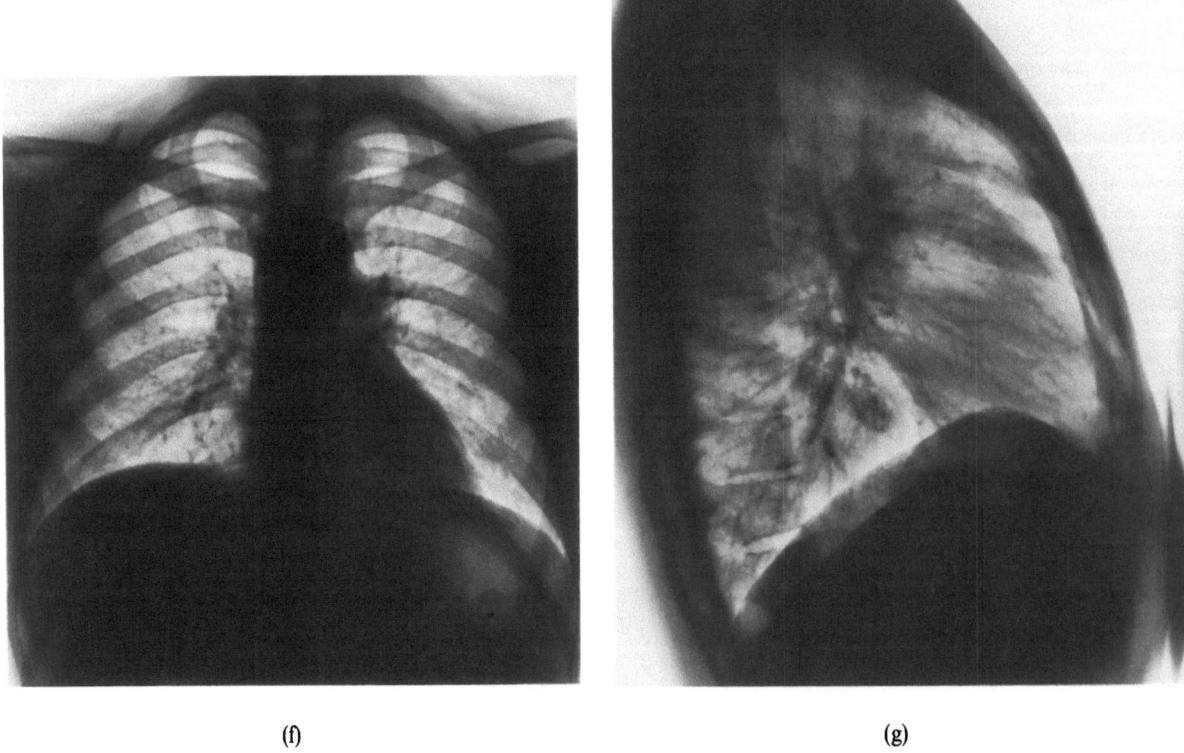

(f)   (g)

Abb. 28f u. g. Nach sechswöchiger Kortikoid-Therapie sind die Lymphknotenvergrößerungen, die interstitiellen und herdförmigen Infiltrationen im Bereich bd. Lungen röntgenologisch praktisch zurückgebildet

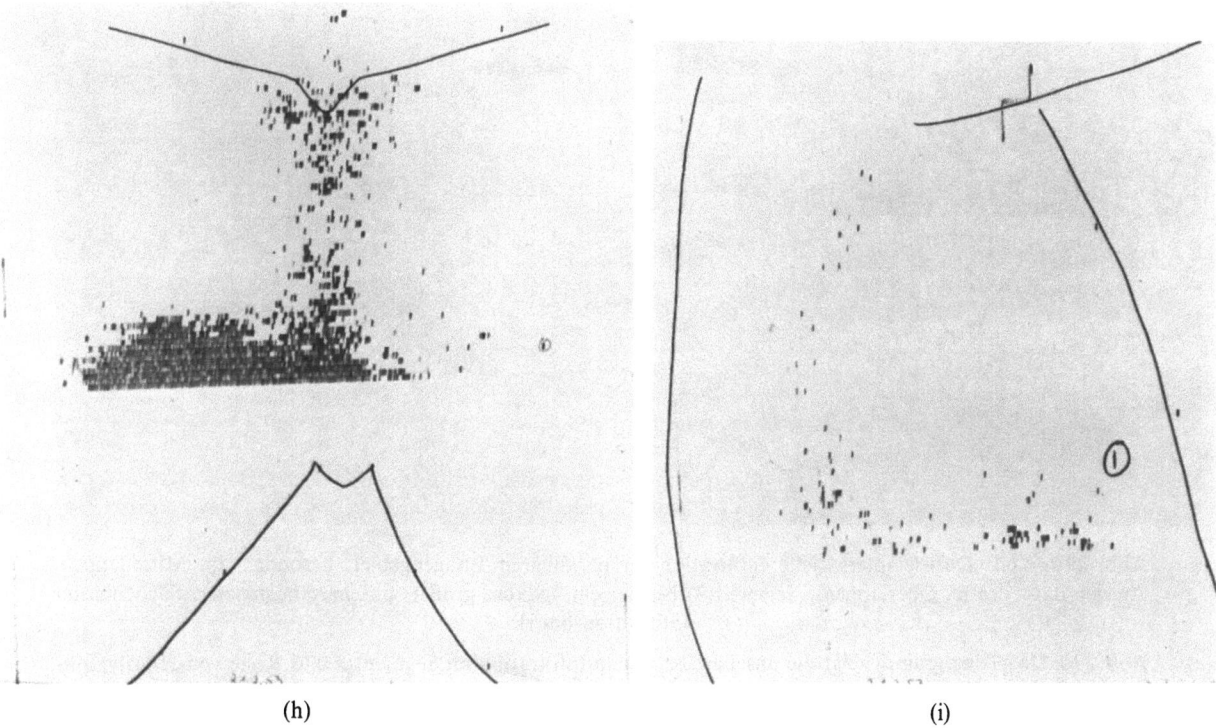

(h)   (i)

Abb. 28h u. i. Im ^{67}Ga-Szintigramm physiologische Einlagerung der Aktivität im Sternum, Wirbelsäule und Leber. Im Lungen- und Hilusgebiet keine Aktivitätseinlagerung mehr

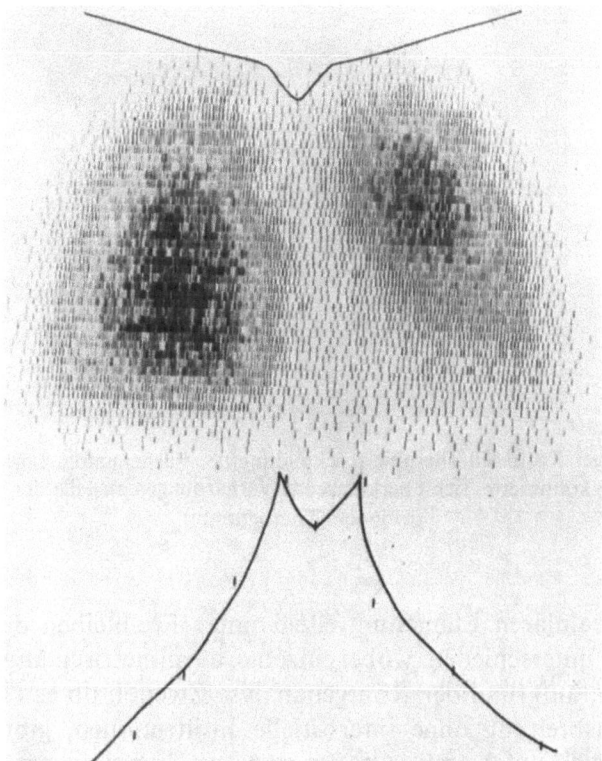

Abb. 28j. Im ^{99m}Tc-microspheres-Perfusions-Szintigramm normale Aktivitätseinlagerung. Völlige Rückbildung der Lymphknotenvergrößerungen und Normalisierung des ^{67}Ga- und Perfusions-Szintigramms. Übereinstimmende Rückbildung Stadium IIc in Stadium 0

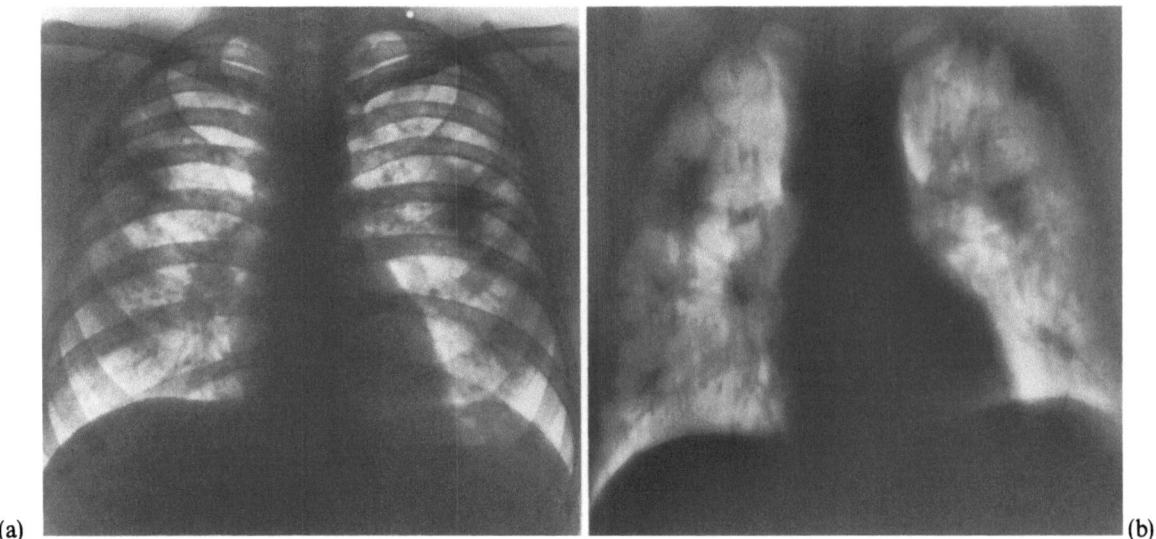

(a)

(b)

Abb. 29a. 6.60: Diffuse interstitielle Infiltration im parahilären Lungengebiet, besonders im Mittellappen. An der Basis des re. Oberlappens (Segment 3) besteht ein 4 × 5 cm großer, unscharf begrenzter, flächenhafter Infiltrationsbezirk

Abb. 29b. Das Tomogramm zeigt die unscharf begrenzte Infiltration im Segment 3 und Reste von Hiluslymphknoten. Stadium IIa + IIIa

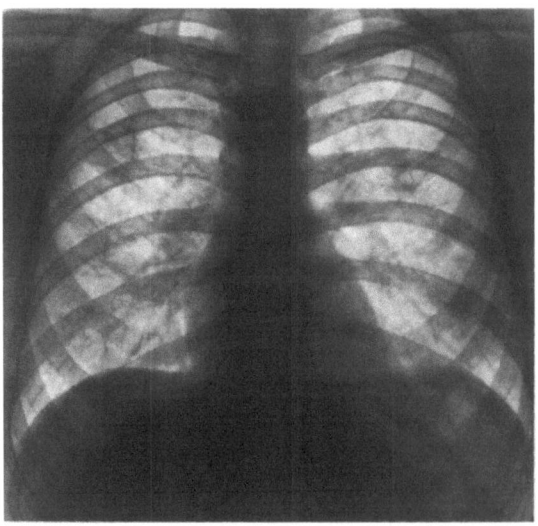

Abb. 29c. Nach 1/2jähriger Kortikoid-Therapie Rückbildung der flächenhaften Infiltration und interstitiellen Infiltrationen. Scharflinig konturierte, sich überkreuzende Vernarbungen anstelle der konglomeratartigen Infiltrationen (Tomogramm)

Lungenherde im parahilären Lungenmittelfeld unter Freibleiben der Lungenspitze von einem Stadium IIb2 unterschieden, wobei einzelne, asymmetrisch angeordnete Streuherde auftreten. Wir haben aufgrund der Röntgenanalyse Zweifel, ob es eine rein hämatogene Form, also eine Ausbreitung ohne interstitielle Infiltrationen, gibt. Beim Stadium IIc und IId handelt es sich um Kombinationen von sog. lymphogener, besser interstitieller Infiltration mit sog. hämatogener (u.E. besser miliarer kleinherdiger) Aussaat. Sind die Herde kleiner als 5 mm, so werden sie dem Stadium IIc (Abb. 27a, b, Abb. 28 a–d) zugeordnet. Sind sie 5–9 mm groß, so werden sie als Stadium IId bezeichnet.

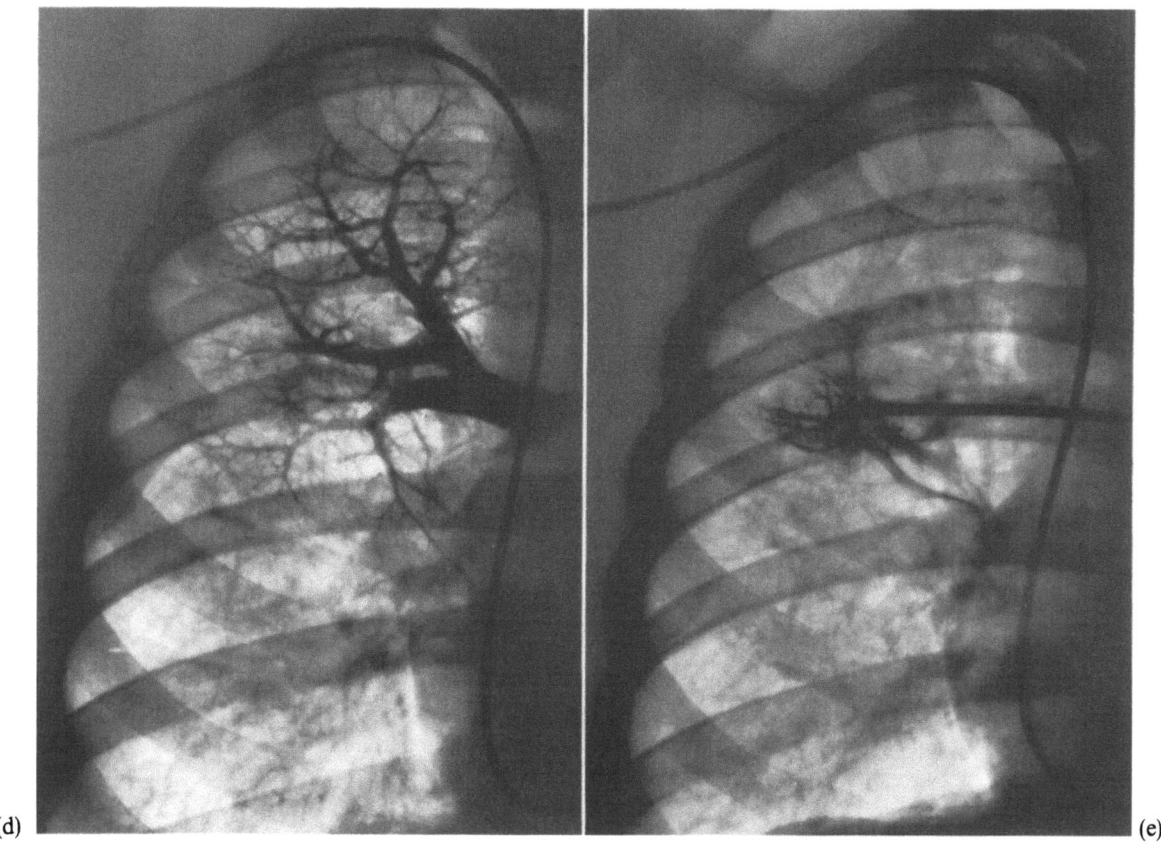

(d)   (e)

Abb. 29d u.e. Noch weitgehend unauffällige Gefäßaufzweigung des Truncus anterior. A2 entspringt aus A1. Lokalisierter Ausfall des Kapillarschleiers als Zeichen der Zerstörung des Lungenparenchyms im Bereich der Narbe

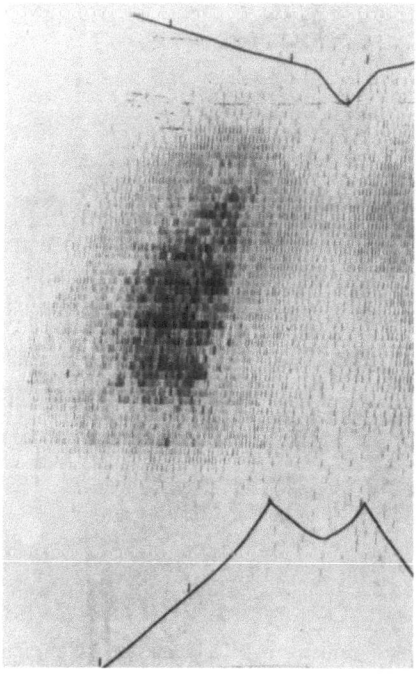

Abb. 29f. Im Perfusions-Szintigramm Auflockerung der Aktivitätseinlagerung im Bereich der Narbe des Segmentes 3. Jetzt Stadium IIIb, lokalisierte Narben

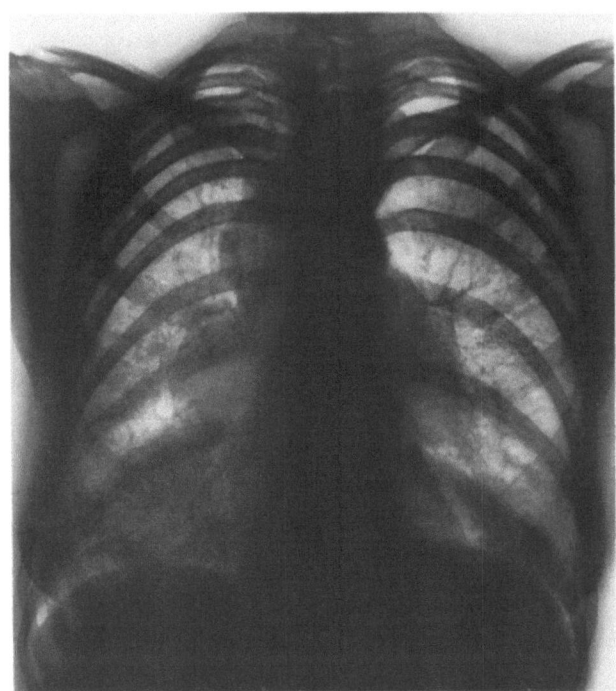

Abb. 30a. 1.61: Erhebliche Lymphknotenvergrößerungen am oberen Mediastinum rechts und bds. im Hilus, grobe konfluierende Infiltrationen in bd. Unterlappen und im Mittellappen

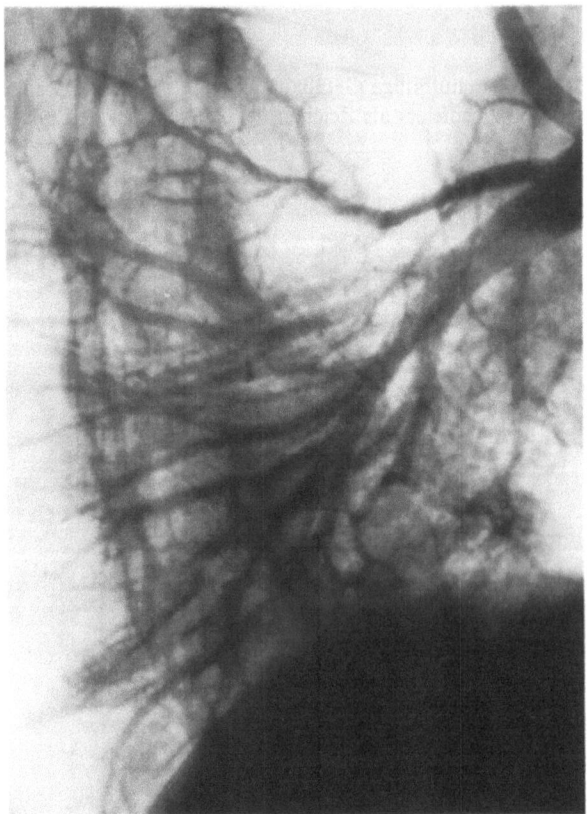

Abb. 30b. Angiogramm im frontalen Strahlengang. Verkleinerter Aufzweigungswinkel im Lungenkern des konglomeratartig infiltrierten re. Unterlappens. Die neben der Granulomatose schon vorhandene Fibrose verursacht den charakteristischen Verlauf der Arterien und Bronchien. A 10c verläuft im Lungenkern in Richtung der basalen Infiltration und steigt erst im Lungenmantel an (A 6 am oberen re. Bildrand)

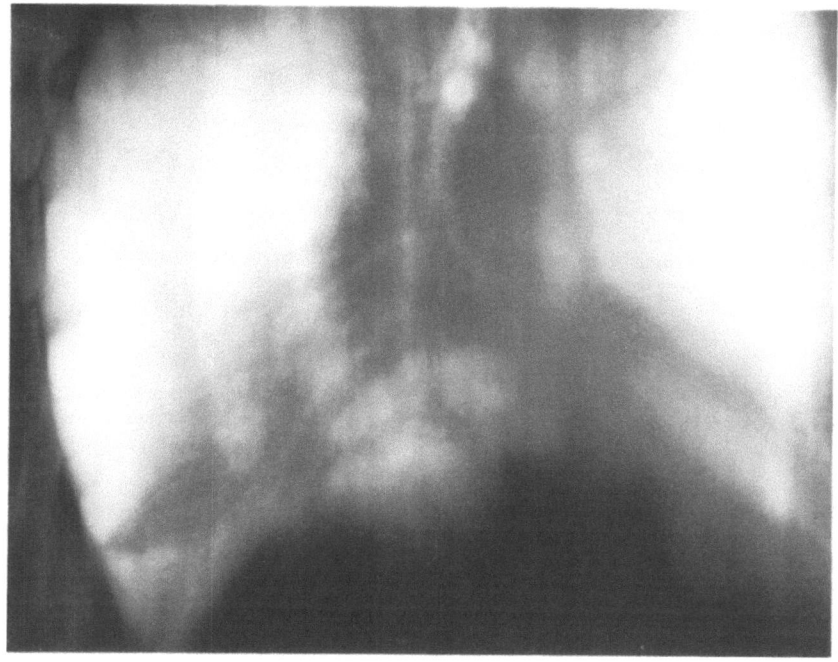

Abb. 30c zeigt den korrespondierenden Verlauf der Bronchien im seitl. Tomogramm

Das Stadium IIIa betrifft nach WURM et al. größere Einzelherde, also eine sog. Konglomeratform (Abb. 29a, b, Abb. 30a–c). Das Stadium IIIb entspricht der narbigen Umwandlung der infiltrativen und proliferativen Vorgänge des Stadiums II (Abb. 29c–e, Abb. 31a–d).

Dieser Stadieneinteilung liegt einmal die Beobachtung zugrunde, daß sich der Typ I in einen der Typen II und diese in einen Typ III mit irreversibler Schädigung umwandeln könne. Zum anderen sind vollständige oder partielle Rückbildungen sowohl im Stadium I als auch im Stadium IIa–d möglich. Im Stadium III liegen größere infiltrierte Bezirke vor, oder es besteht eine diffuse Fibroseentwicklung. Eine vollständige Rückbildung ist nicht mehr möglich.

Wenn das angebotene Schema nicht zu starr gehandhabt wird, ergeben sich keine Schwierigkeiten in seiner Anwendung. Kasuistische Mitteilungen über solitäre umschriebene Knoten (CHRISHOLM u. LANG, 1966) lassen sich als Stadium IIIa charakterisieren. Metastasenähnliche Rundschatten (TURIAF et al., 1964) sind als Stadium IId anzusehen. Alle empfohlenen Einteilungen der Sarkoidose nach röntgenmorphologischen Kriterien in Typen oder Stadien haben nichts mit der Stadieneinteilung der Tuberkulose nach RANKE zu tun (UEHLINGER, 1968).

Anhand der Röntgenveränderungen sind folgende Merkmale herauszustellen (WURM u. REINDELL, 1968):

1. Die intrathorakale Sarkoidose nimmt immer von der Affektion der mediastinalen Lymphknoten ihren Ausgang (Stadium I).

2. Die Lokalisation der mediastinalen Lymphome ist fast immer doppelseitig (nur ausnahmsweise während der Initialphase einseitig) und betrifft fast ausnahmslos die Lungenhili.

3. Bei Beteiligung der paratrachealen Lymphknotengruppen bestehen immer auch hiläre Lymphome.

4. Die Lymphknotenkonglomerate sind durch Homogenität, scharfe Begrenzung und polyzyklische Konfiguration gekennzeichnet (Abb. 24a–c, Abb. 26a–d).

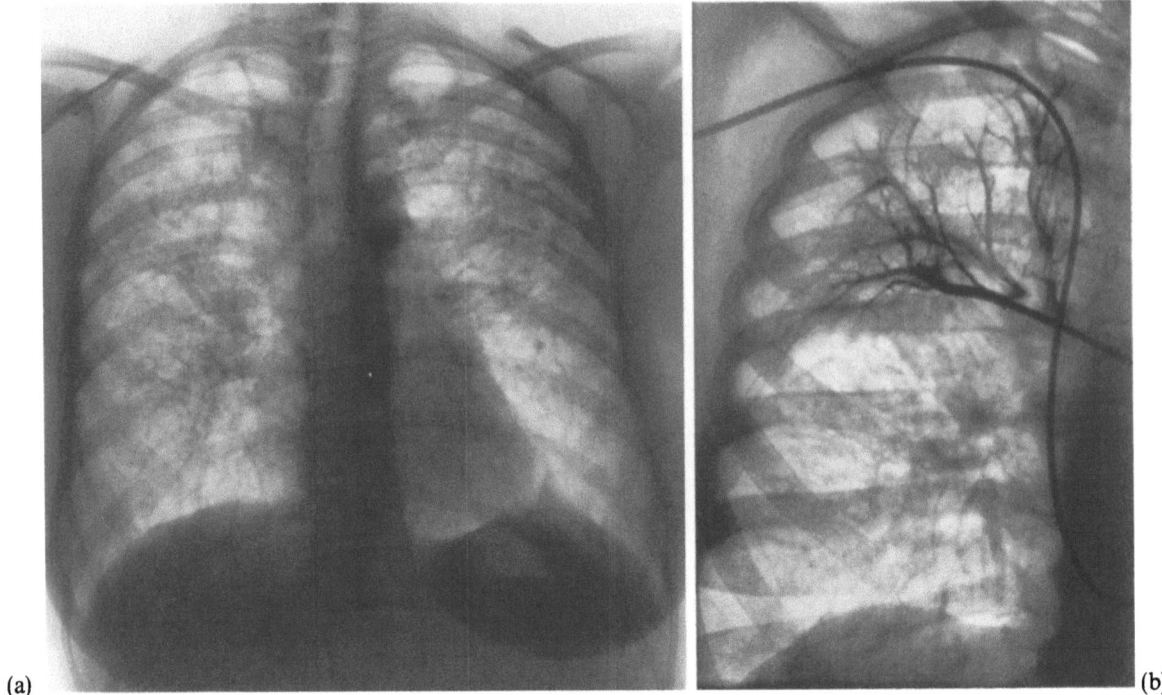

(a)   (b)

Abb. 31a. 12.64: Bevorzugte Schrumpfung der Basis des re. Oberlappens. Anhebung des kleinen Lappenspaltes. Verlagerung der Bronchien und der Trachea, Ausziehung der Pleura mediastinalis. Scharflinig konturierte periphere Netzzeichnung infolge fibrös verdickter interlobulärer Septen. Pleuraverdickung und sich überkreuzende Gefäße. Stadium IIIb

Abb. 31b. Angiographie des Truncus anterior. Die Aufzweigungswinkel im Lungenkern der am stärksten fibrös umgebauten Basis des Oberlappens sind verkleinert. Die Endaufzweigungen im Subsegment 3a sind infolge Pleurafibrose an Ort und Stelle geblieben. Dadurch verlaufen die Gefäße im Lungenmantel unter vergrößertem Winkel

5. Der Ausbreitung in die Lungen (Stadium II) folgt vielfach ein Rückgang der mediastinalen Lymphome = gegensätzliche Verlaufsrichtung (Abb. 33a–c, Abb. 34a–c).

6. Die Lungenveränderungen haben meistens netzförmige Beschaffenheit, im weiteren Verlauf treten fleckige Verdichtungen hinzu.

7. Die Lokalisation der Lungenveränderungen betrifft zunächst so gut wie immer die Mittelfelder, die hilusnahen Bereiche stärker als die Peripherie, die rechte Thoraxhälfte mehr als die linke.

8. Falls der weitere Verlauf zur Fibrosierung führt, kommt es infolge von Schrumpfungsvorgängen zu einer Verlagerung der betroffenen Lungenabschnitte in die Ober- und Spitzenfelder (scheinbar apikale Wanderung).

9. Der zeitliche Ablauf ist höchst unterschiedlich und kann sich in jedem Stadium über Monate oder viele Jahre hinziehen.

10. Nicht in jedem Fall kommt es zur Entwicklung aller drei Stadien, da die Sarkoidose sowohl im Stadium I als auch im Stadium III noch bis zurRestitutio ad integrum ausheilen kann. Im Stadium III ist durch Rückbildung der meist noch vorhandenen proliferativen Veränderungen nur noch eine teilweise Besserung möglich. Funktionseinbußen bleiben durch die Fibrose zurück.

11. Die Lungenbeteiligung ist im Stadium II zumeist, im Stadium III ausnahmslos doppelseitig.

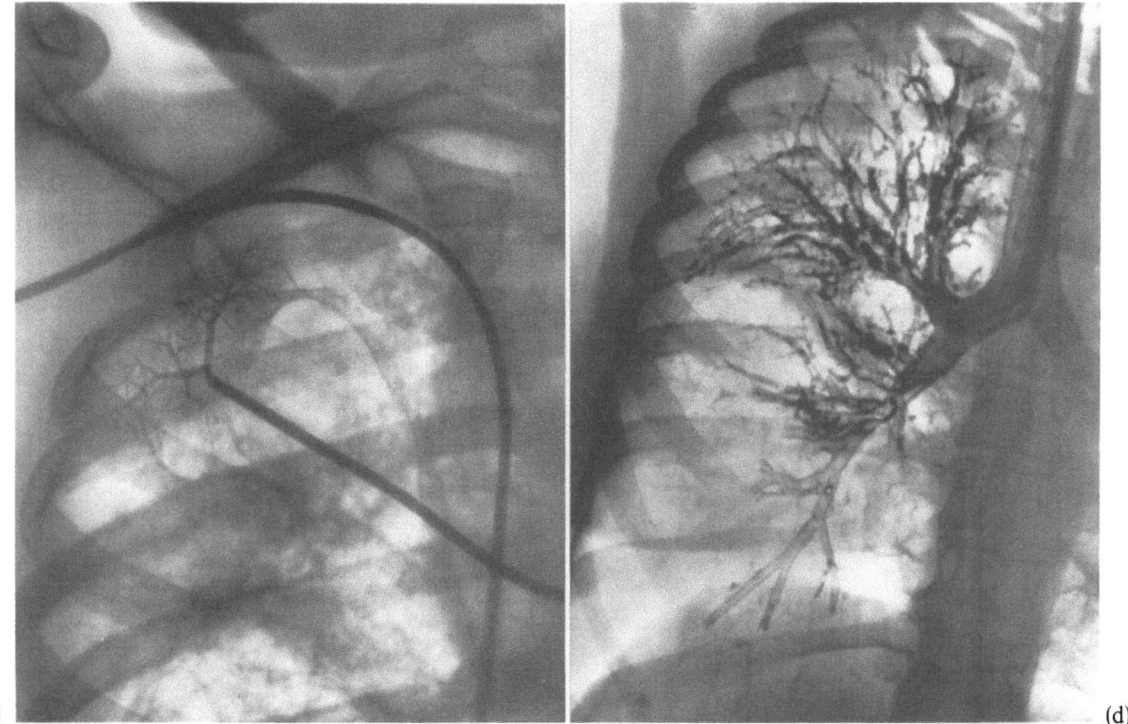

(c)   (d)

Abb. 31c. Stärkere Aufzweigung der im Lungenmantel gelegenen Praelobulararterien, hier in S2. Fehlender Kapillarschleier mit Darstellung der abführenden Venen V2a und V2b als Zeichen des Parenchymverlustes

Abb. 31d. Das Bronchogramm zeigt entsprechend Abb. 9b die korrespondierende Verlagerung der Bronchien. Im benachbarten Mittel- und Unterlappen verlaufen die Bronchien arkadenförmig

12. Kommt es nach einer vorausgegangenen Remission, die unter Kortikoid-Therapie oder unter dem Einfluß einer Schwangerschaft erfolgte, zu einem Rezidiv, so bietet der röntgenologische Befund wieder das gleiche Muster wie vor der Remission.

13. Viele dieser Charakteristika sind im Einzelfall festzustellen, wenn man den Krankheitsablauf über Jahre röntgenologisch verfolgt; sie sind in ihrer Summe als Sarkoidosespezifisch zu werten.

Auf besondere Verlaufsformen und Fragen der röntgenologischen Methodik wird später noch eingegangen.

Einige kritische Bemerkungen zu der Stadieneinteilung von WURM et al. sind nötig. Aus der Röntgenverlaufsserie ergeben sich die wesentlichen Überlegungen zur Akuität des Prozesses, zur Notwendigkeit der Behandlung und zur Prognose. Von WURM, REINDELL u. HEILMEYER und zahlreichen anderen Autoren wird darauf hingewiesen, daß sich die Hiluslymphknotenschwellungen symmetrisch entwickeln, andererseits eine Bevorzugung meist der rechten, in seltenen Fällen auch der linken Seite vorhanden ist (s. dazu auch MIECH et al., 1965). Das wird auch in eigenen Untersuchungen bestätigt, und zwar sowohl in bezug auf die Ausdehnung der Hilus- und mediastinalen Lymphknotenvergrößerungen ohne Lungenbefall als auch auf die Verteilung der Lungeninfiltrationen. In Einzelfällen kann die Asymmetrie des Hiluslymphknotenbefalls so weit gehen, daß lediglich einseitig das Bild eines polyzyklisch begrenzten Mediastinaltumors röntgenologisch zu erkennen ist (Abb. 32 a–c). Über die Schwierigkeit der Differentialdiagnose bei einseitigen Hiluslymphknotenprozessen berichtet KENT (1965). Daß ein einseitiger

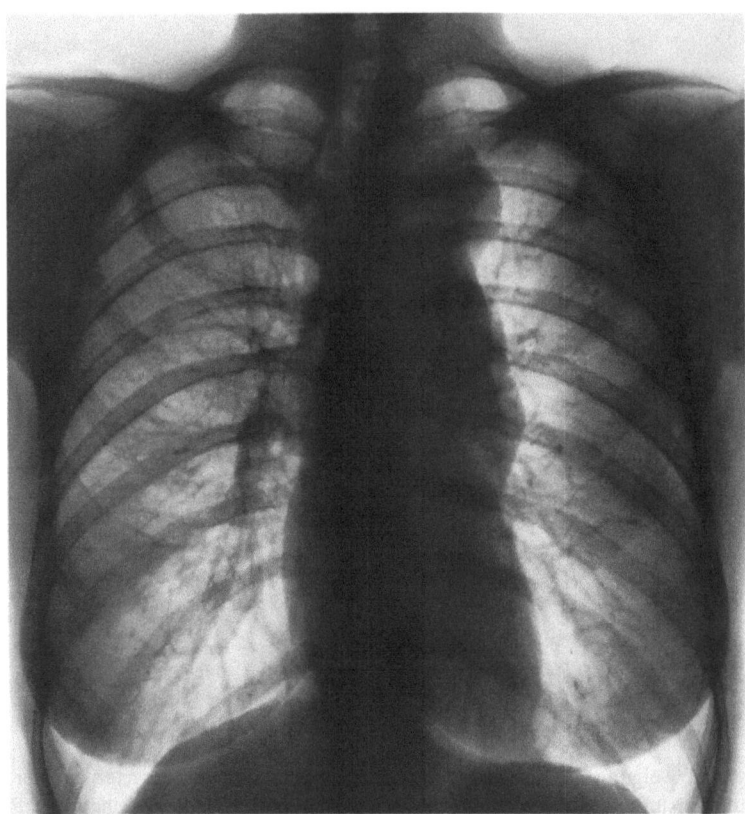

Abb. 32a. 2.74: Polyzyklisch begrenzter Mediastinaltumor am li. oberen Mediastinum und im li. Hilus.
Stadium I Sarkoidose

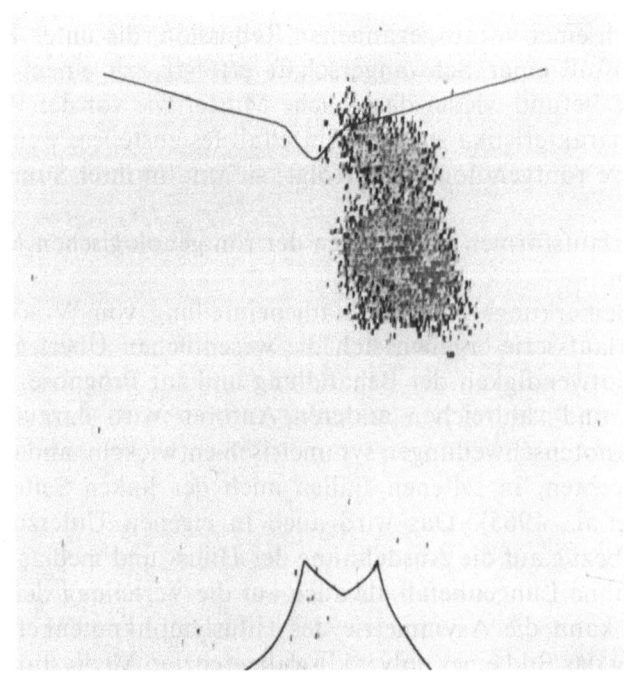

Abb. 32b. ^{67}Ga-Szintigramm. Dichte Aktivitätseinlagerung im Bereich der röntgenologisch sichtbaren knotigen
tumorartigen Lymphknotenvergrößerung

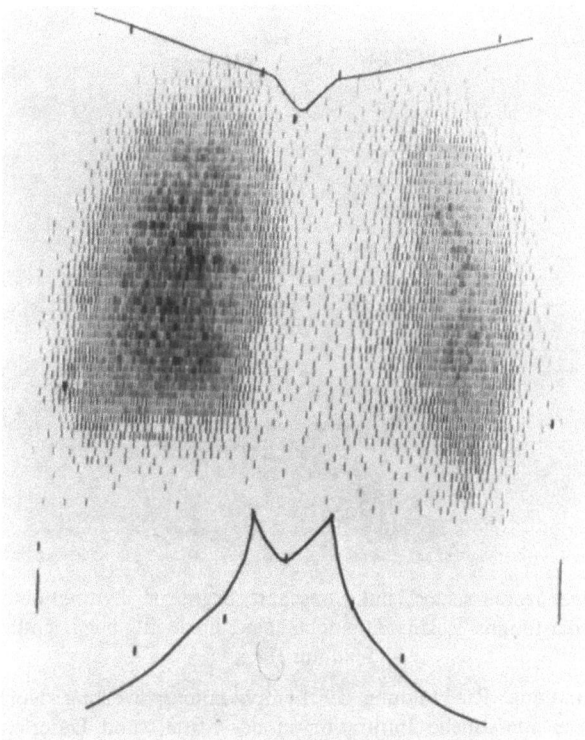

Abb. 32c. ^{99m}Tc-microspheres-Perfusions-Szintigramm. Abdrängung der li. oberen Lunge vom Mediastinum, geringfügig verminderte Einlagerung im li. Oberlappen. Sonst normale Perfusion

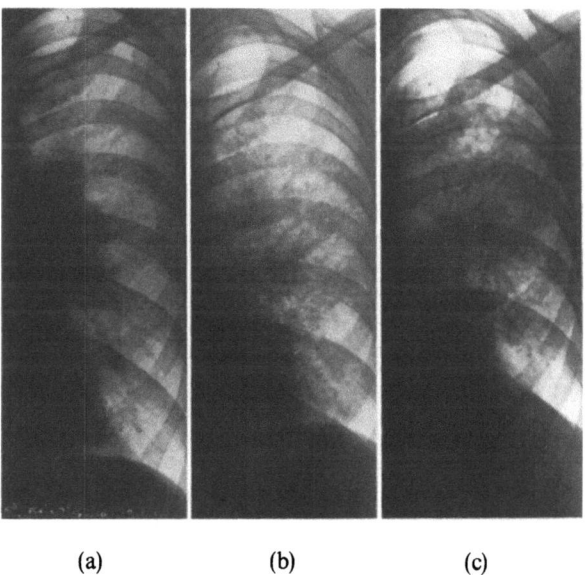

(a)   (b)   (c)

Abb. 33a. 11.50: Bevorzugt linksseitig entwickelte, erheblich vergrößerte Lymphknoten mit unscharfer Kontur, interstitielle parahiläre Infiltration. Stadium IIa

Abb. 33b. Auf der Seite der stärksten Lymphknoteninfiltration links zunehmende kleinherdige parahiläre Lungeninfiltrationen. Stadium IIc, 3.52

Abb. 33c. Die Lungeninfiltration nimmt bevorzugt links weiter zu. Die Einzelherde stehen dichter als rechts und sind bis 8 mm groß. Stadium IId, 2.53. Also Übergang aus Stadium IIa in Stadium IIc und IId

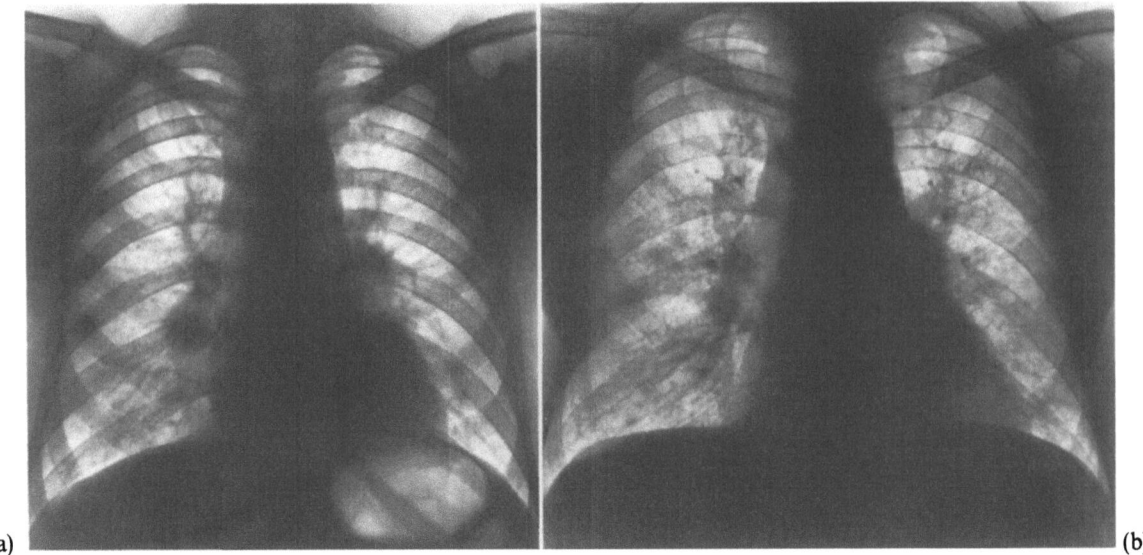

(a)   (b)

Abb. 34a. 2.66: Beiderseitige, rechts scharf, links unscharf begrenzte Lymphknotenschwellung, außerdem Verbreiterung des oberen Mediastinums. Rechtsseitig noch keine, linksseitig beginnende interstitielle Infiltration. Stadium IIa

Abb. 34b. 5.72: Keine Behandlung. Rückbildung der Lymphknotenschwellung. Noch Verbreiterung des re. oberen Mediastinums. Diffuse interstitielle Infiltration in bd. Mittel- und Unterfeldern, bevorzugt an der Basis des re. Oberlappens. Lungenspitzen frei. Zunehmende interstitielle Infiltration Stadium IIa. Rückbildung der Lymphknotenschwellungen

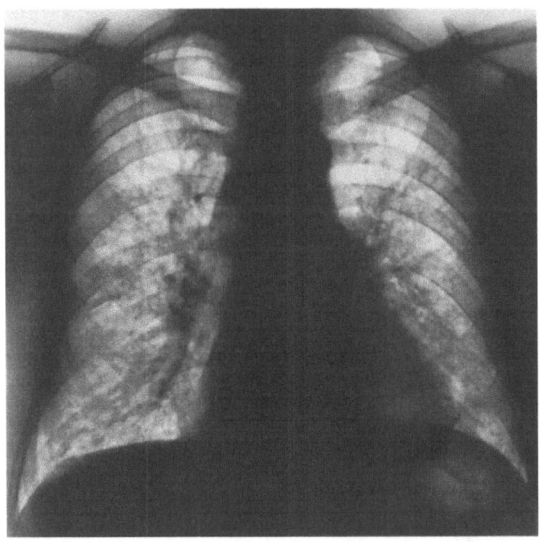

Abb. 34c. 4.74: Verschwielungen der mediastinalen Pleura. Herausziehung bd. Hili. Scharflinig konturierte interstitielle Netzzeichnung. Verdichtung des Interlobiums. Keine Herdschatten. Weitgehende Rückbildung der weichfleckigen Infiltrationen. Keine Lymphknotenschwellungen am Hilus oder Mediastinum mehr. Verlauf zeigt die Rückbildung von Lymphknotenvergrößerungen in dem Maße, in dem die periphere Lungeninfiltration sich entwickelt. Übergang Stadium IIa in IIIb (mit Resten von IIa)

Beginn der Lymphknotenvergrößerungen das Anfangsstadium und die spätere beidseitige Entwicklung das voll ausgeprägte Stadium I der Sarkoidose wiedergeben, wird in einem Fall von Walter (1962) dargelegt. Im übrigen sagt die Stadieneinteilung nichts über die Schwere der Erkrankung aus.

Der beschriebene stadienmäßige Ablauf, also die Entwicklung aus dem Stadium I über ein Stadium II in ein Stadium III ist zwar charakteristisch, kann aber in manchen Fällen nicht beobachtet werden. Wir haben gesehen, daß es bei den fortschreitenden Fällen mit schwerer Entwicklung einer Lungenfibrose, entsprechend gestörter Lungenfunktion und Gefahr eines Cor pulmonale sich meist um Fälle handelt, die im Stadium bereits vorhandener Lungeninfiltrationen zur Erstdiagnose kamen. In diesen Fällen wird das Stadium I oft nicht beobachtet. In diesen Fällen ist also die Prognose mit Vorsicht zu stellen. Wir haben ferner Bedenken, ob es berechtigt ist, isolierte, entweder gleichmäßig verteilte oder einzeln stehende miliare Herde als Stadium IIb abzugrenzen (Abb. 38 a–c). WURM et al., (1958) und auch andere Autoren verwenden hierfür den u.E. nicht berechtigten Ausdruck „hämatogene Streuung". Ohne die Frage der Ausbreitung des „verursachenden Prinzips" (UEHLINGER, 1955, 1968) auf dem Blutwege in Frage zu stellen, müssen wir aufgrund von röntgenologischen Verlaufsserien bei über 480 Fällen feststellen, daß wir stets neben sog. miliaren Lungenherden auch röntgenologische Zeichen einer interstitiellen Infiltration oder Fibrose gefunden haben. Wir finden also neben einzeln stehenden Herden verbreiterte unscharfe Gefäße, Bronchien, interlobuläre Septen oder Lappenspalten oder nach der Rückbildung der interstitiellen Infiltration in der Umgebung einzeln stehende Herdchen, feine stern- oder strichförmige Narben bzw. charakteristische Gefäß- oder Bronchienverlagerungen als Ausdruck einer interstitiellen Fibrose. Diese Befunde scheinen dafür zu sprechen, daß miliare fein- oder grobknotige Einzelherde der Lunge als herdförmige Ansammlung von Sarkoidoseknötchen im Verlauf der interstitiell zur Lungenperipherie fortschreitenden Granulomatose anzusehen sind (SCHERMULY u. BEHREND, 1966).

Die Rückbildung der vergrößerten hilären und mediastinalen Lymphknoten zum Zeitpunkt der Lungeninfiltration ist charakteristisch. Differentialdiagnostisch ist dieses gegenläufige Verhalten weder bei malignen Tumoren noch bei malignen Systemerkrankungen zu erwarten. Man muß aber andererseits anerkennen, daß es auch durchaus weiterbestehende oder sogar größerwerdende Lymphknoten bei fortschreitender granulomatöser Lungeninfiltration auf der Basis der Sarkoidose gibt (Abb. 51 a, b). Die ^{67}Ga-Szintigraphie zeigt, daß aktive, behandlungsbedürftige granulomatöse Infiltrationen weiterbestehen können, wenn die Zeichen der Vernarbung im Röntgenbild überwiegen. Daraus ergibt sich, daß Kombinationen verschiedener Stadien II mit IIIa oder mit bereits vorhandener Vernarbung, also IIIb, in allen länger bestehenden Fällen einer Lungenbeteiligung eher die Regel als die Ausnahme sind.

Schließlich ist kritisch zu fragen, ob die richtige Beobachtung eines Stadienablaufs für die Charakterisierung der Krankheit das entscheidende Einteilungsprinzip ist. Es könnte durchaus sein, daß bei besserer Kenntnis der Abwehrleistung des einzelnen Patienten eine übergeordnete Typenunterscheidung gerechtfertigt ist.

16.2. Sarkoidose und Schwangerschaft

Röntgenologisch ist die Rezidivneigung in der post-partum-Phase wichtig, da sich bei einem Teil der im Verlauf der Schwangerschaft gebesserten Fälle erneut Herde mit der gleichen Manifestation wie zu Beginn der Schwangerschaft einstellen. Dieselbe Beobachtung macht man auch bei teilweiser oder auch nur vorübergehend völliger Rückbildung nach einer nicht ausreichenden oder zu früh unterbrochenen Kortikoid-Behandlung (Abb. 26 a–e). Weiteres zur Klinik bei Schwangerschaft s. unter „Schwangerschaft bei Sarkoidose".

16.3. Hohlräume der Lunge bei Sarkoidose

Hohlraumbildungen der Lunge bei Sarkoidose sind nach Uehlinger (1955) am häufigsten Emphysemblasen. Sie entstehen infolge des exspiratorischen Ventilmechanismus durch Abknickungen der Bronchioli terminales oder lobulares bei gleichzeitiger Fixation der Pleura. Stets muß an eine Übergangs- oder Zwischenform gedacht oder der Verdacht auf eine primäre tuberkulöse Kaverne gestellt werden, besonders wenn dickwandige Hohlräume im Spitzengebiet oder im Oberlappen liegen. Eine interessante Hohlraumbildung ist die sog. gereinigte Infarkt- oder Sequestrationskaverne im Bereich zusammenfließender verschwielender Sarkoidoseherde. Diese Hohlraumfiguren sind meist mit einer Fibrintapete ausgekleidet. Die Wand besteht aus Epitheloidzellknötchen ohne Verkäsung und ohne Tuberkelbazillen. Mitteilungen darüber liegen vor von Uehlinger (1955), Turiaf et al. (1965), Hamilton et al. (1965), Freundlich et al. (1970), Scadding (1967), Heine u. Schürmeyer (1968). Von den fünf der sieben beschriebenen Hohlräume, die von Heine u. Schürmeyer mitgeteilt und als Infarktkavernen gedeutet werden, ist allerdings nur der Fall 4 bewiesen.

Wenn die Hohlraumbildungen dünnwandig sind, randständig liegen und wenn selbstverständlich eine Tuberkulose ausgeschlossen ist, muß man sie als Emphysemblasen ansehen (Brun u. Viallier, 1950; Harden u. Barthakur, 1959; Adamson et al., 1960; Wurm u. Reindell, 1968; Grubina, 1970). Solche Emphysemblasen können zerreißen und zum Pneumothorax führen (Dressler, 1947). Wir haben zweimal einen auf solche

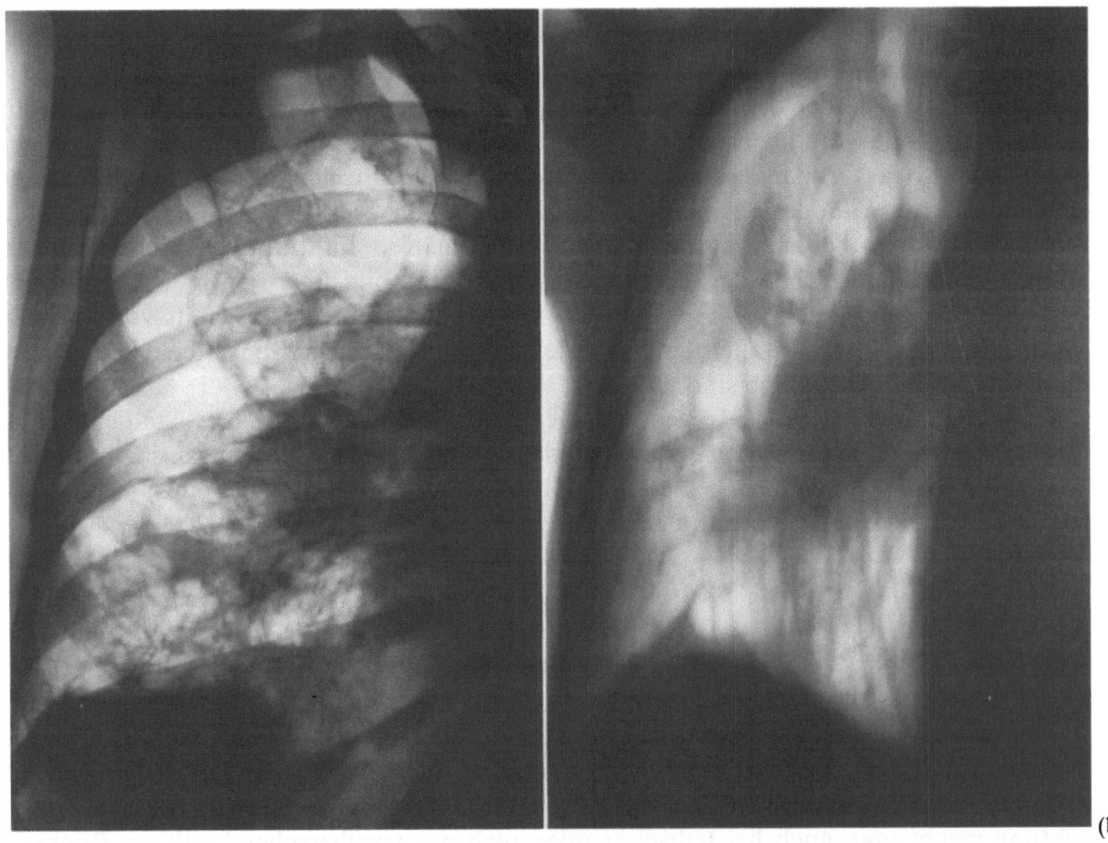

(a)   (b)

Abb. 35 a. 10.64: Spontanpneumothorax durch Ruptur kleiner Emphysemblasen des re. Oberlappens. Sarkoidose Stadium II d + III b

Abb. 35 b. Zugehöriges Tomogramm 12 cm Schichttiefe

Art entstandenen Pneumothorax gesehen (Abb. 35a, b). Ein doppelseitiger Pneumothorax wird von KARLISH (1967) beschrieben.

Die Hohlräume sind nicht selten der Ort eines sekundären Pilzbefalls. Das Aspergillom (SCADDING, 1967; WURM et al., 1968) ist eine typische Zweiterkrankung der Sarkoidose

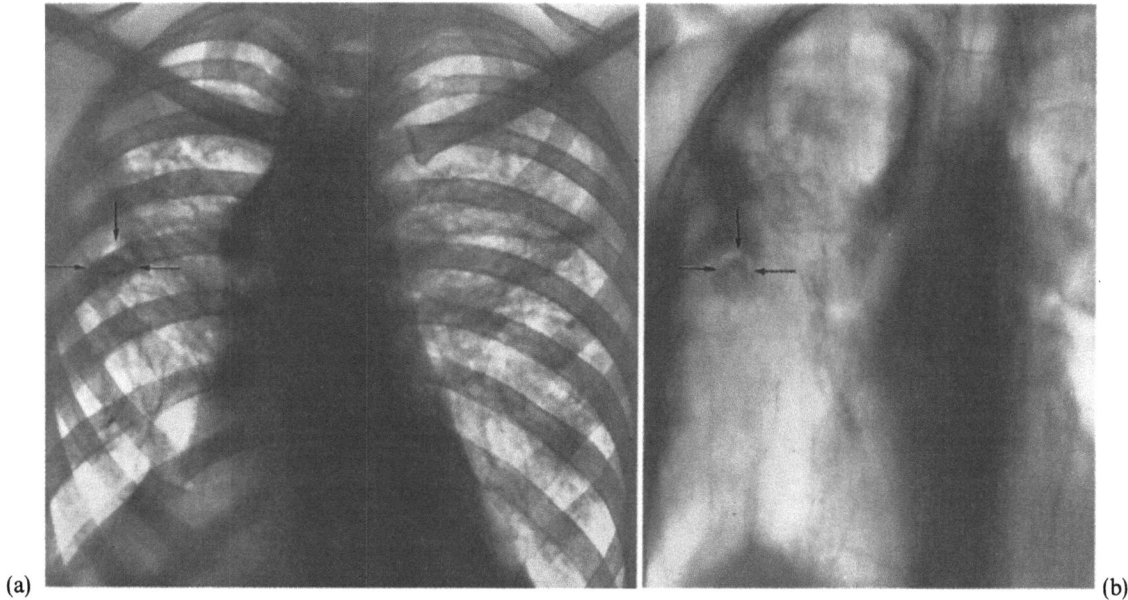

(a)   (b)

Abb. 36a. Ausgedehnte Lungensarkoidose im Stadium IIIa mit Pleurabeteiligung, angedeuteter Ringbildung rechts im Mittelgeschoß, z.T. von der 7. hinteren Rippe überlagert

Abb. 36b. Tomographie der re. Lunge, Schichttiefe 11 cm. Im Segment 3 typisches Aspergillom mit Lufthaube

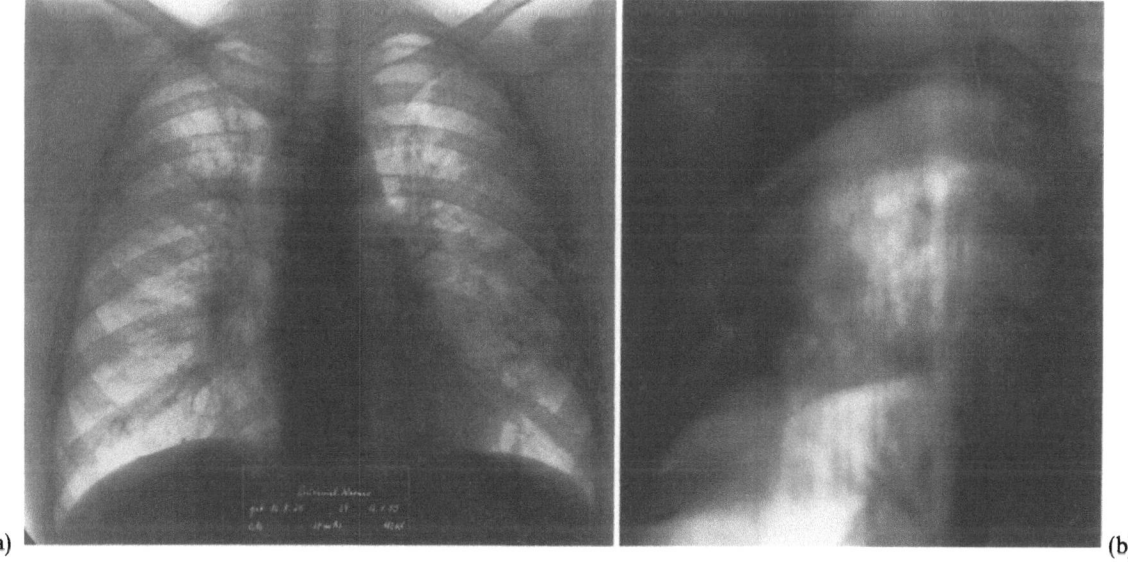

(a)   (b)

Abb. 37a. 1.55: Lymphknotenschwellungen in bd. Hili und am re. oberen Mediastinum. Interstitielle Infiltrationen in bd. Mittelfeldern. Überlagernde Strukturen an der Basis des re. Oberlappens

Abb. 37b. Das zugehörige Schichtbdild (7 cm) zeigt mehrere Hohlraumfiguren vor der hinteren Thoraxwand in Anlehnung an den Interlobärspalt bei noch vorhandenen interstitiellen Infiltrationen. Stadium IIa, Übergang in IIIa + IIIb im Stadium III b. Weitere Mitteilungen über Aspergillome finden sich bei Turiaf et al. (1965) und bei Freundlich et al. (1970). Es entsteht häufig das typische Bild eines „Image en grèlôt" (Abb. 36 a, b). Aber auch andere Pilze wie Sporotrichose (McFarland u. Goodman, 1963) und Kryptokokkose (Harris et al., 1965) finden sich als Kombinationsbefall bei Sarkoidose.

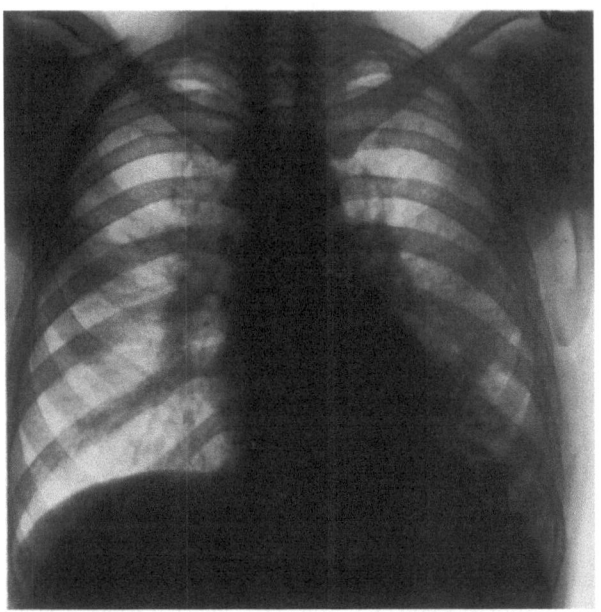

Abb. 37 c. 6.55: Faustgroße Hohlraumfigur im re. Oberlappen. Noch eben erkennbare Lymphknotenschwellungen

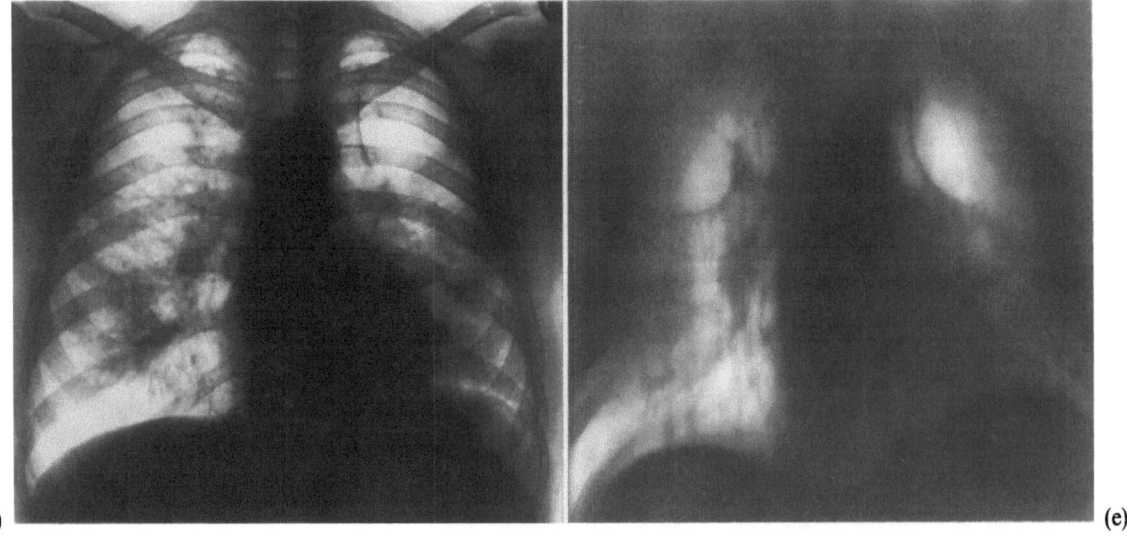

(d)   (e)

Abb. 37 d. 1.57: In bd. Oberfeldern über faustgroße Hohlraumfiguren, zunehmende Infiltrationen in bd. Unterlappen

Abb. 37 e. Das zugehörige Tomogramm (8 cm) zeigt die cystischen Aufhellungen in bd. Oberlappen und die zunehmende Lungeninfiltration besonders im li. Lungenunterfeld. Beurteilung: Sarkoidose Stadium II a + III b. Weiterbestehende interstitielle Infiltrationen. Die großen Hohlraumfiguren sind auf der Basis einer Fibrose in den Oberlappen entstanden

Emphysemblasen können sich doppelseitig entwickeln und so groß werden, daß sie ganze Lappen verdrängen. Wir haben (Abb. 37a–e) einen Fall verfolgen können, bei dem beiderseits in den Oberfeldern über faustgroße Hohlräume bestanden (SCHERMULY u. BEHREND, 1964). Der Fall war andernorts in Unkenntnis der erst später von uns gestellten Diagnose Sarkoidose als Beweis für die Existenz eines eigenständigen Krankheitsbildes „progressive Lungendystrophie" veröffentlicht worden. Da diese Bezeichnung auch weiter benutzt wird, aber u.E. keine Berechtigung als Krankheitsbegriff hat, betonen wir auch an dieser Stelle, daß es sich bei diesen Hohlraumbildungen zwar um große, aber um nichts anderes als Emphysemblasen handelt, die sich im Gefolge der Fibrose entwickelt haben. Zylindrische Bronchiektasen haben bei der Sarkoidose meist nicht eine solche Ausdehnung, daß sie als größere Hohlraumfiguren imponieren. Sie kommen als Folge der fibrotischen Lungenveränderungen vor und können ihrerseits eine Amyloidose auslösen.

16.4. Atelektasen bei Sarkoidose

Während des reinen Lymphknotenstadiums I werden Atelektasen nicht beobachtet. Bei fortschreitenden Lungeninfiltrationen können sich Atelektasen bevorzugt im Mittellappen entwickeln. Ihre Häufigkeit beträgt etwa 1%. KATSOUROS (1971) hat zwei Fälle unter 300 histologisch gesicherten Sarkoidosepatienten gesehen. Wir haben 4 Fälle unter 480 Patienten beobachtet. Mitteilungen über Bronchialstenosen auch mit Ausbildung eines Mittellappensyndroms bei Sarkoidose, stammen von BRUN u. VIALLIER (1948), TURIAF et al., (1952), GRIMMINGER (1955), ARKLESS u. CHODOFF (1956), HONEY u. JEPSON (1957), KALBIAN (1957), CITRON u. SCADDING (1957), ADLER et al., (1959), SMELLIE u. HOYLE (1960), LIM (1963), SCADDING (1967). DYES (1941) u. DRESSLER (1942) diskutieren die Möglichkeit einer Kompression der Bronchien durch die vergrößerten Lymphknoten. Ein solcher direkter Mechanismus ist nach den jetzt vorliegenden Mitteilungen jedoch unwahrscheinlich. Wahrscheinlicher ist, daß die auch im röntgenologischen Stadium I

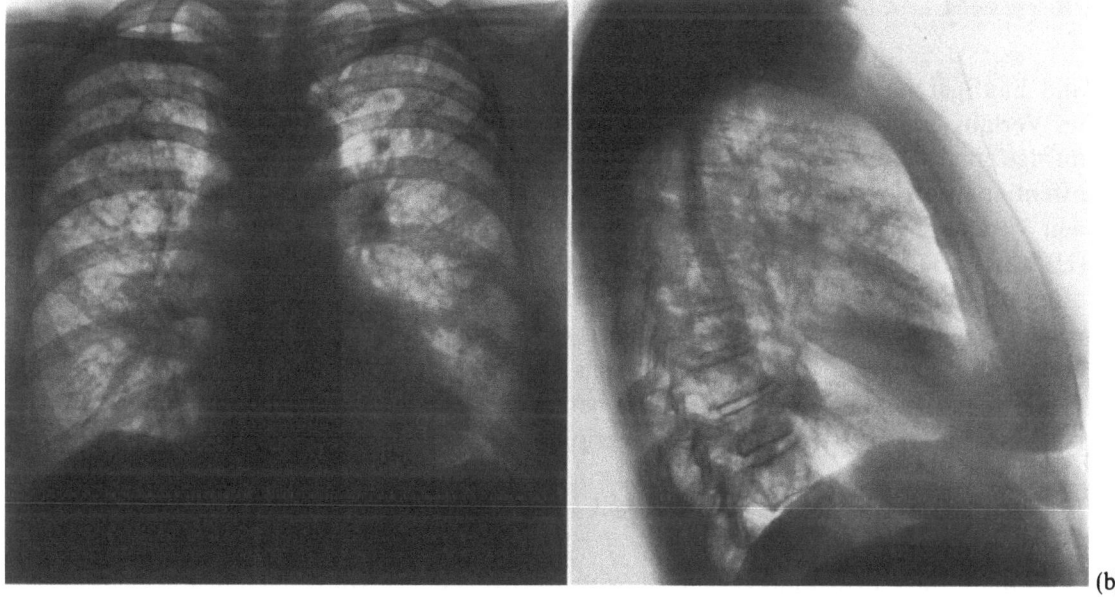

(a)   (b)

Abb. 38a u. b. 12.61: Homogene Verschattung des re. Mittellappens mit scharflinigen Konturen, gleichzeitig interstitielle und herdförmige Infiltrationen der übrigen Lunge. Stadium IIc + IIIa. Sarkoidose mit Mittellappenatelektase

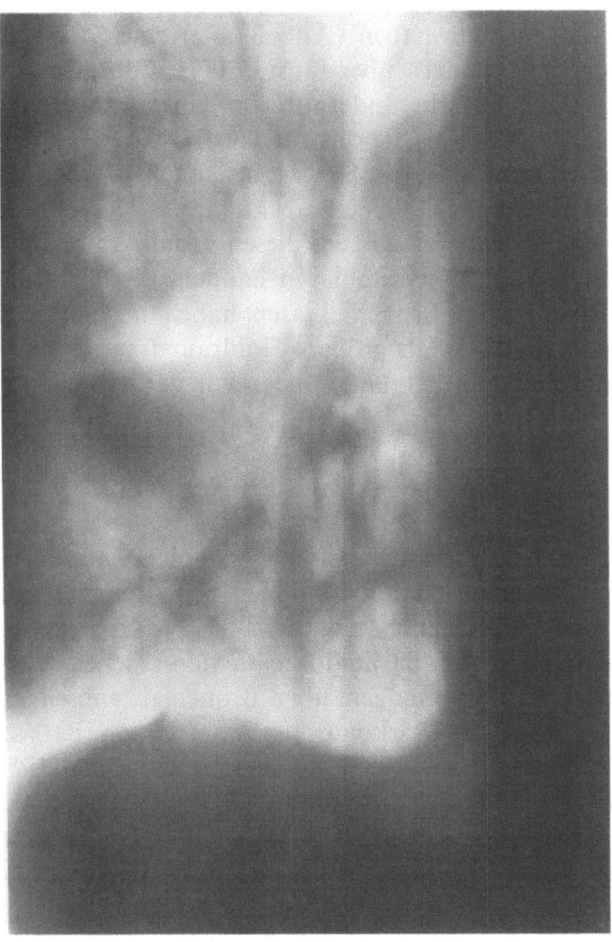

Abb. 38c. Schichtbild sagittal. Abbruch des Mittellappenbronchus, scharflinig abschließende Verschattung des Mittellappens nach kranial

und häufiger im Stadium II bronchoskopisch nachweisbaren Schleimhautinfiltrationen im Verlauf der weiteren Entwicklung am Abgang der Lappen- und Segmentbronchien infolge einer peribronchialen Fibrose zu Einengungen führen. In einigen Fällen kommen offenbar zusätzlich auf den Lappen oder das Segment beschränkte interstitielle Infiltrationen vor, die später in Vernarbung übergehen können. Im Gegensatz zur Tuberkulose (Huzly, 1954; Schulze, 1962; Huzly et al., 1963) müssen die Bronchien nach Rückbildung der Infiltrationen nicht für die Dauer verlegt sein. Abb. 38a–e zeigen den Verlauf eines Mittellappensyndroms auf der Basis einer Sarkoidose. Die Abbildungen zeigen das akute Stadium eines Mittellapensyndroms (Aufnahmen in 2 Ebenen und Schichtaufnahmen). Nach Rückbildung der Infiltrationen zeigt das Bronchogramm, daß der Mittellappenbronchus zwar verkleinert, in der Peripherie auch leicht bronchiektatisch ausgeweitet, an seinem Abgang jedoch frei und nicht eingeengt ist. Die meisten Publikationen betreffen den Mittellappen. Zwei unserer Fälle hatten Segmentatelektasen im Segment 3 bzw. Segment 9 rechts.

Publikationen liegen außerdem vor von Opsahl (1939), Longcope u. Freiman (1952), Abildgaard (1956), Freour et al. (1958), Talbot et al. (1959), Goldenberg u. Greenspan (1960), Zoppini (1962), Kehler (1964), Schermuly u. Behrend (1966), Miech et al., (1968), Melillo et al. (1971).

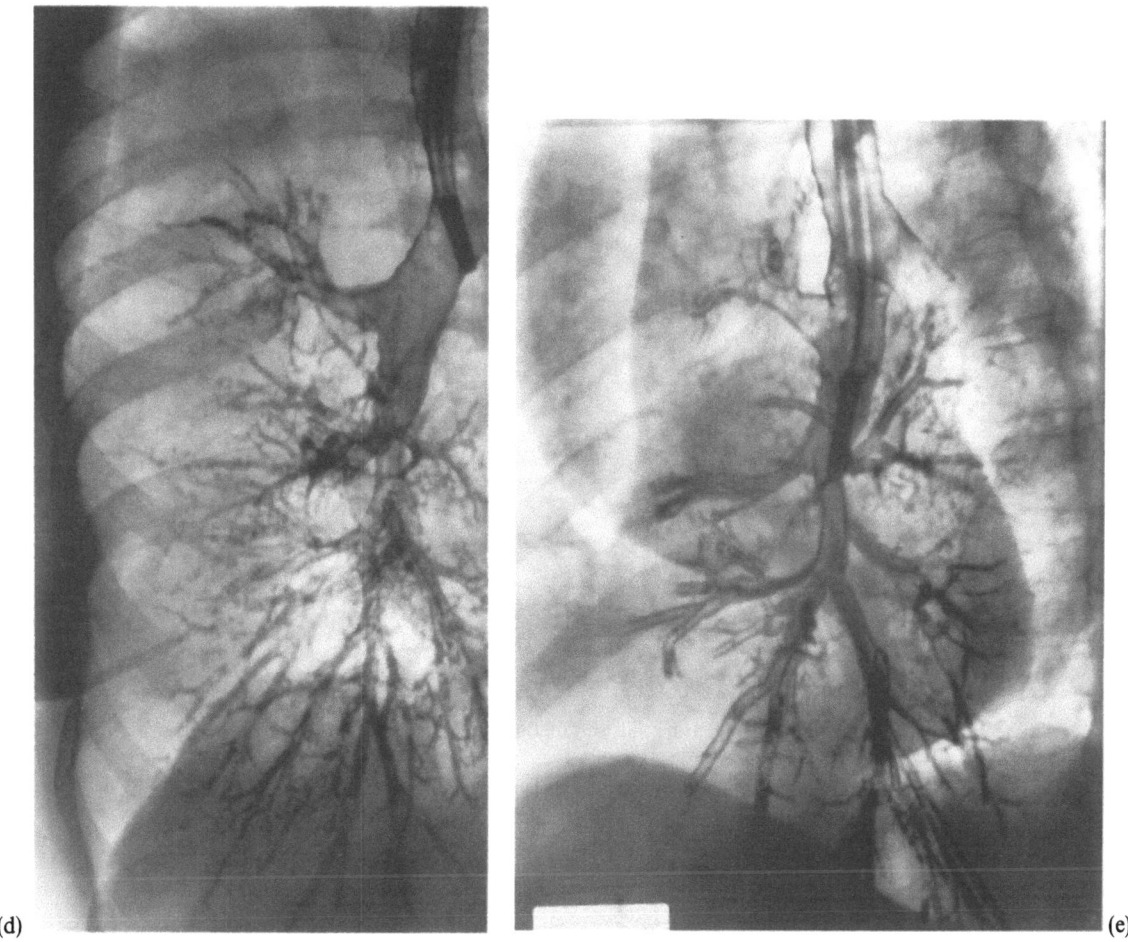

(d)   (e)

Abb. 38d u.e. 1.64: Rückbildung aller interstitiellen Infiltrationen. Im Bronchogramm offene Bronchien des geschrumpften, aber nicht mehr angeschoppten Mittellappens. Zylindrische Bronchiektasie. Mäßige Überspreizung der Aufzweigungen der Segmentbronchien B3 und B8

16.5. Verkalkungen bei Sarkoidose

Während in früheren Mitteilungen z.T. ausdrücklich betont wurde, daß Verkalkungen bei Sarkoidose nicht vorkommen und evtl. sichtbare Kalkherde in der Regel als Reste eines verkalkten tuberkulösen Primärkomplexes anzusehen sind, liegen jetzt einige Mitteilungen über Verkalkungen von sarkoidalen Herden vor. In typischer Weise handelt es sich um kranzförmig angeordnete Verkalkungen im Bereich früher vergrößerter mediastinaler und hilärer Lymphknoten. Sie treten nur ganz selten innerhalb der Lunge auf oder sind in der Lunge schwer zu erkennen. Es handelt sich um locker angeordnete, inhomogene, teils eierschalenartige Verkalkungen von nur geringer Intensität. Sie treten meist nur nach jahrelangem Verlauf in der Ausheilungsphase der Sarkoidose auf, sind also nicht im akuten Stadium zu erwarten. Mitteilungen liegen vor von NITTER (1954), ISRAEL et al. (1961), SCADDING (1961, 1967), SOMMER (1967) und WURM, REINDELL u. DOLL (1968, Abb. 39a–c), VOOG et al. (1970). Röntgenologisch ähnlich aussehende Verkalkungen haben wir auch im Bereich von Lymphknotenmetastasen eines Schilddrüsen-Karzinoms gesehen (Abb. 62a u. b).

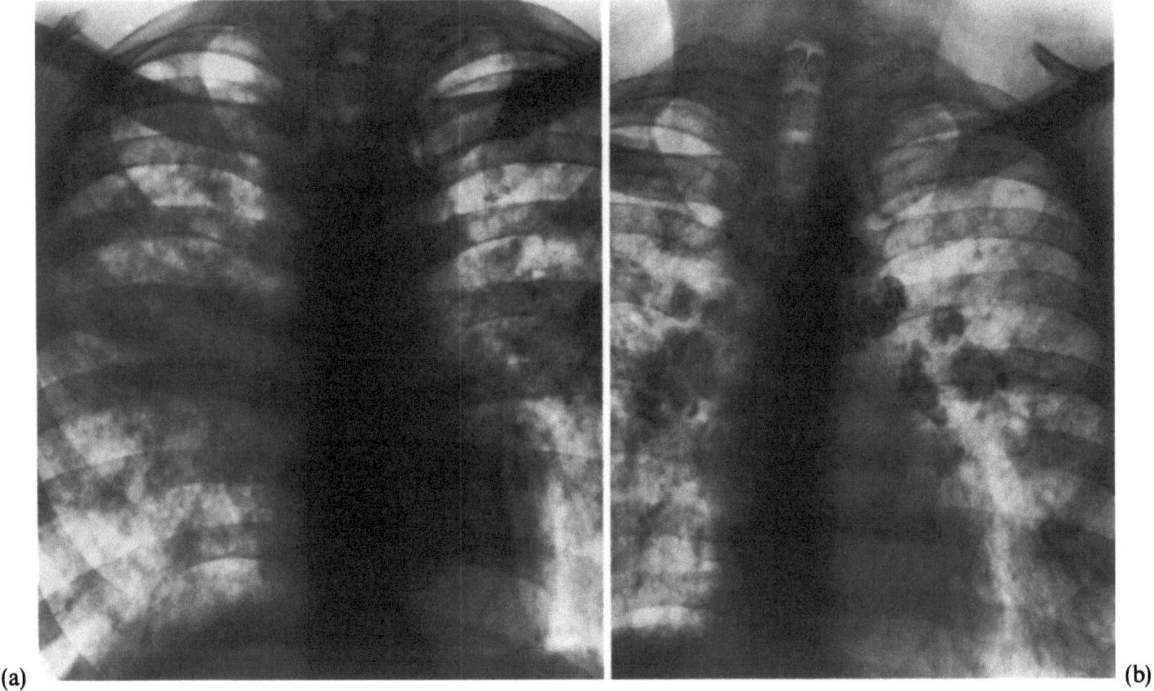

(a)
(b)

Abb. 39a. 8.58: Ausgedehnte Lungensarkoidose mit Ballungen bds. parahilär, rechts stärker als links

Abb. 39b. 1.65: Rückbildung der Lungeninfiltrationen. Teilweise Übergang in Stadium IIIb, Fibrose. Bds. erhebliche schalenförmige Verkalkungen hilär und parahilär

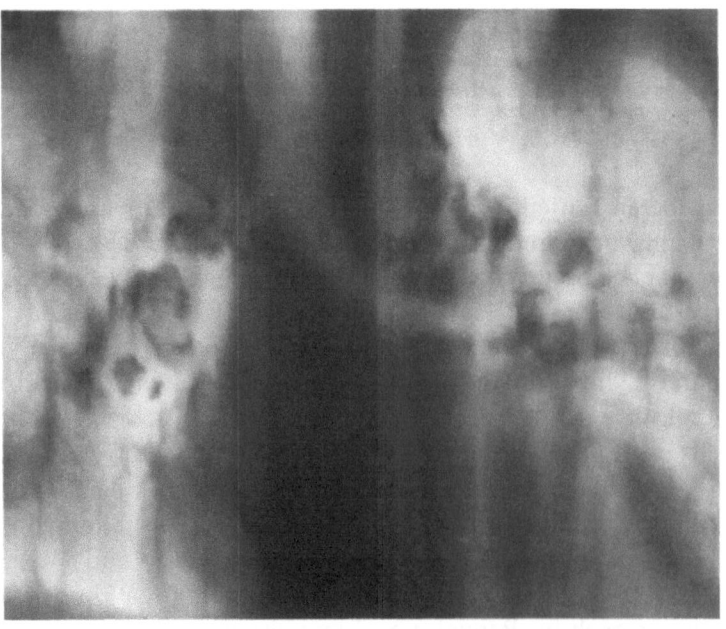

Abb. 39c. Zugehöriges Tomogramm (Nach Wurm, Reindell und Doll)

16.6. Pleurabeteiligung bei Sarkoidose

Da es sich bei der Sarkoidose um eine mit Granulombildung einhergehende Erkrankung handelt, sind exsudative Pleuritiden kaum zu erwarten. Diese gehören deshalb zu den Seltenheiten. Sie werden offenbar nur bei akuten Krankheitsverläufen einmal beobachtet (LONGCOPE u. FREIMAN, 1952; BRUN et al., 1961, 1963; SELROOS, 1966). KARLISH (1967) berichtet über einen Pleuraerguß bei zwei Frauen von 53 und 51 Jahren. Einzelberichte liegen ferner vor von BERTE u. PFOTENHAUER (1962), SADA u. CIRLA (1963), SILVEIRA u. BENEVIDES (1964), KOVNAT u. DONOHOE (1965), PRESS et al. (1965), VOOG et al. (1969), ferner WURM (1972). Ein vier Tage nach einer Pneumothoraxbehandlung aufgetretenes blutiges Exsudat ist wohl als indirekte Komplikation zu werten (PLANCHEREL, 1963). Über 10 Pleuritiden unter 198 Sarkoidose-Fällen berichten RABINOWITZ et al. (1974).

Absiedlungen von epitheloidzelligen Granulomen sind in der Pleura aus pathologisch-anatomischen Befunden schon seit langem bekannt (MYLIUS u. SCHÜRMANN, 1929; SCHAUMANN, 1933; NICKERSON, 1937). Durch epitheloidzellige Granulome hervorgerufene Pleuraverdickungen, die auch bereits im Stadium I nachweisbar sind, beschreiben WURM et al., (1958). RILEY (1950) fand bei 9 von 52 Fällen röntgenologisch Pleuraresiduen. Durch Thorakoskopie sind die bindegewebig verdickten Pleurablätter und die Granulome nachzuweisen (GREUEL u. BOSTROEM, 1960). Durch Probeexzision kann die histologische Sicherung erfolgen. Die Bedeutung frühzeitiger Verschwielungen für die charakteristische Verlagerung der Lungenstrukturen wird von SCHERMULY und BEHREND (1966) nachgewiesen (s. Bronchographie, Angiographie und Abschnitt 20).

17. Indikation zu speziellen röntgenologischen Untersuchungen

17.1. Thoraxaufnahmen

Die Grundlage der Röntgenuntersuchungen sind *Thoraxaufnahmen* mindestens in zwei Ebenen. Wir verwenden wegen des größeren Bildumfanges die Hartstrahltechnik. Die diskreten Fibrosezeichen der peripheren Lungen kommen besser als bei der Normaltechnik zur Darstellung. Die Durchleuchtung ergänzt die Aufnahme. Wie die Erfahrungen der Reihenuntersuchungen gezeigt haben, werden zahlreiche Erkrankungen an Sarkoidose überhaupt oder frühzeitig durch die Röntgenuntersuchung entdeckt (s. auch WEGELIUS, 1964; TRAPNELL, 1964; TURIAF, 1964). In diesem Zusammenhang ist interessant, daß SILTZBACH und GREENBERG (1968) der Meinung sind, daß bei Kindern eine Sarkoidose deshalb weniger bekannt ist, weil bei Tuberkulin-Negativität keine Röntgenuntersuchung durchgeführt wird.

17.2. Oesophagusuntersuchung

Die *Oesophagusuntersuchung* zeigt bei Sarkoidose mit Lymphknotenvergrößerungen höchstens eine flache Impression, aber eine normale Erweiterungsfähigkeit und fast nie Infiltrationen. Im Oesophaguskymogramm sind die Randbewegungen beim Schluckakt und die mitgeteilten Herzbewegungen erhalten. Eine Starre der Oesophaguswand oder Halbschatten sprechen für maligne Erkrankungen.

17.3. Kymographie

Eine *Kymographie* des Mediastinums ist zur differentialdiagnostischen Abgrenzung von Gefäßerweiterungen durch den Nachweis von Eigenbewegungen oder mitgeteilten Bewegungen angezeigt.

17.4. Tomographie

Die *Tomographie* sollte in allen Fällen durchgeführt werden, in denen Unsicherheit besteht. Das gilt insbesondere für die Analyse der Hiluslymphknoten. Sie werden im Tomogramm nicht nur übersichtlicher als auf der Thoraxaufnahme bezüglich der Anordnung zu den einzelnen Lappen und Segmentbronchien und bezüglich ihrer Begrenzung dargestellt. Es kommen auch oft überraschend große Lymphknoten zur Darstellung, die auf der Thoraxaufnahme nicht eindeutig als vergrößert gesehen werden (Abb. 40a–c). Sommer (1963) hält die Tomographie des Hilus auch dann für indiziert, wenn die Thoraxaufnahme bei einem Patienten mit einer Iridozyklitis keine Hiluslymphknotenvergrößerungen erkennen läßt. Fontana et al. (1970) sehen besonders beim Löfgren-Syndrom eine Indikation zur Schichtuntersuchung. Man sollte bei der ersten Diagnose einer Sarkoidose die Möglichkeit der Tomographie ausschöpfen, um einen eindeutigen tomographischen Ausgangsbefund festzuhalten. Bei atypischem Verlauf, bei Komplikationen, während der Rückbildung und bei progredientem Verlauf, bei konglomeratartigen Infiltrationen (Abb. 30c) ergänzt die Tomographie die Röntgenuntersuchung und präzisiert die Aussagen. Die zarten Verkalkungen in den Hiluslymphknoten in der Ausheilungsphase können sicher dargestellt werden. Der Nachweis von Hohlraumbildungen ist eine Domäne der Schichtuntersuchung, sowohl im Endstadium des fibrotischen Umbaus als auch zu einem Zeitpunkt, in dem das Röntgenbild noch von den granulomatösen Infiltrationen beherrscht wird (Abb. 37b u. e).

17.5. Tomoangiographie

Eine weitere Verbesserung der Tomographie ist die *Tomoangiographie* (Westra, 1964). Nach Kontrastmittelinjektion in die Vene werden simultane Schichtaufnahmen angefertigt, die besonders Lymphknotenvergrößerungen zwischen der Trachea bzw. den Bronchien und der Pulmonalarterie bzw. dem linken Vorhof zeigen.

17.6. Bronchographie

Die Indikation zur *Bronchographie* muß im Zusammenhang mit der Leistungsfähigkeit der Bronchoskopie gesehen werden (Liot et al., 1963; Steiner, 1963; Friedmann et al., 1963; Orlandi u. Anselmetti, 1964; Kessler u. Behrend, 1966, 1967; Behrend, 1967; Koch u. Behrend, 1971). Handelt es sich um eine Erstdiagnose, ohne daß bis dahin die histologische Identifizierung der Sarkoidose möglich war, so kann die Bronchographie im gleichen Arbeitsgang oder nach Auswertung der Bronchoskopie und der Histologie durchgeführt werden. Bronchographisch finden sich im Stadium I (Schermuly et al., 1965; Schermuly u. Behrend, 1966; Baumeister et al., 1968) keine wesentlichen Verlagerungen, höchstens flache Eindellungen oder Abflachungen des Bifurkationswinkels (Huzly et al., 1963). Während tuberkulöse Lymphome (Ibers et al., 1951) zur Bronchuskompression, Lymphknoteneinbruch oder Übergreifen der Entzündung auf die Bronchial-

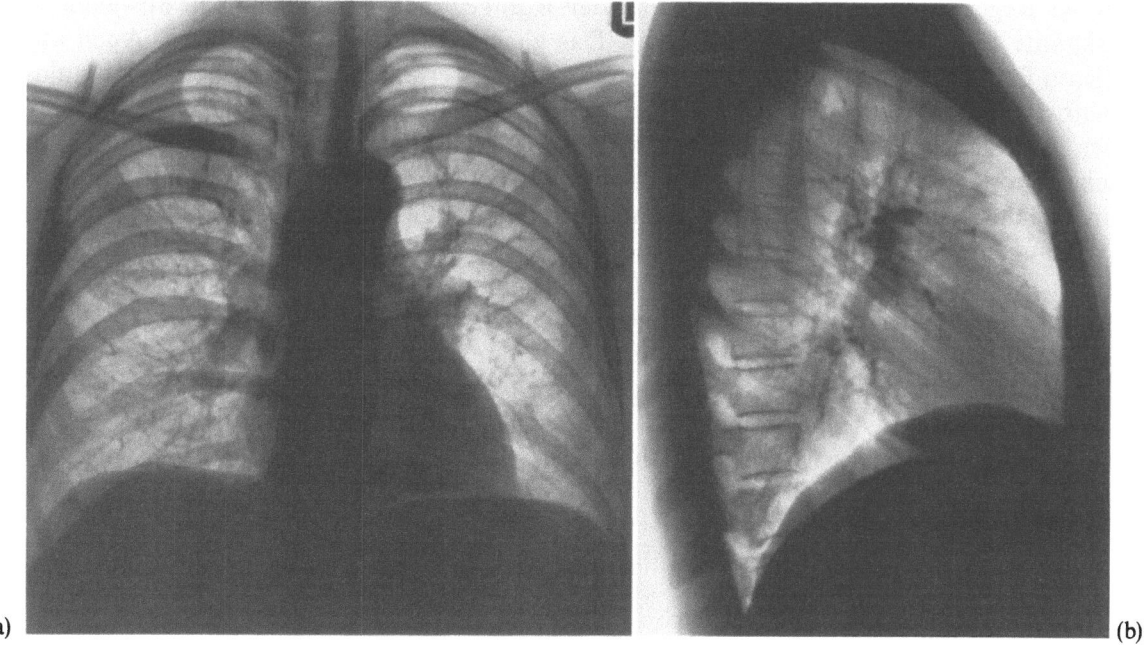

(a)   (b)

Abb. 40a u. b. Geringe Verdichtung des re. unteren Hilus. Eindeutige Lymphknotenschwellungen sind nicht
zu erkennen

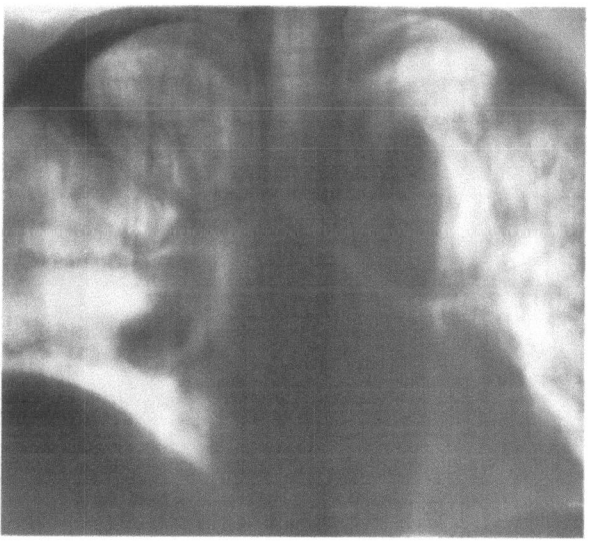

Abb. 40c. Die Schichtaufnahmen (7 cm) zeigen sowohl am re. unteren Hiluspol eine 2 cm große homogene,
glatt konvex begrenzte Verschattung als auch homogene Verschattungen zwischen der Aufzweigung des li.
Ober- und Unterlappens infolge Sarkoidose Stadium I

wand und Nekrose führen, entwickeln sich die Lymphknoten bei Sarkoidose in Richtung
des lockeren Bindegewebes nach außen. Die in diesem Stadium bronchoskopisch bis
zu 50% (TURIAF et al., 1952, 1963; SCHIESSLE et al., 1963; KESSLER u. BEHREND, 1966;
BEHREND 1969) nachweisbaren Schleimhautveränderungen verursachen im Bronchogramm keine wesentlichen Konturveränderungen.

Im Stadium II sind Verlauf und Kontur der Bronchien ebenfalls noch weitgehend
normal. Wenn Verziehungen, Abknickungen oder (selten) Stenosen auftreten, so liegen

in der Regel bereits wesentliche, anhand der Röntgenübersichtsbilder nicht ausreichend erkannte Fibrosen des Stadiums III vor. Das gleiche gilt für Bronchiektasen. Auch aus diesen Beobachtungen läßt sich folgern, daß sich im Verlauf länger bestehender granulomatöser Lungenveränderungen häufiger und stärker Vernarbungen entwickeln, als bei der Routinebeurteilung angenommen wird. Im Stadium III kommt es zu charakteristischen Bronchusverlagerungen. In den Lappen und Segmenten, die von der Granulomatose und nachfolgenden Fibrose am stärksten betroffen sind, sind die Aufzweigungswinkel im Lungenkern verkleinert, im Lungenmantel dagegen vergrößert (Schermuly et al., 1965; Schermuly u. Behrend, 1966; Lenz et al., 1969) (Abb. 30a–c, Abb. 31d, Abb. 41b). Die Bronchien sind bis auf wenige Ausnahmen offen. Verlegungen des Lumens werden durch endobronchiale granulomatöse Veränderungen und anschließende Fibrose oder infolge starker Vernarbungen im Bereich von Konglomeraten verursacht. Auch bei scharfwinkligen Abknickungen, z.B. der mediastinalen Pleura, bleiben die Bronchien meist offen (Abb. 41b). Die Bronchien werden durch die Pleurafixation offen gehalten.

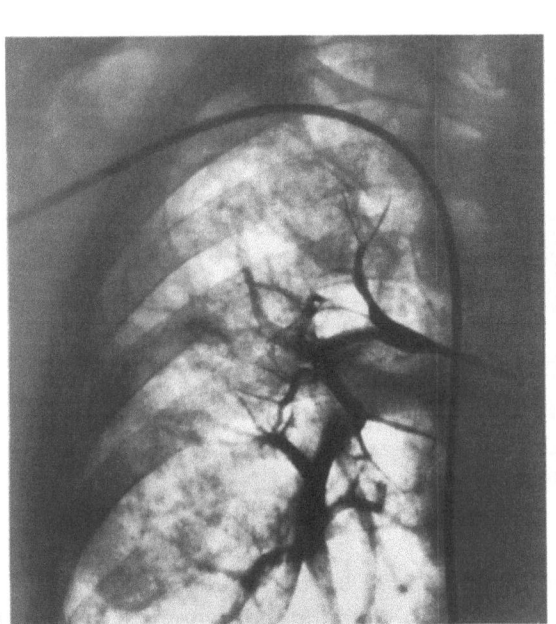

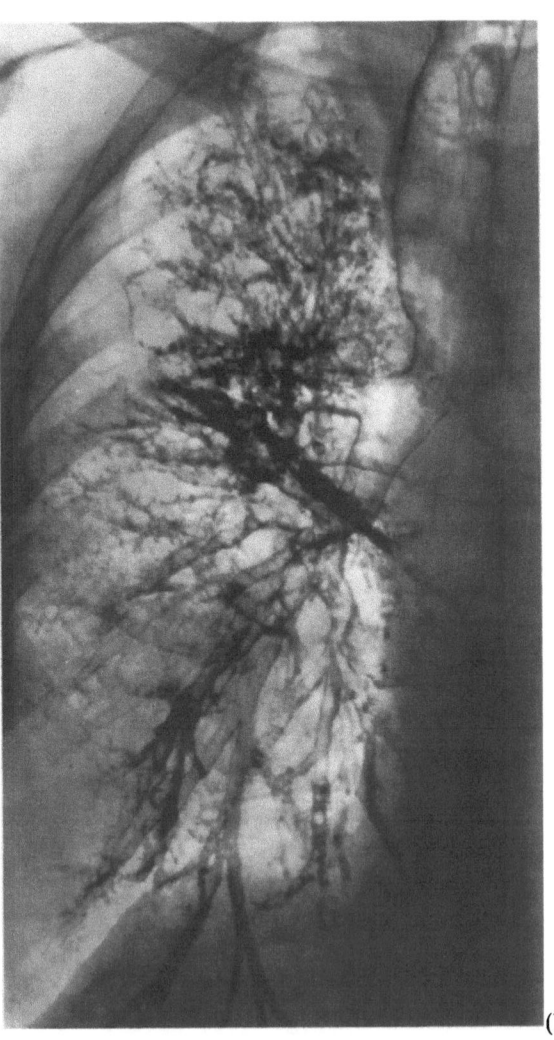

(a)

(b)

Abb. 41a. 7.64: Grobe Kalibersprünge von A2a und A3. Die Arterie 3b biegt scharfwinklig nach medial um

Abb. 41b. Im Bronchogramm korrespondierender Verlauf. B3b biegt scharfwinklig infolge bevorzugter Verschwielung von S3 und der mediastinalen Pleura nach medial um. Charakteristischerweise bleibt B3 (im Gegensatz zur Arterie!) offen

Ein Abbruch der Kontrastmittelfüllung peripherer Bronchien ist nur dann als Zeichen einer Lumenverlegung anzusehen, wenn die Füllung selektiv erfolgt, da der periphere Sog im vernarbten Bezirk fehlen kann. Deformierungen und wellige Konturen der Bronchien können durch weiterbestehende Granulome oder begleitende unspezifische Bronchitiden verursacht sein. Wahrscheinlich sind letztere häufiger als angenommen wird. Perlschnurartige Deformierungen kommen gelegentlich vor (BAUMEISTER et al., 1968), sie sind zwar verdächtig (STUTZ u. VIETEN, 1955), aber nicht für Tuberkulose pathognomonisch.

17.7. Angiographie

Die Indikation zur *Angiographie* ist aus differentialdiagnostischen Gründen lediglich dann von Bedeutung, wenn Gefäßveränderungen bei angeborenen oder erworbenen Herzfehlern oder z.B. AV-Aneurysmen abgegrenzt werden sollen. Die Lungenangiographie kann zur genaueren Strukturanalyse des Einzelfalles bei nachgewiesener Sarkoidose beitragen. Sie hat darüber hinaus Bedeutung für das Verständnis des Zusammenhanges von gestörter Funktion und röntgenologisch nachweisbaren morphologischen Veränderungen, also zur Charakterisierung des Vernarbungsprozesses (SCHERMULY u. BEHREND, 1966).

Die Lungenarterien verlaufen wie die Bronchien im Zentrum der Lungeneinheiten, also der Lappen, der Segmente usw. Sie werden in gleicher Weise wie die Bronchien mit fortschreitender Vernarbung innerhalb des Thoraxraumes verlagert. Die Charakteristika dieser Verlagerung finden sich bei einem „ausgebrannten Boeck", also dann, wenn Klinik und Röntgenbild keine Granulomatose, sondern nur noch eine Fibrose aufweisen (Abb. 31a–d). Die Verlagerungen sind aber auch dann nachweisbar, wenn das Übersichtsbild noch von konglomeratartigen Infiltrationen beherrscht wird (Abb. 30a–c). Diese in den Abbildungen wiedergegebenen Fälle einer alleinigen Fibrose und einer das Röntgenbild beherrschenden konglomeratartigen granulomatösen Infiltration lassen in gleicher Weise erkennen, daß die Aufzweigungswinkel der Arterien wie die der Bronchien im Lungenkern des Lappens oder Segmentes, der am stärksten fibrotisch umgebaut ist, verengt und im Lungenmantel gespreizt sind. Auch weniger ausgeprägte, mehr diffuse, aber einen Lappen bevorzugende interstitielle Infiltrationen führen zu ähnlichen Gefäßverlagerungen. Die Arterien (und Bronchien) benachbarter Segmente folgen dem Zug der pilzförmig verkleinerten, am stärksten befallenen Lungeneinheit. Derartige angiographische Untersuchungen sind für das Verständnis des Röntgenbildes und die Analyse der Lungenstrukturen von besonderer Bedeutung. Die Abb. 42a–e zeigen die extreme Auswärtsverlagerung der beiden Pulmonalarterien, also die Herausziehung der Lungenwurzel (Abb. 42b u.c). Aufgrund des Übersichtsbildes und der Schichtaufnahmen hätte man vermuten können, daß in diesem Bereich größere konglomeratartige Restinfiltrationen vorhanden sind. Die selektive Angiographie zeigt die Verziehung der Gefäßstrukturen im Bereich der Segmente 1 und 2 und die völlige Rarefizierung der Gefäße im Segment 3 (Abb. 42d u.e). Die Rarefizierung des Arterienbaumes des Segmentes 3 in Abb. 42d zeigt die völlige Zerstörung des Lungenparenchyms. Ebenso zeigen die großen Kalibersprünge und das Fehlen der Aufzweigungen von A2 und A3 in Abb. 41a den Untergang des funktionstragenden Gewebes. Die Bronchien verlaufen korrespondierend (Abb. 41b) und sind meist bis zur Peripherie offen. Durch selektive, also möglichst überlagerungsfreie Darstellung der einzelnen Segmente oder Subsegmente können verdächtige Abschnitte analysiert werden.

Eine exakte Analyse der kapillaren Durchblutung ist möglich, wenn die interessierenden Lungenabschnitte selektiv mit einer Katheterlage in „wedge position", bezüglich der

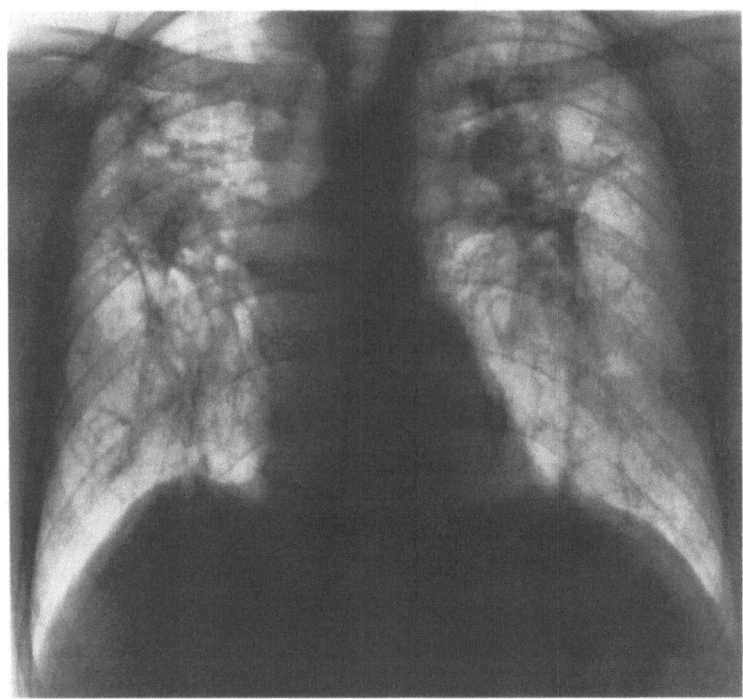

Abb. 42a. 2.65: Thoraxaufnahme p.a. Herausziehung bd. Hili in Richtung der basalen Oberfelder infolge bevorzugter Fibrose der oberen Lungensegmente, besonders S3. Dichte konglomeratartige Schatten. Pleura-ausziehung mediastinal, basal und parietal. Unterlappenarterien und -venen verlaufen nach Art von „Regen-straßen"

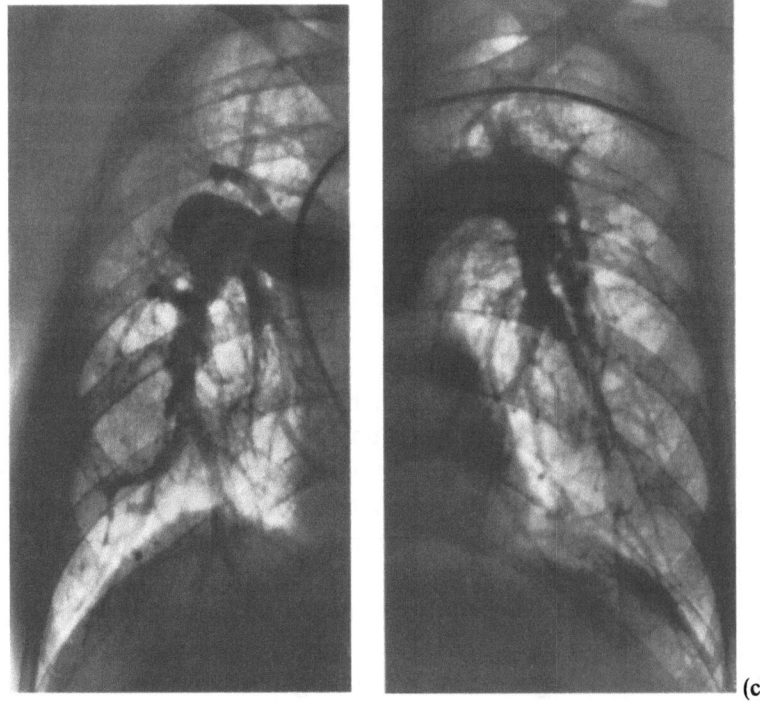

(b)   (c)

Abb. 42b u. c. Die Angiogramme der re. und li. Pulmonalarterie zeigen, daß es sich bei den beiden Verschattun-gen in den Oberfeldern um extreme Verlagerungen und Ausweitungen der zentralen Pulmonalarterien handelt. Die Arterien der Unterlappen verlaufen gestreckt, die Arterien des Mittellappens nach medial

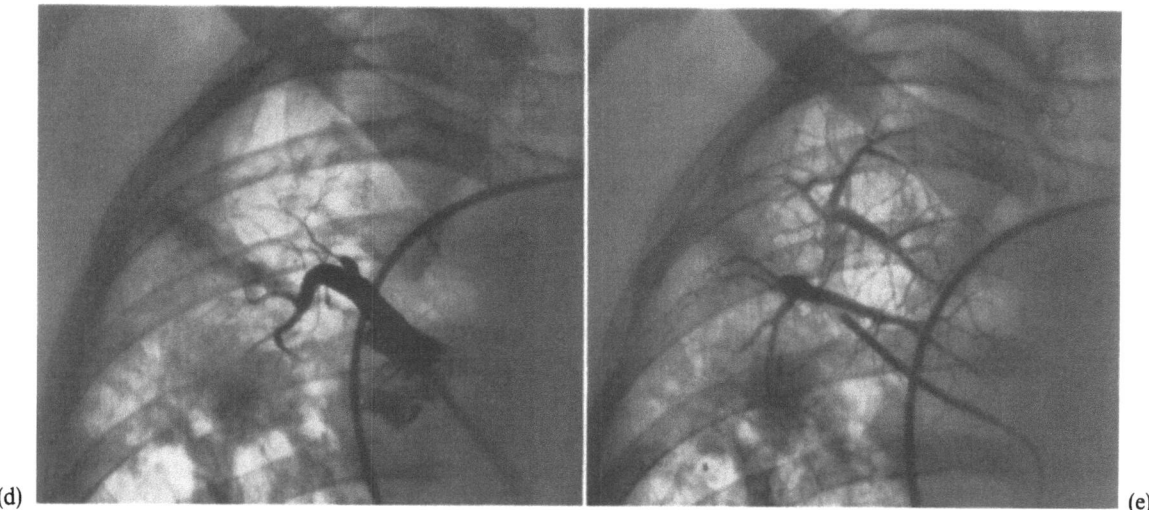

(d)   (e)

Abb. 42d. Selektive Darstellung von A3. Völlige Verödung am Abgang der Segmentarterien

Abb. 42e. Die Arterien 1 und 2 sind weit nach auswärts verlagert, kehren scharfwinklig nach medial zurück;
sie sind überspreizt

Kontrastmittelfüllung, also des sog. Kapillarschleiers, geprüft werden. Schwere Störungen
des Kapillarbettes sind anzunehmen, wenn wie in Abb. 31c der Kapillarschleier fehlt
und das Kontrastmittel sofort über Kurzschlüsse (UEHLINGER, 1968) von der zentral
gelegenen Arterie in die am Rande der Lungeneinheit verlaufenen Venen übertritt. In
Fällen des Stadiums I und II mit reinen interstitiellen Infiltrationen ist der Kapillarschleier
stets erhalten, höchstens geringfügig vermindert. Die Abb. 24a u. b zeigen im Stadium IIb
trotz relativ dichter interstitieller Sarkoidose-Infiltrationen längs der Gefäße und Bronchien vom Hilus zur Lungenperipherie fortschreitend, daß das Kapillarnetz mindestens
im Zeitpunkt der Untersuchung noch erhalten ist. In diesen Fällen ist zu erwarten,
daß nach Rückbildung der granulomatösen Lungenherde keine Schädigung zurückbleibt.
An 34 ausgewählten Fällen verschiedener Stadien und Grade der Lungensarkoidose
haben wir zeigen können, daß eine weitgehende Übereinstimmung zwischen Röntgenbild
und Ausprägung des Kapillarschleiers bei abschnittsweiser Prüfung besteht (SCHERMULY
et al., 1966; SCHERMULY u. BEHREND, 1966). Die Bedeutung angiographischer Befunde
für den Nachweis der Zerstörung des Lungenparenchyms und das Verständnis für den
Zusammenhang von Röntgenbild und Lungenfunktion wird später beschrieben.

18. Szintigraphische Untersuchungen

18.1. Perfusions-Szintigramm

Das *Perfusions-Szintigramm* mit [131]Jod-Albumin-Makroaggregat oder [99m]Tc-, bzw.
[113]In-Microspheres vermag Speicherdefekte an den Stellen anzuzeigen, an denen Durchblutungsstörungen bestehen. Bei der Gegenüberstellung von Röntgenbildern, Funktionswerten und Perfusionsszintigrammen ergeben sich häufig Übereinstimmungen. Röntgenbild und Perfusionsszintigramm korrespondieren am besten bei lokalisierten großflächigen

Vernarbungen (Abb. 29a–e). Zum Teil werden Funktionsstörungen bei unauffälligem Szintigramm nachgewiesen (Hennig et al., 1969). Das Auflösungsvermögen im Szintigramm setzt der Beurteilbarkeit Grenzen. Von Tengelyi et al. (1971) wird andererseits gezeigt, daß in Fällen, bei denen nach dem Röntgenbild eine Rückbildung und Ausheilung der Sarkoidose angenommen wurde, Perfusionsstörungen weiter bestehen bleiben. Das Perfusionsszintigramm zeigt also an, daß in diesen Fällen keine Restitutio ad integrum eingetreten ist. Auch Behrend et al. (1968) sowie Würdinger et al. (1969, 1971) vermuten aufgrund des Perfusionsszintigramms, daß die durch Vernarbung verursachten Speicherausfälle in mehreren Fällen ausgeprägter sind, als nach dem Röntgenbild angenommen werden kann. Aufgrund eigener vergleichender Untersuchungen zwischen Röntgenbild, Perfusions- und ^{67}Gallium-Szintigramm (Schermuly, Behrend u. Pöhls, 1975) nehmen wir an, daß Perfusionsausfälle im Szintigramm nicht mit Vernarbungen, also definitivem Ausfall des Kapillarbettes gleichgesetzt werden dürfen. Auch Granulomatosen können durch direkte Kompression des Lungenparenchyms eine verminderte Speicherung verursachen. Primäre Ventilationsstörungen können auf der Basis granulomatöser Bronchialwandveränderungen, einer einfachen Bronchitis oder eines Bronchospasmus über den Euler-Liljestrand-Effekt Perfusionsminderungen hervorrufen. In diesen Fällen braucht also keine definitive Vernarbung vorzuliegen.

Die Abb. 28a–e zeigen vor der Therapie Perfusionsstörungen bei interstitieller und herdförmiger Sarkoidoseinfiltration im Stadium IIc mit typischem Röntgenbild und eine positive ^{67}Gallium-Einlagerung im Bereich der Hilus- und Lungengranulomatose, gleichzeitig eine diffus aufgelockerte Einlagerung von ^{99m}Tc-microspheres im Perfusionsszintigramm. Nach zweimonatiger Kortikoid-Therapie sind die röntgenologisch erkennbaren Infiltrate der Lunge und die vergrößerten Lymphknoten zurückgebildet. Das Perfusionsszintigramm ist normal und es sind keine pathologischen ^{67}Gallium-Einlagerungen mehr zu erkennen (Abb. 28f–j). Die Ausfälle im Perfusionsszintigramm sind nur im Zusammenhang mit dem Röntgenbild und Funktionsmessungen für die Differentialdiagnose verwertbar (s. auch Novak et al., 1970).

18.2. ^{67}Gallium-Szintigramm

Die *Gallium-67-Methode* hat als Nachweismethode maligner Erkrankungen Interesse gefunden. Die positive Darstellung der Sarkoidose wird in mehreren Publikationen als Irrtumsmöglichkeit bei der Diagnostik maligner Tumoren beschrieben. Die meisten der mit ^{67}Ga untersuchten Sarkoidosepatienten befanden sich im Stadium des Hilusbefalls. Die frischen Sarkoidosefälle ergeben offenbar in einem hohen Prozentsatz einen positiven Befund. In einigen Arbeiten wird erwähnt, daß bei langen Krankheitsverläufen (Langhammer et al., 1972) eine Speicherung nicht festzustellen ist. Ein Fallbericht über die Abnahme der ^{67}Ga-Aufnahme nach Kortikoid-Therapie wird von McKusick et al. (1973) vorgelegt.

In eigenen Untersuchungen (Schermuly, Behrend u. Pöhls, 1975; Schermuly et al. 1977) können wir die Angaben von v.d.Schoot et al. (1972), Higasi u. Nakayama (1972), Fogh u. Edeling (1972), Langhammer et al. (1972), Sims et al. (1973), McKusick et al. (1973), Haubold u. Aulbert (1972), Mühe u. Bünte (1971), Wentz et al. (1973), Czech et al. (1974) bestätigen. Im Falle eines Stadiums I finden sich entsprechend dem Röntgenbild dichte Einlagerungen der Radioaktivität. Auch bei mediastinaltumorähnlichen einseitigen Vergrößerungen der Lymphknoten (Abb. 32a–c) wird eine Einlagerung in einer Ausdehnung beobachtet, die dem Röntgenbild entspricht. Die positive Einlagerung von ^{67}Ga vermag einen Tumor nicht auszuschließen.

Das ^{67}Ga wird in den lysosomenähnlichen Granula des Zytoplasmas eingelagert. Die Lysosomen sind nach GUSEK (1968) besonders in den Frühphasen der stoffwechselaktiven Granulome vermehrt zu finden und als Gradmesser bestimmter Reaktionsabläufe und Stoffwechselleistungen zu betrachten. Die Lysosomen sind als elektronendichte zytoplasmatische Einschlüsse nachzuweisen.

In Fällen einer interstitiellen oder herdförmigen Lungeninfiltration lassen sich neben den evtl. noch vorhandenen speichernden Lymphknoten und der physiologischen Aktivitätseinlagerung im Knochenmark des Sternums, der Wirbelsäule und der Leber auch in der Lunge entsprechende Aktivitätsanreicherungen nachweisen. Nach völliger Rückbildung mit und ohne Therapie geht auch die Speicherfähigkeit in der Lunge wieder verloren. In Fällen einer reinen Vernarbung ohne verbleibende Granulomatose fehlt die ^{67}Gallium-Einlagerung ebenfalls. Von Bedeutung scheint die Gallium-Szintigraphie in den Fällen zu sein, bei denen neben bereits klinisch, funktionsmäßig und röntgenologisch vermuteten Vernarbungen aktive granulomatöse Prozesse nicht sicher nachgewiesen werden können oder gar eine Ausheilung angenommen wird (SCHERMULY, BEHREND u. PÖHLS, 1975). Die Gallium-Szintigraphie zeigt in Fällen mit erkennbarer Fibrose, daß häufig noch aktive granulomatöse Herde vorliegen. Die Gefahr, daß die Granulomatose röntgenologisch unerkannt weiter fortschreitet und weitere definitive Vernarbungen mit entsprechender Funktionsbeeinträchtigung nach sich zieht, wird nicht selten unterschätzt (Abb. 43a–c).

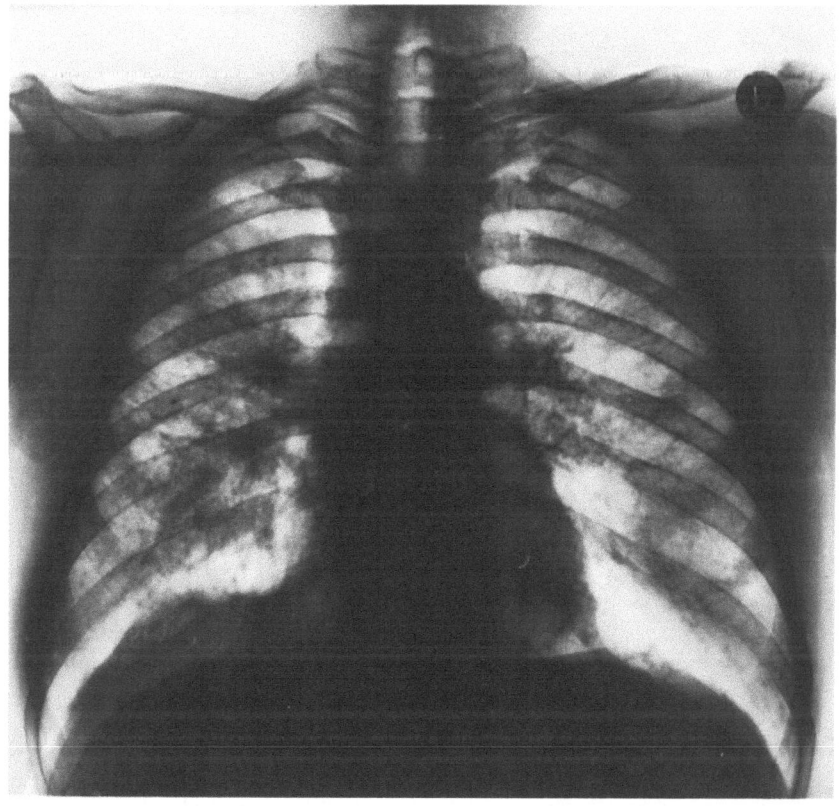

Abb. 43a. 1.74: Von den behandelnden Ärzten nicht mehr als behandlungsbedürftig angesehene Sarkoidose Stadium IIIb. Herausziehung der Hili bds. und verkleinerte Aufzweigungswinkel im Lungenkern. Streifige Verdichtung in bd. Mittelfeldern der Lunge, vornehmlich an der Basis von Segment 3, auch im Lungenkerngebiet des Mittellappens und der Unterlappen

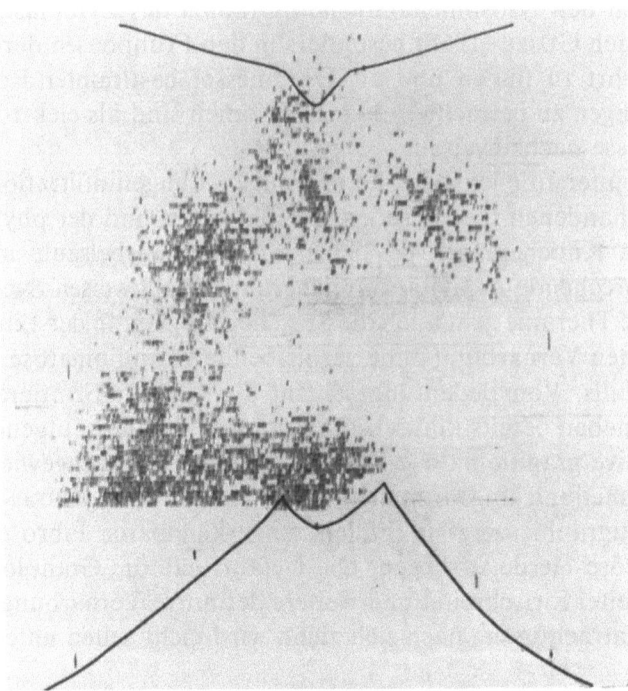

Abb. 43b. ^{67}Ga-Szintigraphie. Geringe Einlagerung der Aktivität in den Hiluslymphknoten, dagegen starke parahiläre Aktivitätseinlagerungen in den Mittelfeldern, auch in den Unterfeldern. Diese Lungenaktivität entspricht etwa der Aktivitätseinlagerung in der Leber

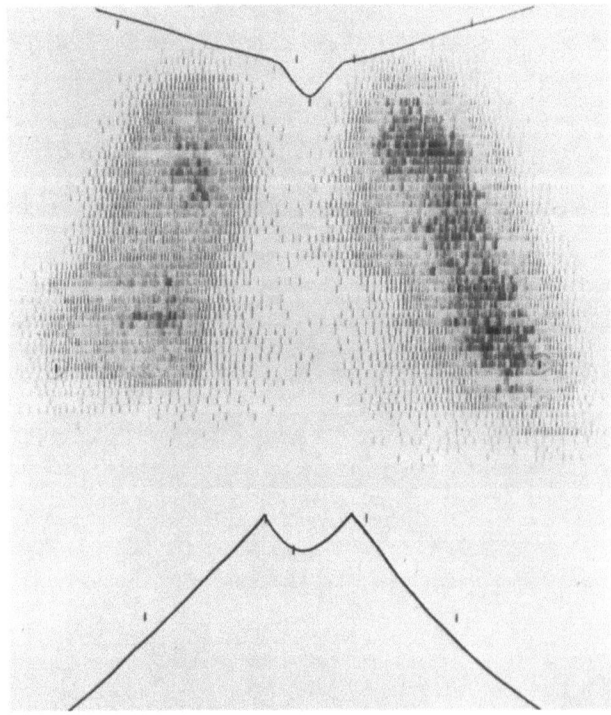

Abb. 43c. Das ^{99m}Tc-microspheres-Perfusions-Szintigramm zeigt einen weitgehenden Ausfall besonders im re. Mittelfeld, Auflockerung der Speicherstruktur in allen übrigen Lungenabschnitten mit Ausnahme des li. Spitzenfeldes. Korrigierte Stadieneinteilung: IIIb + IIc. Es ergibt sich daraus die Notwendigkeit einer weiteren Behandlung, da noch aktive Granulome der Sarkoidose anzunehmen sind, die später zusätzlich in Fibrose übergehen können

Besondere Organlokalisationen, wie z.B. Verdacht auf Pseudotumor cerebri, lassen sich vielleicht in Zukunft mit radioaktivem Gallium sicher darstellen. In Einzelfällen ist es mit radioaktivem Quecksilber (ROSEN u. WANG, 1965) oder mit radioaktivem Technetium (SCHWARZ u. BAUM, 1968) bereits gelungen, intrazerebrale Sarkoidoseherde zu lokalisieren.

19. Lungenfunktion und Röntgenbild

Die gute Prognose, der gelegentlich über Jahre stationäre Befund und die spontane Rückbildung einer Sarkoidose im Stadium I, gelegentlich auch im Stadium II, darf nicht darüber hinwegtäuschen, daß eine in der Lunge fortschreitende Sarkoidose in 4–5% der Fälle (LEITNER, 1949; PRESS, 1963; SILTZBACH, 1967) zum Tod infolge kardio-pulmonaler Insuffizienz führt.

In den Spätstadien führt die hyaline Transformation der Granulomatose zur Entwässerung der Zwischensubstanzen und zu Schrumpfungen der betroffenen Lungenabschnitte. Die intrathorakale Raumlücke wird durch ein progressives bullöses Mantelemphysem, gelegentlich durch große lokalisierte Emphysemblasen ausgefüllt. Die Lunge wird starr (UEHLINGER, 1968). Die Folge ist eine Verminderung der statischen Lungenvolumina, also Verminderung der *Vitalkapazität* (BRUCE u. WARREN, 1940; BALDWIN et al., 1948; LEITNER, 1949; WILLIAMS, 1953; GRAY u. GRAY, 1957; SVANBORG, 1961; FABEL u. BEHREND, 1963a, 1963b; DOLL et al., 1964; ARNDT et al., 1969; TABORI et al., 1969; DOLL, 1969).

Die Entwicklung eines *Cor pulmonale* auf der Basis eines sekundären Emphysems ist bei der Sarkoidose relativ selten (REINDELL et al., 1966; REINDELL u. WURM, 1969). Es kann sich in Einzelfällen durch eine Myokardose, also eine direkte Miterkrankung des Myokards, entwickeln. Gleichzeitig bestehende, von der Sarkoidose unabhängige Kyphoskoliosen, Pleuraschwielen usw., die zur *alveolären Hypoventilation* und funktionellen Gefäßengstellung führen, müssen berücksichtigt werden. Auch die Einengung der Lungenstrombahn durch die Parenchymzerstörung führt nicht so häufig zu einem klinisch bedeutsamen Cor pulmonale. Eine Erhöhung des mittleren Pulmonalarteriendruckes PA_m über 20 mm Hg haben wir bei 11 von 199 Sarkoidosekranken gesehen. Die *Pulmonalarterie* ist nur selten verbreitert. Anhand der abschnittsweisen Prüfung des Kapillarschleiers kann eine signifikante Erhöhung des Pulmonalarteriendruckes über 20 mm Hg erwartet werden, wenn zwei Drittel des Lungenparenchyms zerstört sind (SCHERMULY et al., 1966). Der Tod kann bei Sarkoidosepatienten durch die respiratorische Insuffizienz infolge der hochgradigen Fibrose und sekundären, meist entzündlichen Komplikationen eintreten, bevor sich eine ausgeprägte pulmonale Hypertonie entwickelt hat (REINDELL et al., 1969).

Als Ergänzung zu den Befunden der Lungenfunktionsprüfung bei Sarkoidose sind einige Bemerkungen im Hinblick auf vergleichende röntgenologische Befunde notwendig. In funktioneller Hinsicht ist eine Störung der *Sauerstoffdiffusion* am wichtigsten. Der Sauerstofftransport ist von der *Ventilation*, der gleichmäßigen *Verteilung des Sauerstoffs* in den Alveolen, der *Lungendurchblutung* und der *Diffusion* aus der Alveolarluft in die Erythrozyten abhängig. Durch epitheloidzellige Granulome in den Alveolarsepten kann die Diffusionsfläche verkleinert, die Lichtung der kapillaren Strombahn eingeengt werden. Durch eine Fibrose wird die Diffusionsfläche, also die Alveolar-Kapillar-Membran, verödet. Die Zerstörung des Kapillarbettes und die zunächst nur geringe Druckerhöhung im kleinen Kreislauf haben zusätzlich eine Beschleunigung des Blutdurchflusses

zur Folge, so daß die Verweildauer des Blutes in den Kapillaren verkürzt und damit
die Kontaktzeit für die Aufsättigung des Blutes mit Sauerstoff vermindert wird. Es treten
zusätzlich *Verteilungsstörungen* auf. Von fast allen Autoren wird die Messung der O_2-
Diffusionskapazität als die verläßlichste Methode zur Charakterisierung der gestörten
Funktion angesehen (Kent u. Spence, 1964; Cornia et al., F964; Reindell et al., 1964;
Lheureux, 1965; Lewis et al., 1965; Kotler et al., 1967; Ardalan, 1969; weitere Literatur hierzu s. unter „Klinik"). Weitere Differenzierungen lassen sich im *Belastungstest*
am Fahrradergometer durchführen. Bei Patienten mit reiner Granulomatose sinkt der
arterielle O_2-Druck wie bei Gesunden trotz 200 Watt Belastung nicht ab. Bei stärkerer
Fibrose sinkt der Sauerstoffdruck bereits bei Belastungen von 50–75 Watt. Bei der Granulomatose kommt es nach Kortikoid-Therapie zu einer Besserung oder Normalisierung
der Sauerstoffdiffusion, nicht dagegen bei Fibrosen (Doll et al., 1965; Pan, 1964). In
vielen Publikationen wird betont, daß eine wenig befriedigende Übereinstimmung zwischen Röntgenbild und Funktionsstörung gefunden wird. Die Folgerung ist fast stets,
daß das Röntgenbild für die Funktionsbeurteilung nicht geeignet erscheint. Häufige
Diskrepanzen ergeben sich dadurch, daß z.T. starke Verminderungen der O_2-Diffusions-
kapazität, aber nur geringe röntgenologische Veränderungen nachgewiesen werden können. Trotz guter spontaner oder nach Therapie erfolgter röntgenologischer Rückbildung
der Verschattungen bleiben häufiger Funktionsstörungen bestehen (Marshall et al.,
1958; Kotler et al., 1967; Doll et al., 1968; Turiaf, 1969).

Andererseits sei nicht verschwiegen, daß der Versuch, die unterschiedlichen Ergebnisse
der Funktions- und Röntgenanalyse durch Biopsie zu erhellen, kein Ergebnis brachte.
Young et al. (1967) sowie Gamain et al. (1964) halten auch die O_2-Diffusionskapazität
nicht in jedem Fall für eine verbindliche funktionelle Aussage. Unterschiede der Aussagefähigkeit sind aber zum Teil methodisch bedingt, z.B. wird eine Abhängigkeit von der
Körperlage des Probanden nachgewiesen (Holmgren u. Svanborg, 1966). Als brauchbare
Parameter für die Beurteilung des Ausmaßes der Fibrose sehen viele Autoren die sogenannte dynamische *Compliance* (Maß der Lungendehnbarkeit) an (Fabel u. Behrend,
1963; Snider u. Doctor, 1964; Sellers u. Sieben, 1965; Boushy et al., 1965; Sharma
et al., 1966; Schermuly et al., 1966; Young et al., 1967, 1968).

20. Die röntgenologische Beurteilung der Lungenfibrose

Aus der Diskrepanz der Funktionsergebnisse und der Beurteilung des Röntgenbildes
wird die Folgerung gezogen, daß häufiger Fibrosen angenommen werden müssen, als
nach dem Röntgenbild zu vermuten ist. Diese Folgerung verdient Beachtung. Sie verlangt
kritische Stellungnahme.

Sofern bei den zitierten Funktionsuntersuchungen röntgenologische Stadieneintei-
lungen den Funktionswerten gegenübergestellt werden, ist festzustellen, daß bei diesem
Verfahren insofern ein Denkfehler vorliegt, als die Stadieneinteilung zwar geeignet ist,
die Dynamik der Erkrankung, nicht aber deren Schwere bzw. Ausdehnung zu charakterisieren. In nicht wenigen Publikationen werden die verschiedenen Funktionswerte mit
Begriffen wie Schattenintensität oder Ausdehnung z.T. in subjektiver stufenweiser Einteilung verwandt. Dabei wird oftmals auf die exakte Unterscheidung zwischen Granulomatose und Fibrose verzichtet. Wenn z.B. die Abb. 29a u. b mit der Abb. 29c verglichen
werden, so ist festzustellen, daß in Abb. 29a u. b dichte, flächenhafte Verschattungen
vorliegen, in Abb. 29c aber nur noch feine, strichförmige Narben zu erkennen sind.

In Wirklichkeit handelt es sich bei den Abb. 29a u. b um eine flächenhafte granulomatöse Infiltration, in der möglicherweise ein Teil des Kapillarbettes noch erhalten ist. In Abb. 29c handelt es sich um die Vernarbung des gleichen anatomischen Bezirks, 2 Jahre später. Wenn in der Literatur mehrfach festgestellt wird, daß Funktionsstörungen zurückbleiben, obwohl das Röntgenbild sich weitgehend normalisiert oder zumindest gebessert hat, so gibt das Beispiel Abb. 29a–c eine Erklärung. Röntgenologisch nicht schattendichte, aber in typischer Weise als Fibrose zu charakterisierende stern-, netzförmige oder radiäre Strichschatten müssen vermuten lassen, daß in diesem Bereich das funktionstragende Gewebe zerstört ist. REINDELL et al. (1964) stellen fest, daß Stadium II und III oft nicht zu trennen sind. Eine solche Feststellung zeigt zunächst, daß eine schematische Einteilung in Stadien künstlich ist und nicht den natürlichen Gegebenheiten entspricht. Diese Aussage ist aber wahrscheinlich vom Ansatz her falsch. Zwar sind Stadium II und III gelegentlich schwer zu unterscheiden, wahrscheinlich ist aber die Kombination von Stadium II und III sehr viel häufiger als das reine, nämlich isolierte Stadium II oder III. Wenn das Röntgenbild von vorwiegend granulomatösen, also weichfleckigen, unscharf konturierten Streifenschatten beherrscht wird, lassen sich durchaus häufig bereits eindeutige Fibrosezeichen nachweisen (Abb. 30a–c). Andererseits sind nicht nur aufgrund unserer [67]Gallium-Untersuchungen, sondern auch aufgrund einer exakten und mehrfachen Überprüfung der eigenen Röntgenbefundung neben den im Röntgenbild vorherrschenden Fibrosezeichen auch Veränderungen zu erkennen, die eine weiterbestehende Granulomatose anzeigen.

Im Hinblick auf die eingeschränkte Funktion ist die Beurteilung der Fibrosezeichen von besonderer Bedeutung. Es kann nicht darum gehen, quantifizierbare Röntgenzeichen einer Fibrose mit dem Ziel der Vergleichbarkeit, z.B. mit der O_2-Diffusionskapazität aufzuzeigen. Die Aufgabe der Röntgenbildanalyse ist es, das im Röntgenbild erkennbare anatomische Substrat der gestörten Funktion zu erkennen. Solche Veränderungen stellen sich als Ausziehungen und Verschwielungen der Pleura mediastinalis, basalis, interlobaris und parietalis dar, ferner als charakteristische Verlagerungen der Bronchien und Arterien mit einer Bündelung der Strukturen im Kern des Lungenabschnittes, der am stärksten von der Fibrose befallen ist und als eine stärkere Aufzweigung der Strukturen im Bereich des betroffenen Lungenmantels (Abb. 44a–c, Abb 45a–c). Die Strukturen der benachbarten Lungeneinheiten nehmen kompensatorisch den freigewordenen Raum ein. Verdickungen der Pleuraspalten sind an der scharf konturierten Verbreiterung mit entsprechender Verlagerung zu erkennen. Je diffuser die Fibrose angeordnet ist, desto mehr muß man nach radiär angeordneten, häufig parallel verlaufenden, ebenfalls scharf konturierten

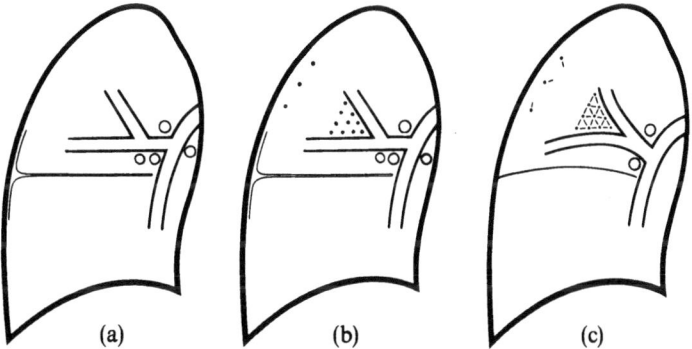

Abb. 44 Schema (a) Lymphknotenschwellung. (b) Bevorzugte (dichtere) Infiltration im Lungenkern. (c) Die Fibrose entwickelt sich dort am stärksten, wo auch stärkste granulomatöse Infiltrationen bestehen. Die Folge ist eine Annäherung der Gefäße und Bronchien im verkleinerten Aufzweigungswinkel in dem betr. Lungenkern

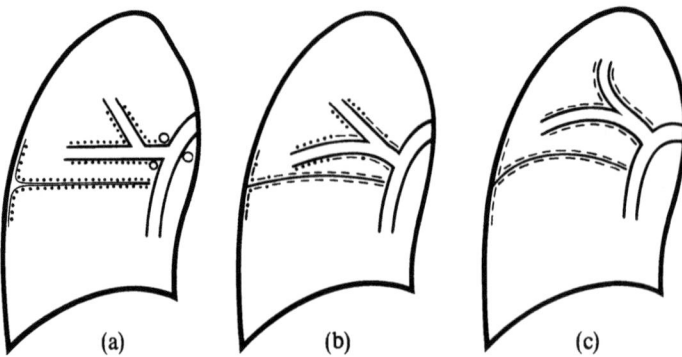

Abb. 45 (Schema). (a) Die interstitielle Infiltration erreicht auf dem Weg der interlobären Pleura schneller die Thoraxwand als perivasal und peribronchial. (b) Die Fixationspunkte werden am Übergang von interlobärer in parietale Pleura durch die Fibrose gesetzt. (c) Die nachfolgende Schrumpfung der bevorzugt fibrös umgebauten Lungeneinheit (Lappen, Segment) führt zur konkaven Begrenzung des betr. Lungenspaltes und zum pilzförmigen Verlauf der Gefäße und Bronchien

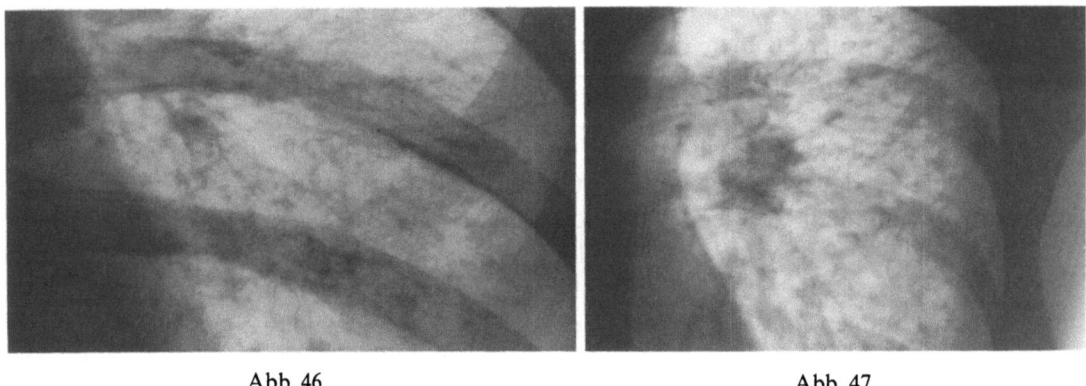

Abb. 46   Abb. 47

Abb. 46. Perinoduläre Fibrose. Sternförmige, scharf konturierte Strichschatten zwischen den eben noch erkenn-baren Resten von herdförmigen Epitheloidknötchen

Abb. 47. Radiär angeordnete, angenähert parallelverlaufende, scharfkonturierte und infolge der Fibrose ver-dickte (normalerweise nicht sichtbare) interlobuläre Septen

interlobulären Septen suchen (Abb. 46) oder auf sternförmige, scharf konturierte Schatten im Bereich perinodulärer fibrotischer Veränderungen achten (Abb. 47). Die sichersten Zeichen einer Fibrose sind im Lungenmantel gelegene Emphysemblasen, die sich z.T. als kleine Ringfiguren, z.T. als größere Blasen darstellen (Abb. 37 a–e). Bei einer Gegen-überstellung der Befunde des Kapillarschleiers mit den eben beschriebenen Fibrosezeichen (Abb. 48) ergibt sich ebenso wie bei der Gegenüberstellung mit der Compliance (Abb. 49) eine, wenn auch grobe Übereinstimmung (BEHREND u. SCHERMULY, 1971). Die Pulmonal-arterie ist selten verbreitert, da sich nur in wenigen Fällen ein ausgeprägtes Cor pulmonale entwickelt.

Im Stadium der Fibrose ist, wie Abb. 29 c–e zeigen, eine lokalisierte Zerstörung des Lungenparenchyms, also der definitve anatomische Defekt, lungenangiographisch und bis zu einem gewissen Grad perfusionsszintigraphisch nachweisbar. Röntgenmorphologi-sche Kriterien sind aber ihrer Natur nach nicht geeignet, Aussagen über die Einschrän-

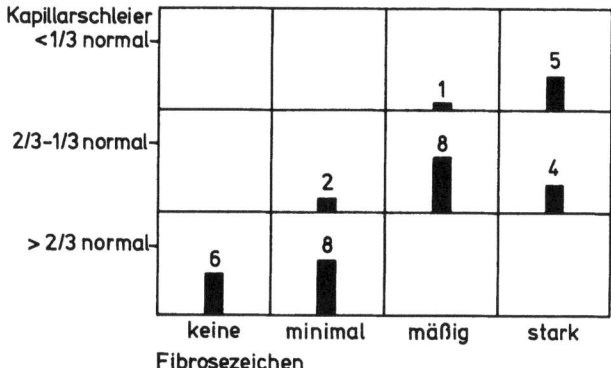

Abb. 48. Gegenüberstellung des gruppenweise verminderten Kapillarschleiers und der Fibrosezeichen

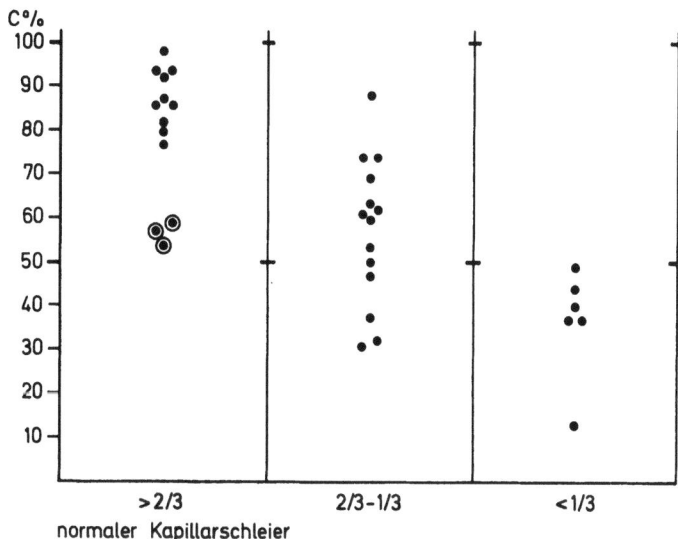

Abb. 49. Gegenüberstellung des gruppenweise verminderten Kapillarschleiers mit der verminderten Lungendehnbarkeit (Compliance). In allen Fällen, in denen der Kapillarschleier in über 2/3 der Lunge normal ist, liegt die Compliance nicht unter 50% (bzw. 78%, drei übergewichtige Patienten). Ist der Kapillarschleier in weniger als 1/3 der Lunge normal, so liegen alle Werte unter 50%

kung spezieller Funktionen zu machen. Aufgabe der Röntgenologie ist es, Befunde für Diagnose und Differentialdiagnose zu erheben, anhand dieser Befunde eine Stadieneinteilung vorzunehmen, daraus Rückschlüsse auf die Dynamik und den Therapieerfolg zu sichern und das röntgenologisch erkennbare anatomische Substrat der mit geeigneten Methoden gemessenen Funktionsstörungen aufzuzeigen. Die im Röntgenbild erkennbaren Fibrosezeichen und lokalisierten Ausfälle im Perfusionsszintigramm (unter Berücksichtigung der evtl. noch vorhandenen Granulomatose) zeigen die definitive narbige Umwandlung und Schädigung des funktionstragenden Lungengewebes. Die mindestens ebenso bedeutsame Beschreibung weichfleckiger Herdschatten, unscharfer Gefäßstrukturen und unscharf begrenzter Pleuraverdickungen zeigt im Zusammenhang mit einem positiven Gallium-Szintigramm die noch weiter bestehende Granulomatose an. YOUNG et al., (1967, 1968) kommen zu dem Ergebnis, daß herdförmige Verdichtungen unter 3 mm Größe unter der Abbildungsgrenze liegen.

21. Weitere Organmanifestationen

21.1. Lymphographische Befunde bei Sarkoidose

Die erste Sektion einer Sarkoidose erfolgte im Jahre 1900. Es handelte sich um die Patientin Mrs. Mortimer, deren Familienname, wie damals üblich, Hutchinson zur Beschreibung der Sarkoidose „Cases of Mortimer's malady" (zit. nach Kalkoff, 1969) gedient hatte: "...Large gland masses were found in the abdomen, but they would appear to have resembled lymphadenoma rather than sarcoma...".

Nach Löffler u. Behrens (1956) ist anzunehmen, daß die abdominellen Lymphknoten nicht selten bei der Sarkoidose befallen sind, Der Nachweis ist mit klinischen Methoden im allgemeinen unmöglich, mit konventionellen röntgenologischen Methoden schwierig. Die Lymphographie kann einen generalisierten, klinisch stummen Lymphknotenbefall aufdecken. Nur selten führt eine Sarkoidose im Bauchraum zu schweren klinischen Befunden wie Dünndarminfarkt (Schwarzschild u. Myerson, 1968) oder Hepatikus- bzw. Zystikusverschluß (Maddrey et al., 1968). In einem eigenen Fall beobachteten wir einen Hepatikusverschluß durch Lymphknotenvergrößerung. Die Lymphknotenerkrankung wurde vom Pathologen als Schüppelsches Lymphom, also eine Epitheloidzelltuberkulose, charakterisiert, die histologisch nicht von einer Sarkoidose zu unterscheiden ist. Zu diesem Zeitpunkt bestanden röntgenologisch breite Lymphknotenschwellungen am linken oberen Mediastinum. (Abb. 50a). Sechs Jahre später entwickelte sich bei der Patientin

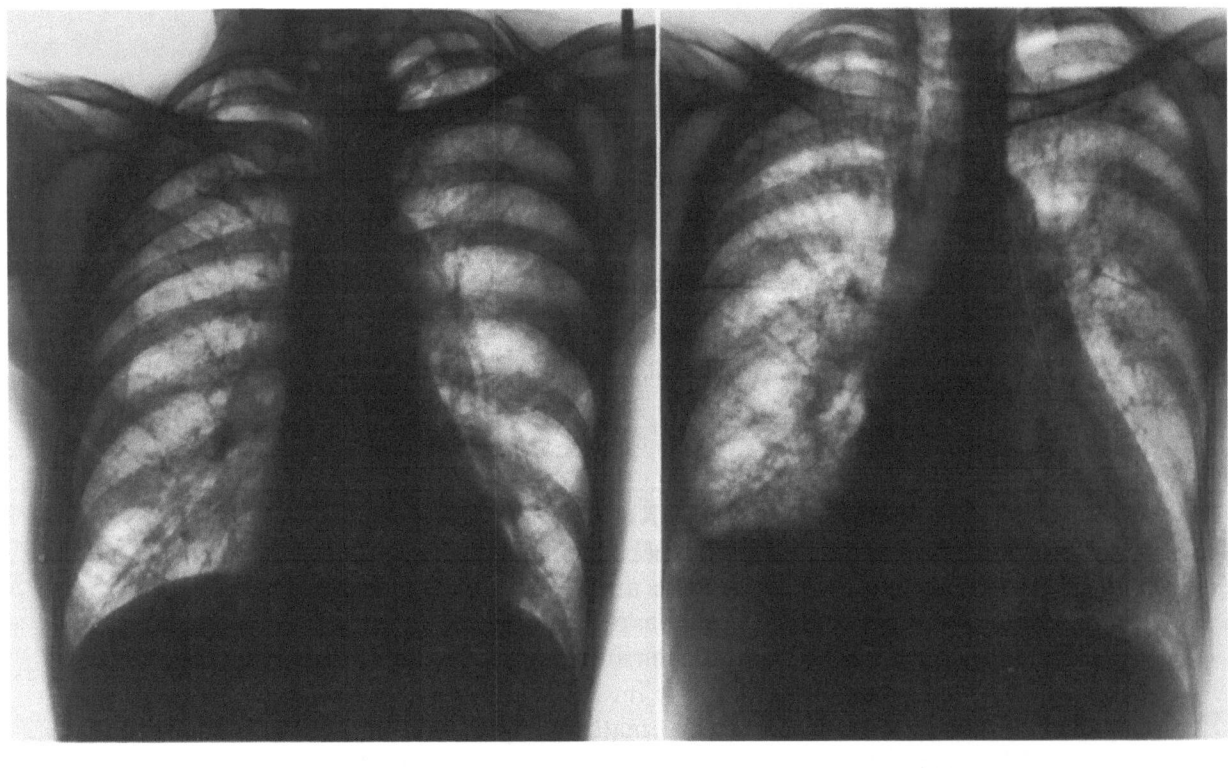

(a)   (b)

Abb. 50a. 12.64: Hiluslymphknotenvergrößerung am re. oberen Mediastinum. Tuberkulinreaktion negativ. In diesem Zeitpunkt Hepaticusverschluß durch vergrößerte Lymphknoten. Laparotomie: Histologisch Epitheloidzelltuberkulose, sog. „Schüppelsches Lymphom"

Abb. 50b. Nach 6 Jahren diffuse Fibrose bd. Lungen, Cor pulmonale. „Ausgebrannte" Sarkoidose Stadium IIIb

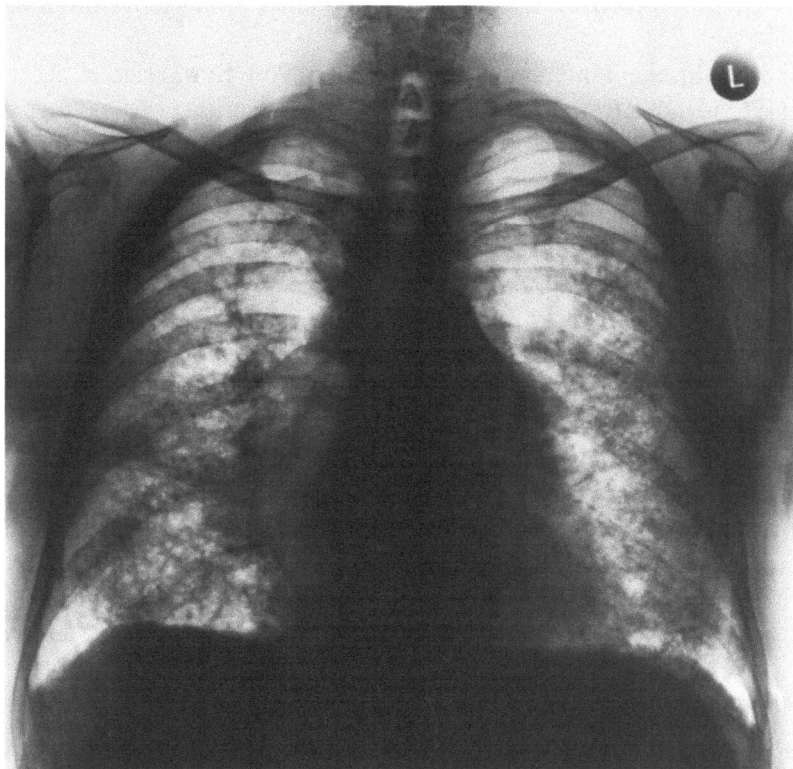

Abb. 51a. 3.74: Erhebliche Lymphknotenvergrößerungen bds. am Hilus und Mediastinum, interstitielle und herdförmige Lungeninfiltrationen. Verkleinerung der Aufzweigungswinkel der Bronchien und Gefäße im Lungenkern als Zeichen einer Fibrose. Stadium IIc und IIIb Sarkoidose

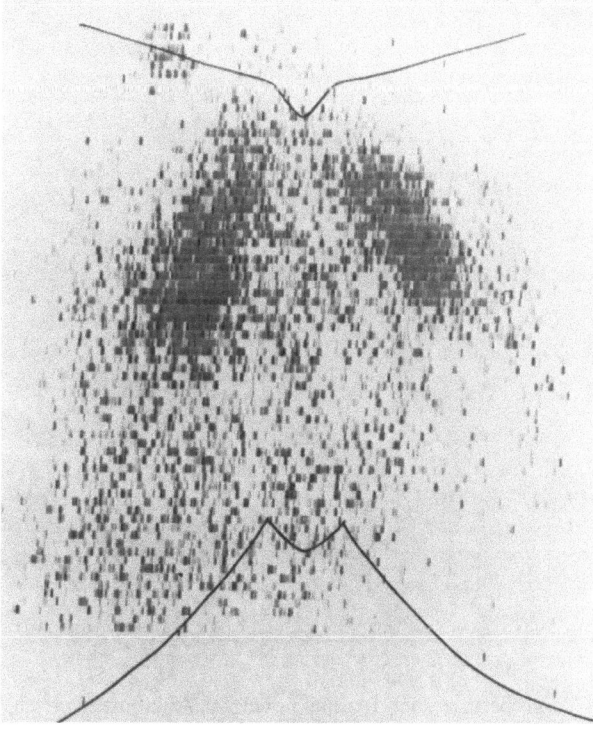

Abb. 51b. ^{67}Ga-Szintigraphie. Dichte Aktivitätseinlagerung im Bereich der vergrößerten Hilus- und Mediastinumlymphknoten. Auch supraclaviculare Lymphknotendarstellung. Parahilär dichte Aktivitätseinlagerung in den interstitiellen und herdförmigen Infiltrationen der Lunge. Relativ verminderte Einlagerung in der Leber

eine schwere diffuse Fibrose als Endstadium einer „ausgebrannten Sarkoidose" (Abb. 50 b).

Erste lymphographische Untersuchungen wurden von Schaffer et al., (1963), Viamonte et al., (1963) und Rüttmann (1964, 1965) durchgeführt. Albrecht et al. (1967) haben bei 11 von 20 Sarkoidosepatienten einen Lymphknotenbefall im abdominalen Bereich nachweisen können. Weitere Untersuchungen von Fuchs (1965), Mándi u. Bacsa (1967), Molina et al. (1967), Strickstrock u. Weissleder (1968), Akisada et al. (1969, 1971), Rousseau et al. (1971), Silver et al. (1966), Ishida et al. (1974) zeigen, daß man bei rund 50% der Sarkoidosekranken mit einem unterschiedlich starken Befall der abdominalen Lymphknoten rechnen kann. In fortgeschrittenen Stadien der Granulomatose sind die Lymphknoten des Bauchraumes häufiger befallen. Aber auch im Stadium I ohne erkennbare Lungeninfiltration kann eine retroperitoneale Lymphknotenbeteiligung oftmals schon nachgewiesen werden.

Die Lymphknoten sind meist mäßig bis ausgeprägt, aber nicht exzessiv vergrößert. Diese Vergrößerungen können den gesamten Abdominalbereich betreffen, oder auch nur einzelne Lymphknotengruppen. Auch die supraklavikulare Lymphknotenregion kann pathologisch vergrößert nachgewiesen werden. Im Gallium-Szintigramm stellen sich supraklavikulare Lymphknoten bei gleichzeitig vorhandenen mediastinalen und Hiluslymphknoten positiv dar (Abb. 51 b). Da die Lymphknoten bei der Sarkoidose relativ gleichmäßig von Granulomen durchsetzt sind und im Bereich derartiger Granulome Kontrastmittelaussparungen zu erwarten sind, sieht man eine harmonisch aufgelockerte,

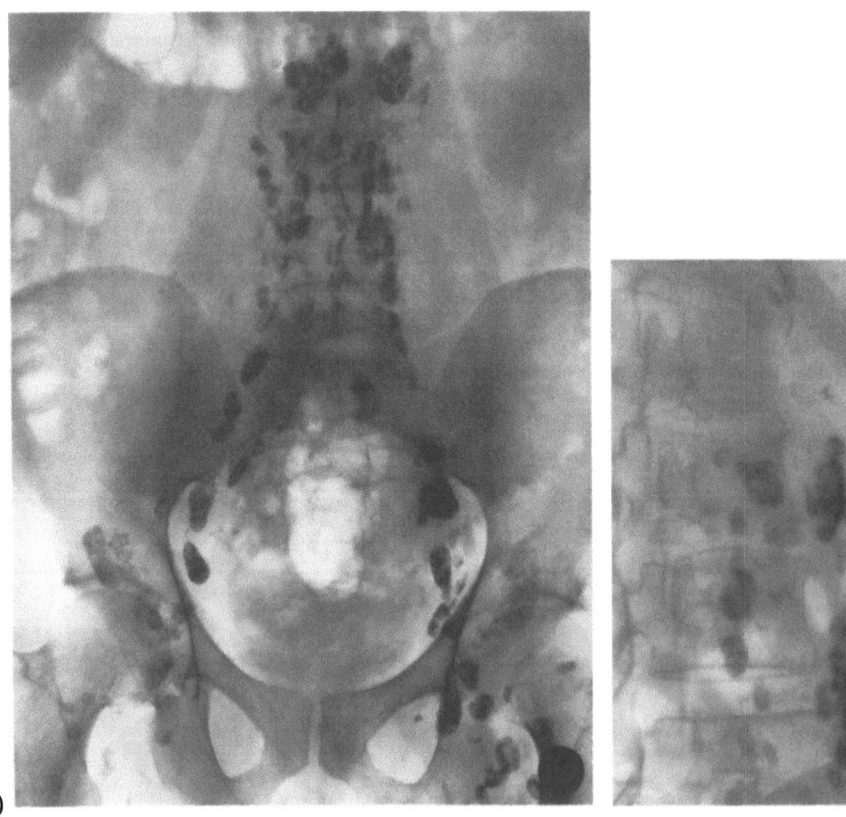
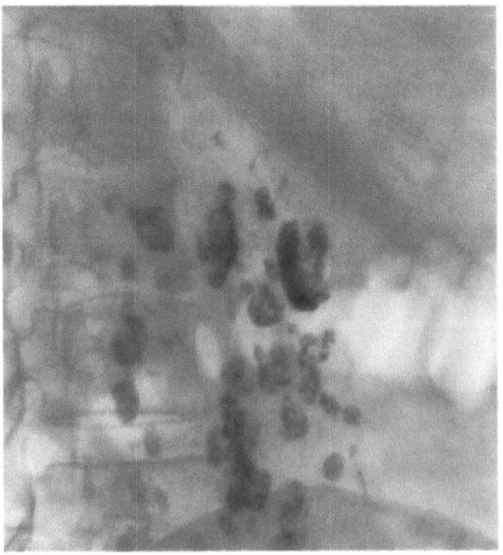

(a)   (b)

Abb. 52a. 3.74: Mäßige Vergrößerung aller Lymphknoten im Abdominalbereich, gleichmäßig körnelige bis feinblasige Kontrastmittelaussparungen

Abb. 52b. Ausschnittsaufnahme im 1. schrägen Durchmesser: in Höhe LWK 2/3 teils grobblasige, bis an den Randsinus heranreichende Kontrastmittelaussparungen

körnelige, grobmaschig-netzförmige Speicherstruktur. Die multilokulären, scharf begrenzten, rundlichen Kontrastmittelaussparungen liegen meist zentral. Eine Kontrastmittelfüllung der marginalen Sinus kann durch randständig gelegene Granulome verhindert sein. Ein Kapseldurchbruch erfolgt jedoch nicht (Abb. 52a, b). Im Verlauf der hyalinen Transformation der epitheloidzelligen Granulome und der nachfolgenden Faserentwicklung bleiben hyaline Kugeln zurück, die im Lymphogramm oft als gleichmäßig verteilte runde Kontrastmittelaussparungen zu erkennen sind. Unter der Behandlung oder auch nach spontaner Rückbildung ist eine Verkleinerung der Lymphknoten nachweisbar (STRICK-STROCK u. WEISSLEDER, 1968). Die abdominalen Lymphgefäße sind im allgemeinen nicht verändert. Stauungen, Kollateralbildungen und Gefäßabbrüche wurden bisher nicht beobachtet. Eine stärkere Verdrängung des Ductus thoracicus ist von ALBRECHT et al. (1967) beschrieben worden. Eine mehrere Tage anhaltende Stauung des Ductus thoracicus (Abb. 53) bei großen Lymphknotenschwellungen des Mediastinums und des Hilus haben wir selbst gesehen. In diesen Fällen beobachtet man wohl häufiger als bei Gesunden eine Darstellung der Lymphknoten auch des hinteren Mediastinums und der Infraklavikularregion (Abb. 54a u. b).

Die Vergrößerung der Lymphknoten ist allein kein sicheres Kriterium für die Sarkoidose. Die Speicherstruktur der einzelnen Lymphknoten kann differentialdiagnostisch den Verdacht, aber nicht den Beweis für eine Sarkoidose erbringen. Differentialdiagnostisch zeigt die unspezifische Lymphadenitis einen Befall von ein oder zwei Lymphknotenregionen mit vergrößerten Lymphknoten und aufgelockerter Struktur. Im Initialstadium der tuberkulösen Lymphadenitis kann sich ein ähnliches Bild wie bei der Sarkoidose oder der unspezifischen Lymphadenitis im Bereich normal oder gering vergrößerter Lymphknoten einstellen. Bei verkäsender Tuberkulose sind rundliche, scharf begrenzte Speicherdefekte, auch Unterbrechungen der Randkontur bei den meist nur auf wenige Lymphknoten beschränkten tuberkulösen Veränderungen zu erkennen (WEISSLEDER u. PETERS, 1971). Die lymphographische Strukturanalyse erlaubt keine eindeutige differentialdiagnostische Abgrenzung gegenüber den malignen Systemerkrankungen Morbus

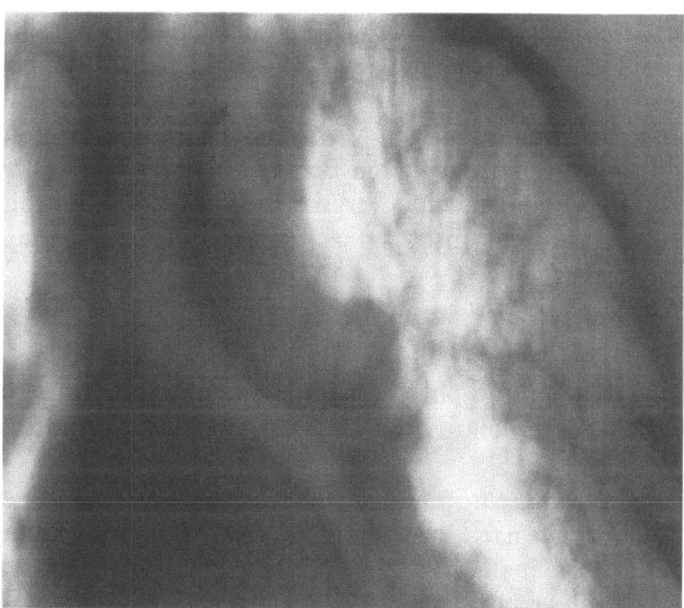

Abb. 53. Tomographie. Große Hiluslymphome mit interstitieller und herdförmiger Infiltration. Stauung des Ductus thoracicus vor dem Venenwinkel über mehrere Tage beobachtet. Stadium IIc

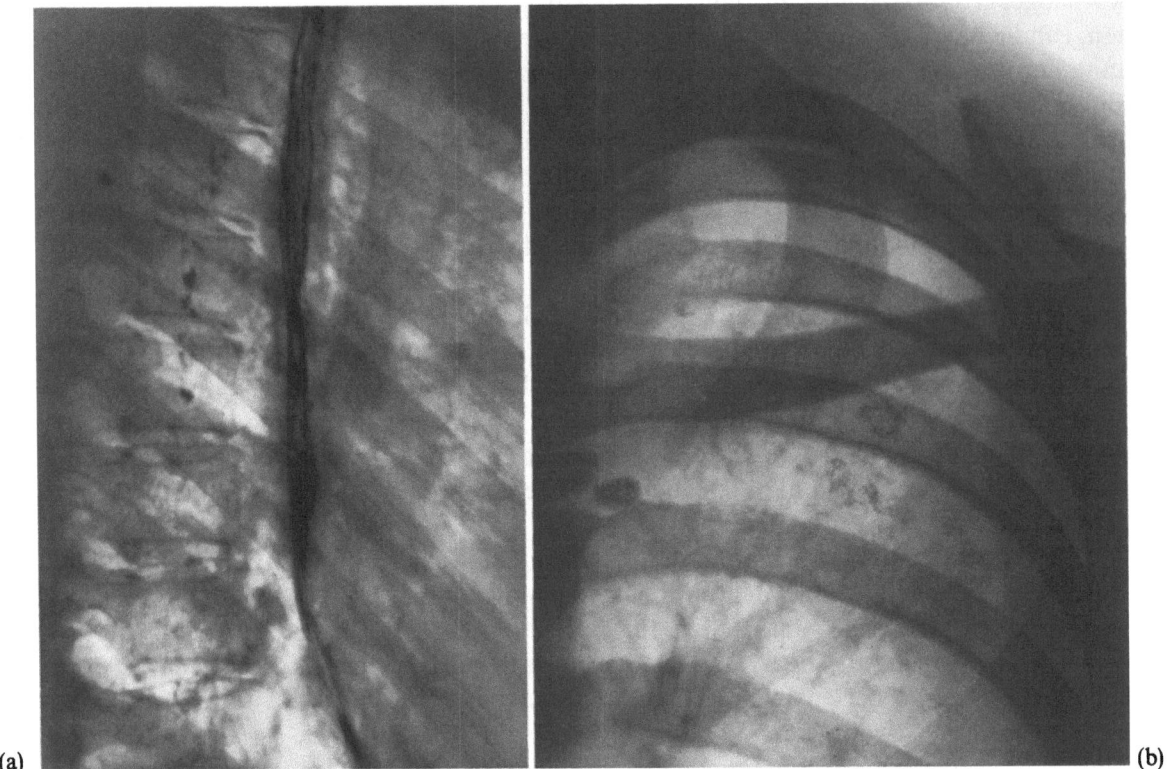

(a)   (b)

Abb. 54a. 5.74: Persistierende Lymphknotenfüllung im hinteren Mediastinum, Stadium II a, bei noch vorhandenen
Lymphknotenvergrößerungen durch Sarkoidose

Abb. 54b. Persistierende Lymphknotenfüllung supraklavikular und infraklavikular nach Lymphographie vom
Fußrücken

Hodgkin und chronisch-lymphatische Leukämie und macht auch bei der Differentialdiagnose der Lymphknotenmetastasen eine histologische Klärung nötig. Sie hilft jedoch,
bei bekannter Sarkoidose eine Beteiligung der retroperitonealen Lymphknoten zu erkennen.

Das Radiogoldlymphszintigramm mit Mikrokolloid ergibt im Retroperitonealraum
keinen differentialdiagnostisch brauchbaren Befund. In einzelnen Fällen wird bei Sarkoidose das Radiogoldmikrokolloid auch in vergrößerten hilären und mediastinalen Lymphknoten gespeichert, wie wir dies selbst vereinzelt bei ausgeprägten Hiluslymphknotenvergrößerungen gesehen haben.

21.2. Sialographische Befunde bei Sarkoidose, insbesondere beim Mikulicz- und Heerfordt-Syndrom

Das Mikulicz-Syndrom mit ein-, häufiger aber beidseitiger Mundspeicheldrüsen- und
Tränendrüsenschwellung tritt nach Pfeiffer (1963) in 1–4%, nach Behrend (1969, 1970)
in 4–5%, nach Greenberg et al., (1964) bei 6% der Sarkoidosefälle auf. Der Breslauer
Chirurg Mikulicz hat dieses Syndrom 1888 auf einer Tagung des Vereins für Wissenschaftliche Heilkunde in Königsberg beschrieben. Weiteres zum Heerfordt- und Sjögren-
Syndrom s. unter „Klinik".

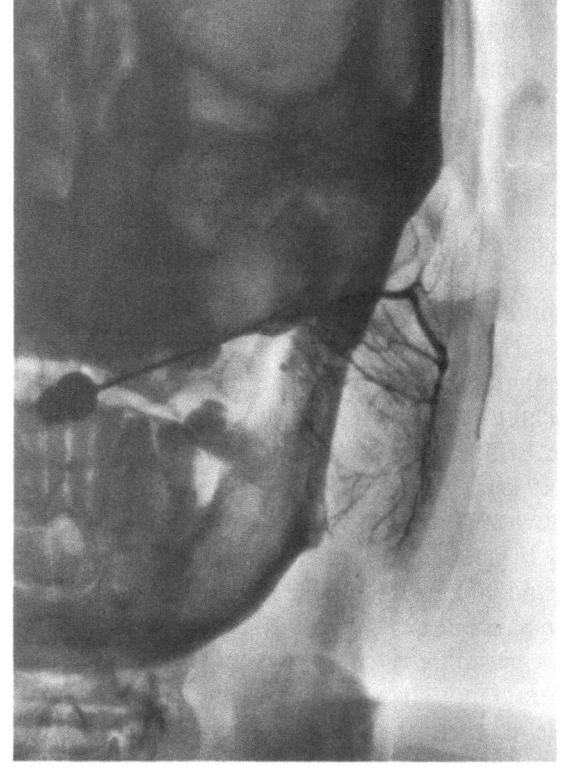

(a)

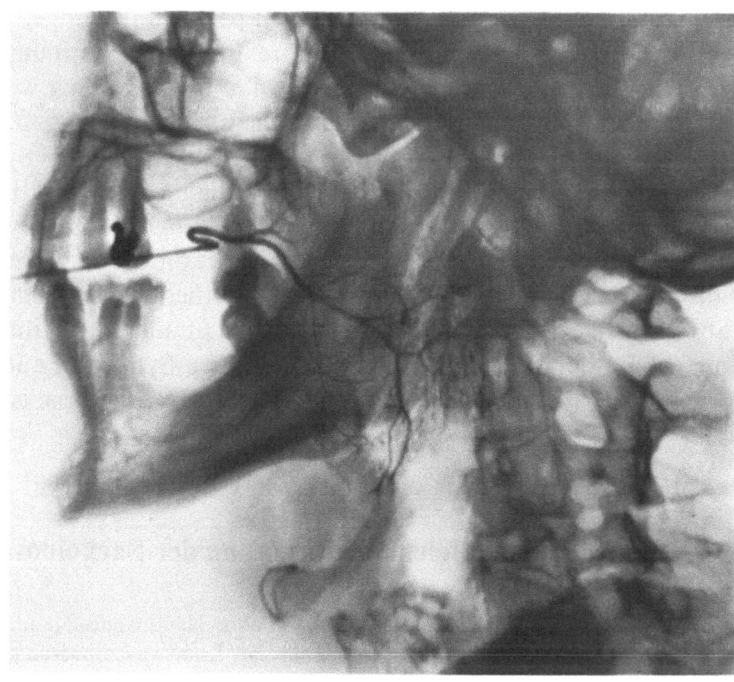

(b)

Abb. 55a u. b. Intraglandulärer raumfordernder Prozeß, polytope Verlagerungen der Gänge 1., 2. und 3. Ordnung; umschriebene Kontrastmittelaussparungen im Parenchymschatten, vgl. Sagittalbild. Histologisch: M. BOECK der intraglandulären Lymphknoten

Treten unspezifische schmerzlose Schwellungen der Speicheldrüsen, und zwar vornehmlich der Parotis, weniger häufig der Submandibulardrüsen auf, so kann es sich

1. um chronisch rezidivierende aufsteigende Ganginfektionen, die gelegentlich mit Steinbildungen einhergehen,

2. um eine ätiologisch unterschiedliche Form des Sjögren-Syndroms,

3. um Stoffwechsel- oder endokrine Störungen, meist bland verlaufende Formen,

4. um ein- oder häufig doppelseitige Speicheldrüsenerkrankungen, gelegentlich mit Tränendrüsenschwellung bei der Sarkoidose handeln (am häufigsten).

Schließlich sind,

5. maligne Tumoren und eine maligne Form einer lymphatisch-myeloischen Sialadenose zu diskutieren.

In diesem Zusammenhang ist also die vierte hier erwähnte Form abzugrenzen.

Pfeiffer (1963) berichtet über die wenigen in der Literatur niedergelegten Mitteilungen und über seine eigenen Erfahrungen. Weitere Publikationen: Abriot (1943), Zellweger (1946), Tapie et al., (1949), Torres (1956), Boette u. Wuttge (1958), Berti (1961), Rachon u. Januszwiewicz (1961) und Manning (1962), Scadding (1967),

Die Sialographie ergibt beim *Mikulicz-Syndrom* auf der Basis der meist langsam über Wochen sich entwickelnden Parotis- und Tränendrüsenschwellungen zwar stets abweichende, aber keine für Sarkoidose typischen sialographischen Befunde. Differentialdiagnostisch ist besonders bei einseitigen Prozessen ein Tumor abzugrenzen. Man findet Veränderungen am intraglandulären Gangsystem, gelegentlich an isolierter Stelle und auch multizentrisch. Beim stürmischer einsetzenden Heerfordt-Syndrom kann die Vergrößerung des gesamten Volumens der Speicheldrüse zu einer spinnenartigen Kaliberverengerung und Auseinanderdrängung der Gänge führen. Intraglanduläre Lymphknotenschwellungen kommen vor; sie führen zu lokalisierter Verdrängung und sind vom Röntgenbild her schwierig von einem verdrängenden Tumor abzugrenzen. Im Sialogramm finden sich ferner häufig unvollständige Darstellungen peripherer Gänge, Kaliberschwankungen, evtl. auch narbige Verziehungen oder Kontrastmittelanschoppungen in der Peripherie (Abb. 55a u. b). Die histologische Sicherung sollte herbeigeführt werden, entweder direkt aus der Parotis oder aus einem der anderen befallenen und für die histologische Diagnostik zugänglichen Organe. Wichtig ist, daß bei den erwähnten Syndromen, also Mikulicz- und Heerfordt-Syndrom bzw. bei differentialdiagnostischen Überlegungen zur Abgrenzung von Tumoren die Röntgenaufnahme der Lunge deshalb weiterhilft, weil eine Hilus- oder Lungenbeteiligung im Rahmen der Sarkoidose leicht zu erkennen ist und schnell die differentialdiagnostischen Erwägungen aufhellt. Manifestationen der Sarkoidose in den Speicheldrüsen treten in den verschiedenen Stadien des Hilus- und Lungenbefalls, vor allem auch bei der akuten Verlaufsform (Löfgren-Syndrom) auf. Behandlungsmittel der Wahl sind die Kortikoide. Die früher geübte Strahlentherapie ist wegen Erfolglosigkeit verlassen.

21.3. Knochen- und Gelenkmanifestation der Sarkoidose

Während die beiden ersten von Jüngling beobachteten Fälle ohne Hautmanifestationen der Allgemeinerkrankung einhergingen, hat Fleischner (1924) eine große Zahl von Knochenveränderungen an Händen und Füßen aus der vorwiegend dermatologischen Literatur zusammengestellt, bei der gleichzeitig Hautveränderungen bestanden. Jüngling (1928) faßte die wichtigsten bis 1928 veröffentlichten Knochenläsionen, die mit Lupus pernio oder einem Boeckschen Miliarlupoid einhergingen, tabellarisch zusammen. Obwohl die Ätiologie der Knochenerkrankung auch in den frühen Beschreibungen einheitlich beantwortet wurde, das histologische Bild der Epitheloidzellgranulome ohne Verkäsung bekannt und bei vielen Patienten nachgewiesen war und auch die negative Tuberkulinreaktion nach Pirquet sowie der fehlende Nachweis von Tuberkelbazillen im histologischen Präparat bekannt war, hat JÜNGLING durch die Namensgebung seine Überzeugung zum Ausdruck gebracht, daß er die Tuberkulose als wahrscheinlichste Ursache ansah. In einem Fall beschreibt er einen letalen Ausgang an Lungentuberkulose bei gleichzeitig bestehender fistelnder Spondylitis tuberculosa, in einem anderen Fall beobachtete er, daß sich nach Überimpfung von steril aus dem Zeigefinger eines Patienten entnommenen granulomatösen Gewebe bei einem Meerschweinchen eine typische Tuberkulose entwickelte, an der das Versuchstier zugrunde ging. Gleichzeitig weist er auf die häufige familiäre und persönliche Belastung durch eine vorangegangene Tuberkulose in seinen Fällen hin. Mittlerweile ist ausreichend bekannt, daß die Sarkoidose keine echte tuberkulöse Erkrankung darstellt. Wir haben keinen Zweifel, daß in der früheren Zeit der ersten Fallberichte auch atypisch verlaufende Tuberkuloseformen vereinzelt als Sarkoidosen interpretiert wurden.

Die Klinik der Knochen- und Gelenkbeteiligung wurde in einem vorhergehenden Abschnitt bereits abgehandelt. Hier sollen die knöchernen Veränderungen ergänzend aus röntgenologischer Sicht dargestellt werden. Die Osteolyse ist gelegentlich von einem verdichteten reaktiven Randsaum umgeben (BERK u. BROWER, 1964), der differentialdiagnostisch gegen einen malignen Prozeß sprechen kann (Abb. 56). Sequester und stärkere Periostreaktionen (außer bei Kindern) treten eigentlich niemals auf. Eine wesentliche perifokale Sklerose kann nicht beobachtet werden, höchstens eine geringe Verdickung am „Zysten"rand in der Ausheilungsphase. Die osteolytischen Prozesse treten oft multipel, gelegentlich in strikt symmetrischer Anordnung in den Epi- und Metaphysen auf, die prädestiniert erscheinen. Die Grund- und Mittelphalangen der Finger und Zehen sind betroffen, seltener dagegen die Handwurzelknochen und die Endphalangen. Hände und Füße sollen nach früheren Angaben gleich häufig befallen sein. In eigenen Untersuchungen (BALTZER et al., 1970, 1971 a u. b) konnten wir allerdings niemals Zysten des Fußskeletts nachweisen. In der älteren Literatur wird bereits über Lokalisationen am knöchernen Nasenbein berichtet von KLINGMÜLLER (1907), FLEISCHNER (1924) und JÜNGLING (1928). Über sarkoidale Veränderungen in den langen Röhrenknochen, in der Wirbelsäule sowie über Gelenkbeteiligung bei Sarkoidose wurde bereits im klinischen Abschnitt berichtet. BONAKDARPOUR et al. (1971) teilen einen gleichzeitigen Befall des knöchernen Beckens und des Oberschenkels mit.

Bereits JÜNGLING (1928) hat versucht, verschiedene Typen der Knochenmanifestation zu unterscheiden und sie bestimmten Stadien zuzuordnen. Er unterscheidet einen Typ B I.

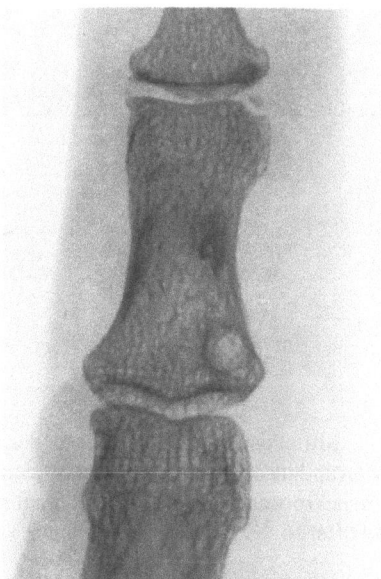

Abb. 56. Rundlicher Aufhellungsbezirk an der Basis des Mittelfingergliedes 3 mit Verdichtungssaum. Typische Ostitis cystoides multiplex Jüngling

Die Hantelform der Phalangen ist nicht mehr deutlich dargestellt. Die Diaphyse ist aufgetrieben. Der Markraum und die Kompakta gehen diffus in Form wabiger Strukturen ineinander über. Die Waben entstehen durch einen Abbau und Verdrängung der Spongiosabälkchen und können mehrere Millimeter groß werden. Die Kompakta wird dünn; sie kann einbrechen.

JÜNGLING trennt hiervon einen zweiten diffusen Typ C ab. Dieser weist eine feinfleckige Aufhellung und eine Gitterstruktur der Spongiosa auf. Die Kompakta ist verschmälert. Dieser Typ ist nach HANTSCHMANN (1939) Ausdruck eines besonders torpiden Verlaufs.

Der Typ B II weist am häufigsten an den Köpfchen der Phalangen lokalisierte rundliche bis kartenherzförmige, wie mit einem Locheisen ausgestanzte Aufhellungen auf. Die Diaphyse kann dabei völlig normal aussehen.

Der Typ B I soll nach JÜNGLING das Anfangsstadium, Typ B II das Ausheilungsstadium sein. Praktisch sieht man häufiger Formen, die zwischen den charakteristischen Typen einzuordnen sind.

In Einzelfällen kann es zu groben Zerstörungen kommen (Abb. 57: Köpfchen Metakarpus II; Abb. 58: Grundglied der Großzehe).

JAMES (1973) schlägt eine der Jünglingschen Einteilung vergleichbare Unterscheidung vor. Auf einer didaktisch hervorragenden Ausstellung auf dem XIII. Internationalen Kongreß für Radiologie vom 15.10.–20.10.1973 in Madrid hat er die von ihm vorgeschlagenen Verlaufsformen anhand von Beobachtungen über 10 Jahre mit guten Beispielen belegt. Er unterscheidet

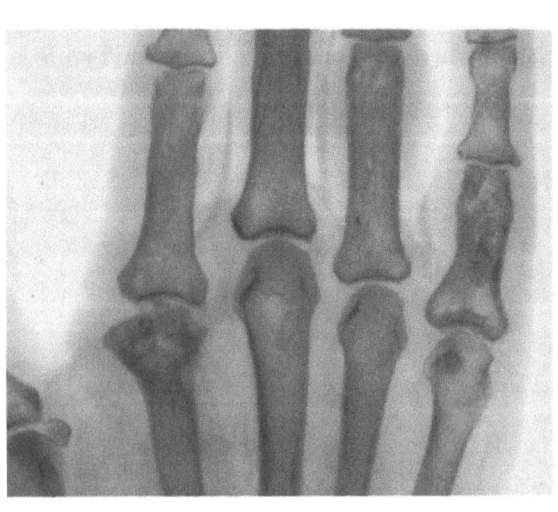

Abb. 57 Abb. 58

Abb. 57. 8.71: Ausschnittsaufnahme re. Mittelhand. Am Grundglied des 4. Strahls findet sich eine diffuse, permeative Sarkoidoseinfiltration, im Grundglied des 5. Strahls konfluierend cystische Sarkoidoseinfiltration und am Köpfchen des 2. Strahls ein nekrotischer Befall. (Die Aufnahmen wurden freundlicherweise von Prof. GOLDMANN, Novi Sad, zur Verfügung gestellt)

Abb. 58. 8.71: Völlige Zerstörung des Grundgliedes des 1. Strahls des re. Fußes im Bereich der Spongiosa, Verdichtung der Corticalis, Einbruch im Bereich des Köpfchens infolge Ostitis cystoides multiplex Jüngling (dieselbe Patientin wie Abb. 57)

1. eine permeative Knochenveränderung. Röntgenologisch ist sie an der diffusen Entkalkung und Rarefizierung der Spongiosa zu erkennen. Die Kortikalis kann verdünnt sein, ist aber erhalten (Abb. 57: Grundglied 4. Strahl);

2. eine Zystenbildung, also Zerstörung der Spongiosa (Ab. 56).

3. Ganz selten treten Nekrosen auf (Abb. 37: Köpfchen Metacarpus II und Abb. 58: Grundglied der Großzehe). Wenn Sequestrationen zu erkennen sind, muß differentialdiagnostisch an eine Tuberkulose gedacht werden.

Wenn bei einer bekannten Sarkoidose Steifigkeit, Schmerzen, Rötung und Schwellung auf eine Knochenbeteiligung hinweisen, findet man röntgenologisch nicht selten auch größere Destruktionsherde.

Von der chronischen *sarkoidalen Arthritis* abzutrennen sind die im Verlauf des Löfgren-Syndroms auftretenden akuten Arthritiden, die Folge einer granulomatösen Synovialitis sind. Bei der chronischen Arthritis der Sarkoidose läßt sich meist nur eine Synovitis histologisch nachweisen. In einzelnen Fällen können jedoch auch schwere Gelenkdeformierungen und Zerstörungen röntgenologisch nachgewiesen werden (Literatur s. unter „Klinik der Knochen- und Gelenkbeteiligung").

Während die meisten Autoren keine besondere Häufigkeit von Knochenmanifestationen der Sarkoidose bei gleichzeitig bestehender *Hyperkalzämie* feststellen und folglich keine positive Korrelation zwischen Hyperkalzämie und Knochenbeteiligung nachweisen konnten, berichtet JAMES (1973) über eine Hyperkalzämierate von 23% bei Knochenbefall. Die Prozentzahlen über die Häufigkeit von Hyperkalzämien, die sich auf alle Sarkoidosepatienten beziehen, liegen nach TAUPITZ (1970) zwischen 15 und 35%, nach WINNACKER et al. (1968) zwischen 13 und 18%. BALTZER et al. (1970, 1971 a u. b) beobachteten allerdings bei 17 Patienten mit Knochenzysten unter 338 Sarkoidosepatienten niemals eine Hyperkalzämie, auch keine Erhöhung des Serumphosphors oder der alkalischen Phosphatase. Von SCHROEDER et al., (1971) werden bei 57,6% aller Fälle Hyperkalzämien berichtet. Man muß sich jedoch fragen, ob ein Serumkalzium-Wert, der nur knapp über dem Mittelwert von 10 mg% liegt, schon als erhöht betrachtet werden darf. *Hyperkalziurien* sind bei genauer Bilanzierung häufiger als Hyperkalzämien festzustellen (TRANSBØL u. HALVER, 1967; WINNACKER et al., 1968; THOMAS, 1969; MILLER et al., 1971, 1972; LEBACQ, 1972).

Weiteres zur Frage der Kalziumstoffwechselstörung bei Sarkoidose s. unter „Klinik: Sarkoidose der Niere".

21.4. Erkrankungen des Magen-Darm-Kanals

Als Rarität gilt die Manifestation der Sarkoidose im *Oesophagus* mit röntgenologischem Nachweis von Schleimhaut-Unregelmäßigkeiten im distalen Abschnitt (POLACHEK u. MATRE, 1964). Über einen Befall des Oesophagus berichteten außerdem KERLEY (1948), SIEGEL et al. (1961) sowie COOK et al. (1970). Wenn bei bekannter Sarkoidose röntgenologisch Wandveränderungen oder Lumenaussparungen im Oesophagus nachweisbar sind, ist in jedem Falle eine histologische Klärung notwendig, damit ein maligner Prozeß nicht übersehen wird.

Bei der Sarkoidose des *Magens* handelt es sich um Infiltrationen der Magenschleimhaut oder in der Umgebung eines Ulkus. Die röntgenologisch nachweisbaren Veränderungen können eine Linitis plastica oder einen polyzyklischen Antrumtumor vortäuschen. Die Veränderungen betreffen überwiegend das distale Magendrittel und das Antrum. Gelegentlich läßt sich ein Peristaltikverlust mit enggestelltem Magenausgang im Sinne einer Einengung der Pylorusregion und Entleerungsverzögerung mit oder ohne Bulbusdeformie-

rung nachweisen. Weiterhin werden Füllungsdefekte oder Schleimhautfaltenabbrüche sowie wulstige, starre, faltenartige Schleimhautformationen beobachtet. Alle diese Befunde
machen es verständlich, daß zunächst die Diagnose eines malignen Befundes vermutet
wird. Wenn histologisch epitheloidzellige Granulome mit Riesenzellen aus der Magenschleimhaut in der Umgebung von Ulzera nachgewiesen werden, so ist damit die Sarkoidose noch nicht bewiesen. Ein Befall auch anderer Organe gehört zur Diagnose. Es
kann sich in solchen Fällen nur um eine unspezifische granulomatöse Reaktion handeln.
Wadina u. Melamed (1966) stellen jedenfalls bei 34 aus der Literatur zusammengestellten
Fällen einer Sarkoidose des Magen-Darm-Kanals diese Diagnose in Zweifel. Literatur
zur Sarkoidose des Magen-Darm-Kanals: Lebacq u. Gossart (1960), Silverman et al.,
(1964), Liehr (1969, 1971). Weitere Publikationen s. unter „Klinik: Sarkoidose des Magen-Darm-Kanals").

Von besonderem röntgenologischen Interesse ist die Differentialdiagnose sarkoidaler
Veränderungen des *Dünndarms* gegenüber dem *Morbus Crohn*, zumal die Diskussion
einer möglicherweise gleichen Ätiologie oder zumindest gleichen Pathogenese (Abb. 58)
noch im Gange ist. Es sei auch an dieser Stelle bemerkt, daß abgesehen von einem
eigenen, noch nicht publizierten Fall eine echte Sarkoidose des Dünndarms bisher nicht

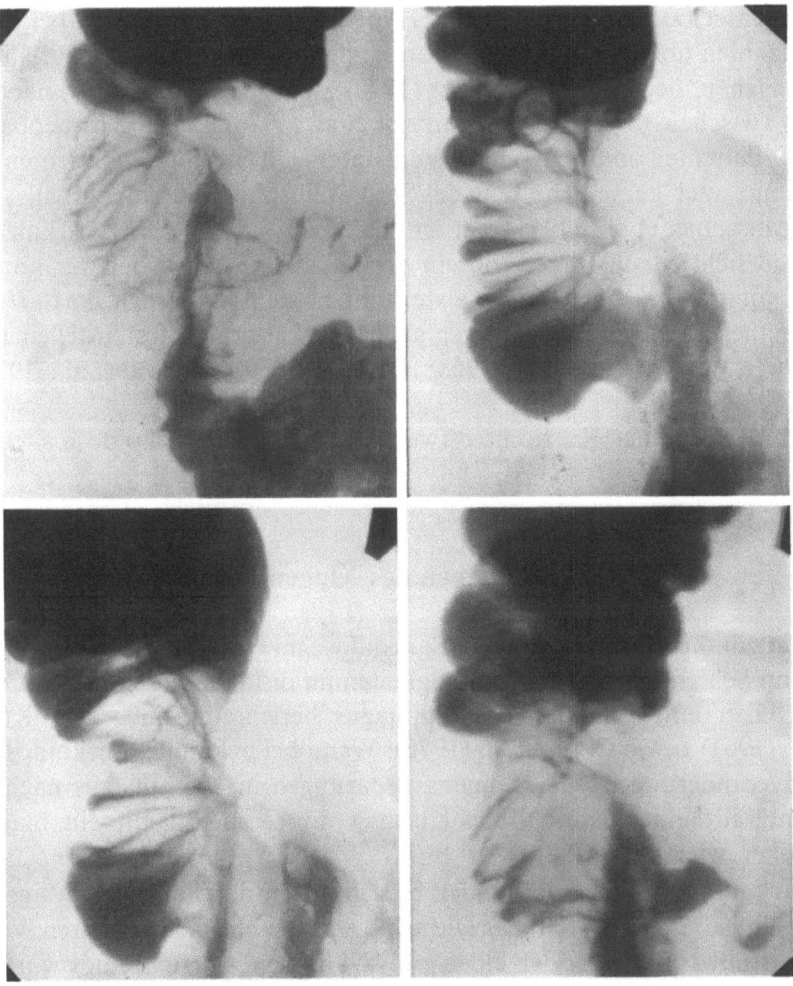

Abb. 59. 3.60: Zielaufnahmen des Zökums und der letzten Ileumschlinge. Plaquesförmige Schleimhautveränderungen des Ileums, narbige Einziehungen an der Seite des Mesenterialansatzes, Schwellung der Valvula Bauhini.
Röntgenologisch von Ileitis regionalis Crohn nicht zu unterscheiden. Patient mit Sarkoidose

bekannt ist (s. dazu SCADDING, 1967, sowie Abschnitt „Klinik: Sarkoidose des Magen-Darm-Kanals").

Über isolierte epitheloidzellige Granulome im *Kolon* liegen wenige Berichte vor, die aber die diagnostischen Kriterien einer generalisierten Sarkoidose nicht erfüllen. Eine echte Beteiligung des Darmes berichten aufgrund autoptischer Befunde LENARTOWITZ u. ROTHFELD (1930), COTTER (1939), sowie RICKER u. CLARK (1949). BARRÉ et al., (1966) konnten einen Befall des *Rektums* histologisch bestätigen. Daß mehrere Krankheiten, und zwar eine seit längerer Zeit beobachtete Colitis ulcerosa, ein Karzinom im terminalen Iluem und eine mehrere Organe befallende Sarkoidose nebeneinander vorkommen können, wird von JALAN u. Mitarb. (1969) berichtet.

21.5. Sarkoidose der Herzmuskulatur und der großen Gefäße

Der Befall des Herzmuskels und der großen Gefäße durch epitheloidzellige Granulome ist selten und klinisch schwierig zu diagnostizieren (s. unter „Klinik"). Der röntgenologische Beitrag zur Diagnostik ergibt sich einmal aus allgemeinen Gesichtspunkten der beschriebenen Organdiagnostik und am Herzen und an den Gefäßen speziell durch den kymographischen Nachweis einer Perikardbeteiligung bzw. den angiographischen Nachweis von Wandveränderungen in den Gefäßen.

21.6. Neurosarkoidose

Die meist herdförmig auftretende granulomatöse Infiltration des zentralen Nervensystems kann infolge der sehr verschiedenen Lokalisation zu außerordentlich unterschiedlichen klinischen Symptomen und neurologischen Ausfallserscheinungen führen. Neben der allgemeinen radiologischen Diagnostik kommen deshalb alle Spezialuntersuchungen im Bereich des zentralen Nervensystems zur Anwendung wie *Karotisangiographie* und *Schichtzysternographie*. Erwähnung verdienen die *szintigraphischen Untersuchungen* (RO-SEN u. WANG, 1965; SCHWARTZ u. BAUM, 1968). Beim Versagen der Kortikoid-Therapie bei lokalisiertem Befall des Zentralnervensystems in Form eines Pseudotumors führt auch der Versuch einer sonst nicht üblichen Bestrahlung nicht zum gewünschten Erfolg (SUCHENWIRTH, 1968; OLDENKOTT et al., 1970). Hier kommt noch ein Therapieversuch mit Zytostatika in Betracht.

21.7. Nierenerkrankung bei Sarkoidose

Von röntgenologischem Interesse sind die bei länger bestehender Kalziumstoffwechselstörung auftretenden *Nierensteine* (zumeist Kalziumoxalatsteine) mit ihren Folgen und insbesondere auch die Nephrokalzinose. Wir haben in zwei Fällen bei über 400 Patienten solche Nephrokalzinosen nachgewiesen (Abb. 60). Es bedarf der Beachtung, daß sich die Nephrokalzinose im Röntgenbild noch nicht zu erkennen geben muß, wenn die Niederschläge von Kalziumsalzen noch unter der röntgenologischen Abbildungsgrenze liegen, im histologischen Präparat aber schon vorhanden sind (SELROOS u. KUHLBÄCK, 1972),

Eine *Nephrohydrose* (RICKER u. CLARK, 1949) kann auftreten, wenn größere sarkoidale Infiltrate in den Nieren vorliegen. Ausgeprägte disseminierte Herde führen mitunter

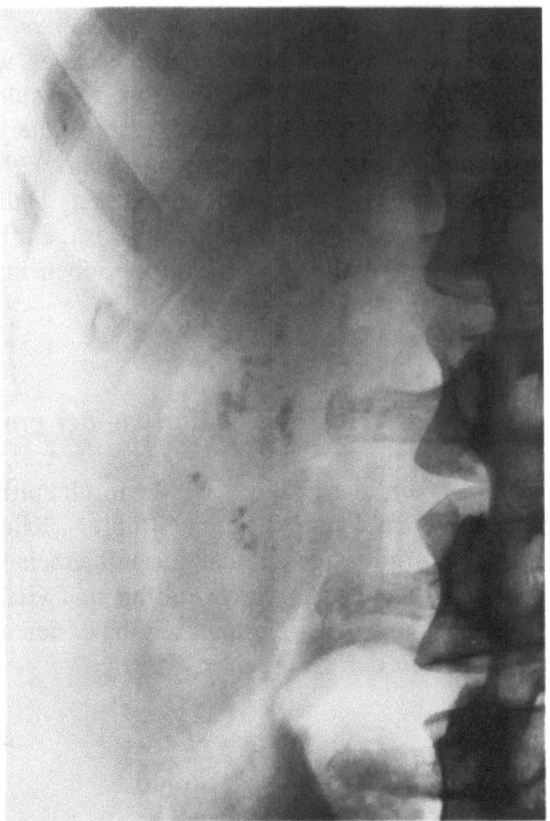

Abb. 60. 8.67: Nephrokalzinose bei wechselnder Hyperkalzämie und mehrfach nachgewiesener Hyperkalziurie

zu einer *partiellen Zerstörung der Niere* und können auch den *Harnleiter* mit ergreifen (WEYENETH u. ROHNER, 1960; COLOMBO, 1961). OTTO (1963) erwähnt durch Sarkoidosegranulome hervorgerufene Ummauerungen der harnableitenden Wege, die als Abflußhindernis röntgenologisch zu erkennen sind. GUEDON et al. (1967) beschreiben einen durch größere granulomatöse Infiltrate hervorgerufenen *Pseudotumor* der Niere. Geht die Granulombildung in der Niere in eine ausgeprägte narbige Veränderung über, so können schließlich *Schrumpfnieren* daraus resultieren.

Die im Zusammenhang mit der Hyperkalzämie beschriebenen, mehr oder weniger ausgeprägten Weichteilverkalkungen lassen sich röntgenologisch darstellen (weiteres dazu s. unter „Urogenitalsystem, Kalziumstoffwechselstörung").

22. Bemerkungen zur röntgenologischen Differentialdiagnose

Es ist nicht möglich, die Differentialdiagnose der Sarkoidose mit ihren vielfältigen Bildern unter Berücksichtigung der klinischen Befunde und der Variabilität der abzugrenzenden Lungenerkrankungen an dieser Stelle ausführlich darzustellen. MUSSHOFF u. WEINREICH (1964) haben eine ausgezeichnete Sammlung interessanter kasuistischer Verläufe zusammengestellt. Von WURM u. REINDELL (1962, 1963), ferner von MUSSHOFF et al. (1968) werden die speziellen röntgenologischen Kriterien erörtert.

Die Sarkoidose ist eine Allgemeinerkrankung, bei der außer bei der akuten Verlaufsform typische Leitsymptome fehlen. Das erklärt, daß nur in der Hälfte der Fälle bei
der ersten Untersuchung die Diagnose gestellt wird.

Kriterien der Sarkoidose sind:

1. Klinik: Die Diskrepanz zwischen gering beeinträchtigtem Allgemeinbefinden und
ausgeprägtem Röntgenbefund wird häufig angetroffen. Jedes Erythema nodosum und
jede Iridozyklitis muß Veranlassung zur Röntgenuntersuchung sein.

2. Histologisch wird die Sarkoidose durch Epitheloidzellgranulome mit fehlender oder
geringer Nekrobiose charakterisiert. Eine Tuberkulose ist durch diesen histologischen
Befund allein noch nicht ausgeschlossen (z.B. Schüppelsches Lymphom). Besonders wichtig ist die Kenntnis einer „sarcoid-reaction" im Lymphabflußgebiet der verschiedensten
Entzündungen, soliden Tumoren und malignen Systemerkrankungen des retikuloendothelialen Systems (ATWOOD et al., 1966; MÜLLER, 1967). Diese „sarcoid-like-lesion" ist
keine Sarkoidose, d.h. nur der positive Nachweis z.B. einer malignen Erkrankung verhindert eine Fehldiagnose (Abb. 61 a–c).

Abb. 61a zeigt eine beidseitige Hiluslymphknotenvergrößerung, die links wesentlich stärker ausgeprägt ist
als rechts. Der linke Hilus ist aufgefasert. Die Mediastinoskopie läßt Lymphknotenvergrößerungen erkennen.
Die Probeexzision und histologische Untersuchung ergeben Epitheloidzellgranulome ohne Verkäsung und ohne
Nekrose mit vereinzelten Riesenzellen. Bronchoskopisch wird kein Tumor gesehen. Eine gleichzeitig mit der
Bronchoskopie durchgeführte Bronchographie (Abb. 61 b) wird als normal befundet, obwohl der Bronchus
6 nicht dargestellt ist und am unteren Rand des Hauptbronchus eine spornartige Ausziehung mit angedeutetem
Halbschatten zu sehen ist. Die Diagnose Sarkoidose befriedigt alle beteiligten Untersucher. Nach vier Monaten
treten zunehmend Atembehinderung und dumpfer Schmerz hinter dem Brustbein auf. Trotz der laufenden
Kortikoid-Behandlung zeigt die Röntgenaufnahme (Abb. 61 c) eine deutliche Größenzunahme der linksseitigen
Hiluslymphknoten und eine stärkere Auffaserung. Die erneute Bronchoskopie zeigt einen Tumor im Bronchus
6, histologisch Bronchial-Karzinom.

Die vier Monate vor der Diagnosestellung des Bronchial-Karzinoms anhand der Mediastinoskopie nachgewie-
senen Epitheloidzellgranulome sind als sarkoide Reaktion im Lymphabflußgebiet eines Bronchial-Karzinoms
und nicht als das selbständige Krankheitsbild Sarkoidose anzusehen. Die Diagnose Sarkoidose kann vom
Pathologen „nur in Vorschlag gebracht werden" (UEHLINGER, 1955).

3. Immunologisch ist die Sarkoidose durch die abgeschwächte oder negative Tuberkulinreaktion und den positiven Kveim-Test charakterisiert.

4. Prinzipiell muß der Nachweis eines mehrfachen Organbefalls gefordert werden (s.
„Definition der Sarkoidose").

5. Die Beeinflußbarkeit der Sarkoidose durch Kortikoide kann in die differentialdiagnostischen Erwägungen einbezogen werden (SOMMER, 1963). Die probatorische Kortikoid-
Therapie muß in ausreichender Dosis (Beginn mit 40–50 mg Prednisolon) mindestens 6–8
Wochen durchgeführt werden. Ist nach 8 Wochen keinerlei Änderung des Röntgenbefundes erkennbar, muß die Diagnose überprüft bzw. in Zweifel gezogen werden. Liegt
eine Sarkoidose vor, so zeigt sich nach 8 Wochen oft schon eine deutliche Rückbildung
der Lungenveränderungen. Die verbleibenden pathologischen Strukturveränderungen im
Röntgenbild sind nicht selten schon als beginnende Fibrose anzusehen. Bei reiner Fibrose,
z.B. der idiopathischen progressiven Lungenfibrose (Hamman-Rich), ändert sich das
Röntgenbild nicht. Einige Organmanifestationen lassen schon innerhalb von Tagen (Augen, Nervensystem), andere mitunter nach 4–6 Wochen (Hautherde) Rückbildungen erkennen. Die am Auge lokalisierten Manifestationen sind für die Therapiekontrolle besonders geeignet, sogenannter Iridozyklitis-Test. Eine umgekehrte Ausschlußdiagnostik ist
durch die Resistenz der Sarkoidose gegenüber Antibiotika und Tuberkulostatika möglich.

6. Die beherrschende Stellung des Röntgenbildes ergibt sich aus dem frühen und
häufigen Befall der Hiluslymphknoten und der Lungen. Der Stadienablauf, insbesondere
die Rückbildung der vergrößerten Lymphknoten im zeitlichen Zusammenhang mit der

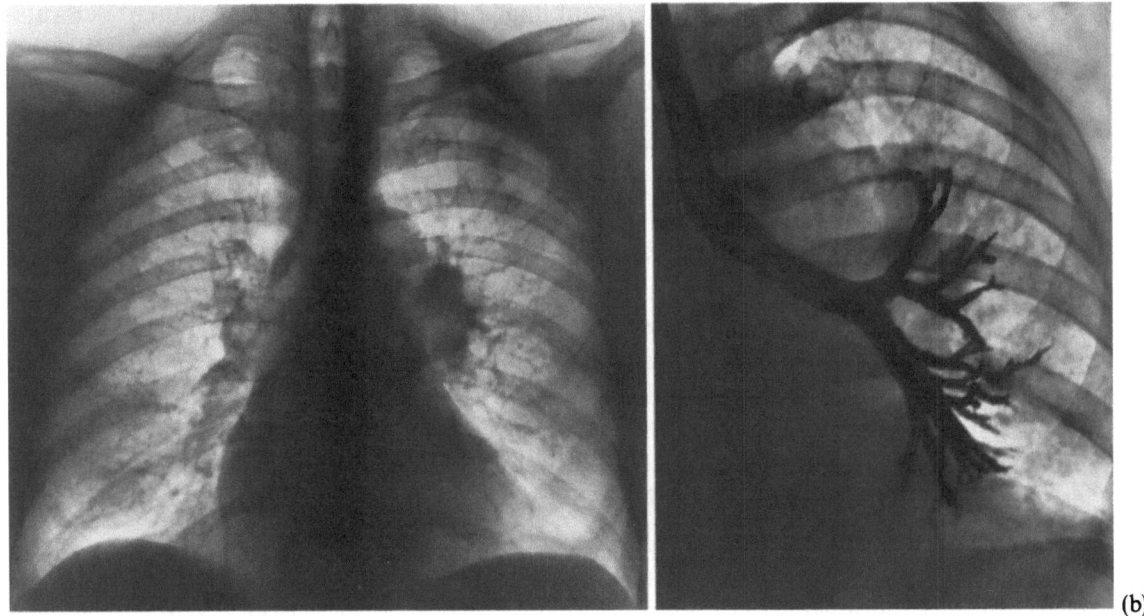

(a)   (b)

Abb. 61a. 4.69: Beiderseitige, links stärkere Hiluslymphknotenschwellung, Auffaserung des li. Hilus. Mediastinoskopie und Probeexcision: Epitheloidzelltuberkel ohne Nekrose oder Verkäsung. Die Bronchoskopie ergibt
keinen pathologischen Befund

Abb. 61b. Das im Anschluß an die Bronchoskopie in Narkose angefertigte Bronchogramm wird fälschlich
als normal befundet. Es wird nicht beachtet, daß der Bronchus 6 fehlt und am unteren Rand des li. Unterlappenbronchus eine dornartige Ausziehung besteht. Vorläufige Diagnose: Sarkoidose Stadium IIb

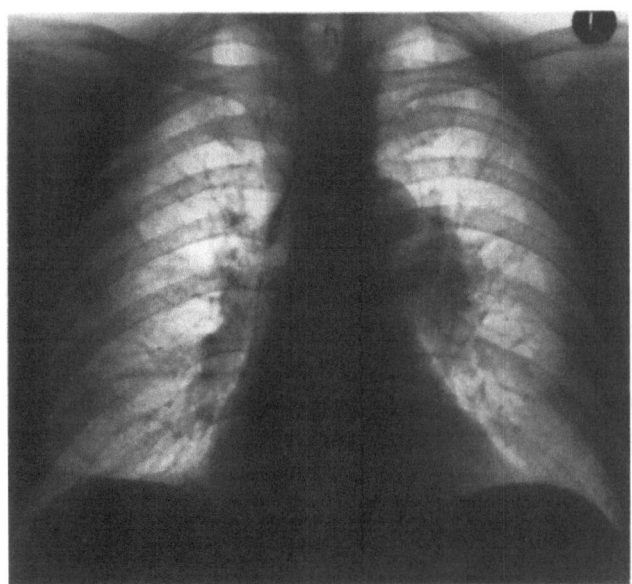

Abb. 61c Nach 4 Monaten Größenzunahme des li. Hilus trotz Kortikoid-Therapie. Die erneute Bronchoskopie
ergibt einen Tumor, der aus dem Bronchus 6 in den Unterlappenbronchus einwächst. Histologisch Bronchial-
Carcinom. Die histologische Diagnose Epitheloidzelltuberkel ohne Nekrose oder Verkäsung ist als „sarcoid-like
lesion" und nicht als Sarkoidose zu deuten

zunehmenden Lungeninfiltration, ist als Sarkoidose-spezifisch anzusehen. Diese Gegensätzlichkeit der Verlaufsrichtung wird bei malignen Erkrankungen praktisch nicht beobachtet. Andererseits ist zu sagen, daß bei Sarkoidose in Einzelfällen gleichzeitig mit der Lungeninfiltration eine mindestens weiterbestehende Vergrößerung der Lymphknoten angetroffen werden kann.

Für die differentialdiagnostischen Überlegungen empfiehlt es sich, nicht die Stadieneinteilung zugrunde zu legen, sondern zu unterscheiden (MUSSHOFF et al., 1968):

1. Mediastinale Lymphknotenvergrößerungen,
2. Lungenbefall mit gleichzeitig bestehenden Lymphknotenvergrößerungen,
3. Lungenbefall ohne erkennbare mediastinale Lymphknotenvergrößerungen.

Gerade unter dem Gesichtspunkt der Differentialdiagnose zeigt sich, daß die schematische Stadieneinteilung willkürlich ist und der jeweiligen Entwicklung nicht voll gerecht wird. Erinnert sei besonders an die gradmäßig verschieden ausgeprägte, sicher häufiger als seltener vorkommende Kombination von Granulombildung und Fibrose. Den Grundprozeß der Granulombildung und die zeitlich und lokal nachfolgende Fibrose muß man stets im Auge behalten.

Zu 1.: Charakteristisch für die durch Sarkoidose bedingte Lymphknotenvergrößerung ist die Symmetrie mit Bevorzugung der rechten Seite gegenüber der linken und des Hilus gegenüber dem oberen Mediastinum. Homogene, scharf und polyzyklisch begrenzte Schatten sind typisch. Die wichtigsten Lymphknotenerkrankungen sind in der Tabelle 21 zusammengestellt. Als Ausnahmen sind nach unseren Erfahrungen nicht nur einseitige hiläre Lymphknotenschwellungen als früheste Manifestation vor der vollen Ausprägung des stabilen Zustandes der beiderseitigen Lymphknotenvergrößerungen, sondern auch einseitige, links- oder rechtsseitig vorkommende paratracheale, einem Mediastinaltumor ähnliche Verschattungen (Abb. 32a–c) anzusehen.

Die Lymphogranulomatose kann gelegentlich bevorzugt die Hiluslymphknoten wie bei der Sarkoidose befallen. Die Sarkoidose kann andererseits in Form eines für den Morbus Hodgkin typischen einseitigen Mediastinaltumors in Erscheinung treten (FIALA u. KOSTELNIK, 1964; s. auch oben Abb. 32a–c).

Bei der myeloischen Leukämie und dem großfollikulären Lymphoblastom (Morbus Brill-Symmers) erreichen die Lymphknoten nur eine geringe Ausdehnung. Streng symmetrische Lymphknotenvergrößerungen kommen bei Toxoplasmose vor. Kranzförmig angeordnete Verkalkungen in den seit Jahren bestehenden, schließlich ausheilenden Lymphknoten (WURM, REINDELL u. DOLL, 1968; SOMMER, 1967) haben wir nicht nur bei Sarkoidose, sondern auch bei ausgedehnten Lymphknotenmetastasen eines Schilddrüsenkarzinoms gesehen, ohne daß bei der Sektion Sarkoidosegewebe gefunden wurde (Abb. 62a u. b).

Zu 2.: Ein röntgenologisch nachweisbarer Lungenbefall bei gleichzeitigen Lymphknotenvergrößerungen findet sich bei Tuberkulose, Lymphogranulomatose, Pneumokoniosen und Mykosen. Die Tuberkulose ist in der Regel betont einseitiger als die Sarkoidose ausgeprägt. Bazillennachweis, histologischer Befund und positive Tuberkulinreaktion erlauben die Diagnose. Bronchogene Streuungen (Bazillennachweis) und miliare Herdbildungen stellen gelegentlich schwierige Entscheidungen dar. Bei Sarkoidose ist zu erwarten, daß die Lungenspitzen frei bleiben. Neben miliaren, klein- bis grobknotigen Herden finden wir bei der Sarkoidose praktisch immer auch interstitielle Infiltrationen mit unscharfen Verbreiterungen der Gefäße und Bronchien. Wenn also eindeutig multiple einzelstehende Lungenherde bei ganz normalen Gefäßstrukturen zu sehen sind, so spricht dieser Befund eher für eine Tuberkulose. Bei sogenannten Zwischenformen ist die probatorische tuberkulostatische und nicht eine probatorische Kortikoid-Therapie zu empfehlen. Die Moniliose, also der Lungensoor, kann unterschiedlich wechselnde Röntgenbilder

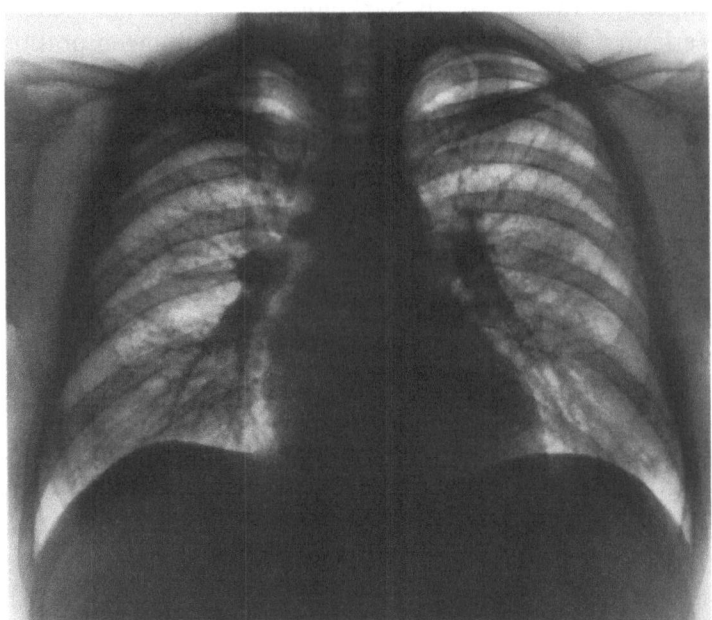

Abb. 62a. 11.71: Schilddrüsen-Karzinom. Durch Sektion bestätigte Lymphknotenmetastasen des Hilus ohne Sarkoidose. Röntgenologisch kranzförmig angeordnete Kalkeinlagerungen in den vergrößerten Lymphknoten

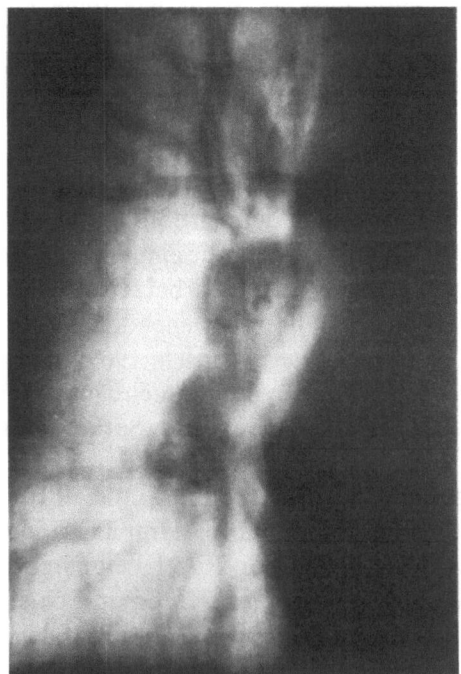

Abb. 62b. Entsprechendes Tomogramm

mit weichfleckigen Herden und streifigen Infiltrationen, bevorzugt in den Mittel- und Unterlappen, hervorrufen. Bei der Sarkoidose ist die Basis des Oberlappens, vornehmlich Segment 3, bevorzugt befallen. Pilznachweis und eine versuchsweise antimykotische Therapie klären den Zusammenhang.

Die Erkennung einer hämatogenen oder in Form einer Lymphangiosis (SCHERMULY u. SCHAEFER, 1971) auftretenden Metastasierung ist schwerwiegend, bei bekannter Anamnese leicht. Gerade hier gilt, daß bei malignen Erkrankungen Lymphknoten- und Lungeninfiltrationen gleichzeitig zunehmen und (außer vorbestehenden) Fibrosezeichen vermißt werden.

Die Unterscheidung von Staublungen mit den meist härteren und schärfer begrenzten Einzelherden und der schärferen Zeichnung der Lungenstrukturen als Ausdruck der primären Fibrose gegenüber einer Sarkoidose gelingt in der Regel. Doppelerkrankungen von Sarkoidose und Pneumokoniosen werden beschrieben (SCHRÖDER, 1964).

Verkalkungen in Einzelherden finden sich bei Histoplasmose (BEHREND et al., 1962), die besonders bei der Landbevölkerung in den USA anzutreffen ist.

Zu 3.: Kleinherdige, einzelstehende Lungenherde ohne interstitielle Infiltrationen und ohne Lymphknotenvergrößerungen kommen bei miliaren Formen der Tuberkulose, hämatogenen Metastasen und Lungenadenomatose vor. Kalkherde ohne Lymphknoten werden bei Mikrolithiasis alveolaris pulmonalis (UEHLINGER in MUSSHOFF u. WEINREICH, 1964) und bei der Histoplasmose beobachtet.

Unter den streifig-netzförmigen fibrösen Lungenerkrankungen ohne Lymphknotenbefall spielen die zirrhotische Lungentuberkulose, die Kollagenosen (Sklerodermie, chronische Polyarthritis, Lupus erythematodes visceralis, Dermatomyositis, Panarteriitis nodosa), früh rezidivierende Pneumonien und Embolien, daneben histiozytäre Retikulosen (Morbus Abt-Letterer-Siwe, das eosinophile Granulom und die Xanthomatose), die seltene muskuläre Lungenzirrhose und die idiopathische Hämosiderose, die progrediente interstitielle Lungenfibrose Hamman-Rich eine Rolle. Verlaufsbilder sind für die Unterscheidung von der Sarkoidose von größter Bedeutung. Die probatorische Kortikoid-Therapie bessert die meist erheblichen Atembeschwerden beim Morbus Hamman-Rich nicht wesentlich und führt zu keiner Änderung des Röntgenbildes.

Literatur

Aberg, H.: Tuberculosis and sarcoidosis. Acta tuberc. scand. 45, 84 (1964).

Abildgaard, H.: Boeck's sagdom som arsag til lungeatelektase. Ugester. Laeg. 118, 77 (1956).

Abrahamsen, A.F., Erikson, H., Refsum, H.E.: Cardio-pulmonary function in sarcoidosis of the lungs. Acta tuberc. scand. 44, 138 (1964).

Abrams, E.: Renal manifestations of Boeck's sarcoid. N.Y. med. J. 67, 2019 (1967).

Adamson, C.A., Carlens, E.: Bronchial involvement in intrathoracic sarcoidosis. Acta chir. scand., Suppl. 245, 43 (1959).

Adamson, C.A., Ehrner, L., Lindstedt, J.A., Nordenstam, H.: Intrapulmonary cavities in chronical pulmonary sarcoidosis. Acta tuberc. scand. 38, 131 (1960).

Adelberg, J.L., Berkowitz, G., Shields, T.W.: Aspergillosis complicating sarcoidosis. Successful surgical resection. Quart. Bull. Northw. Univ. Med. School 35, 16 (1961).

Adler, E.H., Mantz, F.E., Ware, P.F.: Middle-lobe-syndrome and its relationship to certain aspects of middle-lobe-disease. J. thorac. Surg. 29, 283 (1959).

Agustoni, C.B., Diment, S., Chorne, I., Berinstein, E.: Sarcoidosis pulmonar complicada con pneumotorax espontaneo recidivante. Dia. Med. 33, 1666 (1961).

Aho, A., Heinivaara, O., Mahonen, H.: Boeck's sarcoid as a cause of spontaneous pneumothorax. Ann. Med. Intern. Fenn. 47, 163 (1958).

Aikens, R.L., Beckwith, C.J.W.L.: Sarcoidosis: improvement in chest x-ray shadows during pregnancy. Dis. Chest 28, 580 (1955).

Akisada, M., Tasaka, A., Mikami, R.: Lymphography in sarcoidosis: comparison with roentgen findings in the chest. Report of 15 cases. Radiology 93, 1273 (1969).

Akisada, M., Tasaka, A.: Roentgenographic studies of fifteen cases of sarcoidosis. Nippon Acta radiol. 29, 1415 (1971).

Akisada, M., Tasaka, A., Mikami, R.: 15 cases of sarcoidosis with particular references to lymphographic findings in relation to chest roentgenograms. In: Proc. V. Internat. Conf. on Sarcoidosis (L. Levinský, F. Macholda, Eds.), p. 493. University of Karlova 1971.

Albrecht, A., Taenzer, V., Nickling, H.: Lymphographische Befunde bei Sarkoidose und Lymphknotentuberkulose. Fortschr. Röntgenstr. 106, 178 (1967).

Alexander, H.: Über atypische Tuberkulose (Boeck'sche Krankheit). Wien. med. Wschr. 89, 241 (1939).

Allen, E.H., Batten, J.C., Jefferson, K.: Sarcoidosis of the alimentary tract. Brit. J. Radiol. 29, 56 (1956).

Allen, H.E.: Sarcoidosis in identical twins. Acta genet. med. (Roma) 6, 53 (1957).

Alsbirk, P.H.: Epidemiologic studies on sarcoidosis in Denmark based on a nation-wide central register. Proc. of the 3rd Int. Conf. on Sarcoidosis, Stockholm 1963. Acta med. scand., Suppl. 425, 106 (1964).

Alstyne, G.S. van, Gowen, G.H.: Osteitis tuberculosa multiplex cystica (Jüngling). Report of a case involving the lower long bones with complete proof of its tuberculous etiology. A review of the literature. J. Bone Surg. 15, 193 (1933).

Amer, N.S., Minkowitz, S., Dennis, C.: Mediastinoscopy, a useful technique for undiagnosed parahilar lesions. Surgery 57, 665 (1965).

Andersen, H.A., Harrison, E.G.: Transbronchoscopic lung biopsy in diffuse pulmonary disease. Ann. Otol. 74, 1113 (1965).

Anderson, J., Dent, C.E., Harper, C., Philpot, G.R.: Effect of cortisone on calcium metabolism in sarcoidosis with hypercalcemia; possible antagonistic actions of cortisone and vitamin D. Lancet 1954II, 720.

Andersson, R., Haga, T.: Clinically manifest muscular sarcoidosis. Nord. Med. 74, 1198 (1965).

Anholt, L.M., Roberts, R.H.: Sarcoidosis and polyarthritis. Canad. med. Ass. J. 93, 293 (1965).

Aplas, V.: Zelleinschlüsse beim Morbus Besnier-Boeck-Schaumann. Klin. Wschr. 39, 53 (1961).

Appell, A.A., Pritzker, H.G., Klotz, P.G.: Pyloric obstruction due to sarcoid of the stomach. Arch. Surg. (Chic.) 62, 140 (1951).

Appelmans, M., Horenbeeck, A. van: Sur l'origine de la fièvre uveo-parotidienne (syndrome d'Heerfordt, maladie de Besnier-Boeck-Schaumann). Ophthalmologica (Basel) 102, 65 (1941).

Appelmans, M., Michaelis, J., Hofkens, R., Defauw, N.: Exophthalmie unilaterale pseudotumorale manifestation de la sarcoidose de Besnier-Boeck-Schaumann. Bull. Soc. Belg. Ophthal. 129, 533 (1961).

Ardalan, P.: Zur Problematik der Lungensarkoidose. Beitr. Klin. Tuberk. 139, 15 (1969).

Arkless, H.A., Chodoff, R.J.: Middle Lobe syndrome due to sarcoidosis. Dis. Chest 30, 351 (1956).

Arndt, H., Behrend, H.: Frequency and clinical symptoms of Löfgren's syndrome in the attachment area of the Medical University Clinic at Marburg. In: Proc. V. Internat. Conf. Sarcoidosis (L. Levinsky, F., Macholda, Eds.), p. 273, Universita Karlova, Praha 1971.

Arndt, H., King, T.K.C., Briscoe, W.A.: Diffusing capacities and ventilation perfusion ratios in patients with the clinical syndrome of alveolar capillary block. Amer. J. Med. 1970 (im Druck); zit. nach Arndt et al. 1969.

Arndt, H., Tabori, G., Behrend, H.: Störungen der

Lungenfunktion bei Sarkoidose. Internist **10**, 313 (1969).

AROLD, R., BENEKE, G.: Morbus Boeck. Med. Welt **17**, 895 (1966).

ARORA, Y.R.: Sarcoidosis of the Larynx. J. Laryng. **77**, 714 (1963).

ARZT, G.H.: Lungenfunktionsstörungen bei Fibrosen. Internist **15**, 364 (1974).

ARZT, L.: Foreign body granulomas and Boeck's sarcoid. J. invest. Dermat. **24**, 155 (1955).

ASZKANAZY, C.L.: Sarcoidosis of the central nervous system. J. Neuropath. exp. Neurol. **11**, 392 (1952).

ATAY, Z.: Die Zytodiagnostik der intrathorakalen Sarkoidose. Verh. dtsch. Ges. Path. **55**, 572 (1971).

ATWOOD, G., MILLER, R.C., NELSON, C.T.: Sarcoidosis and the malignant lymphoreticular diseases. Arch. Derm. (Chic.) **94**, 144 (1966).

ATWOOD, W.G., NELSON, C.T.: Tuberculostatic activity of sarcoid serum. Arch. Derm. (Chic.) **91**, 160 (1965).

AUBRIOT, H.G.: Un cas de manifestations parotienne revelatrice de la maladie de Besnier-Boeck-Schaumann. Bull. Soc. Méd. Hôp. (Paris) **59**, 416 (1943).

AYKAN, F., JUSTOWITZ, N.: Sarcoidosis and pregnancy. Dis. Chest **17**, 544 (1950).

BAARDSEN, A.: Granulomatos gastritt-gastrointestinal sarkoidose. Nord. Med. **77**, 734 (1967).

BAAS, M.A., VAN VOORST VADER, P.J.A.: Epidemiologisch onderzoek bij het syndroom van Besnier-Boeck (sarcoidosis). Ned. Tschr. Geneesk. **101**, 1111 (1957).

BACHMANN, E.: Über Morbus Boeck mit Übergang in gewöhnliche Tuberkulose. Schweiz. Z. Tbk. **4**, 210 (1947).

BACHRACH, T., ZALIS, E.G.: Sarcoid syndrome associated with coccidioidomycosis. Amer. Rev. resp. Dis. **88**, 248 (1963).

BAIRD, M.M., BOGOCH, A., FENWICK, J.B.: Liver biopsy in sarcoidosis. Canad. Med. Ass. J. **62**, 562 (1950).

BALDWIN, E.F., COURNAND, A., RICHARDS, D.W.: Pulmonary insufficiency. I. Physiological classification, clinical methods of analysis, standard values in normal subjects. Medicine **27**, 260 (1948).

BALTZER, G., BEHREND, H., BEHREND, T., DOMBROWSKI, H.: Zur Häufigkeit zystischer Knochenveränderungen (Ostitis cystoides multiplex Jüngling) bei der Sarkoidose. Dtsch. med. Wschr. **95**, 1926 (1970).

BALTZER, G., BEHREND, H., BEHREND, T., DOMBROWSKI, H.: Sulla frequenza di alterazioni ossee cistiche nella sarcoidosi (Osteite cistica multipla di Jüngling). Medicina Tedesca **7**, 88 (1971).

BALTZER, G., BEHREND, H., DOMBROWSKI, H., BEHREND, T.: On the relative importance of Jüngling's disease in sarcoidosis. In: LEVINSKY, L., MACHOLDA, F. Proc. V. Internat. Conf. on Sarcoidosis (L. LEVINSKY, F. MACHOLDA, Eds.), p. 604. Universita Karlova, Praha 1971.

BAMMER, H.: Ein Fall von Sarkoid der Skelettmuskulatur unter dem Bilde einer progressiven Muskeldystrophie. Verdacht auf Morbus Besnier-Boeck-Schaumann. Nervenarzt **29**, 422 (1958).

BARBOLINI, G., PAGNOTTA, W.: The mycobacterial problem of sarcoidosis (in ital. Sprache). Recent Progr. Med. (Roma) **37**, 322 (1964).

BARIETY, M., CHOUBRAC, P., BILSKY-PASQUIER, G., GALLOUEDEC, C.: La sarcoidose splenique avec thrombocytopenie; interest de la splenectomie. Bull. Soc. Med. Hôp. (Paris) **76**, 278 (1960).

BARMWATER, K.: Über Boeck's sarcoid auf den Schleimhäuten. HNO **27**, 259 (1936).

BARRÉ, Y., GUIBOUT, P., COUFFIN, J.P., CAULET, T., DIÉBOLD, J.: Sarcoidose gastrique avec localisation réctale latente. Arch. franç. Mal. Appar. dig. **55**, 403 (1966).

BASHOUR, F.A., McCONNELL, T., SKINNER, W., HANSON, M.: Myocardial sarcoidosis. Dis. Chest **53**, 413 (1968).

BAŠIČEVIĆ, V., GOLDMAN, ST., BEHREND, H., DJURIĆ, B.: Sarcoidosis of the locomotor apparatus in a five year old Child. Rapports Symp. Européen de la Sarcoidose (Y. GALLOPIN, Ed.), p. 185. Bern: Hallwag 1972.

BASSET, G.: Les désordres humoraux dans la carcoidose. Bull. Soc. Med. Hôp. (Paris) **115**, 583 (1964).

BASSET, G., GEORGES, R., TURIAF, J.: Etude des resistances tissulaires pulmonaires dans la sarcoidose. In: Proc. V. Internat. Conf. Sarcoidosis (L. LEVINSKY, F. MACHOLDA, Eds.), p. 416. Universita Karlova, Praha 1971.

BAST, G., BOSTELMANN, W., SCHÜNEMANN, G.: Clinico-pathological study of the clinical picture of Boeck's disease with hypophysial-diencephalic involvement. Z. Tuberk. **121**, 294 (1964).

BATSON, J.M.: Calcification of the ear cartilage associated with the hypercalcemia of sarcoidosis. New Engl. J. Med. **265**, 876 (1961).

BAUER, H.J., KARL, H.J.: Die Behandlung der akuten hyperkalzämischen Krise. Z. Allgemeinmedizin (Landarzt) **35**, 1718 (1973).

BAUER, H.J., LÖFGREN, S.: International study of pulmonary sarcoidosis in mass chest radiography. Proc. 3rd Int. Conf. on Sarcoidosis, Stockholm 1963. Acta med. scand., Suppl. **425**, 103 (1964).

BAUER, J.T.: Granuloma (sarcoid) of the stomach (report of a case associated with carcinoma). Bull. Ayer. clin. Lab. **4**, 35 (1951).

BAUMEISTER, L., OTTE, W., KIEFER, H.: Bronchographie der Lungensarkoidose. Radiologe **3**, 113 (1968).

BAUMGARTNER, W.: Hypersplenie bei Morbus Boeck. Schweiz. Z. Tuberk. **12**, 105 (1955).

BAUTISTA, A.: Childhood sarcoidosis involving joints and kidneys. Amer. J. Dis. Child **119**, 259 (1970).

BECK, L.K.L.: Die Scalenus-Biopsie zur Diagnostik der Boeckschen Sarkoidose, von Tumoren und anderen Erkrankungen des lymphatischen Systems. Z. Laryng. Rhinol. **42**, 407 (1963).

Becker, F.-W.: Die Anwendung eines in vitro Kveim-Test-Systems (direkte Leukozyten-Migrations-Technik) in der Diagnostik der Sarkoidose. Inaugural-Dissertation, Med. Hochschule Hannover, 1973.

Becker, F.W., Krull, P., Deicher, H., Kalden, J.R.: The leucocyte migration test in sarcoidosis. Lancet 1972 I, 120.

Becker, W.F., Coleman, W.O.: Surgical significance of abdominal sarcoidosis. Ann. Surg. 153, 987 (1961).

Beckert, W.: Histologische Befunde an der Leber bei Sarkoidose. Z. Verdau.- u. Stoffwechselkr. 29, 121 (1969).

Beek, C. van, Haex, A.J.C.: Aspiration-biopsy of the liver in mononucleosis infectiosa and in Besnier-Boeck-Schaumann disease. Acta med. scand. 113, 125 (1943).

Behrend, H.: Neuere diagnostische und experimentelle Untersuchungen bei Sarkoidose. Klin. Wschr. 45, 604 (1967).

Behrend, H.: Le diagnostic histologique de la sarcoidose (Diskussionsbemerkung zur Bronchobiopsie und Leberbiopsie). In: La Sarcoidose, Rapports IV. Conf. Internat. sur la Sarcoidose, p. 710. Paris: Masson 1967.

Behrend, H.: Die Klinik und Diagnostik der Sarkoidose. Internist 10, 293 (1969).

Behrend, H.: Der akute Morbus Boeck. Ärztl. Tonbandzeitung (Europ. Kolloquium zur Fortbldg. d. Arztes) 11, Nr. 11. Edit. Österr. Ärztekammer, Wien 1969.

Behrend, H.: Contribution to the epidemiology of sarcoidosis in different regions of the country of Hessen. In: Proc. V. Internat. Conf. Sarcoidosis (L. Levinsky, F. Macholda, Eds.), p. 265. Universita Karlova, Praha 1971.

Behrend, H.: Zur Epidemiologie der Sarkoidose. In: Sarkoidose (E. Jensen, Hrsg.), S. 15. Bremen: Schünemann Universitätsverlag 1972.

Behrend, H.: Les formes extra-pulmonaires de la sarcoidose. Schweiz. Rsch. Med. (Praxis) 61, 615 (1972).

Behrend, H.: „Rheumatische" Beschwerden bei Sarcoidose. Therapiewoche 22, 2538 (1972).

Behrend, H.: Welche Therapie ist beim Zusammentreffen von Sarkoidose und Schwangerschaft zu empfehlen. In: Bericht 2. Schlangenbader Gespräch, Symposium des Landesverbandes zur Bekämpfung der Tuberkulose in Hessen, S. 161–162. Edit. Landesverband z. Bekämpfung der Tbc, Frankfurt/Main 1972.

Behrend, H.: Zur Therapie der Sarkoidose im Stadium III mit D-Penicillamin. Zeitschr. Erkr. d. Atmungsorgane 149, 173 (1977).

Behrend, H.: Die Prognose der verschiedenen Verlaufsformen der Sarkoidose unter Berücksichtigung der Erkrankungsstadien. Zeitschr. Erkr. d. Atmungsorgane 149, 179 (1977).

Behrend, H., Hort, W., Janke, D.: Über das Krankheitsbild der Histoplasmose. Z. klin. Med. 157, 291 (1962).

Behrend, H., Deicher, H., Hartl, W.: Über die Dissoziation der cellulären und humoralen Immunreaktionen bei Morbus Besnier-Boeck-Schumann. Verh. dtsch. Ges. inn. Med. 70, 980 (1964).

Behrend, H., Deicher, H.: Die immunologische Situation des Morbus Besnier-Boeck-Schaumann. In: Kongressbericht 64. Tagung Nordwestdtsch. Ges. inn. Medizin, S. 53. Lübeck: Hansisches Verlagskontor 1965.

Behrend, H., Deicher, H., Rupec, M.: Kveim-Test und Sarkoidose. Arch. klin. exp. Dermat. 227, 113 (1966).

Behrend, H., Behrend, T., Wilckens, M.: Zur Differentialdiagnose des Erythema nodosum. Z. Rheumaforsch. 26, 65 (1967).

Behrend, H., Rupec, M.: Zur Kveim- und Tuberkulin-Reaktion bei Sarkoidose mit Hautbeteiligung. Derm. Wschr. 153, 1213 (1967).

Behrend, H., Rupec, M., Deicher, H.: Zur Stellung des Kveim-Tests in der Diagnostik der Boeck'schen Sarkoidose. Med. Thorac. 24, 129 (1967).

Behrend, H., Rupec, M.: Akutna sarkoidoza. Saopšt. Inst. Tbc (Novi Sad) 1, 15 (1968).

Behrend, H., Havemann, K., Rupec, M.: Die passive Übertragung der Kveim-Reaktion mit Blutlymphozyten. Klin. Wschr. 46, 1010 (1968).

Behrend, H., Dombrowski, H., Würdinger, H.: Klinische, röntgenologische und szintigraphische Beurteilung der Lungenveränderungen bei Morbus Boeck. In: Kongreßbericht 10. wiss. Tag. Norddtsch. Ges. Tuberk. u. Lg. Krht., S. 155–157. Lübeck: Hansisches Verlagskontor 1968.

Behrend, H., Rupec, M.: a) Zur Frage der Beeinflußbarkeit der Kveim-Reaktion. Verh. dtsch. Ges. inn. Med. 74, 495 (1968).

Behrend, H., Rupec, M.: b) Der Reaktionsausfall des Kveim-Tests in Abhängigkeit von unterschiedlichen Antigendosen. Prax. Pneumol. 22, 174 (1968).

Behrend, H., Rupec, M.: c) Klinička i eksperimentalna ispitivanja specifičnosti Kveimove reakcije i faktora Koji na nju utiču. Saopšt. Inst. Tbc (Novi Sad) 6, 25 (1968).

Behrend, T., Behrend, H.: Das Löfgren-Syndrom in der Rheumatologie. Dtsch. med. J. 20, 332 (1969).

Behrend, H., Behrend, T.: Arthralgien und Arthritis bei Sarkoidose. In: Proc. XII. Internat. Congr. Rheumatology, Abstract Nr. 333. Basel: Edit. Geigy 1969.

Behrend, H., Behrend, T.: Diagnostik und Klinik des Morbus Boeck. In: Forschung und Praxis, Bd. 31, S. 5. Wien: Hollinek 1970.

Behrend, H., Behrend, T.: Diagnostik und Klinik des Morbus Besnier-Boeck-Schaumann. Wien. med. Wschr. 120, 917 (1970).

Behrend, H., Behrend, T.: Smernice za lečenje sarkoidoze. Saopst. Inst. Tbc (Novi Sad) 9, 17 (1971).

BEHREND, H., SCHERMULY, W.: X-ray changes and impairment of lung function in sarcoidosis. In: Proc. V. Internat. Conf. Sarcoidosis (L. LEVINSKY, F. MACHOLDA, Eds.), p. 427. Universita Karlova, Praha 1971.

BEHREND, H., RUPEC, M., KESSLER, G.-F.: The Kveim-reaction. In: Proc. V. Internat. Conf. on Sarcoidosis (L. LEVINSKY, F. MACHOLDA, Eds.), p. 352. Universita Karlova, Praha 1971.

BEHREND, H., DJURIĆ, B., ALEKSIĆ, N.: Experience with our Kveim antigen. In: Proc. VI. Internat. Conf. on Sarcoidosis (K. IWAI, Y. HOSODA, Eds.), p. 68. University of Tokyo Press, 1974.

BEHREND, H., RUPEC, M., WILLIAMS, W. JONES: Preliminary results in testing a commercial Kveim antigen in sarcoid and nonsarcoid patients. In: Proc. VI. Internat. Conf. on Sarcoidosis (K. IWAI, Y. HOSODA, Eds.), p. 99. University of Tokyo Press, 1974.

BEHREND, H., RUPEC, M.: Die Aussagekraft der Kveim-Reaktion in der Diagnostik der Sarkoidose. Zeitschr. Erkr. d. Atmungsorgane 149, 122 (1977)

BEHRENS, W.: Bemerkungen zur Lungensarkoidose (Morbus Boeck). Schweiz. med. Wschr. 91, 1029 (1961).

BELCHEVA, M., DIMITROVA, L., STRUMELIEV, S.: Etiology of sarcoidosis (in russ. Sprache). Probl. Tuberk. 42, 37 (1964).

BELL, N.H., GILL, J.R., BARTTER, F.C.: Calcium metabolism in sarcoidosis. Amer. Rev. resp. Dis. 84, 27 (1961).

BELL, N.H., BARTTER, F.C.: Transient reversal of hyperabsorption of calcium and of abnormal sensitivity to vitamin D in a patient with sarcoidosis during episode of nephritis. Ann. intern. Med. 61, 702 (1964).

BELL, N.H., GILL, J.R., BARTTER, F.C.: On the abnormal calcium absorption in sarcoidosis. Evidence for increased sensitivity to vitamin D. Amer. J. Med. 36, 500 (1964).

BELL, N.H., BARTTER, F.C.: Studies of ^{47}Ca metabolism in sarcoidosis: Evidence for increased sensitivity of bone to vitamin D. Acta endocrin. (Kbh.) 54, 173 (1967).

BENDIXEN, G., SØBORG, M.: A leucocyte migration technique for in-vitro detection of cellular (delayed type) hypersensitivity in man. Dan. med. Bull. 16, 1 (1969).

BENEDETTO, R. DI, LEFRAK, ST.: Systemic sarcoidosis with severe involvement of the upper respiratory tract. Amer. Rev. resp. Dis. 102, 801 (1970).

BENEDICT, E.B., CASTLEMAN, B.: Sarcoidosis with bronchial involvement. Report of a case with bronchoscopic and pathological observations. New Engl. J. Med. 224, 186 (1941).

BENEDICT, W.L.: Sarcoidosis involving the orbit. Arch. Ophthal. (Chic.) 42, 546 (1949).

BENZAQUEN, BENDELAC: Pneumothorax spontané revelatur d'une maladie de Besnier-Boeck-Schaumann. Maroc. Med. 36, 704 (1957).

BERBLINGER, W.: Zur Kenntnis der atypischen Tuberkulose (Morbus Boeck). Acta Davos. 5, (1939).

BERBLINGER, W.: Morbus Besnier-Boeck-Schaumann mit Herzbeteiligung. Med. Welt 52, 2722 (1961).

BERGER, H.W., ZALDIVAR, C., CHUSID, E.L.: Anonymous mycobacteria in the etiology of sarcoidosis. Ann. intern. Med. 68, 872 (1968).

BERGMANN, A.: Zur Klinik und Pathologie der Boeckschen Lungenkrankheit. Ein Beitrag zum Konstitutionsproblem atypischer Tuberkulosen. Beitr. Klin. Tuberk. 92, 581 (1939).

BERGOUIGNAN, M., ARNE, L.: Muscular localisation during Besnier-Boeck-Schaumann sarcoidosis. Toulouse Med. 65, 63 (1964).

BERING, F.: Zur Kenntnis des Boeck'schen Sarkoids. Derm. Z. 17, 404 (1910).

BERK, R.N., BROWER, T.D.: Vertebral sarcoidosis. Radiology 82, 660 (1964).

BERMAN, R.H.: Sarcoidosis benefitted by pregnancy; report of a case. J. Amer. med. Ass. 147, 246 (1951).

BERNARD, L.A., OWENS, J.C.: Isolated crytococcosis associated with Boeck's sarcoid. Report of a case treated with Amphotericin B. Arch. intern. Med. (Chic.) 106, 101 (1960).

BERNSMEIER, A.: Zur Differentialdiagnose des Hyperkalzämie-Syndroms. Münch. med. Wschr. 116, 1265 (1974).

BERNSTEIN, D.S., THORN, G.W., JACKSON, J.H.: Hypercalcemia associated with sarcoidosis, hypernephroma and parathyroid adenoma: an unusual case with a nineteen-year follow up. J. clin. Endocrin. 25, 1436 (1965).

BERTE, J.B., NISSEN, A.W.: Sarcoid Heart Disease: Arrhythmias and Treatment. In: Transactions of the 22nd Research Conference in Pulmonary Diseases, VA Dept. of Medicine and Surgery, 1963.

BERTE, S.J., PFOTENHAUER, M.A.: Massive pleural effusion in sarcoidosis. Amer. Rev. resp. Dis. 86, 261 (1962).

BERTI, P.: Sulla patologia granulomatosa della parotide (tuberculosi, sarcoidosi, actinomicosi). Arch. De Vecchi Anat. Pat. 35, 887 (1961).

BERTINO, J., MYERSON, R.M.: The role of splenectomy in sarcoidosis. Arch. intern. Med. (Chic.) 106, 213 (1960).

BESNIER, E.: Lupus pernio de la face; synovites fongueuses (scrophulotuberculeuses) symmétriques des extrémités supérieures. Ann. Derm. Syph. (Paris) 10, 333 (1889).

BEUMER, H.M.: Clinical manifestations of sarcoidosis. Med. thorac. (Basel) 23, 176 (1966).

BIANCHI, F.A., KEECH, M.K.: Sarcoidosis with arthritis. Ann. Rheum. Dis. 23, 463 (1964).

BICKHARDT, R., SPEER, A.: Zum Nachweis von Serumantikörpern gegen atypische Mykobakterien bei Sarkoidose. Prax. Pneumol. 20, 601 (1966).

BLAIN, J.G., RILEY, W., LOGOTHETIS, J.: Optic nerve manifestations of sarcoidosis. Arch. Neurol. (Chic.) 13, 307 (1965).

BLATT, N., ALEXANDRU, U., ATHANASIU, M., MURE-

San, I., Popovici, V.: Orbital bone involvement in Besnier-Boeck-Schaumann sarcoid. Amer. J. Ophthal. **54**, 407 (1958).

Bleich, V.R., Robbins, S.L.: Sarcoid-like granulomata of the pituitary gland. A cause of pituitary insufficiency. Arch. intern. Med. (Chic.) **89**, 878 (1952).

Bloch, B.: Beitrag zur Kenntnis des Lupus pernio. Mh. Prakt. Derm. **45**, 177 (1907).

Bloch, B.: Boeck'sches Sarkoid mit Beteiligung der Knochen und der Schleimhaut des harten Gaumens. Schweiz. med. Wschr. **46**, 275 (1916).

Bloch, B.: zit. nach Kalkoff 1955.

Bloch, S., Movson, I.J., Seedat, Y.K.: Unusual skeletal manifestations in a case of sarcoidosis. Clin. Radiol. (Edinb.) **19**, 226 (1968).

Blum, E.B., Mitchell, N.: Massive gastrointestinal hemorrhagie in a case of Boeck's sarcoid. Ann. intern. Med. **36**, 185 (1952).

Bock, H.E.: Zur Allergielage beim Erythema nodosum im Rahmen des Löfgren-Syndroms. Allerg. Asthma (Leipzig) **6**, 121 (1960).

Bock, H.E.: Differentialdiagnostische Deutung und Bedeutung von Symptomen. Med. Welt **23**, 669 (1972).

Bock, H.E., Masshoff, W., Oldershausen, H.F. von: Zur Bedeutung der Aspirationsbiopsie der Leber für Pathologie und Klinik. Klin. Wschr. **30**, 297 (1952).

Bock, H.E., Oldershausen, H.F. von, Oldershausen, R. von: Zur Klinik der sogenannten „granulomatösen Hepatopathie". Klin. Wschr. **33**, 985 (1955).

Bock, H.E., Gayer, J., Müller, G. Nieth, H.: Morbus Boeck in der Differentialdiagnose degenerativer Muskelerkrankungen. Med. Welt **17**, 984 (1966).

Bodian, M., Lasky, M.A.: Sarcoidosis of the orbit. Amer. J. Ophthal. **33**, 343 (1950).

Boeck, C.: Multiple benign hud-sarkoid. Norsk Mag. Laeg. **60**, 1321 (1899).

Boeck, C.: Multiple benign sarcoid of the skin. J. cutan.-genito-urin. dis. **17**, 543 (1899).

Boeck, C.: Weitere Beobachtungen über das „multiple benigne sarkoid" der Haut. Arch. Derm. Syph. Erg.Bd. (Festschrift Kaposi): 153–168 (1900).

Boeck, C.: Fortsatte undersøgelser over det multiple benigne sarcoid. Norsk. Mag. Laeg. **5**, 609 (1904).

Boeck, C.: Fortgesetzte Untersuchungen über das multiple benigne Sarkoid. Arch. Derm. Syph. (Berlin) **73**, 71, 301 (1905).

Boeck, C.: Nochmals zur Klinik und zur Stellung des „benignen Miliarlupoid". Arch. Derm. Syph. (Berlin) **121**, 707 (1916).

Bönicke, R.: Die Bedeutung lysogener Mykobakterien für die Sarkoidose. Arch. klin. exp. Derm. **227**, 77 (1966).

Börner, E.: Löfgren-Syndrom (akuter Morbus Boeck) mit Polyneuritis. Dtsch. med. Wschr. **93**, 1654 (1968).

Boette, G., Wuttge, K.H.: Sialographische Darstellung von Parotiserkrankungen unter besonderer Berücksichtigung eines Boeckschen Sarkoids. Z. Laryng. Rhinol. Otol. **37**, 302 (1958).

Böttiger, L.E., Norberg, R.: Studies in sarcoidosis. II. Proteinbound carbohydrates. Acta med. scand. **175**, 373 (1964).

Bonakdarpour, W.L., Aegerter, E.E.: Osteosclerotic changes in sarcoidosis. Amer. J. Roentgenol. **113**, 646 (1971).

Bonnevie, P., With, T.K.: Ein Fall von Sarkoid Boeck (lymphogranulomatosis benigna) zur Heilung gekommen unter Entwicklung einer aktiven multiplen Tuberkulose und unter Änderung der Tuberkulinreaktivität. Arch. Derm. Syph. (Berlin) **175**, 407 (1937).

Boshes, L.D.: Sarcoidosis of the nervous system. Dis. Nerv. Syst. **23**, 683 (1962).

Bottcher, E.: Disseminated sarcoidosis with a marked granulomatous arteritis. Arch. Path. **68**, 419 (1959).

Bour, H., Tutin, M., Pasquier, P., Melhen, R.: Thrombopenic purpura of sarcoidosic origin. Reflections apropos of a retrocessive case without splenectomy. Presse Med. **72**, 1111 (1964).

Boushy, S.F., Kurtzman, R.S., Martin, N.D., Lewis, B.M.: The course of pulmonary function in sarcoidosis. Ann. intern. Med. **62**, 939 (1965).

Bouvier, M., Queneau, P., Brun, J.: Les formes ostéoarticulaires de la sarcoidose. Schweiz. Rdsch. Med. (Praxis) **61**, 631 (1972).

Bower, G.: Intrathoracic sarcoidosis. A review of 69 cases. Dis. Chest **44**, 457 (1963).

Bowman, B.U.: Neutralization of mycobacteriophages by sera of patients with and without sarcoidosis. Proc. Soc. Exp. Biol. Med. **129**, 696 (1968).

Bowman, B.U., Daniel, T.M.: Further evidence against the concept of decreased phage neutralizing ability of serum of patients with sarcoidosis. Amer. Rev. resp. Dis. **104**, 908 (1971).

Brandt, K.H.: A case of idiopathic hypoparathyroidism, combined with sarcoidosis. Ned. T. Geneesk. **108**, 2456 (1964).

Branson, J.H., Park, J.H.: Sarcoidosis-hepatic involvement: presentation of a case with fatal liver involvement, including autopsy findings and review of the evidence for sarcoid involvement of the liver as found in the literature. Ann. intern. Med. **40**, 111 (1954).

Brewitt, H., Huerkamp, B.: Primärer M. Boeck der Orbita. Klin. Monatsbl. Augenheilk. **162**, 247 (1973).

Bringel, Ch.: Relationship between sarcoidosis and collagen disease, preliminary report. In: Rapports du Symposium Européen de la Sarcoidose (Y. Gallopin, Ed.), p. 34. Bern: Hallwag 1972.

Brocard, H.: Les formes médiastinales de la maladie de Besnier-Boeck-Schaumann. Hopital (Paris) **43**, 161 (1955).

BROOKS, W.D.: Spontaneous pneumothorax. Thorax **13**, 59 (1964).

BRUCE, T., WARREN, E.: Clinical observations on the course and prognosis of lymphogranulomatosis benigna Schaumann, particulary in regard to the pulmonary lesions. Acta med. scand. **104**, 63 (1940).

BRUN, A.: Chronic polymyositis on the basis of sarcoidosis. Acta psychiat. scand. **36**, 515 (1961).

BRUN, J., VIALLIER, J.: Sarcoidose avec troubles pulmonaires pseudo-kystiques. J. franç. Med. Chir. thorac. **2**, 273 (1948).

BRUN, J., VIALLIER, J.: Maladie de Besnier-Boeck-Schaumann à forme pulmonaire avec images kystiques. J. franç. Méd. Chir. thorac. **4**, 53 (1950).

BRUN, J., PERRIN-FAYOLLE, M., LEDOUX, A., BIOT, N.: Pleuritis chronique intarissable et atteintes pleurales diverse au cours de la sarcoidose de Besnier-Boeck-Schaumann. Poumon **17**, 477 (1961).

BRUN, J., PERRIN-FAYOLLE, M., BIOT, N.: La pleurésie chronique intarissable de la sarcoidose de Besnier-Boeck-Schaumann. Presse Méd. **71**, 607 (1963).

BRUN, J., PERRIN-FAYOLLE, M.: Tuberculin allergy and BCG in sarcoidosis. Bull. Soc. Med. Hôp. (Paris) **115**, 599 (1964).

BRUN, J., REVOL, A., PERRIN-FAYOLLE, M.: Sarcoidose de Besnier-Boeck-Schaumann et hyperréactivité neuro-hypophysaire initiale: valeur pratique et étiopathogénique du test à la métopirone. Bull. Mém. Soc. méd. Hôp. (Paris) **115**, 1237 (1964).

BRUN, J., REVOL, A., PERRIN-FAYOLLE, M.: Un nouveau test de la sarcoidose ganglio-pulmonaire de Besnier-Boeck-Schaumann: le test à la métopirone. Poumon **20**, 1015 (1964).

BRUN, J., TURIAF, J., DESPIERRES, A.: BCG vaccination and sarcoidosis. Acta med. scand. **176** (Suppl. 425), 256 (1964).

BRUN, J., VIALLIER, J., AUGAGNEUR, J.: Sarcoidose et mycobactéries atypiques. Rev. Tuberc. **28**, 178 (1964).

BRUN, J., REVOL, A., PERRIN-FAYOLLE, M.: Metyrapone ditartrate (Metopirone) test during ganglio-pulmonary sarcoidosis of Besnier-Boeck-Schaumann. Dis. Chest **48**, 337 (1965).

BRUN, J., POZZETTO, H., BUFFAT, J.J., SOUSTELLE, J., VAUZELLE, J.L., PATIN, R.: Sarcoidose vertébrale et sacro-iliaque avec image pseudo-abcès pottique. Guérison par corticothérapie. Presse méd. **74**, 511 (1966).

BUCHMÜLLER, W.: Die Häufigkeit und das Erscheinungsbild des Boeck'schen Sarkoids an Hand des Krankengutes der Universitätshautklinik zu Tübingen. Dissertation, Tübingen 1948.

BUCKLE, R.M.: Sarcoid goitre. Proc. Roy. Soc. Med. **56**, 611 (1963).

BUCKLEY, C.E., NAGAYA, H., SIEKER, H.O.: Altered immunologic activity in sarcoidosis. Ann. intern. Med. **64**, 508 (1966).

BUCKLEY, C.E., DORSEY, F.C.: A comparison of serum immunoglobin concentrations in sarcoidosis and tuberculosis. Ann. intern. Med. **72**, 37 (1970).

BÜRGEL, E., BIERLING, G.: Ostitis multiplex cystoides (Jüngling). In: Handbuch der medizinisch. Radiologie, Bd. V/2, S. 178. Berlin-Göttingen-Heidelberg: Springer 1973.

BULLOCK, J.B., RAY, E.S.: Histoplasmosis simulating sarcoidosis. Virginia Med. Monthly **88**, 153 (1961).

BURMAN, M.S., MAYER, L.: Arthroscopic examination of the knee joint: report of cases observed in the course of arthroscopic examinations, including instances of sarcoid and multiple polypoid fibromatosis. Arch. Surg. (Chic.) **32**, 846 (1936).

BUSCH, G.: Morbus Besnier-Boeck-Schaumann als Ursache des Kleinhirnbrückenwinkelsyndroms. Nervenarzt **33**, 410 (1962).

BUSCHMANN, O.: Zur Klinik und Therapie des Morbus Boeck. Beitr. Klin. Tuberk. **115**, 203 (1956).

BYRNE, E.B., EVANS, A.S., FOUTS, D.W., ISRAEL, H.L.: Serological hypedreactivity to Epstein-Barr virus and other viral antigens in sarcoidosis. In: Proc. VI. Internat. Conf. on Sarcoidosis (K. IWAI, Y. HOSODA, Eds.), p. 218. University of Tokyo Press, 1974.

CACHIN, M., PETITE, J.P., CLAUVEL, J.P., GALIAN, A.: Hepato-splenic sarcoidosis with portal hypertension. Sem. Hôp. Paris **42**, 1439 (1966).

CAHN, L.R., EISENBUD, L., BLAKE, M.N., STERN, D.: Biopsies of normal-appearing palates of patients with known sarcoidosis; a preliminary report. Oral. Surg. **18**, 342 (1964).

CAMERON, II.M.: Renal sarcoidosis. J. Clin. Path. **9**, 136 (1956).

CAMP, W.A., FRIERSON, J.G.: Sarcoidosis of the central nervous system. A case with postmortem studies. Arch. Neurol. (Chic.) **7**, 432 (1962).

CAMUS, J.P., RAMEAUX-VAREILLE: Polyarthrite chronique au cours d'une sarcoidose de Besnier-Boeck-Schaumann. Rev. Rhum. **27**, 419 (1960).

CARLENS, E.: Mediastinoscopie: A method for inspection and tissue biopsy in the superior mediastinum. Dis. Chest **36**, 343 (1959).

CARLENS, E.: Biopsies in connection with bronchoscopy and mediastinoscopy in sarcoidosis; a comparison. Acta med. scand. **176** (Suppl. 425), 237 (1964).

CARLENS, E.: Mediastinoscopy. Ann. Otol. **74**, 1102 (1965).

CARLENS, E., HERLITZ, L.: Mediastinoscopy as an aid in the diagnosis of intrathoracic tuberculosis. Acta tuberc. scand. **45**, 35 (1964).

CARLENS, P., HOLMGREN, A., SVANBORG, N., WIDSTRÖM, O.: Course and prognosis in pulmonary sarcoidosis—A ten-year clinical and cardiopulmonary follow-up study. In: Proc. VI. Internat. Conf. on Sarcoidosis (K. IWAI, Y. HOSODA, Eds.), p. 473. University of Tokyo Press, 1974.

CARSON, D.R., SOLOMON, F.A.: Sarcoidosis: a case with extensive metastatic calcification, renal failure and favorable response to steroid therapy. Calif. Med. **96**, 114 (1962).

Carstensen, B.: Therapy of Sarcoidosis. Acta tuberc. scand. Suppl. **45**, 44 (1949).

Carstensen, B.: Besnier-Boeck-Schaumanns disease (sarcoidosis); diagnosis and treatment. Nord. Med. **52**, 981 (1954).

Carstensen, B.: Diagnosis of Sarcoidosis. Acta tuberc. scand., Suppl. **45**, 38 (1959).

Castellanos, A., Galan, E.: Sarcoidosis (Besnier-Boeck-Schaumann disease): report of a case in a child, simulating Still's disease. Amer. J. Dis. Child **71**, 513 (1946).

Cattell, R.B., Wilson, R.O.: Sarcoidosis of the spleen: report of two cases. Lahey Clin. Bull. **7**, 66 (1951).

Çelikoglu, S., Aykan, T.B.: Extrathoracic manifestations of sarcoidosis in Turkey and the diagnostic value of the Kveim-Siltzbach test. In: Rapp. Symposium Européen de la sarcoidose, p. 109. Bern: Hallwag 1972.

Çelikoglu, S., Vieira, L.O., Siltzbach, L.E.: Serum immunoglobulin levels in sarcoidosis. In: Proc. V. Internat. Conf. on Sarcoidosis (L. Levinsky, F. Macholda, Eds.), p. 168. Universita Karlova, Praha 1971.

Chanial, G.: Etiologie du syndrome de Besnier-Boeck. Thèse de Lyon, 1937.

Chapman, J.S.: The anonymous mycobacteria in human disease. Springfield/Ill.: Thomas 1960.

Chapman, J.S.: Mycobacterial and mycotic antibodies in sera of patients with sarcoidosis: results of studies using agar double-diffusion technique. Ann. Intern. Med. **55**, 918 (1961).

Chapman, J.S.: Aetiology. In: Proc. V. Internat. Conf. Sarcoidosis (L. Levinsky, F. Macholda, Eds.), p. 641. Universita Karlova, Praha 1971.

Chapman, J.S.: Cold-precipitable proteins in Sarcoidosis sera. In: Proc. V. Internat. Conf. Sarcoidosis (L. Levinsky, F. Macholda, Eds.), p. 198. Universita Karlova, Praha 1971.

Chapman, J.S.: The Pathogenesis of granuloma formation. In: Proc. V. Internat. Conf. Sarcoidosis (L. Levinsky, F. Macholda, Eds.), p. 105. Universita Karlova, Praha 1971.

Chapman, J.S., Potts, W.E., Speight, M., Dyerly, M.: Cutaneous reactions of household contacts of patients with established diagnosis of sarcoidosis. Amer. Rev. resp. Dis. **88**, 95 (1963).

Chapman, J.S., Speight, M.: Further studies of mycobacterial antibodies in the sera of sarcoidosis patients. Acta med. scand., Suppl. **425**, 61 (1964).

Chase, M.W.: The cellular transfer of delayed hypersensitivity to tuberculin. Proc. Soc. exp. Biol. (N.Y.) **59**, 134 (1945); zit nach Behrend et al. 1964.

Chase, M.W.: Delayed-type hypersensitivity and the immunology of Hodgkin's disease, with a parellel examination of sarcoidosis. Cancer Res. **26**, 1097 (1966).

Chase, M.W., Siltzbach, L.E.: Concentration of the active principle responsible for the Kveim reaction. In: Rapports IV. Conférence Internat. sur la Sar-

coidose (J. Turiaf, J. Chabot, Eds.), p. 150. Paris: Masson 1967.

Cheitlin, M.D., Sullivan, B.H., Myers, J.E., Hench, R.F.: Portal hypertension in hepatic sarcoidosis. Gastroenterology **38**, 60 (1960).

Chomette, G., Auriol, M., Daddi, G., Brocheriou, C., Pinaudeau, Y.: Massive cardiac localizations of Besnier-Boeck-Schaumann sarcoidosis. Ann. Anat. Path. (Paris) **10**, 177 (1965).

Chrétien, J., Saltiel, J.C.: Mémento immunologique de la sarcoidose. Paris: Masson 1971.

Chrétien, J., Saltiel, J.-C., Hirsch, A., Basset, F., Lancret, P.: La sarcoidose est-elle une entité nosologique? Rev. méd. Suisse rom. **92**, 295 (1972).

Chrisholm, C., Lang, G.R.: Solitary circumscribed pulmonary nodule. An unusual manifestation of sarcoidosis. Arch. intern. Med. **118**, 376 (1966).

Citron, K.M., Scadding, J.G.: Stenosing non-caseating tuberculosis (sarcoidosis) of the bronchi. Thorax **12**, 10 (1957).

Citron, K.M., Scadding, J.G.: The effect of cortisone upon the reaction of the skin to tuberculin in tuberculosis and in sarcoidosis. Quart. J. Med. **26**, 277 (1957).

Coates, O., Comroe, J.H.: Pulmonary funktion studies in sarcoidosis. J. Clin. Invest. **30**, 848 (1951).

Coburn, J.W., Hobbs, C., Johnston, G.S., Richert, J.H., Shinaberger, J.H., Rosen, S.: Granulomatous sarcoid nephritis. Amer. J. Med. **42**, 273 (1967).

Cohen, R., Thibier, R., Ricordeau, G.: Sarcoidose de Besnier-Boeck-Schaumann chez un tuberculeux guéri, avec syndrome de Takayashu et troubles gastriques. Bull. Soc. Méd. Hôp. (Paris) **74**, 195 (1958).

Cohn, Z.A., Fedorko, M.E., Hirsch, J.G., Morse, S.I., Siltzbach, L.E.: The distribution of Kveim activity in subcellular fractions from sarcoid lymph nodes. In: Rapports IV. Conférence Internat. sur la Sarcoidose (J. Turiaf, J. Chabot, Eds.), p. 141. Paris: Masson 1967.

Colombo, G.P.: La sarcoidosi renale: studio anatomoclinico di un caso. Arch. De Vecchi Anat. Pat. **34**, 913 (1961).

Colover, J.: Sarcoidosis with involvement of the nervous system. Brain **71**, 451 (1948).

Cooch, J.W.: Sarcoidosis in the United States Army, 1952–1956. Amer. Rev. resp. Dis. **84**, 103 (1961).

Cook, D.M., Dines, D.E., Dycus, D.S.: Sarcoidosis: report of a case presenting as dysphagia. Dis. Chest **57**, 84 (1970).

Cornia, G., De Matteis, M., Rimoldi, R.: La sindrome disfunzionale respiratoria della sarcoidosi polmonare. G. ital. Tuberc. **18**, 1 (1964).

Coste, F.: Criterium diagnostique dans la maladie de Schaumann. Ann. Derm. Syph. (Paris) **5**, 1, 6, 109 (1945).

Cotter, E.F.: Boeck's sarcoid; autopsy in a case with visceral lesions. Arch. Intern. Med. (Chic.) **64**, 286 (1939).

COWDELL, R.H.: Sarcoidosis: with special reference to diagnosis and prognosis. Quart. J. Med. **23**, 29 (1954).

COWLING, D.C., QUAGLINO, D., BARRETT, P.K.: Effect of Kveim antigen and old tuberculin on lymphocytes in culture from sarcoid patients. Brit. med. J. **1964 I**, 1481.

COX, W.L., DONALD, J.M.: Acquired hemolytic anemia and Boeck's sarcoidosis. Review of the literature. Amer. Surg. **30**, 199 (1964).

CRAIG, O.: Sarcoidosis of the larynx and uveal tract. Clin. Radiol. **16**, 392 (1965).

CRANE, A., ZATLIN, A.M.: Hemolytic anemia, hyperglobulinemia and Boeck's sarcoid. Ann. Intern. Med. **23**, 882 (1945).

CRESTON, J.E., DIBBLE, P.A.: Nasal sarcoidosis. Arch. Otolaryng. (Chic.) **74**, 210 (1961).

CREVELD, S. VAN: Disturbances of metabolism in Besnier-Boeck's disease. Ann. Paediat. (Basel) **157**, 1 (1941).

CRICK, R.P., HOYLE, C., SMELLIE, H.: The eyes in sarcoidosis. Brit. J. Ophthal. **45**, 461 (1961).

CROFTON, J., DOUGLAS, A.: Respiratory Diseases. Oxford-Edinburgh: Blackwell 1969.

CROMPTON, M.R., MACDERMOT, V.: Sarcoidosis associated with progressive muscular wasting and weakness. Brain **84**, 62 (1961).

CROSNIER, J.: Physiopathologie de l'insuffisance du rein au cours de la sarcoidose. Path. Biol. (Paris) **7**, 1895 (1959).

CROSNIER, J., RICHET, G., NEZELOF, C., MERY, J.P.: Hypercalcémie et manifestations rénales de la maladie de Besnier-Boeck-Schaumann. J. Urol. **64**, 163 (1958).

CULLIGAN, J.M., SHODDY, W.T.: Sarcoid spleen. Minnesota Med. **28**, 568 (1945).

CUMMINGS, M.M.: World Bibliography on Sarcoidosis. Bibliographies for those interested in Sarcoidosis. In: Proc. V. Internat. Conf. Sarcoidosis (L. LEVINSKY, F. MACHOLDA, Eds.), p. 68. Universita Karlova, Praha 1971.

CUMMINGS, M.M., DUNNER, E., SCHMIDT, R.H., BARNWELL, J.B.: Concepts of epidemiology of sarcoidosis. Preliminary report of 1194 cases reviewed with special reference to geographic ecology. Postgrad. Med. J. **19**, 437 (1956).

CUMMINGS, M.M., HUDGINS, P.C.: Chemical constituents of pine pollen and their possible relationship to sarcoidosis. Amer. J. Med. Sci. **236**, 311 (1958).

CUMMINGS, M.M., HAMMARSTEN, J.F.: Sarcoidosis. Ann. Rev. Med. **13**, 19 (1962).

CURTIS, G.H., CHIRELLI, G.D.: Sarcoidosis and crytococcosis. Arch. Derm. Syph. (Chic.) **66**, 531 (1952).

CURTIS, G.T.: Sarcoidosis of the nasal bones. Brit. J. Radiol. **37**, 68 (1964).

CUSHARD, W.G., SIMON, B., CANTERBURY, J.M., REISS, E.: Parathyroid function in sarcoidosis. New Engl. J. Med. **286**, 395 (1972).

CZECH, W. G. CANIGIANI, G. WOLF, B. PULITZER: 67-Gallium in der Tumordiagnostik. Fortschr. Röntgenstr. 120 (1974) 413

DABELS, J., REHPENNING, W., BRÜGMANN, E., WENDEL, H., HOLLDORF, L.: Zum Wert der Hydroxyprolinbestimmung im Harn in der klinischen Diagnostik. Dtsch. Gesundh.-Wes. **26**, 2403 (1971).

DADDI, G., GIALDRONI-GRASSI, G.: Further studies on serum proteins in sarcoidosis. In: Proc. V. Internat. Conf. on Sarcoidosis (L. LEVINSKÝ, F. MACHOLDA, Eds.), p. 165, Universita Karlova, Praha 1971.

DAGRADI, A.E., SOLLOD, N., FRIEDLANDER, J.H.: Sarcoidosis with marked hepatosplenomegaly and jaundice: a case report with biopsy findings. Ann. Intern. Med. **36**, 1317 (1952).

DAHLERUP, J.V., DREYER, V.: Boeck's sarcoid in uniovular twins. Danish Med. Bull. **11**, 198 (1964).

DAIRAUX, P.: Paralysie faciale et iritis d'origine ourlienne; des névrites ourliennes. Bull. méd. Paris **13**, 227 (1899).

DALLORSO, C.A., HOJMAN, D.: Sarcoidosis aislada de ileon como causa de oclusion intestinal aguda. Prensa Med. Argent. **43**, 3095 (1956).

DANBOLT, N.: Diagnostisk BCG-reaksjon ved Boeck's sarcoid. Nord. Med. **39**, 1668 (1948).

DANBOLT, N.: On the antigenic properties of tissue suspension from Boeck's sarcoid. Acta Dermatovener. (Stockh.) **28**, 151 (1948).

DANBOLT, N.: On the skin test with sarcoid-tissue-suspension (Kveim's reaction). Acta Dermatovener. (Stockh.) **31**, 184 (1951).

DANBOLT, N.: Sarcoidosis. In: Modern trends in Dermatology (R.M.B. McKenna, Ed.). London 1954. zit. nach C.F. FUNK, 1958.

DANBOLT, N.: The historical aspects of sarcoidosis. Postgrad. Med. J. **34**, 245 (1958).

DAUM, J.J., CANTER, H.G., KATZ, S.: Central nervous system sarcoidosis with alveolar hypoventilation. Amer. J. Med. **38**, 893 (1965).

DAVIDSON, C.N., DENNIS, J.M., McNINCH, E.R., WILLSON, J.K.V., BROWN, W.H.: Nephrocalcinosis associated with sarcoidosis; a presentation and discussion of seven cases. Radiology **62**, 203 (1954).

DAVIS, A.E., BELBER, J.P., MOVITT, E.R.: The association of hemolytic anemia with sarcoidosis. Blood **9**, 379 (1954).

DAVIS, P.L., DAVIS, M.S.: Not all arthritis is rheumatoid. Clin. Med. **71**, 833 (1964).

DEGKWITZ, R., SCHAEFER, W.H.: Zur Klinik der generalisierten Boeckschen Sarkoidose mit intracerebralen Herden. Nervenarzt **36**, 70 (1965).

DELEU, J., TYTGAT, H.: Mutilating sarcoidosis of the bones. Belg. T. Geneesk. **20**, 16 (1964).

DELLER, D.J., BRODZIAK, I.A., PHILLIPS, A.D.: Renal failure in hypercalcemic sarcoidosis. Brit. med. J. **1959 I**, 1278.

DENEBERG, M.: Sarcoidosis of the myocardium and

aorta: a case report. Amer. J. Clin. Path. **43**, 445 (1965).

Dent, C.E., Flynn, F.V., Nabarro, J.D.N.: Hypercalcemia and impairment of renal function in generalized sarcoidosis. Brit. Med. J. **1953 II**, 808.

Dent, C.E., Watson, L.: Hyperparathyroidism and sarcoidosis. Brit. med. J. **1966 I**, 646.

Devine, K.D.: Sarcoidosis and sarcoidosis of the larynx. Laryngoscope **75**, 533 (1965).

Dierkesmann, R., Cegla, U.H., Meier-Sydow, J., Kroidl, U.R.: Zur Therapie der diffusen Lungenfibrose (einschließlich Prophylaxe von Entstehung und Progredienz. Internist **15**, 386 (1974).

Djurić, B.: Sarcoidosis (Morbus Besnier-Boeck-Schaumann) u sap Vojvodini s Posebnim osvrtom na intratorakalnu lokalizaciju. Doktorska disertacija, Med. Fakultät der Universität Novi Sad (Jugoslawien), 1974.

Djurić, B., Behrend, H.: Naša iskustva s Kveimovim antigenom. Saopšt. Inst. Tbc (Novi Sad) **9**, 45 (1971).

Djurić, B., Bašičević, V.: Clinic of sarcoidosis in children. Proc. VI. Internat. Conf. on Sarcoidosis (K. Iwai, Y. Hosoda, Eds.), p. 512. University of Tokyo Press, 1974.

Doll, E.: Der Sauerstofftransport in der Lunge bei der Lungensarkoidose vor und nach einer Langzeittherapie mit Kortikoiden. Vergleichende atemphysiologische, klinische und röntgenologische Untersuchungen. Fortschr. Med. **83**, 171 (1965).

Doll, E., Keul, J., Reindell, H., Wurm, K., Marko-Dimitrakis, H.: Der Sauerstofftransport in der Lunge bei der Lungensarcoidose (Morbus Boeck). III. Beurteilung des Therapieerfolges von Corticoiden durch Messung des arteriellen Sauerstoffdrukkes unter Belastung. Dtsch. Arch. klin. Med. **209**, 517 (1964).

Doll, E., Reindell, H., Wurm, K., Rinke, Ch.: Der Sauerstofftransport in der Lunge bei der Lungensarcoidose (Morbus Boeck). II. Einflüsse einer Corticoidtherapie. Dtsch. Arch. klin. Med. **209**, 501 (1964).

Doll, E., Reindell, H., Wurm, K., Ganz, R.: Der Sauerstofftransport in der Lunge bei der Lungensarcoidose (Morbus Boeck). I. Vergleichende atemphysiologische, klinische und röntgenologische Untersuchungen vor Therapie. Dtsch. Arch. klin. Med. **209**, 470 (1964).

Doll, E., Reindell, H., Wurm, K.: Röntgenbild und Lungenfunktion bei der Sarkoidose. Radiologe **8**, 123 (1968).

Doll, E., Kröpelin, K.: Die Lungenfunktion bei Sarkoidose. In: Die Sarcoidose, Bericht über die Sarcoidose-Tagung in Höchenschwand 1968 (K. Wurm, Hrsg.), S. 58. Höchenschwand: Eigenverlag 1969.

Donaldson, S.W., Tompsett, A.C., Grekin, R.H., Curtis, A.C.: Sarcoidosis: Effects of pregnancy on the course of the disease. Ann. Intern. Med. **34**, 1213 (1951).

Douglas, A.C.: Cerebral sarcoidosis. In: Symposium Européen de la sarcoidose, (Y. Gallopin, Ed.), p. 198. Bern: Hallwag 1972.

Douglas, A.C.: Symptomatic sarcoidosis of skeletal muscle. In: Gallopin, Y. Rapports Symp. Européen de la Sarcoidose (Y. Gallopin, Ed.), p. 196. Bern: Hallwag 1972.

Douglas, A.: Sarcoidosis of the Central nervous system. In: Proc. VI. Internat. Conf. on Sarcoidosis (K. Iwai, Y. Hosoda, Eds.), p. 340. University of Tokyo Press, 1974.

Douglas, A.: Symptomatic sarcoidosis of skeletal muscle. In: Proc. VI. Internat. Conf. on Sarcoidosis (K. Iwai, Y. Hosoda, Eds.), p. 386. University of Tokyo Press, 1974.

Douglas, S.D., Siltzbach, L.E.: Electron microscopy of Kveim biopsies in sarcoidosis. In: Proc. VI. Internat. Conf. on Sarcoidosis (K. Iwai, Y. Hosoda, Eds.), p. 54. University of Tokyo Press, 1974.

Douwes, F.R., Hanke, R.: Der Leukozytenmigrations-Inhibitions-Test in der Diagnostik des Morbus Boeck. Verh. dtsch. Ges. inn. Med. **82**, 1819 (1976).

Dow, D.S.: Ocular sarcoidosis. Report of a case characterized by vitreous and retinal hemorrhagies, extensive periphlebitis, anterior uveitis and secondary glaucoma and with multiple-system involvement. Amer. J. Ophthal. **59**, 93 (1965).

Dowie, L.N.: A short review of sarcoidosis, with a report of three cases with involvement of the nasal mucosa. J. Laryng. **78**, 931 (1964).

Dressler, M.: Boeck'sche Krankheit der Lungen bei Geschwistern. Schweiz. med. Wschr. **68**, 417 (1938).

Dressler, M.: Über einen Fall von Splenomegalie, durch Sternalpunktion als Boeck'sche Krankheit verifiziert. Klin. Wschr. **17**, 1416 (1938).

Dressler, M.: Über die Lungenbeteiligung bei der Granulomatosis benigna (Besnier-Boeck-Schaumann'schen Krankheit). Ergebn. inn. Med. Kinderheilk. **62**, 282 (1942).

Dressler, M.: Spontanpneumothorax bei der Besnier-Boeck-Schaumannschen Krankheit. Schweiz. Z. Tuberk. **4**, 229 (1947).

Drube, H.C.: Boecksche Sarkoidose und Schwangerschaft. Ärztl. Wschr. **12**, 1032 (1957).

Dunlap, R.W., Hallenbeck, G.A., Hanlon, D.G.: Portal hypertension associated with sarcoidosis and with hemochromatosis; report of 2 cases with splenectomy and spleno-renal anastomosis. Proc. Mayo Clin. **27**, 266 (1952).

Dunner, L.: Erythema nodosum und doppelseitige Hilusschwellung; ein klinisches Syndrom. Med. Klin. **52**, 449 (1957).

Dupont, V., Margairaz, A., Witchitz, S.: Bull. Soc. méd. Hôp. (Paris) **77**, 582 (1961); zit. nach Weber et al. 1968.

Dyes, O.: Bronchien im Röntgenbild. Beitr. Klin. Tuberk. **96**, 420 (1941).

Dyken, P.R.: Sarcoidosis of the skeletal muscle. A

case report and review of the literature. Neurology (Minneap.) **12**, 643 (1962).

DYKEN, P.R.: Neurological aspects of sarcoidosis. J. Indiana Med. Ass. **56**, 1511 (1963).

ECKSTEIN, H.B., PARKER, R.A.: Giant-cell granulomatous thickening of the gastric pylorus, probably of sarcoid origin. Brit. J. Surg. **45**, 659 (1958).

EDELHOFF, E.: Vorstellung eines zwanzigjährigen Patienten mit einem Boeckschen Sarkoid der Haut. Dtsch. med. Wschr. **66**, 1119 (1940).

EDWARDS, M.H., WAGNER, J.A., KRAUSE, L.A.M.: Sarcoidosis with thrombocytopenia: report of a case. Ann. intern. Med. **37**, 803 (1952).

EHRING, F.: Die Sarkoidose der Haut. In: Sarkoidose (R. HOPPE, Hrsg.), S. 133. Stuttgart: Schattauer 1965.

EHRNER, L.: A case Lymphogranulomatosis benigna (Schaumann) complicated by military tuberculosis in a BCG vaccinated patient. Acta tuberc. scand. **20**, 138 (1946).

EISENBURG, J.: Über die sogenannte granulomatöse Hepatitis. Dtsch. med. Wschr. **92**, 749 (1967).

ELLIS, F.W.: Coexistent arrested disseminated coccidioidomycosis and Boeck's sarcoid. Calif. Med. **82**, 400 (1955).

ELLMAN, P., ANDREWS, L.G.: BCG Sarcoidosis. Brit. med. J. **1959**I, 1433.

EMERSON, P.A., YOUNG, F.H.: Sarcoidosis following tuberculosis. Tubercle **37**, 116 (1956).

EMIRGIL, C., SOBOL, B.J., WILLIAMS, M.H.: Long-term study of pulmonary sarcoidosis. The effect of steroid therapy as evaluated by pulmonary function studies. J. chron. Dis. **22**, 69 (1969).

EMMERLICH, R., LANGER, H.: Sarkoidose und Schwangerschaft. Mschr. Lungenkr. Tuberk.-Bekämpf. **13**, 37 (1970).

ENGLE, R.L.: Sarcoid and sarcoid-like granulomas: a study of 27 postmortem examinations. Amer. J. Path. **29**, 53 (1953).

ENZER, H.: Generalized Boeck's sarcoidosis with thrombocytopenic purpura. Amer. J. Path. **22**, 663 (1946).

EPSTEIN, W.L., MAYOCK, R.L.: Induction of allergic contact dermatitis in patients with sarcoidosis. Proc. Soc. Exp. Biol. Med. **96**, 786 (1957).

ERBSLÖH, F., DIETEL, W.: Über exogene Spätmyopathien. I. Die Polymyositis granulomatosa Boeck. Arch. Psychiat. Nervenkr. **199**, 215 (1959).

ERICKSON, T.C., ODON, G., STERN, K.: Boeck's disease (sarcoid) of the central nervous system: report of a case with complete clinical and pathologic study. Arch. Neurol. Psychiat. (Chic.) **48**, 613 (1942).

ESSELLIER, A.F., KOSZEWSKI, B.J., LUTHY, F., ZOLLINGER, H.U.: Längsschnittbetrachtung eines klinisch diagnostizierten Falles von chronischer Meningoencephalitis Besnier-Boeck-Schaumann. Schweiz. med. Wschr. **81**, 99 (1951).

ESSELLIER, A.F., KOSZEWSKI, B.J., LUTHY, F., ZOLLINGER, H.U.: Die zentralnervösen Erscheinungsformen des Morbus Besnier-Boeck-Schaumann. Schweiz. med. Wschr. **81**, 376 (1951).

ESSER, M.: Beitrag zur Ätiologie der Besnier-Boeckschen Erkrankung. Schweiz. med. Wschr. **70**, 285 (1940).

EULE, H.: Röntgenbild und Histologie bei nichttuberkulösen Lungenveränderungen. Z. Tuberk. **128**, 139 (1968).

EULE, H.: Findings by lung biopsy in patients with Löfgren's syndrome. In: Proc. V. Internat. Conf. Sarcoidosis (L. LEVINSKY, F. MACHOLDA, Eds.), p. 469. Universita Karlova, Praha 1971.

EULE, H.: The diagnostic value of lung biopsy (minor thoracotomy) in disseminated pulmonary diseases. Scand. J. Resp. Dis., Suppl. **80**, 101 (1972).

EULER, U.S., LILJESTAND, G.: Observations on the pulmonary arterial blood pressure in cat. Acta physiol. scand. (Stockh.) **12**, 301 (1946).

EVERTS, W.H.: Sarcoidosis with brain tumor. Trans. Amer. Neurol. Ass. **72**, 128 (1947).

EWERT, E.G.: Sarcoidose und Schwangerschaft. In: WURM, K., Die Sarcoidose, Bericht über die Sarcoidose-Tagung in Höchenschwand 1968 (K. WURM, Hrsg.), S. 76. Höchenschwand: Selbstverlag 1969.

EWERT, E.G.: Urikämie bei Sarkoidose. Ärztl. Praxis **22**, 5512 (1970).

EWERT, E.G.: Therapie der Sarkoidose (Morbus Boeck). Klinikarzt **2**, 7 (1973).

FABEL, H., BEHREND, H.: Der Wert atemmechanischer Untersuchungen für die Beurteilung granulomatöser und fibröser Lungenveränderungen. Verh. dtsch. Ges. inn. Med. **69**, 284 (1963).

FABEL, H., BEHREND, H.: Vergleichende atemmechanische, spirographische und röntgenologische Untersuchungen bei Lungensarkoidose. Klin. Wschr. **41**, 1140 (1963).

FAHIMI, H.D., DEREN, J.J., GOTTLIEB, L.S., ZAMCHECK, N.: Isolated granulomatous gastritis: its relationship to disseminated sarcoidosis and regional enteritis. Gastroenterology **45**, 161 (1963).

FAJGELJ, I., DJURIĆ, B.: Simultaneous biopsy of mediastinal lymph nodes, lungs and pleura in sarcoidosis. In: Proc. VI. Internat. Conf. on Sarcoidosis (K. IWAI, Y. HOSODA, Eds.), p. 425. University of Tokyo Press, 1974.

FANCONI, G.: Diskussion zu GLANZMANN. Ann. paediat. **165**, 140 (1945).

FAVEZ, G.: Association momentanée de sarcoidose et de tuberculose respiratoires. Med. thorac. **20** (Suppl.), 60 (1963).

FAVEZ, G., LEUENBERGER, PH.: Circulating antibodies directed against Kveim antigen and a human normal spleen extract in sarcoidosis. Amer. Rev. resp. Dis. **104**, 599 (1971).

FAVEZ, G., LEUENBERGER, PH.: Anticorps circulants dirigés contre un constituant d'origine lymphatique mis en évidence au cours de la sarcoidose active. Schweiz. med. Wschr. **102**, 129 (1972).

FERGUSON, R.H., PARIS, J.: Sarcoidosis: a study of

29 cases, with a review of splenic, hepatic, mucous-membrane, retinal and joint manifestations. Arch. Intern. Med. (Chic.) **101**, 1065 (1958).

Ferrans, V.J., Hibbs, R.G., Black, W.C., Walsh, J.J., Burch, G.E.: Myocardial degeneration in cardiac sarcoidosis: histochemical and electron microscopic studies. Amer. Heart J. **69**, 159 (1965).

Fiala, K., Kostelnik, J.: The roentgenographic pattern of a mediastinal tumour caused by sarcoidosis of intrathoracic lymph nodes. Rozhl. Tuberk. **24**, 491 (1964).

Fick, K.A.: Schrumpfnieren durch Infiltrate der Boeckschen Krankheit. Zbl. allg. Path. **86**, 355 (1950).

Fischer, A.M., Davis, B.D.: The serum proteins in sarcoid: electrophoretic studies. Bull. Hopk. Hosp. **71**, 364 (1942).

Fischer, E.: Hypercalcaemie bei Morbus Boeck mit periartikulären Weichteilverkalkungen. Ärztl. Wschr. **10**, 510 (1955).

Fleckenstein, B., Thomssen, R., Wurm, K.: Epstein-Barr virus and sarcoidosis. In: Proc. VI. Internat. Conf. on Sarcoidosis (K. Iwai, Y. Hosoda, Eds.), p. 190. University of Tokyo Press, 1974.

Fleischer, B.: Über Beziehungen der Mikuliczschen Krankheit zur Tuberkulose und Pseudoleukämie. Klin. Mbl. Augenheilk. **48**, 289 (1910).

Fleischner, F.: Die Erkrankung der Knochen bei Lupus pernio und Boeck's Miliarlupoid. Ostitis tuberculosa multiplex cystoides (Jüngling). Fortschr. Röntgenstr. **32**, 193 (1924).

Fogh, J., Edeling, C.J.: ^{67}Ga-Scintigraphy of Malignant Tumors. Nucl. Med. **11**, 371 (1972).

Fontana, C., Riva, P.C., Torricelli, A.: La sindrome di Löfgren e la malattia di Besnier-Boeck-Schaumann. Riv. Radiol. **10**, 589 (1970).

Forschbach, G.: Organische Staublungen. Internist **15**, 379 (1974).

Fougner, K., Gjone, E.: Aspergillom: ved et tilfelle av sarcoidosis Boeck in lungene. Nord. Med. **59**, 303 (1958).

Fourestier, M., Robert, F.: Un cas de la maladie de Besnier-Boeck-Schaumann à localisation vertebrale. J. Radiol. Electrol. **30**, 361 (1949).

Fraenkel, E.: Über eine eigenartige Form multipler Knochentuberkulose. Beitr. Klin. Tuberk. **50**, 441 (1922).

Fraimow, W., Myerson, R.M.: Portal hypertension and bleeding esophageal varices secondary to sarcoidosis of the liver. Amer. J. Med. **23**, 995 (1957).

Franz, G., Wurm, K.: Einfluß der Gravidität auf den Verlauf der Lungensarkoidose. Tuberk.-Arzt **16**, 696 (1962).

Freerksen, E.: Zur Immunologie der Sarkoidose. Verh. dtsch. Ges. inn. Med. **74**, 758 (1968).

Freiman, D.G.: Sarcoidosis. New Engl. J. Med. **239**, 664, 709, 743 (1948).

Freour, P., Leger, H., Nicholas, F.: Broncho-stenose de la lobaire moyenne par la maladie de Besnier-Boeck probable: survenant 32 ans après une sarcoidose cutanée. J. franc. Med. Chir. Thorac **12**, 81 (1958).

Fresen, O.: Die gestaltliche Betrachtung des Morbus Boeck. Ergebn. ges. Tuberk.-Forsch. **14**, 603 (1958).

Freundlich, I.M., Libshitz, H.I., Glassmann, L.M., Israel, H.L.: Sarcoidosis. Typical and atypical thoracic manifestations and complications. Clin. Radiol. (Edinb.) **21**, 376 (1970).

Frey, U.: Übergang von Boeckscher Krankheit in Miliartuberkulose (ein Beitrag zum Problem der „atypischen" Tuberkulosen). Helv. Med. Acta **15**, 129 (1948).

Fried, K.H.: Über die Ätiologie und Epidemiologie der Sarkoidose und ihre Bedeutung für den öffentlichen Gesundheitsdienst im In- und Ausland. Akademie für Staatsmedizin, Hamburg 1957.

Fried, K.H.: Über familiäres Vorkommen von Sarkoidose. Dtsch. med. J. **8**, 15 (1957).

Fried, K.H.: Zur Sarkoidose in Deutschland. Tuberk.-Arzt **12**, 320 (1958).

Fried, K.H., Genz, H.: Sarkoidose (Morbus Besnier-Boeck-Schaumann) bei BCG-Geimpften. Tuberk.-Arzt **12**, 558 (1958).

Friedel, H.: Les bronches dans la sarcoidose. Bronches **13**, 640 (1963).

Friedel, H., Dorscheid, H.-O., Kirsch, M., Mucke, Th.: Die Bedeutung der Bronchoskopie und Mediastinoskopie für die Sarkoidosediagnostik. Z. Tuberk. **121**, 152 (1964).

Friedman, O.H., Blaugrund, S.M., Siltzbach, L.E.: Biopsy of the bronchial wall as an aid in diagnosis of sarcoidosis, J. Amer. Med. Ass. **183**, 646 (1963).

Friou, G.J.: A study of the cuteneous reactions to oidiomycin, trichophytin and mumps skin test antigens in patients with sarcoidosis. Yale J. Biol. Med. **24**, 533 (1952)

Friou, G.J.: Delayed cutaneous hypersensitivity in sarcoidosis. J. Clin. Invest. **31**, 630 (1952).

Froehlich, R.: Das Verhalten des Bluteiweißbildes im Ablauf der Sarkoidose. Schweiz. Z. Tuberk. **18**, 440 (1961).

Fuchs, W.A.: Lymphographie und Tumordiagnostik. Berlin-Heidelberg-New York: Springer 1965.

Fujimori, I., Honda, K., Gonda, N., Koizumi, H., Katsu, M.: A case report of Heerfordt's syndrome. In: Proc. VI. Internat. Conf. on Sarcoidosis, (K. Iwai, Y. Hosoda, Eds.), p. 327. University of Tokyo Press, 1974.

Fukushiro, R., Ishizaki, H., Eryu, Y.: Scar infiltration in sarcoidosis. In: Proc. VI. Internat. Conf. Sarcoidosis (K. Iwai, Y. Hosoda, Eds.), p. 588. University of Tokyo Press, 1974.

Funk, C.F.: Boecksches Sarkoid als Allgemeinerkrankung. Med. Mschr. **4**, 721 (1950).

Funk, C.F.: Das Boecksche Sarkoid im Spiegel der Weltliteratur. Hautarzt **1**, 481 (1950).

Funk, C.F.: Morbus Besnier-Boeck-Schaumann. Die Sarkoidose. In: Dermatologie und Venerologie (H.A. Gottron, W. Schönfeld, Hrsg.), Bd. II/2, S. 1200. Stuttgart: Thieme 1958.

GAHLEN, W., KLÜKEN, N.: Über Fremdkörpergranuloma und Morbus Besnier-Boeck. Arch. Derm. Syph. (Berlin) **194**, 121 (1952).

GAINES, J.D., ECKMAN, P.B., REMINGTON, J.S.: Low CSF glucose level in sarcoidosis involving the central nervous system. Arch. Intern. Med. **125**, 333 (1970).

GALLAVARDIN, L., CAHEN, P., VERNEYRE, H., PELLOUX, H., SALLE, B.: Prolonged auricular tachycardia with atypical rhythmic aspects in a case of Besnier-Boeck-Schaumann disease. J. Med. Lyon **45**, 285 (1964).

GALLOPIN, Y.: Edit. Rapports du Symposium Européen de la sarcoidose, Genf 1971: La sarcoidose particulièrement dans ses localisations extrathoraciques. Bern: Hallwag 1972a.

GALLOPIN, Y.: Diversité des formes extrathoraciques de la sarcoidose. Rev. méd. Suisse rom. **92**, 339 (1972b).

GAMAIN, B., COBY, J., LAMBARD, D., CHAMBATTE, C., LEDÉDENTÉ, A., KERMAREC, J.: La fonction respiratoire au cours de la sarcoidose (formes endo-thoreciques). Poumon **20**, 857 (1964).

GARROD, O.: Sarcoidosis with dysphagia, peripheral neuropathy and multiple cranial nerve lesions. Proc. Roy. Soc. Med. **57**, 175 (1964).

GEDIGK, P.: Zur Kenntnis lipogener Pigmente. Verh. dtsch. Ges. Path. **42**, 430 (1958).

GEDIGK, P., BONTKE, E.: Über Stoffwechselvorgänge im Fremdkörpergranulationsgewebe. Virch. Arch. path. Anat. **330**, 538 (1957).

GENDEL, B.R., LUTON, E.F.: Sarcoidosis complicated by spontaneous pneumothorax. Amer. Pract. **2**, 339 (1951).

GENTRY, J.T., NITOWSKY, H.M., MICHAEL, M.: Studies on the epidemiology of sarcoidosis in the United States: the relationship to soil area and to urban-rural residence. J. clin. Invest. **34**, 1839 (1955).

GÉRAUD, J., RASCOL, A., JORDA, P., CAIZERGUES, P., KARKOUS, E.: Cerebral sarcoidosis. A propos of an anatomo-clinical case. Rev. Neurol. (Paris) **112**, 85 (1965).

GERMAIN, D.: La maladie de Besnier-Boeck-Schaumann chez l'enfant. Méd. Enfant (Paris) **70**, 351 (1963).

GERMAIN, J.: Sarcoidose ganglionnaire succédant à une tuberculose pulmonaire verifiée. Poumon **18**, 919 (1962).

GERTH, B., HÄNTZSCH, S., SCHRÖDER, KL.-J.: Ergebnisse der Skalenusbiopsie in pathologisch-anatomischer und klinischer Sicht. Zbl. allg. Path. path. Anat. **105**, 152 (1963).

GIESE, W.: Acinus and Lobulus der Lunge. Zbl. allg. Path. **97**, 233 (1957).

GIESE, W.: Die Boeck'sche Krankheit (Morbus Boeck). In: Lehrbuch der spez. path. Anatomie (E. KAUFMANN, M. STAEMMLER, Hrsg.), Bd. II/3, S. 1837. Berlin: de Gruyter 1960.

GIFFORD, B., KRAUSE, A.C.: Differential diagnosis of Boeck's sarcoid. Report of 10 cases with ocular involvement. Arch. Ophthal. (Chic.) **41**, 667 (1949).

GILES, C.L.: Anterior uveitis in children. A report of 16 cases including longterm follow-up. Arch. Ophthal. (Chic.) **70**, 779 (1963).

GILG, L.: Kliniske undersogelser over Boeck's sarcoid (sarcoidose): behandling og forlob. Kobenhaven: Bog Tryfkfri 1955

GIOBBI, A.: Considerazioni epidemiologiche, eziopatogenetiche e cliniche su 81 casi di sindrome da linfoma ilare bilaterale. B.H.S. o sindrome di Löfgren. G. ital. Tuberc. **17**, 135 (1963).

GIOBBI, A., CASALONE, G., PANDIANI, C.: Epidemiology of pulmonary sarcoidosis in Milan district. In: Proc. V. Internat. Conf. Sarcoidosis (L. LEVINSKY, F. MACHOLDA, Eds.), p. 244. Universita Karlova, Praha 1971.

GIRARD, J.P., PRESS, P., POUPON, M.-F.: Culture of peripheral blood lymphocytes from sarcoidosis. I. Study on the mechanism responsible for the depression of delayed hypersensitivity. In: Proc. V. Internat. Conf. on Sarcoidosis (L. LEVINSKY, F. MACHOLDA, Eds.), p. 212. Universita Karlova, Praha 1971.

GIRONÉS, R.: Pulmonary sarcoidosis. With special reference to the current methods of diagnosis and treatment (in span. Sprache). Med. Clin. (Barcelona) **41**, 364 (1963).

GIVEN, F.T., BENEDETTO, R.L. DI: Sarcoidosis and pregnancy. Report of 5 cases and 1 maternal death. Obstet. and Gynec. **22**, 355 (1963).

GLANZMANN, E.: Die viscerale Form der Besnier-Boeck-Schaumannschen Krankheit beim Kind. Ann. paediat. **165**, 125 (1945).

GLAUNER, R.: Über die Epitheloidzelltuberkulose des Mediastinums und der Lungen (sog. Boecksches Sarkoid der Lungen). Fortschr. Röntgenstr. **65**, 173 (1942).

GOBBAR, J.E., GILMER, W.S., CARROL, D.S., CLARK, G.M.: Vertebral sarcoidosis. J. Amer. Med. Ass. **178**, 1162 (1961).

GOECKERMANN, W.H.: Sarcoids and related lesions. Report of 17 cases; review of recent literature. Arch. Derm. Syph. (Chic.) **18**, 237 (1928).

GOECKERMANN, W.H.: Sarcoids and related lesions with special reference to systemic findings. Proc. Mayo Clin. **3**, 125 (1928).

GÖTHE, C.-J., HANNGREN, Å.: Tuberculin reactivity in Kveim positive and Kveim negative sarcoidosis. Scand. J. resp. Dis. **48**, 294 (1967).

GOLD, J.A., CANTOR, P.J.: Sarcoid heart disease. Arch. Intern. Med. **104**, 101 (1959).

GOLDENBERG, G.J., GREENSPAN, R.H.: Middle-lobe atelectasis due to endobronchial sarcoidosis, with hypercalcemia and renal impairment. New Engl. J. Med. **262**, 1112 (1960).

GOLDMAN, ST., DJURIĆ, B., BEHREND, H.: Further epidemiologic investigation of sarcoidosis in Yugoslavia. In: Proc. VI. Internat. Conf. Sarcoidosis (K. IWAI, Y. HOSODA, Eds.), p. 315. University of Tokyo Press, 1974.

Goldmann, E.E.: Eine ölhaltige Dermoidzyste mit Riesenzellen. Beitr. path. Anat. **7**, 553 (1890).

Goldstein, R.A., Israel, H.L., Rawnsley, H.M.: Effect of race and stage of disease on the serum immunoglobulins in sarcoidosis. In: Proc. V. Internat. Conf. on Sarcoidosis (L. Levinsky, F. Macholda, Eds.), p. 178. Universita Karlova, Praha 1971.

Goldstein, R.A., Israel, H.L., Janicki, B.W., Yokoyama, M.: Serum immunoglobulin D levels in sarcoidosis. In: Proc. VI. Internat. Conf. on Sarcoidosis (K. Iwai, Y. Hosoda, Eds.), p. 196. University of Tokyo Press, 1974.

Goldstein, R.A., Israel, H.L., Becker, K.L., Ryan, J.J.: Hypercalciuria and sarcoidosis. In: Proc. VI. Internat. Conf. on Sarcoidosis (K. Iwai, Y. Hosoda, Eds.), p. 413. University of Tokyo Press, 1974.

Good, R.A., Kelly, W.D., Rötstein, J., Varco, R.L.: Immunological deficiency diseases: agammaglobulinemia, hypogammaglobulinemia, Hodgkin's disease and sarcoidosis. Prog. Allergy **6**, 187 (1962).

Goodman, S.S., Margulies, M.E.: Boeck's sarcoid simulating a brain tumor. Arch. Neurol. Psychiat. (Chic.) **81**, 419 (1959).

Gore, I., McCarthy, A.M.: Boeck's sarcoid: report of a case involving the stomach. Surgery **16**, 865 (1944).

Gormsen, H.: The occureace of epitheloid cell granuloma in human bone marrow, with special reference to the diagnostic value of sternal puncture in Boeck's sarcoid and differential diagnosis of sarcoidosis, miliary tuberculosis and brucellosis. Acta med. scand. suppl. **213**, 154 (1948).

Gould, H., Kaufman, H.E.: Sarcoid of the fundus. Arch. Ophthal. (Chic.) **65**, 453 (1961).

Gould, H., Kaufman, H.E.: Boeck's sarcoid of the ocular fundus. Historical review and report of a case. Amer. J. Ophthal. **52**, 633 (1961).

Gourevitch, A., Cunningham, I.J.: Sarcoidosis of the sigmoid colon. Postgrad. Med. J. **35**, 689 (1959).

Gouttas, A., Polydoridis, J.: La forme poly-adénopathique de la maladie de Besnier-Boeck-Schaumann. Bull. Soc. Méd. Hôp. (Paris) **63**, 710 (1947).

Grabner, W.: Kortikoid-Langzeitbehandlung. Fortschr. Med. **91**, 517 (1973).

Granström, K.O., Gripwall, C.E., Kristofferson, C.E., Lindgren, A.G.H.: A case of uveoparotid fever (Heerfordt) with autopsy findings. Acta med. scand. **126**, 307 (1946).

Gravesen, P.B.: Lymphogranulomatosis benigna. Odense, Denmark 1942. Kommission hos Andelsbog-trykkeriet 225.

Gravesen, P.B.: Lymphogranulomatosis benigna. Zbl. ges. Tbk.-Forsch. **55**, 489 (1943).

Gray, F.D., Gray, F.G.: Pulmonary sarcoidosis. J. chron. Dis. **6**, 572 (1957).

Greenberg, G., Anderson, R., Sharpstone, P., James, D.G.: Enlargement of parotid gland due to sarcoidosis. Brit. med. J. **5413**, 861 (1964).

Greenberg, G., James, D.G., Feizi, T., Bird, R.: Serum-proteins in sarcoidosis. Lancet **1964II**, 1313.

Greuel, H., Bostroem, B.: Zur bioptischen Diagnostik des isolierten Lungenboeck. Fortschr. Röntgenstr. **92**, 707 (1960).

Grimminger, A.: Über Bronchialveränderungen beim Morbus Boeck (Bronchoskopisches Bild und Verlauf). Tuberk.-Arzt **9**, 539 (1955).

Gross, K.: Therapeutische Beeinflussung der Bindegewebswucherung bei Lungenfibrosen durch D-Penicillamin. Med. Klin. **67**, 1034 (1972).

Grubina, V.N.: Bullous inflation of the lungs in Besnier-Boeck-Schaumann's disease (sarkoidosis). Vestn. Rentgenol. Radiol. (Mosk.) **45**, 74 (1970); ref. Kongr. Zbl. inn. Med. **100**, 46.

Grüneberg, Th.: Dermatologische Studien, Bd. 28. Leipzig: Barth 1955.

Grüneberg, T.: Zur differentialdiagnostischen Abgrenzung des sarkoiden bzw. tuberkulinnegativen lupus vom Morbus Boeck. Arch. Derm. Syph. (Berlin) **200**, 400 (1955).

Guedon, J., Mathieu, F., Choeé, J., Chebat, J., Safar, M., Küss, R.: Sarcoidose rénale à forme pseudo-tumorale révélatrice de l'affection. Presse méd. **75**, 265 (1967).

Guérin, C.: Les manifestations articulaires de la sarcoidose de Besnier-Boeck-Schaumann. Rev. Rhum. **30**, 843 (1963).

Guibert, H.L.: Maladie de Besnier-Boeck-Schaumann à localisation gastroganglionnaire pure. Ann. Anat. Path. (Paris) **17**, 295 (1947).

Gumpel, J.M., Johns, C.J., Shulman, L.E.: The joint disease of sarcoidosis. Ann. rheum. Dis. **26**, 194 (1967).

Gundelfinger, B.F., Britten, S.A.: Sarcoidosis in the United States Navy. Amer. Rev. resp. Dis. **84**, 108 (1961).

Gusek, W.: Histologische und vergleichende elektronenmikroskopische Untersuchungsergebnisse zur Zytologie, Histogenese und Struktur des tuberkulösen und tuberkuloiden Granuloms. Med. Welt **54**, 850 (1964).

Gusek, W.: Histologie und elektronenmikroskopische komparative Zytologie tuberkulöser und epitheloidzelliger Granulome. Fortschr. Tuberk.-Forsch. **14**, 97 (1965).

Gusek, W.: Vergleichende Cytologie und Histogenese des Sarkoidosegranuloms. Arch. klin. exp. Derm. **227**, 24 (1966/67).

Gusek, W.: Pathologie der Sarkoidose. In: Kongreßbericht 10. Wiss. Tag. Norddtsch. Ges. Tuberk. u. Lg.-Krkht. 1967, s. 103. Lübeck: Hansisches Verlagskontor 1968.

Gusek, W.: Pathologische Anatomie der Sarkoidose. Internist **10**, 389 (1969).

Gusek, W., Schulz, K.-H., Behrend, H.: Zellmorphologie des Kveim-Granuloms. Verh. dtsch. Ges. Path. **1969**, 517.

GUSEK, W., BEHREND, H.: The Kveim-Granuloma- a comparative study on formal genesis and electron-microscopical structure. In: Proc. V. Internat. Conf. Sarcoidosis (L. LEVINSKY, F. MACHOLDA, Eds.), p. 124. Universita Karlova, Praha 1971.

GUSEK, W., BEHREND, H.: Komparative Formalgenese, Histologie und Ultrastruktur des Kveim-Granuloms. In: Kongreßbericht 12. Wiss. Tag. Norddtsch. Ges. Tbk. u. Lg. Krht., S. 164. Lübeck: Hansisches Verlagskontor 1972.

HAAS, E., HOLZMANN, H.: Sarkoidose (Morbus Besnier-Boeck-Schaumann) der Nase. Z. Laryng. Rhinol. **43**, 558 (1964).

HADFIELD, G.: The primary histological lesion of regional ileitis. Lancet **1939** II, 773.

HAGEN-MEINCKE, F.: Boeck's sarcoid and its relation to tuberculosis. Acta tuberc. scand. **18**, 1 (1944).

HAIN, E., ENGEL, J., MORR, H., WICHERT, P. VON: Klinische, radiologische und bioptische Untersuchungsverfahren beim Formenkreis „Alveolitis und Lungenfibrose". Internist **15**, 353 (1974).

HALDIMAN, C.: Hornhaut- und Bindehautveränderungen bei Boeckscher Krankheit. Ophthalmologica (Basel) **102**, 138 (1941).

HAMER, N.A.: Changes in the components of the diffusing capacity in pulmonary sarcoidosis. Thorax **18**, 275 (1963).

HAMILTON, R., PETTY, T.L., HAIBY, G.: Cavitary sarcoidosis of the lung. Arch. Intern. Med. (Chic.) **116**, 428 (1965).

HAMM, J.: Prognose der Lungenfibrosen. Lebensversicherungsmedizin **6**, 121 (1970).

HANLON, D.G., WILHELM, W.F.: Hemolytic manifestations of sarcoidosis; report of two cases. Lancet **72**, 33 (1952).

HANNGREN, Å., BIBERFELDT, G., CARLENS, E., HEDFORS, E., NILSSON, B.S., RIPE, E., WAHREN, B.: a) Is sarcoidosis due to an infectious interaction between virus and Mycobacterium? In: Proc. VI. Internat. Conf. on Sarcoidosis (K. IWAI, Y. HOSODA, Eds.), p. 8. University of Tokyo Press, 1974.

HANNGREN, Å., HEDFORS, E., NILSSON, B.S., RIPE, E.: b) Sarcoidosis—an immunological reaction with disturbed T/B cell ratio. In: Proc. VI. Internat. Conf. on Sarcoidosis (K. IWAI, Y. HOSODA, Eds.), p. 636. University of Tokyo Press, 1974.

HANNUKSELA, M., SALO, O.P., MUSTAKALLIO, K.K.: The prognosis of acute untreated sarcoidosis. Ann. clin. Res. **2**, 57 (1970).

HANNUKSELA, M.: Erythema nodosum with special reference to sarcoidosis. Ann. Clin. Res. (Suppl. 7) **3**, 1 (1971).

HANTSCHMANN, L.: Über torpide sklerosierende Tuberkulosen mit eigenartigem großzelligen histologischen Befund (Typ Besnier-Boeck, Schaumann, Mylius-Schürmann). Ergebn. ges. Tuberk.-Forsch. **9**, 1 (1939).

HANTSCHMANN, L.: Boecksche Krankheit (Sarkoidose). In: Klinik der Gegenwart, Bd. I, S. 321. München-Berlin: Urban u. Schwarzenberg 1966.

HARBIN, W., BOSWORTH, E.L.: Pulmonary vascular obstruction due to sarcoid; case report. J. Med. Ass. (Georgia) **37**, 337 (1948).

HARDEN, K.A.: Sarcoidosis, a review of the problem with some recent contributions. Amer. Pract. **11**, 401 (1960).

HARDEN, K.A., BARTHAKUR, A.: "Cavitary" lesions in sarcoidosis. Dis. Chest **35**, 607 (1959).

HARDY, H.L.: Differential diagnosis between beryllium poisoning and sarcoidosis. Amer. Rev. Tuberc. **74**, 885 (1956).

HARDT, F., WANSTRUP, J.: Sarcoidosis: an in-vitro Kveim reaction based on the leucocyte migration test. Acta path. microbiol. scand. **76**, 493 (1969).

HAROUTUNIAN, L.M., FISCHER, A.M., SMITH, E.W.: Tuberculosis and sarcoidosis. Bull. J. Hopkins Hosp. **115**, 1 (1964).

HARRELL, G.T., FISHER, S.: Blood chemical changes in Boeck's sarcoid with particular reference to protein, calcium and phosphatase values. J. Clin. Invest. **18**, 687 (1939).

HARRIS, T.R., BLUMENFELD, H.B., CRUTHIRDS, T.P., McCALL, C.B.: Coexisting sarcoidosis and cryptococcosis. Arch. intern. Med. **115**, 637 (1965).

HART, P.D., MITCHELL, D.N., SUTHERLAND, I.: Associations between Kveim tests results, previous BCG vaccination and tuberculin sensitivity in healthy young adults. Brit. med. **1964** I, 795.

HARTMANN, F., LEHMANN, H.: Hyperkalzämiesyndrom bei Sarkoidose der Epithelkörperchen. Med. Klin. **68**, 1365 (1973).

HARTWEG, H.: Über die Boecksche Krankheit der Lungen. Fortschr. Röntgenstr. **72**, 385 (1949/50).

HARTWEG, H.: a) Über die Todesursachen bei Morbus Boeck. Med. Welt **20**, 1604 (1951).

HARTWEG, H.: b) Zur Frage der formalen Pathogenese der Boeckschen Krankheit. Dtsch. med. Wschr. **76**, 1144 (1951).

HARTWEG, H.: Beitrag zur Pathogenese der sekundären Bronchiektasenlunge. Fortschr. Roentgenstr. **92**, 579 (1960).

HARTWEG, H., FAHRLÄNDER, H.: Die Crohnsche Erkrankung des Dickdarms. Fortschr. Röntgenstr. **115**, 439 (1971).

HARVEY, J.C.: A myopathy of Boeck's sarcoid. Amer. J. Med. **26**, 356 (1959).

HAUBOLD, U., AULBERT, E.: ^{67}Ga as a tumor scanning agent.—Clinical and physiological aspects. Symposium on medical radioisotope scintigraphy, Monte Carlo, 23.–28. 10. 1972.

HAZEGHI, P.: Les formes nérveuses de la sarcoidose (Maladie de Besnier-Boeck-SChaumann). Étude anatomo-clinique de deux cas. Schweiz. Arch. Neurol. Neurochir. Psychiat. **94**, 21 (1964).

HEARD, B.E.: Pathologie einiger chronisch fibrosierender Lungenerkrankungen (unter besonderer

Berücksichtigung klinischer Bezüge). Internist **15**, 346 (1974).

HEBOLD, G.: Über Gefäßveränderungen beim Boeckschen Sarkoid als Zeichen einer hyperergischen Entzündung tuberkulöser Ätiologie. Beitr. Klin. Tuberk. **115**, 184 (1956).

HEDVALL, E.: The prognosis of sarcoidosis. Acta tuberc. scand. **39**, 249 (1959).

HEERFORDT, C.F.: Über eine „febris uveo-parotidea subchronica", an der glandula parotis und der uvea des Auges lokalisiert und häufig mit Paresen cerebrospinaler Nerven kompliziert. Graefe Arch. Ophthal. **70**, 254 (1909).

HEESEN, W.: Morbus Boeck und hypophysäre Störungen; ein kasuistischer Beitrag. Z. Tuberk. **102**, 18 (1953).

HEILMEYER, L.: Bemerkungen zur Ätiologie des Morbus Boeck. In: Der Morbus Besnier-Boeck-Schaumann (epitheloidzellige Granulomatose) und seine Bedeutung für die endogenen Augenentzündungen (W. WEGNER, K. WURM, Hrsg.), S. 75. Stuttgart: Enke 1957.

HEILMEYER, L.: zit. nach JÖRGENSEN 1965.

HEILMEYER, L., WURM, K., REINDELL, H.: Klinik des Morbus Boeck. Beitr. Klin. Tuberk. **114**, 46 (1955).

HEILMEYER, L., WURM, K., REINDELL, H.: Der Morbus Boeck von Lunge und Mediastinum; ein klinischer Überblick auf Grund eines eigenen Krankengutes von 220 Fällen. Münch. med. Wschr. **98**, 145 (1956).

HEINE, F., SCHÜRMEYER, E.: Über die Behandlung der Sarkoidose mit Chloroquin. Beitr. Klin. Tuberk. **134**, 285 (1967).

HEINE, F., SCHÜRMEYER, E.: Hohlraumbildung bei der Sarkoidose der Lunge. Beitr. Klin. Tuberk. **138**, 185 (1968).

HELLER, S., MCLEAN, R.A., CAMPBELL, C.G., JONES, I.H.: A case of coexistent non-meningitic cryptococcosis and Boeck's sarcoid. Amer. J. Med. **22**, 986 (1957).

HENDRIX, J.Z.: Abnormal Skeletal mineral metabolism in sarcoidosis. Ann. Intern. Med. **64**, 797 (1966).

HENNEMAN, P.H., CARROLL, E.L., DEMPSEY, E.F.: The mechanism responsible for hypercalciuria in sarcoid. J. Clin. Invest. **33**, 941 (1954).

HENNEMAN, P.H., DEMPSEY, E.F., CARROLL, E.L., ALBRIGHT, F.: The cause of hypercalciuria in sarcoid and its treatment with cortisone and sodium phytate. J. Clin. Invest. **35**, 1229 (1956).

HENNIG, K., WOLLER, P., THOMAS, E.: Szintigraphische und ergospirographische Untersuchungsergebnisse bei der Lungensarkoidose (M. Boeck). Z. Erkr. Atmungsorg. **130**, 227 (1969).

HERING, H., SCHEID, P.: Kritische Bemerkungen zum Melkersson-Rosenthal-Syndrom als Teilbild des Morbus Besnier-Boeck-Schaumann. Arch. Derm. Syph. (Berlin) **197**, 344 (1954).

HERRMANN, E., RECKEL, K.: Die Sarkoidose des Nervensystems und die Sarkoid-Myopathie. Internist **10**, 385 (1969).

HERSKOVITS, E.: Atypische Lokalisation der Ostitis tuberculosa multiplex cystica. Röntgenpraxis **9**, 45 (1937).

HERSKOVITS, E.: Kasuistische Beiträge. Röntgenpraxis **10**, 114 (1938).

HEYDEN, W.: Die Ostitis tuberculosa multiplex cystoides (Jünglingsche Krankheit) und die „tuberkuloiden" Gewebsveränderungen anderer Organsysteme. Beitr. Klin. Tuberk. **86**, 23 (1935).

HIATT, J.S.: Sarcoidosis following primary tuberculosis. A case report. Amer. Rev. Tuberc. **58**, 98 (1948).

HIGASI, T., NAKAYAMA, Y.: Clinical Evaluation of ^{67}Ga-Citrate Scanning. J. Nucl. Med. **13**, 196 (1972).

HILLER, R.: Sarcoidosis of the stomach with polyarteritis nodosa. J. Abdom. Surg. **4**, 113 (1962).

HINTERBUCHNER, C.N., HINTERBUCHNER, L.P.: Myopathic syndrome in muscular sarcoidosis. Brain **87**, 355 (1964).

HIRSCHHORN, K., SCHREIBMAN, R.R., BACH, F.H., SILTZBACH, L.E.: In vitro studies of lymphocytes from patients with sarcoidosis and lymphoproliferative diseases. Lancet **1964II**, 842.

HIRSHAUT, Y., GLADE, P., VIERA, L.O.: Sarcoidosis, another disease associated with serologic evidence for herpes-like virus infection. New Engl. J. Med. **283**, 502 (1970).

HOCHULI, R.: Pylorusstenose bei Morbus Boeck des Magens. Schweiz. med. Wschr. **89**, 1341 (1959).

HOFFMAN, L., BLUMENFELD, O.O., MONDSHINE, R.B., PARK, S.S.: Effect of DL-Penicillamine on fibrous proteins of rat lung. J. appl. Physiol. **33**, 42 (1972).

HOLLISTER, W.F., HARRELL, G.T.: Generalized sarcoidosis of Boeck accompanied by tuberculosis and streptococcal bacteremia; a clinico-pathologic study with autopsy and animal inoculations. Arch. Path. (Chic.) **31**, 178 (1941).

HOLLSTROM, E.: On a fungus capable of producing acid-fast rods with special regard to its occurence in lymphogranulomatosis benigna (Schaumann's disease). Acta Dermatovener. (Stockh.) **26**, 37 (1945).

HOLMGREN, A., SVANBORG, N.: On the influence of body position on steady-state diffusing capacity during exercise, studied in patients with pulmonary sarcoidosis. Acta med. scand. **179**, 703 (1966).

HOLT, J.F., OWENS, W.I.: The osseous lesions of sarcoidosis. Radiology **53**, 11 (1949).

HOLZ, K.H., KALKOFF, K.W.: Intracytoplasmatische Einschlüsse von Lipopigment bei Sarkoidose. Klin. Wschr. **40**, 337 (1962).

HONEY, M., JEPSON, E.: Multiple bronchostenosis due to sarcoidosis: report of 2 cases. Brit. med. J. **1957II**, 1330.

HONZA, M., ADÁMKOVÁ, L., TUREČKOVÁ, A., STÁRKA, L., SULCOVA, J.: Metyrapone test in sarcoidosis and hilar lymphadenopathy. In: Proc. V. Internat. Conf. on Sarcoidosis (L. LEVINSKY, F. MACHOLDA, Eds.), p. 334. Universita Karlova, Praha 1971.

HORSMANHEIMO, M.: Phytohaemagglutinin-, tuberculin- and Kveim-induced blast transformation in sarcoidosis. In: Proc. VI. Internat. Conf. On Sarcoidosis (K. IWAI, Y. HOSODA, Eds.), p. 177. University of Tokyo Press, 1974.

HORWITZ, O.: Geographic epidemiology of sarcoidosis in Denmark: 1954–1957. Amer. Rev. resp. Dis. (Suppl.) 84, 135 (1961).

HORWITZ, O.: Epidemiological studies on sarcoidosis in Denmark. Rapports de la IV\e Conf. Internat. sur la Sarcoidose, Paris 1966, p. 326. Paris: Masson 1967.

HOSODA, Y., CHIBA, Y.: The relationship of sarcoidosis to tuberculosis. Acta med. scand. 176 (Suppl. 425), 271 (1964).

HOUK, V.N., MOSER, K.M.: Corticosteroid therapy for Boeck's sarcoid: Correlation of functional and radiographic evidence of improvement. J. Amer. med. Ass. 185, 973 (1963).

HOWARD, J.E., CARY, R.A., RUBIN, P.S., LEVIN, M.D.: Diagnostic problems in patients with hypercalcemia. Trans. Ass. Amer. Phys. 62, 264 (1949).

HOYLE, C., DAWSON, J., MATHER, G.: Skin sensitivity in sarcoidosis. Lancet 1954 II, 164.

HUBAULT, A., AMOUROUX, J., ATRA, E.: Les atteintes musculaires de la sarcoidose. Schweiz. Rdsch. Med. (Praxis) 61, 853 (1972).

HUDELO, A., MONTLAUR, LEFORESTIER: Lymphogranulomatose de Schaumann (lupus pernio) à forme anormale. Bull. Soc. Franç. Derm. Syph. 32, 109 (1925).

HÜSSELMANN, H., PAHLOW, C., PIESBERGEN, H.: Magen und Sarkoidose. Dtsch. med. Wschr. 94, 1229 (1969).

HUMPERDINCK, K.: Silikose oder Boeck'sche Erkrankung. Med. Klin. 46, 114 (1951).

HUNTÉR, F.T.: Hutchinson-Boeck's disease (generalized sarcoidosis); historical note and report of a case with apparent cure. New Engl. J. Med. 214, 346 (1936).

HURLEY, T.H., BARTHOLOMEUSZ, C.L.: The Kveim test in sarcoidosis. Med. J. Aust. 5, 947 (1968).

HUTCHINSON, J.: Anomalous disease of skin, of the fingers, etc. (papillary psoriasis?). Illustrations of clinical Surgery, vol. I, p. 42. London: J. u. A. Churchill 1878.

HUTCHINSON, J.: Cases of Mortimer's malady (lupus vulgaris multiplex non-ulcerans and non-serpigeneous). Arch. Surg. (Lond.) 9, 307 (1898).

HUTCHINSON, J.: Mabey's malady and lupus pernio. Arch. Surg. (Lond.) 11, 205 (1900).

HUTCHINSON, J.: Mortimer's malady (a form of lupus pernio). Arch. Surg. (Lond.) 11, 289 (1900).

HUZLY, A.: Posttuberkulöses Syndrom, Mittellappensyndrom, Lappen- und Segmentsyndrom. Tuberk.-Arzt 8, 70 (1954).

HUZLY, A.: Das Mittellappensyndrom. Fortschr. Röntgenstr. 97, 407 (1962).

HUZLY, A., HOFFMANN, A., SEIDEL, H., GRIMMINGER, A., HAUSSER, R., AROLD, C., FORSCHBACH, G.: Les bronches dans la sarcoidose. Bronches 13, 531 (1963).

IBERS, G., VIETEN, H., WILLMANN, K.H.: Bronchographie bei Tuberkulose. Fortschr. Röntgenstr. 74, 667 (1951).

IBERS, G., VIETEN, H., WILLMANN, K.H.: Pulmonary function in Boeck's sarcoid. J.Clin. Invest. 32, 909 (1953).

ILLIG, R., FANCONI, G.: Über einen Fall von Sarcoidosis im Kindesalter mit ungewöhnlichen Haut- und Augenveränderungen sowie einer Calciumstoffwechselstörung. Helv. Paediat. Acta 16, 211 (1961).

ISBISTER, J.: A case of Besnier-Boeck-Schaumann syndrome or benign lymphogranulomatosis with pneumothoraces. Med. J. Aust. 1, 275 (1945).

ISHIDA, O., UCHIDA, H., SONE, S., TAJI, Y., TACHIBANA, T.: Lymphographic studies in sarcoidosis. In: Proc. VI. Internat. Conf. on Sarcoidosis (K. IWAI, Y. HOSODA, Eds.), p. 428. University of Tokyo Press, 1974.

ISRAEL, H.L.: The diagnosis of sarcoidosis. Ann. intern. Med. 68, 1323 (1968).

ISRAEL, H.L.: Effects on chlorambucil and methotrexate in sarcoidosis. In: Proc. V. Internat. Conf. on Sarcoidosis (L. LEVINSKY, F. MACHOLDA, Eds.), p. 632. Universita Karlova, Praha 1971.

ISRAEL, H.L.: Observations on the mechanism and specificity of the Kveim reaction. In: Proc. VI. Internat. Conf. on Sarcoidosis (K. IWAI, Y. HOSODA, Eds.), p. 60. University of Tokyo Press, 1974.

ISRAEL, H.L., SONES, M., STEIN, S.C., ARONSON, J.D.: BCG vaccination in sarcoidosis. Amer. Rev. Tuberc. 62, 408 (1950).

ISRAEL, H.L., DELAMATER, E., SONES, M., WILLIS, W.D., MIRMELSTEIN, A.: Chronic disseminated histoplasmosis: an investigation of its relationship to sarcoidosis. Amer. J. Med. 12, 252 (1952).

ISRAEL, H.L., SONES, M.: Sarcoidosis: clinical observation on 160 cases. Arch. Int. Med. 102, 766 (1958).

ISRAEL, H.L., SONES, M.: The differentiation of sarcoidosis and beryllium disease. Arch. Indust. Health (Chic.) 19, 160 (1959).

ISRAEL, H.L., SONES, M., ROY, R.L., STEIN, G.N.: The occurence of intrathoracic calcification in sarcoidosis. Amer. Rev. resp. Dis. 84, 1 (1961).

ISRAEL, H.L., PATTERSON, J.R., SMUKLER, N.M.: Latex fixation tests in sarcoidosis. Acta med. scand. 176 (Suppl. 425), 40 (1964).

ISRAEL, H.L., SONES, M.: Selection of biopsy procedures for sarcoidosis diagnosis. Arch. Intern. Med. 113, 255 (1964).

ISRAEL, H.L., SONES, M.: Immunologic defect in patients recovered from sarcoidosis. New Engl. J. Med. 273, 1003 (1965).

ISRAEL, H., SONES, M.: Sarcoidosis, tuberculosis and tuberculin allergy. A prospective study. Amer. Rev. resp. Dis. 94, 887 (1966).

Israel, H.L., Goldstein, R.A.: Relation of Kveim-antigen reaction to lymphadenopathie. Study of sarcoidosis and other diseases. New Engl. J. Med. **284**, 345 (1971).

Israel, H.L., Fouts, D.W., Beggs, R.A.: A controlled trail of prednisone treatment of sarcoidosis. In: Proc. VI. Internat. Conf. on Sarcoidosis (K. Iwai, Y. Hosoda, Eds.), p. 529. University of Tokyo Press, 1974.

Italia, R., Forti, P., Lops, M.: Current trends in the therapy of sarcoidosis (in ital. Sprache). G. Ital. Tuberc. **18**, 18 (1964).

Ito, Y., Ogima, I., Kinoshita, Y.: Familial sarcoidosis in Japan. In: Proc. VI. Internat. Conf. Sarcoidosis (K. Iwai, Y. Hosoda, Eds.), p. 30. University of Tokyo Press, 1974.

Iverson, L., Pinkerton, H.: Sarcoidosis and histoplasmosis. Amer. J. Path. **28**, 542 (1952).

Iwai, K., Oka, H.: Sarcoidosis. Report of ten autopsy cases in Japan. Amer. Rev. resp. Dis. **90**, 612 (1964).

Iwai, K., Hosoda, Y.: Edit. Proc. VI. Internat. Conf. on Sarcoidosis, Tokyo 1973: Extrapulmonary involvement, p. 327. University of Tokyo Press, 1974.

Jackson, A.S.: Splenectomy in sarcoidosis. Amer. J. Surg. **94**, 802 (1957).

Jackson, A., Hood, T.R.: Sarcoidosis with involvement of the pituitary gland. Ann. Intern. Med. **49**, 467 (1958).

Jackson, W.P., Dancaster, C.P.: Calcium metabolism in sarcoidosis. Brit. med. J. **544**, 1552 (1965).

Jacobsen, A.W.: Generalized tuberculosis of lymphnodes and multiple cystic tuberculosis of bones. Report of 2 cases. J. Pediatr. **8**, 292 (1936)

Jadassohn, W., Martenstein, H.: Über die Abschwächung der Tuberkulinwirkung durch menschliches Serum. Klin. Wschr. **2**, 1210 (1923).

Jadassohn, W.: L'origine tuberculeuse de la maladie de Boeck. Bull. Soc. franç. Derm. Syph. **41**, 1344 (1934).

Jalan, K.N., McLean, N., Ross, J.M., Sircus, W., Butterworth, S.T.G.: Carcinoma of the terminal ileum and sarcoidosis in a case of ulcerative colitis. Gastroenterology **56**, 583 (1969)

James, D.G.: The early diagnosis of sarcoidosis. Postgrad. Med. J. **34**, 240 (1958).

James, D.G.: Dermatological aspects of sarcoidosis. Quart. J. Med. **28**, 109 (1959).

James, D.G.: Ocular sarcoidosis. Amer. J. Med. **26**, 331 (1959).

James, D.G.: Erythema nodosum. Brit. med. J. **1961 II**, 853.

James, D.G.: Clinical concepts of sarcoidosis. Amer. Rev. Resp. Dis. **84**, 14 (1961).

James, D.G.: Sarcoidosis in children. Postgrad. Med. J. **37**, 592 (1961).

James, D.G.: Discussion III. Internat. Conf. on Sarcoidosis. Acta med. scand., Suppl. **425**, 47 (1964).

James, D.G.: Immunology of sarcoidosis. Lancet **1966 II**, 633.

James, D.G.: Waldenström's Uveoparotitis. (Uveoparotitis Heerfordt-Waldenström). Acta med. scand. **179** (Suppl. 445), 448 (1966).

James, D.G.: Extrathoracic sarcoidosis. Proc. roy. Soc. Med. **60**, 992 (1967).

James, D.G.: Therapie der Sarkoidose. Internist **10**, 316 (1969).

James, D.G.: Wiss. Ausstellung (Knochenmanifestationen der Sarkoidose) XIII. Internat. Congr. Radiology, Madrid 1973.

James, D.G.: Drugs for the treatment of sarcoidosis. In: Proc. VI. Internat. Cong. on sarcoidosis (K. Iwai, Y. Hosoda, Eds.), p. 644. University of Tokyo Press, 1974.

James, D.G., Thomson, A.D., Willcox, A.: Erythema nodosum as a manifestation of sarcoidosis. Lancet **1956 II**, 218.

James, D.G., Thomson, A.D.: The course of sarcoidosis and its modification by treatment. Lancet **1959 I**, 1057.

James, D.G., Anderson, R., Langley, D., Ainslie, D.: Ocular sarcoidosis. Brit. J. Ophthal. **48**, 461 (1964).

James, D.G., Bailey, A.: Management of sarcoidosis. Geriatrics **24**, 140 (1969).

James, D.G., Carstairs, L.S., Trowell, J., Sharma, O.P.: Lancet **1967 II**, 526. Zit. nach James 1969.

James, D.G., Walker, A.N.: All that glitters is not sarcoidosis. In: Rapports Symp. Européen de la Sarcoidose (Y. Gallopin, Ed.), p. 113. Bern: Hallwag 1972.

James, D.G., Walker, A.N., Hamlyn, A.N.: Immunology of sarcoidosis. In: Proc. VI. Internat. Conf. on Sarcoidosis (K. Iwai, Y. Hosoda, Eds.), p. 169. University of Tokyo Press, 1974.

James, E.F.: Transition from pulmonary tuberculosis to sarcoidosis. Amer. Rev. resp. Dis. **84**, 78 (1961).

James, I., Wilson, A.J.: Spontaneous rupture of the spleen in sarcoidosis. Brit. J. Surg. **33**, 280 (1946).

Janbon, M., Bertrand, L.: Sarcoidose de l'intestin grêle (ses rapports avec l'ileite régionale de Crohn). Presse Med. **66**, 1491 (1958).

Jänicke, K.: Zur Klinik und Morphologie des Morbus Besnier-Boeck-Schaumann mit Befall des Zentralnervensystems. Psychiat. Neurol. med. Psychol. (Leipzig) **13**, 164 (1961).

Jansen, H.H., Kolkmann, F.-W., Kraus, E.: Der extrpulmonale Morbus Boeck unter besonderer Berücksichtigung seiner zerebralen und okulären Manifestationen. Ärztl. Forsch. **23**, 249 (1969).

Jaques, W.E.: Relationship of nematode larvae to generalized sarcoidosis. Report of a case and review of the literature. Arch. Path. **53**, 550 (1952).

Jarniou, A.P., Moreau, A., Chambatte, C., Enjalbert: Le devenir evolutif des images médiastinales et médiastino-pulmonaires d'étiologie indeterminée (a propos de 50 observations). Bull. Soc. Med. Hôp. (Paris) **73**, 641 (1957).

JASPER, P.L., DENNY, F.W.: Sarcoidosis in children with special emphasis on the natural history and treatment. J. Pediat. **73**, 499 (1968).

JAUMANDREU, C.A., NAVARRETE, E., CASSINELLI, J.F.: Sarcoidosis of the endometrium. Thorax **13**, 320 (1964).

JEDLICKA, J., LEVINSKÝ, L.: Angiogenni, šelest vydávaný strangulaci větve arterie pulmonalis sklerotickou formou plicni sarkoidozy. Cas. Lek. Cesk. **98**, 1560 (1959).

JEFFERSON, M.: Sarcoidosis of the nervous system. Brain **80**, 540 (1957).

JERUSALEM, F., IMBACH, P.: Granulomatöse Myositis und Muskelsarkoidose. Dtsch. med. Wschr. **95**, 2184 (1970).

JESSING, A.: Lymfogranulomatosis benigna i ventrikien. Nord. Med. **17**, 161 (1943).

JOACHIM, G.R.: Temporary amelioration of primary idiopathic hypoparathyroidism by a noncaseating granulomatous disease. New Engl. J. Med. **271**, 75 (1964).

JOHANSSON, R.: Sarkoidos (morbus Schaumann) och hemolytisk anemi. Nord. Med. **60**, 1746 (1958).

JOHNS, C.J.: Treatment of sarcoidosis (summary statement). In: Proc. VI. Internat. Conf. on sarcoidosis (K. IWAI, Y. HOSODA, Eds.), p. 648. University of Tokyo Press, 1974.

JOHNS, C.J., ZACHARY, J.B., RILEY, M.C., BRAHIM, S., BALL, W.C.: Long-term study of corticosteroids in pulmonary parenchymal sarcoidosis. In: Proc. VI. Internat. Conf. on Sarcoidosis (K. IWAI, Y. HOSODA, Eds.), p. 539. University of Tokyo Press, 1974.

JOHNSON, R.L., TAYLOR, H.F., DE GRAFF, A.C.: Functional significance of a low pulmonary diffusing capacity for carbon monoxide. J. Clin. Invest. **44**, 789 (1965).

JONES, J.V.: Development of sensitivity to dinitrochlorobenzene in patients with sarcoidosis. Clin. exp. Immun. **2**, 477 (1967).

JORDON, J.W., OSBORNE, E.D.: Besnier-Boeck's disease: report of two cases of extensive involvement. Arch. Derm. Syph. (Chicago) **35**, 663 (1937).

JÖRGENSEN, G.: Sarkoidose und Schwangerschaft. Beitr. Klin. Tuberk. **127**, 605 (1963).

JÖRGENSEN, G.: Sarkoidose und BCG-Impfung. Prax. Pneumol. **18**, 25 (1964).

JÖRGENSEN, G.: Untersuchungen zur Genetik der Sarkoidose. Heidelberg: Hüthig 1965.

JÖRGENSEN, G.: Genetik der Sarkoidose. Arch. klin. exp. Derm. **227**, 16 (1966/67).

JÖRGENSEN, G., HEUCK, F.: Familiäres Auftreten der Sarkoidose. Z. menschl. Vererb. Konstitutionsl. **36**, 74 (1961).

JÖRGENSEN, G., WURM, K.: Die Blutgruppen bei der Sarkoidose. Acta med. scand. **176** (Suppl. 425), 213 (1964).

JÜNGLING, O.: Ostitis tuberculosa multiplex cystica (eine eigenartige Form der Knochentuberkulose). Fortschr. Röntgenstr. **27**, 375 (1919–1921).

JÜNGLING, O.: Ostitis tuberculosa multiplex cystica. Zbl. Chir. **48**, 1875 (1921).

JÜNGLING, O.: Ostitis tuberculosa multiplex cystica. Zbl. Chir. **49**, 1536 (1922).

JÜNGLING, O.: Über Ostitis tuberculosa multiplex cystoides, zugleich ein Beitrag zur Lehre von den Tuberkuliden des Knochens. Bruns Beitr. klin. Chir. **143**, 401 (1928).

JÜNGST, B.K.: Die myokardiale Sarcoidose. Z. Kinderheilk. **95**, 53 (1966).

JÜTTE, A., LEMKE, L.: Fundusveränderungen bei Morbus Boeck. Ophthalmologica (Basel) **149**, 3(1965).

JULIUS, J.: Rupture of the spleen during Besnier-Boeck's disease. Med. Chir. Univ. Klin. Groningen **6**, 185 (1947).

KABOTH, W.: Erworbene Immundefekte. Med. Klin. **65**, 1862 (1970).

KÄMPFER, R.: Über extrapulmonale Organmanifestationen des Morbus Boeck unter besonderer Berücksichtigung der Schleimhaut der oberen Luftwege. Prax. Pneumol. **18**, 204 (1964).

KAISER, H.: Cortisonderivate in Klinik und Praxis, 5. Aufl. Stuttgart: Thieme 1968.

KALBIAN, V.V.: Bronchial involvement in pulmonary sarcoidosis. Thorax **12**, 18 (1957).

KALDEN, J.R., BECKER, F.W. KRULL, P., DEICHER, H.: The in vitro Kveim reaction in sarcoidosis and other diseases. An evaluation of the specificity of the test. In: Proc. VI. Internat. Conf. on Sarcoidosis (K. IWAI, Y. HOSODA, Eds.), p. 39. University of Tokyo Press, 1974.

KALKOFF, K.W.: Zur Stellung der Boeck'schen Krankheit im Rahmen der Tuberkulose. Tuberk.-Arzt **4**, 245 (1950).

KALKOFF, K.W.: Zur Seitendifferenz der röntgenologisch nachweisbaren Lungenveränderungen bei der Boeck'schen Krankheit. Tuberk.-Arzt **7**, 588 (1953).

KALKOFF, K.W.: Zur Ätiologie des Morbus Boeck und zur Abgrenzung seines Formenkreises. Zbl. Haut-Geschlechtskr. **18**, 1 (1955).

KALKOFF, K.W.: Zur Ätiologie des Morbus Boeck. Beitr. klin. Tuberk. **114**, 1 (1955).

KALKOFF, K.W.: Problematik und Klinik der Sarkoidose (Morbus Besnier-Boeck-Schaumann). Beitr. klin. Tuberk. **121**, 246 (1959).

KALKOFF, K.W.: Einführung, Geschichte und Definition der Sarkoidose. Arch. klin. exp. Derm. **227**, 10 (1966).

KALKOFF, K.W.: Zur Geschichte der Sarkoidose. Internist **10**, 289 (1969).

KALKOFF, K.W.: Hauterscheinungen der Sarkoidose. Internist **10**, 376 (1969).

KALKOFF, K.W.: Definition und Ätiologie der Sarkoidose. Dtsch. med. Wschr. **95**, 505 (1970).

KALKOFF, K.W., HÜCK, J.: Die Tuberkulinreizschwelle verschiedener Hauttuberkuloseformen einschließlich der Boeckschen Krankheit. Arch. Derm. Syph. (Berlin) **186**, 374 (1947).

Kalkoff, K.W., Mohr, H.J.: Zur Ätiologie der Boeck'schen Krankheit. Derm. Wschr. **119**, 554 (1947).

Kalkoff, K.W., Mohr, H.J.: Zum Erregernachweis der Boeck'schen Krankheit. Arch. Derm. Syph. (Berlin) **188**, 202 (1949).

Kalman, S.I., Mallett, S.P.: Aberrant gland and sarcoidosis in the maxilla: report of a case. J. Oral Surg. **12**, 63 (1954).

Kaplan, H.: Sarcoid arthritis with a response to colchicine. Report of two cases. New Engl. J. Med. **263**, 778 (1960).

Kaplan, H.: Sarcoid arthritis. A review. Arch. Intern. Med. (Chic.) **112**, 924 (1963).

Kaplan, M.: Boeck's sarcoid. Report of a case with an unusual precipitating factor. Amer. J. Ophthal. **31**, 83 (1948).

Karlish, A.J.: Le diagnostic bronchoscopique de la sarcoidose. Bronches **17**, 397 (1967).

Karlish, A.J.: The effect of steroids on the development of the Kveim reaction. In: Proc. V. Internat. Conf. on Sarcoidosis (L. Levinsky, F. Macholda, Eds.), p. 367. University Karlova, Praha 1971.

Karlish, A.J.: Sarcoidosis and thyroid disease. In: Rapp. Symposium Européen de la Sarcoidose (Y. Gallopin, Ed.), p. 147. Bern: Hallwag 1972.

Karlish, A.J., McGregor, G.A.: Sarcoidosis, Thyroiditis and Addison's disease. Lancet **1970II**, 330.

Karlish, A.J., Marshall, T.: Pulmonary function in 130 patients with sarcoidosis. In: Proc. V. Internat. Conf. Sarcoidosis (L. Levinsky, F. Macholda, Eds.), p. 410. University Karlova, Praha 1971.

Katsouros, T.: Mittellappenatelektase bei Sarkoidose. Prax. Pneumol. **25**, 479 (1971).

Kawabe, H., Tada, H., Nagano, H.: Familial occurence of sarcoidosis. In: Proc. VI. Internat. Conf. on Sarcoidosis (K. Iway, Y. Hosoda, Eds.), p. 27. University of Tokyo Press, 1974.

Kay, S.: Sarcoidosis of the spleen: report of four cases with a twenty-threee year follow-up in one case. Amer. J. Path. **26**, 427 (1950).

Kehler, E.:. Ein Fall von zystischer Lungensarkoidose. Tuberk.-Arzt **17**, 113 (1963).

Kehler, E.: „Mittellappensyndrom" und Segmentatelektasen bei Lungensarkoidose. Beitrag zur vegetativen Strukturanalyse der Sarkoidose. Prax. Pneumol. **3**, 152 (1964).

Kelemen, J.T., Nagy, A., Medgyessy, E., Mándi, L.: Zur Problematik des Mykobakteriennachweises bei Sarkoidose. Kritik der Aplas'schen Methode. Prax. Pneumol. **23**, 331 (1969).

Kelley, M.L., McHardy, R.J.: An unusual case of fatal hepatic sarcoidosis. Amer. J. Med. **18**, 842 (1955).

Kendig, E.L.: Sarcoidosis in children. Amer. Rev. Resp. Dis. **84**, 49 (1961).

Kendig, L.E.: Sarcoidosis among children in the United States. In: Proc. VI. Internat. Conf. on Sarcoidosis (K. Iwai, Y. Hosoda, Eds.), p. 515. University of Tokyo Press, 1974.

Kent, D.C.: Recurrent unilateral hilar adenopathy in sarcoidosis. Amer. Rev. resp. Dis. **91**, 272 (1965).

Kent, D.C., Spence, W.: Physiologic abnormalities in pulmonary sarcoidosis. Dis. Chest **46**, 680 (1964).

Kerley, P.: The significance of the radiologic manifestations in erythema nodosum. Brit. J. Radiol. **15**, 155 (1942).

Kerley, P.: Sarcoidosis. In: Modern trends in diagnostic radiology (J.W. McLaren, Ed.). New York: Harper and Row 1948.

Kessler, G.F., Behrend, H.: Zur Problematik der sogenannten Übergangsformen zwischen Sarkoidose und Tuberkulose. In: Kongreßbericht 66. Tag. Nordwestdtsch. Ges. inn. Med. (J. Jacobi, Hrsg.), S. 17. Lübeck: Hansisches Verlagskontor 1966.

Kessler, G.-Fr., Behrend, H.: Die Beteiligung der Bronchialschleimhaut bei der Sarkoidose. Arch. klin. exp. Derm. **227**, 118 (1966).

Kettner, W., Scharkoff, Th., Gnüchtel, G.: Sarkoidose und Sarkoidose-ähnliche Reaktionen des Intestinaltrakts. Zbl. Chir. **96**, 497 (1971).

Kienböck, R.: Zur radiographischen Anatomie und Klinik der tuberkulösen Erkrankung der Fingerknochen, „spina Ventosa"; namentlich der nicht nach außen perforierenden Form, nebst Differentialdiagnose gegen Syphilis. Z. Heilkunde **23**, 186 (1902).

Kimbrell, O.C.: Sarcoidosis of the spleen. New Engl. J. Med. **257**, 128 (1957).

King, M.J.: Ocular lesions of Boeck's sarcoid. Trans. Amer. Ophthal. Soc. **37**, 442 (1939).

Kirks, D.R., Newton, Th.H.: Sarcoidosis a rare cause of spinal cord widening. Radiology **102**, 643 (1972).

Kissmeyer, A.: La maladie de Boeck: sarcoides cutanées bénignes multiples. Paris: Masson 1932.

Kissmeyer, A.: La maladie de Boeck. Sarcoides cutanées bénignes multiples. Copenhagen: Levin and Munksgaard 1932.

Klatskin, G.: Hepatitis associated with systemic infection. In: Diseases of the Liver, p. 47. Philadelphia: Schiff 1956.

Klatskin, G., Yesner, R.: Hepatic manifestations of sarcoidosis and other granulomatous diseases; a study based on histological examination of tissue obtained by needle biopsy of the liver. Yale J. Biol. Med. **23**, 207 (1950).

Klatskin, G., Gordon, M.: Renal complications of sarcoidosis and their relationship to hypercalcemia. With a report of two cases simulating hyperparathyroidism. Amer. J. Med. **15**, 484 (1953).

Klein, F., Lehotan, A.: Thrombopenische Purpura und Sarkoidose der Milz. Schweiz. med. Wschr. **82**, 927 (1952).

Klinefelter, H.F., Salley, S.M.: Sarcoidosis simulating glomerulonephritis. Bull. Hopk. Hosp. **79**, 333 (1946).

KLINGMÜLLER, V.: Über Lupus pernio. Arch. Derm. Syph. (Berlin) **84**, 323 (1907).

KLINGMÜLLER, G.: Der Morbus Boeck in der Familie. Derm. Wschr. **124**, 1199 (1951).

KNUTSSON, F.: Skeletal changes in sarcoidosis. Acta Radiol. (Stockh.) **51**, 429 (1959).

KOBAYASHI, F.: The incidence and course of ocular lesion in sarcoidosis. In: Proc. VI. Internat. Conf. on Sarcoidosis (K. IWAI, Y. HOSODA, Eds.), p. 349. University of Tokyo Press, 1974.

KOCH, F.: Über ostitis tuberculosa multiplex cystoides (Jüngling), bei Lupus vulgaris. Derm. Wschr. **101**, 919 (1935).

KOCH, H., BEHREND, H.: Die Bedeutung der Mediastinoskopie für die Differentialdiagnose der Sarkoidose. Arch. klin. exp. Derm. **227**, 127 (1966).

KOCH, H., BEHREND, H.: The combined mediastinobronchoscopy as a fast and efficient tool in the diagnosis of Morbus Boeck. In: Proc. V. Internat. Conf. Sarcoidosis (L. LEVINSKY, F. MACHOLDA, Eds.), p. 466. University Karlova, Praha 1971.

KÖNN, G.: Über die Histologie und Pathogenese des Morbus Boeck, Büch. Augenarzt **27**, 97 (1957).

KOGUT, M.D., NEUMANN, L.L.: Renal involvement in Boeck's sarcoidosis. Pediatrics **28**, 410 (1961).

KOHNER, E., GREENBERG, G.: Fundal lesions in sarcoidosis. Postgrad. Med. J. **40**, 717 (1964).

KOHOUT, J.: a) Passive transfer of delayed type sensitivity in sarcoidosis. In: Rapports IV. Conf. Internat. de la sarcoidose, p. 287. Paris: Masson 1967.

KOHOUT, J.: b) Passive Übertragung der Tuberkulinallergie bei der Sarkoidose und bei malignen Lymphomen. Wien. klin. Wschr. **79**, 795 (1967).

KOHOUT, J.: Gemeinsames Vorkommen von Sarkoidose und Tuberkulose. Wien. med. Wschr. **119**, 304 (1969).

KOHOUT, J.: Die Beeinträchtigung der zellulären Abwehr bei der Sarkoidose. Med. Klin. **66**, 1765 (1971).

KOHOUT, J.: Untersuchungen zur Immunreaktion vom Spättyp bei Erkrankungen der Lunge. Praxis Pneumol. **25**, 540 (1971).

KOLESOV, A.P., ZHELUDEV, S.I., DAVIDENKO, V.A.: Mediastinal and mediastinal-pulmonary form of sarcoidosis in the sorgical hospital. Khirurgiia (Moskva) **40**, 11 (1964).

KOSSMANN, F.: Morbus Besnier-Boeck-Schaumann des Magens. Med. Klin. **54**, 1011 (1959).

KOTLER, M.N., ZWI, S., GOLDMAN, H.I.: Pulmonary function in sarcoidosis and the effect of steroid treatment. S. Afr. med. J. **41**, 625 (1967).

KOVNAT, P.J., DONOHOE, R.F.: Sarcoidosis involving the pleura. Ann. intern. Med. **62**, 120 (1965).

KOZICKA-POLAKOWA, I.: A contribution on the arthritic changes in sarcoidosis based on an observed case. Reumatologia (Warsz.) **3**, 81 (1965).

KRAUSE, M., PROKOPH, S.: Zur Fehlbeurteilung des Lungenboeck. Z. ges. inn. Med. **19**, 254 (1964).

KREIBICH, C.: Über Lupus pernio. Arch. Derm. Syph. (Berlin) **71**, 3 (1904).

KRÜCK, F.: Niereninsuffizienzerscheinungen bei Boeckscher Sarkoidose. Klin. Wschr. **38**, 80 (1960).

KRÜMMEL, H.: Epitheloidzellige Granulomatose (Boecksches Sarkoid) an der Bindehaut. Ophthalmologica (Basel) **126**, 193 (1953).

KRYGER, J., RONNOV-JESSEN, V.: Myopathy in Boeck's sarcoid. Acta Rheum. Scand. **5**, 314 (1959).

KUGLER, W., SILBERHORN, K.: Thrombopenische Haemorrhagie bei Morbus Boeck. Ther. d. Gegenw. **94**, 454 (1955).

KULKA, W.E.: Sarcoidosis of the heart; a cause of sudden and unexpected death. Circulation **1**, 772 (1950).

KUMSCHICK, H., SIEGENTHALER, W., RHOMBERG, F.: Katamnestische Untersuchungen zur Corticosteroidtherapie der pulmonalen Form der Boeckschen Sarkoidose. Schweiz. med. Wschr. **97**, 1407 (1967).

KUNKEL, P., YESNER, R.: Thrombocytopenie purpura associated with sarcoid granulomas of the spleen. Amer. med. Ass. Arch. Path. (Chic.) **50**, 778 (1950).

KUNKEL, H.G., SIMON, H.J., FUDENBERG, H.: Observations concerning positive serologic reactions for rheumatoid factor in certain patients with sarcoidosis and other hypoglobulinemic states. Arthr. Rheum. **1**, 289 (1958).

KUTZNITZKY, E., BITTORF, A.: Boecksches Sarkoid mit Beteiligung innerer Organe. Münch. med. Wschr. **62**, 1349 (1915).

KUZNITZKY, E.: Lungenveränderungen bei Boeckschem Sarkoid, resp. Lupus pernio. Fortschr. Röntgenstr. **27**, 563 (1919–1921).

KVEIM, A.: En ny og spesifik kutan-reaksjon ved Boecks sarcoid. Nord. Med. **9**, 169 (1941).

KYRLE, J.: Die Anfangsstadien des Boeckschen Lupoids; Beitrag zur Frage der tuberkulösen Ätiologie dieser Dermatose. Arch. Derm. Syph. (Berlin) **131**, 33 (1921).

LAMBERT, V., RICHARDS, S.H.: Facial palsy in Heerfordt's syndrome. J. Laryng. **78**, 684 (1964).

LANDSTEINER, K., CHASE, M.W.: Experiments on transfer of cutaneous sensitivity to simple compounds. Proc. Soc. exp. Biol. (N.Y.) **49**, 688 (1942).

LANGHAMMER, H., GLAUBITT, G., GREBE, S.F., HAMPE, J.F., HAUBOLD, U., HÖR, G., KAUL, A., KOEPPE, P., KOPPENHAGEN, J., ROEDLER, H.D., v. D. SCHOOT, J.B.: [67]Ga for tumor scanning. J. Nucl. Med. **13**, 25 (1972).

LARSSON, L.G.: Nasopharyngeal lesions in sarcoidosis. Acta Radiol (Stockh.) **36**, 361 (1951).

LARSSON, L.G., FRANZEN, S.: Sternal puncture in sarcoidosis. Acta Radiol. (Stockh.) **37**, 59 (1952).

LAUGIER, P.: Les formes cutanées de la maladie de Besnier-Boeck-Schaumann. Schweiz. Rdsch. Med. (Praxis) **61**, 601 (1972).

LAWRENCE, H.S.: The delayed type of allergic inflammatory response. Amer. J. Med. **20**, 428 (1956).

Lebacq, E.: La Sarcoidose de Besnier-Boeck-Schaumann. Paris: Librairie Maloine 1964.

Lebecq, E.: Pertubations du métabolism calcique dans la sarcoidose. Poumon 26, 799 (1970).

Lebacq, E.: Anomalies rénales anatomiques et fonctionelles et perturbations du métabolisme calcique dans la sarcoidose. Schweiz. Rdsch. Med. (Praxis) 61, 628 (1972).

Lebacq, E., Pluygers, E., Tirzmalis, A.: Sarcoidose du foie et de la rate. Rev. Medicochir. Mal Foie 31, 31 (1956).

Lebacq, E., Pluygers, E., Tirzmalis, A.: La ponction-biopsie du foie dans le diagnostic de la sarcoidose et d'autres affections granulomateuses. Bull. Soc. Med. Hôp. (Paris) 73, 434 (1957).

Lebacq, E., Pluygers, E., Tirzmalis, A., Gossart, J., Cosyns, J.: La ponction-biopsie du foie dans le diagnostic des adenopathies mediastinales isolées et de l'erythême noueux. J. Franc. Med. Chir. Thorac. 11, 528 (1957).

Lebacq, E., Gossart, J.: Sarcoidose gastrique avec hypercalcémie. Efficacité du traîtement corticoide. Bull. Soc. Méd. Hôp. (Paris) 76, 706 (1960).

Lebacq, E., Verhaegen, H.: Le diagnostic de la sarcoidose. Revue de 87 cas histologiquement prouvés. Acta Tuberc. Belg. 53, 221 (1962).

Lebacq, E., Verhaegen, H.: Transfert passif du test de Kveim a des sujets normaux au moyen de leucocytes de malades porteurs de sarcoidose. Rev. Franç. Etud Clin. Biol. 8, 377 (1963).

Lebacq, E., Verhaegen, H.: Passive transfer of the Kveim reaction to normal subjects by means of leucocytes of sarcoidosis patients. Int. Arch. Allergy 24, 209 (1964).

Lebacq, E., Verhaegen, H.: Le test de Kveim: signification clinique et immunologique. Acta clin. belg. 20, 203 (1965).

Lebacq, E., Ruelle, M.: Les manifestations articulaires des la sarcoidose. Rev. Rhum. 33, 611 (1966).

Lebacq, E., Verhaegen, H.: Renal involvement in sarcoidosis. In: Proc. V. Internat. Conf. Sarcoidosis (L. Levinsky, F. Macholda, Eds.), p. 323. University Karlova, Praha 1971.

Lehmann, H.: Durch berylliumhaltige Fremdkörper ausgelöste Granulome vom Aufbau des Morbus Boeck. Hautarzt 7, 173 (1956).

Lehmann, R.: Zur Frage der Knochenveränderungen beim Morbus Boeck. Radiol. diagn. (Berlin) 4, 539 (1963).

Leicher, F.: Zur Differentialdiagnose zwischen Aluminiumlunge und Morbus Boeck; Berichtigung zur Arbeit von K.H. Ehrecke. Fortschr. Röntgenstr. 84, 571 (1956).

Leider, M., Sulzberger, M.B.: Studies in the allergy of infection. I.: Responses of the skin to BCG vaccination in various categories of tuberculin sensitivity. J. Invest. Dermat. 13, 249 (1949).

Leithold, S.L., Reeder, P.S., Baker, L.A.: Cryptococcal infection treated with 2-hydroxystilbamidine in a patient with Boeck's sarcoid. Arch. Intern. Med. (Chic.) 99, 736 (1957).

Leitner, St. J.: Der Morbus Besnier-Boeck-Schaumann, chronische epitheloidzellige Reticuloendotheliose oder Granulomatose. Basel: Schwabe 1942.

Leitner, St.J.: Elektrokardiographische und spirometrische Untersuchungen bei der epitheloidzelligen Granulomatose (Morbus Besnier-Boeck-Schaumann). Cardiologia 10, 379 (1946).

Leitner, St.J.: Der Morbus Besnier-Boeck-Schaumann, Basel: Schwabe 1949.

Lemke, L., Jütte, A.: Augensymptome beim Morbus Besnier-Boeck-Schaumann Z. ges. inn. Med. 20, 25 (1965).

Lemming, R.: An attempt to analyse the tuberculin anergy in Schaumann's disease (Boeck's sarcoid) and uveoparotid fever by means of BCG vaccination. Acta med. Sand. 103, 400 (1940).

Lemming, R.: Development of Boeck' sarcoid at the place on the skin where BCG vaccination had been made in a case of Schaumann's disease. Acta med. scand. 110, 151 (1942).

Lenartowicz, J. u. Rothfeld, J.: Einfall von Hautsarkoiden (Darrier-Roussy) mit identischen Veränderungen im Gehirn und den inneren Organen. Arch. Derm. Syph. (Berlin) 16, 504 (1930).

Lennert, K.: Handbuch der speziellen pathologischen Anatomie und Histologie, Bd. I/3, Lymphknoten, Bandteil A: Cytologie und Lymphadenitis. Berlin-Göttingen-Heidelberg: Springer 1961.

Lenz, H., Ferlinz, R., Boldt, C.: Die künstliche Lungenblähung als Funktionstest bei der Bronchographie in Intubationsnarkose. Fortschr. Röntgenstr. 110, 480 (1969).

Lepow, H., Rubenstein, L., Chu, F., Shandra, J.: A case of cryptococcus neoformans meningoencephalitis complicating Boeck's sarcoid. Pediatrics 19, 377 (1957).

Levere, R.D.: Sarcoidosis with gastric involvement; a case report. Gastroenterology 42, 189 (1962).

Levin, P.M.: The neurological aspects of uveoparotid fever. J. Nerv. Ment. Dis. 81, 176 (1935).

Levinský, L., Rehák, F., Záková, N.: The value of lung biopsy in the diagnosis of pulmonary sarcoidosis. Acta med. scand. 176 (Suppl. 425), 241 (1964).

Levitt, J.M.: Boeck's sarcoid with ocular localization: survey of the literature and report of a case. Arch. Ophthal. (Chic.) 26, 358 (1941).

Levy, L.: Chloroquine therapy of sarcoidosis: hazards of a limited trial. Amer. Rev. resp. Dis. 89, 105 (1964).

Lewis, B.M., Kurtzman, R.S., Martin N.D., Boushy, S.F.: Effects of sarcoid an the lung. Arch. intern. Med. 115, 330 (1965).

Lewis, J.G., Woods, A.C.: The ABO and rhesus blood groups in patients with respiratory disease. Tubercle 42, 362 (1961).

Lheureux, P.: Place de la fibrose interstitielle diffuse dans les fibroses sarcoidiennes. Poumon 21, 683 (1965).

Licharew, W.: Lupus pernio. Mh. Prakt. Derm. 46, 89 (1908); Derm. Zbl. 11, 253 (1908).

LICHTENSTEIN, M.E., LUNDY, L.F., SPINUZZI, S.J.: Splenectomy in sarcoidosis. Illinois Med. J. **104**, 378 (1953).

LIEHR, H.: Sarkoidose des Magens. Med. Klin. **64**, 975 (1969).

LIEHR, H.: Extrapulmonale Sarkoidose. Med. Klin. **66**, 418 (1971).

LIM, K.H.: Four episodes of sarcoidosis after pulmonary tuberculosis. Tubercle **42**, 350 (1961).

LIM, K.H.: Bronchial stenosis due to sarcoidosis. Tubercle **44**, 174 (1963).

LINDAU, A., LÖWEGREN, A.: Benign lymphogranulomatosis (Schaumann's disease) and the eye. Acta Med. Scand. **105**, 242 (1940).

LINDIG, W.: Übergang von Tuberkulose in Morbus Boeck. Beitr. Klin. Tuberk. **114**, 108 (1955).

LINDSAY, J.R., PERLMAN, H.B.: Sarcoidosis of the upper respiratory tract. Ann. Otol. **60**, 549 (1951).

LINQUETTE, M., DUPONT, J., FOSSATI, P., GASNAUT, J.B.: Amenorrhea, mediastinal adenopathies (sarcoidosis?), hemolytic anemia. Rev. Franç. Endocr. Clin. **4**, 137 (1963).

LIOT, F., LEMOINE, J.M., CHRÉTIEN, J.: Étude endoscopique et histologique des bronches principales dans la sarcoidose. Bronches **13**, 611 (1963).

LIPETS, V.: Sarcoidosis with polycystic changes in the lungs. Vestn. Khir. Grekov **94**, 106 (1965).

LITTLER, N.P.W.: Bronchoscopy in sarcoidosis. In: Proc. V. Internat. Conf. Sarcoidosis. (L. LEVINSKY, F. MACHOLDA, Eds.), p. 463. Universita Karlova, Praha 1971.

LIVINGSTONE, G.: Sarcoidosis of the maxillary antrum. J. Laryng. **70**, 426 (1956).

LLOYD-DAVIES, R.W., FORBES, G.B.: Sarcoidosis of the gall bladder. Gastroenterology **49**, 287 (1965).

LÖFFLER, W.: Über die Boecksche Krankheit. Helv. Med. Acta **4**, 747 (1937).

LÖFFLER, W. u. JACCARD, G.: Morbus Besnier-Boeck-Schaumann. Bibl. Tuberc. **2**, 295 (1948).

LÖFFLER, W., BEHRENS JR. W.: Morbus Boeck. In: Handbuch der inneren Medizin, Bd. IV/3, Teil II, S. 464. Berlin-Göttingen-Heidelberg: Springer 1956.

LÖFGREN, S.: The provocative factor in the pathogenesis of erythema nodosum. Acta med. scand. **122**, 245 (1945).

LÖFGREN, S.: Primary pulmonary sarcoidosis: clinical course and prognosis. Acta med. scand. **145**, 424, 465 (1953).

LÖFGREN, S.: Some aspects of the relationship between sarcoidosis and tuberculosis. Tuberc. Commonwealth 4, 78 (1955).

LÖFGREN, S.: Das bilaterale Hiluslymphdrüsensyndrom (BHL) als Anfangsstadium der Sarkoidose. Beitr. Klin. Tuberk. **114**, 75 (1955).

LÖFGREN, S.: Morbus Besnier-Boeck-Schaumann. Nord. Med. **52**, 976 (1955).

LÖFGREN, S.: On the pathogenesis of sarcoidosis. Acta med. scand. **154** (Suppl. 312), 435 (1956).

LÖFGREN, S.: Diagnosis and incidence of sarcoidosis. Brit. J. Tuberc. **51**, 8 (1957).

LÖFGREN, S.: Immunological and aetiological aspects of sarcoidosis. Acta tuberc. scand., Suppl. **45**, 19 (1958).

LÖFGREN, S.: Definition and diagnostic criteria of sarcoidosis. Acta Tuberc. scand., Suppl. **45**, 15 (1959).

LÖFGREN, S.: The concept of sarcoidosis. Amer. Rev. Resp. Dis. **84**, 17 (1961).

LÖFGREN, S.: Sarcoidosis and its relationship to tuberculosis. Roy. Netherl. Tuberc. Ass. Select. Papers **8**, 11 (1964).

LÖFGREN, S.: The relationship of sarcoidosis to tuberculosis. Acta med. scand. **176** (Suppl. 425), 268 (1964).

LÖFGREN, S.: The concept of erythema nodosum revised. Scand. J. resp. Dis **48**, 348 (1967).

LÖFGREN, S.: Epidemiology. In: Proc. V. Internat. Conf. Sarcoidosis (L. LEVINSKY, F. MACHOLDA, Eds.), p. 642. Universita Karlova, Praha 1971.

LÖFGREN, S.: Erythema nodosum and sarcoidosis. In: Rapports du symposium Européen de la sarcoidose, (Y. GALLOPIN, ed.), p. 117. Bern: Hallwag 1972.

LÖFGREN, S., LUNDBÄCK, H.: The bilateral hilar lymphoma syndrome. A study of the relation to age and sex in 212 cases. Acta med. scand. **142**, 259 (1952).

LÖFGREN, S., SNELLMAN, B., LINDGREN, A.G.H.: Renal complications in sarcoidosis. Functional and biopsy studies. Acta med. scand. **159**, 295 (1957).

LÖFGREN, S., NORBERG, R.: Metabolic aspects of sarcoidosis. Acta tuberc. scand., Suppl. **45**, 40 (1959).

LÖFGREN, S., LINDGREN, A.G.: Cavern formation in pulmonary sarcoidosis. Acta chir. scand., Suppl. **245**, 113 (1959).

LÖFGREN, S., STAVENOW, S.: Course and prognosis of sarcoidosis. Amer. Rev. resp. Dis. **84**, 71 (1961).

LOMHOLT, S.: Discussion sur l'étiologie. Bull. Soc. Franç. Derm. Syph. **41**, 1350 (1934).

LOMHOLT, S.: Sarcoid (Boeck) oder Lymphogranulomatosis (Schaumann). Eine kurze Übersicht auf der Grundlage von 60 Fällen. Acta Dermatovener. (Stockh.) **18**, 49 (1937).

LONGCOPE, W.T. and PIERSON, J.W.: Boeck's sarcoid (sarcoidosis). Bull. Hopkins Hosp. **60**, 223 (1937).

LONGCOPE, W.T.: Sarcoidosis or Besnier-Boeck-Schaumann disease. J. Amer. Med. Ass. **117**, 1321 (1941).

LONGCOPE, W.T., FREIMAN, D.G.: A study of sarcoidosis; based on a combined investigation of 160 cases including 30 autopsies from the Johns Hopkins Hospital and Massachusetts General Hospital. Medicine (Balt) **31**, 1 (1952).

LOPES, E.A.: Adenopatias cervical. Hospital (Rio) **63**, 1031 (1963).

LOPEZ GARZIA, E., RAMIREZ GUEDES, J.: Las enfermedades de los ganglios linfaticos : sarcoidosis. Rev. Clin. Esp. **71**, 289 (1958).

Lorber, S.H., Shay, H., Woloshin, H.: A roentgen study of the gastrointestinal tract in proven cases of sarcoidosis, with a review of the literature. Gastroenterology 26, 451 (1954).

Lordon, R.E., Young, R.L., Shapiro, St.S., Smith, R.E. Weg, J.G.: Sarcoidosis. II. A clinical evaluation of the alteration in delayed hypersensitivity. Amer. Rev. resp. Dis. 97, 1009 (1968).

Lühe, J. von der: a) Übergangsfälle der Sarkoidose (Morbus Besnier-Boeck-Schaumann) in eine banale Tuberkulose. Derm. Wschr. 138, 1077 (1958).

Lühe, J. von der: b) Zur Rückbildung der Sarkoidose beim Übergang in eine banale Tuberkulose. Tuberk.-Arzt 12, 307 (1958).

Lundbäck H., Löfgren, S.: Serologische Untersuchungen in Fällen von Sarkoidose. Wien. med. Wschr. 102, 50 (1952).

Maassen, W.: Therapeutische Möglichkeiten der Mediastinoskopie bei Sarkoidose und Tuberkulose. Münch. med. Wschr. 107, 1114 (1965).

Maassen, W.: Ergebnisse simultaner Biopsien bei Sarkoidose. Beitr. Klin. Tuberk. 135, 325 (1967).

Maassen, W.: Vergleichende Untersuchungen über die Aussagefähigkeit von Bronchoskopie und Mediastinoskopie bei unklaren Veränderungen des Mediastinums und des Lungenhilus. Fortschr. Endoskop. 1, 53 (1969).

Maassen, W., Greschuchna, D.: Mediastinoskopie. Endoscopy 2, 1 (1970).

Mac Farland, D.A.: Intestinal sarcoidosis. Brit. J. Surg. 42, 639 (1955).

Mac Leod, I.B., Jenkins, A.M., Gill, W.: Sarcoidosis involving the veriform appendix. J. Roy. Coll. Surg. Edinb. 10, 319 (1965).

Macquet, V., Leduc, M., Lafitte, P.: Chronic pleurisy due to pleural sarcoidosis. Lille Med. 10, 207 (1965).

Maddrey, W.C., Iber, F.L., Thacker, C.K.M., Basu-Mallick, K.C., Basu, A.K.: Sarcoidosis: clinical manifestations and diagnosis. Indian. J. med. Res. 56, 1045 (1968).

Maddrey, W.C., Johns, C.J., Boitnott, J.K. Iber, F.L.: Sarcoidosis and chronic hepatic disease: a clinical and pathologic study of 20 patients. Medicine 49, 375 (1970).

Määtä, K.T.: Histological study of mediastinal lymph nodes in clinical sarcoidosis. Ar report of 86 cases. Ann. Acad. Sci. fenn. A. 138, 7 (1968).

Magazanik, N.A.: The measurement of lung compliance. Ter. Arkh. 35, 43 (1963).

Magnusson, B.: The effect of sarcoidosis sera on the tuberculin response. Acta derm.-vener. 36 (Suppl. 35), 1 (1956).

Maillard, J.M.: Le bronchospasme, manifestation peu connue de la maladie des Besnier-Boeck-Schaumann. Bronches 13, 634 (1963).

Malecki, S.: Transition of pulmonary tuberculosis into sarcoidosis. Gruzlica 32, 537 (1964).

Mándi, L., Gat, L., Kovesdi, J., Molnar, B., Pinter, L.: Ophthalmologische Befunde bei Sarkoidose. Tuberk.-Arzt 16, 714 (1962).

Mándi, L., Bacsa, S.: Signification des investigations lymphographiques dans la sarcoidose endothoracique. In: La Sarcoidose, Rapports IV. Conf. Internat. sur la sarcoidose, p. 698. Paris: Masson 1967.

Mándi, L., Vezendi, S.: Epidemiology of sarcoidosis in Hungary. Proc. V. Internat. Conf. Sarcoidosis, (L. Levinsky, F. Macholda, Eds.). p. 298. Universita Karlova, Praha 1971.

Mankiewicz, E.: Mycobacteriophages isolated from persons with tuberculous and nontuberculous conditions. Nature 191, 1416 (1961).

Mankiewicz, E.: Morphological and biological properties of a strain of a chromogenic acid-fast bacteria and of the plage-immune variant. J. Gen. Microbiolog. 24, 63 (1963).

Mankiewicz, E.: In vitro susceptibility of M. tuberculosis and of atypical acid-fast bacteria to ethionamide. Canad. Med. Ass. J. 83, 1381 (1963).

Mankiewicz, E.: On the etiology of sarcoidosis. Canad. Med. Ass. J. 88, 593 (1963).

Mankiewicz, E.: Die Bedeutung lysogener Mykobakterien für die Ätiologie der Sarkoidose. Arch. klin. exp. Derm. 227, 63 (1966).

Mankiewicz, E., Walbeek, M. van: Mycobacteriophages, their role in tuberculosis and sarcoidosis. Arch. environm. Hlth. 5, 122 (1962).

Mankiewicz, E., Beland, J.: The role of mycobacteriophages and cortisone in experimental tuberculosis and sarcoidosis. Amer. Rev. resp. Dis. 89, 707 (1964).

Manning, G.C.: Mikulicz's syndrome due to sarcoidosis. Brit. J. Clin. Pract. 16, 1 (1962).

Markoff, N.: Klinisch-gastroenterologische Demonstrationen; Kalkschrumpfniere bei Morbus Boeck. Helv. Med. Acta 18, 389 (1951).

Marland, P., Rose, Y.: Etude anatomique et clinique des lésions bronchiques de la sarcoidose des Besnier-Boeck-Schaumann. J. Franç. Med. Chir. Thorac. 9, 530 (1955).

Marshall, R., Smellie, H., Baylis, J.H., Hoyle, C., Bates, D.V.: Pulmonary function in sarcoidosis. Thorax 13, 48 (1958).

Martenet, A.-C.: Les formes oculaires de la sarcoidose. Schweiz. Rsch. Med. (Praxis) 61, 594 (1972).

Martenstein, H.: Wirkung des Serums von Sarkoid-Boeck und Lupus-pernio-Kranken auf Tuberkulin. Arch. Derm. Syph. (Berlin) 136, 317 (1921).

Martenstein, H.: Knochenveränderungen bei Lupus pernio. Zbl. Haut- u. Geschlechtskr. 7, 308 (1923).

Martenstein, H.: Sarkoid Boeck und Lupus pernio. Arch. Derm. Syph. (Berlin) 147, 70 (1924).

Martenstein, H., Noll, R.: Statistische Untersuchungen über die Tuberkulinreaktion. Arch. Dermat. 158, 409 (1929).

Massaro, D., Handler, A.E., Katz, S., Young, R.C.: Excretion of hydroxyproline in patients with sarcoidosis. Amer. Rev. resp. Dis. 93, 929 (1966).

MASSERINI, C.: Classificazioni radiologische delle alterazioni polmonari della sarcoidosi. G. ital. Tuberc. **17**, 158 (1963).

MASSIAS, P., PAOLAGGI, J.B.: Manifestations osseuses et articulaires de la sarcoidose de Besnier-Boeck-Schaumann. France méd. **26**, 249 (1963).

MATHER, G.: Calcium metabolism and bone changes in sarcoidosis. Brit. med. J. **1957 I**, 248.

MATHER, G., DAWSON, J., HOYLE, C.: Liver biopsy in sarcoidosis. Quart. J. Med. **24**, 331 (1955).

MATSUDA, M., TACHIBANA, T.: Serum immunoglobulin levels in sarcoidosis. In: Proc. VI. Intern. Conf. on Sarcoidosis, (K. IWAI, Y. HOSODA, Eds.), p. 198. University of Tokyo Press, 1974.

MATTHEWS, W.B.: Sarcoidosis of the nervous system. J. Neurol. Neurosurg. Psychiat. **28**, 23 (1965).

MAURICE, P.A.: La participation de la musculature à la maladie de Besnier-Boeck-Schaumann; étude anatomo-clinique portant sur 13 cas. Helv. Med. Acta **22**, 16 (1955).

MAYOCK, R.L., SULLIVAN, R.D., GREENING, R.R., JONES, R.: Sarcoidosis and pregnancy. J. Amer. med. Ass. **164**, 158 (1957).

MAYOCK, R.L., BERTRAND, P., MORRISON, C.E., SCOTT, J.H.: Manifestations of sarcoidosis. Analysis of 145 patients with a review of 9 series selected from the literature. Amer. J. Med. **35**, 67 (1963).

MCCLEMENT, J.H., RENZETTI, A.D., HIMMELSTEIN, A., COURNAND, A.: Cardiopulmonary function in the pulmonary form of Boeck's sarcoid and its modification by cortisone therapy. Amer. Rev. Tbc. **67**, 154 (1953).

MCFARLAND, R.B., GOODMAN, ST.B.: Sporotrichosis and sarcoidosis. Report of a case with comment upon possible relationships between sarcoidosis and fungus infections. Arch. intern. Med. **112**, 760 (1963).

MC GOVERN, J.P., MERRIT, D.H.: Sarcoidosis in childhood. Advanc. Pediat. **8**, 97 (1956).

MCKUSICK, V.A.: Boeck's sarcoid of the stomach with comments on the etiology of regional enteritis. Gastroenterology **23**, 103 (1953).

MCKUSICK, J., SOIN, S., GHILADI, A., WAGNER, H.N.: Gallium 67 Accumulation in Pulmonary Sarcoidosis. J. Amer. med. Ass. **223**, 688 (1973).

MCLAUGHLIN, J.S., ECK, W. VAN, THAYER, W., ALBRINK, W.S., HAYES, M.A.: Gastric sarcoidosis. Ann. Surg. **153**, 283 (1961).

MEIER-SYDOW, J., SCHMIDT, W., SCHNABEL, K.H., BECK, B., BEST, H., ZEGLA, U., DIERKESMANN, R., HÜGEL, E., WESSLING, I.: Die immunsuppressive Therapie von Lungenerkrankungen. Verh. dtsch. Ges. inn. Med. **76**, 107 (1970).

MEIJER, A.H., KOSTER, L.: Hepatolienal form of Besnier-Boeck disease. Nederl. T. Geneesk. **108**, 1128 (1964).

MELILLO, G., D'AMATO, G., MENZELLA, G.: Sindrome suppurativa del lobo medio da sarcoidosi. Arch. Monaldi Tisiol. **26**, 40 (1971).

MELMON, K.L., GOLDBERG, J.S.: Sarcoidosis with bilateral exophthalmos as the initial symptom. Amer. J. Med. **33**, 158 (1962).

MEYER, A.: Sarcoidose et vaccination par le BCG. Poumon **23**, 695 (1967).

MEYER, J.S., FOLEY, J.M., COMPAGNA-PINTA, D.: Granulomatous angiitis of the meninges in sarcoidosis. Arch. Neurol. Psychiat. (Chic.) **69**, 587 (1953).

MEYER ZUM BÜSCHENFELDE, K.H., BEHREND, H., BREMER, A.J.: Über Beziehungen zwischen Lupus erythematodes und Erkrankungen des lymphoretikulären Systems. Dtsch. Arch. klin. Med. **211**, 243 (1965).

MICHAELS, L., BROWN, N.J., CORY-WRIGHT, M.: Arterial changes in pulmonary sarcoidosis. Arch. Path. (Chic.) **69**, 741 (1960).

MICHON, P., DORNIER, R., KLING, C., LARGAN, A., HURIET, C.: Anemie hemolytic avec auto-anticorps et maladie de Besnier-Boeck-Schaumann. Bull. Soc. Med. Hôp. (Paris) **73**, 903 (1957).

MIECH, G., MORAND, G., JANSER, J., REYS, P., WITZ, J.P.: Unilateral bronchopulmonary localizations of Besnier-Boeck-Schaumann-Pautrier disease (apropos of 3 cases). J. Radiol. Electr. **46**, 74 (1965).

MIECH, G., ROEGEL, E., PAULI, G., WITZ, J.P., OUDET, P.: Sarcoidose pulmonaire atypique. J. franç. Méd. Chir. thor. **22**, 53 (1968).

MIKAMI, R.: Prednisolone treatment of sarcoidosis. In: Proc. VI. Internat. Conf. on Sarcoidosis (K. IWAI, Y. HOSODA, Eds.), p. 650. University of Tokyo Press, 1974.

MIKHAIL, J.R., DRURY, R.A.B., MITCHELL, D.N.: Evaluation of the clinical and histological features of paratracheal and hilar gland enlargement. Postgrad. Med. J. **46**, 515 (1970).

MIKHAIL, J.R., MITCHELL, D.N., DRURY, R.A.B.: Identical twins, one presenting with tuberculosis, the other with sarcoidosis. Amer. Rev. resp. Dis. **102**, 636 (1970).

MIKHAIL, J.R., MITCHELL, D.N., BALL, K.P.: Electrocardiographic abnormalities found in patients with sarcoidosis. In: Rapp. Symposium Européen de la sarcoidose (Y. GALLOPIN, Ed.), p. 99. Bern: Hallwag 1972.

MIKHAIL, J.R., MITCHELL, D.N., BALL, K.P.: Abnormal electrocardiographic findings in sarcoidosis. In: Proc. VI. Internat. Conf. on Sarcoidosis (K. IWAI, Y. HOSODA, Eds.), p. 365. University of Tokyo Press, 1974.

MIKULICZ, J.: Über eine eigenartige symmetrische Erkrankung der Tränen- und Mundspeicheldrüsen. Beitr. Chir. Festschrift für Billroth, Stuttgart: 610–630 (1892).

MILLBOURN, E.: Splenektomie bei einem Fall von Lymphogranulomatosis benigna (Schaumann). Acta med. scand. **137**, 20 (1950).

MILLER, A., TEIRSTEIN, A.S., JACKLER, I., SILTZBACH, L.E.: Evidence of airway involvement in late pulmonary sarcoidosis using flow-volume curves and

N₂ washout. In: Proc. VI. Internat. Conf. Sarcoidosis (K. Iwai, Y. Hosoda, Eds.), p. 421. University of Tokyo Press, 1974.

Miller, B., Schaumlöffel, E., Baltzer, G., Kessler, G.F., Behrend, H.: Untersuchungen des Calciumstoffwechsels bei Sarkoidose mit einer Doppelisotopenmethode. Verh. dtsch. Ges. inn. Med. **76**, 854 (1970).

Miller, B., Schaumlöffel, E., Baltzer, G., Behrend, H., Kessler, G.F.: Investigation of calcium metabolism in sarcoidosis by isotop methods. In: Proc. V. Internat. Conf. on Sarcoidosis (L. Levinsky, F. Macholda, Eds.), p. 319. Universita Karlova, Praha 1971.

Miller, B., Schaumlöffel, E., Baltzer, G., Behrend, H.: Investigation of calcium metabolism in sarcoidosis by isotop methods. In: Rapports du Symposium Européen de la Sarcoidose (V. Gallopin, Ed.), p. 164. Bern: Hallwag 1972.

Mino, R.A., Frelick, R.W., Murphy, A.I., Hooker, J.W.: Severe systemic sarcoidosis with ascites and splenomegaly. Delaware Med. J. **20**, 65 (1948).

Mino, R.A., Murphy, A.I., Livingstone, R.G.: Sarcoidosis producing portal hypertension. Treatment by splenectomy and splenorenal shunt. Ann. Surg. **130**, 951 (1949).

Mistilis, St.P., Green, J.R., Schiff, L.: Hepatic sarcoidosis with portal hypertension. Amer. J. Med. **36**, 470 (1964).

Mitchell, D.N., Rees, R.J.W.: A transmissible agent from sarcoid tissue. Lancet **1969 II**, 81.

Mitchell, D.N., Cannon, P., Dyer, N.H., Hinson, K.F.W., Willoughby, J.M.T.: The Kveim test in Crohn's disease. Lancet **1969 II**, 571.

Mitchell, D.N., Rees, R.J.W.: Agent transmissible from Crohn's disease. Lancet **1970 II**, 168.

Mitchell, D.N., Cannon, P., Dyer, N.H., Hinson, K.F.W., Willoughby, J.M.T.: Further observations on Kveim test in Crohn's disease. Lancet **1970 II**, 496.

Mitchell, D.N., Mikhail, J.R., Jackson, H.: Ocular lesions and lacrimal gland involvement in sarcoidosis. In: Rapp. Symposium Européen de la Sarcoidose (Y. Gallopin, Ed.), p. 144. Bern: Hallwag 1972.

Mitchell, D.N., Rees, R.J.W.: The production of granulomas in mice by sarcoid tissue suspensions. In: Proc. VI. Internat. Conf. on Sarcoidosis (K. Iwai, Y. Hosoda, Eds.), p. 12. University of Tokyo Press, 1974.

Mitchell, D.N., Rees, R.J.W.: On the etiology. In: Proc. VI. Internat. Conf. on Sarcoidosis (K. Iwai, Y. Hosoda, Eds.), p. 634. University of Tokyo Press, 1974.

Mlczoch, F.: Die Lungenfibrosen, Versuch einer Einteilung. Beitr. Klin. Tuberk. **138**, 173 (1968).

Moeller, J.: Niere bei Tumoren, Blutkrankheiten und Paraproteinämien. In: Handbuch Innere Medizin, Bd. VIII/3, 5. Aufl. Berlin-Göttingen-Heidelberg: Springer 1968.

Moeschlin, S.: Therapiefibel der inneren Medizin für Klinik u. Praxis, 2. Aufl. Stuttgart: Thieme 1965.

Mohr, H.-J.: Pathologie der Sarkoidose (Morbus Boeck). In: Sarkoidose (R. Hoppe, Hrsg.), S. 1. Stuttgart: Schattauer 1965.

Molina, Cl.: Diagnostic différentiel des granulomes pulmonaires. Schweiz. Rsch. Med. (Praxis) **61**, 659 (1972).

Molina, Cl., Cheminat, J.Cl., Passemard, N., Dechambre, H., Vanneuville, G.: Intérêt de la lymphographie dans la sarcoidose. In: La Sarcoidose, Rapports IV. Conf. Internat. sur la sarcoidose, p. 704. Paris: Masson 1967.

Moran, G.F.: Enfermedad de Besnier-Boeck-Schaumann con localizacion gastrica. Rev. Clin. Esp. **28**, 187 (1948).

Moreau, R.: Formes articulaires de la maladie de Besnier-Boeck-Schaumann. Bull. Acad. Nat. Méd. (Paris) **133**, 89 (1949).

Morgan, T., Coupland, W.G., Vanderfield, G.K., Church, D.: Hypothalamic—pituitary sarcoidosis. Aust. Ann. Med. **14**, 250 (1965).

Morin, M., Lafon, J., Graveleau, J.: Paralysie du grand dentele au cours d'une maladie de Besnier-Boeck-Schaumann. Bull. Soc. Méd. Hôp. (Paris) **69**, 807 (1953).

Morland, A.: A case of sarcoidosis of the lungs with regional ileitis. Tubercle **28**, 32 (1947).

Morr, H., Wichert, P. von: Laboruntersuchungen bei Alveolitiden und Lungenfibrosen (unter besonderer Berücksichtigung immunologischer Methoden). Internist **15**, 361 (1974).

Moyer, J.H., Ackerman, A.J.: Sarcoidosis: a clinical and roentgenological study of 28 cases. Amer. Rev. Tuberc. **61**, 299 (1950).

Mucha, V., Orzechowski, K.: Ein Fall von tuberkulöser Dermatomyositis (Typus Boeck). Wien. Klin. Wschr. **32**, 25 (1919).

Mucha, V., Orzechowski, K.: Ein Fall von tuberkulöser Dermatomyositis (Typus Boeck). Arch. Derm. Syph. (Berlin) **137**, 330 (1921).

Mühe, E., Bünte, H.: Erkennung schwer diagnostizierbarer bösartiger Geschwülste mit der ⁶⁷Gallium-Szintigraphie. Dtsch. med. Wschr. **96**, 1968 (1971).

Müller, J., Pedrazzini, A.: Morbus Besnier-Boeck mit Übergang in Miliartuberkulose. Schweiz. med. Wschr. **78**, 126 (1948).

Müller W.: Zur Differentialdiagnose der Sarkoidose in den mediastinalen Lymphknoten. Beitr. Klin. Tuberk. **135**, 328 (1967).

Müller, W., Wurm, K., Reindell, H.: Tuberkulose-Antikörper bei Morbus Boeck. Beitr. Klin. Tuberk. **118**, 229 (1958).

Müller, W., Wurm, K., Franz, G.: Das Vorkommen einer dem „Rheumafaktor" analogen Serumsubstanz bei Sarkoidose (Morbus Boeck). Beitr. Klin. Tuberk. **124**, 462 (1961).

Müssiggang, H.: Besnier-Boeck-Schaumannsche Erkrankung als Ursache der Nephrolithiasis. Z. Urol. **60**, 51 (1967).

MUIRHEAD, W.M.: Case of uveoparotitis, right and left. Trans. Ophthal. Soc. (UK) **58**, 435 (1938).

MURPHY, G.P., SCHIRMER, H.K.: Nephrocalcinosis, urolithiasis and renal insufficiency sarcoidosis. J. Urol. **86**, 702 (1961).

MUSSHOFF, K., WEINREICH, J.: Differentialdiagnose seltener Lungenerkrankungen im Röntgenbild, 2. Aufl. Berlin-Göttingen-Heidelberg: Springer 1964.

MUSSHOFF, K., WURM, K., REINDELL, H., DOLL, E.: Differentialdiagnose der Sarkoidose. Radiologe **8**, 127 (1968).

MUSTAKALLIO, K.K., VUOPIO, P., VIDEMAN, T., VENESMAA, P., PUTKONEN, T.: Immunoglobulins, haptoglobin, and transferrin in sarcoidosis in relation to patients Kveim reactivity and stage of the disease. An immuno-electrophoretic study. Ann. Med. intern. Fenn. **56**, 19 (1967).

MYERS, G.B., GOTTLIEB, A.M., MATTMAN, P.E., ECKLEY, G.M., CHASON, J.L.: Joint and skeletal muscle manifestations in sarcoidosis. Amer. J. Med. **12**, 161 (1952).

MYLIUS, K., SCHÜRMANN, P.: Universal sklerosierende tuberkulöse großzellige Hyperplasie, eine besondere Form atypischer Tuberkulose. Beitr. Klin. Tuberk. **73**, 166 (1929).

NADEL, E.M., ACKERMAN, L.V.: Lesions resembling Boeck's sarcoid in Lymphnodes draining a malignant neoplasm. Amer. J. Clin. Path. **20**, 952 (1950).

NAITO, M., AKIYAMA, Y., KATO, S.: Antibodies to Epstein-Barr virus in sera from 70 patients with sarcoidosis. In: Proc. VI. Internat. Conf. on Sarcoidosis (K. IWAI, Y. HOSODA, Eds.), p. 208. University of Tokyo Press, 1974.

NASEMANN, T., ŠMIGLA, A.: Einschlüsse und Riesenzellen bei Sarkoidose. Münch. med. Wschr. **109**, 1677 (1967).

NATHAN, M.H., NEWMAN, A., OCHSNER, J.L., BLUM, L.: Sarcoidosis of the upper gastrointestinal tract. Amer. J. Roentgenol. **84**, 275 (1960).

NAUMANN, O.: Kasuistischer Beitrag zur Kenntnis der Schaumannschen „benignen Granulomatose" (Morbus Besnier-Boeck-Schaumann). Z. Kinderheilk. **60**, 1 (1938).

NELSON, C.T.: Observations on the Kveim reaction on sarcoidosis of the American Negro. J. Invest. Dermat. **10**, 15 (1948).

NELSON, R.S.: Sarcoidosis in the Armed forces. Amer. J. Med. Sci. **226**, 131 (1953).

NELSON, S., SCHWABE, A.D.: Progressive hepatic decompensation with terminal hepatic coma in sarcoidosis. Report of a case. Amer. J. dig. Dis. **11**, 495 (1966).

NELSON, R.S., SEARS, M.E.: Massiv sarcoidosis of the liver. Amer. dig. Dis. **13**, 95 (1968).

NEUBERT, F.R.: Posterior uveitis in a case of sarcoidosis. Brit. J. Ophthal. **30**, 724 (1946).

NEUMANN, C.: Zur Epidemiologie der Sarkoidose in der Bundesrepublik. Pneumonologie **143**, 299 (1970).

NICKERSON, D.A.: Boeck's sarcoid: report of six cases in which autopsies were made. Arch. Path. (Chic.) **24**, 19 (1937).

NICKLING, H.G.: Lymphadenopathien bei Tuberkulose und Morbus Boeck. Dtsch. med. J. **16**, 693 (1965).

NIELSEN, J.: Roentgenological studies of Boeck's disease. Acta Radiol. (Stockh.) **14**, 663 (1933).

NIELSEN, J.: Recherche radiologiques sur les lesions des os et des poumons dans le sarcoides de Boeck. Bull. Soc. Franç. Derm. Syph. **41**, 1187 (1934).

NIELSEN, R.H.: Ocular sarcoidosis. Arch. Ophthal. (Chic.) **61**, 657 (1959).

NIITU, Y., HORIKAWA, M., HASEGAWA, S., KOMATSU, S., KUBOTA, H., SUETAKE, T: In vitro function of lymphocytes tested by micromethod of whole-blood culture in patients with intrathoracic sarcoidosis. In: Proc. VI. Internat. Conf. on Sarcoidosis (K. IWAI, Y. HOSADA, Eds.), p. 172. University of Tokyo Press, 1974.

NIITU, Y., HORIKAWA, M., SUETAKE, T., HASEGAWA, S., KUBOTA, H., KOMATSU, S.: Intrathoracic sarcoidosis in children. Proc. VI. Internat. Conf. on Sarcoidosis (K. IWAI, Y. HOSADA, Eds.), p. 507. University of Tokyo Press, 1974.

NISSEN, A.W., BERTE, J.B.: Cardiac arrhythmias in sarcoidosis, Arch. Intern. Med. (Chic.) **113**, 275 (1964).

NITSCHKE, U.: Morbus Boeck und Gravidität. Z. ges. inn. Med. **14**, 518 (1959).

NITTER, L.: Changes in the chest roentgenogram in Boeck's sarcoid of the lungs; a study of the course of the disease in 90 cases. Acta Radiol. (Stockh.) Suppl. **105**, 1 (1953).

NORA, J.R., LEVITSKY, J.M., ZIMMERMAN, H.J.: Sarcoidosis with panhypopituitarism and diabetes insipidus. Ann. Intern. Med. **51**, 1400 (1959).

NORBERG, R.: Studies in sarcoidosis. I. Serum proteins. Acta med. scand. **175**, 359 (1964).

NORBERG, R.: Studies in sarcoidosis. III. Serum proteins in cases with concomitant erythema nodosum. Acta med. scand. **181**, 101 (1967).

NORBERG, R.: The serum immunoglobulin levels in sarcoidosis. In: Rapports IV. Conférence Internat. sur la Sarcoidose (J. TURIAF, J. CHABOT, Eds.), p. 261. Paris: Masson 1967.

NORBERG, R.: Studies in sarcoidosis. IV. Serum immunoglobulin levels. Acta med. scand. **181**, 497 (1967).

NORTH, A.F.: Sarcoid arthritis in children. Amer. J. Med. **48**, 449 (1970).

NOVAK, D., WIENERS, H., FRENZEL, H.: Die Wertigkeit der Lungenszintigraphie bei der Lungensarkoidose. Prax. Pneumol. **24**, 31 (1970).

NOVER, A.: Morbus Boeck der Lider. Klin. Mbl. Augenheilk. **119**, 643 (1951).

Nõu, E.: Sarcoidosis with skull lesions. Acta tuberc. scand. 46, 147 (1965).

Obiditsch-Mayer, I.: Über Sarcoidosis Boeck des Magens. Wien. klin. Wschr. 70, 312 (1958).

O'Donohoe, N.V.: Congenital tuberculosis and maternal sarcoidosis. Arch. Dis. Child. 38, 83 (1963).

Öger, O.: Beobachtungen zum Morbus Boeck. Beitr. Klin. Tuberk. 125, 241 (1962).

Offenkrantz, F.M., Abramo, A.: Sarcoid spleen with thrombocytobenic purpura. J. Med. Soc. New Jersey 47, 272 (1950).

Ogilvie, R.I., Kaye, M., Moore, S.: Granulomatous sarcoid of the kidney. Ann. Intern. Med. 61, 711 (1964).

Oldberg, S.: Morbus Schaumann — Morbus Basedow (ein Fall von Morbus Schaumann mit Lokalisation u.a. in Glandula thyreoidea mit Hyperthyreose). Acta med. scand. 115, 163 (1943).

Oldenkott, P., Dold, U., Suchenwirth, R.: Zur Therapie der cerebralen Sarkoidose. Nervenarzt 41, 246 (1970).

O'Leary, J.A.: Ten-year study of sarcoidosis and pregnancy. Amer. J. Obstet. Gynec. 84, 462 (1962).

Olsen, T.G.: Sarcoidosis of the skull. Radiology 80, 232 (1963).

Onate, T.J., Tiscornia, O.M.: Sarcoidosis: a proposito de un caso a localizacion ganglionar retropancreatica. Dia. Med. 27, 2966 (1955).

Opith, H.: Anergische Tuberkulose. Kinderärztl. Praxis 11, 1 (1940).

Oppenheim, A., Pollack, R.S.: Boeck's sarcoid (sarcoidosis). Amer. J. Roentgenol. 57, 28 (1947).

Oreskes, I., Siltzbach, L.E.: Changes in rheumatoid factor activity during the course of sarcoidosis. Amer. J. Med. 44, 60 (1968).

Orie, N.G.M., Rijssel, T.G. van, Zwaag, G.L. van der: Pyloric stenosis in sarcoidosis. Acta med. scand. 138, 139 (1950).

Orlandi, O., Anselmetti, G.: Images bronchoscopiques de la sarcoidose pulmonaire. Bronches 14, 297 (1964).

Ospahl, R.: Un tuberculome bénin vraisemblement identique au lymphogranulome bénin de Schaumann causant le sténose bronchiale. Acta med. scand. 99, 511 (1939)

Ostadal, A., Cernahorsky, J., Prasil, K.: Contribution to the diagnosis of laten forms of muscle sarcoidosis. Cesk. Neurol. 26, 210 (1963).

Osterberg, G.: Iritis Boeck (sarcoid of Boeck in the iris). Brit. J. Ophthal. 23, 145 (1939).

Osterberg, G.: Trans. ophthal. Soc. U.K. 78, 511 (1958); zit. nach Trojan, H.J. und Straub, W.: Internist 10, 381 (1969).

Otto, H.: Die Sarkoidretikuloseendotheliose mit Berücksichtigung von Nierenbefunden. Z. ges. inn. Med. 18, 898 (1963).

Otto, W.: Bronchologie der Sarkoidose. In: Die Sarcoidose, Bericht über die Sarcoidose-Tagung in Höchenschwand 1968 (K. Wurm, Hrsg.), S. 52. Höchenschwand: Selbstverlag 1969.

Oudet, P., Roegel, E.: Adenopathies mediastinales bénignes dans les suites de la vaccination par BCG. Étude critiques des relations invoquées entre sarcoidose et BCG. Poumon 18, 927 (1962).

Oudet, P., Miech, G., Guisard, G.: Découverte et preuve des formes respiratoires de la sarcoidose. Rev. méd. Suisse rom. 92, 327 (1972).

Owen, T.K., Henneman, J.: Diffuse sarcoidosis associated with hypopituitarism and terminal renal failure. Brit. med. J. 1954 II, 1141.

Ozer, F.L., Johnson, W.A., Waggener, J.D.: Muscular sarcoidosis: a case with "tumor formation". Lancet 1961 I, 22.

Pagaltsos, A.S., Kumar, P.J., Willoughby, J.M.T., Dawson, A.M.: In-vitro inhibition of leucocyte migration by sarcoid spleen suspension in coeliac disease and dermatitis herpetiformis. Lancet 1971 II, 1179.

Pagni, C.A., Hazeghi, P., Wildi, E.: J. Neurol. Sci. (Amsterdam) 3, 76 (1966) (zit. nach Suchenwirth 1968).

Palmer, E.D.: Note on silent sarcoidosis of the gastric mucosa. J. Lab. Clin. Med. 52, 231 (1958).

Pan, Shu-Jen: Spiro-ergometrische und elektrokardiographische Untersuchungen bei Sarkoidose der Lungen. I. Spiro-ergometrische Untersuchungen bei Lungensarkoidose (60 Fälle). Beitr. Klin. Tuberk. 128, 277 (1964).

Panitz, F., Shinaberger, J.H.: Nephrogenic diabetes insipidus due to sarcoidosis without hypercalcemia. Ann. Intern. Med. 62, 113 (1965).

Papowitz, A.J., Li, J.K.H.: Abdominal sarcoidosis with ascites, Chest 59, 692 (1971).

Parfitt, A.M., Higgins, B.A., Nassim, J.R., Collins, J.A., Hilb, A.: Metabolic studies in patients with hypercalciuria. Clin. Sci. 27, 463 (1964).

Parker, J.G.: Generalized sarcoidosis with uremia due to congenital single fused polycystic kidney. Necropsy findings in a case previously reported as renal sarcoidosis. Dis. Chest 18, 49 (1950).

Parsons, H.M., McKenzie, W.: A case of Boeck's sarcoidosis of the cervical lymph glands. J. Laryng. 65, 848 (1951).

Parsons, V.: Awareness of family and contact history of tuberculosis in generalized sarcoidosis. Brit. med. J. 1960 II, 1756.

Partenheimer, R.C., Meredith, H.C.: Splenomegalie with hypersplenism due to sarcoidosis; report of a case. New Engl. J. Med. 243, 810 (1950).

Pascoe, H.R.: Myocardial sarcoidosis; report of a case with unexpected death. Arch. Path. (Chic.) 77, 299 (1964).

Patnode, R.A., Furra, D., Carpenter, R.L.: Effect of Kveim antigen on leucocytes of sarcoid patients. J. invest. Derm. 45, 65 (1965).

Patnode, R.A., Allin, R.C., Carpenter, R.L.: Serum immunoglobulin levels in sarcoidosis. Amer. J. Clin. Path. **45**, 398 (1966).

PAULSEN, H.J.: Zur Differentialdiagnose der Schwellungen im Wangenbereich (Morbus Boeck der Parotis). Mschr. Ohrenheilk. **103**, 82 (1969).

PAUTRIER, L.M.: Cas extraordinaire d'erythème annulaire centrifuge à histologie de sarcoide dermique, chez une malade faisant ultérieurement une tumeur du mediastin, avec adenopathies généralisées. Bull. Soc. Franç. Derm. Syph. **41**, 1252 (1934).

PAUTRIER, L.M.: Syndrome de Heerfordt et maladie de Besnier-Boeck-Schaumann. Bull. Soc. Méd. hôp. (Paris) **53**, 1608 (1937).

PAUTRIER, L.M.: Les lésions musculaires de la maladie de Besnier-Boeck-Schaumann. Ann. Derm. Syph. (Paris) **10**, 97 (1939).

PAUTRIER, L.M.: Une nouvelle grande reticulo-endotheliose. La maladie de Besnier-Boeck-Schaumann; ses manifestations cutanées, ganglionnaires, pulmonaires, osseuses, oculaires, glandulaires, viscerales, nasales, nerveuses. Paris: Masson 1940.

PAUTRIER, L.M.: Splenomegalie et maladie de Besnier-Boeck-Schaumann. Schweiz. med. Wschr. **74**, 907 (1944).

PAVELKA, K., FARNER, C., BÖNI, A., WAGENHÄUSER, F.I.: Gelenksarkoidose. Z. Rheumaforsch. **28**, 340 (1969).

PEARCE, J., EHRLICH, A.: Gastric sarcoidosis. Ann. Surg. **141**, 115 (1955).

PEER, H., KWERCH, H.: Bemerkenswerte Symptomatologie und Verlaufsform eines Falles von Morbus Boeck-Besnier-Schaumann. Klin. Med. (Wien) **7**, 34 (1952).

PEISON, B.: Sarcoidosis of the heart associated with myocarditis: report of a case. Illinois Med. J. **130**, 317 (1966).

PEISON, B., PADLECKAS, R.: Granulomatous angiitis of the central nervous system. Illinois Med. J. **126**, 330 (1964).

PENNELL, W.H.: Sarcoidosis with involvement of the central nervous system. Arch. Neurol. Psychiat. (Chic.) **66**, 655 (1951).

PENNELL, W.H.: Boeck's sarcoid with involvement of the central nervous system. Arch. Neurol. Psychiat. (Chic.) **66**, 728 (1951).

PERRANG, E., STALDER, G.A., GSELL, O.: Magensarkoidose mit kristallartigen Ceroid-Einlagerungen in einzelnen Granulomen. Schweiz. Rsch. Med. (Praxis) **61**, 625 (1972).

PERSELLIN, R.H., BAUM, J., ZIFT, M.: Serum antibody response in sarcoidosis. Proc. Soc. Exp. Biol. Med. **121**, 638 (1966).

PETERS, W.A., SPAETH, W.: Sarcoidosis: the effects of pregnancy and subsequent ACTH and corticoid therapy on the disease. N. Carolina Med. J. **18**, 548 (1957).

PETITJEAN, R., DECHELOTTE, J.: Syndrome de Löfgren aigu et sarcoidose. Poumon **21**, 157 (1965).

PFEIFER, D.: Bakteriophagen. Beitr. Klin. Tuberk. **136**, 100 (1966).

PFEIFFER, K.: Über die Boecksche Erkrankung der Kopfspeicheldrüsen, zugleich ein Beitrag zur Analyse des Mikulicz-Syndroms. Radiologe **3**, 165 (1963).

PFISTERER, R., WESPI, H., HERZOG, H.: Beobachtung einiger Fälle von Morbus Boeck nach BCG-Impfung. Helv. Med. Acta **21**, 439 (1954).

PHEAR, D.N.: The relation between regional ileitis and sarcoidosis. Lancet **1958 II**, 1250.

PHILIPPEN, R.: Enteritis, regionalis Crohn. Leber, Magen, Darm **3**, 201 (1973).

PHILLIPS, A.K., LUCHETTE, A.A.: Rupture of the spleen due to sarcoidosis. Ohio Med. J. **48**, 617 (1952).

PINNER, M.: Non caseating tuberculosis: an analysis of the literature. Amer. Rev. Tuberc. **37**, 690 (1938).

PINNER, M.: On the etiology of sarcoidosis. Amer. Rev. Tuberc. **54**, 582 (1946).

PLAIR, C.M., PERRY, S.: Hypothalamic-pituitary sarcoidosis. A clinical and pathological entity: report of a case. Arch. Path. (Chic.) **74**, 527 (1962).

PLANCHEREL, B.: Sur un cas de pleurésie sarcoidosique. Med. thorac. (Basel) **20**, (Suppl.) 118 (1963).

PLATTNER, H.C., HATAM, K.: Les néphropathies de la maladie de Besnier-Boeck-Schaumann. Helv. Med. Acta **24**, 11 (1957).

PLATTNER, H.C., HATAM, K.: Nephropathie hematurique dans la maladie de Besnier-Boeck-Schaumann. J. Urol. **63**, 637 (1957).

POE, D.L.: Multiple benign sarcoid of the upper respiratory tract. Ann. Otol. **51**, 430 (1942).

POE, D.L.: Sarcoidosis of the jaw: a new disease of the mandible. Amer. J. Orthodont. **29**, 52 (1943).

POLACHEK, A.A., MATRE, W.J.: Gastrointestinal sarcoidosis. Report of a case involving the esophagus. Amer. J. dig. Dis. **9**, 429 (1964).

POON, T.P., FORBUS, W.D.: Sudden death due to myocardial sarcoidosis, with a comment in the etiology of sarcoid. Arch. Intern. Med. **104**, 771 (1959).

POPPER, J.S., BINGHAM, W.G., ARMSTRONG, F.S.: Sarcoid granuloma of the cerebellum. Neurology (Minneap.) **10**, 942 (1960).

POPPER, L., WUKETICH, S.: Kombination von Silikose und Morbus Boeck. Arch. Gewerbepath. **14**, 235 (1956).

PORTER, G.H.: Hepatic sarcoidosis. A cause of portal hypertension and liver failure: review. Arch. Intern. Med. (Chic.) **108**, 483 (1961).

PORTMANN, B., BOUZAKOURA, C., ANTILLE, J.C.: Granulomes hépatiques révélés par biopsie. Étude comparative de 76 cas. In: Rapports Symp. Européen de la Sarcoidose (Y. GALLOPIN, Ed.), p. 49. Bern: Hallwag 1972.

PORZIO, D.: On a case of sarcoidosis localized in the parotid gland. Progr. Med. (Napoli) **19**, 251 (1963).

POSNER, I.: Sarcoidosis: case report. J. Pediat. **20**, 486 (1942).

POWELL, L.W.: Sarcoidosis of the skeletal muscle. Report of 6 cases and review of the literature. Amer. J. Clin. Path. **23**, 881 (1953).

Present, D.H., Lindner, A.E., Janowitz, H.D.: Granulomatous diseases of the gastrointestinal tract. Ann. Rev. Med. **17**, 243 (1966).

Press, P.: Remarques sur l'évolution de la sarcoidose pulmonaire. A propos de 50 cas. Med. thorac. (Basel) **20**, (Suppl.) 104 (1963).

Press, P., Junod, A., Golay, M.: Sarcoidose, pleurésie exsudative et lupus érythémateux discoide. Schweiz. med. Wschr. **95**, 1674 (1965).

Pruszewicz, A., Jaroszewski, Fr., Szmeja, A.: Radiologische Lungenveränderungen beim Wegenerschen Syndrom. Fortschr. Röntgenstr. **112**, 204 (1970).

Pruvost, P., Hautefeuille, E., Canetti, G., Mabileau, J.: Etude anatomo-clinique d'une cas de Besnier-Boeck-Schaumann terminé par une tuberculose disséminée. Bull. Soc. Med. Hôp. (Paris) **57**, 484 (1941).

Puech, P.: Sarcoidose pulmonaire survenant chez un sujet ayant eu une tuberculose pulmonaire et n'ayant guéri qu'avec un traitement cortisonique. Poumon **18**, 911 (1962).

Putkonen, T.: Symptomenkomplexe der beginnenden Sarkoidose. Arch. klin. exp. Dermat. **227**, 116 (1966).

Putkonen, T., Virkkunen, M., Wagner, O.: Joint involvement in sarcoidosis with special reference to the coexistance of sarcoidosis and rheumatoid arthritis. Acta Rheum. Scand. **11**, 53 (1965).

Putkonen, T., Hannuksela, M., Halme, H.: Calcium and phosphorus metabolism in sarcoidosis. Acta med. Scand. **177**, 327 (1965).

Pyke, D.A., Scadding, J.G.: Effect of cortisone upon skin sensitivity to tuberculin in sarcoidosis. Brit. med. J. **1952II**, 1126.

Quinn, K.J.: Familial sarcoidosis. J. Irish. Med. Ass. **53**, 161 (1963).

Quinn, K.: Sarcoidosis of the nervous system. J. Irish Med. Ass. **58**, 45 (1966).

Quinquaud: Zit. bei Tenneson 1892.

Rabending, G., Parnitzke, K.H.: Meningocerebrale Form der Boeckschen Erkrankung. Klinik und Elektroenzephalogramm. Psychiat. et Neurol (Basel) **48**, 84 (1964).

Rabinowitz, J.G., Ulreich, S., Soriano, C.: The usual unusual manifestations of sarcoidosis and the "hilar haze"—a new diagnostic aid. Amer. J. Roentgenol. **120**, 821 (1974).

Rabukhin, A.E., Oleneva, T.N.: Sarcoidosis of the respiratory organs. Klin. Med. (Moskva) **41**, 24 (1963).

Rachon, K., Januszkiewicz, J.: Sarkoidoza slinianek. Pol. Tyg. Lek. **16**, 142 (1961).

Ramirez, J.J., Ponka, J.L., Haubrich, W.S.: Massive hemorrhage from sarcoid ulcers in the stomach. Henry Ford. Hosp. Med. Bull **12**, 15 (1964).

Ratner, A.I., Bilialov, M.Sh.: On lesions of the nervous system in sarcoidosis. Klin. Med. (Moskva) **42**, 96 (1964).

Raven, R.W.: The surgical manifestations of sarcoidosis. Ann. Roy. Coll. Surg. Engl. **5**, 3 (1949).

Razemon, P., Houcke, E., Ribet, M., Gautier, C., Menne, T.: La splenomegalie dans la maladie de Besnier-Boeck-Schaumann. Arch. Mal. Appar. Dig. **51**, 767 (1962).

Redaktionsartikel: „Arrythmias in Sarcoidosis." J. Amer. med. Ass. **187**, 671 (1964).

Reed, R., Rubnitz, M.E., Toigo, A.: Hemoptysis in sarcoidosis. Report of a case. Dis. Chest **46**, 241 (1964).

Refvem, O.: The pathogenesis of Boecks disease (sarcoidosis); investigations on the significance of foreign bodies, phospholipides and hypersensitivity in the formation of sarcoid tissue. Acta med. scand. **149** (Suppl. 294), 1 (1954).

Refvem, O.: Long-term corticosteroid treatment of pulmonary sarcoidosis. In: Proc. VI. Internat. Conf. on Sarcoidosis (K. Iwai, Y. Hosoda, Eds.), p. 547. University of Tokyo Press, 1974.

Reindell, H., Doll, E., Wurm, K.: Zur funktionellen Röntgendiagnostik der Lungenerkrankungen (I. Mitteilung). Fortschr. Röntgenstr. **100**, 342 (1964).

Reindell, H., Doll, E., Steim, H., Wurm, K., Keul J.: Zur funktionellen Röntgendiagnostik der Lungenerkrankungen (II. Mitteilung). Fortschr. Röntgenstr. **104**, 625 (1966).

Reindell, H., Wurm, K.: Sarkoidose und Cor pulmonale. In: Die Sarcoidose, Bericht über die Sarcoidosetagung in Höchenschwand 1968 (K. Wurm, Hrsg.), S. 66. Höchenschwand: Selbstverlag 1969.

Reinisch, G.: Die Sarkoidose aus der Sicht des Augenarztes. Wien. med. Wschr. **118**, 334 (1968).

Reis, W., Rothfeld, J.: Tuberkulide des Sehnerven als Komplikation von Hautsarkoiden vom Typus Darier-Roussy. Graefe Arch. Ophthal. **126**, 357 (1931).

Reisfield, D.R.: Boeck's sarcoid and pregnancy. Amer. J. Obstet. Gynec. **75**, 795 (1958).

Reisfield, D.R., Yahia, C., Laurenzi, G.A.: Pregnancy and cardiorespiratory failure in Boeck's sarcoid. Surg. Gynec. Obstet. **109**, 412 (1959).

Reisner, D.: Observations on the course and prognosis of sarcoidosis. With special consideration of its intrathoracic manifestations. Amer. Rev. resp. Dis. **96**, 361 (1967).

Reissner, D.: Boeck's sarcoid and systemic sarcoidosis. A study of 35 cases. Amer. Rev. Tuberc. **49**, 289, 437 (1944).

Reuter, J.P., Schwenzer, N.: Die epitheloidzellige Granulomatose und ihre Bedeutung für die verschiedenen Fachgebiete der Medizin. Dtsch. med. J. **16**, 113, 151 (1965).

Rhodes, J., Reynolds, E.H., Fitzgerald, J.D., Fourman, P.: Exaggerated response to parathyroid extract in sarcoidosis. Lancet **1963II**, 598.

Ricci, M., Lenzini, L., Passaleva, A., Ricca, M.:

Considerations on the action of phytohemagglutinins, tuberculin antigens and Kveim's antigen on lymphocyte cultures of patients with sarcoidosis and Hodgkin's disease. Folia Allerg. (Roma) 13, 11 (1966).

RICHARDS, P.: Acut sarcoid meningo-encephalitis. Brit. med. J. 5424: 1576 (1964).

RICHTSMEIER, A.J.: The symptoms of hypercalcemia associated with sarcoidosis masquerading as peptic ulcer. Ann. Intern. Med. 51, 1371 (1959).

RICKER, W.U., CLARK, M.: Sarcoidosis: a clinico-pathologic review of 300 cases including 22 autopsies. Amer. J. Clin. Path. 19, 725 (1949).

RIDER, J.A., DODSON, J.W.: Sarcoidosis. Report of case manifested by retrobulbar mass, proptosis, destruction of orbit and infiltration of paranasal sinuses. Amer. J. Ophthal. 33, 117 (1950).

RIDLEY, C.M.: Sarcoidosis with an unusual arthritis. Proc. Roy. Soc. Med. 50, 609 (1957).

RILEY, E.A.: Boeck's sarcoid: a review based upon a clinical study of 52 cases. Amer. Rev. Tuberc. 62, 231 (1950).

RINNE, U.K.: Sarkoidose und progressive spinale Muskelatrophie. Bericht über einen Fall, mit Besprechung des eventuellen Zusammenhanges dieser Krankheiten. Nervenarzt 38, 417 (1967).

RIPE, E., HANNGREN, Å., IZUMI, T., NILSSON, B.S., UNGE, G.: On the active principle in the Kveim antigen. In: Proc. VI. Internat. Conf. on Sarcoidosis (K. IWAI, Y. HOSODA, Eds.), p. 51. University of Tokyo Press, 1974.

RITHFELD, B., FOLK, E.E.: Sarcoid myopathie. J. Amer. Med. Ass. 179, 903 (1962).

ROBERT, F.: Les manifestations osseuses de la maladie de Besnier-Boeck-Schaumann (la maladie de Perthes-Jüngling). Sem. Hôp. (Paris) 25, 2327 (1949).

ROBERT, F.: Sarcoidosis of the central nervous system. Report of a case and review of the literature. Arch. Neurol. (Chic.) 7, 442 (1962).

ROBINSON, E.K., ERNST, R.W.: Boeck's sarcoid of the peritoneal cavity; a case report. Surgery 36, 986 (1954).

RODMAN, T., FUNDERBURK, E.E., MYERSON, R.M.: Sarcoidosis with vertebral involvement. Ann. Intern. Med. 50, 213 (1959).

ROELFSEMA, J., BUYTENDIJK, J., MAESEN, F.: Apropos of the course and prognosis of Besnier-Boeck-Schaumann disease. Poumon 21, 147 (1965).

ROGOZKINA, M.V., ZUNTOV, B.M.: Differential diagnosis of Besnier-Boeck-Schaumann disease. Khirurgiia (Moskva) 40, 126 (1964).

ROOS, B.: Über das Vorkommen der Schaumannschen benignen Lymphogranulomatose (des Boeckschen benignen Miliarlupoids) bci Kindern. Z. Kinderheilk. 59, 280 (1937).

ROSEN, J.A., WANG, Y.: CNS-sarcoid granuloma monitored by brain scanning. Arch. intern. Med. 115, 336 (1965).

ROSENTHAL, S.R.: Pathological and experimental studies of Boeck's sarcoid. 1. Report of a case with panarteritis, periarteritis, terminal hypertension and uremia and the production of sarcoid-like lesion in guinea pigs. Amer. Rev. Tuberc. 60, 236 (1949).

ROSS, P.H., WEINBERG, B.J.: Chronic regurgitation jaundice as the presenting sign in sarcoidosis. Arch. Intern. Med. (Chic.) 87, 269 (1951).

ROSS, R.S., IBER, F.L., HARVEY, A.M.: The serum alkaline phophatase in infiltrative diseases of the liver. Amer. J. Med. 21, 850 (1956).

ROULET, F.: Die infektiösen „spezifischen" Granulome. In: Handbuch der allgemeinen Pathologie, Bd. VII/1, S. 378. Berlin-Göttingen-Heidelberg: Springer 1956.

ROUSSEAU, J., DUPUY, J.-P., OLIVIER, J.-P., PICOT, A.: Intérêt de la lymphographie dans la sarcoïdose. A propos d'un cas sans atteinte médiastinopulmonaire. Ann. Radiol. (Paris) 24, 659 (1971).

RUBIN, E.H., PINNER, M.: Sarcoidosis: one case report and literature review of autopsied cases. Amer. Rev. Tuberc. 49, 146 (1944).

RUBIN, E.H., RUBIN, M.: Lung biopsy for diffuse pulmonary lesions: value and limitations. Dis. Chest 46, 635 (1964).

RUDBERG-ROOS, I.: The course and prognosis of sarcoidosis as observed in 296 cases. Acta tuberc. scand. 41 (Suppl. 52), 1 (1962).

RUDOLF, G.: Die Muskelsarkoidose in der Differentialdiagnose neuromuskulärer Erkrankungen. Dtsch. med. Wschr. 96, 1605 (1971).

RÜBESAMEN, M., WESSEL, G.: Das Löfgren-Syndrom (akute Sarkoidose). Med. Klin. 65, 1577 (1970).

RUETE, A.: Zur Ätiologie der Boeckschen Erkrankung. Derm. Z. 37, 129 (1922).

RÜTTIMANN, A.: Erkrankungen des retroperitonealen Lymphsystems. In: Lehrbuch der Röntgendiagnostik. H.R. SCHINZ, W.E. BAENSCH, W. FROMMHOLD, R. GLAUNER, E. UEHLINGER, J. WELLAUER, Hrsg.), Bd. V. Stuttgart: Thieme 1965.

RÜTTIMANN, A., DEL BUONO, M.S.: Die Lymphographie. Ergebnisse der medizinischen Strahlenforschung, Bd. I, Stuttgart: Thieme 1964.

RUIZ-TORRES, A.: a) Über den Mechanismus der D-Penicillamin-Wirkung auf den Kollagenstoffwechsel. Arzneim.-Forsch. (Drug-Res.) 18, 594 (1968).

RUIZ-TORRES, A.: b) Wirkung der chronischen Penicillaminverabfolgung auf das Kollagen. Verh. dtsch. Ges. inn. Med. 74, 597 (1968).

RUNYON, E.H.: Pathogenic mycobacteria. Advanc. Tuberc. Res. 14, 235 (1965).

RUPEC, M., BEHREND, H.: Značenje i specificitet Kveimove reakcije. Lij. Vjes. 89, 365 (1967).

RUPEC, M., BEHREND, H.: O histološkoj slici Kveimovog testa. Saopšt. Inslit. Tbc (Noci Sad) 6, 31 (1968).

RUPEC, M., BEHREND, H., VAKILZADEH, F.: Kriterien für die Beurteilung der Kveim-Reaktion. Verh. dtsch. Ges. inn. Med. 74, 493 (1968).

RUPEC, M., BEHREND, H.: c) Zur Frage der Beeinflußbarkeit der Kveim-Reaktion durch Glukokortikoide. Z. Haut- u. Geschl. Krkh. **43**, 421 (1968).

Rupec, M., Behrend, H.: Histološka Dijagnostika Kveimovog Testa. Lij. vjes. **90**, 121 (1968).

Rupec, M., Korb, G., Behrend, H.: Feingewebliche Untersuchungen zur Entwicklung des positiven Kveim-Tests. Arch. klin. exp. Derm. **237**, 811 (1970).

Russell, K.P.: Sarcoidosis (Boeck's sarcoid) and pregnancy. Amer. Rev. Tuberc. **63**, 603 (1951).

Russell, B.: Atropic alopecia due to granulomatous infiltration of scalp in systemic sarcoidosis. Proc. Roy. Soc. Med. **58**, 243 (1965).

Rutishauser, E., Rywlin, A.: Besnier-Boeck rénal. J. Urol. **56**, 277 (1950).

Rywlin, A.: Le Besnier-Boeck de la glande thyroide et son diagnostic differentiel avec la thyroidite de Quervain. Presse Med. **60**, 1278 (1952).

Sada, E., Cirla, A.: Aspetti radiologici delle alterazioni medistino-polmonari nella sarcoidosi. Radiol. med. (Torino) **49**, 1093 (1963).

Salvesen, H.A.: The sarcoid of Boeck, a disease of importance to internal medicine: report of four cases. Acta med. scand. **86**, 127 (1935).

Sandritter, W., Arold, R.: Ungewöhnliche Abläufe der Sarkoidose. Pathologisch-anatomische Gesichtspunkte. In: Fortb. in Thoraxkrankh. (F. Brecke, Hrsg.), Bd. IV, S. 9. Stuttgart: Hippokrates 1970.

Sands, J.H., Palmer, P.P., Mayock, R.L., Creger, W.P.: Evidence for serologic hyperreacticity in sarcoidosis. Amer. J. Med. **19**, 401 (1955).

Scadding, J.G., Sherlock, S.: Liver biopsy in sarcoidosis. Thorax **3**, 79 (1948).

Scadding, J.G.: Discussion on sarcoidosis. Proc. Roy. Soc. Méd. **49**, 799 (1956).

Scadding, J.G.: Mycobacterium tuberculosis in the etiology of sarcoidosis. Brit. Med. J. **1960 II**, 1617.

Scadding, J.G.: Calcification in sarcoidosis. Tubercle **42**, 121 (1961).

Scadding, J.G.: Prognosis of intrathoracic sarcoidosis in England. A review of 136 cases after five years observation. Brit. Med. J. **1961 II**, 1165.

Scadding, J.G.: The relationship of sarcoidosis to tuberculosis. Acta med. scand. **176** (Suppl. 425), 266 (1964).

Scadding, J.G.: Some immunologic aspects of sarcoidosis. Rev. Esp. Tuberc. **34**, 149 (1965).

Scadding, J.G.: Sarcoidosis. London: Eyre u. Spottiswoode 1967.

Scadding, J.G.: The definition of sarcoidosis. Postgrad. Med. J. **46**, 465 (1970).

Scadding, J.G.: Further observations on sarcoidosis associated with M.tuberculosis infection. In: Proc. V. Internat. Conf. Sarcoidosis (L. Levinsky, F. Macholda, Eds.), p. 89. Universita Karlova Praha, 1971.

Scadding, J.G.: Skin infiltrations in 500 cases of sarcoidosis. In: Rapp. Symposium Européen de la sarcoidose (Y. Gallopin, Ed.), p. 133. Bern: Hallwag 1972.

Scadding, J.G., Sherlock, S.: Liver biopsy in sarcoidosis. Thorax **3**, 79 (1948).

Scadding, J.G., Lennox, B.: Sarcoidosis with lung cavitation. Postgrad. Med. J. **26**, 494 (1950).

Scarinci, C.: Maladie de Besnier-Boeck-Schaumann a type gangliomediastinal pur, avec compression reversible du système cave superieur, étudiées angiographiquement; action remarquable de l'association streptomycine—P.A.S. Poumon **8**, 825 (1952).

Schaffer, B., Koehler, P.R., Daniel, C.R., Wohl, G.T., Rivera, E., Meyers, W.A., Skelley, J.F.: A critical evoluation of lymphography. Radiology **80**, 917 (1963).

Schaumann, J.: Étude sur le lupus pernio et ses rapports avec les sarcoides et la tuberculose. Ann. Derm. Syph. (Paris) **6**, 357 (1916–1917).

Schaumann, J.: Etudes histologiques et bactériologiques sur les manifestations médullaires du lymphogranulome benin. Ann. Derm. Syph. (Paris) **7**, 385 (1918).

Schaumann, J.: Notes on the histology of the medullary and osseous lesions in benign lymphogranuloma and especially on their relationship to the radiographic picture. Acta Radiol. (Stockh.) **7**, 358 (1926).

Schaumann, J.: Étude anatomo-pathologique et histologique des localisations viscérales de la lymphogranulomatose bénigne. Bull. Soc. Franc. Derm. Syph. **40**, 1167 (1933).

Schaumann, J.: Sur le lupus pernio. Stockholm: Kungl. Boktryckeriet P.A. Norstedt u. Söner 1934.

Schaumann, J.: Lymphogranulomatosis benigna in the light of prolonged clinical observations and autopsy findings. Brit. J. Derm. **48**, 399 (1936).

Schaumann, J., Hallberg, V.: Koch's bacilli manifested in the tissue of lymphogranulomatosis benigna (Schaumann) by using Hallberg's straining method. Acta med. scand. **107**, 499 (1941).

Schaumann, J., Seeberg, G.: On cutaneous reactions in cases of lymphogranulomatosis benigna. Acta Dermatovener. (Stockh.) **28**, 158 (1948).

Schepers, G.W.: Thesaurosis versus sarcoidosis. A preliminary report. J. Amer. med. Ass. **181**, 635 (1962).

Scherer, H.-P., Upplegger, H.: Sarcoidose in einem Magenresektionspräparat. Med. Klin. **62**, 1198 (1967).

Schermuly, W.: Der Inhalt des Röntgenbildes beim Morbus Boeck. Fortschr. Röntgenstr. Beiheft 1967: S. 71.

Schermuly, W., Behrend, H., Reusch, W.: Fall 130, Seite 240–249. In: Differentialdiagnose seltener Lungenerkrankungen im Röntgenbild (K. Musshoff, J. Weinreich, Hrsg.), 2. Aufl. Berlin-Göttingen-Heidelberg: Springer 1964.

Schermuly, W., Behrend, H.: Beitrag zur klinisch-röntgenologischen Abgrenzung der progressiven

Lungendystrophie. Beitr. Klin. Tuberk. **129**, 25 (1964).

SCHERMULY, W., BEHREND, H., V. EGIDY, H., PABST, K.: Bronchus- und Gefäßverlauf im Narbenstadium der Sarkoidose. Beitr. Klin. Tuberk. **132**, 209 (1965).

SCHERMULY, W., BEHREND, H., HAMM, J., FABEL, H., WILKE, K.H.: Das röntgenologisch erkennbare anatomische Substrat der gestörten Lungenfunktion. Untersuchungen bei Sarkoidose-Patienten. Fortschr. Röntgenstr. **104**, 206 (1966).

SCHERMULY, W., BEHREND, H.: Die räumliche Ordnung der Lungenstrukturen bei der Sarkoidose. Fortschr. Röntgenstr. **104**, 607 (1966).

SCHERMULY, W., BEHREND, H.: Die Röntgensymptomatik der zum Cor pulmonale führenden Lungenfibrose. Verh. dtsch. Ges. inn. Med. **72**, 953 (1966).

SCHERMULY, W., BEHREND, H.: Atelektasen bei Sarkoidose. Fortschr. Röntgenstr. **105**, 208 (1966).

SCHERMULY, W., BEHREND, H.: Häufigkeit und Lokalisation der Lungenfibrose bei der Sarkoidose. Fortschr. Röntgenstr. **105**, 693 (1966).

SCHERMULY, W., BEHREND, H.: Die angiographische Charakteristik der Lungenfibrose infolge Sarkoidose. Wiener Med. Wschr. **116**, 718 (1966).

SCHERMULY, W., BEHREND, H.: Die Angiographie der Lungensarkoidose. Radiologe **8**, 116 (1968).

SCHERMULY, W., SCHAEFER, D.: Die Pathogenese der Lymphangiosis carcinomatosa pulmonum. Strahlentherapie **141**, 508 (1971).

SCHERMULY, W., BEHREND, H., PÖHLS, P.H.: Die ^{67}Ga-Szintigraphie bei der Sarkoidose. Fortschr. Röntgenstr. **122**, 54 (1975).

SCHERMULY, W., BEHREND, H., HELMKE, F.R., WORCH, R.: Unsere Erfahrungen mit der Galliumszintigraphie der Lungensarkoidose. Zschr. Erkr. d. Atmungsorgane **149**, 112 (1977).

SCHIESSLE, W., WURM, K., REINDELL, H.: Ergebnisse und Bedeutung bronchologischer Untersuchungen bei der Lungensarkoidose (Morbus Boeck). Münch. med. Wschr. **103**, 726 (1961).

SCHIESSLE, W., KÖNN, G., WURM, K., REINDELL, H.: Considérations radiologiques, bronchoscopiques et biopsiques dans la sarcoidose endothoracique (302 cas): éléments pathogéniques. J. franç. Méd. Chir. thor. **17**, 465 (1963).

SCHIESSLE, W., KÖNN, G., WURM, K., REINDELL, H.: Résultats de 469 bronchoscopies systématiques avec biopsie de l'éperon et de biopsies par ponction transbronchique ou transtrachéale des ganglion médiastinaux, chez malades hospitalisés pour sarcoidose de B.B.S. Bronches **13**, 644 (1963).

SCHMID, F.: Die klinischen Erscheinungsformen der epitheloidzelligen Granulomatose im Kindesalter. Mschr. Kinderheilk. **98**, 489 (1950).

SCHMIDT, M.R.: Et tilfaelde af dysfagi med ejendommelig aetologi. Nord.Med. **58**, 995 (1957).

SCHMIDT, M.: Immunologische Befunde bei Sarkoidose. Internist **10**, 373 (1969).

SCHMIDT, M., HAVEMANN, K., KESSLER, G.F.: Der Einfluß von Tuberkulin und Kveimantigen auf den Ribonukleinsäure-(RNS)-Stoffwechsel menschlicher Monocyten in vitro. Untersuchungen an Gesunden und Patienten mit Sarkoidose. Verh. dtsch. Ges. inn. Med. **76**, 116 (1970).

SCHMIDT, M., HAVEMANN, K., KESSLER, G.F., MALCHOW, H.: Untersuchungen zum Ribonukleinsäure-(RNS)-Stoffwechsel von Monocyten in vitro bei Gesunden und Patienten mit Sarcoidose. Z. Immun.-Forsch. **139**, 195 (1970).

SCHMIDT, W.: Beteiligung des Magens bei Sarkoidose. In: Kongreßbericht 77. Tag. Nordwestdtsch. Ges. inn. Med., S. 54. Lübeck: Hansisches Verlagskontor 1971.

SCHOLZ, D.A.: Effect of steroid therapy on hypercalcemia and renal insufficiency in sarcoidosis. J. Amer. Med. Ass. **169**, 682 (1959).

SCHOLZ, D.A., KEATING, F.R.: Renal insufficiency, renal calculi and nephrocalcinosis in sarcoidosis: report of 8 cases. Amer. J. Med. **21**, 75 (1956).

SCHOLZ, D.A., POWER, M.H., DEARING, W.H.: Metabolic effects of cortisone in a case of sarcoidosis with hypercalcemia and renal insufficiency. Proc. Mayo Clin. **32**, 182 (1957).

SCHOOT, J.B. V.D.: Tumours scintigraphy with ^{67}Ga. Folia Med. Neerl. **15**, 148 (1972).

SCHOOT, J.B. V.D., MARLE-V.D. GOOT, M. V., GROEN, A.S., JONG, J. DE: ^{67}Ga-scintigraphy in benign lung diseases. Symposium on medical radioisotope scintigraphy, Monte Carlo, 23.–28.10.1972.

SCHRIJVER, H., SCHILLINGS, P.H.M.: Thrombocytopenic purpura with sarcoidosis, cured after splenectomy. Acta med. scand. **144**, 213 (1952).

SCHRÖDER, KL.-J.: Zur Differentialdiagnose zwischen Morbus Boeck und Pneumokoniose. Z. Tuberk. **122**, 368 (1964).

SCHRÖDER, K.-J., LEONHARDT, P., ZOCHERT, J.: Katamnestische Untersuchungen über Sarkoidoseerkrankungen im Bezirk Leipzig. Z. Erkr. Atmungsorg. **135**, 169 (1971).

SCHRÖPL. E.: Zur Ätiologie und Pathogenese der Boeckschen Krankheit. Arch. Derm. Syph. (Berlin) **183**, 545 (1943).

SCHOURUP, K., VIMTRUP, B.: Sudden natural death caused by haemoptysis in Boeck's sarcoid; a case report. Acta Med. Leg. Soc. (Liège) **9**, 261 (1956).

SCHÜPBACH, A., WERNLY, M.: Hyperkalzaemia und Organverkalkungen bei Boeckscher Krankheit. Acta med. scand. **115**, 401 (1943).

SCHÜPPEL: zit. nach LENNERT, K.: Lymphknoten. In: Handbuch der spez. patholog. Anatomie und Histologie, Bd. I/3, Teil A: Cytologie und Lymphadenitis, S. 276. Berlin-Göttingen-Heidelberg: Springer 1961.

SCHULZ, K.H.: Zur Immunologie der Sarkoidose. Arch. klin. exp. Dermat. **227**, 54 (1966).

SCHULZE, W.: Über das Mittellappen- und Lingulasyndrom. Radiologe **2**, 64 (1962).

Schwartz, E.L., Baum, S.: Radioisotope brain scanning in cerebral sarcoidosis. Report of a case. J. Amer. med. Ass. **203**, 365 (1968).

Schwarzschild, W., Myerson, R.M.: Venous insufficiency of the small intestine secondary due to sarcoidosis of mesenteric lymph nodes. Pan. Amer. J. Gastroent. **50**, 69 (1968).

Scott, N.M., Smith, V.M., Cox, P.A., Palmer, E.D.: Sarcoid and sarcoid-like granulomas of the stomach: a clinical evaluation. Arch. Intern. Med. (Chic.) **92**, 741 (1953).

Seal, R.M.: Sarcoidosis in children. Postgrad. Med. J. **35**, 593 (1961).

Seeberg, G.: Tuberculin sensitivity in Lymphogranulomatosis benigna studied with depot tuberculin. Acta Dermatovener. (Stockh.) **31**, 426 (1951).

Seiler, E.: Über die Epidemiologie der Sarkoidose (Morbus Boeck) in der Schweiz. Schweiz. Z. Tbk. **17**, 205 (1960).

Selenkow, H.A., Tuler, H.R., Matson, D.D., Nelson, D.H.: Hypopitiutarism due to hypothalamic sarcoidosis. Amer. J. Med. Sci. **238**, 456 (1959).

Sellers, R.D., Siebens, A.A.: The effects of sarcoidosis on pulmonary function, with particular reference to changes in pulmonary compliance. Amer. Rev. resp. Dis. **91**, 660 (1965).

Selroos, O.: Exsudative pleurisy and sarcoidosis. Brit. J. Dis. Chest **60**, 191 (1966).

Selroos, O.: In vitro cultured lymphocytes in sarcoidosis. In: Rapports IV. Conférence Internat. sur la Sarcoidose (J. Turiaf, J. Chabot, Eds.), p. 275. Paris: Masson 1967.

Selroos, O.: The frequency, clinical picture and prognosis of pulmonary sarcoidosis in Finland. Acta med. scand., Suppl. **503**, 1 (1969).

Selroos, O., Liewendahl, K.: Clinical manifestations of thyroidal sarcoidosis. In: Rapp. Symposium Européen de la Sarcoidose. (Y. Gallopin, Ed.), p. 151. Bern: Hallwag 1972.

Selroos, O., Kuhlbäck, B.: Renal involvement in sarcoidosis. In: Rapports Symposium Européen de la sarcoidose (Y. Gallopin, Ed.), p. 159. Bern: Hallwag 1972.

Selroos, O., Niemistö, M.: Tuberculin sensitivity in active and cured sarcoidosis in Finland. In: Proc. VI. Internat. Conf. on Sarcoidosis (K. Iwai, Y. Hosoda, Eds.), p. 248. University of Tokyo Press, 1974.

Selroos, O., Niemistö, M., Riska, N.: A follow-up study of treated und untreated early pulmonary sarcoidosis. In: Proc. VI. Internat. Conf. on Sarcoidosis (K. Iwai, Y. Hosoda, Eds.), p. 525. University of Tokyo Press, 1974.

Serebro, H., Hall, B.: The rapid calcium infusion test as an aid in the diagnosis of sarcoidosis. Sinai Hosp. J. (Baltimore) **12**, 55 (1965).

Shambaugh, G.E., Cirksena, W.J., Newcomer, K.L.: Carpal tunnel syndrome as manifestation of sarcoidosis. Arch. Intern. Med. **114**, 830 (1964).

Sharma, O.P., Colp, C., Williams, M.H.: Pulmonary function studies in patients with bilateral sarcoidosis of hilar lymph nodes. Arch. Intern. Med. (Chic.) **117**, 436 (1966).

Sharma, O-P-, James, D.G.: Differential diagnosis of sarcoidosis. Practitioner **202**, 619 (1969).

Sharma, O.P., James, D.G., Fox, R.A.: A correlation of in vivo delayed-type hypersensitivity with in vitro lymphocyte transformation in sarcoidosis. Chest **60**, 35 (1971).

Sharma, O.P., James, D.G., Bird, R., White, E.W.: Immunoglobulins in sarcoidosis. In: Proc. V. Internat. Conf. on Sarcoidosis (L. Levinsky, F. Macholda, Eds.), p. 171. Universita Karlova, Praha 1971.

Sharma, O., Hughes, D.T.D., James, D.G., Naish, P.: Immunosuppressive therapy with azathioprine in sarcoidosis. In: Proc. V. Internat. Conf. on Sarcoidosis (L. Levinsky, F. Macholda, Eds.), p. 635. Universita Karlova, Praha 1971.

Shay, H., Berk, J.E., Sones, M., Aegerter, E.E., Weston, J.K., Adams, A.B.: The liver in sarcoidosis. Gastroenterology **19**, 441 (1951).

Shealy, C.N., Kahana, L., Engel, F.L., McPherson, H.T.: Hypothalamic-pituitary sarcoidosis; a report on four patients, one with prolonged remission of diabetes insipidus following steroid therapy. Amer. J. Med. **30**, 46 (1961).

Sheehan, H.L., Summers, V.K.: The syndrome of hypopituitarism. Quart. J. Med. **18**, 319 (1949).

Sheffer, A., Milne, E.N.C., Bass, H.: Pulmonary function and roentgenographic indices of activity in pulmonary sarcoidosis, preceding change in steady state diffusion defect. In: Proc. V. Internat. Conf. Sarcoidosis (L. Levinsky, F. Macholda, Eds.), p. 445. Universita Karlova, Praha 1971.

Sheinfeld, W.I., Rubinow, M.: Noncaseating epithelioid granuloma of the appendix (localized sarcoid disease?). J. Int. Coll. Surg. **42**, 1 (1964).

Sherer, J.F., Kelley, R.T.: Sarcoidosis in identical twins. New Engl. J. Med. **240**, 328 (1949).

Sherlock, S.: Diseases of the liver and biliary system. 4th Ed. Oxford: Blackwell 1968.

Shevchenko, A.R.: Clinical aspects and therapy of patients with Boeck-Besnier-Schaumann syndrome. Vrach. Delo. **7**, 135 (1965).

Shulman, L.E., Schoenrich, E.H., Harvey, A.M.: The effects of adrenocorticotrophic hormone (ACTH) and cortisone on sarcoidosis. Bull. Johns Hopk. Hosp. **91**, 371 (1952).

Siegel, C.I., Honda, M., Salik, J., Mendeloff, A.I.: Dysphagia due to granulomatous myositis of the cricopharyngeu muscle: physiological and cineradiographic studies prior to and following successful surgical therapy. Trans. Ass. Amer. Physic. **74**, 342 (1961).

Siegenthaler, W., Zuber, G.: Über familiäres Vorkommen der Besnier-Boeck-Schaumannschen Krankheit. Schweiz. Z. Tuberk. **14**, 144 (1957).

Siltzbach, L.E.: Effects of cortisone in sarcoidosis. Amer. J. Med. **12**, 139 (1952).

SILTZBACH, L.E.: Pulmonary sarcoidosis. Amer. J. Surg. **89**, 556 (1955).

SILTZBACH, L.E.: The etiology sarcoidosis. Postgrad. Med. J. **34**, 254 (1959).

SILTZBACH, L.E.: The Kveim test in sarcoidosis. Amer. J. Med. **30**, 495 (1961).

SILTZBACH, L.E.: Current status of the Nickerson-Kveim reaction. Amer. Rev. resp. Dis. **84**, 89 (1961).

SILTZBACH, L.E.: The Kveim test in sarcoidosis; a study of 750 patients. J. Amer. med. Ass. **178**, 476 (1961).

SILTZBACH, L.E.: Significance and specificity of the Kveim reaction. Acta med. scand. **176** (Suppl. 425), 74 (1964).

SILTZBACH, L.E.: Sarcoidosis: Clinical features and management. Med. clin. N. Amer. **51**, 483 (1967).

SILTZBACH, L.E.: Concepts of sarcoidosis in the light of the Kveim reaction. In: Rapports de la IVᵉ Conf. Internat. sur la Sarcoidose, p. 129. Paris: Masson 1967.

SILTZBACH, L.E.: An international Kveim test study 1960–1966. In: Rapports de la IVᵉ Conf. Internat. sur la Sarcoidose, p. 201. Paris: Masson 1967.

SILTZBACH, L.E.: Etiology of sarcoidosis. Practitioner **202**, 613 (1969).

SILTZBACH, L.E.: Surveillance of Kveim test results. In: Proc. VI. Internat. Conf. on Sarcoidosis (K. IWAI, Y. HOSODA, Eds.), p. 79. University of Tokyo Press, 1974.

SILTZBACH, L.E., SOM, M.L.: Sarcoidosis with bronchial involvement; a report of two cases with bronchoscopic biopsies. J. Mount Sinai Hosp. N.Y. **19**, 473 (1952).

SILTZBACH, L.E., BLAUGRUND, S.M.: Sarcoidosis of the mucosa of the respiratory tract. Ann Otol. **72**, 923 (1963).

SILTZBACH, L.E., CAHN, L.R.: Random biopsy bronchial and palatal mucosa in the diagnosis of sarcoidosis. Acta med. scand. **176** (Suppl. 425), 230 (1964).

SILTZBACH, L.E., TEIRSTEIN, A.S.: Chloroquine therapy in 43 patients with intrathoracic and cutaneous sarcoidosis. Acta med. scand. **176** (Suppl. 425), 302 (1964).

SILTZBACH, L.E., GREENBERG, G.M.: Childhood sarcoidosos. A study of 18 patients. New Engl. J. Med. **279**, 1239 (1968).

SILTZBACH, L.E., GLADE, P.R., HIRSHAUT, Y., VIEIRA, L.O., CELIKOGLU, I.S., HIRSCHHORN, K.: In-vitro stimulation of peripheral lymphocytes in sarcoidosis. In: Proc. V. Internat. Conf. on Sarcoidosis (L. LEVINSKY, F. MACHOLDA, Eds.), p. 217. Universita Karlova, Praha 1971.

SILTZBACH, L.E., RUTTENBERG, M.A.: Chemical and physial characteristics of the active principle in Kveim suspension. In: Proc. V. Internat. Conf. on Sarcoidosis (L. LEVINSKY, F. MACHOLDA, Eds.), p. 371. Universita Karlova, Praha 1971.

SILTZBACH, L.E., VIEIRA, L.O., WARAICH, B.A.: Effects of oral corticosteroids on Kveim reactivity in 30 Kveim-positive subjects with sarcoidosis. In: Proc. V. Internat. Conf. on Sarcoidosis (L. LEVINSKY, F. MACHOLDA, Eds.), p. 365. Universita Karlova, Praha 1971.

SILTZBACH, L.E., SARKAR, T.K.: Kveim reactivity and patterns of organ involvement in sarcoidosis. In: Proc. VI. Internat. Conf. on Sarcoidosis (K. IWAI, Y. HOSODA, Eds.), p. 88. University of Tokyo Press, 1974.

SILVEIRA, J., BENEVIDES, W.: Pleuraerguß bei Sarkoidose. Z. Tuberk. **121**, 353 (1964).

SILVER, H.M., TSANGARIS, N.T., EATON, O.M.: Lymphedema and lymphography in sarcoidosis. Arch. intern. Med. **117**, 712 (1966).

SILVERMAN, D., BONIER, A., BROWN, G.: Primary sarcoidosis of the stomach. J. Amer. Osteopath. Ass. **64**, 50 (1964).

SILVERSTEIN, A., FEUER, M.M., SILTZBACH, L.E.: Neurologic manifestations of sarcoidosis. Trans. Amer. Neurol. Ass. **89**, 257 (1964).

SILVERSTEIN, A., FEUER, M.M., SILTZBACH, L.E.: Neurologic sarcoidosis. Study of 18 cases. Arch. Neurol. **12**, 1 (1965).

SILVERSTEIN, A., SILTZBACH, L.E.: Muscle involvement in sarcoidosis. Asymptomatic myositis and myopathy. Arch. Neurol. **21**, 235 (1969).

SIMEČEK, C., OŠTÁDAL, O., KUBAŠTA, M., DUŠEK, J., JEZDINSKA, V.: Die diagnostische Bedeutung der Nadelbiopsie der Leber bei Sarkoidose der intrathorakalen Lymphknoten. Respiration (Basel) **26**, 356 (1969).

ŠIMEČEK, C., ZAVÁZAL, V., ŠACH, J., KULICH, V.: Serum proteins and serum complement in sarcoidosis. In: Proc. V. Internat. Conf. on Sarkoidosis (L. LEVINSKY, F. MACHOLDA, Eds.), p. 188. Universita Karlova, Praha 1971.

SIMKINS, S.: Boeck's sarcoid with complete heart block mimicking carotid sinus syncope. J. Amer. med. Ass. **146**, 794 (1951).

SIMS, J.C., TAUXE, W.N., GOEL, Y.S., DAVIS, M.A.: ⁶⁷Ga-Citrate Imaging. J. Nucl. Med. Techn. **1**, 20 (1973).

SINGH, M.D., FITZPATRICK, M.J.: Cranial neuropathy associated with sarcoidosis. Case report Dis. Chest **45**, 431 (1964).

SIRAK, H.D.: Boeck's sarcoid of the stomach simulating linits plastica: report of a case comparison with twelve recorded cases. Arch. Surg. (Chic.) **69**, 769 (1954).

SKAVLEM, J.H., RITTERHOF, R.J.: Coexistent pulmonary asbestosis and sarcoidosis. Amer. J. Path. **22**, 493 (1946).

Slide Conference on the Reading of Kveim Reaction In: Proc. VI. Internat Conf. on Sarcoidosis (K. IWAI, Y. HOSODA, Eds.), p. 579. University of Tokyo Press, 1974.

SMALL, E.W.: Aspiration biopsy in parotid gland sarcoidosis. J. Amer. Dent. Ass. **73**, 96 (1966).

SMELLIE, H., HOYLE, C.: The hilar lymph nodes in

sarcoidosis; with special reference to prognosis. Lancet **1957**II, 66.

Smellie, H., Hoyle, C.: The natural history of pulmonary sarcoidosis. Quart. J. Med. **29**, 539 (1960).

Smiley, D.J., Johnson, R.L., Ziff, M.: Effect of D-Penicillamine on pulmonary function in patients with progressive systemic sclerosis. Arthr. and Rheum. **10**, 313 (1967).

Snapper, I. Pompen, A.W.M.: Pseudotuberculosis in man. Part. I. Besnier-Boeck's disease. Haarlem: De Erven F. Bohn 1938.

Sneddon, I.B.: Beryllium disease. Postgrad. Med. J. **34**, 262 (1958).

Snider, G.L., Doctor, L.R.: The machanics of ventilation in sarcoidosis. Amer. Rev. resp. **89**, 897 (1964).

Snyder, G.B.: The fate of skin homografts in patients with sarcoidosis. Bull. Johns Hopkins Hosp. **115**, 81 (1964).

Søborg, M., Bendixen, G.: Human lymphocyte migration as a parameter of hypersensitivity. Acta med. scand. **181**, 247 (1967).

Sohier, R., Boucher, H.: Maladie de Besnier-Boeck-Schaumann avec bronchectasie kystique, sequelle vraisemblable de primo-infection tuberculeuse et "situs inversus." Bull. Soc. Méd. Hôp. (Paris) **67**, 362 (1951).

Sokoloff, L., Bunim, J.J.: Clinical and pathological studies of joint involvement in sarcoidosis. New Engl. J. Med. **260**, 841 (1959).

Sommer, E.: Zur Diagnose, Klinik und Ätiologie der Boeck'schen Sarkoidose. Med. thorac. **20**, (Suppl.), 63 (1963).

Sommer, E.: Les calcifications endothoraciques dans la sarcoidose. In: La Sarcoidose, Rapports IV. Conf. Internat., p. 667. Paris: Masson 1967.

Sones, M., Israel, H.L.: Altered immunologic reactions in sarcoidosis. Ann. Intern. Med. **40**, 260 (1954).

Sorger, K. Taylor, W.A.: Generalized sarcoidosis. Arch. Path. **71**, 47 (1961).

Souter, W.C.: A case of uveoparotid fever with autopsy findings. Trans. Ophthal. Soc. (UK) **49**, 113 (1929).

Spencer, J., Warren, S.: Boeck's sarcoid. Report of a case, with clinical diagnosis confirmed at autopsy. Arch. Intern. Med. (Chic.) **62**, 285 (1938).

Staehelin, H.R.: Zur Frage der Besnier-Boeckschen Krankheit und der Periarteritis nodosa. Virch. Arch. Path. Anat. **309**, 235 (1942).

Stähle, I.: Les bronches dans la sarcoidose. Bronches **13**, 559 (1963).

Stäubli, C.: Zur Behandlung der Sarkoidose mit Cytostatica. Med. thorac. **20**, (Suppl.), 122 (1963).

Statton, R., Blodi, F.C., Hanigan, J.: Sarcoidosis of the optic nerve. Arch. Ophtal. (Chic.) **71**, 834 (1964).

Stein, E., Jackler, I., Stimmel, B., Stein, W., Siltzbach, L.E.: Asymptomatic electrocardiographic alterations in eighty patients with sarcoidosis. In:

Proc. VI. Internat. Conf. on Sarcoidosis (K. Iwai, Y. Hosoda, Eds.), p. 360. University of Tokyo Press, 1974.

Stein, G.N., Israel, H.L., Sones, M.: A roentgenolographic study of skeletal lesions in sarcoidosis. Arch. intern. Med. (Chic.) **97**, 532 (1956).

Stein, H.A., Henderson, J.W.: Sarcoidosis of the orbit; survey of the literature and report of a case. Amer. J. Ophthal. **41**, 1054 (1956).

Steinberg, I.: Fatal fungus infection in sarcoidosis: report of two cases treated with antibiotics and cortisone. Ann. Intern. Med. **48**, 1359 (1958).

Steiner, P.M.: Valeur de la biopsie de muqueuse bronchique pur le diagnostic de la sarcoidose. Bronches **13**, 623 (1963).

Steinmetz, H.J.: Lung function tests in chest practice for controlling the progression of sarcoidosis. In:. Proc. V. Internat. Conf. Sarcoidosis (L. Levinsky, F. Macholda, Eds.), p. 443. Universita Karlova, Praha 1971.

Stephan, E., Khoury, M., Nguyen-Khac-Scheou, A.: Pseudotumoral sarcoidosis of the liver. Apropos of a case. Bull. Soc. Méd. Hôp. (Paris) **116**, 1479 (1965).

Stjernberg, N., Wiman, L.-G.: Uveo-parotid fever (Heerfordt's syndrome) or sarcoid affection of the eyes and parotid glands. In: Proc. VI. Internat. Conf. on Sarcoidosis (K. Iwai, Y. Hosoda, Eds.), p. 331. University of Tokyo Press, 1974.

Stojan, B., Müller, W., Wurm, K., Tariverdian, M.: Die Kollagenpeptidase als Maß des Kollagenumsatzes bei Sarkoidose. Schweiz. med. Wschr. **103**, 337 (1973).

Storck, H.: Boeck'sches Sarkoid nach Pleuritis exsudativa and Peritonitis tuberculosa. Dermatologica (Basel) **96**, 271 (1948).

Stork, W.J., Greenberg, S.D., Bedrossian, C.W.M.: Fatal sarcoidosis. In: Proc. VI. Internat. Conf. on Sarcoidosis (K. Iwai, Y. Hosoda, Eds.), p. 462. University of Tokyo Press, 1974.

Strickstrock, K.H., Weissleder, H.: Lymphographische Diagnose und Differentialdiagnose bei der Sarkoidose. Fortschr. Röntgenstr. **108**, 576 (1968).

Strobel, W., Losse, H.: Akute sekundäre Niereninsuffizienz bei Hypercalcämie. Verh. dtsch. Ges. inn. Med. **65**, 655 (1959).

Stubbe, W.: Zur Diagnose und Prognose der Boeck-Besnier-Schaumannschen Erkrankung im Rahmen der Tuberkulose. Beobachtungen an 18 eigenen Fällen. Beitr. Klin. Tuberk. **102**, 446 (1949).

Stutz, E., Vieten, H.: Die Bronchographie. Stuttgart: Thieme 1955.

Suchenwirth, R.: a) Klinische Syndrome der Meningoenzephalitis Besnier-Boeck-Schaumann. Med. Mschr. **17**, 741 (1963).

Suchenwirth, R.: b) Zur Klinik der Meningoencephalitis Besnier-Boeck-Schaumann. Arch. Psychiat. Nervenkr. **204**, 370 (1963).

Suchenwirth, R.: Die Sarkoidose des Nervensystems. Münch. med. Wschr. **110**, 580 (1969).

SUCHENWIRTH, R.: Funktionspsychosen bei der Sarkoidose. Verh. dtsch. Ges. inn. Med. **75**, 757 (1969).

SUNDELIN, F.: Tumeurs multiples disséminées dans les muscles des extrémités et rappelant la tuberculose par leur structure histologique. Acta med. scand. **62**, 442 (1925).

SUTHERLAND, I., MITCHELL, D.N., D'ARCY HART, P.: Incidence of intrathoracic sarcoidosis among young adults participating in a trial of tuberculosis vaccines. Brit. med. J. **1965 II**, 497.

SVANBORG, N.: Studies on the cardiopulmonary function in sarcoidosis. Acta med. scand. **170** (Suppl. 366), 1 (1961).

SVANBORG, N.: The therapy of sarcoidosis. Acta med. scand. **176** (Suppl. 425), 295 (1964).

SVANBORG, N.: Functional indications for steroid therapy in sarcoidosis. In: Proc. V. Internat. Conf. Sarcoidosis (L. LEVINSKY, F. MACHOLDA, Eds.), p. 438. Universita Karlova, Praha 1971.

SYMMERS, W.ST.C.: Histoplasmosis contracted in Britain: a case of histoplasmic lymphadenitis following clinical recovery from sarcoidosis. Brit. med. J. **1956 II**, 786.

SZECH, W., CANIGIANI, G., WOLF, G., PULITZER, B.: ⁶⁷Gallium in der Tumordiagnostik. Fortschr. Röntgenstr. **120**, 413 (1974).

TABORI, G., ARNDT, H., BEHREND, H.: Plućna funkcija kod pulmonalne sarkoidoze (Morbus Besnier-Boeck-Schaumann). Saopšt. Instit. tuberk.-Sremska Kamenica 1–2, 94 (1969).

TABORI, G., ARNDT, H., BEHREND, H., DOMBROWSKI, H.: Lung volumnes, compliance and diffusing capacity in patients with advanced pulmonary sarcoidosis. In: Proc. V. Internat. Conf. Sarcoidosis (L. LEVINSKY, F. MACHOLDA, Eds.), p. 422. Universita Karlova, Praha 1971.

TACHAU, P.: In: Handbuch der Haut- und Geschlechtskrankheiten (J. JADASSOHN, Hrsg.) Bd. VI/2, S. 584. Berlin: Springer 1928.

TACHIBANA, T., ARATAKE, K., OKADA, S., MATSUDA, M., KATO, S., NAITO, M., AKIYAMA, Y.: Clinical course of patients with sarcoidosis with hepatic lesions. In: Proc. VI. Internat. Conf. on Sarcoidosis (K. IWAI, Y. HOSODA, Eds.), p. 382. University of Tokyo Press, 1974.

TACHIBANA, T., ARATAKE, K., OKADA, S., YAMAMOTO, Y., KATO, S., NAITO, M.: Sarcoidosis in childhood. In: Proc. VI. Internat. Conf. on Sarcoidosis (K. IWAI, Y. HOSODA, Eds.), p. 503. University of Tokyo Press, 1974.

TALBOT, F.J., KATZ, S., MATTHEWS, M.J.: Bronchopulmonary sarcoidosis. Amer. J. Med. **26**, 340 (1959).

TAMMELING, G.J., VRIES, K.DE, SLUITER, H.J., ORIE, N.G., HAVE, H. TEN, WITKOP, J., ZUIDERWEG, A.: Obstructive lung disease in pulmonary sarcoidosis. Acta med. scand. **176** (Suppl. 425), 275 (1964).

TAPIE, J., GADRAT, MONNIER, J.: Maladie de Besnier-Boeck-Schaumann avec manifestations parotidienne, ganglionnaires et oculaires. Echèc de la streptomycine. Bull. Soc. franç. Derm. Syph. **56**, 135 (1949).

TAPIE, J., MONNIER, J., FERRET, P., LE TALLEC, Y., BOURDIN: Les indications de la splenectomie dans les formes splenomegaliques de la maladie de Besnier-Boeck-Schaumann. Presse Med. **67**, 805 (1959).

TAUB, R.N., SILTZBACH, L.E.: Induction of granulomas in mice by injection of human sarcoid and ileitis homogenates. In: Proc. VI. Internat. Conf. on Sarcoidosis (K. IWAI, Y. HOSODA, Eds.), p. 20. University of Tokyo Press, 1974.

TAUBNER, A.: Morbus Boeck. In: Klinik der rheumatischen Erkrankungen (R. SCHOEN, A. BÖNI, K. MIEHLKE, Hrsg.). Berlin-Heidelberg-New York: Springer 1970.

TAUBNER, A., LEICHSENRING, F.: Zur Bedeutung der akuten Sarkoidose in der Rheumatologie. Münch. med. Wschr. **106**, 2144 (1964).

TAUPITZ, A.: Zur Genese der Kalziumstoffwechselstörung bei verschiedenen Krankheitsbildern. I. Sarkoidose. Med. Welt **21**, 134 (1970).

TEILUM, G.L.: Allergic hyperglobulinosis and hyalinosis (paramyloidosis) in the reticuloendothelial system in Boeck's sarcoid and other conditions, a morphologic immunity reaction. Amer. J. Path. **24**, 389 (1948).

TEILUM, G.: Glomerular lesions of the kidneys in sarcoidosis. Acta path. microbiol. scand. **28**, 294 (1951).

TEIRSTEIN, A.S., WOLF, B.S., SILTZBACH, L.E.: Sarcoidosis of the skull. New Engl. J. Med. **265**, 65 (1961).

TEIRSTEIN, A.S., SILTZBACH, L.E.: Sarcoidosis with accurately dated onset – A study of 100 patients with initial erythema nodosum. In: Proc. VI. Internat. Conf. on Sarcoidosis (K. IWAI, Y. HOSODA, Eds.), p. 453. University of Tokyo Press, 1974.

TENGELYI, V., TÖRÖK, E., MÁRTONFFY, K.: Bedeutung der katamnestischen szintigraphischen Untersuchungen bei Sarkoidosekranken. Tuberkulózis **24**, 17 (1971).

TEN HAVE, H.: Klinische aspecten van de ziekte van Besnier-Boeck-Schaumann. Proefschrift, Drukkerij Hoitsema, Groningen 1958.

TENNESON, M.: Lupus pernio. Ann. Derm. Syph. (Paris) **13**, 1142 (1892).

TENNESON M.: Lupus pernio. Bull. Soc. Franç. Derm. Syph. **3**, 417 (1892).

TEREBINSKY W.: Zur Frage der multiplen benignen Sarkoids der Haut (Boeck), benignes Miliarlupoid. Russ. Z. Derm. **11** (1906); ref. MH. Prakt. Derm. **44**, 435 (1907).

THOMAS, C.C.: Sarcoidosis. Arch. Derm. Syph. **47**, 58 (1943).

THOMAS, G.O.: Hypercalciuria in sarcoidosis treated with inorganic phosphates. Brit. med. J. **1969 II**, 96.

Thompson, J.R.: Vascular changes in sarcoidosis. Dis. Chest **50**, 357 (1966).

Thoyer, G.: Les formes pulmonaires de la maladie de Besnier-Boeck-Schaumann. Arch. Méd. Chir. Appar. Resp. (Paris) **14**, 55 (1939).

Tillgren, J.: Ein seltener Fall von Ependymitis des IV. Ventrikels (in Form von entzündlichen Granulationsgewebe mit Riesenzellen). Z. Klin. Med. **63**, 153 (1907).

Tillgren, J.: Diabetes insipidus as a symptom of Schaumann's disease. Brit. J. Derm. **47**, 223 (1935).

Tilman, H.H.: Sarcoidosis with unsuspected oral manifestations; report of a case. Oral Surg. **18**, 130 (1964).

Tilman, H.H., Taylor, R.-G., Carchidi, J.E.: Sarcoidosis of the tongue. Report of a case. Oral Surg. **21**, 190 (1966).

Timofeev, V.I.: On pulmonary sarcoidosis involving the heart. Sovet Med. **28**, 149 (1965).

Topilsky, M., Siltzbach, L.E., Williams, M., Glade, P.R.: Lymphocyte response in sarcoidosis. Lancet **1972 I**, 117.

Tornell, E.: Tresher's lung: a fungoid disease resembling tuberculosis or Morbus Schaumann. Acta med. scand. **125**, 191 (1946).

Torres, E.T.: Glandulas salivares sarcoidose. Rev. Brasil Cir. **32**, 556 (1956).

Transbøl, I., Halver, B.: Relation of renal glycosuria and parathyroid function in hypercalcemic sarcoidosis. J. clin. Endocrin. **27**, 1193 (1967).

Trapnell, D.H.: Septal lines in sarcoidosis. Brit. J. Radiol. **34**, 811 (1964).

Trautwein, H.: Gammahyperglobulinämie und reticuloendotheliales System bei Morbus Boeck. Klin. Wschr. **34**, 639 (1956).

Trojan, H.J., Straub, W.: Die Sarkoidose des Auges. Internist **10**, 381 (1969).

Trübestein, G.K., Ferlinz, R., Stadeler, H.J.: Das Aspergillom der Lunge bei Sarkoidose. Med. Welt **23**, 1689 (1972).

Türk, N.: Über einen Fall des multiplen benignen Sarkoid bei einem Säugling. Derm. Wschr. **89**, 1756 (1929).

Turek, S.L.: Sarcoid disease of the bone at the ankle joint. J. Bone Joint Surg. (Amer.) **35**, 465 (1953).

Turiaf, J.: Les manifestations pulmonaires de la maladie de Besnier-Boeck-Schaumann. Sem. Hôp. Paris **24**, 3223 (1948).

Turiaf, J.: Le diagnostic et les rapports avec la tuberculose de la sarcoidose pulmonaire de Besnier-Boeck-Schaumann. Rev. Prat. (Paris) **3**, 223 (1953).

Turiaf, J.: Les stades évolutifs et le pronostic general de la sarcoidose mediastino-pulmonaire. Bull. Soc. Méd. Hôp. (Paris) **77**, 554 (1961).

Turiaf, J.: La reaction de Kveim pour le diagnostic de la sarcoidose. Presse Med. **70**, 2817 (1962).

Turiaf, J.: The residual intrabronchial lesions of apparently cured mediastinopulmonary sarcoidosis. Marseille Méd. **100**, 1055 (1963).

Turiaf, J.: Evolution-pronostic-traîtement de la sarcoidose médiastino-pulmonaire. Med. thorac. **20** (Suppl.), 82 (1963).

Turiaf, J.: Unexpected radiographic findings in pulmonary sarcoidosis. Rev. Tuberc. (Paris) **28**, 971 (1964).

Turiaf, J.: Bronchial sarcoidosis. Acta med. scand. **176** (Suppl. 425), 228 (1964).

Turiaf, J.: General prognosis on mediastino-pulmonary sarcoidosis at stage II. In: Proc. VI. Internat. Conf. Sarcoidosis (K. Iwai, Y. Hosoda, Eds.), p. 456. University of Tokyo Press, 1974.

Turiaf, J.: About the etiology of sarcoidosis. In: Proc. VI. Internat. Conf. on Sarcoidosis (K. Iwai, Y. Hosoda, Eds.), p. 630. University of Tokyo Press, 1974.

Turiaf, J., Marland, P., Rose, Y., Sors, C.: Le diagnostic bronchoscopique et bronchobiopsique des formes pulmonaires de la maladie de Besnier-Boeck-Schaumann. Bull. Soc. méd. Hôp. (Paris) **68**, 1098 (1952).

Turiaf, J., Brun, J.: Classification et aspects anatomocliniques des forms fondamentales de la sarcoidose mediastino-pulmonaire. Bull. Soc. Méd. Hôp. (Paris) **71**, 987 (1955).

Turiaf, J., Brun, J.: La sarcoidose endothoracique de Besnier-Boeck-Schaumann. Expansion Scient. Fr., Paris 1955.

Turiaf, J., Marland, P., Jeanjean, Y.: Les rechutes après corticotherapie de la sarcoidose pulmonaire et leur traitement. Rev. Tuberc. (Paris) **23**, 669 (1959).

Turiaf, J., Marland, P., Rey, J.: Les troubles du métabolisme phospho-calcique dans la sarcoidose de Besnier-Boeck-Schaumann. Bull. Soc. Méd. Hôp. (Paris) **77**, 971 (1961).

Turiaf, J., Marland, P.: Sarcoidose et tuberculose. Poumon **18**, 897 (1962).

Turiaf, J., Rose, Y., Basset, F.: Intrabronchial localisation of sarcoidosis. Bull. Soc. Med. Hôp. (Paris) **114**, 1113 (1963).

Turiaf, J., Rose, Y., Basset, F.: La sarcoidose bronchique. Bronches **13**, 587 (1963).

Turiaf, J., Rose, Y., Basset, F.: Les localisations endobronchiques de la sarcoidose. Bull. Soc. méd. Hôp. (Paris) **114**, 1113 (1963).

Turiaf, J., Basset, G., Marland, P., Georges, R.: Les images rondes opaques et homogènes d'aspect cancéreux métastatique de la sarcoidose pulmonaire. Bull. Soc. méd. Hôp. (Paris) **115**, 683 (1964).

Turiaf, J., Thibier, R., Basset, F., Roucou, Y., Duroux, P.: Les cavités nécrotiques infrafocales de la sarcoidose pulmonaire. J. franç. Méd. Chir. thor. **19**, 139 (1965).

Turiaf, J., Battesti, J.-P., Menault, M.: Anergie tuberculinique, test de Kveim et immunoglobulines sériques dans la sarcoidose. Poumon **24**, 625 (1968).

Turiaf, J., Basset, G., Georges, R.: Données à long

terme de l'exploration fonctionelle respiratoire chez les sujets guéris de sarcoidose pulmonaire. Poumon **25**, 1 (1969).

TURIAF, J., MENAULT, M., BATTESTI, J.P.: Recherches sur les manifestations immunologiques de la sarcoidose. Ann. Med. Int. **121**, 117 (1970).

TURIAF, J., BATTESTI, J.-P.: Traitement de la sarcoidose par les dérivés de la cortisone. Schweiz. Rdsch. Med. (Praxis) **61**, 647 (1972).

TURIAF, J., BATTESTI, J.-P.: Traitement de la Sarcoidose par les dérivés de la cortisone. Schweiz. Rdsch. Med. (Praxis) **61**, 647 (1972).

TURIAF, J., BATTESTI, J.P., GEORGES, R., SAUMON, G.: General prognosis on mediastino-pulmonary sarcoidosis at stage II. In: Proc. VI. Internat. Conf. on Sarcoidosis (K. IWAI, Y. HOSODA, Eds.), p. 456. University of Tokyo Press, 1974.

TURIAF, J., MENAULT, M., BASSET, F., JEANJEAN, Y., BATTESTI, J.P.: Absence of relation between Kveim test and adenopathies in sarcoidosis and other diseases with lymph node localizations. In: Proc. VI. Internat. Conf. on Sarcoidosis (K. IWAI, Y. HOSODA, Eds.), p. 84. University of Tokyo Press, 1974.

TURNER, O.A., WEISS, S.R.: Sarcoidosis of the skull. Report of a case. Amer. J. Roentgenol. **105**, 322 (1969).

UEHLINGER, A., FUCHS, W.A., BÜHLMANN, A., UEHLINGER, E.: Über Lungenfibrosen. Klinik, Radiologie, Pathophysiologie und pathologische Anatomie. Dtsch. med. Wschr. **85**, 1829 (1960).

UEHLINGER, E.: Über Morbus Boeck mit Übergang in Tuberkulosepsis. Schweiz. med. Wschr. **75**, 474 (1945).

UEHLINGER, E.: Die pathologische Anatomie des Morbus Boeck. Beitr. Klin. Tuberk. **114**, 17 (1955).

UEHLINGER, E.: Pathologische Anatomie und Klinik des Morbus Boeck (Sarkoidose). Regensb. Jahrb. ärztl Fortbild. **6**, 385 (1958).

UEHLINGER, E.: The morbid anatomy of Sarcoidosis. Amer. Rev. resp. Dis. **84**, 6 (1961).

UEHLINGER, E.: The sarcoid tissue reaction. The origin and significance of inclusions bodies. Differential diagnosis with particular delineation from tuberculosis. Acta med. scand. **176** (Suppl. 425), 7 (1964).

UEHLINGER, E.: Die pathologische Anatomie des Morbus Boeck (Sarkoidose). In: Die Sarkoidose, S. 12. Bericht über die Sarkoidosetagung in Höchenschwand 1968 (K. WURM, Hrsg.). Höchenschwand: Selbstverlag 1969.

UEHLINGER, E.: Limits of possibility of the histological diagnosis of sarcoidosis. In: Proc. V. Internat. Conf. Sarcoidosis (L. LEVINSKY, F. MACHOLDA, Eds.), p. 133. Universita Karlova, Praha 1971.

UEHLINGER, E.: Über Sarkoidose: Verlauf und histologische Befunde. Schweiz. Rdsch. Med. (Praxis) **61**, 581 (1972).

UEHLINGER, E., SCHOCK, G.: Zur Diagnose und Differentialdiagnose der Lungengerüsterkrankungen: Entzündungen und Dystrophien. In: Röntgendiag-

nostik, Ergebnisse 1952–1956, S. 307. Stuttgart: Thieme 1957.

UEHLINGER, E., WURM, K.: Skelettsarkoidose-Literaturübersicht und Fallbericht. Fortschr. Röntgenstr. **125**, 111 (1976).

UHER, M.: Sarcoidosis of the orbit with benign course. Cesk. Oftal **19**, 333 (1963).

ULRICH, K.: Die Schleimhautveränderungen der oberen Luftwege beim Boeckschen Sarkoid und ihre Stellung zum Lupus pernio. Arch. Laryng. Rhin. (Berlin) **31**, 506 (1918).

URBACH, F., SONES, M., ISRAEL, H.L.: Passive transfer of tuberculin sensitivity to patients with sarcoidosis. New Engl. J. Med. **247**, 794 (1952).

URICH, H.: Neurological manifestations of sarcoidosis. Practitioner **202**, 632 (1969).

UYAMA, M.: Sarcoid uveitis-clinical course and treatment. In: Proc. VI. Internat. Conf. on Sarcoidosis (K. IWAI, Y. HOSODA, Eds.), p. 354. University of Tokyo Press, 1974.

UZZAN, D., LECHIEN, J., ISRAEL-ASSELAIN, R.: Comparison of clinical, radiologic and functional syndromes of diffuse interstitial fibrosis and certain pulmonary sarcoidosis. J. Franç Med. Chir. Thorac. **20**, 259 (1966).

VANEK, J.: Azidoresistente Stäbchen mykobakteriellen Charakters bei Sarkoidose. Beitr. path. Anat. **136**, 303 (1968).

VEZENDI, S., FÁBIÁN, E., MÁNDI, L., SIMAY, A.: Funktion des Hypophysenvorderlappens bei thorakaler Sarkoidose. Beitr. Klin. Tuberk. **139**, 312 (1969).

VEZENDI, S., MANDI, L., FABIAN, E., JANKO, E.: Bedeutung der Laboratoriumsanalysen bei Sarkoidose. Beitr. Klin. Tuberk. **141**, 311 (1970).

VIAMONTE, M. JR., ALTMAN, D., PARKS, R., BLUM, E., BEVILACQUA, M., RECHER, L.: Radiographic-pathologic correlation in the interpretation of lymphangioadenograms. Radiology **80**, 903 (1963).

VIDO, I.: Zur Problematik der Lebersarkoidose. Wien. Z. inn. Med. **49**, 142 (1968).

VISKUM, K., THYGESEN, K.: Prognosis of intrathoracic sarcoidosis. In: Proc. VI. Internat. Conf. on Sarcoidosis (K. IWAI, Y. HOSODA, Eds.), p. 480. University of Tokyo Press, 1974.

VITAL, CL., VALLAT, J.M., BERGOUGNAN, M., MARTIN-BRUNO, F.: Les localisations musculaires de la maladie de Besnier-Boeck-Schaumann. A propos de six observations. Bordeaux méd. **3**, 925 (1970).

VIVIANI, G.: Die Röntgendiagnostik der Sarcoidose. Riv. Radiol. **10**, 665 (1970).

VOGT, J.H.: Erythema-nodosum lignende eksantem og protrahert hilusadenitt hos en tuberkulinnegativ patient. Morbus Boeck-Besnier-Schaumann? Nord. Med. **3**, 2341 (1939).

VOGT, J.H.: Tuberculin negative erythema nodosum. Acta med. scand. **123**, 151 (1946).

VOGT, H.: Morbus Besnier-Boeck-Schaumann, klinische u. pathologisch-anatomische Studie. Helv. Med. Acta **16** (Suppl. XXV), 1 (1949).

Voisin, C., Macquet, V.: Tuberculose et sarcoidose de Besnier-Boeck-Schaumann. Poumon 18, 903 (1962).

Vojtek, V., Kladivova, L.: Sarcoidosis in children in Czechoslovakia. In: Proc. V. Internat. Conf. Sarcoidosis (L. Levinsky, F., Machold, Eds.), p. 510. Universita Karlova, Praha 1971.

Voluter, G., Rabinowicz, T., Grasset, E.: Forme bronchectasique de la maladie de Besnier-Boeck disease. J. Radiol. Electr. 34, 818 (1953).

Voog, R., Marchal, A., Couderc, P., Cabanel, G.: La pleurésie sarcoidosique. A propos d'une observation personnelle avec revue de la littérature. J. franç. Méd. Chir. thor. 23, 15 (1969).

Voog, R., Laquerriere, C., Martin, H., Couderc, P., Cabanel, G.: Lymphome hilaire bilatéral calcifié d' origine, sarcoidosique. Bronches 20, 247 (1970).

Vosbein, E.: Causes of death in cases of Boeck's sarcoid. Acta Dermatovener. (Stockh.) 32, 437 (1952).

Wadina, G.S., Melamed, A.: Gastric granuloma (sarcoidosis?). Amer. J. Gastroent. 45, 11 (1966).

Wagoner, G., Freiman, D.G., Schiff, L.: An unusual case of jaundice in a patient with sarcoidosis. Gastroenterology 25, 574 (1953).

Walker, A.N., James, D.G.: The course, prognosis and management of sarcoidosis. Rev. méd. Suisse rom. 92, 353 (1972).

Wallace, R., Diena, B.B., Jessamine, A.G., Greenberg, L.: Circulating antibody response in BCG-vaccination, tuberculos infection and sarcoidosis. Canad. med. Ass. J. 96, 585 (1967).

Wallace, S.L., Lattes, R., Malia, J.P., Ragan, C.: Muscle involvement in Boeck's sarcoid. Ann. Intern. Med. 48, 497 (1958).

Walsh, F.B.: Ocular importance of sarcoid. Its relation to uveoparotid fever. Arch. Ophthal. (Chic.) 21, 421 (1939).

Walter, H.H.: Zum Bilde des Lungenboeck bei Kindern und Jugendlichen. Tuberk.-Arzt 14, 828 (1960).

Walter, H.H.: Kasuistischer Beitrag zum Frühstadium des Lungenboeck. Fortschr. Röntgenstr. 96, 686 (1962).

Watsin, R.C., Cahen, I.: Pathologic fracture in long bone sarcoidosis. Report of a case. J. Bone Jt. Surg. 55A, 613 (1973).

Watson, C.J., Rigler, L.G., Wangensteen, O.H., McCartney, J.S.: Isolated sarcoidosis of the small intestine simulating non-specific ileojejunitis. Gastroenterology 4, 31 (1945).

Weber, A. Behrend, H., Gerdes, H.: Hypophysenvorderlappeninsuffizienz bei Sarkoidose. Dtsch. med. Wschr. 93, 1427 (1968).

Weber, A., Behrend, H.: Partielle Hypophyseninsuffizienz bei generalisierter Sarkoidose. In: Kongressbericht 10. Wiss. Tag. Norddtsch. Ges. Tbk. -u. Lgkrht., S. 151. Lübeck: Hansisches Verlagskontor 1968.

Weber, A., Behrend, H.: Nervous system involvement in sarcoidosis – with a special report of a case of hypopituitarism. In: Proc. V. Internat. Conf. on Sarcoidosis (L. Levinsky, F. Macholda, Eds.), p. 330. Universita Karlova, Praha 1971.

Weber, S., Siegenthaler, W.: Das Löfgren-Syndrom (akuter Morbus Boeck). Dtsch. med. Wschr. 92, 1356 (1967).

Wegelius, C.: Case findings and roentgen diagnostics of pulmonary sarcoidosis. Acta med. scand. 176 (Suppl. 425), 92 (1964).

Wegner, W.: Der Morbus Boeck der Augen. Büch. Augenarzt 27, 116 (1957).

Weigl, E.: Narben Sarkoid. Z. ges. inn .Med. 19, 795 (1964).

Weisbecker, L., Langness, U.: Hypophysenvorderlappeninsuffizienz bei Morbus Boeck. Dtsch. Arch. Klin. Med. 211, 67 (1965).

Weiss, J.A.: Sarcoidosis in otolaryngology. Report of eleven cases. Evaluation of blind biopsy as a diagnostic aid. Laryngoscope 70, 1351 (1960).

Weissenbach, R.J., Kaplan, M.: Un cas de maladie de Besnier-Boeck à forme osteoganglionnaire: recherches concernant son étiologie. Bull. Soc. Méd. Hôp. (Paris) 51, 1036 (1935).

Weissenbach, R., Kurc, D., Basset, F., Coste, F.: Muscular sarcoidosis. Rev. Rhum. 30, 813 (1963).

Weissleder, H., Peters, P.E.: Lymphographische Differentialdiagnose bei Lymphknotenerkrankungen. Fortschr. Röntgenstr. 114, 508 (1971).

Wentz, D., Grebe, S.F., Platt, H.: Gallium-67-Szintigraphie in der Differentialdiagnostik der Lungenerkrankungen. Pneumonologie 149, 275 (1973).

Werner, E.: Gravidität bei Morbus Boeck. Tuberk.-Arzt 15, 263 (1961).

Werner, E.: Übergang einer ansteckenden Lungentuberkulose in eine atypische Form (Morbus Boeck). Beitr. Klin. Tuberk. 126, 42 (1962).

West, W.O.: Acquired hemolytic anemia secondary to Boeck's sarcoid. Report of a case and review oe literature. New Engl. J. Med. 261, 688 (1959).

Westra, D.: Anwendung der Tomangiographie bei dem Nachweis vergrößerter Lymphknoten im Lungenhilus und im Mediastinum. Fortschr. Röntgenstr. 101, 602 (1964).

Weyeneth, R., Rohner, A.: Atteinte de l'urétre dans un cas de la maladie de Besnier-Boeck-Schaumann. Ann. Chir. (Paris) 14, 1505 (1960).

Weyers, H.: Über Ostitis multiplex cystoides im frühen Kindesalter. Fortschr. Röntgenstr. 85, 316 (1956).

Wichert, P. von, Hain, E.: Alveolitiden und Lungenfibrosen – Versuch einer Synopsis. Internist 15, 370 (1974).

Wiedemann, H.-R.: Ein Fall zur Diagnose. Knochentuberkulose? BCG-Sarkoidose? Rheumatoide Arthritis? Kryptogene Osteolyse? Mucopolysaccharidose? Fortschr. Röntgenstr. 16, 216 (1972).

Wiederholt, W.C., Siekert, R.G.: Neurological manifestations of sarcoidosis. Neurology (Minneap.) 15, 1147 (1965).

WIESER, C., SIEGENTHALER, W.: Ein ungewöhnlicher Fall von Silikose und gleichzeitigem Morbus Boeck der Lungen. Fortschr. Röntgenstr. **86**, 723 (1957).

WILLIAMS, M.H. JR.: Pulmonary function in Boeck's sarcoid. J. Clin. Invest. **32**, 909 (1953).

WILLIAMS, M.J.: Sarcoidosis presenting with polyarthritis. Ann. Rheum. Dis. **20**, 138 (1961).

WILLIAMS, W. JONES: The natur and origin of Schaumann bodies. J. Path. Bact. **79**, 193 (1960).

WILLIAMS, JONES, W.: HQOKROHNyndrome. Gut **5**, 510 (1964).

WILLIAMS, JONES W.: A study of Crohn's syndrome using tissue extracts and the Kveim and Mantoux tests. Gut **6**, 503 (1965).

WILLIAMS, JONES W.: Crohn's disease. Practitioner **202**, 643 (1969).

WILLIAMS, W. JONES, ERASMUS, D.A., JENKINS, D., JAMES, E.M.V., DAVIES, T.: A comperative study of the ultrastructure and histochemistry of sarcoid and tuberculous granulomas. In: Proc. V. Internat. Conf. Sarcoidosis (L. LEVINSKY, F. MACHOLDA, Eds.), p. 115. Universita Karlova, Praha 1971.

WILLIAMS, JONES W.: The fine structure of Kveim granulomas and review of the Kveim test. In: La sarcoidose perticulièrement dans ses localisations extrathoraciques (Y. GALLOPIN, Ed.), p. 29. Bern: Hallwag 1972.

WILLIAMS, W. JONES, PIOLI, E., JONES, D.J., DIGHERO, M.: The Kmif (Kveim-induced macrophage migration inhibition factor) test in sarcoidosis. J. clin. Path. **25**, 951 (1972).

WILLIAMS, W.JONES, PIOLI, E., JONES, D.J., CALCRAFT, B., JOHNSON, A.J., DIGHERO, H.: In vitro Kveim-induced macrophage inhibition factor, KMIF-Test, in sarcoidosis, Crohn's disease and tuberculosis. In: Proc. VI. Internat. Conf. on Sarcoidosis (K. IWAI, Y. HOSODA, Eds.), p. 44. University of Tokyo Press, 1974.

WILLIAMS, W. JONES, FRY, E., JAMES, E.M.V.: A comparison of the fine structure of Lymphocytes in the peripheral blood and granulomas of sarcoidosis. In: Proc. VI. Internat. Conf. Sarcoidosis (K. IWAI, Y. HOSODA, Eds.), p. 280. University of Tokyo Press, 1974.

WILLOUGHBY, J.M.T., MITCHELL, D.N.: In-vitro inhibition of leucocyte migration in Crohn's disease by a sarcoid spleen suspension. Brit. med. J. **1971 III**, 155.

WILLOUGHBY, J.M.T., MITCHELL, D.N., WILSON, J.D.: Sarcoidosis and Crohn disease in siblings. Amer. Rev. resp. Dis. **104**, 249 (1971).

WIMAN, L.-G.: Familial occurence of sarcoidosis. In: Proc. VI. Internat. Conf. on Sarcoidosis (K. IWAI, Y. HOSODA, Eds.), p. 22. University of Tokyo Press, 1974.

WINKLER, M.: Beitrag zur Frage der „sarkoide" (Boeck) resp. der subkutan nodulären tuberculide (Darier). Arch. Derm. Syph. (Berlin) **77**, 1 (1905).

WINNACKER, J.L., BECKER, K.L., KATZ, S., MATTHEWS, M.J.: Recurrent epididymitis in sarcoi-

dosis. Report of a patient treated with corticosteroids. Ann. intern. Med. **66**, 743 (1967).

WINNACKER, J.L., BECKER, K.L., KATZ, S.: Endocrine aspects of sarcoidosis. New Engl. J. Med. **278**, 427, 483 (1968).

WITMER, R.: Über eine Periphlebitis retinae vom Typus Boeck. Ophthalmologica (Basel) **116**, 288 (1948).

WOLF, R.Y., COLE, F.H.: Open biopsy in diffuse pulmonary disease. Amer. J. Surg. **108**, 867 (1964).

WONG, M., ROSEN, S.W.: Ascites in sarcoidosis due to peritoneal involvement. Ann. Intern. Med. **57**, 277 (1962).

WOOD, B.T.: Sarcoidosos complicated by Battey infection (?). Quart. Progr. Rept. Vet. Admin. **19**, 29 (1964); (zit nach Scadding 1967).

WOOD, B.T., BEHLEN II, C.H., WEARY, P.E.: The association of sarcoidosis, erythema nodosum, and arthritis. Arch. Derm. (Chic.) **94**, 406 (1966).

WOOLF, C.R.: The relationships between minute ventilation, pulmonary gas diffusion and respiratory work measured simultaneously during a standard exercise test. Dis. Chest **47**, 616 (1965).

WÜRDINGER, H., DOMBROWSKI, H., BEHREND, H.: Szintigraphische Bildanalyse und elektronenrechnerische Datenverarbeitung. In: Kongreßbericht Deutscher Röntgenkongreß 1968, S. 183. Stuttgart: Thieme 1969.

WÜRDINGER, H., BEHREND, H., DOMBROWSKI, H.: Lung szintigram in sarcoidosis, functional or morphological evidence. In: Proc. V. Internat. Conf. Sarcoidosis (L. LEVINSKY, F. MACHOLDA. Eds.), p. 431. Universita Karlova, Praha 1971.

WURM, K.: Die Bedeutung der Stadieneinteilung der Sarkoidose. Dtsch. Med. Wschr. **85**, 1541 (1960)

WURM, K.: Untersuchungen über das Tuberkulinverhalten bei Sarkoidose. Beitr. Klin. Tuberk. **127**, 195 (1963).

WURM, K.: Laboratoriumsdiagnostik der Sarkoidose. Dtsch. med. Wschr. **90**, 2251 (1965).

WURM, K.: Therapie und Metaphylaxe der Sarkoidose. Mschr. Tuberk.-Bekämpf. **10**, 57 (1967).

WURM, K.: Therapie der Sarkoidose. Radiologie **8**, 135 (1968).

WURM, K.: Über die Beziehungen zwischen Sarkoidose und Tuberkulose. Hautarzt **20**, 158 (1969).

WURM, K.: Diagnostik der Sarkoidose. In: Bericht über die Sarkoidose-Tagung in Höchenschwand 1968 (K. WURM, Hrsg.), S. 86, Höchenschwand: Selbstverlag 1969.

WURM, K.: On the significance of the sequence of the different stages in sarcoidosis. In: Proc. V. Internat. Conf. Sarcoidosis (L. LEVINSKY, F. MACHOLDA, Eds.), p. 483. Universita Karlova, Praha 1971.

WURM, K.: Die wenig bekannten röntgenologischen Erscheinungen der Lungensarkoidose. In: La sarcoidose particulièrement dans ses localisations extrathoraciques (Y. GALLOPIN, Ed.), p. 75. Bern: Hallwag 1972.

WURM, K.: Diverse immunological and serological

studies of sera from sarcoidosis patients. In: Proc. VI. Internat. Conf. Sarcoidosis (K. Iwai, Y. Hosoda, Eds.), p. 189. University of Tokyo Press, 1974.

Wurm, K.: Prognosis of sarcoidosis. In: Proc. VI. Internat. Conf. on Sarcoidosis (K. Iwai, Y. Hosoda, Eds.), p. 485. University of Tokyo Press, 1974.

Wurm, K.: Results of treatment with Lampren and Prolixan (Azapropazone) in Sarcoidosis. In: Proc. VI. Internat. Conf. Sarcoidosis (K. Iwai, Y. Hosoda, Eds.), p. 521. University of Tokyo Press, 1974.

Wurm, K.: The problems and limitations of corticoid therapy in the treatment of sarcoidosis (preliminary abstract). In: Proc. VI. Internat. Conf. on Sarcoidosis (K. Iwai, Y. Hosoda, Eds.), p. 647. University of Tokyo Press, 1974.

Wurm, K., Reindell, H.: Röntgenologische Untersuchungen zur Pathogenese des Lungenboeck. Dtsch. Med. Wschr. **80**, 1292 (1955).

Wurm, K., Reindell, H., Heilmeyer, L.: Der Lungen-Boeck im Röntgenbild. Stuttgart: Thieme 1958.

Wurm, K., Meier, G.: Therapeutische Erfahrungen mit Dexamethason bei Lungen-Sarkoidose. Beitr. Klin. Tuberk. **123**, 98 (1960).

Wurm, K., Kehler, E., Reichelt, H.: Zur Pathogenese der Sarkoidose (Morbus Boeck). Gehäuftes Vorkommen in tuberkulösen Sippen. Med. Klin. **57**, 1760 (1962).

Wurm, K., Reindell, H.: Zur röntgenologischen Differentialdiagnose von Sarkoidose und Lymphogranulomatose. Radiologe **2**, 134 (1962).

Wurm, K., Reindell, H.: Die mediastinalen Lymphknotenerkrankungen im Röntgenbild. Radiologe **3**, 42 (1963).

Wurm, K., Reindell, H., Fick, H.: Zur Frage der Beziehungen zwischen Sarkoidose und Tuberkulose. Med. thorac. **20** (Suppl.), 99 (1963).

Wurm, K., Reindell, H., Doll, E.: Klinik und Ätiologie der Sarkoidose. In: Sarkoidose (R. Hoppe, Hrsg.), S. 23. Stuttgart: Schattauer 1965.

Wurm, K., Reindell, H.: Zur Klinik der Sarkoidose. Radiologie **8**, 101 (1968).

Wurm, K., Reindell, H.: Characteristica und Besonderheiten der Lungensarkoidose im Röntgenbild. Radiologe **8**, 103 (1968).

Wurm, K., Reindell, H., Doll, E.: Entwicklung von Verkalkungen bei Lungensarkoidose. Radiologe **8**, 107 (1968).

Wurm, K., Ewert, E.G., Reindell, H.: Aspergillome bei Lungensarkoidose. Radiologe **8**, 109 (1968).

Wynn-Williams, N.: On erythema nodosum, bilateral hilar lymphadenopathie and sarcoidosis. Tubercle **42**, 57 (1961).

Wynn-Williams, N., Shaw, J.B.: Spontaneous pneumothorax as a complication of pulmonary sarcoidosis. Brit. med. J. **1957 I**, 83.

Yamamoto, M.: Sarcoidosis and mycobacterial infection. In: Proc. VI. Internat. Conf. on Sarcoidosis (K. Iwai, Hosoda, Eds.), p. 632. University of Tokyo Press, 1974.

Yamamoto, M., Kawazoe, D., Shimokata, K., Fujii, K.: Factors relating to the course of sarcoidosis. In: Proc. VI. Internat. Conf. on Sarcoidosis (K. Iwai, Y. Hosoda, Eds.), p. 488. University of Tokyo Press, 1974.

Yasargil, E.C., Meier-Ruge, W., Oeri, H.U.: Stenose des Bulbus duodeni bei Morbus Boeck. Schweiz. med. Wschr. **95**, 527 (1965).

Young, Jr., R.C., Carr, Ch., Shelton, Th.G., Mann, M., Ferrin, A., Laurey, J.R., Harden, K.A.: Sarcoidosis: relationship between changes in lung structure and function. Amer. Rev. resp. Dis. **95**, 224 (1967).

Young, R.L., Krumholz, R.A.: A physiological roentgenographic disparitiy in sarcoidosis. Dis. Chest **50**, 81 (1966).

Young, R.L., Lordon, R.E., Krummholz, R.A., Harkleroad, L.E., Branam, G.E., Weg, J.G.: Pulmonary sarcoidosis. I.: Pathophysiologic correlations. Amer. Rev. resp. Dis. **97**, 997 (1968).

Zeilhofer, R., Schmid, E.: Klinische Beobachtungen bei einer seltenen Sonderform des Morbus Boeck (Heerfordt-Syndrom) Ärztl. Wschr. **12**, 285 (1957).

Zellweger, H.: Über einen Fall von Speicheldrüsen-Boeck; Beitrag zur endokrinen Funktion der Speicheldrüsen. Helv. Paediat. Acta **1**, 485 (1946).

Zeman, W.: Morbus Besnier-Boeck-Schaumnn. In: Hdb. spez. pathol. Anat. u. Histol., Bd. XIII/2 S. 1100. Berlin-Göttingen-Heidelberg: Springer 1958.

Zener, J.C., Alpert, M., Klainer, L.M.: Vertebral sarcoidosis. Arch. Intern. Med. (Chic.) **111**, 696 (1962).

Zettergren, L.: Lymphogranulomatosis benigna (Morbus Boeck-Schaumann) and atypical tuberculosis (Ziegler). A study of their relationship. Advanc, Tuberc. Res. **9**, 54 (1958).

Zieler, K.: Über den sogenannten lupus pernio (Granuloma pernio, erythema pernio) und seine Beziehungen zur Tuberkulose. Arch. Derm. Syph. (Berlin) **94**, 99 (1909).

Zimmer, J.G., Demis, D.J.: Associations between gout, psoriasis and sarcoidosis. Ann. Intern. Med. **64**, 786 (1966).

Zoeren, M. van: Studies on calcium and phosphate metabolism in Besnier-Boeck disease and in urolithiasis. Nederl. Milit. Geneesk. **17**, 132 (1964).

Zoppini, A.: Su di un caso di sindrome del lobo medio da malattia di Besnier-Boeck-Schaumann. Riv. ital. tbc. **10**, 569 (1962).

Zweifel, E.: Gleichzeitiges Vorkommen eines Boeckschen Sarkoid mit einer primären chronischen Polyarthritis (beginnendes Sjögren Syndrom). Helv. Paediat. Acta **1**, 475 (1946).

Die Lymphogranulomatose der Brustkorborgane

von

M. LOEW

Mit 24 Abbildungen und 6 Tabellen

1. Allgemeines

Die Lymphogranulomatose ist eine bisher ätiologisch ungeklärte Erkrankung vorwiegend des lymphatischen Systems, die histomorphologisch durch die Anwesenheit einkerniger Granulomzellen (*Hodgkin*-Zellen) oder mehrkerniger Sternberg-Reed-Riesenzellen und durch die Bildung typischen Granulationsgewebes charakterisiert ist. Insofern handelt es sich bereits nach der Definition um eine Krankheit, deren Diagnose in jedem Fall der Bestätigung durch die pathologisch-histologische oder zytologische Untersuchung bedarf.

Der röntgenologisch tätige Arzt trägt in der Beurteilung der lymphogranulomatösen Manifestationen im Brustraum eine besondere Verantwortung, weil diese der palpierenden Hand und der einfachen Probeentnahme — anders als die peripheren Lymphome — praktisch unzugänglich sind. Aufgrund der Fortschritte in der Krankheitsbehandlung einerseits, der international weitgehenden Verständigung über eine prognostische Eingruppierung dieser im Einzelfall oft eigenwillig verlaufenden Erkrankung andererseits, sollen deshalb der Beschreibung der Lymphogranulomatose der Brustkorborgane einige allgemeine Bemerkungen vorangestellt werden.

Als 1832 Thomas HODGKIN sieben Fälle einer Erkrankung an allgemeiner Lymphknotenschwellung, Milzvergrößerung und Kachexie mit tödlichem Ausgang beschrieb, waren unter dem gleichartig erscheinenden klinischen Bild noch sehr verschiedenartige Krankheiten zusammengefaßt. Fox untersuchte 1926 drei der originalen Gewebspräparate HODGKINS und konnte bei zweien dieser Fälle die Diagnose Lymphogranulomatose sichern. Bei dem dritten Präparat handelte es sich um ein Lymphosarkom. Damit erscheint die von WILKS 1865 — lange vor einer Präzisierung der Krankheitseinheit — erstmals vorgeschlagene und im angelsächsischen Sprachraum überwiegend verwendete Bezeichnung „Hodgkin's Disease" — Hodgkinsche Krankheit — ebenso berechtigt, wie der 1909 von PALTAUF aufgrund des feingeweblichen Bildes vorgeschlagene Name „Lymphogranulomatose".

In den großen Gruppen der heterogenen generalisierenden Lymphknotenerkrankungen erfolgte die erste Unterteilung nach hämatologischen Gesichtspunkten 1845 durch VIRCHOW, der unter ihnen die aleukämischen von den leukämischen abtrennte. In den folgenden Jahrzehnten wurden die einzelnen Gewebselemente der Lymphogranulomatose wiederholt beschrieben: LANGHANS erwähnte 1872 die später nach STERNBERG und REED benannten Riesenzellen; GREENFIELD beschreibt 1878 das „bunte Zellbild", die Bindegewebsvermehrung und auch die mehrkernigen Riesenzellen, GOLDMAN 1892 das gehäufte Auftreten eosinophiler Leukozyten, und DIETRICH gibt 1896 bereits eine ausführliche Beschreibung des ganzen Gewebsbildes. Mit STERNBERGS klassischer Analyse von 1898 und mit den Arbeiten von Dorothy REED von 1902 wurde endlich die Krankheitseinheit gesichert.

Die *Häufigkeit der Lymphogranulomatose* wird mit 0,2% im Sektionsgut (EDER u. ZAGEL, 1962; JACKSON u. PARKER, 1947; UDDSTRÖMER, 1934; VERSÉ, 1931) und mit 2,1 Erkrankungen auf 100000 der lebenden Bevölkerung angegeben (Tabelle 1). Männer erkranken häufiger als Frauen, wobei sich die Geschlechtsdifferenz durch einen früheren Altersanstieg männlicher Lymphogranulomatosen im Vergleich zur Krankheitshäufigkeit

Tabelle 1. Sterbeziffern an Lymphogranulomatose 1964/66 aufgegliedert nach Altersgruppen, auf 100000 Einwohner

Land	0–15 Jahre		15–30 Jahre		30–45 Jahre		45–60 Jahre		über 60 Jahre		insgesamt		
	männl.	weibl.	männl.	weibl.	männl.	weibl.	männl.	weibl.	männl.	weibl.	männl.	weibl.	zu-sammen
Bundes-republik Deutschland	0,3	0,1	1,6	1,4	2,5	1,7	3,7	1,8	6,6	3,5	2,6	1,7	2,1
England und Wales	0,2	0,1	1,8	1,0	2,7	1,2	3,2	1,3	4,8	3,1	2,3	1,3	1,8
Frankreich	0,2	0,1	1,3	1,0	2,2	1,5	2,4	1,3	3,7	2,0	1,7	1,1	1,4
Italien	0,6	0,2	1,6	0,8	3,2	2,1	4,8	2,0	6,5	3,9	2,5	1,7	2,3
Schweden	0,0	0,0	1,6	0,8	1,9	1,3	3,3	1,8	6,5	4,9	2,5	1,7	2,1
Vereinigte Staaten von Amerika	0,1	0,1	1,6	1,2	3,0	1,5	3,9	1,8	5,8	3,9	2,2	1,4	1,8
Japan	0,2	0,1	0,2	0,1	0,5	0,2	1,5	0,7	3,5	1,8	0,7	0,4	0,5

Statistische Angaben aus: Das Gesundheitswesen der Bundesrepublik Deutschland im internationalen Vergleich Bd. 4/1970

weiblicher Lymphogranulompatienten mit zunehmendem Erkrankungsalter verschärft. Neben geschlechts- und altersabhängigen Faktoren spielen anscheinend auch rassische und geographische Unterschiede eine Rolle. Japan liegt in der Krankheitshäufigkeit wesentlich unter den europäischen Zahlen und in den USA erkranken Weiße häufiger als Farbige. Vom epidemiologischen Standpunkt besonders interessant ist die Angabe von MacMahon einer dreifach größeren Anfälligkeit unmittelbarer Angehöriger gegenüber der Durchschnittsbevölkerung. Eine generelle Häufigkeitszunahme der Lymphogranulomatose — wie sie verschiedentlich vermutet wurde — ist im Lauf der letzten 30 Jahre nicht eingetreten (Schinz u. Reich, 1961).

Was die *Lokalisation* der Krankheit anlangt, so finden sich die vergrößerten Lymphknoten bei der Erstfeststellung zumeist in der oberen Körperhälfte. Gegenüber der Vergrößerung einseitiger oder asymmetrischer Lymphgruppen am Hals, in den Schlüsselbeingruben oder im Mediastinum treten Frühmanifestationen in Axillen, Leisten, Retroperitoneum oder im Bereich innerer Organe an Häufigkeit zurück. Allerdings wurde bereits früher von Pathologen darauf hingewiesen, daß die Krankheit offenbar häufiger im Bauchraum beginnt, sich hier aber dem diagnostischen Nachweis entzieht und deshalb erst später erkannt wird (Howel, 1939). Diese Ansicht wird durch die Ergebnisse der Lymphographie sowie der explorativen Laparotomie insofern bestätigt, als tatsächlich in etwa der Hälfte aller Fälle zum Zeitpunkt der Diagnosestellung neben scheinbar isolierten Lymphknotenvergrößerungen der oberen Körperhälfte gleichzeitig ein abdominaler Befall nachgewiesen werden konnte (Blaudow, 1970; Ultmann, 1966).

Die *Ausbreitung* erfolgt vom umschriebenen Ort der Erstmanifestation aus schubweise zunächst auf die benachbarten Lymphknotengruppen. Hierbei ist der Ausbreitungsmodus im einzelnen noch unklar. Es handelt sich um eine den Lymphwegen folgende Progression, sowohl in als auch entgegen der Richtung des Lymphstroms.

Gelegentlich kann die Krankheit schon in einem lokalisierten frühen Stadium die Lymphkapsel durchbrechen und lokal auf benachbarte Organe (Knochen, Lunge usw.) übergreifen, ohne daß sich hierdurch die Gesamtprognose ändert.

Im weiteren Fortschreiten werden ferner liegende Drüsenstationen und die inneren Organe in den Prozeß einbezogen, wobei der Milz eine besondere Mittlerfunktion zuzukommen scheint. Bevorzugt findet sich ein Befall von Milz und Leber; grundsätzlich ist aber der Befall aller innerer Organe möglich, ebenso wie jedes Organ ausnahmsweise auch primärer Ausgangspunkt der lymphogranulomatösen Erkrankung sein kann. Neben der schubweisen Beteiligung immer neuer Lymphgruppen wird das infiltrierende und destruierende Übergreifen des granulomatösen Prozesses unter Mißachtung der Organgrenzen auf anliegende Organstrukturen mit zunehmender Krankheitsdauer immer häufiger. Bei der schließlichen Generalisation entstehen zusätzliche hämatogene Absiedlungen.

Eine aspirative Ausbreitung innerhalb der Luftwege, wie sie in Analogie zur Tuberkulose von VERSÉ (1931) vermutet wurde, konnte bisher nicht bewiesen werden.

Die Wahl der Behandlung ist von der genauen Festlegung des *Ausbreitungsgrades* der Lymphogranulomatose entscheidend abhängig. In den lokalisierten Ausbreitungsstadien kann durch eine hochdosierte Strahlentherapie, gelegentlich durch Exstirpation der befallenen Herde mit Nachbestrahlung, eine bis an völlige Heilung grenzende Remission erreicht werden. Bei einer über das lokalisierte Stadium hinausgreifenden Krankheitsausbreitung wird man die Chemotherapie und ein kombiniertes Vorgehen demgegenüber in stärkerem Maß therapeutisch heranziehen (MITROV et al., 1972; MUSSHOFF et al., 1969). Ein weiterer Gesichtspunkt spricht für eine genaue Analyse der Krankheitsausbreitung zu Behandlungsbeginn: Die Prognose variiert in weitem Umfang, wobei das Stadium der Krankheitsausbreitung für die weitere Verlaufstendenz eine mitentscheidende Rolle spielt. Eine Verständigung über Behandlungserfolge ist deshalb nur möglich, wenn gleichzeitig die Krankheitsausdehnung zu Beginn der Therapie mit angegeben wird.

Zweckmäßig bedient man sich zur Klassifizierung der Stadieneinteilung des Symposiums von Rye (New York), die nach der von MUSSHOFF et al. initiierten Modifikation 1971 in Ann Arbor neu festgelegt wurde (CARBONE et al., 1971; KARNOFSKY, 1966; KOBOTH, 1973; Natl. Cancer Inst., 1973; PETERS et al., 1966; ROSENBERG, 1966) (Tabelle 2).

Tabelle 2. Stadieneinteilung der Lymphogranulomatose nach dem Ausbreitungsgrad und nach Allgemeinsymptomen

Stadium	
I[a]	Befall einer Lymphknotengruppe oder eines einzelnen extralymphatischen Organs per continuitatem (I E)
	A: ohne Allgemeinsymptome B: mit Allgemeinsymptomen[b]
II[a]	Befall zweier oder mehrerer Lymphknotengruppen oberhalb *oder* unterhalb des Zwerchfells ohne oder mit lokalisiertem extralymphatischem Organbefall per continuitatem (II E)
	A: ohne Allgemeinsymptome B: mit Allgemeinsymptomen[b]
III	Befall mehrerer Lymphknotengruppen oberhalb *und* unterhalb des Zwerchfells ohne oder mit lokalisiertem Organbefall (III E), Milzbeteiligung (III S) oder beidem (III S E)
	A: ohne Allgemeinsymptome B: mit Allgemeinsymptomen[b]
IV	diffuser disseminierter Befall eines oder mehrerer extralymphatischer Organe oder Gewebe (Knochen, Lunge, Leber, Niere, Herz, Magen, Darm oder anderer Organe)

[a] Da ein örtliches Übergreifen per continuitatem bei sonst noch lokalisierter Lymphogranulomatose, z.B. auf die Lunge oder auf die Knochen, die Prognose nicht ändert, werden solche Fälle in die entsprechenden lokalisierten Stadien gruppiert.

[b] An Allgemeinsymptomen werden für die Stadieneinteilung berücksichtigt: Fieber, Nachtschweiß, Juckreiz sowie ein Gewichtsverlust von mehr als 10% des Ausgangsgewichts.

Hierbei wird, neben dem Grad der erfaßbaren Ausbreitung, zugleich das Fehlen oder Vorhandensein von Allgemeinsymptomen verwertet.

Als zu registrierende Allgemeinsymptome gelten Fieber, Nachtschweiß, Juckreiz und ein Gewichtsverlust von mehr als 10% des Ausgangsgewichts. Soweit die Patienten klinisch noch in einem lokalisierten Krankheitsstadium zu sein scheinen, wird eine Komplettierung der Untersuchungen durch Skelettaufnahmen, Urogramm und Lymphographie, von einigen zudem die routinemäßige explorative Laparotomie mit Splenektomie gefordert. Bei den Patienten des klinischen Stadiums III erscheint die Untersuchung obsolet, weil sie nur den Befund bestätigt. Auch im Stadium II B werden lymphographisch gleichzeitige abdominale Lymphknotengruppen so häufig angetroffen, nämlich in 89% der Fälle, daß hier zumeist auf diese Zusatzuntersuchung verzichtet werden kann (BLAUDOW, 1970; ULTMANN, 1966).

Als *makroskopischen* Befund findet der untersuchende Pathologe innerhalb der geschwulstartigen Bildungen die einzelnen stark vergrößerten Lymphknoten in der Regel deutlich gegeneinander abgrenzbar, wenn sie auch oft durch Periadenitis untereinander verbacken sind. Ihre Konsistenz ist mittelhart; sie richtet sich nach dem verschiedenen Gehalt an Bindegewebe. Die Schnittfläche ist grauweiß, graurötlich oder gelblich, teilweise gefleckt und zeigt häufig landkartenartige Nekrosen oder Vernarbungen mit grauweißer fester Schnittfläche (KLUGE, 1973; STERNBERG, 1936; ZIEGLER, 1927).

Bei mikroskopischer Betrachtung ist die normale Lymphknotenstruktur mehr oder weniger zerstört. Anstelle des Lymphknotengewebes tritt ein verschieden zellreiches Granulationsgewebe, in dem als charakteristischem Bestandteil teils in retikulärem Verband, teils abgelöst, wechselnd reichlich große Zellen mit einem oder mehreren auffallenden, großen, vielgestaltigen Kernen, reichlichem Protoplasma und Riesennukleolen liegen. Eine Neigung zu Nekrobiose einerseits, zu fibröser bzw. narbig-hyaliner Umwandlung andererseits kann sehr ausgeprägt sein.

Im Einzelfall kann jede Zellart dominieren. Parallelen zwischen feingeweblichem Bau und klinischer Verlaufstendenz sind unverkennbar. Vor allem sprechen ein Reichtum an Lymphozyten für einen mehr gutartigen und Lymphozytenarmut für einen bösartigeren Krankheitscharakter. ROSENTHAL beobachtete 1936 als erster, daß sehr reichliches Vorkommen von Lymphozyten mit einer guten Prognose korrelierte. Zuvor hatte EWING 1931 die Bezeichnung ‚Sarkom' für pleomorphe neoplastische Reed-Sternberg-Zelltypen vorgeschlagen.

Das erste weithin anerkannte System einer histologischen Klassifizierung unter prognostischen Gesichtspunkten stammt von JACKSON und PARKER (1947). Jedoch umfaßte das von ihnen als Sonderform vom klassischen Hodgkin-Granulom abgetrennte Paragranulom nur etwa 8–10% aller Fälle und das Hodgkin-Sarkom nur etwa 1–2% der Fälle. Umgekehrt hatten unter den langlebigen Fällen mit einer Überlebensdauer von mehr als 15 Jahren 79% das histologische Bild eines Hodgkin-Granuloms. So war der praktische prognostische Wert dieser Einteilung relativ gering.

Durch die Untersuchungen von LUKES et al. (CARBONE et al., 1971; LUBARSCH, 1923; LÜTHI, 1961; LUKES, 1966; LUKES u. BUTLER, 1966; LUKES et al., 1966) wurden im Lauf der letzten Jahre sechs verschiedene histologisch gegeneinander abgrenzbare Formen der Lymphogranulomatose herausgearbeitet, deren Kenntnis von prognostischer Bedeutung ist. Aus Gründen der besseren Praktikabilität wurde die Zahl dieser Gruppen auf dem Symposium von Rye (New York) auf vier reduziert. Sie werden in Tabelle 3 in Beziehung zur ursprünglichen Einteilung nach JACKSON und PARKER (1947) und zur Ausgangsposition von LUKES aufgeführt.

Ein Übergang einer prognostisch günstigeren zu ungünstigerer Form ist im Verlauf der Erkrankung durchaus möglich. Die einmalige Untersuchung eines einzelnen Lymphknotens vermag deshalb nur einen gewissen prognostischen Anhalt zu geben. Versuche, die Krankheitseinteilung nach dem Ausbreitungsgrad und nach dem histologischen Bild zu einem ‚prognostischen Index' zu kombinieren, haben nur einen sehr begrenzten Wert.

Das *klinische Bild* wird in typischen und fortgeschrittenen Fällen von der Lymphknoten- und Milzvergrößerung, Fieber (in 15% vom undulierenden Typ) und Juckreiz geprägt. Häufig findet man eine mäßiggradige Anämie bei Leukozytose (bei abdominaler Beteiligung auch Leukopenie) mit relativer und absoluter Verminderung der Lymphozyten im Blutausstrich. Die diffusen Allgemeinbeschwerden, wie Leistungsminderung, Appetitlosigkeit und Gewichtsabnahme bis zur Kachexie und eine Neigung zu Schweißausbrüchen gehen im ganzen der Krankheitssituation parallel. Ferner sind Blutsenkungsreaktion, elektrophoretische Serumeiweißverschiebungen, Serumtransaminasen- und Kupferanstieg

Tabelle 3. Einteilung der Lymphogranulomatose nach dem histologischen Bild

JACKSON und PARKER	LUKES u. Mitarb.	Klassifikation von RYE 1965
Hodgkin-Paragranulom	Diffuse lymphozytenreiche Form (vorwiegend Lymphozyten und Histiozyten) / Noduläre lymphozytenreiche Form	lymphozytenreiche Form
Hodgkin-Granulom	Nodulär-sklerosierende Form (mit mikroskopischen Bändern kollagenen Bindegewebes in Ringform)	nodulär-sklerosierende Form
	Gemischte Form (klassisches Bild mit herdförmigen Fibrosen)	gemischte Form
	Diffuse Fibrosen (lymphozytenarm mit reichlich atypischen Retikulumzellen und Sternberg-Zellen)	lymphozytenarme Form
Hodgkin-Sarkom	Retikuläre Form (mit sarkomatösem Wachstum und Metastasen)	

zur Beurteilung der Situation und in prognostischer Hinsicht verwertbar. Mit anderen lymphoretikulären Systemerkrankungen hat die Lymphogranulomatose eine Verminderung der zellulären Immunantwort vom Tuberkulintyp gemeinsam. Aber gerade in den Anfangsstadien der Lymphogranulomatose ist die klinische Symptomatik weitgehend stumm. Da diese oligosymptomatischen Fälle einer kurativen Behandlung besonders zugänglich sind, ist bei ihnen und bei allen zweifelhaften Fällen ohne typisches klinisches Bild die Frühdiagnose mit vollem diagnostischen Einsatz anzustreben.

Die mittlere *Verlaufsdauer* beträgt unbehandelt 3–5 Jahre. Bei allen Möglichkeiten therapeutischer Beeinflussung ist die Progressionsgeschwindigkeit und die Neigung zur Organbeteiligung wesentlich durch das individuelle Krankheitsgefälle bestimmt; hierbei kann sich die Verlaufsrichtung vom benigneren zu einem maligneren Verlaufstyp ändern. Es gibt ausgesprochen gutartige, auch ohne Therapie langverlaufende Krankheitsfälle. So beschrieben JACKSON und PARKER (1947) einen über die Dauer von 39 Jahren beobachteten und histologisch gesicherten Fall. Bei frühzeitiger Behandlung lokalisierter Formen sind in Einzelfällen ebenfalls an Heilung grenzende Remissionen erreichbar. Umgekehrt zeigt etwa ein Drittel der Patienten einen raschen Krankheitsablauf.

2. Die Lymphogranulomatose des Mediastinums und der Lungenwurzel

Der Reichtum des Brustraums an Lymphstationen erklärt die *Häufigkeit* ihres Befalls. Nach dem Befall der Halslymphknoten, mit dem sie in der Hälfte der Fälle gleichzeitig einhergeht, ist ihre Beteiligung die häufigste Lokalisation der Lymphogranulomatose überhaupt. Bei bekannter Krankheit ist deshalb die regelmäßige Röntgenkontrolle der

Tabelle 4. Röntgenologisch faßbare Häufigkeit intrathorakaler Lymphknotenbeteiligung bei 275 Lymphogranulomatosen

Lokalisation	Zahl der Patienten	%	
Nur mediastinale Lymphknoten	74	27	Mediastinale Lymphknotenschwellungen gesamt bei 127 Patienten=46,3%
Mediastinale und Hiluslymphknoten	53	19,3	
Nur oder ganz überwiegend Hiluslymphknoten	29	10,5	Hiluslymphknotenschwellung gesamt bei 82 Patienten=29,8%
Ohne intrathorakalen Befall	119	43,2	

Brustorgane unerläßlich. Bei noch unbekannter Krankheit muß die Lymphogranulomatose immer in den Kreis der diagnostischen Überlegungen einbezogen werden. Unter 15231 Fällen von Mediastinaltumoren verschiedener Genese aus der Literatur errechnete WASSNER (1970) einen Anteil von 2,76% Lymphogranulomatosen.

Ohne daß Beschwerden oder klinische Symptome darauf hinweisen müssen, findet man lymphogranulomatöse Mediastinalbeteiligungen klinisch in etwa zwei Dritteln aller Patienten (GHANIMA u. PRIGNOT, 1960; HELBIG u. THOMAS, 1965; HOHL et al., 1951; KASABACH u. MCALPIN, 1938; LALLEMAND u. OLMER, 1964; MERNER u. STENSTROM, 1947; VOTH, 1957). Wir selbst beobachteten mediastinale und/oder hiläre Lymphknotenschwellungen unter 275 Kranken 156mal, d.h. in 57% (Tabelle 4).

Kleinere Lymphknotenvergrößerungen entziehen sich in einem Drittel der Fälle der röntgenologischen Diagnostik (VOTH, 1957). So wird es verständlich, wenn von pathologischer Seite ein noch größerer Anteil mediastinaler Lymphogranulomatosen bei der Autopsie gefunden wird. Er liegt zwischen 60% und 90% aller Fälle (SIMON, 1944; STEINER, 1925; UDDSTRÖMER, 1934; VIETA u. CRAVER, 1941).

Wenngleich anläßlich der ersten Diagnosestellung schon in einem Drittel der Fälle mediastinale Lymphknotenbeteiligungen nachweisbar sind, so läßt sich doch ein *primärer Beginn* im Brustraum oft nur vermuten (CROIZAT et al., 1962); nur in 5,6% der Fälle von VOTH (1957) und nur in 1% der von SCHEURLEN (1967) war die Lymphogranulomatose bei der Diagnosestellung noch ausschließlich auf das Mediastinum begrenzt (Abb. 1). Unter unseren 275 Patienten bestand eine isolierte Mediastinalbeteiligung ebenfalls nur bei 3 Patienten.

Meist finden sich neben den mediastinalen Drüsenpaketen gleichzeitig andere extrathorakale Lymphknotenschwellungen, und es ist anzunehmen, daß sich der Befall des Mediastinums, zumindest bei einem Teil dieser Fälle, *sekundär* von einer benachbarten Lymphgruppe des Halses oder der Schlüsselbeingruben aus entwickelt hat. Von dort ausgehend erreicht der Prozeß das Mediastinum innerhalb des ersten Krankheitsjahrs in 38% der Fälle und während der drei ersten Jahre in 50% der Fälle (FRESEN, 1958; HOSTER et al., 1948).

Grundsätzlich ist jede *Lokalisation* im mediastinalen Brustraum möglich. Entsprechend der kranio-kaudalen Ausbreitungsrichtung vieler Fälle sind die paratrachealen und in der Bifurkationshöhe gelegenen Lymphknotengruppen zeitiger befallen als die tiefer gelegenen Abschnitte. So ist es nicht verwunderlich, daß die auf einem klinischen Untersuchungsgut basierende Tabelle 4 eine Lymphknotenbeteiligung des oberen Mediastinums gegenüber dem Befall der Lungenwurzel bevorzugt zeigt. Anders bei den terminalen Lymphogranulomatosen, die zur Sektion kommen. Hier halten sich Lymphknotenvergrößerungen des Tracheal- und Bifurkationsbereichs mit solchen der Lungenwurzeln in

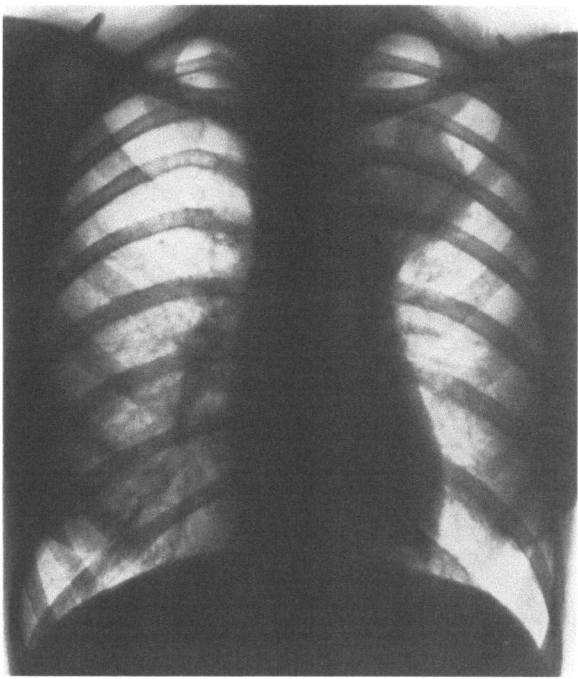

Abb. 1. Lymphogranulomatöser Tumor des linken oberen Mediastinums ohne periphere Lymphknotenschwellungen. Nach Röntgenbestrahlung 4 Jahre rezidivfrei

der Häufigkeit des Befalls die Waage. Die Vergrößerung von Drüsengruppen des tieferen Mediastinums wird in einem Viertel der Fälle angetroffen.

Überwiegend findet man kleinere bis mittlere Knotenbildungen. In einigen Fällen können die Konglomerate Hühnerei- und Faustgröße erreichen. Die isolierten tumorartigen, gelegentlich exzessiven mediastinalen Lymphogranulomatosen erfordern eine gesonderte Besprechung. Die Lymphknotenschwellungen sind im Mediastinum eigentlich nie symmetrisch, bei rein einseitiger Ausprägung überwiegt der Befall der rechten Seite in der Häufigkeit deutlich den der linken. Auch die Hiluslymphknoten sind kaum jemals symmetrisch vergrößert; hier fehlt aber eine sichere Seitenbevorzugung (KUHLMANN u. SCHULZE, 1937; WESSLER u. GREENE, 1920).

Mit dem Ausbau der Thoraxchirurgie mehren sich die Berichte über erfolgreich resezierte oder zumindest in einem lokalisierten Stadium operativ gesicherte und anschließend erfolgreich bestrahlte, isolierte tumorartige Lymphogranulomatosen des Mediastinums (BURKE et al., 1967; VAN HERDEN et al., 1970; KATZ u. LATTES, 1969; LALLEMAND u. OLMER, 1964; LATTES, 1962; MEESE et al., 1964).

Offenbar gibt es Formen, die lange Zeit auf den Brustraum beschränkt bleiben. So in einem Fall von JACKSON und PARKER, der bis zum Tode keine extrathorakalen Herde hatte, oder in einem Fall von AUER, in dem das Lymphogranulom das Ausmaß einer kindskopfgroßen, rechts parakardial gelegenen Geschwulst erreichte, die mehrere flüssigkeitsgefüllte Höhlen aufwies.

Da diese isolierten lymphogranulomatösen Tumorbildungen entweder vom Thymus ihren Ausgang nehmen (GALIAN u. ROUJEAU, 1959; KATZ u. LATTES, 1969; LATTES, 1962; SIMONDS, 1926; ZIEGLER, 1927) oder aber in unmittelbarer Nachbarschaft dieses Organs gelegen sind und es in das Wachstum einbeziehen, wurde längere Zeit eine nosologische Eigenständigkeit, als ‚Karzinom des Thymus von granulomatösem Typ', vermutet. Inzwischen kann die Zugehörigkeit zur Krankheitseinheit der Lymphogranulomatose aber doch als weitgehend gesichert angesehen werden, zumal bei weiterer Krankheitsausbreitung im Organismus eine klassische Verlaufsform gefunden wird.

Alle Röntgenaufnahmen entstammen der Röntgenabteilung der Medizinischen Universitätskliniken der Stadt Frankfurt a. Main. Für die freundliche Überlassung sei dem Leiter der Röntgenabteilung, Herrn Professor Dr. Gebauer, bestens gedankt.

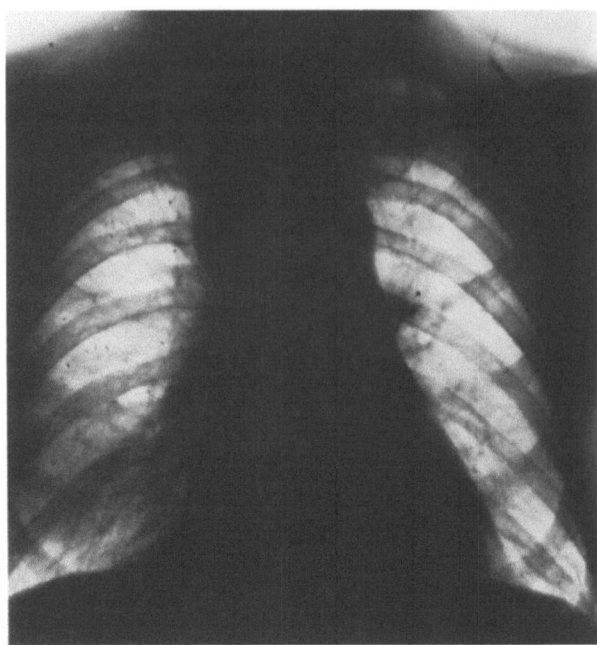

Abb. 2. Paratracheale Lymphknotenschwellung rechts mit welliger Begrenzung des vorderen oberen Mediastinums

Immerhin bietet die isolierte tumorartige mediastinale Lymphogranulomatose einige Eigentümlichkeiten, die sie vom üblichen Bild unterscheiden: Es handelt sich um eine Erkrankungsform überwiegend jüngerer Menschen, wobei — im Gegensatz zur üblichen Verteilung — die weiblichen Patienten in der Häufigkeit überwiegen (van Heerden et al., 1970; Lallemand u. Olmer, 1964).

Histologisch sind die prognostisch relativ gutartigen Gewebsformen in der Überzahl; besonders häufig ist hier die nodulär-sklerosierende Form, jedoch kommen auch klassische „gemischte" Formen und Übergänge von der ersteren zur gemischten Form vor (van Heerden et al., 1970; Katz u. Lattes, 1969).

Im lokalisierten Stadium, vor allem bei Fehlen von Allgemeinsymptomen, bietet die Behandlung gute Aussichten (Burke et al., 1967). Nach Exstirpation und Nachbestrahlung wurde über echte Heilungen und jahre- bis jahrzehntelange Remissionen mehrfach berichtet. Auch dann, wenn durch invasives Wachstum und entzündlich-reaktive Schwartenbildung die Geschwulst so an die Nachbarorgane gebunden war, daß eine vollständige Entfernung unmöglich wurde, zeigte die Bestrahlung der nur teilresezierten Fälle noch einen guten Behandlungserfolg. Dagegen war die alleinige Resektion ohne Bestrahlung in ihrem Ergebnis ungünstiger. Daß auch die Bestrahlung ohne chirurgische Intervention gute Erfolge bringen kann, zeigt ein Fall von Ratkoczy, der von 1933 bis 1968 ohne lokales Rezidiv blieb.

Entsprechend dem anatomischen Befund sieht man als häufigste *röntgenologische* Veränderung bei der zumeist anzutreffenden multinodulären mediastinalen *Lymphogranulomatose des paratrachealen Raums* (Abb. 2) eine Verbreiterung der oberen und vorderen Anteile des Mittelschattens. Dieser verbreitert sich besonders nach rechts leicht bogenförmig aufwärts bis zur ersten Rippe und dem Schlüsselbein, entsprechend dem nach lateral verschobenen Schatten der Vena subclavia dextra und der Vena cava superior. Das Bild kann zu Beginn so diskret sein, daß man es nur im Vergleich mit früheren Aufnahmen aufdecken kann. Geradlinige Begrenzung gegen die Lungen zu entsteht infolge venöser Abflußstauung, durch eine mediastinale Pleuritis oder auch — selten — durch ein atelektatisches Oberlappensegment (Anacker, 1957; Reindell et al., 1951; Voth, 1957).

Wird der Tumor größer, dann buchtet sich der Schatten bogig aus (Abb. 3). Die miteinander verbackenen Lymphknotenschwellungen zeichnen sich bei plurizentrischem Wachstum mit walnuß- bis pflaumengroßen, mehr welligen, selten einander überschneidenden Vorwölbungen gegen das helle Lungenfeld ab. Die Schärfe der Kontur geht durch

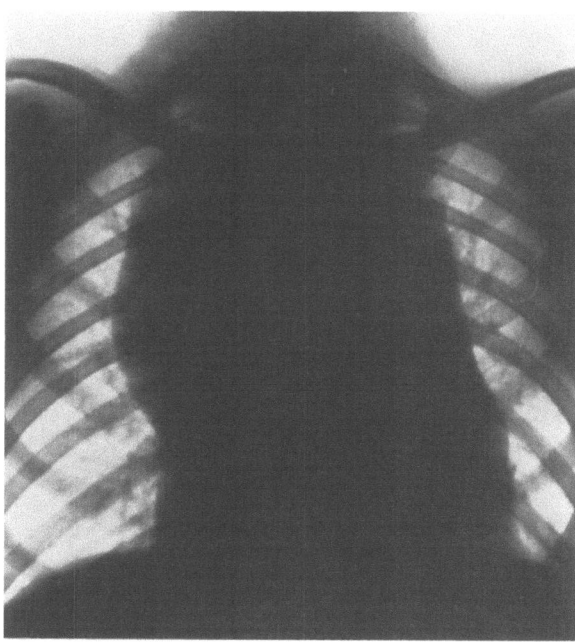

Abb. 3. Diffuser, asymmetrisch entwickelter lymphogranulomatöser Riesentumor des Mediastinums

die entzündliche Nachbarschaftsreaktion und durch kollapsbedingte Minderbelüftung der angrenzenden Lungenabschnitte bald verloren (Ratkoczysches Zeichen).

Anders als bei der Sarkoidose führen lymphogranulomatöse Tumoren frühzeitig zu Verdrängungserscheinungen anliegender Strukturen: Spreizung des Bifurkationswinkels, Impressionen der Trachea und bogige Einbuchtungen der Speiseröhre sind üblich (Abb. 4).

Lymphknotenschwellungen apikal des Schlüsselbeins (Abb. 5) überschneiden sich röntgenologisch mit dem medialen Spitzenfeld der Lunge und bieten deshalb nur weniger dichte, nach außen unschärfer begrenzte Verschattungen. Die Vergrößerungen der *Lymphnodi arcus aortae et Ductus Botalli* sowie die der zahlreichen längs der Aorta und der Speiseröhre ziehenden Lymphgruppen des unteren und mittleren Mediastinums sind nicht nur seltener anzutreffen, sondern auch sehr viel schlechter nachweisbar; vor allem entziehen sie sich der Darstellung mittels der üblichen, routinemäßigen Aufnahmetechnik. Nach VOTH (1957) entgeht so etwa ein Drittel der lymphogranulomatösen Lymphknoten im Mediastinum der röntgenologischen Nachweisbarkeit.

FLEISCHNER (1948) widmet eine Arbeit dem Befall der *Lymphnodi sternales et intercostales ventrales*. Diese entlang der A. mammaria (thoracica) interna aufwärtsziehenden Lymphgruppen bieten bei ihrem Befall das Bild einer $^1/_2$–2 cm starken, entweder gleichmäßigen oder mehr welligen, kissenartigen Vorwölbung hinter dem Sternalschatten im seitlichen Strahlengang. Prästernales Ödem, ferner das Übergreifen auf das Sternum oder das Hindurchwuchern durch die Interkostalräume sind bei dieser Lokalisation nicht selten und werden oft schon bei der ersten Diagnosestellung angetroffen.

Die Lymphknoten der Lungenwurzel bilden in der Abflußkette der Lungen mit den übrigen Lymphknoten des Mediastinums eine funktionelle Einheit. Sie erkranken deshalb üblicherweise unter Einbeziehung der Bifurkationslymphknoten. Es ist besonders ihre gute röntgenologische Darstellbarkeit, die sie aus den übrigen Lokalisationen heraushebt. Im Rahmen des lymphogranulomatösen Befalls erreichen sie meist Erbsen- bis Haselnußgröße; selten werden sie walnuß- oder pflaumengroß. Verbacken sie miteinander, so

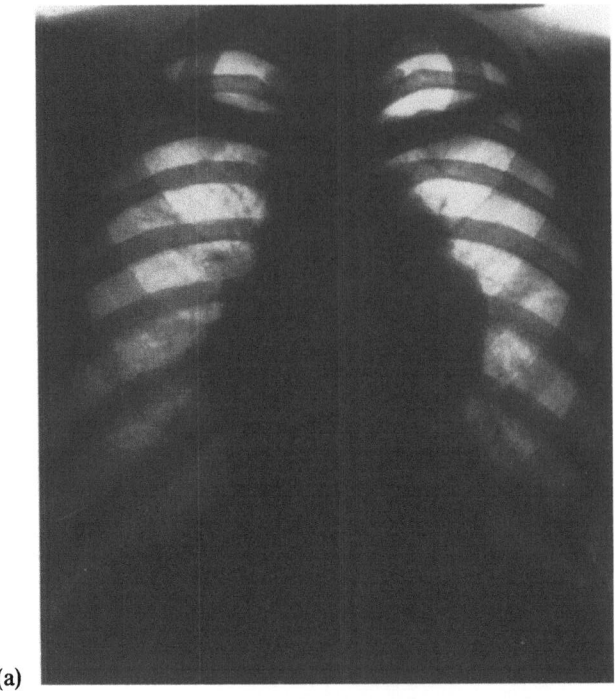

(a)

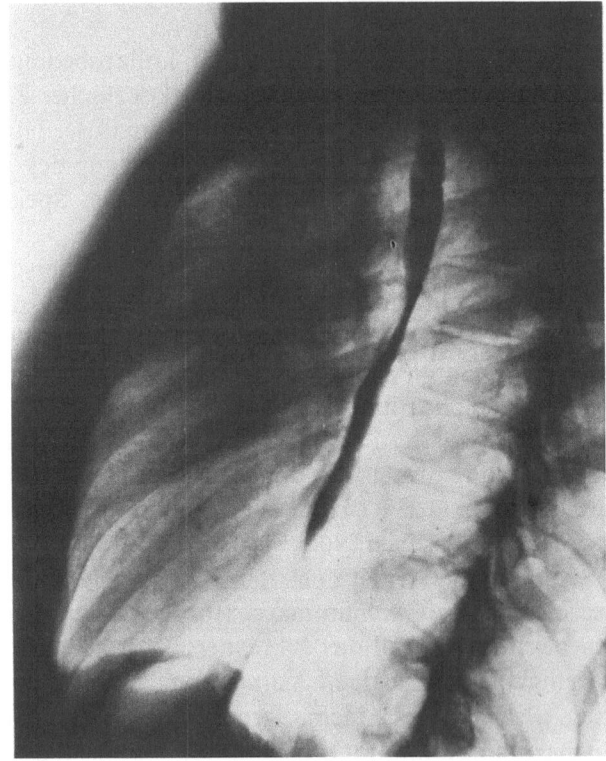

(b)

Abb. 4. (a) Überwiegend nach links entwickelter lymphogranulomatöser Tumor des vorderen Mediastinums in Hilushöhe. (b) Seitl. Aufnahme: bogige Ösophagusimpressionen durch den lymphogranulomatösen Tumor

umgeben größere Pakete die Lungenwurzel und reichen in die Interlobärspalten hinein (Dietrich, 1912; Ratkoczy, 1940). Überwiegender Befall der Hilusdrüsen findet sich in etwa 10% der Fälle (Voth, 1957); zusammen mit Herden des übrigen Mediastinums

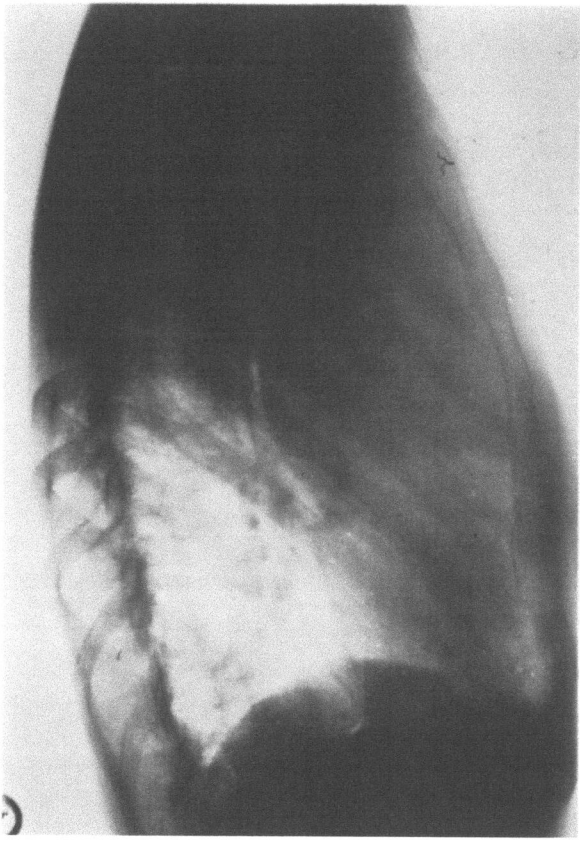

Abb. 5. Seitl. Aufnahme: erhebliche großbogige Impression des linken Hauptbronchus durch ein Lymph-
knotenpaket

sind in etwa der Hälfte der Fälle mediastinaler Lymphogranulomatosen die Hiluslymphknoten beteiligt (Tabelle 4).

Differentialdiagnostische Hinweise lassen sich aus dem vielgestaltigen Erscheinungsbild
der mediastinalen Lymphogranulome kaum ableiten. Gegenüber der Tuberkulose läßt
sich die Homogenität der Lymphome verwenden (RATKOCZY, 1947; WESSLER u. GREENE,
1920; WITHACKER, 1923). Gegenüber der Sarkoidose ist die Tatsache verwertbar, daß
lymphogranulomatöse Lymphknotenschwellungen fast nie symmetrisch auftreten, das
obere vordere Mediastinum gegenüber den Hilusknoten bevorzugt wird, daß die Lymphknoten nur im Anfangsstadium gegeneinander glatt abgegrenzt erscheinen, gewöhnlich
aber mehr wellige, gegen die Lungen glattere Konturierungen mit flachkonvexen oder
flachkonkaven Bögen zeigen (WURM u. REINDELL, 1963). Hinzu kommt bei der Verlaufsbeobachtung die gegensätzliche Verlaufsrichtung der Sarkoidose, insofern, als mit der
zunehmenden Lungenbeteiligung die Hiluslymphome beim Morbus Boeck kleiner werden,
während bei der unbehandelten Lymphogranulomatose eine gleichsinnige Vergrößerung
von Lungenbeherdung und Hilusknoten üblich ist. Spontane Größenschwankungen mediastinaler Lymphogranulome wurden beschrieben, sind aber selten und vorübergehend
(JOHNSTON, 1954).

Der Übergang zur Parenchyminfiltration (Abb. 6) erfolgt bei der Lymphogranulomatose, sei es in direktem Übergreifen vom Mittelschatten aus, sei es von den hilären
bronchopulmonalen Lymphknoten ausgehend, allmählich, unter zunehmender Verdichtung und Verbreiterung der normalen streifigen Gefäßzeichnung, mit oder ohne Ausbildung kleiner im Verzweigungsgebiet gelegener Fleckschatten. Hinzu kommen unscharfe

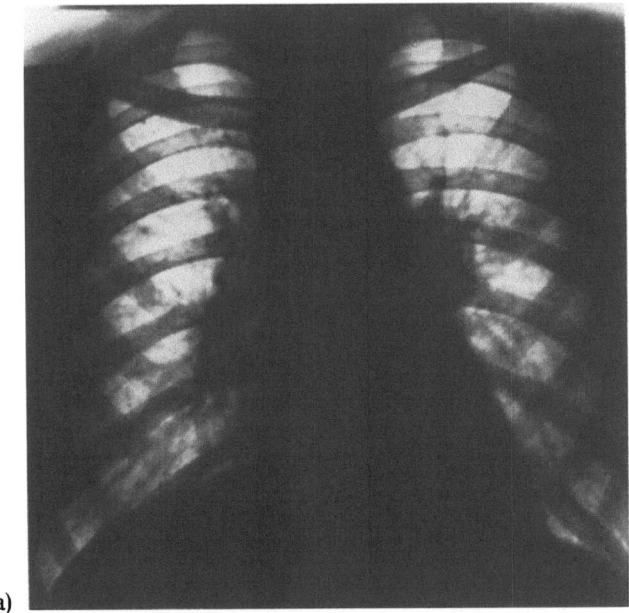

(a)

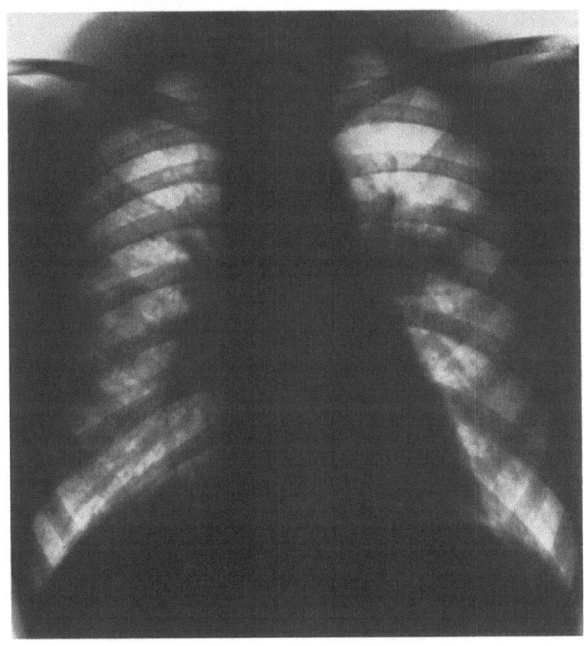

(b)

Abb. 6. (a) Verbreiterung des oberen Mediastinums und deutliche lymphogranulomatöse Hiluslymphknotenschwellung mit streifiger Ausfaserung gegen die Lungen. (b) Beginnende periphiläre Ausbreitung auf die Lungen,
3 Wochen nach der Voraufnahme

Begrenzungen infolge Minderbelüftung angrenzender Lungenabschnitte, unspezifischer
entzündlicher Randinfiltrationen sowie venöser und lymphatischer Stauung. So lassen
sich gerade im Bereich der Lungenwurzel die Lymphome bei stärkerer fasriger Strukturvermehrung und Strukturauflockerung gelegentlich nur noch aus der betonten Zeichnung
des Gefäßhilus vermuten und sind dann nur tomographisch abgrenzbar.

Je nach dem Vorherrschen und der Größe der mediastinalen Lokalisationen wird das röntgenologische
Bild sehr verschiedenartig ausfallen. Deshalb ist ein Einteilungsversuch französischer Autoren (Croizat et al.,
1962; Lallemand u. Olmer, 1964; Papillon u. Chassard, 1961) zur Ordnung der Vielfalt hilfreich, auch

wenn damit kaum echt differente Entwicklungsformen der mediastinalen Beherdung unterschieden werden. Auf jeden Fall dient die Einteilung der gegenseitigen Verständigung und soll deshalb hier wiedergegeben werden.

Einteilung der mediastinalen Lymphogranulomatose

I. Befall des oberen vorderen Mediastinums
   (a) schornsteinartige Form, symmetrisch oder asymmetrisch
   (b) polyzyklisch begrenzte Form (meist bilateral)
   (c) isolierte Lymphknotenvergrößerung
II. Hilusbefall (selten primär, meist sekundär)
III. Pseudo-Tumorform der Hilusregion
IV. Gemeinsamer Befall von Hilus und oberem Mediastinum
V. Parakardiale und paravaskuläre Form (röntgenologisch nicht vom Herz- und Gefäß-schatten abgrenzbar; Vortäuschung eines Mitralherzens oder einer perikarditischen Vergrößerung des Herzschattens).

Man sollte glauben, daß die mediastinale Lymphogranulomatose mit ihren oft großen Tumorpaketen und mit der frühzeitigen Verklebung, Verdrängung und invasiver Beein-trächtigung zentral lebenswichtiger Organstrukturen eine besonders deutliche *klinische Symptomatik* böte; das Gegenteil ist der Fall. Die von den Patienten geklagten Beschwer-den sind im Vergleich zum Röntgenbefund oft erstaunlich geringfügig. Bei beschwerde-freien Patienten können die Lymphome erstmals anläßlich einer Reihenuntersuchung entdeckt werden (GROSS et al., 1966). Neben einem uncharakteristischen, meist unproduk-tiven Reizhusten, ab und zu mit Blutbeimengungen im Auswurf, trifft man am häufigsten Klagen über Schmerzen im Brustkorb, Druck oder Brennen hinter dem Brustbein, Heiser-keit oder Schluckbeschwerden. Allgemeinsymptome, wie Fieber, Juckreiz oder Ge-wichtsverlust, weisen auf eine weitere Ausbreitung im Körper hin, sind hierfür aber nicht beweisend. Die Inspektion läßt gelegentlich Zeichen einer oberen Einflußstauung oder aber, bei Übergreifen auf Brustbein oder Interkostalgewebe, eine Vortreibung über oder neben dem Sternum erkennen.

Mit dem Fortschreiten des Krankheitsprozesses, vor allem des unbehandelten Patien-ten, treten die *lokalen Komplikationen* in den Vordergrund. Die Lymphogranulomatose greift infiltrierend und/oder verdrängend auf die Nachbarstrukturen über. Das Hindurch-wachsen durch die Interkostalräume und der Befall des Sternums durch örtliches Über-greifen wird nicht ganz selten beobachtet. Parasternale Gewebsschwellungen der vorderen Brustwand sind rechts häufiger als links. Gelegentlich gelingt die Stellung der Erstdiagnose durch Gewebsentnahme aus diesem infiltrierten Bereich (CROIZAT, 1962; FLEISCHNER et al., 1948; PAPILLON u. CHASSARD, 1961; WASSNER, 1970).

Auch die großen Gefäße des Brustkorbs, insbesondere die einfließenden Venenstämme im unmittelbaren Bereich der paratrachealen Lymphknoten werden eingeengt (KLUGE, 1968; VERGA, 1966); es finden sich thrombotische Intimaauflagerungen, und schließlich kann das Gefäß ganz mit der granulomatösen Wucherung ausgefüllt werden. Einfluß-stauung ist die Folge. Eine Stenosierung oder Arrosion arterieller Blutgefäße ist seltener, kann jedoch vor allem bei Ummauerung im Hilus angiographisch nachgewiesen werden (DVORAK, 1926; KOLAŘ et al., 1959; STEIM et al., 1963; STEINBERG, 1968). FRESEN (1963) beobachtete eine merkliche Wandhypertrophie der rechten Herzkammer bei einem seit 3 Jah-ren kranken Mann, bei dem Hilusknoten die Pulmonalarterie erheblich eingeengt hatten.

Kompression und Einwachsen in den Ductus thoracicus führt zu Chylo-Aszites und zu chylösem Pleuraerguß (HECKNER, 1958; LINKE u. STELZEL, 1950).

Die Ummauerung der Nerven macht entsprechende Ausfallerscheinungen: Postikuspa-rese, Zwerchfellhochstand, Hornerscher Symptomenkomplex und eventuell Tachykardien als Folge einer Druckbeeinträchtigung des Nervus vagus. RATKOCZY (1947) beschreibt einen Fall, in dem sich Paresen und ihre therapeutische Rückbildung sogar mehrmals im Verlauf der Krankheit abwechselten. Allerdings zählen Rekurrensparesen und Phrenikusparesen eher zu Ausnahmen und sprechen differentialdiagnostisch bei noch unbekannter Krankheit mehr gegen als für die Diagnose einer Lymphogranulomatose.

Erweichung und Einschmelzung mediastinaler Lymphogranulome wurden beschrieben. Kalkeinlagerungen kommen ebenfalls vor (HECKNER, 1958; STERNBERG, 1936; UDDSTRÖMER, 1934). Zum Teil waren die Einschmelzungen mit lymphogranulomatösen Kavernen in den Lungen kombiniert.

Die Beschreibung des lymphogranulomatösen Erscheinungsbildes im Mediastinalraum wäre unvollständig, würde man nicht die *Veränderungen nach einer Strahlenbehandlung* erwähnen. Diese sind individuell verschieden ausgeprägt, wobei neben der eingestrahlten Dosis auch das Alter des Patienten und das gleichzeitige Vorhandensein entzündlicher und degenerativer Vorgänge eine Rolle spielen (LEHMANN, 1952). Man muß sich hüten, die mit ihrem Maximum ein bis zwei Monate nach der Bestrahlung auftretenden Trübungen, Streifenschatten und pleuralen Reaktionen der Strahlenpneumonitis als Ausdruck lymphogranulomatösen Übergreifens auf die Lungen zu deuten. Sie bilden sich ganz oder weitgehend im weiteren Verlauf zurück. Mit der gleichzeitigen Verkleinerung der mediastinalen Lymphome verbleibt als Restzustand meist eine geradlinig verlaufende pleuromediastinale bzw. pleuroperikardiale Schwartenbildung. Die anliegenden Lungen zeigen eine Strukturvermehrung, die sich im Lauf des folgenden Viertel- bis Halbjahrs weiter auflockert.

Immerhin können strahlenbedingte Lungenfibrosen nach der Behandlung eines mediastinalen Lymphogranuloms im weiteren Verlauf zu der Komplikation einer vermehrten Rechtsbelastung des Herzens mit ihren Folgen führen. Interessant in mehrfacher Hinsicht ist in diesem Zusammenhang die Schilderung eines Falles durch VAN HEERDEN (1970). Hier waren bei der 12 Jahre nach Operation und Nachbestrahlung erfolgten Sektion einer ursprünglich isolierten mediastinalen Lymphogranulomatose an keiner Stelle des Körpers mehr lymphogranulomatöse Herde nachweisbar. Die Lymphogranulomatose war durch die Behandlung völlig beseitigt. Dagegen bestand eine Strahlenfibrose der Lungen, die auf dem Weg über eine konsekutive Rechtsherzüberlastung schließlich zum Tode geführt hatte.

Die lymphogranulomatösen Mediastinalherde haben in der Regel eine mittlere Strahlensensibilität. So hat man früher das Ansprechen auf eine Probebestrahlung bei isolierten Mediastinaltumoren auch differentialdiagnostisch, vor allem gegen das sehr strahlensensible Lymphosarkom, zu verwerten gesucht. Im Hinblick auf die jetzigen, sehr differenzierten Behandlungsmöglichkeiten und im Hinblick auf die notwendige frühzeitige diagnostische Klärung mittels Mediastinoskopie oder Thorakotomie, mit der Chance der völligen Entfernung einer isolierten Mediastinalgeschwulst gehört die „Probebestrahlung" der Vergangenheit an.

3. Die Lymphogranulomatose der Trachea und der Bronchien

Über die lymphogranulomatöse Beteiligung der oberen Luftwege gibt es eine ziemlich reiche, überwiegend kasuistische Literatur. Man beobachtet diese Form bei etwa 10% der Fälle intra vitam (BALDRIDGE u. AWE, 1930; ROTTINO u. HOFFMAN, 1955; VOTH, 1957); als Lokalisation meist terminaler Krankheitsstadien im Zusammenhang mit Lungenbeherdung wird sie bei der Sektion noch öfter angetroffen.

Schon 1931 stellte VERSÉ 18 Fälle lymphogranulomatösen Befalls der *Trachea* zusammen und fügte einen eigenen hinzu. Weitere Berichte kommen pathologischerseits von LIGNAC (1932), ROTTINO und HOFFMAN (1955) sowie von FRESEN (1963), von klinischer

Seite von LALLEMAND und OLMER (1964). KLUGE (1968) fand unter 84 obduzierten Fällen dreimal flache Herde der Trachealschleimhaut. Ein Fall mit Ausbildung einer Ösophago-Trachealfistel wird von LALLEMAND und OLMER (1964) berichtet. Bei ROTTINO fand sich sogar eine zusätzliche Verbindung einer Ösophago-Trachealfistel zu einer lymphogranulomatösen Kaverne.

Hinsichtlich der reichlichen Literatur über den *Befall der großen Bronchien* (FRÉOUR et al., 1954; GREGORY et al., 1965; HALL u. DAWBORN, 1932; HARDIN, 1939; MOOLTEN, 1934; RATKÓCZY, 1947; ROTTINO u. HOFFMAN, 1955; SMITH u. SHEFTS, 1943; VAUGHAN, 1958; VIETA u. CRAVER, 1941) mag der Umstand eine Rolle spielen, daß für den einzelnen Beobachter die Bronchuslymphogranulomatose immer einen gewissen Seltenheitscharakter hat. Zudem ist das klinische Bild des Verschlusses einerseits, seine therapiebedingte Lösung mit Wiederbelüftung der abhängigen Lungenabschnitte andererseits von eindrucksvoller Dramatik.

Nach der *Häufigkeit der Lokalisationen* geordnet, steht an erster Stelle die Beteiligung des rechten Hauptbronchus in Höhe der Bifurkation. Ihr folgt der Befall der Trachea, besonders des Tracheobronchialwinkels, mit nach kranial abnehmender Häufigkeit. In der Reihenfolge folgen der rechte Oberlappenbronchus, der — ebenso wie der rechte Bronchus intermedius — etwa doppelt so häufig befallen wird, als die entsprechenden Luftröhrenäste der linken Seite. Das Übergreifen der Erkrankung auf distal- und kaudalwärts gelegene größere Bronchien ist seltener. Der Befall der kleinen Bronchien im Rahmen einer Lungenbeteiligung bleibt hier außer Betracht.

Der Befall von Trachea und Bronchien kann in seltenen Fällen die *erste Krankheitsmanifestation* darstellen, wenn bislang unbekannte mediastinale Lymphogranulomherde auf sie übergreifen. Wohl immer ist der Befall sekundär von einem anliegenden Lymphknoten aus entstanden. Man sollte deshalb die Bezeichnung „primäre Krankheitsmanifestation" dem Ausdruck „primäre Bronchuslymphogranulomatose" vorziehen. In einem von LINK (1953/54) publizierten Fall unseres Krankenguts (Abb. 7) bestand nach Rückbildung einer Totalatelektase der linken Lunge eine deutliche Mediastinalverbreiterung. LINK nimmt an, daß primär die dem befallenen linken Hauptbronchus anliegenden Lymphknoten erkrankten und der Prozeß von dort sekundär auf die Luftwege übergriff. Die entsprechende Auffassung wird auch von PERRIER (1945) vertreten. In einem von GIL (1936) beobachteten Fall ging eine durch Bronchusstenose verursachte Mittellappenatelektase einer sichtbaren Lymphknotenschwellung des hinteren Mediastinums allerdings um ein volles Jahr voraus.

Der *örtliche Befund* zeigt anfangs Trachea und große Bronchien bei der Anwesenheit benachbarter Lymphknotenpakete verlagert, imprimiert oder säbelscheidenförmig eingeengt. Durch infiltrierendes invasives Übergreifen auf die anliegenden Wandschichten werden die Gewebselemente nach und nach durch Granulationsgewebe ersetzt. Knorpelspangen, Drüsen und auch das oberflächliche Schleimhautepithel bleiben oft als widerstandsfähigere Strukturen lange Zeit erhalten.

Eine *Atelektasenbildung* durch reine Kompression, ohne gleichzeitiges Mitergriffensein der Bronchuswand, muß als ungewöhnlich bezeichnet werden, zumindest beim Erwachsenen (LALLEMAND u. OLMER, 1964). HARDIN (1939) sah bei lymphogranulombedingten Atelektasen immer gleichzeitige intramurale und intrabronchiale Beteiligung; die Ursache des Verschlusses liegt also innerhalb und nicht außerhalb der Bronchuswand. Immerhin dürfte die druckabhängige Bronchomalazie eine zusätzliche Rolle spielen.

Bei streckenweiser Stenose können die peripheren Bronchusabschnitte ektatisch erweitert und mit zähem Schleim gefüllt sein (VERSÉ, 1931). Im ganzen sind wohl *Bronchiektasen* bei Befall der Thoraxorgane häufiger als sie diagnostiziert werden (VITERBO u. ALBANO, 1954). Völlige bronchiektatische Umwandlung eines geschrumpften atelektatischen Lungenlappens nach partiellem lymphogranulomatösen Bronchusverschluß wurde von RAUBIER beschrieben. Ein Fall von HALL und DAWBORN (1932) führte auf dem Weg über eine Sekundärinfektion der Sekretstauung infolge Perforation des entstandenen Abszesses in den Pleuraraum zur Ausbildung eines Pyopneumothorax.

Bei intrathorakaler Lymphogranulomatose sollte nicht auf die *Bronchoskopie* verzichtet werden. Sie erlaubt eine frühzeitige Diagnose, selbst wenn das Röntgenbild noch keine Verschlußsymptome bietet (LEMOINE et al., 1958; ROUJEAU, 1954), und erst recht in der

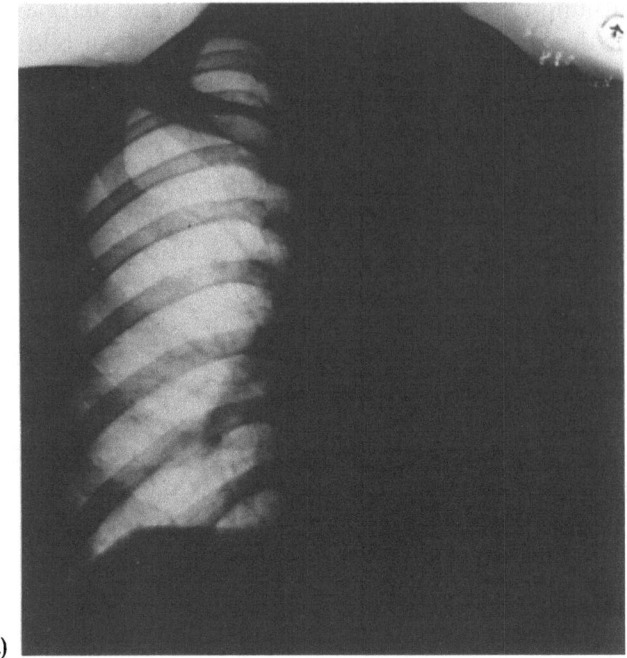

(a)

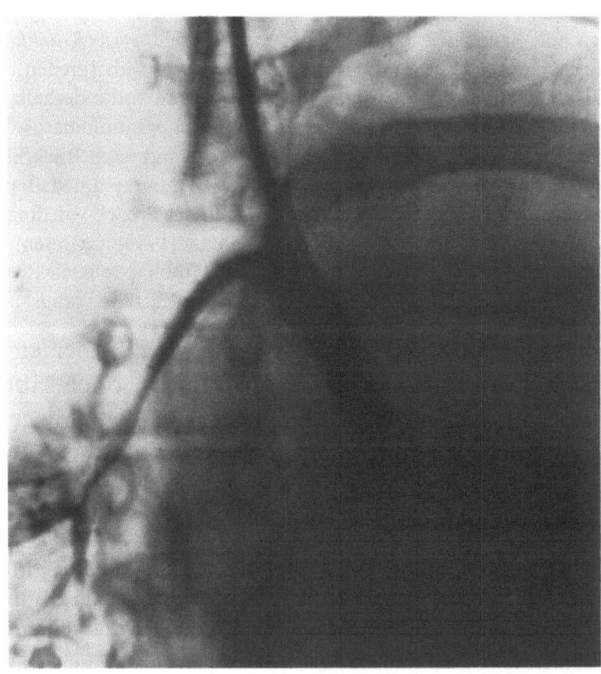

(b)

Abb. 7. (a) Totalatelektase der linken Lunge durch lymphogranulomatösen, bronchoskopisch gesicherten Verschluß des linken Hauptbronchus. (b) Bronchographie; Bronchusstenosierung mit Füllungsabbruch des linken Hauptbronchus in Höhe des Oberlappenostiums

Aufklärung der Ursache von Atelektasenbildung (ANACKER, 1957; LINK, 1953/54; SOULAS, 1945; SOULAS u. MOUNIER, 1949).

Unter den Formen der Bronchusalteration ist als einfachste die diffuse unspezifische Bronchitis zu nennen, wie sie in Begleitung des Lungenbefalls zu beobachten ist (ZIEGLER, 1927). Sie äußert sich in Schleimhautschwellung, vor allem im Karinabereich, wobei das normale Relief der Knorpelspangen verschwindet. Histologisch findet man Schleimhautödem und unspezifische Entzündungszeichen (LEMOINE et al., 1958). Impressionen der Trachea oder der Luftröhrenäste gehen fast immer der eigentlichen lymphogranulomatösen Infiltration der Wandschichten voraus. Sie wurden im Untersuchungsgut von LEMOINE, entsprechend der allgemeinen Häufigkeitsverteilung, je viermal im Trachealbereich und am rechten Hauptbronchus gefunden, je einmal im Hauptbronchus beiderseits und links sowie einmal im linken Oberlappenbronchus.

Bei der Bronchuslymphogranulomatose im engeren Sinn entwickeln sich zunächst unregelmäßige Wucherungen der Schleimhautoberfläche. Es entstehen entweder blaßrötliche, relativ glatte Plaques mit feiner Gefäßzeichnung der Oberfläche oder lockere Erhabenheiten mit polypös-markigen leicht blutenden Wucherungen. Hinzu kommen Nekrosen, Ulzerationen oder pseudomembranöse fibrinöse Auflagerungen, die das bronchoskopische Bild noch vielgestaltiger machen. Ein für die Lymphogranulomatose typisches Aussehen gibt es nicht; entscheidend ist der histologische Befund (LEMOINE et al., 1958; LINK, 1953/54; ROUJEAU, 1954; SOULAS, 1945).

Die instrumentelle Probeexzision erfordert eine tiefe Entnahme. Die oberflächliche Mukosa kann über dem Granulationsgewebe noch intakt sein, zumal die Entwicklungstendenz sich in der Regel von extramural nach intramural ausbreitet. Oberflächliche Entnahmen ergeben sonst nur Zeichen einer unspezifischen Entzündung oder nekrotisches Material. Auch unter optimalen Bedingungen ist das Ergebnis in etwa der Hälfte der Fälle nicht beweisend. Wiederholte Exzisionen werden dann notwendig. Bei stark vaskularisierten Granulationen wiederum ist eine tiefe Exzision mit erhöhter Blutungsgefahr verbunden.

Der lymphogranulomatöse Befall der *mittleren und kleinen Bronchien* entzieht sich der bronchoskopischen Diagnostik. Er wird überwiegend bei der pathologischen Untersuchung gefunden und kann intra vitam bronchographisch nachgewiesen werden. Er tritt vor allem im Zuge der Krankheitsausbreitung in die Lungen auf (KLUGE, 1968); hier ist die Beteiligung nicht selten. STOLBERG et al. (1964) untersuchten 50 Fälle lymphogranulomatöser Lungenbeteiligung vergleichend autoptisch und röntgenologisch. Sie trafen unter diesen Fällen elfmal eine solche mehr periphere Lymphogranulomatose der mittleren und kleineren Bronchien an.

Die schon im Bereich der größeren Luftröhrenäste zu beobachtende Tendenz, diese zu umscheiden und — wie extramural, so endobronchial — vorzuwachsen und das Lumen abschnittsweise mit Granulationsgewebe auszufüllen; diese Tendenz setzt sich auch auf die distalen Bronchialabschnitte fort (FRAENKEL, 1912; JACKSON u. PARKER, 1947; LIGNAC, 1932; MOOLTEN, 1934; SOULAS u. MOUNIER-KUHN, 1949; WACHNER, 1935; WEBER, 1930). Bei bevorzugt peribronchialem-intrabronchialem Ausbreitungsweg (granulomatöse Panbronchitis) werden schließlich die kleineren Äste in massige, strukturlose Schläuche umgewandelt (MOOLTEN, 1934). Die begleitenden Äste der Lungengefäße werden in die mantelförmige Umscheidung einbezogen und zeigen dann evtl. ebenfalls ein intravasales Wachstum (LIGNAC, 1932).

Das *Beschwerdebild* einer Beteiligung der oberen Luftwege an der lymphogranulomatösen Erkrankung kann durchaus wechselnd stark ausgeprägt sein. Schon bei rein mediastinaler Lymphogranulomatose, ohne direkte Bronchusbeteiligung, können Stridor und Reizhusten auftreten. Umgekehrt machen sich in anderen Fällen stärkere Beschwerden erst bemerkbar, wenn die Einengung der Atemwege schon ein größeres Ausmaß annimmt. Auf jeden Fall bedarf die Beteiligung der oberen Luftwege besonderer Beachtung und Behandlung. Tod durch Ersticken wurde von BUDAY (1930), NOBÉCOURT et al. (1935) und von BOURGEOIS et al. (1963) beschrieben.

Wenn man von den schwerwiegenden örtlichen Folgen der Beeinträchtigung der Atemwege absieht, kommt der Lymphogranulomatose der Trachea und der oberen Bronchien eine eigenständige *prognostische Bedeutung* nicht zu. Die Herde können sich unter Strahlentherapie völlig und auf die Dauer zurückbilden, wobei auch bronchoskopisch ein normaler Befund wiederhergestellt werden kann (Roujeau, 1954). Vorübergehend kann sich allerdings eine Bronchostenose nach Bestrahlung zunächst noch verstärken (Port-mann et al., 1954) und bedarf deshalb sorgfältiger Überwachung. Nach Rückbildung wird die abhängige Lunge entweder ganz oder zum größeren Teil wieder belüftet (Rou-jeau, 1954). Auch im vorerwähnten, von Link (1953/54) berichteten, eigenen Fall konnte zunächst durch bronchoskopische instrumentelle Entfernung des Granulationsgewebes eine unmittelbar lebensbedrohliche Stenose des linken Hauptbronchus beseitigt und nach anschließender Stickstofflostbehandlung eine völlige Wiederbelüftung der zuvor total atelektatischen linken Lunge erzielt werden.

4. Die Lymphogranulomatose der Lungen

Der lymphogranulomatöse Befall der Lungen ist häufig. Dies geht schon daraus hervor, daß Sternberg 1898 unter seinen erstmals beschriebenen 13 Lymphogranulomatosefällen fünfmal eine Lungenbeteiligung vermerkte. Bei der Sektion findet man die Lungen in etwa einem Drittel der Fälle mitergriffen. Über die Häufigkeit des Lungenbefalls in der Sektionsstatistik und in der klinisch-röntgenologischen Statistik gibt Tabelle 5 eine Übersicht. Man erkennt, daß die röntgenologische Darstellbarkeit von Lungenherden gegenüber der Sektion deutlich geringer ist. Vielfach werden in finalen Krankheitsfällen

Tabelle 5. Häufigkeit der Lungenlymphogranulomatose (Literaturangaben u. eigene Fälle)

Autoren	Jahr	Zahl der Fälle	Lungenbefall %
I. Autoptische Untersuchung			
Falconer und Leonhard (Sammelstatistik bis 1936)	1936	125	37,6
Jackson und Parker	1947	63	41
Fresen	1963	108	38,8
Gessner	1967	82	22,7
Kluge	1968	84	46
II. Röntgenologische Untersuchung			
Baldridge und Awe	1930	45	15
Peirce, Jacox und Hildreth	1936	172	13,6
Goldman und Victor	1945	319	25
Perrier	1945	273	25,6
Lamarque et al.	1953	246	11
Roujeau	1954	150	13
Viterbo und Albano	1954	42	19
Roussell et al.	1957	78	18
Voth	1957	248	9
Ennuyer, Cailleret u. Helary	1958	136	25
Eigene Fälle	1940–1958	275	17
Schneider	1962	145	34,6
Lallemand und Olmer	1964	104	21
Helbig und Thomas	1965	148	12,2
Rotte, Bauke und Schröder	1969	200	9,5
Debray et al.	1970	150	14

keine Thoraxaufnahmen mehr angefertigt oder sind nur noch Bettaufnahmen mit verminderter Aussagekraft möglich, so daß hier eine Ursache der geringeren Häufigkeitsangabe der Röntgenstatistik gesucht werden kann. Sie beträgt 10–25% der Fälle. In unserem eigenen Untersuchungsgut lag der röntgenologische Nachweis einer Lungenbeteiligung unter 275 Fällen bei 17%.

In der Regel folgt die Lungenbeteiligung der Erkrankung der tracheobronchialen oder paratrachealen Lymphknoten nach oder wird von entfernteren Herden lymphohämatogen fortgeleitet. Einzelfälle können indessen einen primären Beginn der Lymphogranulomatose in der Lunge zeigen.

Vielfach hat man in früheren Jahren eine *„primäre Lungenlymphogranulomatose"* angenommen, wenn nur eine bevorzugte Lungen- oder Mediastinalbeteiligung vorlag. Ältere Literaturangaben sind deshalb nur mit Kritik zu verwerten. Zugrunde lag die auch von VERSÉ (1931) noch vertretene Theorie, nach welcher der unbekannte Erreger — analog der Tuberkulose — seine Eintrittspforte in den Lungen hat und von dort aus einen „Primärkomplex" mit eventuell minimalem Lungenherd und zugehöriger Mediastinalschwellung ausbildet. Die meisten der solchermaßen als primär beschriebenen Lungenlymphogranulomatosen halten, wie schon SCHINZ und REICH (1961) betonten, einer Überprüfung nicht stand. Entweder handelt es sich um eine Bronchuslymphogranulomatose mit pulmonalen Atelektasen oder um Fälle mit einem nur über längere Zeit besonders ausgeprägten Lungenbefund bei im übrigen ausgebreiteter Krankheit. Andere Fälle bezeichnet man besser als pulmonale Frühmanifestationen bei gleichzeitiger oder vorausgehender mediastinaler Herdbildung (FEIN u. MEEKER, 1937; GIL, 1936; PERRIER, 1945; SACHS, 1935; VERSÉ, 1931; WEBER, 1930; WEICKER, 1933; YARDUMIAN u. MYERS, 1950).

Es gibt aber auch eine Zahl von Fallbeschreibungen, deren primärer Beginn in der Lunge als zweifelsfrei gesichert angesehen werden darf (BERNARD et al., 1966; DEBRAY et al., 1970; DHINGRA u. FLANCE, 1970; GALIAN u. ROUJEAU, 1959; GRIEFAHN, 1961; GUTTMAN u. SAAVEDRA, 1968; KERN et al., 1961; KÖLE u. KRONBERGER, 1961; MEESE et al., 1964; MONAHAN, 1965; STEEL, 1964). Insbesondere sind es Patienten, deren Lungenherd, meist unter der Annahme einer bösartigen Geschwulst, operativ entfernt wurde. Die Revision der Hilus- und Mediastinallymphknoten zeigte diese noch frei von Beherdungen, und auch im übrigen Körper bestanden noch keine Zeichen einer lymphogranulomatösen Erkrankung.

In den so gesicherten Fällen überwiegt der Befall beider Oberlappen den der Unterlappen oder des Mittellappens bei weitem. Dagegen ist die Häufigkeitsverteilung bezüglich der rechten und linken Lungenseite gleich. Auffällig ist die besonders große Zahl von Kavernenbildungen in diesen primären Lungenlymphogranulomen. Die Höhlenbildungen erreichen zum Teil beträchtliche Ausmaße, ohne daß hierdurch die weitere Prognose, nach Resektion und Nachbestrahlung, getrübt werden müßte. Eigenartig und mit einem Fragezeichen zu versehen sind die Berichte von KERN (1961) über Mehrfachbeherdungen in verschiedenen Lungenabschnitten ohne sonstigen Nachweis anderer Manifestationen, wobei der Autor, neben einer ausführlichen Literaturzusammenstellung, zwei eigene Fälle anfügt.

Warum in dem einen Fall, trotz teilweise ganz abnormer Größe der mediastinalen Lymphknotenpakete, ein Einwuchern in die Lungen nicht stattfindet, wohl aber in einem anderen, hat innere Gründe, die sich anatomisch nicht verraten (VERSÉ, 1931). Daß in der Tat die Größe des Mediastinaltumors nicht allein maßgebend sein kann, geht aus dem von VERSÉ beschriebenen Fall einer 21jährigen Frau hervor, deren 2 kg schweres Medialstinalgranulom zwar das Mittelfell und fast die ganze linke Pleura einnahm, mit der Lunge zwar verwachsen war, aber nicht auf die Lunge übergriff.

Die *Ausbreitung auf die Lungen* erfolgt auf verschiedenen Wegen, gelegentlich auf mehreren zugleich:

1. Von benachbarten Lymphknotengruppen greift der Prozeß unmittelbar infiltrierend und destruierend breit auf das benachbarte Lungenparenchym über. Zwischenliegende Pleurablätter, gelegentlich sogar vom Bauchraum ausgehend das Zwerchfell, können in dieses invasive Wachstum miteinbezogen werden.

2. Die Lymphogranulomatose kann, als Sonderform des kontinuierlichen Übergreifens, über weite Strecken nur entlang des perivaskulären und peribronchialen Bindegewebes zur Lungenperipherie vordringen. Erst dort entstehen scheinbar isolierte Krankheitsherde.

3. Wieder in anderen Fällen werden multiple Lungenherde auf dem Weg der hämatogenen Generalisation ausgestreut.

Je nach Art der Lungenherde kann man diese in
- pseudolobäre Formen,
- verschieden große und verschieden zahlreiche gegeneinander abgegrenzte Infiltratbildungen der Lunge und
- in die miliare bzw. grobmiliare Lungendissemination einteilen.

Die Vielgestaltigkeit der Lungenlymphogranulomatose wird zudem bereichert durch sekundäre Lungenveränderungen, durch Begleitentzündungen und durch Komplikationen, so daß es nicht möglich ist, von einer einzelnen als typisch geltenden Form der Lymphogranulomatose der Lungen zu sprechen.

Unter solchen Aspekten ist es verständlich, daß man sehr verschiedenartige Vorschläge zur Einteilung der Lungenlymphogranulomatose in der Literatur findet. Am meisten Anerkennung gefunden haben einerseits die Einteilung von VERSÉ (1931) nach der Art der Krankheitsausbreitung und andererseits die Einteilung von SCHNEIDER (1962), welcher die oligomorphen Formen von Mischformen abtrennt. Im Folgenden soll im wesentlichen die Versésche Einteilung übernommen werden, wobei man sich der Schwierigkeiten in der Abgrenzung der verschiedenen Formen gegeneinander stets bewußt sein muß (Tabelle 6).

Es ist naheliegend, die röntgenologischen Befunde entsprechend der pathologischen Einteilung zu gruppieren. Wenn auch eine röntgenologische Einteilung substratbezogen sein muß, so kann andererseits doch nur von der Röntgenmorphologie ausgegangen werden. Die Aussagefähigkeit hinsichtlich der Morphogenese, zum Beispiel in der Frage: lymphogene, hämatogene oder kontinuierliche Ausbreitungsart, bleibt vom röntgenologischen Blickpunkt aus sehr gering. Die der pathologischen zugeordnete röntgenologische Einteilung hat deshalb mehr die Funktion einer besseren gegenseitigen Verständigung und erlaubt nur bedingt den Rückschluß auf zugrunde liegende anatomische Strukturveränderungen.

Tabelle 6. Einteilung der Lungenlymphogranulomatose

I.   Direktes infiltrierendes Übergreifen auf die Lungen von benachbarten Lymphogranulomherden aus (von Hilus, Mediastinum, Brustwand, Pleura oder Abdomen)
    1. Destruierende, schrankenlose Ausbreitung unter Mißachtung der präformierten Lungenstrukturen
    2. Konfluierend pseudolobäre Infiltration unter Beachtung der Lappen- oder Segmentgrenzen
II. Streifige, über weite Strecken von der Lungenwurzel aus fortschreitende Ausbreitung entlang den Bronchien und Gefäßen
    1. ohne wesentliche Parenchymherde
    2. mit umschriebenen Infiltratbildungen in der Lunge (groß-, mittel- oder kleinherdig, solitär oder multipel, scharfrandig oder unscharf begrenzt)
    3. mit grobmiliarer Ausstreuung
III. Isolierte Lungenherde, ohne Verbindung zu broncho-mediastinalen Lymphknoten
    1. groß-, mittel- und kleinherdig, solitär oder multipel, scharf oder unscharf begrenzte Herdbildungen
    2. mit grobmiliarer Ausstreuung
IV. Sekundäre Lungenveränderungen und Komplikationen

4.1. Direktes infiltrierendes Übergreifen auf die Lungen, ausgehend von benachbarten Lymphogranulomatoseherden

Es handelt sich um die häufigste Form der Lungenbeherdung der fortgeschrittenen Lymphogranulomatose. UDDSTRÖMER (1934) sah unter 55 autoptischen Lungenlymphogranulomatosen ein massives Überwachsen 8mal. Wir selbst beobachteten diese Form unter unseren 47 klinischen Lungenfällen 12mal, wobei häufig andere Formen der Lungenbeherdung sowie Pleura- und Bronchusbeteiligung gemeinsam bestanden. Einmal erfolgte unter unseren Fällen der Einbruch in das Lungenparenchym von einem die Brustwandmuskulatur durchsetzenden und die Lungenperipherie umklammernden schwartigen Pleuragranulom aus.

Auch bei der breit infiltrierend wachsenden Form wird die vorgegebene Bahn des perivaskulären und peribronchialen Bindegewebes immer bevorzugt. Es ist deshalb die Abgrenzung gegenüber der peribronchial-perivaskulären Ausbreitungsart oft nur willkürlich zu treffen. So tritt bei den vergleichend pathologisch-röntgenologisch untersuchten 31 Fällen STOLBERGS (1964) die Form des massiven Übergreifens mit 6 Fällen gegenüber der streifigen Ausbreitungsform an Häufigkeit zurück.

Bei der Sektion findet man *makroskopisch* die als Ausgangspunkt geltenden Lymphpakete des Mediastinums, verbacken mit den zu grauweißen, derben Massen veränderten Lungenanteilen, wobei Bronchien und Venen nicht selten in den tumorigen Prozeß einbezogen werden (MOOLTEN, 1934; VERSÉ, 1931). Der Weg in das Lungenparenchym bevorzugt das septale Bindegewebe, greift aber bald von dort aus diffus auf die Lungensubstanz über (STOLBERG et al., 1964; ZIEGLER, 1927). *Histologisch* gesehen erfolgt die Ausbreitung entweder überwiegend interstitiell mit Einengung der Alveolen durch eine zunehmende Verbreiterung der Interstitien bis um die feinsten Gefäßzweige oder aber überwiegend exsudativ. Hier entwickelt sich in der Nachbarschaft des Granulomgewebes eine zunächst

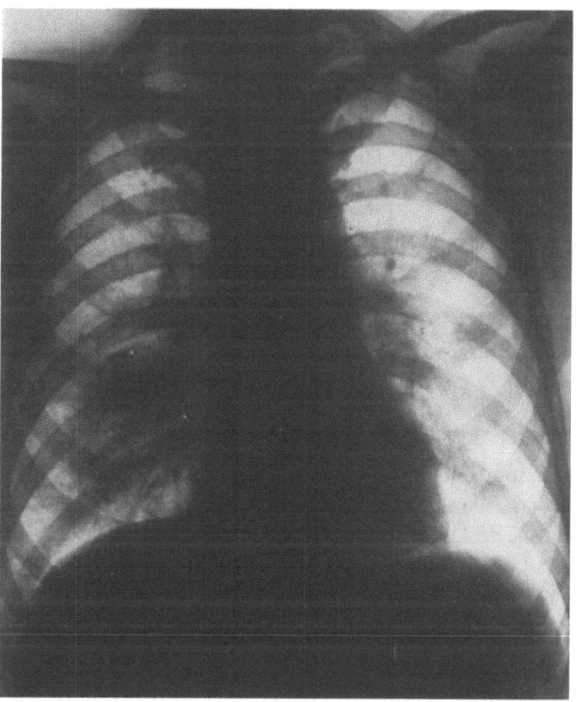

Abb. 8. Lymphogranulomatöse perihiläre Infiltration, die sich innerhalb von 14 Tagen im Bereich des rechten unteren Hiluspols entwickelte. Verbreiterung des Mediastinums nach rechts mit geradliniger Begrenzung gegen die Lunge; geringe perihiläre Krankheitsausbreitung auch links

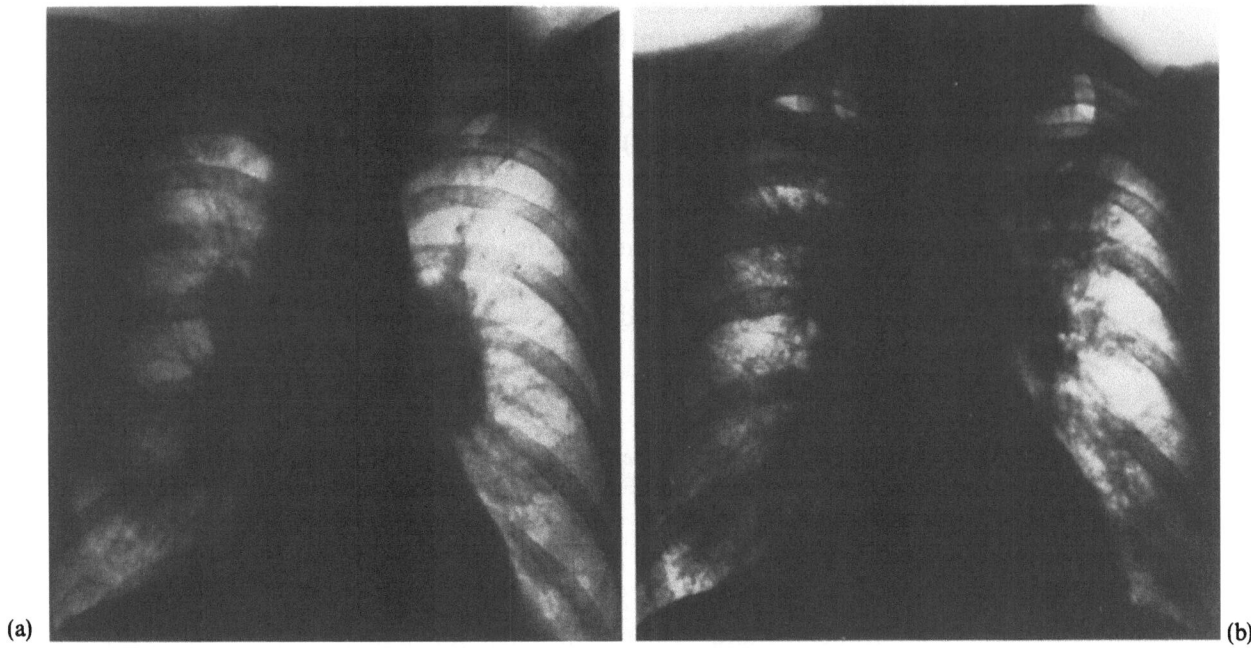

(a)   (b)

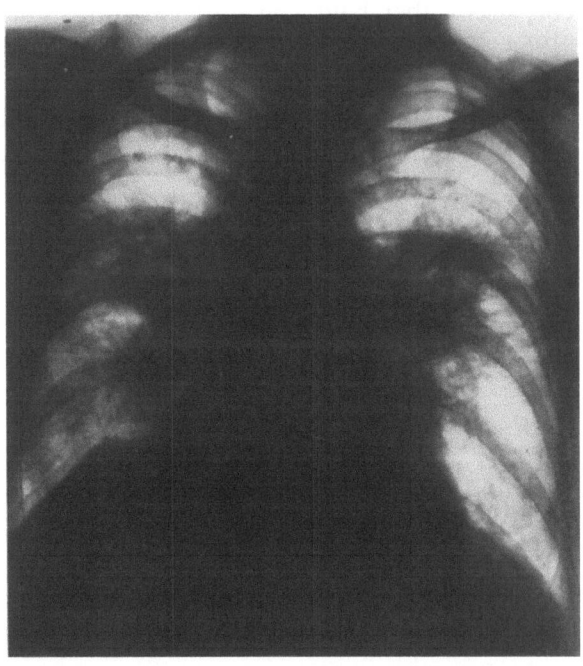

(c)

Abb. 9. (a) Lymphogranulomatose mit überwiegender Hiluslymphknotenschwellung beiderseits; nur geringe Verbreiterung des oberen Mediastinums. (b) Im Lauf eines Vierteljahrs entwickelte sich eine ziemlich symmetrische streifige Ausbreitung auf beide Lungenobergeschosse. (c) Symmetrische, überwiegend streifige, perihiläre Lungenlymphogranulomatose. Lokalisation und die von den vergrößerten Hiluslymphknoten ausgehende, symmetrische Ausbreitungsweise erinnern an eine Sarkoidose

unspezifische Exsudation in die Alveolen. Im organisierenden Bindegewebe tauchen dann erst die charakteristischen Riesenzellen auf. In randständigen Alveolen finden sich häufig reichlich Schaumzellen, die mit Lipoiden beladen sind und dem Gewebe einen gelben Farbton geben (KLUGE, 1968).

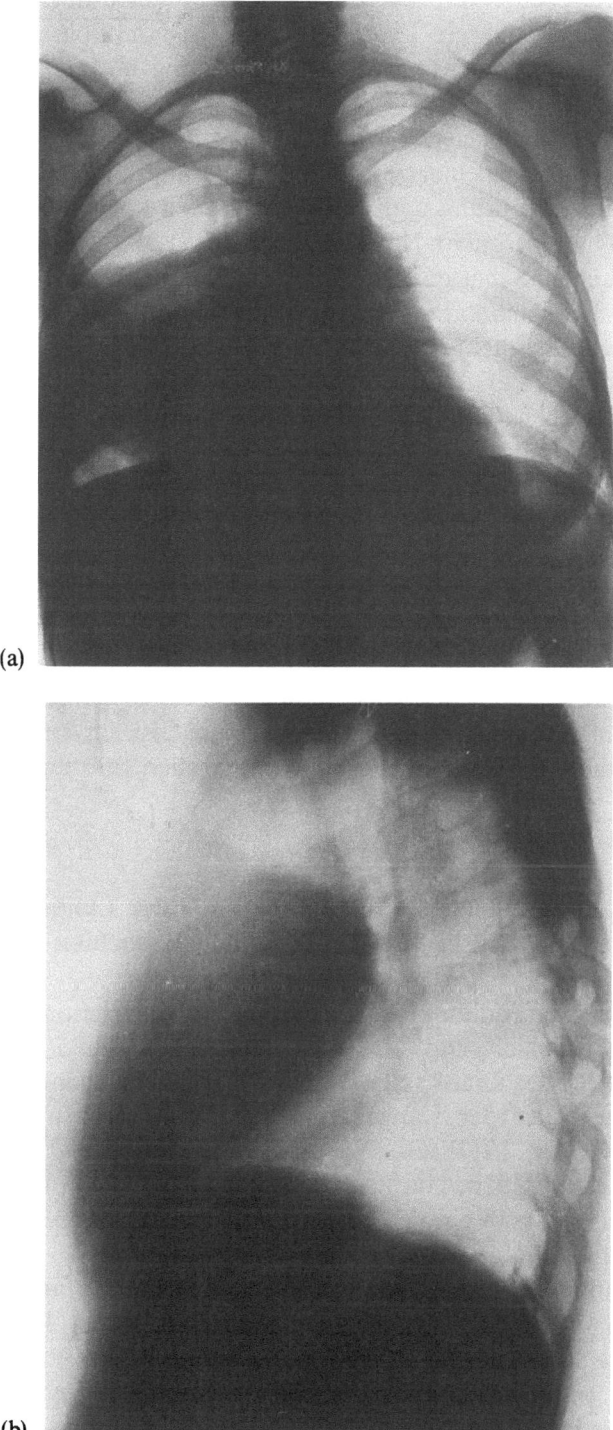

(a)

(b)

Abb. 10. (a) Lymphogranulomatöse Infiltration des rechten Mittellappens; Bronchialsystem tomographisch und bronchographisch frei. (b) Seitl. Aufn.: lappenbegrenzte, lobäre Mittellappen-Infiltration

Im weiteren Fortschreiten wird der Weg entlang den Septen ebenfalls bevorzugt, so daß sich die Ränder strahlig unregelmäßig auflockern (VERSÉ, 1931).

Entsprechend dem aggressiven Wachstum sind *Komplikationen* häufig. Unter unseren Fällen fand sich ein Übergreifen auf die Brustwand mit Befall der Rippen zweimal,

Übergreifen auf den Herzbeutel fünfmal, davon einmal unter Einbeziehung des Herzmuskels, bei Ausbildung einer mehrere Zentimeter starken lymphogranulomatösen Pleuraschwarte. Die kleineren Bronchien waren fast regelmäßig mitinfiltriert; zweimal waren
größere Luftröhrenäste durchsetzt.

Röntgenologisch äußert sich das Übergreifen eines Hilus- oder Mediastinalprozesses
auf die Lungen zu Beginn nur in einer vom Bild der Stauungslunge nicht zu unterscheiden-
den, kaum merklichen Verdichtung und Verbreiterung der normalen gegen die Peripherie
ausziehenden Gefäß- und Bronchialstrukturen (Abb. 8). Bald läßt sich ein dichterer,
fast homogen erscheinender Schattenkern abgrenzen, von dem aus die weitere Progression
strahlig, ähnlich dem Bronchialkarzinom, gegen die Lungen vordringt. Schließlich reicht
die fast homogene, weichteildichte Verschattung bis zur seitlichen Brustwand (Abb. 9).
Infiltration und angrenzende exsudative, teils unspezifische, teils granulomatöse Anschoppung werden gleichermaßen wirksam und können im Röntgenbild nicht voneinander
getrennt werden. Bronchostenotische Atelektasen, Zwerchfellhöherstand durch Minderbelüftung und Phrenikusläsion sowie Rippenarrosionen komplizieren den Röntgenbefund.

Manchmal kann sich die Infiltration *pseudolobär* konfluierend in einem Lappen oder
in mehreren Segmenten ausbreiten (Abb. 10), während die übrigen Lungenabschnitte
fast verschont bleiben. Im ganzen ist diese Form selten (Debray et al., 1970; Ratkóczy,
1947; Sheinmel et al., 1950; Sternberg, 1931). Wir fanden sie unter unseren Fällen
zweimal, Sheinmel unter 35 pulmonalen Lymphogranulomatosen dreimal, Rotte et al.
(1969) unter 19 Fällen dreimal. Eine Bronchusstenosierung als Ursache konnte in unseren
Fällen ausgeschlossen werden. Vorausgehend war zunächst ein streifiges Vordringen in
breiten Zügen, die schließlich zu dem lobärpneumonischen Bild zusammenfließen (Ratkóczy, 1947).

4.2. Streifige, über weitere Strecken von der Lungenwurzel aus fortschreitende Ausbreitung entlang den Bronchien und Gefäßen

Wenngleich das lymphogranulomatöse Wachstum im Übergreifen auf die Lungen ohne-
hin fast immer die Bronchial- und Gefäßscheiden bevorzugt, so findet sich doch in
manchen Fällen diese Art der Krankheitsausbreitung so überwiegend, daß es wohl berechtigt ist, sie als eigene Form der Lungenlymphogranulomatose abzugrenzen (Abb. 11)
(Ceelen u. Rabinowitsch, 1917; Goia et al., 1935; Hartfall, 1932; Lignac, 1932;
Ratkóczy, 1968; Simonds, 1926; Urchs, 1923; Versé, 1931; Wachner, 1935; Wassner,
1970). Uddströmer (1934) sah eine fächerförmige, streifige peribronchiale Ausbreitung
7mal bei 35 Fällen pulmonaler Beteiligung. Wir selbst hatten 6 Patienten, bei denen
die streifige Verdichtung im Vordergrund des Röntgenbefundes stand. Ceelen und Rabinowitsch, die bereits 1917 eine eingehende Schilderung dieser Form gegeben haben,
erwähnen die häufige Einbeziehung der Bronchialwand in den Prozeß, wobei kleinere
Bronchien bisweilen völlig verschlossen werden. Wenn der Prozeß von subpleuralen
Herden ausgeht (Moolten, 1934; Stolberg et al., 1964), dienen die interstitiellen Septen
als Leitschiene für die weitere Ausbreitung gegen das Lungenparenchym. Nach einem
Fortschreiten mit verschieden langen streifigen Zügen greift der Prozeß innerhalb der
Lunge an umschriebenen Orten herdförmig auf die umliegenden Strukturen über, wobei
es zu teils isoliert stehenden, teils miteinander konfluierenden Infiltratbildungen kommt.

Röntgenologisch entsteht zunächst, von den meist vergrößerten Hilusknoten ausgehend,
eine einseitige oder beidseits asymmetrische Verstärkung und leichte Verbreiterung der
normalen Lungenzeichnung, die zunehmend intensiver wird. Sie folgt dabei durchaus
dem Lungengerüst. Von oben nach unten nimmt sie an Dichte und Breite zu.

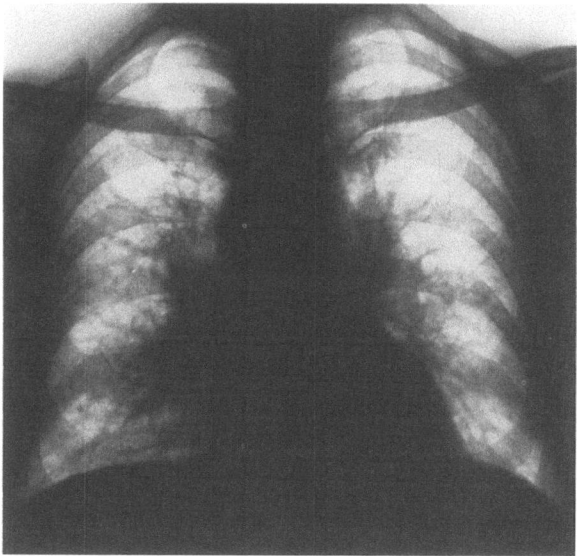

Abb. 11. Fast reiner peribronchial-perivaskulärer Ausbreitungstyp bei „sarkomatöser" Lymphogranulomatose. Zunehmende Verdichtung der Streifenzeichnung nach den basalen Lungenabschnitten zu

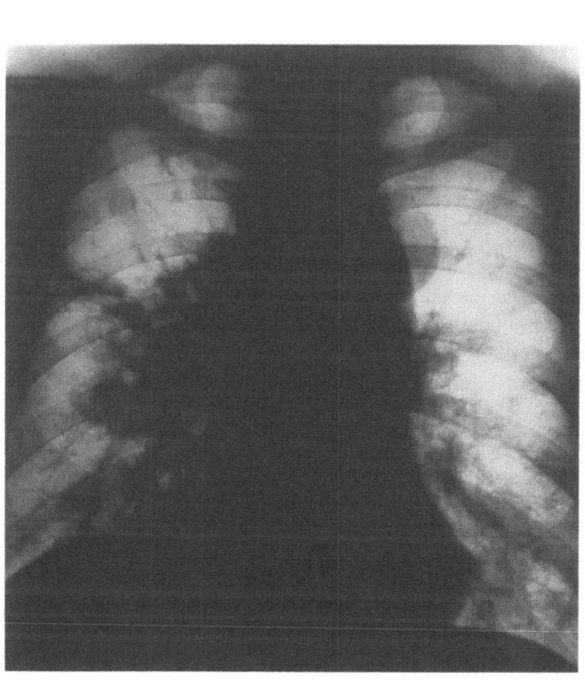

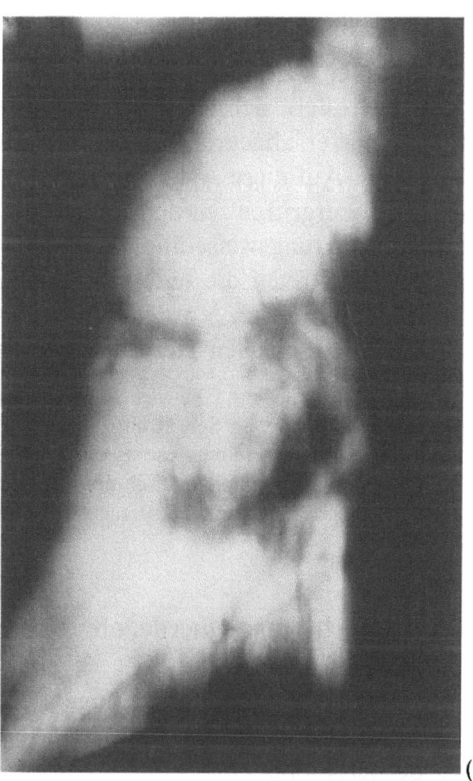

(a)   (b)

Abb. 12. (a) Die streifig von den unteren Hilusabschnitten auf die Lungen übergreifende Lymphogranulomatose führt zu mehreren miteinander konfluierenden Herdbildungen. Bemerkenswert ist die Bevorzugung der mittleren und unteren Lungenabschnitte. (b) Schichtaufnahme: deutliche, streifige, entlang den Gerüststrukturen vordringende Verbindung der peripheren Infiltrate mit dem Hilus

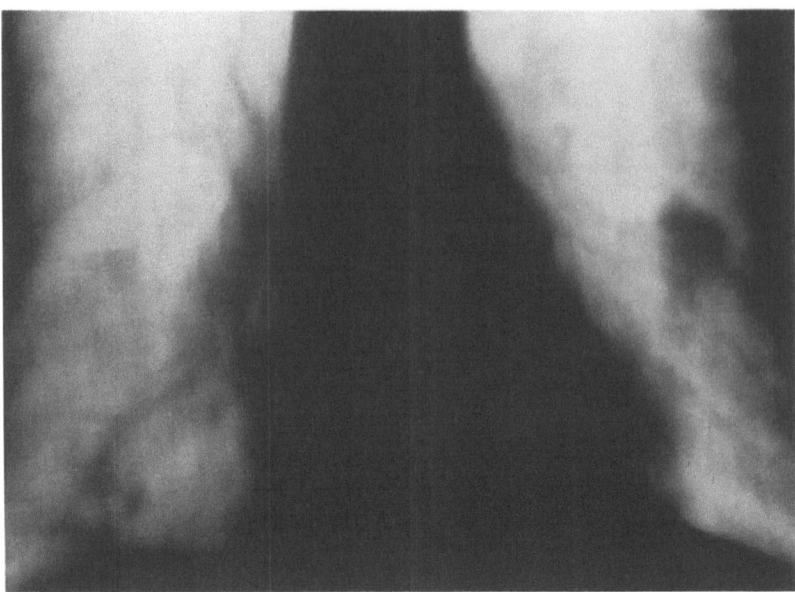

Abb. 13. Schichtaufnahme: Entwicklung scheinbar isolierter Lungenherde. Die Schichtaufnahme läßt gut die streifige Strukturvermehrung erkennen, die vorwiegend dem Gefäßverlauf folgt, sich peripherwärts verzweigt, stellenweise verbreitert und in verschieden geformten Infiltraten ausmündet

An den Verzweigungsstellen und den peripheren Ausläufern treten verschieden große, meist aber erbs- bis haselnußgroße, knotige Lungenherde hinzu (Abb. 12). Sie sind eher weich als scharf begrenzt, manchmal strahlig oder durch eine retikuläre Zeichnung miteinander verbunden. Besonders in den unteren Lungenabschnitten konfluieren sie oder vergrößern sich unter Entwicklung walnuß- bis pflaumengroßer, im weiteren Verlauf auch schärfer abgegrenzter Herdschatten. Die Lungenspitzen bleiben bemerkenswerterweise frei. Auf diese Art können in aufeinanderfolgenden Schüben verschiedene Lungenabschnitte ergriffen werden, ohne daß sich der Grundcharakter der überwiegend streifigen Ausbreitungsweise ändern muß.

Zuweilen treten die teils zahlreichen, teils in geringer Zahl entstandenen Parenchymherde derart in den Vordergrund des Bildes (Abb. 13), daß man solche Fälle eher der Gruppe der isolierten Herdbildungen zuzuordnen geneigt ist.

Das Röntgenbild kann bei der streifigen Ausbreitungsweise sehr dem der Lymphangiosis carcinomatosa ähneln; deshalb wird im Schrifttum u.a. von einer „Lymphangitis lymphogranulomatosa" gesprochen. Zwar dringt die Lymphogranulomatose streckenweise in und um die Lymphbahnen gegen die Peripherie vor (LIGNAC, 1932), aber eine rein lymphangitisch-perilymphangitische Ausbreitung kommt eigentlich nicht vor. Die Bezeichnung und Abgrenzung einer entsprechenden Sonderform ist deshalb unnötig (RATKÓCZY, 1947).

4.3. Isolierte Lungenherde, ohne Verbindung zu broncho-mediastinalen Lymphknoten

Isolierte intrapulmonale Lungenherde können auf verschiedene Weise entstehen.

Über die Möglichkeit einer isolierten primären Krankheitsmanifestation in den Lungen wurde bereits berichtet.

Weiterhin entstehen scheinbar isolierte Herdbildungen in den Lungen im Rahmen der perivaskulär-peribronchialen Ausbreitungsweise (Abb. 14), wenn der verbindende Strang zwischen Lymphknoten und Lungenperipherie nur sehr schwach ausgebildet ist. So findet man bei demselben Patienten gleichzeitig knollige Infiltrierungen mit deutlicher

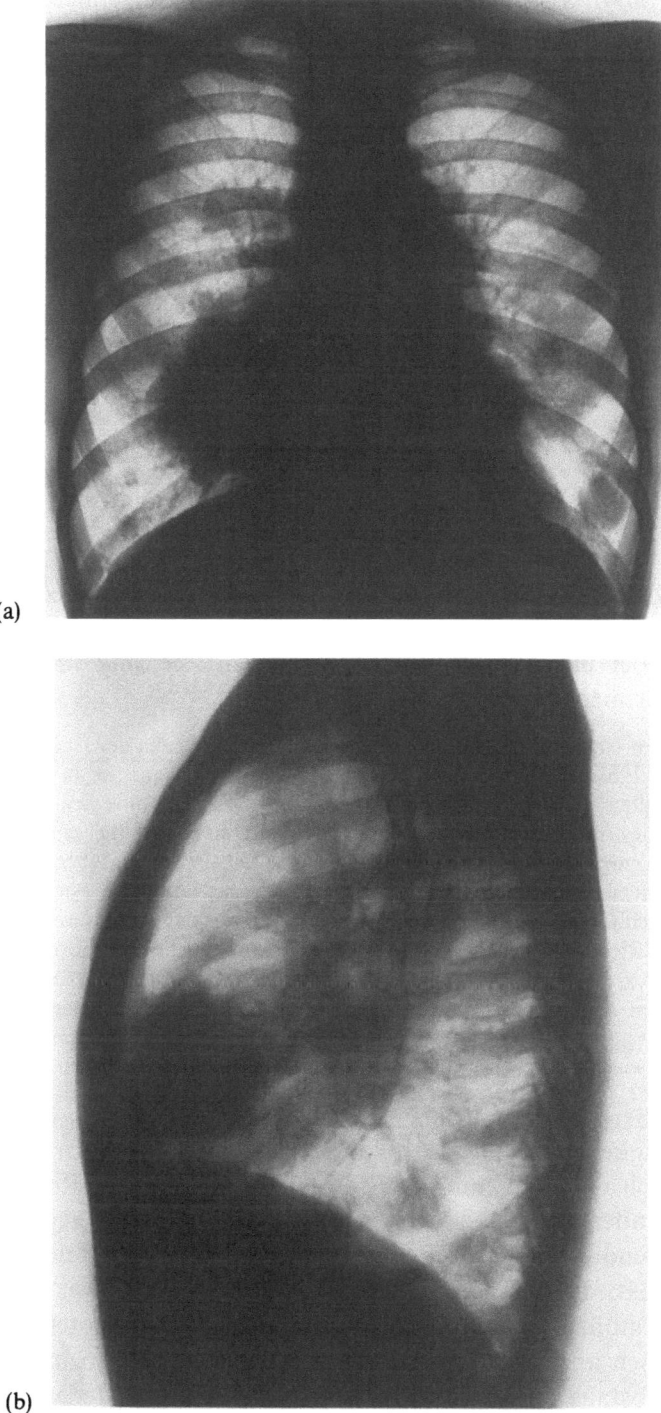

(a)

(b)

Abb. 14. a) und b) Mäßige Lymphknotenschwellung im oberen Mediastinum. Neben einer derben, angedeutet plurizentrischen Infiltration des rechten Mittellappens erkennt man mehrere verschieden große, isolierte Rundherde vorwiegend der basalen Lungenabschnitte

Verbindung zum Hilus oder zum Mediastinum und an anderer Stelle der Lungen isoliert stehende Herdbildungen von gleichem röntgenologischen Charakter, ohne sichere Strangverbindung. Hier ist die Annahme einer gleichartigen Entstehungsweise der verschiedenen Infiltrate durchaus naheliegend.

Stolberg et al. (1964) heben die Entwicklung isolierter Lungenherde, von subpleuralen Lymphogranulomatosen ausgehend, als häufige Form hervor. Sie fanden unter 31 Lungenfällen die isolierte, subpleural entstandene Beherdungsform bei vergleichender pathologisch-röntgenologischer Untersuchung 13mal. Sie unterscheiden die Entwicklung mehr flächiger subpleuraler Plaques mit lokalisierter Pleuraverdickung und unregelmäßiger Begrenzung gegen die Lungen hin, je nach Projektionsrichtung oft röntgenologisch als „Rundherd" imponierend, von der Entstehung subpleuraler Knoten aus der Vereinigung teils von subpleuralen, teils von bronchovaskulären Zügen.

Bei dem Mitergriffensein des Bronchialsystems, vor allem im Bereich der kleineren Bronchien, entstehen Infiltratschatten auf dem Boden lokaler Belüftungsstörungen.

Schließlich ist die hämatogene Ausbreitung mit der Bildung metastasenartiger Rundherde insbesondere bei den histologisch-prognostisch bösartigen Gewebsformen zu erwähnen.

Es handelt sich demnach bei dem morphologisch durchaus ähnlichen Erscheinungsbild der Einzelherdbildungen keineswegs um ein pathogenetisch gleichartiges Geschehen, und es ist in der Analyse jeweils geboten, den lymphogranulomatösen Gesamtprozeß in der Beurteilung mit zu berücksichtigen.

Pathologisch-anatomisch können die Parenchymherde sehr verschieden groß, grobmiliar bis mannsfaustgroß angetroffen werden; sie können scharf gegen das lufthaltige Lungengewebe abgesetzt oder unscharf streifig begrenzt sein; sie sind im histologischen Bild mehr exsudativ oder mehr produktiv.

Bei der feingeweblichen Untersuchung werden verschiedene Möglichkeiten der Herdentwicklung nebeneinander erkennbar (Kluge, 1968; Moolten, 1934; Versé, 1931). Einmal kann sie in Form einer interstitiellen Pneumonie über die Septen der Lobuli und der Alveolen erfolgen. Die Alveolenlichtung verengt sich und erhält ein schlauchförmiges Aussehen mit betonter Epithelwucherung. Das Epithel zeigt kubische und kurzzylindrische Formen. In anderen Fällen wächst das Gewebe mit oder ohne vorangehende lokale Exsudatbildung in die Alveolen ein, füllt sie mit Granulationsgewebe aus, welches durch die Poren der kaum veränderten Alveolarwände in die Nachbaralveolen hinüberwächst. Umgebungsexsudat wird als weitere Möglichkeit bindegewebig organisiert, wobei Riesenzellen erst später im Bindegewebe auftauchen. Die alveoläre Struktur ist schließlich nur noch stellenweise erkennbar, auch die elastischen Fasern gehen weitgehend zugrunde. Man kann von einer pneumonischen Ausbreitungsform sprechen. Im Einzelfall werden gelegentlich die verschiedenen Formen der Gewebsausbreitung nebeneinander angetroffen, und die Grenzen zwischen unspezifischer pneumonischer Anschoppung und einer spezifischen granulomatösen Herdbildung sind fließend (Moolten, 1934).

Röntgenologisch bereiten umschriebene Lungenherde besonders dann erhebliche diagnostische Schwierigkeiten, wenn sie in den Lungen solitär auftreten und die Natur der Erkrankung noch nicht bekannt ist (Blum, 1928; Galian u. Roujeau, 1959). Meist sind die rundlichen oder ovalen, kirschen- bis apfelgroßen, scharf gegen die übrige Lunge abgesetzten, homogendichten Herdschatten im parahilären Mittelfeld anzutreffen (Albot et al., 1931; Brusori, 1954; Held, 1936; Wachner, 1935), was auf ihre Beziehung zu den bronchopulmonalen Lymphknoten und den Lymphknoten der Lungenwurzel hinweist. Sie kommen aber auch in anderen Abschnitten vor, so in einem eigenen Fall im Sinus phrenico-costalis ein Jahr nach der Bestrahlung eines Mediastinaltumors (Loew, 1962).

Häufiger sind die Lungenherde nicht solitär, sondern in der Mehrzahl. Man findet sie vorwiegend in den mittleren und unteren Lungenabschnitten (Bétoulières et al., 1952; Darcis, 1957; Debray et al., 1970; Eder u. Zagel, 1962; Lamarque et al., 1953; Olmer et al., 1953; Ratkóczy, 1968; Sheinmel et al., 1950; Weber, 1930; Wessler u. Greene, 1920). Disseminiert ähneln sie dem Bild der Metastasenlunge (Abb. 15). Im Vergleich zu Krebsmetastasen neigen die Absiedlungen aber dazu, weniger gerundet und weniger regelmäßig zu sein. Die einzelnen Herde bieten oft beim gleichen Patienten beträchtliche Größen- und Dichteunterschiede. Die Anwesenheit eines sehr rasch wach-

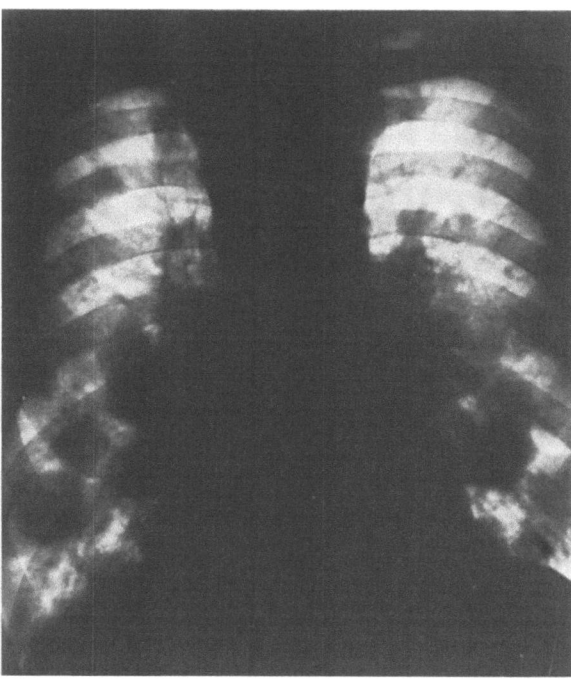

Abb. 15. Großknotige lymphogranulomatöse „Metastasenlunge" beiderseits

senden Lungenherdes bei Lymphogranulomatose weist nach STRICKLAND eher auf eine zusätzliche andere Diagnose, z.B. auf ein Sarkom oder Karzinom, hin.

Meist mehr streifig begrenzt, können die Lungenherde gelegentlich doch den Charakter scharf umschriebener Rundherde annehmen. Solche fanden sich unter unseren 47 Lungenfällen 6mal. Aus dem Röntgenbefund läßt sich die Entstehungsweise, wie vorerwähnt, nicht sicher erschließen. Dem gemeinsamen Auftreten mehrerer Rundherde oder entsprechend prinzipiell ähnlich gebauten, scharf begrenzten Infiltratfiguren dürfte ein gemeinsames Formprinzip zugrunde liegen, welches in erster Linie in einem zellreichen expansiven Wachstum zu suchen ist. In einer eigenen Untersuchung ließ sich die Entwicklung aus anfangs wenig dichten Infiltraten von bronchopneumonischem Charakter unter leichter Größenzunahme und homogener Verdichtung zu glattrandig abgegrenzten Rundherden verfolgen.

Zeigen die Lungenherde einen mehr exsudativen Charakter, so kann man sie als „bronchopneumonischen Typ" der Lungenbeherdung bezeichnen (PERRIER, 1945; RATKÓCZY, 1968; SHEINMEL et al., 1950; STOLBERG et al., 1964). KLUGE (1968) beschreibt unter 39 autoptischen Lungenfällen einmal ein unscharf begrenztes „pneumonisches Infiltrat", verstreute Herde von etwa Azinusgröße siebenmal und in neun Fällen mittlere Herde von der Größe eines Lobulus und darüber. ROUSSELL et al. (1957) meinen, daß solche Formen vorwiegend bei jüngeren Patienten aufträten. Bei unseren eigenen Fällen, einem Mann und vier Frauen, entsprach aber die Altersverteilung zwischen 23 und 57 Jahren dem allgemeinen Patientendurchschnitt.

ROUSSELL und seine Mitarbeiter haben sich speziell in einer Untersuchung mit dieser Beherdungsform befaßt. Zu Beginn manchmal einseitig, sind die Herde in der Regel beidseitig ausgestreut, wobei die parahilären und basalen Lungenabschnitte — unsymmetrisch — bevorzugt sind. Die Lungenspitzen bleiben meist frei. Als röntgenologische Elementarveränderung wird ein gerundetes, flockiges, mehr oder minder dichtes Knötchen bezeichnet, dessen Ränder unscharf verwischt erscheinen. Die Größe variiert zwischen dem Durchmesser einer Erbse bis zu dem Durchmesser von 2–3 cm. Bei wöchentlichen Kontrollen sieht man die Herde rasch an Zahl zunehmen. Eine Neigung zum Zusammenfließen ergibt ein wolkig-fleckiges Bild; manchmal erscheinen zirkulär gruppierte girlandenförmige Figuren; daneben findet sich unregelmäßige Belüftung mit umschriebener Überblähung und Minderbelüftung der Randbezirke.

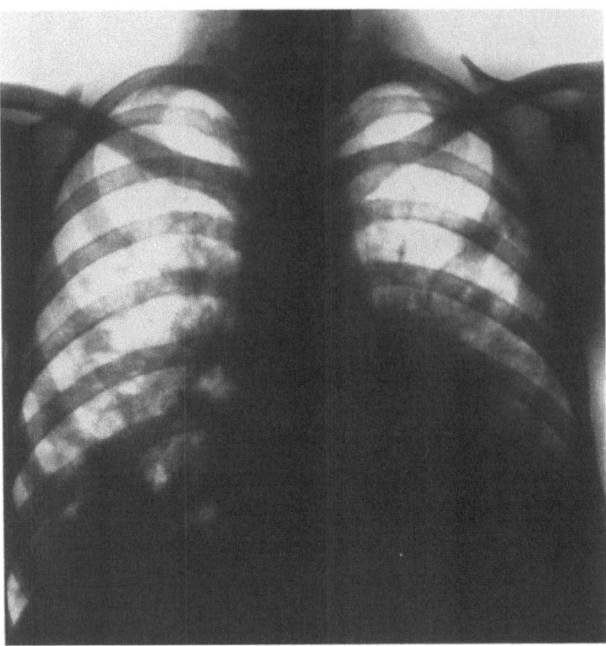

Abb. 16. Über beide Mittelgeschosse disseminierte wolkig unscharf begrenzte Herdbildungen, die nach basal
zu an Dichte und Ausdehnung zunehmen. Kleiner Pleuraerguß links

Auch subpleurale Herde können, besonders wenn sie nur flach ausgebildet sind, auf
dem Röntgenbild als weiche „bronchopneumonische" Schatten imponieren. Scharf begrenzt sind sie dann nur im tangentialen Strahlengang (Stolberg et al., 1964).

Disseminierte, kleinknotige Lungenbilder (Abb. 16) werden entweder für sich allein
oder häufiger noch in Kombination mit massivem Befall anderer Lungenabschnitte angetroffen (Dietrich, 1912; Gsell, 1928/29; Lind, 1927; Olmer et al., 1953; Perrier, 1945;
Steiger, 1914; Wachner, 1935; Weicker, 1933; Yardumian u. Myers, 1950). Fresen
(1958) fand kleinere bis erbsengroße Lymphogranulomherde in 15,8% der Sektionsfälle.
Die Abgrenzung der kleinknotigen gegen die grobmiliaren und miliaren Lungenformen
(Abb. 17) ist fließend. Es soll aber betont werden, daß eine echte „miliare" Lungenbeherdung im klassischen Sinn mit Ausbildung zahlloser hirsekorngroßer Knötchen gleicher
Form und Größe praktisch nicht vorkommt. Vielmehr finden sich ausgestreut, meist
zusammen mit größeren Herden an anderer Stelle, kleine, weichkonturierte, unregelmäßig
große Fleckschatten auf retikulärem Untergrund, die gruppenförmig angeordnet, leicht
konfluieren. Das Bild erinnert an die Lungensarkoidose, wobei von Wurm und Reindell
(1963) auf die gegensinnige Verlaufsrichtung dieser Erkrankung mit zunehmenden
Lungenherden und sich verkleinernden Hilusknoten als differentialdiagnostischem Kriterium gegenüber der Lymphogranulomatose hingewiesen wurde. Die Lungenspitzen sind,
im Gegensatz zur Tuberkulose, nicht betont befallen, oft sogar ausgespart, und die
Herde nehmen von kranial nach kaudal an Zahl und Größe zu (Ellman u. Bowdler,
1960; Hartfall, 1932; Held, 1936; Kuhlmann, 1921; Perrier, 1954; Ratkóczy, 1968;
Reindell et al., 1951; Sheinmel et al., 1950; Viterbo u. Albano, 1954; Wachner,
1935).

Die grobmiliaren Lungenherde können, ebenso wie die miliar-retikulären Formen, sowohl septal-lymphogen
wie hämatogen entstehen (Versé, 1931). Man kann aus ihrer Anwesenheit nicht von vornherein auf eine
Aussaat auf dem Blutweg schließen. Sichere Fälle hämatogener Dissemination dürften wohl nur bei den prognostisch ungünstigen histologischen Formen und keineswegs häufig vorkommen (Ratkóczy, 1968; Versé, 1931).

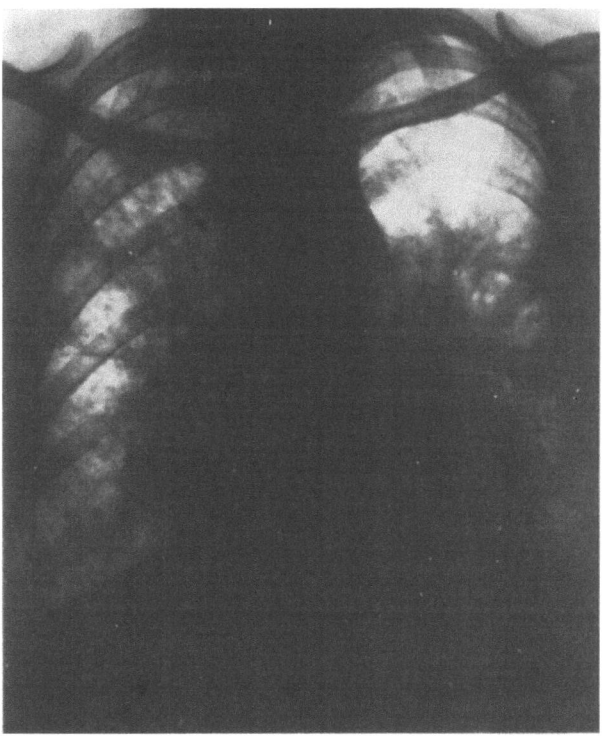

Abb. 17. Paratracheale Lymphknotenschwellung rechts. Neben derben, streifigen, teils radiär, teils retikulär angeordneten Zügen erkennt man, besonders im rechten Mittelfeld, zahlreiche kleinknotige lymphogranulomatöse Herde

4.4. Sekundäre Lungenveränderungen und Komplikationen

In früheren Jahren wurde weithin die *Kavernenbildung* im Rahmen lymphogranulomatöser Lungenbeteiligung als seltene Erscheinung aufgefaßt und zum Gegenstand einer ungewöhnlich reichlichen kasuistischen Literatur gemacht. Gerade die Vielzahl solcher Arbeiten beweist, daß Einschmelzungshöhlen in Lungenherden keineswegs als „atypisch" angesehen werden können.

PERTTALA und SVINHUFVUD (1965) schätzen in einer zusammenfassenden Darstellung die Häufigkeit lymphogranulomatöser Kavernen auf 2% aller Patienten. Bezogen auf die Patienten mit Lungenbeteiligung, sah PERRIER (1945) Kavernen unter 70 Fällen 5mal, ROTTINO und HOFFMAN (1955) unter 40 Fällen 3mal, VERGA (1966) auf 37 Fälle 5mal und wir selbst unter 47 Fällen 2mal, was einem Durchschnitt von 7,5% der Lungenlymphogranulomatosen entspricht.

Die Pathogenese von Höhlenbildungen bei Lungenlymphogranulomatose kann nicht in einem einheitlichen Vorgang gesucht werden. Durchblutungsstörungen infolge proliferativer Gefäßverschlüsse können ursächlich beteiligt sein (SCHAEFER u. WURM, 1933). Bronchiektatische Höhlenbildungen innerhalb geschrumpfter Lungenabschnitte, mit oder ohne vorausgegangener Strahlenbehandlung, sind indirekte Folge bronchostenotischer Vorgänge (BOUSLOG u. WASSON, 1932; HECKNER, 1958; ROUSSELL et al., 1957). Sekretstauungen mit bakterieller oder mykotischer Sekundärinfektion spielen eine zusätzliche Rolle (DÜRING, 1918; HALL u. DAWBORN, 1932), wobei therapeutisch notwendige Steroidgaben mitbeteiligt sein können (CHEVALLIER et al., 1952).

Trotz der aufgeführten Möglichkeiten wird man sicher der Natur lymphogranulomatöser Kavernisierung nicht gerecht, wenn man deren Ursache überwiegend in komplizierenden Vorgängen und nicht zunächst in einer dem lymphogranulomatösen Prozeß immanenten Nekrotisierungstendenz verschieden starker Ausprägung suchen wollte. In dieser Richtung spricht ebenso die Besserung oder Beseitigung lymphogranulomatöser Höhlen unter adäquater Strahlenbehandlung der Lungenherde (MUSSHOFF u. WEINREICH, 1961; PERRIER, 1945) wie

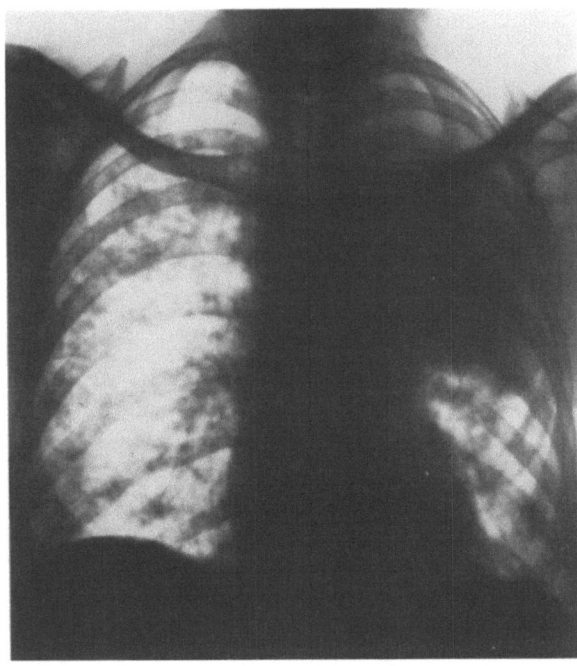

Abb. 18. Grobmiliare lymphogranulomatöse Aussaat über die rechte Lunge. Die Lungenspitze und das laterale Infraklavikulargebiet sind weitgehend ausgespart. Die bei der Patientin gleichzeitig bestehenden Herde im Skelettbereich lassen eine hämatogene Entstehungsweise vermuten

die Tatsache, daß gelegentlich nicht nur in den Lungen, sondern zugleich in mediastinalen und peripheren Lymphomen nekrotische Erweichungen nachweisbar werden, ohne daß therapeutische Maßnahmen hierfür verantwortlich zu machen wären (HECKNER, 1958; HELD, 1936; KUCKUCK, 1931; SCHAEFER u. WURM, 1933).

Die Kavernenbildung kann schon frühzeitig im Krankheitsablauf auftreten (BERNARD et al., 1966; DHINGRA u. FLANCE, 1970; GRIEFAHN, 1961; HOUEL et al., 1960; MONAHAN, 1965; PERTTALA u. SVINHUFVUD, 1965; STEEL, 1964). Es scheint eine Eigentümlichkeit gerade der pulmonalen Primärmanifestation der Lymphogranulomatose zu sein, daß diese Lungenherde oft mit Höhlenbildungen einhergehen.

EFSKIND und WEXELS beschrieben 1952 drei eigene auffallend gleichartige Fälle pulmonaler Erstmanifestation mit Kavernisierung im anterioren rechten Oberlappensegment, die reseziert wurden. STEEL (1964) berichtet über vier entsprechende Fälle, von denen drei durch Thorakotomie und Exstirpation gesichert wurden, während im vierten Fall Herde und Höhlenbildungen über die Lungen verstreut waren. Einzelberichte sind in der Literatur sehr zahlreich.

Kleinere Höhlenbildungen überwiegen; jedoch können die Kavernen (Abb. 19) sehr groß werden. Bisweilen erreichen sie so ungewöhnliche Ausmaße, wie die von WEBER (1930) beschriebene kindskopfgroße Höhle im rechten Oberlappen, die mit einer weiteren faustgroßen, im Unterlappen gelegenen, in Verbindung stand oder wie in einem Fall von ROTTINO und HOFFMAN (1956), wo der ganze Lappen von einer einzigen Höhle eingenommen wurde. Dabei scheint die Art der Lungenbeherdung keine Rolle zu spielen. So kommen Kavernen ebenso in Rundherden (FRANKE u. SPRENGER, 1948; KUCKUCK, 1931; REINDELL et al., 1951; SCHAEFER u. WURM, 1933; STEIGER, 1914) vor wie innerhalb größerer Infiltrationsbezirke (BAUMGARTNER, 1932; ELLMAN u. BOWDLER, 1960; GIL, 1936; HELD, 1936; LICHTENSTEIN, 1932; LUBARSCH, 1923; O'BRIEN u. O'BRIEN, 1954; ROTTINO u. HOFFMAN, 1955; UDDSTRÖMER, 1934; WACHNER, 1935). Auch sonst läßt sich kaum eine Regelhaftigkeit erkennen. Die Kavernen können einzeln oder multipel, einseitig oder beidseitig auftreten. Als typisch wird von LIESER (1967) in einer sorgfältigen Zusammenstellung die unregelmäßig begrenzte dickwandige, gegen das Lumen zu höckerige Kaverne beschrieben.

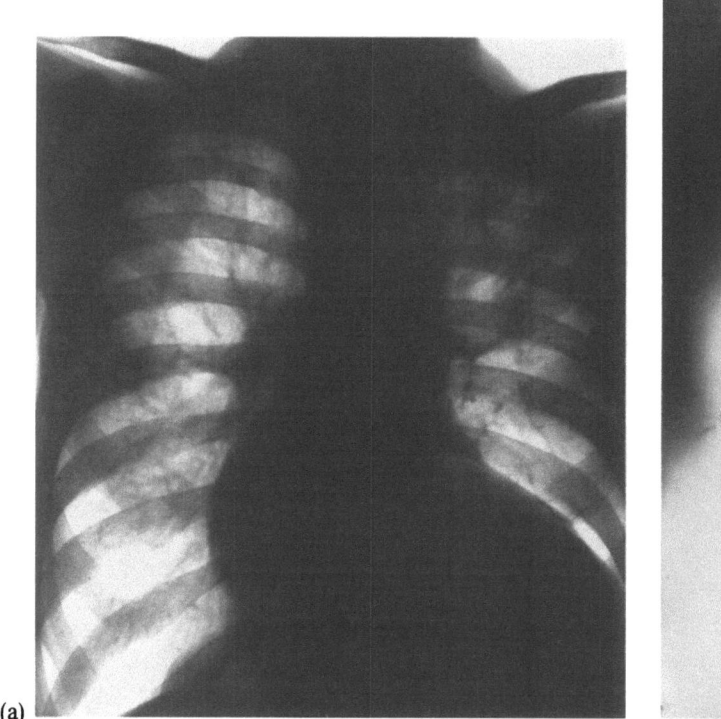
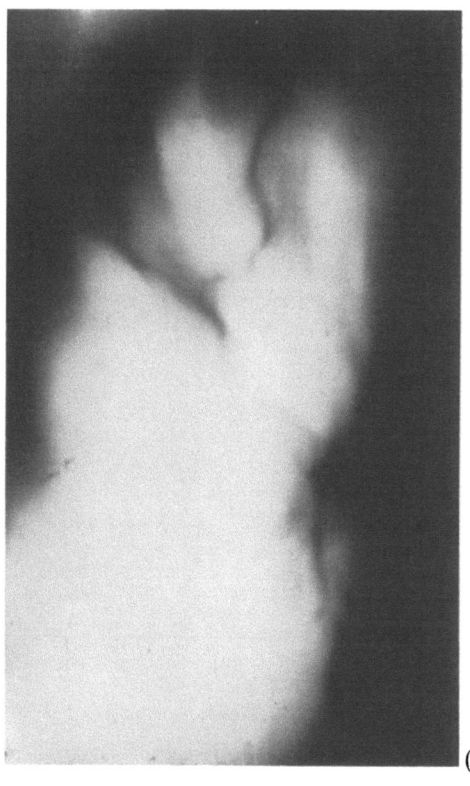

(a)   (b)

Abb. 19. (a) Pathologisch-anatomisch gesicherte Lymphogranulomkavernen beiderseits. (b) Schichtaufn.: Entgegen dem üblichen Bild, auffällig dünne Kavernenwand

Die Frage, ob eine Röntgenbestrahlung die Kavernisierung begünstige, kann dahin beantwortet werden, daß sicher ebenso viele Einschmelzungshöhlen ohne vorangehende Bestrahlung auftreten, wie nach einer solchen. Im Einzelfall kann ein rascher strahlungsbedingter Gewebszerfall zur Einschmelzung führen, besonders wenn gleichzeitige sekundärentzündliche Veränderungen vorliegen. Umgekehrt ist aber unter Bestrahlung das Schwinden bereits bestehender lymphogranulomatöser Kavernen vielfach belegt.

Bei der Häufigkeit von *Bronchiektasen* in den älteren Jahrgängen unserer Patienten wird man diese nicht immer dem lymphogranulomatösen Prozeß zuordnen können. Sie sind ebenso denkbar als Folge bronchostenotischer Vorgänge als auch infolge fibrotischer Schrumpfung einzelner Lungenabschnitte. Im Vergleich zu tuberkulösen Lungenerkrankungen sind sie bei der Lymphogranulomatose seltener. *Atelektasen* finden sich nicht nur bei der Lymphogranulomatose der größeren Luftröhrenäste (HARDIN, 1939; LINK, 1953/54; PERRIER, 1945; ROUJEAU, 1954; WACHNER, 1935; zwei eigene Fälle) (Abb. 20), sondern auch bei der Einbeziehung der mittleren und kleineren Bronchien in den Krankheitsprozeß. Hierbei werden sie überwiegend von den Pathologen gesehen, z.B. von STOLBERG et al. (1964) unter 31 Lungenfällen 12mal. Da der Befall der Oberlappenbronchien am häufigsten ist, überwiegt die Atelektasenbildung dieser Lungenabschnitte (ANACKER, 1957; LOEPER u. BIOY, 1935; RUBENFELD u. CLARK, 1937); bisweilen sind nur Segmente betroffen. Mittellappen- und Unterlappenatelektasen sind seltener (ELLMAN u. BOWDLER, 1960; GIL, 1936; VAUGHAN, 1958) und treten eher im Rahmen der finalen Krankheitsausbreitung, dann aber oft multipel auf.

Sogenannte gerichtete plattenförmige Atelektasen (Abb. 21) werden bei abdominalen Erkrankungsformen, bei Zwerchfellhochstand und gelegentlich bei mediastinaler Lymphknotenschwellung beobachtet. In einem eige-

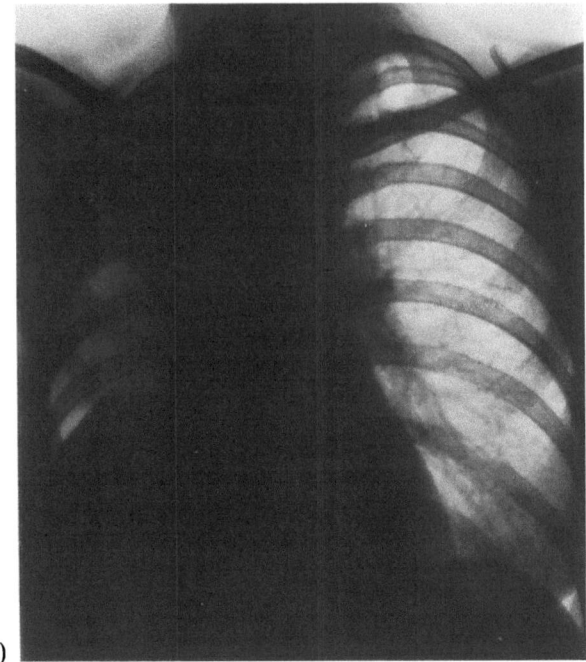

(a)

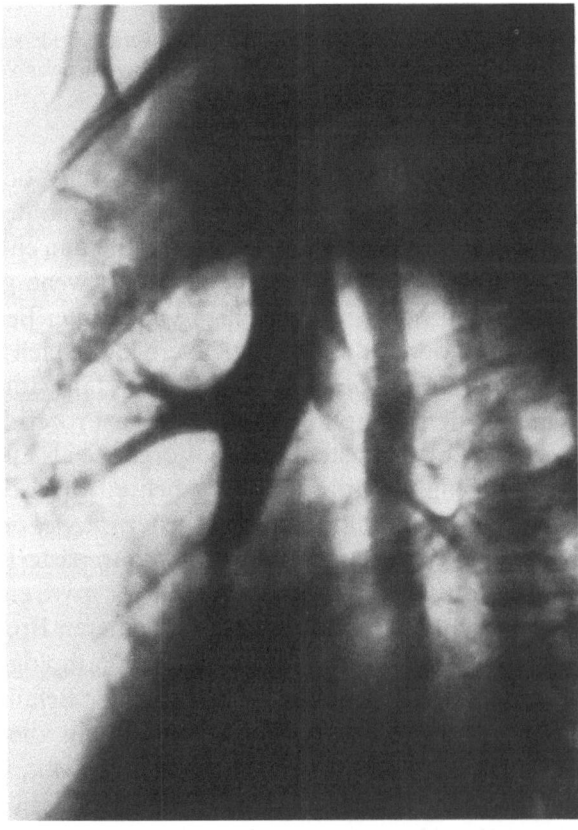

(b)

Abb. 20. (a) Dichte, lappenbegrenzte Infiltration des rechten Oberlappens; Atelektase des rechten Unterlappens durch lymphogranulomatösen Bronchusverschluß. (b) Bronchographie: Füllungsabbruch im Bereich des rechten Stammbronchus; die Oberlappensegmentbronchien sind frei durchgängig

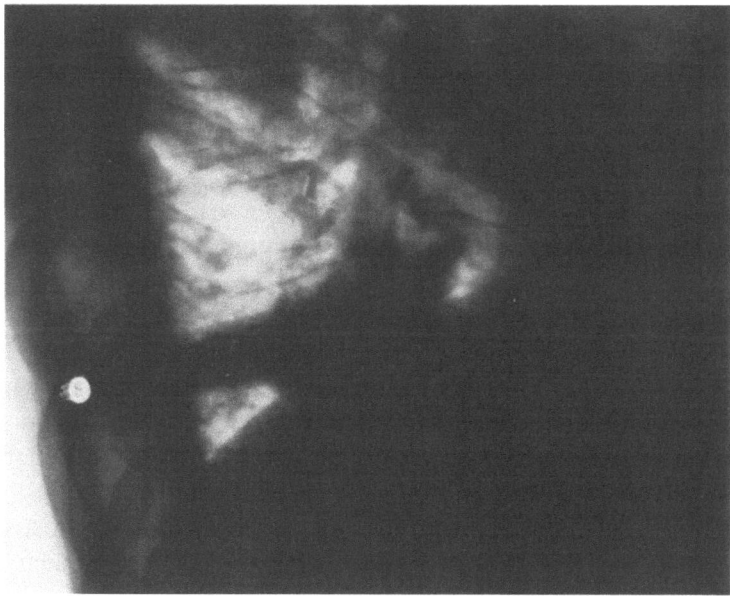

Abb. 21. Seitl. Aufnahme: waagrecht verlaufende plattenförmige Atelektase im dorsolateralen Lungenbereich links bei mediastinaler Lymphogranulomatose. Auflösung im Verlauf einiger Monate

nen Fall ging die Entwicklung einer plattenförmigen Atelektase unmittelbar der Krankheitsprogression eines vorbestehenden Mediastinaltumors voraus und löste sich im Verlauf der folgenden Monate wieder.

Einflüsse der Therapie wirken als wesentliche Gestaltungskräfte in der Ausformung des Bildes der Lungenlymphogranulomatose mit. Die unterschiedlich große Rückbildung, die manchmal überraschend schnelle und gute Herdverkleinerung auf aktinische oder zytostatische Behandlung erlaubt keine Rückschlüsse auf den weiteren Krankheitsablauf, sofern nicht eine Vollremission erzielt wurde. Auch unter alleiniger Steroidbehandlung können sich Lungenherde vorübergehend zurückbilden, wobei sicher mehr eine Besserung des röntgenologischen Bildes durch Abnahme perifokaler Exsudation und unspezifischer Infiltration als eine echte Änderung des zugrunde liegenden lymphogranulomatösen Geschehens anzunehmen ist.

Die der Lymphogranulomatose innewohnende Neigung zur Bindegewebsbildung und Sklerosierung wird durch die Therapie verstärkt. LÜTHI beschreibt 1961 einen Fall von Lungenfibrose mit Diffusionsstörung und Rechtsversagen des Herzens in der Folge überschießender Vernarbungsprozesse einer diffusen, kleinherdigen Lungenlymphogranulomatose, wobei diese Vorgänge durch eine vorangehende nur niedrig dosierte Röntgenbestrahlung gefördert wurden. Je nach Intensität der Bestrahlung, die ihrerseits auf die weitere Krankheitsentwicklung Einfluß nimmt, werden Lungenfibrosen in unterschiedlicher Häufigkeit angetroffen. STOLBERG et al. (1964) fanden unter 50 Lymphogranulomatosen 5mal eine stärkere Fibrose und 3mal eine Strahlenpneumonitis, DEBRAY et al. (1970) unter 150 Lymphogranulomatosen aber nur zweimal. Hier dürfte die unterschiedliche Therapieform eine Rolle spielen. VAN HEERDEN et al. (1970) schildern einen Fall völliger Ausheilung eines mediastinalen Lymphogranuloms durch Operation und Nachbestrahlung, der 12 Jahre später an den Folgen der Strahlenfibrose starb.

Da die Fibrosierungsneigung der Lymphogranulomatose unterschiedlich stark und nicht vorhersehbar ist, wird sie als Preis einer ausreichenden kurativen Behandlung lokalisierter thorakaler Lymphogranulomfälle nicht immer zu umgehen sein. In unserem Krankengut, bei dem seinerzeit eine geringere Dosierung der Strahlentherapie noch üblich war, haben wir stärkergradige, den Patienten beeinträchtigende Strahlenfibrosen der

Lungen nicht beobachtet. Eine Pachypleuritis tritt dagegen regelmäßig auf und führt zu scharfrandigen pleuromediastinalen und pleuroperikardialen Begrenzungen. Die betroffenen Lungenabschnitte zeigen noch Wochen bis Monate eine vermehrte Streifenzeichnung. Nach einem halben, längstens aber nach einem Jahre stellt sich die normale Lungentransparenz wieder her.

4.5. Die Differentialdiagnose der Lungenlymphogranulomatose

Der Besprechung der Differentialdiagnose ist vorauszuschicken, daß natürlich die Lymphogranulomatose mit gleichzeitigen, von ihr unabhängigen Prozessen vergesellschaftet sein kann. BREDNOW konnte 1952 das Zusammentreffen einer Lungenlymphogranulomatose, Tuberkulose und einer soliden krebsigen Lungengeschwulst beim selben Patienten beschreiben. FRESEN (1958) sah bei einem 56jährigen Mann ein walnußgroßes Plattenepithelkarzinom innerhalb lymphogranulomatöser Lungenherde.

Auch komplizierende Entzündungen können zu differentialdiagnostischen Schwierigkeiten führen. STOLBERG et al. (1964) trafen unspezifische Pneumonien in einem Drittel der Fälle bei der Sektion an.

Besondere Beachtung verdient das Auftreten einer *Lungentuberkulose,* wurde doch gerade wegen des häufigen Zusammentreffens lymphogranulomatöser und tuberkulöser Veränderungen ursprünglich von STERNBERG (1898) die Lymphogranulomatose für eine besondere Form der Tuberkulose angesehen.

STERNBERG fand 1898 unter seinen erstbeschriebenen 13 Lymphogranulomatosen 8 z.T. ausgedehnte Tuberkulosen. Allerdings muß bedacht werden, daß damals in den auch von der Lymphogranulomatose bevorzugten Jahrgängen zwischen 20 und 50 Jahren jeder dritte Todesfall einer Tuberkulose zuzuschreiben war (REDECKER) und unter der Durchschnittsbevölkerung die Tuberkulose bei jedem 9. bis 10. Menschen als Todesursache galt. Der Pathologe fand damals ausgeprägtere tuberkulöse Befunde in zwei Dritteln aller Autopsien. Somit wird die Tuberkulosehäufigkeit unter den Fällen STERNBERGS verständlich.

Mit dem Rückgang der Tuberkulose erfuhr der Anteil tuberkulöser Lymphogranulomatose-Kranker eine deutliche Minderung; dagegen blieb die Häufigkeit der Lymphogranulomatose gleich. Das bekannte Wort EWINGS, die Tuberkulose folge der Lymphogranulomatose „wie ein Schatten", läßt sich in dieser Form nicht mehr aufrecht erhalten.

Die heutige Situation kann so umrissen werden, daß in einigen Fällen die Lymphogranulomatose zufällig mit einer Tuberkulose zusammentrifft, in anderen Fällen die Tuberkulose aber sekundär im Sinn einer positiven Syntropie infolge der Schwäche des Organismus aus älteren, zuvor ruhenden Herden aktiviert wird (BALDRIDGE u. AWE, 1930; BRAUN u. BRUGGER, 1957; BREDNOW, 1952; GROSS et al., 1966; JACKSON u. PARKER, 1947; LICHTENSTEIN, 1932; SCHEURLEN, 1967; UDDSTRÖMER, 1934; WALLHAUSER, 1936; ZIEGLER, 1927). Auch wenn im gleichen Lymphbereich eine chronische Tuberkulose einer späteren lymphogranulomatösen Erstmanifestation vorausgeht (BEGEMANN, 1970), ist die Zusammenhangsfrage nur mit Vorsicht zu erörtern.

Mit anderen generalisierenden Lymphknotenerkrankungen gemeinsam hat die Lymphogranulomatose die Eigentümlichkeit, die Tuberkulin-Hautreaktion aufzuheben oder abzuschwächen, so daß diese in der Differentialdiagnose keine wesentlichen Hinweise geben kann. Auch der Nachweis von Kalk in evtl. Lungenherden oder mediastinalen Lymphknoten gibt keine bindenden differentialdiagnostischen Hinweise, weil Kalkeinlagerung, wenn auch selten, in lymphogranulomatösen Beherdungen nachgewiesen werden kann. In Zweifelsfällen wird eine probatorische tuberkulostatische Therapie diagnostisch weiterhelfen können.

Zur differentialdiagnostischen Abgrenzung tuberkulöser Erkrankungsformen kommen im wesentlichen in Betracht: die tuberkulösen Lymphknotenschwellungen, die spezifischen perihilären Infiltrate, gelegentlich kleinere tuberkulöse, lobuläre bzw. azino-nodöse Infiltrate sowie das Bild der fortgeschrittenen grobmiliaren chronischen Streuungstuberkulose der Lungen.

Die potentielle Polymorphie des lymphogranulomatösen Geschehens macht eine differentialdiagnostische Klärung gegenüber anderen *unspezifischen entzündlichen Erkrankungen* allein aus dem röntgenmorphologischen Bild unmöglich. Wenn periphere Lymphknotenvergrößerungen fehlen, sollte doch immer versucht werden, mittels Mediastinoskopie oder Thorakotomie zu einer frühzeitigen Diagnose zu kommen.

Wichtige Hinweise gibt ferner die Verlaufsbeobachtung: Sie entscheidet bei den akut oder subakut ablaufenden entzündlichen bakteriellen oder virusbedingten Pneumonien. Dagegen gibt sie bei chronisch entzündlichen Lungenerkrankungen nur wenig Hinweise. Mykosen und das seltene, wenn auch viel zitierte, luische Infiltrat können nach Verlauf und Erscheinung einer lymphogranulomatösen Lungenbeherdung ähneln.

Die *Pneumokoniosen* zeigen gegenüber der Lymphogranulomatose einen chronischen Verlauf. Der Aspekt bleibt über längere Zeit praktisch unverändert. Zudem ist die Staubexposition meist anamnestisch bekannt.

Hinsichtlich der *Sarkoidose* machen WURM und REINDELL (1963) auf einige Eigentümlichkeiten aufmerksam; so unterscheidet sich die Sarkoidose durch die Bevorzugung des Lungenhilus, wobei sich die Drüsenkonglomerate, wiederum im Gegensatz zur Lymphogranulomatose, durch Homogenität, scharfe Begrenzung und polyzyklische Konfiguration auszeichnen. Zudem sind sie fast immer beidseitig, überwiegend symmetrisch. Die gegensinnige Verkleinerung von Hiluslymphknoten bei Ausbreitung einer Lungensarkoidose kommt bei der Lymphogranulomatose nicht vor.

Die Erkrankungen des *lymphoretikulären Systems,* einschließlich der sarkomatösen Formen lassen sich morphologisch nicht gegen die Lymphogranulomatose abgrenzen.

Mit den *neoplastischen Erkrankungen* hat die Lymphogranulomatose viele Gemeinsamkeiten: Bei einseitigem Übergreifen auf die Lungen mit dichtem Kernschatten und strahlig-flammenförmigen Ausläufern (evtl. verbunden mit Atelektasen, Rippenarrosion und Zwerchfellparese) wird man eher an ein Bronchialkarzinom als an eine Lymphogranulomatose denken. Eine streifige Ausbreitungsweise läßt sich gelegentlich nicht von einer Lymphangiosis carcinomatosa unterscheiden. Multiple Rundherde in den unteren Lungendritteln sehen aus wie Sarkommetastasen oder wie die Absiedlungen mancher Karzinome, wenn auch oft nicht so gleichmäßig in Form und Größe. Meist sind die lymphogranulomatösen Herde weniger schattendicht und unschärfer begrenzt. Die miliare Lymphogranulomatose ähnelt der miliaren Karzinose; gemeinsam ist die apiko-kaudale Größenzunahme der Herde. Einzelfälle können unter dem Bild eines voll ausgeprägten Pancoast-Syndroms auftreten (BELLION, 1953; BERTONI u. TOAIARI, 1955).

Die Art, wie die Lymphogranulomatose der Brustkorborgane die verschiedenartigsten Krankheiten imitieren und ein eigenständiges Bild der Einzelläsionen vermissen lassen kann, wurde von RATKÓCZY (1947) zu einem Einteilungsprinzip erhoben.

Er unterscheidet nach der Ähnlichkeit das lymphogranulomatöse Bild des Bronchuskarzinoms, das Bild der produktiv-zirrhotischen Tuberkulose, der Lymphangiosis carcinomatosa, der metastatischen Geschwülste, der lobären Pneumonie, der azinös-nodösen Formen der Tuberkulose sowie der miliaren Tuberkulose oder miliaren Karzinomatose. Die Eigentümlichkeit der Lymphogranulomatose besteht, im Vergleich zu diesen Krankheiten, darin, daß bei ihr die verschiedenen Formen gemeinsam nebeneinander auftreten und der vorherrschende Typ sich im Verlauf der Krankheit ändern kann. Trotz aller neueren diagnostischen Möglichkeiten stellt die Beurteilung pulmonaler Veränderungen der Lymphogranulomatose den behandelnden Arzt und den beurteilenden Röntgenologen vor Probleme, die in ihren sehr differenten therapeutischen Konsequenzen nur mit größter Umsicht und Zurückhaltung gelöst werden können.

4.6. Die Prognose der Lungenlymphogranulomatose

Fast alle Untersucher sind sich darüber einig, daß der Beteiligung der Lungen nicht in jedem Fall und unter allen Bedingungen die Bedeutung besonderer Progressionsneigung oder gar eines finalen Ereignisses zukommt. Es fragt sich aber, ob bestimmte Formen des Parenchymbefalls bestimmte prognostische Wertigkeiten haben. Erwägungen über die Prognose einzelner Befallsformen sind deshalb schwierig zu unterbauen, weil selbst größere Statistiken nicht ausreichen, um eine Unterteilung in einzelne Gruppen noch zu erlauben. Dennoch lassen sich einige Grundsätze der prognostischen Beurteilung herausarbeiten:

1. Es ist das Verdienst der Arbeitsgruppe um MUSSHOFF (MUSSHOFF et al., 1968, 1969; MUSSHOFF u. WEINREICH, 1961), darauf hingewiesen zu haben, daß ein lokales Übergreifen einer an sich noch lokalisierten Lymphogranulomatose auf die Lungen *per continuitatem* die Aussichten einer kurativen Behandlung nicht verschlechtert. In der Regel handelt

es sich um einseitige, monomorphe und lokal umschriebene Lungenbeteiligungen (Stolberg et al., 1964). Auch die Bronchuslymphogranulomatose (ebenfalls mit Atelektasen und Kavernenbildung) ist unter den Mitteilungen über Fälle längerer Lebensdauer häufiger vertreten. In lokalisierten Lungenbeteiligungen, ebenso wie bei der primären Lymphogranulomatose der Lungen, bedeutet eine Höhlenbildung keine zusätzliche prognostische Belastung (Brusori, 1954; Gil, 1936; Lamarque et al., 1953; Roujeau, 1954; Rubenfeld u. Clark, 1937; Sheinmel et al., 1950).

2. Sofern die Ausbreitung auf die Lungen im Rahmen einer allgemeinen Generalisationstendenz auftritt, hat sie prognostischen Hinweischarakter an einem durch die Röntgenuntersuchung besonders gut zu überblickenden Ort (Anaveri, 1966; Stolberg et al., 1964). Die Voraussage entspricht dem in diesen Fällen wohl stets anzutreffenden Ausbreitungsstadium IV. Die Lungenbeherdungen *per disseminationem* sind dann üblicherweise beiderseitig entwickelt und polymorph, entsprechend den ‚Mischformen' nach Schneider (1961). Sie sind einer Behandlung nur bedingt zugänglich; trotz vielleicht guter Teilremission und Rückbildung unter Chemotherapie, sind die Remissionen leider meist nur von kürzerer Dauer.

3. Bei fortgeschrittener Lymphogranulomatose wirkt sich die Lungenbeteiligung als zusätzliche Belastung des Allgemeinzustandes ungünstig aus. Komplikationen infolge Übergreifens auf die großen Gefäße, auf Peri- und Myokard, Pleurabeteiligung und Ergußbildung, Lungenfibrose und unspezifische Pneumonie wirken in gleicher Richtung zusammen.

Bei unseren Patienten betrug die durchschnittliche Krankheitsdauer bis zur Feststellung von Lungenveränderungen 26 Monate. Nach Beginn der Lungenbeteiligung lebten die Patienten noch durchschnittlich weitere 10 Monate.

Diese Zahlen entsprechen der mittleren prognostischen Erwartung der Lymphogranulompatienten der Stadien III und IV. Für die weitere Lebenserwartung war es ohne Einfluß, ob die Lungenherde früher oder später im Krankheitsablauf auftraten.

Von den 47 Patienten mit Lungenbeteiligung kamen 33 innerhalb des ersten Jahres nach Auftreten der Lungenveränderungen ad exitum, 14 überlebten ein Jahr, 6 über 2 Jahre und nur 3 Patienten mehr als 3 Jahre nach Beginn der Lungenbeherdung. Der Unterschied der relativ länger verlaufenden Fälle liegt nicht in der Form der Lungenveränderungen, wohl aber in einer geringeren Massivität und einer aus Verlaufsbeobachtungen erkennbaren langsameren Entwicklungstendenz.

5. Die Lymphogranulomatose der Pleura

Gewöhnlich greift der lymphogranulomatöse Prozeß von den Lungen oder vom Mediastinum aus auf die Pleurablätter über. Im Einzelfall kann dies von der Brustwand her erfolgen (Fraenkel u. Much, 1910; Ratkóczy, 1968). Herdbildungen der Pleura finden sich autoptisch in 10–25% der Fälle (Köle u. Kronberger, 1961; Peirce et al., 1936; Rottino u. Hoffman, 1955; Schaefer u. Wurm, 1933; Schneider, 1962; Stolberg et al., 1964; Vieta u. Craver, 1941).

Rein deskriptiv läßt sich die Pleurabeherdung nach dem *pathologischen Befund* einteilen in (a) miliare Herde, (b) kleinere, flach infiltrierende Knotenbildungen, (c) in grobhöckerige Prozesse, die einem Krebsnabel entsprechende zentrale Eindellungen aufweisen können (Lignac, 1932) und (d) bei breit infiltrierendem Wachstum in diffuse, panzerartige,

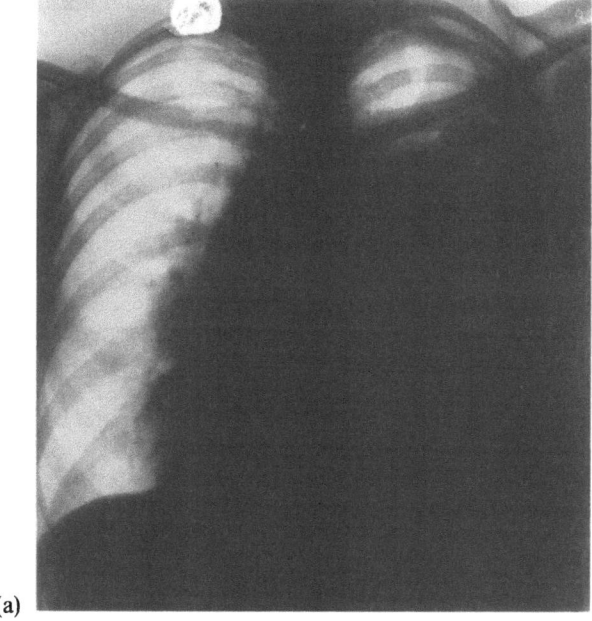

(a)

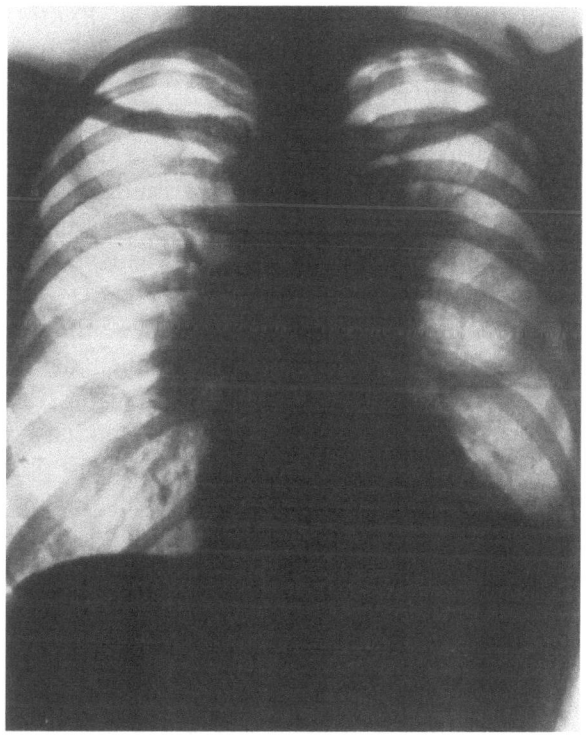

(b)

Abb. 22. (a) Großer, bis zum Schlüsselbein reichender Pleuraerguß links; lymphogranulomatöse Lymphknotenschwellung des rechten Hilus. b) Nach Abpunktion des linksseitigen Pleuraergusses ist eine deutliche perihiläre
Lungeninfiltration erkennbar

schwartige Pleuralymphogranulome (PERRIER, 1945; RATKÓCZY, 1968; REINDELL et al.,
1951; VERSÉ, 1931). Bei chronischen Verlaufsformen können sich lymphogranulomatöse
Schwarten von mehreren Zentimetern Dicke entwickeln, die Lunge und Herzbeutel teils
ummauern, teils invasiv auf diese übergreifen. Bei länger bestehendem Erguß zeigt die
Pleuraoberfläche gallertige Fibrinauflagerungen.

Häufigstes Symptom der Pleurabeteiligung ist die *Ergußbildung* (Abb. 22). Sie findet sich in einem Drittel aller Lymphogranulomatosen, besonders der späten Entwicklungsstadien (BALDRIDGE u. AWE, 1930; CRAVER, 1940; GHANIMA u. PRIGNOT, 1960; GOIA et al., 1935; HECKNER, 1958; HELBIG u. THOMAS, 1965; LALLEMAND u. OLMER, 1964; PEIRCE et al., 1936; VERGA, 1966; VERSÉ, 1931; ZIEGLER, 1927).

Es ist aber ein Rippenfellerguß nicht mit einer Pleuralymphogranulomatose gleichzusetzen. Einerseits finden sich häufig Ergüsse ohne Pleuraherde, andererseits können selbst ausgedehnte Herdbildungen des Brustfells ohne nennenswerte Ergußbildung bleiben. KLUGE (1968) fand unter 84 Sektionsfällen 16mal Pleuraerguß ohne Pleura- oder Lungenbeherdung, 11mal Erguß mit Pleuraherden und 14mal Ergüsse mit Lungenherden. Pleurabeteiligungen ohne gleichzeitige Lungenlymphogranulomatose fanden sich in 4 Fällen. Unter 38 Fällen STOLBERGS (1964) mit Pleuraergüssen waren nur in 13 Fällen Pleuraherde lymphogranulomatöser Natur nachweisbar. Die linke Seite ist deutlich bevorzugt. In den Fällen KLUGES fanden sich nur rechtsseitige Ergüsse 5mal, nur linksseitige aber 12mal, beidseitige Ergüsse 24mal. LALLEMAND und OLMER (1964) führen die Seitendifferenz auf die anatomische Lage des Ductus thoracicus zurück. Ursächlich sind in erster Linie Lymphabflußbehinderungen peripher-pleuraler Art durch Lungenherde oder durch mediastinale Tumorpakete anzuschuldigen. Daneben spielen Eiweißmangelzustände mit fortschreitender Krankheit eine zunehmende Rolle.

Das Exsudat ist serös, bzw. serös-gallertig und strohfarben, seltener hämorrhagisch, gelegentlich stark mit Fibringerinnseln durchsetzt. Im Sediment finden sich neben einzelnen polymorphkernigen Leukozyten und Eosinophilen fast ausschließlich Lymphozyten (GOIA et al., 1935; GRUNZE, 1955; RATKÓCZY, 1968). Hodgkin- und Sternberg-Zellen sind nur selten nachweisbar (DÜRING, 1918; GHANIMA u. PRIGNOT, 1960; GIL, 1936).

Chylothorax entsteht bei Verlegungen im Gebiet der linken V. subclavia oder der oberen Abschnitte des Ductus thoracicus. Häufig ist er kombiniert mit Chyloaszites (LINKE u. STELZEL, 1950; PEIRCE et al., 1936; ROTTINO u. HOFFMAN, 1955; VOTH, 1957). Wir sahen einen chylösen Pleuraerguß der rechten Seite bei serösem Transsudat links und chylösem Aszites infolge der Verlegung des Brustmilchgangs mit Tumorthromben bei einem Hodgkin-Sarkom der JACKSON und PARKERschen Einteilung.

Das Auftreten eines *Spontanpneumothorax* im Krankheitsverlauf ist eine Rarität. Viel zitiert, aber pathogenetisch unklar ist ein Fall von WEICKER (1933), in welchem der Pneumothorax einer generalisierten Lymphogranulomatose um ein halbes Jahr vorauseilte. Die Entstehungsweise ist im übrigen bei allen Fällen der Literatur verschieden: Es handelte sich um einen Pyopneumothorax bei Abszeßperforation (HALL u. DAWBORN, 1932), um eine Ventilstenose bei einem auf der Karina reitenden lymphogranulomatösen Bronchustumor (HOUEL et al., 1960), um Arrosionen der Pleura pulmonalis (VOTH, 1957) und wahrscheinlich auch um echte Fälle eines „spontanen" Pneumothorax, welcher mit einer Lymphogranulomatose zusammentraf. MEDREA (1968) sammelte 6 Fälle der Literatur und fügte einen eigenen hinzu.

6. Die Beteiligung der Speiseröhre bei der Lymphogranulomatose

Bei mediastinaler Lymphknotenvergrößerung finden wir häufig kleinere oder größere Impressionen der Speiseröhre oder eine Abdrängung aus der normalen Verlaufsrichtung, ohne daß der Prozeß auf das Organ übergreift. Der echte Befall durch lymphogranulomatöse Invasion ist ziemlich selten.

STERNBERG gab 1936 eine Übersicht über 5 Fälle der Literatur und fügte einen eigenen hinzu. BICHEL zitiert 1951 15 Fälle, denen er ebenfalls einen eigenen zufügt, weitere Einzelbeschreibungen finden sich bei DICKSON u. SMITHAM (1952), DVORAK (1926), HAUDECK (1923), HEDINGER (1923), LIGNAC (1932), PORTMANN et al. (1954), RATKÓCZY (1968), REINDELL et al. (1951), SAUPE (1955), VOTH (1957) und WEST u. BOURONDE (1960).

Das Erscheinungsbild des *anatomischen Befundes* ist variabel: flache weißliche Plaques mit kleinen Geschwüren; bei größeren Veränderungen besteht eine Ähnlichkeit zum Ösophaguskarzinom und führt mit unregelmäßigen Massen zu Stenose und sekundärer Erweiterung der proximalen Abschnitte (BICHEL, 1951). Geschwüriger Zerfall kann zur Perforation (VOTH, 1957; WEST u. BOURONDE, 1960), zur Ausbildung ösophago-trachealer Fisteln (LACK u. POHL, 1958) oder ösophago-bronchialer Fisteln (RATKÓCZY, 1947; REINDELL et al., 1951) führen. Zudem können Verbindungen zu lymphogranulomatösen Kavernen bestehen (DICKINSON, 1878; REINDELL et al., 1951; ROTTINO u. HOFFMAN, 1955). Unter Strahlenbehandlung können sich die Ösophagusveränderungen gut und anhaltend zurückbilden (BICHEL, 1951; HAUDECK, 1923/24).

7. Die Lymphogranulomatose des Herzbeutels und des Herzens

Das Übergreifen der Erkrankung auf den Herzbeutel sowie die Einbeziehung des Epi- und Myokards wird bei der Sektion mit 2–10% aller Fälle angegeben (CURTIS, 1941; FRESEN, 1963; HECKNER, 1958; HOSTER et al., 1948; JACOB et al., 1937; KOBOTH, 1973). Herzbeutelergüsse finden sich, entsprechend den Verhältnissen des Brustfells, wesentlich häufiger, nämlich in einem Drittel der Fälle. Das Übergreifen der Lymphogranulomatose auf das Herz geht umgekehrt nicht immer mit einem nennenswerten Perikarderguß einher.

Unter unseren Fällen konnten wir die Diagnose in keinem Fall intra vitam stellen. Bei der Sektion fanden sich Herzbeutel- und Herzbeteiligungen in 5 Fällen. Immer überdeckte das schwere allgemeine Krankheitsbild der generalisierten Lymphogranulomatose die örtlichen Symptome. In einem Fall waren beide Vorhöfe in den Prozeß miteinbezogen.

Die Krankheit geht meist von Erkrankungen der Pleura aus auf den Herzbeutel über. So ist sie in der Regel mit gleichzeitigen Pleuraergüssen vergesellschaftet, was ihre klinische Feststellung nicht erleichtert. Ausgangspunkt können auch mediastinale Lymphknoten und subepikardiale Herde sein. Die Ausbreitungsweise erfolgt teils breit infiltrierend, teils in schmalen Bändern entlang den Gefäßen, perilymphangitisch mit der Bildung herdförmiger Absiedlungen. Bei weiterem Vordringen auf den Herzmuskel können die Veränderungen auf das Myokard beschränkt bleiben oder als Pancarditis lymphogranulomatosa das Endokard einbeziehen (FRESEN, 1963; HOSTER et al., 1948; REVOL et al., 1962; SIMONDS, 1926; STERNBERG, 1931; ZIEGLER, 1927). Wegen seiner exponierten Lage ist der rechte Vorhof besonders häufig betroffen. Ein weiteres Vordringen gegen das Herzlumen wurde ebenfalls beschrieben (CHEVALLIER et al., 1952).

CURTIS (1941) berichtet den Fall einer intra vitam diagnostizierten und später autoptisch bestätigten polypösen Wucherung in den rechten Vorhof bei ausgedehntem Wandbefall, der nach Besserung durch Röntgenbestrahlung noch eineinhalb Jahre überlebte.

8. Die Lymphogranulomatose der Brustwand

Auch ohne unmittelbaren Brustwandbefall heben die vergrößerten intrathorakalen Drüsenpakete in manchen Fällen Rippen und Brustbein an (RATKÓCZY, 1968; 2 eigene Fälle) oder führen zu ödematöser Schwellung der Mamillarregion (4 unserer Fälle).

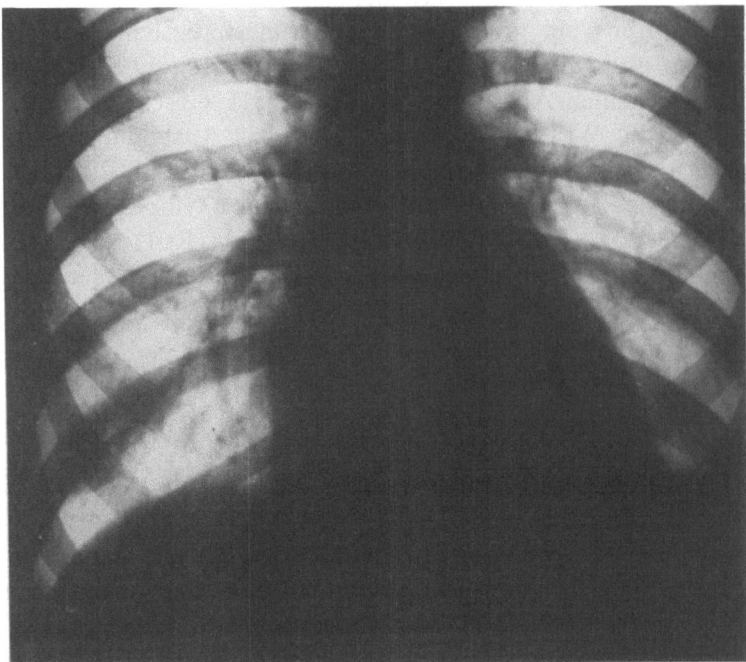

Abb. 23. Lymphogranulomatöser osteolytischer Rippenherd mit kallöser Sklerosierung der umgebenden Abschnitte in der 9. lateralen Hinterrippe rechts; geringer Pleuraerguß links

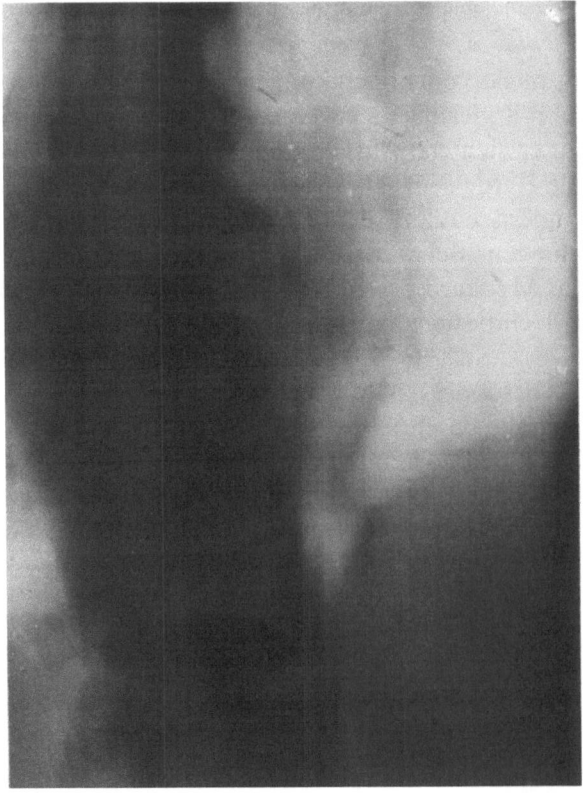

Abb. 24. Schichtaufnahmen der unteren Brustwirbelsäule: Um den 8. bis 10. Brustwirbelkörper hat sich ein lymphogranulomatöser Tumor entwickelt, der zur Zerstörung des 8. und 9. BWK führte

Am häufigsten greift der Krankheitsprozeß auf die *Zwischenrippenräume* über, die infiltriert bzw. durchwuchert werden, so daß eine derbe Verdichtung des subkutanen Gewebes getastet werden kann (CEELEN u. RABINOWITSCH, 1917; JACKSON u. PARKER, 1947; 10 eigene Fälle). Probeentnahmen gestatten hieraus die Diagnosestellung.

GOLDMAN (1971) beschreibt zwei Fälle, in denen der parasternale Brustwandbefall offenbar als erste Manifestation der Krankheit auftrat. Üblicherweise finden sich aber ursächlich gleichzeitige intrathorakale Lymphknotenschwellungen. Ausnahmsweise kann die Beteiligung der *Brustwandweichteile* nicht von einer mediastinalen oder pleuralen Lymphogranulomatose aus erfolgen, sondern von peripheren Lymphknoten (FRAENKEL u. MUCH, 1910). Auch in dieser Lokalisation ist Gewebszerfall möglich: So schildern RUHRMANN u. HARTMANN (1956) und später FRESEN (1960) einen Fall, bei dem die nach Röntgenbestrahlung zerfallenden lymphogranulomatösen Infiltrationen einen handtellergroßen Defekt der Brustwand hinterließen, in dem schließlich der Herzbeutel im Grunde frei vorlag.

Der Befall des *knöchernen Brustkorbs* (Abb. 23) ist nicht selten, wenn man systematisch danach fahndet. Am häufigsten ist eine Beteiligung der Rippen (BAUMGARTNER, 1932; JACKSON u. PARKER, 1947; RAKÓCZY, 1968). Sie konnte in unseren Fällen, meist gemeinsam mit Pleura- und Weichteilbeteiligung, 9mal gefunden werden. Wenn eine stärkere Mitbeteiligung der umliegenden Strukturen fehlt, kann mit Vorsicht auf eine hämatogene Entstehungsweise der Rippenherde geschlossen werden (VOTH, 1957).

Eine destruierende Sternumlymphogranulomatose trafen wir unter unseren Fällen 6mal an. Die fast stets osteolytischen Herde entstehen meist durch direktes Übergreifen substernaler oder mediastinaler Lymphknotenherde (FLEISCHNER et al., 1948; RATKÓCZY, 1968; WURM u. REINDELL, 1963). RATKÓCZY (1968) nimmt zusätzlich eine Druckatrophie des Brustbeins durch besonders große Mediastinaltumoren als mögliche Ursache von Sternumusuren an.

Die Brustwirbelsäule wird, neben der hämatogenen Entstehungsart, auch unmittelbar von paravertebralen Krankheitsherden aus befallen (Abb. 24) (FISSENEWERTH, 1952; LACK u. POHL, 1958; VOTH, 1957). Unsere Statistik zeigt ein solches Übergreifen von benachbarten Herden aus in 2 Fällen.

Literatur

ADLER, E.: Über das Lymphogranulom im Röntgenbild. Fortschr. Strahlenkunde 31, 492 (1923/24); zit. v. Versé.

ADLER, J.J., SHARMA, O.P.: Hypertrophic osteoarthropathy with intrathoracic Hodgkin's disease. Amer. Rev. Resp. Dis. 102, 83–85 (1970).

AGOSTINI, U.: Un caso di morbo di Hodgkin a esordio polmonare segmentale. Minerva med. 48, 4259–4264 (1957).

ALBOT, G., DECOURT, PH., SOULAS, A.: Forme pulmonaire circonscrite de la lymphogranulomatose. Étude de la perméabitité bronchique. Bull. Mem. Soc. Méd. Hôp. Paris 47, 77–87 (1931).

ALIX, J.: Die Primäre Lymphogranulomatose der Lungen. Rev. clin. esp. 2, 337–341 (1941); zit. v. Heckner.

ANACKER, H.: Die röntgenologischen Merkmale des Lymphknoteneinbruchs in den Bronchus, zugleich Mitteilung über zwei Fälle einer Bronchusperforation bei Lymphogranulomatose. Fortschr. Röntgenstr. 87, 588–597 (1957).

ANAVERI, G.: Studio sulla localizzazione del linfogranuloma maligno al parenchima polmonare. Nunt. Radiol. (Roma) 32, 677–699 (1966).

APRIANI, L.: La polisierosite come sintomo iniziale del granuloma maligno. Tumori 42, 371–380 (1956).

ASSMANN, H.: Klinische Röntgendiagnostik, 3. Aufl. 1924. – Lymphogranulomatose. Neue dtsch. Klin. 6, 510–543 (1930).

ATKINS, J.P., SULLIVAN, R.D., JONES, R.: Endobronchial lymphoma and his simulation by bronchogenic carcinoma, Ann. Oto-Rhino-Laryngol. 60, 849–863 (1951).

AUER, A.: Ein seltener Fall von Lymphogranulomatose des Mediastinums, zugleich ein Beitrag zu Differentialdiagnose der Mediastinaltumoren. Röntgenpraxis 3, 799–801 (1931).

BALDRIDGE, C.W., AWE, C.D.: Lymphoma, a study of 150 cases. Arch. intern. Med. 45, 161–190 (1930).

BARIÉTY, M., LEMOINE, J.M., LEBLANC, M.: Maladie de Hodgkin à évolution endo-bronchique avec hémoptysie. Bull. Mem. Soc. Méd. Hôp. Paris 64, 559–560 (1948).

BAUMGARTNER, O.: Das Lymphogranulom der Lunge. Röntgenpraxis 4, 119–122 (1932).

BEGEMANN, H.: Klinische Hämatologie. Stuttgart: Thieme 1970.

BELLION, B.: Sindrome thoracica apicale da linfogranuloma maligno. Minerva med. 44, 1473–1479 (1953).

BENDA, C.: Lymphogranulomatose des Ductus thoracicus. Zbl. allg. Path. path. Anat. 37, 544 (1926).

BERNARD, E., SEGRESTAA, J.M., RENAULT, P., WEIL, J.: Maladie de Hodgkin limitée au poumon et à évolution cavitaire. Poumon 22, 63–75 (1966).

BERNARD, J.: Formes pleuro-pulmonaires primitives de la maladie de Hodgkin. Prat. méd. franç. 1932, 86. Zit. v. ROUJEAU.

BERNSTEIN, A.: Über die Lymphogranulomatose, insbesondere deren pulmonale Form. Z. Tbk. 52, 202–208 (1928).

BERTONI, L., TOAIARI, E.: Su di un caso di linfogranuloma maligno a localizzazione polmonare con sindrome di Pancoast e Tobias. Riforma med. 69, 68–72 (1955).

BÉTOULIÈRES, P., JAUMES, J., ADRA, A.: Aspects radiologiques du poumon hodgkinien. Sem. Méd. 28, 811–818 (1952).

BEZANÇON, F., AMEUILLE, P., CANETTI, G.: Un cas de lymphogranulomatose maligne avec atteinte pulmonaire complexe. Lésions exsudatives de natures hodgkiniennes, associées à une pneumonie gangreuse et à une tuberculose miliaire discrète. Bull. Mem. Soc. Méd. Hôp. Paris 56, 138 (1940); zit. v. HECKNER.

BICHEL, J.: Hodgkin's disease of the oesophagus. Acta radiol. 35, 371–373 (1951).

BLADES, B.: Mediastinal tumors. Ann. Surg. 123, 749–765 (1946).

BLAUDOW, K.: Lymphographie bei malignen Lymphomen. Rad. Biol. Therap. 11, 559–579 (1970).

BLUM, R.: Drei seltene Befunde zur Röntgendiagnostik der Thoraxtumoren. Fortschr. Röntgenstr. 37, 145–155 (1928).

BOBRETZKAJA, W.N., PORCHOWNIK, J.B.: Zur Frage über die Lungenlymphogranulomatose (Röntgendiagnose und Röntgentherapie). Röntgenpraxis 3, 1034–1045 (1931).

BOURGEOIS, P., DÉROBERT, L., THIEFFRY, S., HADENQUE, H.: Asphysie par rupture intra-bronchique d'un ganglion au cours d'une maladie de Hodgkin. Ann. Méd. légale Criminol. 43, 242–245 (1963).

BOUSLOG, J.S., WASSON, W.W.: Hodgkin's disease with cavity formation in the lung. Arch. intern. Med. 49, 589–598 (1932).

BRAUN, H., BRUGGER, E.: Die isolierte Lungenlymphogranulomatose, gleichzeitig ein Beitrag zur Frage des familiären Vorkommens der Lymphogranulomatose. Ärztl. Wschr. 12, 64–67 (1957).

BREDNOW, W.: Lymphogranulomatose und Tuberkulose. Zbl. allg. Path. path. Anat. 89, 319–327 (1952).

BROMME, H.J.: Ausgedehnte Lymphogranulomatose der Lungen bei Einbruch in den Ductus thoracicus. Inaug. Diss., Frankfurt/Main 1935.

BRUSORI, G.: Il quadro radiologico del granuloma maligno mediastino-polmonare. Radiol. med. 40, 1007–1013 (1954).

BUDAY, K.: Erfahrungen in der pathologischen Anatomie und Histologie der Lymphogranulomatose. Klin. Wschr. 1, (1930); zit. v. RATKOCZY.

BURKE, A., BURFORD, TH.H., DORFMAN, R.F.: Hodgkin's disease of the mediastinum. Ann. thorac. Surg. 3, 287–296 (1967).

CARBONE, P.P., KAPLAN, H.S., MUSSHOFF, K., SMITHERS, D.W., TUBIANA, M.: Report of the committee on Hodgkin's Disease. Staging classification. Cancer Res. 31, 1860 (1971).

CATSARAS, J., PATSOURI, E.: Über eine blastomatös wachsende Form von Herz- und Leberlymphogranulomatose. Virch. Arch. Path. Anat. 307, 303 (1941); zit. v. HECKNER.

CAUSSADE, G., SURMONT, J.: Granulomatose maligne à détermination ganglionaire, cutaneé et pleuropulmonaire. Bull. Mem. Soc. Méd. Hôp. Paris 11, 762-768 (1928); zit. v. ROUJEAU.

CEELEN, W., RABINOWITSCH, L.: Über eine Lymphogranulomatose und ihre Beziehung zur Tuberkulose. Z. Tbk. 27, 175-209 (1917).

CHARR, R., WASCOLONIS, A.: Pulmonary lesions in Hodgkin's disease. J. amer. med. Ass. 116, 2013-2014 (1941).

CHEVALLIER, P., BERNARD, J., CHRISTOL, D., BOIRON, M.: Maladie de Hodgkin avec granulomatose du myocarde et granulomatose pulmonaire à forme cavitaire. Sang 23, 704-708 (1952).

CHIOLERO, J.: Un cas de lymphogranulomatose primitive de l'oesophage, Ann. Anat. Path. 12, 305-310 (1935).

CRAVER, L.P.: The treatment of blood disorders, Hodgkin's disease. J. Amer. med. Ass. 115, 298-299 (1940).

CRAVER, L.F., BRAUND, R.R., TYLER, H.Y.: Lesions of the lungs in the lymphomatoid diseases. Amer. J. Roentgenol. 45, 342-349 (1941).

CROIZAT, P., GALY, P., PAPILLON, J., REVOL, L., CHASSARD, J-L., CONTAMIN, A., RETAGNOLLE, G.: Les formes médiastinales de debut de la maladie de Hodgkin (a propos de 41 observations). J. Radiol. Elektrol. 43, 1-11 (1962).

CURTIS, F.G.: Hodgkin's disease of heart and pericardium. J. Amer. med. Ass. 117, 1876 (1941).

DALOUS, J.F., PONS, H.: Un cas de pancardite hodgkinienne. Arch. Mal. Coeur 29, 89 6 (1936); zit. v. HECKNER.

DARCIS, L.: Les lesions pulmonaires parenchymateuses de la lymphogranulomatose maligne. J. Belge Radiol. 40, 763-772 (1957).

DEBRAY, J., KRULIK, M., GIORGI, H., BONNIOT DU RUISSELET, R.: Les lesions pulmonaires au cours de la maladie de Hodgkin. Ann. Méd. Interne 121, 285-299 (1970).

DELORD: Récidive broncho-pulmonaire isolée d'une maladie de Hodgkin. J. franç. méd. thor. 4, 547-549 (1950); zit. v. REBOUL.

DHINGRA, H.K., FLANCE, I.J.: Cavitary primary pulmonary Hodgkin's disease presenting as pruritus. Chest (Chicago) 58, 71-73 (1970).

DICKINSON, R.J.: Two cases in which tubercle was associated with or simulative of, lymphadenoma. Trans. path. Soc. Lond. 29, 373-379 (1878).

DICKSON, W.H., SMITHAM, J.H.: Cavitation of lung lesions in Hodgkin's disease. Report of two cases. Brit. J. Radiol. 25, 48-52 (1952).

DIEKER, W.: Zur Strahlentherapie der Lymphogranulomatose. Strahlentherapie 76, 86 (1947).

DIETRICH, A.: Über die Beziehungen der malignen Lymphome zur Tuberculose. Beitr. klin. Chir. 16, 377-396 (1896). — Über granulomartiges Sarkom der Lymphdrüsen. Dtsch. med. Wschr. 34, 1188 (1908). — Über postleukämische Lymphogranulomatose. Fol. haematol. 13, 43-53 (1912).

DIGUGLIELMO, R., GAMBACCINI, P.: Aspetti clinici e radiologici di un rara localizzazione timica di linfogranuloma di Hodgkin. Nunt. radiol. (Roma) 21, 867 (1955); zit. v. HECKNER.

DIJKSTRA, C.: Bronchial changes in Hodgkin's disease (malignant granuloma). Med. T. Geneesk. 103, 1516-1521 (1959).

DRESSER, R.: Lymphoblastoma (Hodgkin's disease) of the sternum. Amer. J. Roentgenol. 15, 525-529 (1926).

DÜRING, H.: Zur Pathologie und Klinik des Lymphogranuloms. Dtsch. Arch. klin. Med. 127, 76-109 (1918).

DURAND, H.: Les localisations thoraciques de la maladie de Hodgkin. Arch. Méd. Chir. App. Résp. 3, (1928); zit v. ROUJEAU.

DVORAK, R.: Fall von Lymphogranulomatose. Fortschr. Röntgenstr. 35, 1050 (1926).

EDER, M., ZAGEL, M.: Katamnestische Untersuchungen über Altersverteilung, Verlaufsdauer und Prognose der Lymphogranulomatose. Dtsch. med. Wschr. 87, 1960-1966 (1962).

EFSKIND, L., WEXELS, P.: Hodgkin's disease of the lung with cavitation, report of three cases. J. thorac. Surg. 23, 377-387 (1952).

ELLMAN, PH., BOWDLER, A.J.: Pulmonary manifestations of Hodgkin's disease. Brit. J. Dis. Chest 54, 59-71 (1960).

ENNUYER, A., CAILLERET, M., HELARY, J.: Les localisations pulmonaires de la lymphogranulomatose maligne. Ann. Radiol. (Paris) 1, 635-658 (1958).

ESKENASY, AL.: Die Bronchialveränderungen bei Hodgkinscher Krankheit. Ftiziologia (Bukaresti) 8, 459-463 (1959).

EWING, J.: Neoplastic diseases. 3rd Ed. Philadelphia: Saunders 1928.

FABIAN, E.: Die Lymphogranulomatose. Zbl. Path. 22, 145 (1911).

FALCONER, E.H., LEONHARD, M.E.: Hodgkin's disease of the lung. Amer. J. med. Sci. 191, 780-788 (1936).

FAVRE, M.: Les manifestations pleuro-pumonaires de l'adénie eosinophilique prurigène (granulome malin des Allemands). Bull. Mem. Soc. Méd. Hôp. Paris 86, 864-866 (1918).

FEIN, H.J., MEEKER, L.H.: Hodgkin's disease of the lung. Amer. J. Cancer 29, 713-721 (1937).

FERRARI, E., COMINOTTI, V.: Zur Kenntnis der eigenartigen unter dem Bild der Pseudoleukämie verlaufenden Tuberculose. Wien. klin. Rdsch. 14, 1035-1038 (1900).

FISSENEWERTH, H.: Leistung und Leistungsgrenzen des Röntgentherapieverfahrens bei den verschiedenen Formen der Lymphogranulomatose. Strahlentherapie **87**, 352–381 (1952).

FLEISCHNER, F.G., BERNSTEIN, CH., LEVINE, B.E.: Retrosternal infiltration in malignant lymphoma. Radiology **51**, 350–358 (1948).

FORSCHBACH: Lungenbefund bei Lymphogranulomatosis. Fortschr. Röntgenstr. **28**, 87–88 (1921/22).

FOX, H.: Remarks on the presentation of mikroskopical preparations made from some of the original tissue described by Thomas Hodgkin 1832. Ann. M. History **8**, 370–374 (1926).

FRAENKEL, E.: Über die sogenannte Hodgkinsche Krankheit. Dtsch. med. Wschr. **38**, 637–642 (1912).

FRAENKEL, E., MUCH, H.: Über die Hodgkinsche Krankheit (Lymphomatosis granulomatosa), insbesondere deren Ätiologie. Z. Hyg. **67**, 157–200 (1910).

FRANKE, H., SPRENGER, W.: Seltene Erscheinungsformen der Lymphogranulomatose und deren klinische Bedeutung. Dtsch. Arch. klin. Med. **193**, 489–495 (1948).

FRANKENBERGER, O.: Malignes Granulom des Mediastinums in die Trachea perforierend. Mschr. Ohrenheilk. **48**, 161 (1914); zit. v. Schultz.

FRÉOUR, P., MLLE GAK, MEYNARD, J.M.: Manifestations bronchiques et emphysemateuses d'origine hodgkinienne. J. Méd. Bordeaux **131**, 859–863 (1954).

FRESEN, O.: Zur pathologischen Anatomie und Nosologie der Lymphogranulomatose. Ergebn. inn. Med. (N.F.) **9**, 38–86 (1958). – Das retotheliale System in seiner Bedeutung für Orthologie und Pathologie. Dtsch. med. Wschr. **85**, 2009–2016 (1960). – Pathologie der Lymphogranulomatose. Folia haematol. (N.F.) **8**, 190–201 (1963).

GALIAN, PH., ROUJEAU, J.: Maladie de Hodgkin à localisation pulmonaire exclusive. Arch. Anat. Path. **7**, 373–376 (1959).

GARVIN, C.F.: Hodgkin's disease of heart and pericardium. J. Amer. med. Ass. **117**, 1876–1877 (1941).

GESSNER, G.: Über die Lymphogranulomatose der Lunge. Zbl. allg. Path. path. Anat. **110**, 423–427 (1967).

GHANIMA, R., PRIGNOT, J.: Les localisations endothoraciques de la maladie de Hodgkin, étude clinique et radiologique. Acta tuberc. belg. **51**, 400–422 (1960).

GIL, C.: Über einige seltene Formen der Lymphogranulomatose in der Lunge. Fortschr. Röntgenstr. **53**, 246–251 (1936).

GILBERT, P.: Les aspects radiologiques de la granulomatose maligne pulmonaire. Bull. Mem. Soc. Radiol. Méd. Françe **23**, 552 (1935).

GOIA, J., DANIELLE, L., HANGANUTZ, M.: Considérations sur les formes pseudotuberculeuses de la lymphogranulomatose maligne. Arch. Méd. Chir. App. Resp. **10**, 283–296 (1935).

GOLDMAN, J.M.: Parasternal chest wall involvement in Hodgkin's disease. Chest **59**, 133–137 (1971).

GOLDMAN, L.B., VICTOR, A.W.: Hodgkin's disease; salient clinical features on relative value of various methods of treatment based upon study of 319 cases. N.Y. State J. Med. **45**, 1313–1318 (1945).

GOLDSTEIN, J., BURNE, J.C.: Lymphoma of lung masquerating as sarcoidosis. Tubercle (London) **42**, 507–511 (1961).

GREGORY, J.J., RIBAUDO, C.A., GRACE, W.J.: Endobronchial Hodgkin's disease, report of three cases. Ann. intern. Med. **62**, 579–586 (1965).

GRIEFAHN, B.: Ein ungewöhnlicher Verlauf von Lungenlymphogranulomatose. Mschr. Tuberk.-Bekämpf. **4**, 107–118 (1961).

GROSS, R., ZACH, J., SCHULTEN, H.K.: Die Lymphogranulomatose, diagnostisch-prognostische Hinweise anhand von 700 Fällen. Dtsch. med. Wschr. **91**, 521–529 (1966).

GROSSE, H.: Tumorartige Lungenlymphogranulomatose bei alter Radiergummiaspiration. Zbl. allg. Path. Anat. **98**, 308–311 (1958).

GRUNZE, H.: Klinische Zytologie der Thoraxkrankheiten. Stuttgart: Enke 1955.

GSELL, O.: Miliare generalisierte Granulomatose mit eingelagertem Amyloid. Zieglers Beitr. Path. Anat. **81**, 426–439 (1928/29).

GUTTMAN, R.F., SAAVEDRA, J.A.: Primary Hodgkin's disease of the lung, report of a case. Dis. Chest. **53**, 660–662 (1968).

HALL, A.J., DAWBORN, R.Y.: Pyopneumothorax in Hodgkin's disease, report of a case. Lancet **222**, 183–185 (1932).

HAMMOND, A.E.: Perforation of the trachea (Hodgkin's disease). Ann. Rhin. Lar. **50**, 929–935 (1941).

HARDIN, B.L.: A case of Hodgkin's disease with massive collapse and cavitation of the lung. Amer. J. med. Sci. **197**, 92–99 (1939).

HARTFALL, ST.J.: Hodgkin's disease of the lung. Guy's Hosp. Rep. **82**, 55–74 (1932).

HAUBRICH, R.: Zur Strahlentherapie und Prognose der Lymphogranulomatose. Strahlentherapie **88**, 102–116 (1952).

HAUDECK, M.: Veränderungen des Oesophagus bei Lymphosarkom und Lymphogranulom des Mediastinums. Fortschr. Röntgenstr. **31**, 386–390 (1923/24).

HECKNER, F.: Cytologie und Klinik der Lymphogranulomatose. Ergebn. inn. Med. (N.F.) **10**, 512–593 (1958).

HEDINGER, E.: Lymphogranulom des Oesophagus. Schweiz. med. Wschr. **35**, 828 (1923); zit. v. HECKNER.

HEERDEN, J.A. VAN, HARRISON, E.G., BERNATZ, PH.E., KIELY, J.M.: Mediastinal malignant lymphoma. Chest **57**, 518–529 (1970).

HEILMEYER, L.: Klinische Aspekte und Therapie der Hodgkinschen Krankheit. Haemat. lat. (Milano) **12**, 409–416 (1969).

HEILMEYER, L., BEGEMANN, H.: Handbuch der inneren Medizin, Bd. II: Blut und Blutkrankheiten. Berlin-Göttingen-Heidelberg: Springer 1951.

HELBIG, W., THOMAS, G.: Röntgenbefunde bei Lymphogranulomatose. Dtsch. Gesundh.-Wes. 20, 1077–1086 (1965).

HELD, A.: Die Hodgkinsche Krankheit der Lungen. Fortschr. Röntgenstr. 41, 191–206 (1930). – Diffuse Erweichung und Einschmelzung bei Lymphogranulomatose. Z. klin. Med. 130, 247–255 (1936).

HEUCK, F.: Die Strahlenbehandlung der pulmonalen Form der Lymphogranulomatose. Radiologia Austriaca 18, 211–217 (1968).

HIGGINSON, J.F., GRISMER, J.T.: Obstructing intrabronchial Hodgkin's disease. J. thorac. Surg. 20, 961–967 (1950).

HODGKIN, TH.: On some morbid appearences of the absorbent glands and spleen. Med. Chir. Transact. (London) 17, 68–114 (1832).

HOHL, K., SARASIN, PH., BESSLER, W.: Therapie und Prognose der Lymphogranulomatose, Zürcher Erfahrungen von 1922–1950. Oncologia 4, 1–20 (1951).

HOSTER, H.A., DRATMAN, M.B., CRAVER, L.F., ROLNICK, H.A.: Hodgkin's disease 1832–1947. Cancer Res. 8, 1–48 (1948).

HOUEL, M.J., MUSSINI-MONTPELLIER, J., PINET, F., MORAND, PH.: Pneumothorax spontané au cours d'une lymphogranulomatose maligne à localisation bronchique. Algér. Méd. 64, 173–178 (1960).

HOWEL, G.T.: Hodgkin's disease with invasion of pericardium and gallbladder. Arch. Path. 28, 58–64 (1939).

JACKSON, H., PARKER, F.: Hodgkin's disease and allied disorders. New York: Oxford Univ. Press 1947.

JACOB, P.: Maladie de Hodgkin à localisation ganglionaire et pulmonale. Bull. Mem. Soc. Méd. Hôp. Paris 1923, 668; zit. v. ROUJEAU.

JACOB, P., LEBLOIS, MAYER, CH.: Lymphogranulomatose maligne à début pulmonaire. Bull. Mem. Soc. Méd. Hôp. Paris 53, 258–268 (1937).

JANSON, R., FROMMHOLD, H.: Zum Lungenbefall der Lymphogranulomatose. Strahlentherapie 149, 567–577 (1975).

JOHNSTON, A.W.: Spontaneous regression of the glands in Hodgkin's disease. Brit. med. J. 4867, 916–917 (1954).

KAPLAN, J.J.: Hodgkin's disease in childhood. Arch. Pediat. 51, 325–328 (1934).

KARNOFSKY, D.A.: The staging of Hodgkin's disease. Cancer Res. 26, 1090–1094 (1966).

KASABACH, H.H., MCALPIN, K.R.: Mediastinal Hodgkin's disease, N.Y. State J. Med. 38, 171–175 (1938).

KATZ, A., LATTES, R.: Granulomatous thymoma or Hodgkin's disease of the thymus? a clinical and histologic study and a evaluation. Cancer (Philad.) 23, 1–15 (1969).

KERN, W.A., CREPEAU, A.G., JONES, J.C.: Primary Hodgkin's disease of the lung. Cancer 14, 1151–1165 (1961).

KLIMA, R.: Zur klinischen Problematik und Therapie der Lymphogranulomatose. Wien. klin. Wschr. 66, 895–899 (1954).

KLUGE, A.: Pathologische Anatomie intrathorakaler Manifestationen der Lymphogranulomatose. Med. Klin. 63, 321–327 (1968).

KOBOTH, W.: Prognose der Lymphogranulomatose. Med. Klin. 68, 872–876 (1973).

KÖLE, W., KRONBERGER, L.: Über das Lymphogranulom der Lunge. Dtsch. med. J. 12, 680–683 (1961).

KOLAŘ, J., KÁCL, J., PALEĈEK, L.: Die Miterkrankung der Brustorgane bei malignen Lymphomen. Med. Klin. 54, 1690–1692 u. 1704 (1959).

KORBITZ, B.C.: Massive cavitation of the lung in Hodgkin's disease. Chest 58, 542–545 (1970).

KUCKUCK, W.: Ein Beitrag zur Lymphogranulomatose der Lungen. Röntgenpraxis 3, 79–84 (1931).

KÜHNER, L., SCHLAPPER, K.: Lymphogranulomatose und Tuberkulose. Beitr. klin. Tbk. 107, 408–416 (1952).

KUHLMANN, B.: Über ein besonderes Krankheitsbild der Lymphogranulomatosis. Med. Klin. 21, 661 (1921).

KUHLMANN, F., SCHULZE-FORSTHÖVEL, H.: Das Thoraxbild der Lymphogranulomatose. Med. Welt 11, 494–497 (1937).

LACK, H., POHL, W.H.: Über verschiedenartige Verlaufformen der Lymphogranulomatose bei Befall des Lungenparenchyms im Röntgenbild. Berl. Med. 9, 437–441 (1958).

LAGEMANN, K., SCHUBERT, G.E., WOLF, K.-J.: Streifenförmige Zeichnungsvermehrung der Lungen bei Lymphangiosis lymphogranulomatosa. Fortschr. Röntgenstrahlen 120, 179–185 (1974)

LALLEMAND, M., OLMER, J.: Aspects cliniques et radiologiques des atteintes respiratoires au cours de la maladie de Hodgkin. J. franç. Méd. Chir. Thorac. 18, 97–108 (1964).

LAMARQUE, P., BÉTOULIÈRES, P., PÉLISSIER, M., BELTRANDO, L.: A propos des localisations parenchymateuses pulmonaires de la maladie de Hodgkin. J. Électrol. 34, 692–695 (1953).

LATTES, R.: Thymoma and other tumors of the thymus, an analysis of 107 cases. Cancer 15, 1224–1260 (1962).

LEBLANC, G., PAYRA, M., MUTETTA, J.F.: Maladie de Hodgkin à localisation thoracique apparement primitive. Acta tuberc. Belg. 60, 7–18 (1969).

LECOEUR, J.: Des maladies des bronches. Paris: Vigot Frères 1950.

LEE, B.J.: Lymphangiography in Hodgkin's disease; Indications and contraindications. Cancer Res. 26, 1084–1089 (1966).

LEHMANN, M.P.: Les radio-lesions pulmonaires secondaires aux traitements des localisations thoraciques de la maladie de Hodgkin. Sang 23, 700–704 (1952).

LEJARD, C., GENEVRIER, R., BOURGINE, F., MOIGNE-TAU, C.: Prolifération endo-trachéale au cours d'une maladie de Hodgkin: traitement par l'ACTH. J. franç. Méd. Chir. Thor. 6, 377–381 (1952).

LEMAIRE, A., DEBRAY, J., DE RUISSELET, BONNIOT: Les pleurésies de la maladie de Hodgkin. Presse Méd. 27, 1339–1342 (1962).

LEMOINE, J.M., FAUVET, J., ROSE, Y., DENIS, J.: Les lesions bronchiques de la maladie de Hodgkin. Bull. Ass. franç. Étude Cancer (Bull. Cancer) 45, 137–145 (1958).

LEMON, W.S., DOYLE, J.B.: Clinical observations of Hodgkin's disease with special reference to mediastinal involvement. Amer. J. med. Sci. 162, 516 (1921).

LENK, R.: Die Lymphogranulomatose der Lunge. In: Handbuch der theoretischen und klinischen Röntgenkunde. Berlin: Springer 1929.

LENNERT, K.: Studien zur Histologie der Lymphogranulomatose. Frankfurt. Z. Path. 64, 209–233; 343–356 (1953).

LESSEN, W. VAN, SEIDEL, K.: Multiple Kavernenbildung bei Lungenlymphogranulomatose. Fortschr. Röntgenstr. 86, 523–525 (1957).

LICHTENSTEIN, H.: Kavernenbildung in der Lunge bei atypischer pulmonaler und ossaler Lymphogranulomatose. Z. Tbk. 64, 429–436 (1932).

LIESER, H.: Die kavernöse Lymphogranulomatose der Lunge. Beitr. klin. Tbk. 135, 377–387 (1967).

LIGNAC, G.O.E.: Zur lymphogenen Ausbreitung der Lymphogranulomatose. Krankheitsforschung 9, 125–138 (1932).

LIND, T.: Gibt die Sternbergs-Lokalisation in den Lungen ein besonderes Krankheitsbild? Beitr. klin. Tbk. 66, 415–422 (1927).

LINK, R.: Zur Lymphogranulomatose der Bronchien. Beitr. Z. HNO-Heilk. 4, 273–275 (1953/54).

LINKE, A., STELZEL, M.: Zur Klinik und Therapie des Chylothorax und Chyloaszites bei Lymphogranulomatose. Münch. med. Wschr. 92, 966–967 (1950).

LOEPER, M., BIOY, E.: Atélectasie du lobe supérieur du poumon droit ayant disparu après radiothérapie dans un cas de maladie de Hodgkin. Bull. Mem. Soc. Méd. Hôp. Paris 51, 169–172 (1935).

LOEW, M.: Über die Prognose der Lymphogranulomatose. Dtsch. Arch. klin. Med. 202, 700–725 (1956). — Lymphogranulomatöse Rundherde der Lunge. Radiologe 2, 263–270 (1962).

LOEW, M., LENNERT, K.: Ist die klinische Unterscheidung eines Lymphogranuloms und eines Paragranuloms möglich? Dtsch. med. Wschr. 80, 404–406 (1955).

LUBARSCH, O.: Über Lymphogranulomatose. Berl. klin. Wschr. 55, 708–710 (1918). — Zur Kenntnis der atypischen Lymphogranulomatose, Zbl. Path. Sonderbd. zu 33, 161–170 (1923).

LÜTHI, E.: Beitrag zur Kenntnis der Lymphogranulomatose (Morbus Hodgkin) unter besonderer Be-rücksichtigung der sekundären Lungenfibrose. Schweiz. Z. Tbk. 18, 330–345 (1961).

LUKES, R.J.: Hodgkin's disease: Prognosis and relationship of histologic features to clinical stage. J. Amer. med. Ass. 190, 914–915 (1964). — Report of the nomenclature committee. Cancer Res. 26, 1311 (1966).

LUKES, R.J., BUTLER, J.J.: The pathology and nomenclature of Hodgkin's disease. Cancer Res. 26, 1063–1081 (1966).

LUKES, R.J., BUTLER, J.J., HICKS, E.B.: Natural history of Hodgkin's disease as related to its pathologic picture. Cancer 19, 317–344 (1966).

MANNES, P., DERRIKS, R., DELPORTE, F., DEMEES, J.: Principes actuels du traitment des formes thoraciques de la maladie de Hodgkin. Acta Tbc. Pneumol. Belg. 56, 26–43 (1965).

MEDREA, B., BICA-MARIN, M., GRÜNFELD, A., LUPU, E.: Pneumothorax spontané au cours de la maladie de Hodgkin. Poumon 24, 789–795 (1968).

MEESE, E.H., DOOHEN, D.J., ELLIOT, R.C., TIMMES, J.J.: Primary organ involvement in intrathoracic Hodgkin's disease. Dis. Chest 46, 699–705 (1964).

MERNER, T.B., STENSTROM, K.W.: Roentgen therapy in Hodgkin's disease. Radiology 48, 355–368 (1947).

MEYER, O.: Beiträge zur Klinik, Pathogenese und pathologischen Anatomie des malignen Granuloms, Frankfurt. Z. Path. 8, 343–399 (1911).

MITROU, P., FISCHER, M., MARTIN, H.: Aktuelle Probleme in Diagnostik und Therapie der Lymphogranulomatose (Morbus Hodgkin). Dtsch Ärztebl. 69, 3285–3292 (1972).

MITTELBACH, M.: Ein Fall von primärem Lymphogranulom der Lunge. Münch. med. Wschr. 82, 200 (1935).

MONAHAN, D.T.: Hodgkin's disease of the lung. J. Thorac. Cardiovasc. Surg. 49, 173–175 (1965).

MOOLTEN, S.E.: Hodgkin's disease of the lung. Amer. J. Cancer 21, 253–294 (1934).

MOREL, L., MADRY, M., LAYSSOL, M., ROUGE, J.: Aspect endobronchique d'une lymphogranulomatose maligne à debut. Presse Méd. 63, 1507 (1955).

MOUNIER-KUHN, P., GAILLARD, J., HAGUENAUER, J.P., BOUCHAYER, M.: Les localisations endo-bronchiques de la maladie de Hodgkin. Ann. Oto-Laryngol. (Paris) 85, 241–244 (1968).

MURCHINSON, CH.: Case of a new morbid growth composed of muskular tissue, in the intestine, liver, kidneys, lymphatic glands, heart and other organs. Transact. Path. Soc. Lond. 20, 192–196 (1869).

MUSSHOFF, K., RENNEMANN, H., BOUTIS, L., AFKHAM, J.: Die extranoduläre Lymphogranulomatose — Diagnose, Therapie und Prognose bei zwei unterschiedlichen Formen des Organbefalls, ein Beitrag zur Stadienteilung des Morbus Hodgkin. Fortschr. Röntgenstr. 109, 776–786 (1968).

MUSSHOFF, K., STRICKSTROCK, K.H., BOUTIS, L.: Die Behandlung der Lymphogranulomatose. In: Handbuch der gesamten Haematologie, Bd. V/3. S. 421–492. München-Berlin-Wien: Urban und Schwarzenberg 1969.

MUSSHOFF, K., WEINREICH, J.: Röntgenologische Differentialdiagnostik chronischer seltener Lungenkrankheiten. Beitr. klin. Tbk. **124**, 100–113 (1961).

NABARRO, J.D.N.: Cardiac involvement in malignant lymphoma. Arch. intern. Med. **92**, 258 (1953); zit. v. HECKNER.

Natl. Cancer Inst. Monogr. **36**, 351–387 (1973).

NOBÉCOURT, P., KAPLAN, M., DUCAS, P.: A propos de deux cas de lymphogranulomatose maligne à forme thoracique. Arch. Méd. Chir. App. Resp. **10**, 261–282 (1935).

O'BRIEN, F.W., O'BRIEN, F.W.: Hodgkin's disease, Amer. J. Roentgenol. **71**, 1007–1016 (1954).

OLMER, J., GASCARD, E., DARCOURT, G.: Formes pulmonaires de la maladie de Hodgkin. Presse Méd. **61**, 1745–1747 (1953).

PAPILLON, J.J., CHASSARD, J.L.: Le mediastin dans la maladie de Hodgkin. J. Méd. Lyon **42**, 1937–1946 (1961).

PAVIOT, J., LEVRAT, M., JARRICOT, H.: Un cas de lymphogranulomatose, grossesse intercurrente, sténose des grosses bronches. Lyon Méd. **150**, 437–443 (1932).

PEIRCE, C.B., JACOX, H.W., HILDRETH, R.C.: Roentgenologic consideration of lymphoblastoma; roentgen pulmonary pathology of Hodgkin's type. Amer. J. Roentgenol. **36**, 145–164 (1936).

PERRIER, H.: Les manifestations pleuro-pulmonaires de la lymphogranulomatose maligne. Schweiz. med. Wschr. **75**, 1082–1088 (1945).

PERTTALA, V., SVINHUFVUD, U.: Cavity formation in Hodgkin's disease. Ann. Med. Int. Fenn. (Helsinki) **54**, 19–24 (1965).

PETERS, V., ALISON, R.F., BUSH, R.S.: Natural history of Hodgkin's disease related to staging. Cancer **19**, 308–316 (1966).

PORTMANN, U.V., DUNNE, E.F., HAZARD, J.B.: Manifestations of Hodgkin's disease of the gastrointestinaltract, Amer. J. Roentgenol. **72**, 772–787 (1954).

RATKÓCZY, N.: Die Pathologie und Therapie der Lymphogranulomatose. Leipzig: Thieme 1940. Pathologie und Therapie der Lymphogranulomatose. 2. umbearb. Aufl. Budapest: Akademiai Kiadó 1968. — Zur Differentialdiagnose der Mediastinaltumoren. Radiol. Clin. **16**, 205–212 (1947).

RÉBOUL, J., DELORME, G., LUGAGNE, L.: Localisations endocavitaires trachéo-bronchiques de la maladie de Hodgkin. Rev. Laryng. **77**, 233–249 (1956).

RÉBOUL, J., PIÉCHAUD, F., DELORME, G., POUYSSOU, P., LACOSTE, G.: Maladie de Hodgkin à localisation trachéale. J. méd. Bordeaux **132**, 691–695 (1935).

REED, D.M.: On the pathological changes in Hodgkin's disease with especial reference to its relation to tuberculosis. Johns Hopkins Hosp. Rep. **10**, 133–196 (1902).

REINDELL, H., BEGEMANN, H., BERG, W.: Zur Differentialdiagnose der intrathorakalen Lymphogranulomatose und Lymphknoten- und Lungentuberkulose. Med. Mschr. **5**, 682–692 (1951).

REVOL, L., PALIARD, P., CROIZAT, P.: Les localisations pericardiques au cours de la maladie de Hodgkin. Lyon Méd. **94**, 913–929 (1962).

RIBBERT, H.: Über Lymphome der Lungen. Virch. Arch. Path. Anat. **102**, 452–467 (1885).

ROLLESTON, H.: On lymphadenoma (Hodgkin's lymphogranuloma). Lancet **209**, 1209–1217 (1925).

ROSENBERG, S.A.: Report of the committee on the staging of Hodgkin's disease. Cancer Res. **26**, 1310 (1966).

ROTTE, K.H., BAUKE, G., SCHRÖDER, H.: Über die Lymphogranulomatose der Lunge. Arch. Geschwulstforsch. **33**, 383–394 (1969).

ROTTINO, A., HOFFMAN, G.F.: The pathology of the lung in Hodgkin's disease. Amer. J. Surg. **89**, 550–555 (1955).

ROUJEAU, J.: Localisations broncho-pulmonaires de la maladie de Hodgkin. J. franç. Méd. Chir. Thor. **8**, 64–92 (1954).

ROUSSELL, J., SCHOUMACHER, P., PERNOT, M., GAUCHER, A.: Les formes broncho-pneumoniques de la maladie de Hodgkin. J. Radiol. Electrol. **38**, 745–752 (1957).

RUBENFELD, S., CLARK, E.: An anusual case of Hodgkin's disease of the lung. Radiology **28**, 614–619 (1937).

RUHRMANN, H., HARTMANN, P.: Über einen ungewöhnlichen Fall von Lymphogranulomatose. Medizinische **1956**, 659–663.

SACHS, H.W.: Ein Fall von primärer Lymphogranulomatose der Lunge. Med. Klin. **31**, 271–274 (1935).

SAUPE, E.: Über Lungenbefunde bei Lymphogranulomatose. Klin. Wschr. **9**, 1495–1499 (1955).

SAUVAGE, R., MERLIER, M., LAUTIER, P.: Des aspects chirurgicaux des localisations mediastinales isolées de la maladie de Hodgkin. Presse Méd. **63**, 1802–1805 (1955).

SCARINICI, C.: A propos de la maladie de Hodgkin à évolution endobronchique. Presse Méd. **63**, 1302–1303 (1955).

SCHAEFER, A., WURM, H.: Lymphogranulom der Lungen mit Kavernenbildung. Fortschr. Röntgenstr. **47**, 254–262 (1933).

SCHEURLEN, P.G.: Die intrathorakalen Manifestationen der Lymphogranulomatose. Prax. Pneumol. **21**, 609–616 (1967).

SCHINZ, H.R., REICH, TH.: Lymphogranulomatose Hodgkin als Todesursache in der Schweiz und deren Wandlungen seit 1931. Oncologia **14**, 1–11 (1961).

SCHNEIDER, R.: Das mediastino-pulmonale Lymphogranulom, Versuch einer Einteilung nach röntgenologischen Gesichtspunkten und nach Stadien.

Dtsch. Arch. klin. Med. **207**, 46–57 (1961). — Die intrathorakalen Lokalisationen bei Hämoblastosen. Med. Klin. **57**, 1841–1847 (1962).

Schubert, G.E., Lagemann, K., Wolf, K.-J.: Das pathologisch-anatomische Substrat streifenförmiger Zeichnungen der Lungen bei Lymphogranulomatose. Dtsch. med. Wschr. **98**, 1323–1333 (1973).

Setzu, A.: Sulla localizzazione cardiaca del granuloma maligno. Patholog. (Genova) **34**, 145 (1942); zit. v. Heckner.

Sheinmel, A., Roswit, B., Lawrence, L.R.: Hodgkin's disease of the lung; Roentgen appearance and therapeutic management. Radiology **54**, 165–179 (1950).

Simon, S.M.: Hodgkin's disease with terminal miliary tuberculosis. Med. Bull. Veterans' Adm. **21**, 97–98 (1944).

Simonds, J.P.: Hodgkin's disease. Arch. Path. **1**, 394–430 (1926).

Smith, E.B., Shefts, L.M.: Hodgkin's disease; report of a case with involvement of the bronchi. J. thorac. Surg. **12**, 296–301 (1943).

Soulas, A.: Forme endo-bronchique de la maladie de Hodgkin. Presse Méd. **1945**, 42–43.

Soulas, A., Mounier-Kuhn, P.: Bronchologie. Paris: Masson 1949.

Steel, S.J.: Hodgkin's disease of the lung with cavitation (case report). Amer. Rev. Resp. Dis. **89**, 736–744 (1964).

Steiger, O.: Klinik und Pathologie der Lymphogranulomatosis (Paltauf-Sternberg). Z. klin. Med. **79**, 452–510 (1914).

Steim, H., Weissleder, W., Reindell, H., Emmrich, J.: Die Bedeutung der Gefäßdarstellung für die Differentialdiagnose der Mediastinaltumoren. Radiologe **3**, 6–16 (1963).

Stein, J., Sheinmel, A.: Cavitary disease of the lungs (due to less frequent etiological factors). Radiology **54**, 219–226 (1950).

Steinberg, J.: Angiocardiography in diagnosis of pericardial effusion and pulmonary stenosis in Hodgkin's disease. Amer. J. Roentgenol. **102**, 619–626 (1968).

Steiner: Lymphogranulomatose der Lunge. Fortschr. Röntgenstr. **33**, 287 (1925).

Sternberg, C.: Über eine eigenartige unter dem Bild der Pseudoleukämie verlaufende Tuberculose des lymphatischen Apparates. Z. Heilk. **19**, 21–91 (1898). — Die Lymphogranulomatose. Klin. Wschr. **4**, 529–534 (1925). — Zur Frage der sogenannten atypischen Lymphogranulomatose. Beitr. Path. Anat. allg. Path. **87**, 257–271 (1931). — Lymphogranulomatose und Reticuloendotheliose. Ergebn. Allg. Path. path. Anat. **30**, 1–76 (1936).

Stolberg, H.O., Platt, N.Y., McEwen, K.F., Warwick, O.H., Brown, T.C.: Hodgkin's disease of the lung: Roentgenologic-pathologic correlation. Amer. J. Roentgenol. **92**, 96–115 (1964).

Sydnes, O.A.: Lymphogranulomatosis cordis. Nord. Med. **46**, 1794 (1951); zit. v. Heckner.

Terplan, K., Mittelbach, M.: Beiträge zur Lymphogranulomatose und anderen eigenartigen verallgemeinerten Granulomen der Lymphknoten. Virch. Arch. **271**, 759 (1929).

Thomas, G.F.: The roentgendiagnosis of lesions in the region of mediastinum. Amer. J. Roentgenol. **1**, 133 (1914).

Trübestein, H.: Beitrag zur Behandlung der Lymphogranulomatose. Strahlentherapie **99**, 526–535 (1956). — Der differenzierte histologische Befund der Lymphogranulomatose als Grundlage des Behandlungserfolgs. Strahlentherapie **100**, 62, 71 (1956).

Trummert, W., Engels, C.: Hodgkinsche Krankheit und Tuberkulose. Med. Wschr. **10**, 684–690 (1956).

Uddströmer, M.: On the occurence of lymphogranulomatosis (Sternberg) in Sweden 1915–1931 and some considerations as to its relation to tuberculosis. Acta tuberc. scand., Suppl. **1**, 1–225 (1934).

Ultmann, J.E.: Clinical features and diagnosis of hodgkin's disease. Cancer **19**, 297–307 (1966).

Urchs, O.: Beitrag zur Kasuistik der Lymphogranulomatose. Virch. Arch. Path. Anat. Phys. **244**, 276–286 (1923).

Vaughan, B.F.: Endobronchial Hodgkin's disease. Brit. J. Radiol. **31**, 45–47 (1958).

Verga, V.: Sulle localizzazioni polmonari del linfogranuloma maligno. Radiol. Med. (Torino) **52**, 1105–1152 (1966).

Versé, M.: Die Lymphogranulomatose der Lunge und des Brustfells. In: Henke-Lubarsch: Handbuch der speziellen pathologischen Anatomie und Histologie Bd. III, S. 280–343. Berlin: Springer 1931.

Vieta, J.C., Craver, L.S.: Intrathoracic manifestations of the lymphomatoid diseases. Radiology **37**, 138–158 (1941).

Viterbo, F., Albano, O.: Quadri radiologici polmonari di linfigranuloma maligno. Nunt. Radiol. (Firenze) **20**, 253–276 (1954).

Voth, H.: Zum Ablauf der thorakalen Lymphogranulomatose. Dtsch. Arch. klin. Med. **204**, 123–144 (1957).

Wachner, G.: Über die Lymphogranulomatose der Lungen. Fortschr. Röntgenstr. **49**, 620–631 (1934). — Über die Lymphogranulomatose des Sternums. Fortschr. Röntgenstr. **51**, 492 (1935).

Wallhauser, A.: Hodgkin's disease. Arch. Path. **16**, 522–562 u. 672–712 (1936).

Walton, H.J.: Roentgenologic examination of the mediastinum. Amer. J. Roentgenol. **5**, 181 (1918).

Wassner, U.J.: Mediastinale Geschwülste; Häufigkeit, Klinik, Gestalt und Charakter. Stuttgart-New York: Schattauer 1970.

Weber, H.: Lungenlymphogranulome. Beitr. Path. Anat. **84**, 1–32 (1930).

WEICKER, B.: Multiples kleinknotiges Lymphogranulom der Lunge. Fortschr. Röntgenstr. **48**, 485–488 (1933).

WESSLER, R., GREENE, CH.M.: Intrathoracic Hodgkin's disease; it's roentgen diagnosis. J. Amer. med. Ass. **74**, 445–448 (1920).

WEST, W.O., BOURONDE, B.H.: Spontaneous perforation of the esophagus in Hodgkin's disease, report of three cases and literature review. Amer. J. Gastroent. **33**, 335–342 (1960).

WILKS, S.: Cases of enlargement of lymphatic glands and spleen (or Hodgkin's disease). Guy's Hosp. Rep. **11**, 56–67 (1865).

WITHACKER, L.R.: Malignant lymphoma (Hodgkin's disease), a radiographic study. Arch. intern. Med. **32**, 538–555 (1923).

WOLPAW, S.E., HIGLEY, CH.S., HAUSER, H.: Intrathoracic Hodgkin's disease. Amer. J. Roentgenol. **52**, 374–378 (1944).

WRIGHT, C.B.: Hodgkin's disease, sixty cases in which were intrathoracic lesions. J. Amer. med. Ass. **111**, 1286–1290 (1938).

WURM, K., REINDELL, H.: Zur röntgenologischen Differentialdiagnose von Sarkoidose (Morbus Boeck) und Lymphogranulomatose. Radiologe **2**, 134–139 (1962). — Die mediastinalen Lymphknotenerkrankungen im Röntgenbild. Radiologe **3**, 42–58 (1963).

YARDUMIAN, K., MYERS, L.: Primary Hodgkin's disease of the lung. Arch. intern. Med. **85**, 233–244 (1950).

ZIEGLER, K.: Die Hodgkinsche Krankheit. In: Kraus-Brugsch: Spezielle Pathologie und Therapie der inneren Krankheiten, Bd. III. Jena: Fischer 1911. — Die Lymphogranulomatose, das maligne Granulom, die Hodgkinsche Krankheit. Ergebn. inn. Med. **32**, 46–82 (1927).

Tumoren der Brustwand

von

V. Schneider

Mit 35 Abbildungen

1. Einleitung

1.1. Zur Einteilung und Häufigkeit von Brustwandtumoren

Die Klassifikation von Tumorgruppen nach Körperregionen anstelle anderer Ordnungsprinzipien, wie z.B. Organzugehörigkeit oder Histologie, ist im allgemeinen wenig gebräuchlich. Dennoch werden die in der Brustwand gelegenen Tumoren, ungeachtet ihrer heterogenen Zusammensetzung, als *Brustwandtumoren* zusammengefaßt.

Ein wesentlicher Grund hierfür ist in der funktionell-organischen Einheit der Thoraxwand zu sehen, die in therapeutischer wie diagnostischer Hinsicht als „Körperorgan" aufzufassen ist. Entsprechend hat der chirurgische Eingriff im Bereich der Brustwand die Berücksichtigung der späteren Funktionsfähigkeit, insbesondere die Gewährleistung einer normalen Atemmechanik zur Voraussetzung. (BISGARD u. SWENSON, 1948; CAMPBELL, FRANZ, 1953; BRODIN u. LINDEN, 1959; BAUE, 1963; u.a.)

Dasselbe Prinzip der organorientierten Ganzheitsbetrachtung gilt in besonderem Maß auch für die Erfordernisse der Diagnostik, da diese notwendigerweise vom Gesamtaspekt des makroskopischen Strukturgefüges ausgehen muß.

Brustwandtumoren sind verhältnismäßig selten. Durch die engen Nachbarschaftsbeziehungen zu den intrathorakalen Organen, die durch die geringe Tiefenausdehnung der Thoraxwand noch akzentuiert werden, erlangen sie erhebliche klinische und differentialdiagnostische Bedeutung, gleichgültig ob sie primär invasiv oder nur verdrängend wachsen. Entsprechend sind die klinisch vordergründigen Symptome, abgesehen von der lokalen Tumorvorwölbung, solche des Respirationstrakts, wie Dyspnoe, Zyanose, Husten und atmungsabhängige Schmerzen pleuritischen Typs. Einer der ersten zusammenfassenden Berichte über Brustwandtumoren stammt von PAGET (1897), der neben 3 eigenen 30 Literaturfälle, darunter 7 Sternum- und 23 Rippentumoren, zusammenstellt. Weitere zusammenfassende Darstellungen erschienen 1921 und 1923 von HEDBLOM, die unter Einschluß der Fälle von PARHAM insgesamt 313 Beobachtungen erfassen. HEDBLOM fand in 20% seiner Fälle das Sternum, in 80% die Rippen betroffen. Dasselbe Verteilungsmuster gibt HEUER (1929) an.

HARPER berichtete 1939 über kartilaginäre Rippentumoren. 1951 gaben O'NEAL u. ACKERMAN eine Übersicht über 96 teils aus eigenem Material (11) teils aus der Literatur (85) zusammengestellte kartilaginäre Gewächse der Rippen und des Sternums. Aus dem Zeitraum davor liegen Mitteilungen über Tumoren der knöchernen Brustwand von SOMMER u. MAJOR (1942), DORNER u. MARCY (1948) sowie von BLADES u. PAUL (1953) vor. 1953 sichtete HOCHBERG das bis dahin vorliegende Material erneut und überprüfte dabei 205 Sternum- und Rippentumoren unter Einschluß von 11 eigenen Fällen. Davon waren 106 (51,8%) benigne und 99 (48,2%) maligne. 1957 berichteten PASCUZZI, DAHLIN u. CLAGETT über weitere 144 Rippen- und Sternumtumoren, deren Anteil unter mehr als 2000 Knochentumoren der Mayoklinik (1904–1954) etwa 7% ausmachte; 68,3% der Tumoren der knöchernen Thoraxwand waren maligne. Weitere einschlägige Mitteilungen stammen von SALVINI (1963), VOGT-MOYKOPF (1965) sowie von OCHSNER, LUCAS u. MCFARLAND (1966).

Jeder Versuch einer Klassifizierung der Brustwandtumoren muß notwendigerweise von ihrer heterogenen Zusammensetzung ausgehen und wird daher nicht über ein mehr summarisch orientierendes Einteilungsschema hinausgelangen. Unter Berücksichtigung diagnostischer wie therapeutischer Gesichtspunkte erscheint es zweckmäßig, *primäre und sekundäre Brustwandtumoren* zu unterscheiden. Der Häufigkeit nach stehen die sekundären Brustwandtumoren an erster Stelle, zu denen neben metastatischen auch sekundär auf die Brustwand übergreifende Tumorprozesse benachbarter Organe zu zählen sind. Während die sekundären Brustwandtumoren praktisch immer maligne sind, lassen sich die primären Brustwandgeschwülste in *benigne, semimaligne* und *maligne* Tumorformen aufgliedern.

Nicht berücksichtigt werden hier die oberflächlichen Tumoren der Haut und ihrer Anhangsgebilde sowie die Pleuratumoren, die anderenorts abgehandelt sind und an dieser Stelle nur unter Würdigung ihrer Bedeutung als sekundäre Brustwandtumoren erörtert werden.

Aus differentialdiagnostischen Gründen erscheint es ferner angebracht, in einer dritten Gruppe nicht neoplastische, tumorähnliche, vorwiegend entzündliche Brustwandprozesse, von denen ein Teil als „Pseudotumoren" anzusprechen ist, aufzuführen.

1.2. Zur Diagnose pathologischer Veränderungen im Bereich der Brustwand

Die Zuordnung von krankhaften Veränderungen in den Bereich der Brustwand ist eine Frage der exakten lokalisatorischen Diagnose krankhafter Prozesse, die zunächst aufgrund des Thoraxübersichtbildes festgestellt werden. Während Übersichtsaufnahmen der Thoraxorgane in zwei Ebenen für die Lokalisation intrapulmonaler Veränderungen im allgemeinen ausreichen, ist dies bei Thoraxwandprozessen nicht unbedingt der Fall. Der Wert einer genauen Durchleuchtungstechnik ist hierfür nicht zu überschätzen. Dabei wird die Thoraxwand kontinuierlich unter fließender Rotation des Patienten tangential durchleuchtet, wodurch Stärke und Querschnittsprofil erkennbar werden. Dünnschichtige Auflagerungen werden in ihrer maximalen Schichtdicke erfaßt und so überhaupt erst nachweisbar und mittels Zielaufnahmen einer weiteren Analyse zugänglich.

Bei der Durchleuchtung von Thoraxwandprozessen ist ferner zu berücksichtigen, daß diese naturgemäß im allgemeinen der Bewegung der Brustwand folgen und dementsprechend inspiratorisch eine Anhebung und exspiratorisch eine Senkung erkennen lassen. Intrapulmonal gelegene Tumoren verhalten sich demgegenüber gegensinnig, d.h. sie verschieben sich inspiratorisch entgegen der Brustwandbewegung nach kaudal und exspiratorisch nach kranial. Bei Ausbildung umfangreicher Verdrängungsprozesse oder ausgedehnterer Erguß- und Schwartenbildung sind diese Kriterien allerdings nicht mehr anwendbar.

1.2.1. Primäre Brustwandtumoren

Für die Unterscheidung zwischen primären und sekundären Brustwandtumoren, d.h. solchen, die bei ursprünglicher Lage im Lungenmantel sekundär auf die Brustwand übergreifen, ist die Beachtung der nachfolgenden formalen Kriterien gelegentlich von Nutzen. Für primäre Brustwandtumoren ist die breite Basis mit größtem Tumordurchmesser im Bereich der Thoraxwand charakteristisch. Seitlicher Tumorrand und Thoraxwand gehen unter Ausbildung eines stumpfen Winkels ineinander über.

Im Gegensatz hierzu haben von der Lunge aus auf die Thoraxwand übergreifende Tumoren ihren größten Querschnitt gewöhnlich intrapulmonal, und seitlicher Tumorrand und Thoraxwand bilden miteinander einen spitzen Winkel (LENK, 1929).

Eine weitere Möglichkeit, periphere Lungentumoren von solchen der Thoraxwand abzugrenzen, besteht bei freiem Pleuraspalt in der Anlage eines diagnostischen Pneumothorax.

Tomographische und in ausgewählten Fällen auch angiographische Zusatzuntersuchungen (ANACKER, 1962) werden im Einzelfall weitere Aufschlüsse über die Ätiologie eines Thoraxwandprozesses geben können.

2. Benigne Brustwandtumoren

2.1. Chondrome

Chondrome und Chondrosarkome stehen unter den primären Knochentumoren der Rippen und des Sternums der Häufigkeit nach mit an erster Stelle. Chondrome repräsentieren unter Zugrundelegung größerer Zusammenstellungen (HEDBLOM, 1921, 1933; HARPER, 1939, 1940, 1942; SOMMER u. MAJOR, 1942; DORNER u. MARCY, 1948; CONDON u. HARPER, 1950; HOCHBERG u. CRASTNOPOL, 1955; PASCUZZI, DAHLIN u. CLAGETT, 1957; SADROLASCHRAFI, 1958; LUCAS u. McFARLAND, 1966) ungefähr 30% der gutartigen und etwa 15% der primären Rippengeschwülste. Bei Einbeziehung der Chondrosarkome, die nach HOCHBERG (1953) 36,3% der malignen Rippentumoren ausmachen, erhöht sich der Gesamtanteil der Knorpeltumoren an sämtlichen primären Rippengeschwülsten auf etwa 35-40%. Dabei ist die kostale Lokalisation von Knorpeltumoren vergleichsweise zu deren Vorkommen an anderen Skelettabschnitten — vorwiegend betroffen sind Phalangen und lange Röhrenknochen — relativ selten. GESCHICKTER (1931) fand unter 488 kartilaginären Knochentumoren nur in 3,8% Beteiligung von Rippen und Sternum.

Chondrome werden entsprechend ihrer Lokalisation im Schaftinnern oder an der Oberfläche des befallenen Knochens in Enchondrome oder zentrale Chondrome bzw. in Ekchondrome oder periphere Chondrome (parostale Chondrome) unterteilt. Im Bereich der Rippen ist dieser Unterteilungsmodus bei fortgeschrittener Tumorentwicklung mit Verlust der ursprünglichen Lagebeziehung zum Knochen oft nicht möglich. Unabhängig von dieser Klassifizierung werden, unter Berücksichtigung des eigentlichen Tumoraufbaus, ferner Osteochondrome und Myxochondrome unterschieden. Hierbei hat man sich zu vergegenwärtigen, daß der Begriff „Osteochondrom" mehrdeutig ist. Er wird einmal auf solche Chondrome angewandt, die ossäre Metaplasie umschriebener Tumorabschnitte zeigen, zum andern aber synonym gebraucht mit dem Begriff der kartilaginären Exostose. Da die Fähigkeit zu metaplastischer Knochenbildung jedem Chondrom zukommt, ist die zusätzliche Kennzeichnung solcher Tumoren als Osteochondrome zumindest überflüssig. Verwirrend wird die Bezeichnung Osteochondrom jedoch dann, wenn sie zusätzlich auf kartilaginäre Exostosen angewandt wird, die aufgrund ihrer differenzierten Gliederung eine definierten Entität gegenüber den Chrondromen darstellen. Auch der zusätzlichen Bezeichnung mancher Chondrome als Myxochondrome kommt keine qualitative Bedeutung zu, da das Auftreten mukoid-zystischer Degeneration von Tumoranteilen eine verbreitete Eigenschaft chondromatöser Gewächse darstellt und ebenso wie die ossäre Metaplasie kaum geeignet ist, etwas über ihren Verlauf und klinisches Verhalten auszusagen.

Chondrome zeigen keine eindeutige Geschlechtsdisposition; nach manchen Statistiken scheint jedoch das männliche Geschlecht etwas häufiger betroffen zu sein (O'NEAL u. ACKERMAN, 1951). Die Altersverteilung schwankt in weiten Grenzen. Chondrosarkome sind jedoch auch im Bereich des Thorax vorwiegend eine Erkrankung des Erwachsenenalters, während Jugendliche in den beiden ersten Dekaden extrem selten betroffen sind. Odom, de Muth, Carlisle u. Blakemore (1965) konnten aus der gesamten Weltliteratur, einschließlich einer eigenen Beobachtung, insgesamt 8 Mitteilungen von Chondrosarkomen der Thoraxwand bei Kindern und Jugendlichen (3 Monate – 18 Jahre) zusammenstellen. O'Neal u. Ackerman (1951) fanden Altersgrenzen von Geburt bis zu 60 Jahren, Hochberg u. Crastnopol (1955) von 3,5 Monaten bis 67 Jahren bei einem durchschnittlichen Lebensalter von 32,6 Jahren zum Zeitpunkt des erstmaligen Auftretens spezifischer Symptome. Die zuletzt genannten Autoren fanden 50% aller Chondromfälle in einem Lebensalter von 25–45 Jahren.

Pathologisch-anatomisch stellen Chondrome Knorpeltumoren von bläulich-weißer Farbe, derber Konsistenz und gelappter, mehrknotiger Grobstruktur dar. Die kräftiger entwickelten Knoten können durch zarte Bindegewebssepten getrennt und zum Teil zystisch erweicht sein. Das Ausmaß der Tumoren liegt durchschnittlich bei Pflaumen- bis Apfelsinengröße. Denk (1930) beobachtete ein Chondrosarkom von Kindskopfgröße. Harper (1942) sah ebenfalls ein riesiges Chondrosarkom, das nahezu den gesamten rechten Hemithorax ausfüllte sowie gleichzeitig große Teile des Abdomens einnahm. Eine ähnliche, noch akzentuiertere Beobachtung stammt von Teitelbaum, Probstein u. Goldstein (1970). Makroskopisch besteht keine Möglichkeit, Chondrome und Chrondrosarkome voneinander zu unterscheiden, obwohl besonders große Knorpeltumoren meist bereits Chondrosarkome darstellen. Die meisten dieser Tumoren zeigen eine Art fibröser Kapselbildung, da sie kaum invasiv, sondern langsam und vorwiegend verdrängend wachsen. Das gilt auch für Chondrosarkome. Die Kapselbildung erlaubt daher keinen Rückschluß auf Gut- oder Bösartigkeit des Tumors und darf nicht dazu verführen, etwa nur eine Ausschälung des Tumors vorzunehmen. Die Resektion muß ggf. ferner weitab vom eigentlichen Tumorsitz im Gesunden erfolgen, da Rippenchondrome die Neigung haben, seitwärts der Haupttumormasse in den Markraum der Rippen vorzuwachsen. *Histologisch* finden sich nahezu ausschließlich einkernige, gleichmäßige Knorpelzellen mit Lakunenbildung zwischen hyaliner, gelegentlich myxomatös erweichter Grundsubstanz. In Tumorabschnitten mit regressiven Gewebsprozessen, wie mukoider Erweichung, erscheinen die Knorpelzellen mehr sternförmig ausgezogen. Übereinstimmend werden Chondrome der Thoraxwand als *potentiell maligne Geschwülste* angesehen, die bei nicht radikaler Entfernung in größeren Intervallen rezidivieren und zu sekundärer Chondrosarkombildung führen können. In vielen Fällen sog. sekundärer Chondrosarkome dürfte es sich wahrscheinlich bereits primär um maligne Knorpelgeschwülste gehandelt haben. Mit zunehmender Verfeinerung der histologischen Diagnose hat entsprechend der Anteil der primär als Chondrosarkome diagnostizierten Knorpeltumoren gegenüber Chondromen deutlich zugenommen. Neuere Sammelstatistiken machen diesen Sachverhalt besonders deutlich. So fanden Pascuzzi, Dahlin u. Clagett (1957) unter 144 Tumoren der Rippen und des Sternums 40 Chondrosarkome und nur 3 Chondrome.

Die histologischen Kriterien des Malignitätsgrades beziehen sich weniger auf Anordnung, Aufbau oder Art des Stromas — basophile oder azidophile Färbbarkeit, Ausdifferenzierung fibröser Strukturen, myxomatöse Degeneration, metaplastische Knochenbildung — als vielmehr auf die Zellmorphologie der Tumoren (Jaffe u. Lichtenstein, 1943, 1948; O'Neal u. Ackerman, 1951; Barrett, 1955). Nach Jaffe u. Lichtenstein (1943, 1948) sind Tumoren mit besonderem Zellreichtum, häufiger als gelegentlich auftretenden doppelkernigen Knorpelzellen, mit großen plumpen Kernen sowie mit mehrkernigen Riesenknorpelzellen, als maligne anzusehen. Gehäuftes Auftreten von Mitosefiguren ist selten, da sich Knorpelzellen vorwiegend amitotisch teilen. Da innerhalb desselben Tumors gut- und bösartige Gewebsformationen nebeneinander vorkommen können, setzt allein schon die endgültige Sicherung der Diagnose eine umfangreiche Materialuntersuchung voraus, die praktisch die Notwendigkeit einer ausgedehnten Tumorresektion mit sich bringt, eine Maßnahme, die angesichts des potentiell malignen Charakters von Knorpelgeschwülsten der Rippen von der Mehrzahl der Autoren als Therapie der Wahl angesehen wird. Nach Lindskog u. Liebow (1953) wurden bei ungenügend radikaler Resektion bis zu 75–80% Rezidivtumoren beobachtet.

Prädilektionsort der Chondromentstehung sind die sternalen Rippenenden (42,4% nach Hochberg, 1953; 68,1% nach O'Neal u. Ackerman, 1951). Befallen waren die vorderen Rippenabschnitte u.a. in zum Teil mehreren Fällen von Amburger (1901), Hedblom (1921, 1933), Lockwood (1928), Morton (1930), Phemister (1930), Geschickter (1931), Potvin (1933), Sorrel u. Oberthur (1933), Papin (1934), Campbell (1935), Sokolov (1935), Speed (1936), Santy (1937), Golla (1938), Harper (1939, 1940, 1942), Janes (1939, 1941), Bertola u. Martinez (1940), Schoen (1940), Mayer (1941), Morton u. Mider (1947), Watson u. James (1947), Poppe u. Berg (1948), Dorner u. Marcy (1948), O'Neal u. Ackerman (1951), Pascuzzi, Dahlin u. Clagett (1957), Salvini (1963), Hopkins u. Freitas (1965), Odom, De Muth, Carlisle u. Blakemore (1965). Daneben treten Chondrome bzw. Chondrosarkome aber auch in den seitlichen, axillären Rippenpartien (Harrington, 1927, 1933; Viannay, 1931; Ferrari u. Lentino, 1942; Sommer u. Major, 1942; Pendergrass,

LAFFERTY u. HORN, 1945; DORNER u. MARCY, 1948; JAFFE, 1958, 1964; SAFAR, 1964) sowie in den dorsalen Rippenabschnitten im Bereich der Rippenwinkel und gelegentlich im Rippenköpfchen auf (DENK, 1930; FOLLIASSON u. BLANCHARD, 1933; MATSON, 1934; JANES, 1939, 1941; SOMMER u. MAJOR, 1942; PENDERGRASS, LAFFERTY u. HORN, 1945; O'NEAL u. ACKERMAN, 1951; ALETTI u. BALBO, 1963).

Knorpeltumoren des Sternums (PARK, 1894; GANGOLPHE u. TIXIER, 1909; RICHARDSON, 1913; HEDBLOM, 1921; 1933; GESCHICKTER, 1931; HEUER, 1932; ROBERG, 1935; ROBERT-DIDIER, 1935; BRADSHAW u. CHODOFF, 1940; SOMMER u. MAJOR, 1942; SANTY, DARGENT u. MARION, 1964; BEARDSLEY, 1950; O'NEAL u. ACKERMAN, 1951; MATISSEK u. WILHELM, 1955; BRODIN u. LINDEN, 1959; MACHMANUS, McCORMICK u. FECHER) machen nach HEUER sowie nach HEDBLOM 20% der chondromatösen Gewächse des Brustkorbes aus.

Klinisch führendes *Symptom* ist die tastbare Tumorresistenz. Relativ häufig wird *Schmerzhaftigkeit* angegeben, wobei O'NEAL u. ACKERMAN 3 Schmerztypen besonders hervorheben:

1. örtliche Schmerzhaftigkeit,
2. Schmerzen von pleuritischem Charakter bei vorwiegend intrathorakalem Wachstum der Geschwulst,
3. neuritischer Schmerztyp mit Ausstrahlung entsprechend dem Verbreitungsgebiet der Interkostalnerven.

In fortgeschrittenen Fällen kann es zu Einschmelzungsprozessen im Tumorbereich mit Exulceration der Haut kommen. Wie bereits hervorgehoben, können Chondrome riesige Ausmaße annehmen und dabei zu Halbseitenverschattungen führen, das Zwerchfell durchbrechen und sich *intraabdominal ausbreiten.* Einbruch in das vordere und hintere Mediastinum (BARRETT, 1955a, b; SULLIVAN u. MANGIARDI, 1958) mit *Durchbruch in das Perikard* und *Verdrängung* bzw. Einmauerung mediastinaler Strukturen ist ebenfalls bekannt (MOTYCKA, 1956). Ein HORNER-Syndrom fand sich in den Fällen von DENK (1930) und von SIMPSON (1942). WEISEL u. ROSS (1950) beobachteten ein Chondrosarkom des hinteren Mediastinums mit Ausläufer in den Spinalkanal und groben Destruktionen an Wirbelkörpern und Rippenköpfchen; einen ähnlichen Fall sah BARRETT (1955). Von DE CASTILLO, GIANFRANCESCO u. MANNIX (1966) stammt die Mitteilung über einen Fall von symptomatischer Pulmonalstenose bei retrosternal gelegenem Chondrosarkom, das die Pulmonalarterie komprimierte. Die Kombination von Rippenchrondrom mit Knorpelgewächsen anderer Lokalisation wurde wiederholt gesehen (DORNER u. MARCY, 1948; O'NEAL u. ACKERMAN, 1951).

Mehrfacher Befall der Rippen ist in Fällen von **Ollier'scher Dyschondroplasie** oder **multipler Enchondromatose** (OLLIER, 1900; HARTMANN, 1951; STARK, ADLER u. ROBINSON, 1952; BETHGE, 1962) keine Seltenheit (s. Abb. 6a, 6b). Über *bilaterale Osteochondrome der Thoraxwand bei einem Säugling mit resultierender Zyanose infolge mechanischer Kompression der Lunge berichten* HOPKINS u. FREITAS (1965). Chondrosarkome führen im allgemeinen erst spät zu Metastasen und rezidivieren oft über Jahre mehrfach, wobei der Tumor örtlich dennoch begrenzt bleibt. Der Nachweis von Lungenmetastasen kann in Anbetracht der knorpeligen Struktur der Tochtergeschwülste und der entsprechend nur geringgradigen Strahlenabsorption schwierig sein.

Röntgenologisch verursachen Chondrome entweder zentral oder exzentrisch im Rippenschaft gelegene, rundliche Aufhellungsbezirke von polyzyklisch geklapptem Umriß, innerhalb derer die Spongiosastruktur aufgehoben ist. Die Transparenz der Herde erreicht gewöhnlich nicht den Grad rein osteolytischer Destruktionszonen, sondern zeigt demgegenüber eine Resttrübung von Weichteildichte. Oft ist der Tumorrand durch einen sklerotischen Randsaum insgesamt oder abschnittsweise gegen das gesunde Knochengewebe demarkiert, die Begrenzung kann jedoch unscharf sein und keine verstärkte Randsklerose zeigen. Im charakteristischen Fall finden sich tüpfelförmige, kalkdichte Fleckschatten von meist Streichholzkopfgröße eingelagert. Diese sind Folge sekundärer Kalzifikation umschriebener Tumorabschnitte und können flächenhaft konfluieren, so daß umfangreiche Tumorbezirke mehr oder weniger kalkdicht verschattet erscheinen. Seltener rufen leistenartige Trabekelzüge, die teils Ausdruck tumoreigener Knochenneubildung, teils Folge tumorbedingter reliefartiger Modellierung des Endosts sind, ein gekammertes Bild hervor. In ausgeprägten Fällen und bei fehlender Kalkimprägnation ist eine Abgrenzung gegen die fibröse Dysplasie nicht möglich. Der Umfang sekundärer Kalzifikation und Ossifikation von gut- und bösartigen Knorpelgeschwülsten ist jedoch meist nicht so ausgeprägt wie bei osteogenen Sarkomen, was differentialdiagnostisch wichtig ist (Abb. 1a–e). Bei sekundärer maligner Entartung eines Chondroms beobachtet man gele-

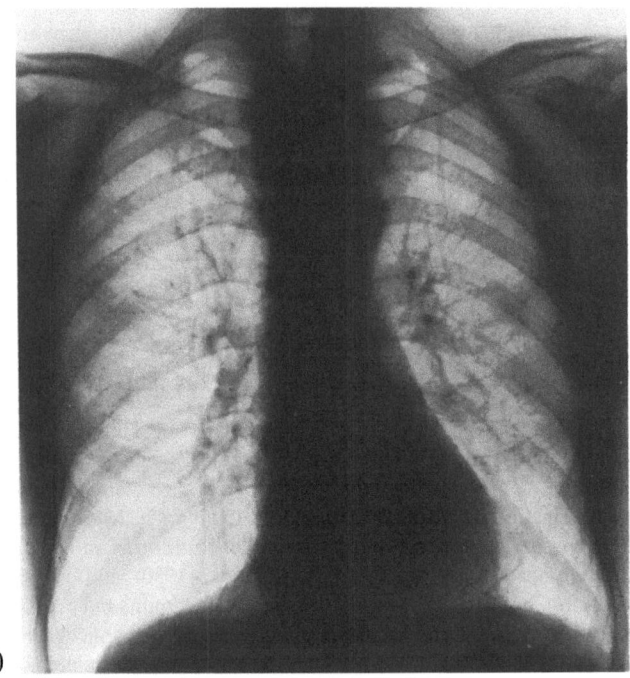

(a)

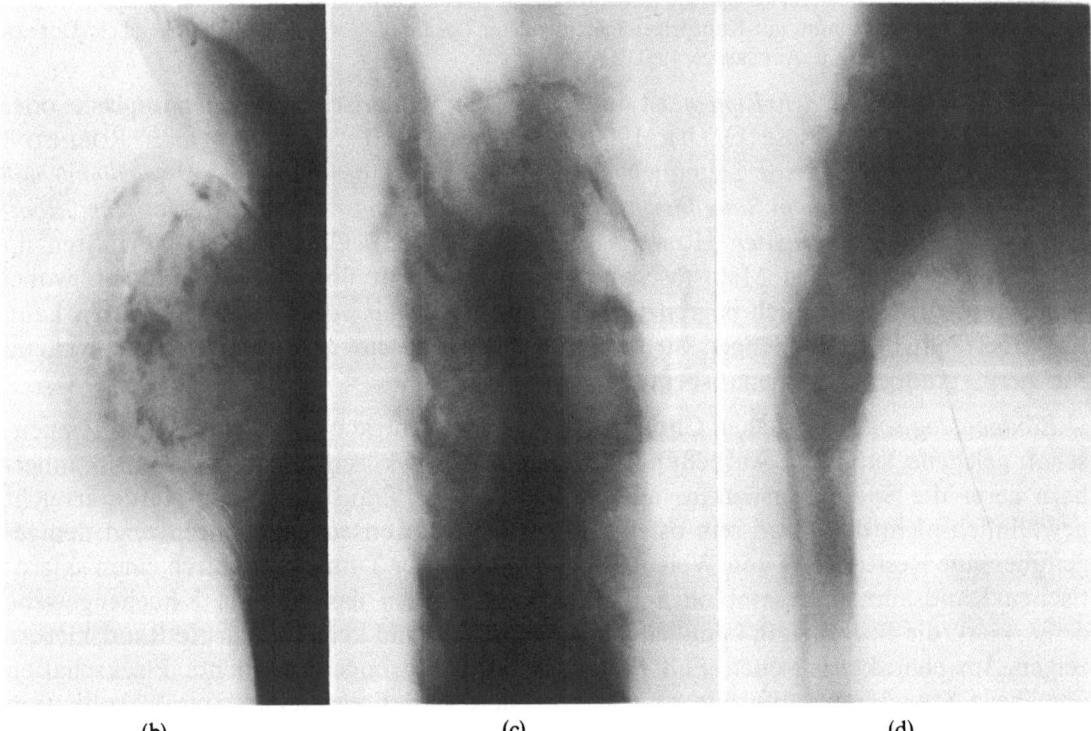

(b)   (c)   (d)

Abb. 1a. Chondrosarkom des Manubrium sterni (s. Abb. 1b). Halbbogig-linkskonvexe Tumorkulisse oberhalb des Aortenknopfs, die dem tumorös verbreiterten Brustbeinrand entspricht. 63 J. (Röntgenabteilung des Kreiskrankenhauses Schotten, Chefarzt: Dr. med. V. SCHNEIDER).

Abb. 1b. Grobknotige Tumorvorwölbung aus der Vorderfläche des Manubrium sterni bei Chondrosarkom. Am Tumorrand teils schalige, im Tumorzentrum mehr fleckig-herdförmige Verkalkungs- und Ossifikationszonen

Abb. 1c u. d. Chondrosarkom des Brustbeins. Im Frontaltomogramm (Abb. 1c) ballonförmige Auftreibung des Manubrium sterni mit scharfer Absetzung gegen das Korpus auf Höhe der Synchondrose. Sagittaltomographisch (Abb. 1d) Destruktion der Hinter- und Vorderwand des Manubriums mit Ausbildung unregelmäßiger Wandkonturen. Von der Hinterwand ausgehender, in das vordere Mediastinum penetrierender Tumorknoten, der histologisch aus weitgehend entdifferenzierten Tumoranteilen aufgebaut war

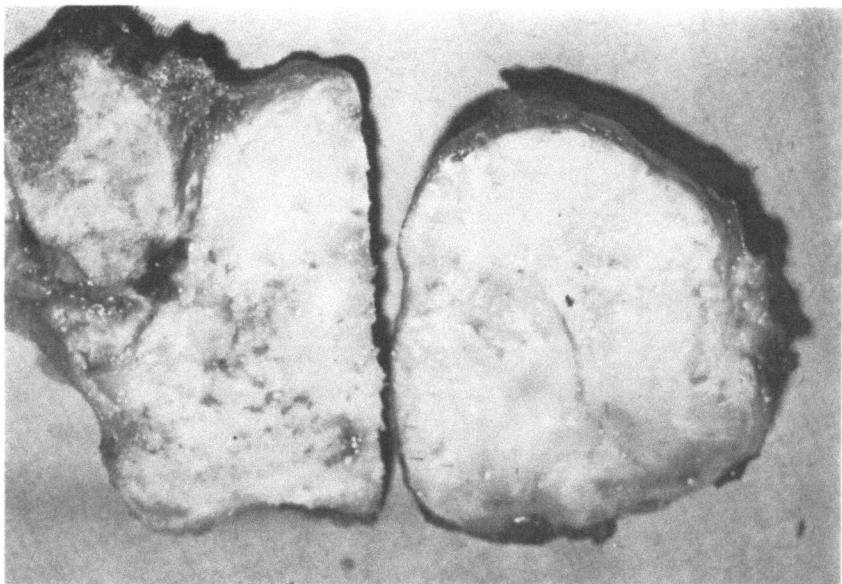

Abb. 1e. Chondrosarkom des Brustbeins. Aus dem Resektionspräparat (Chirurgische Klinik des Nordwest-Krankenhauses, Frankfurt/M., Dir. Prof. Dr. E. UNGEHEUER) gefertigtes makroskopisches Schnittpräparat. Histologisch-Pathologisches Institut des Nordwest-Krankenhauses, Prof. Dr. G. KAHLAU). Chondrosarkom mit abschnittssweise fibrös bis anaplastisch entdifferenzierten Tumoranteilen

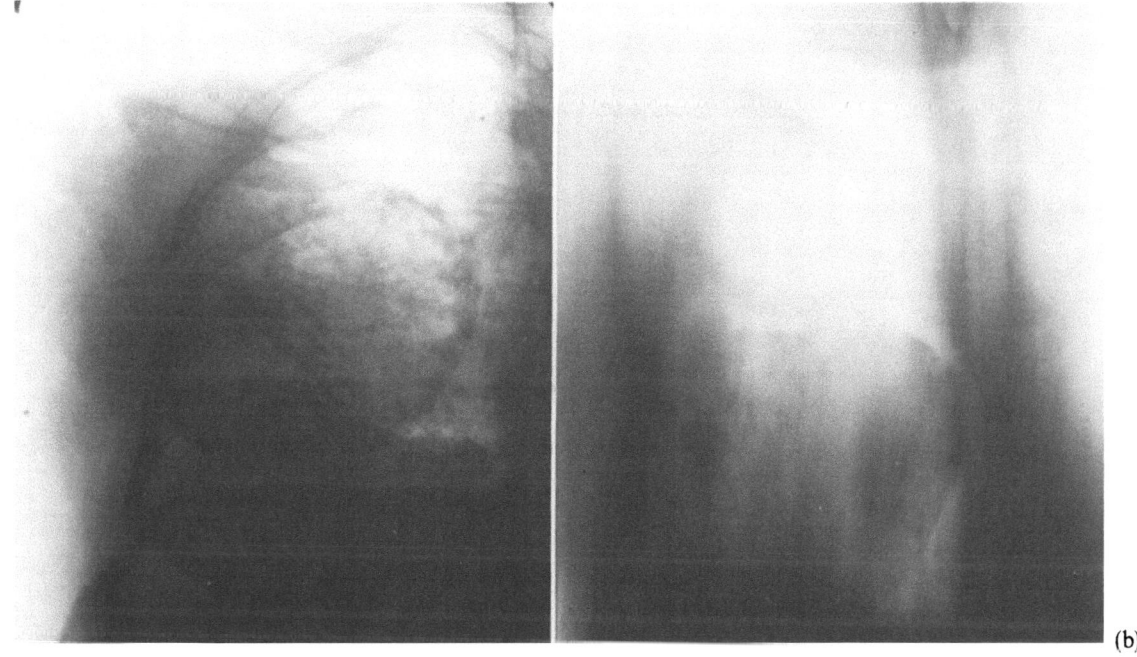

(a)   (b)

Abb. 2a. Über faustgroße, zahlreiche wolkig-fleckige Kalkeinlagerungen aufweisende Verschattung im Bereich der vorderen Thoraxwand re. mit Destruktion des sternalen Abschnitts der 3. Rippe bei Chondrosarkom. Medialrand des Tumors teilweise schalig verkalkt. 55 J. (Röntgeninstitut Dr. med. A TÖBBEN, Herne/Westf.)

Abb. 2b. Tomogramm der vorderen Thoraxwand re. bei Chondrosarkom der 3. Rippe. Unregelmäßig über das gesamte Geschwulstareal verstreute Verkalkungsprozesse (s. Abb. 2). 55 J. (Röntgeninstitut Dr. med. A. TÖBBEN, Herne/Westf.)

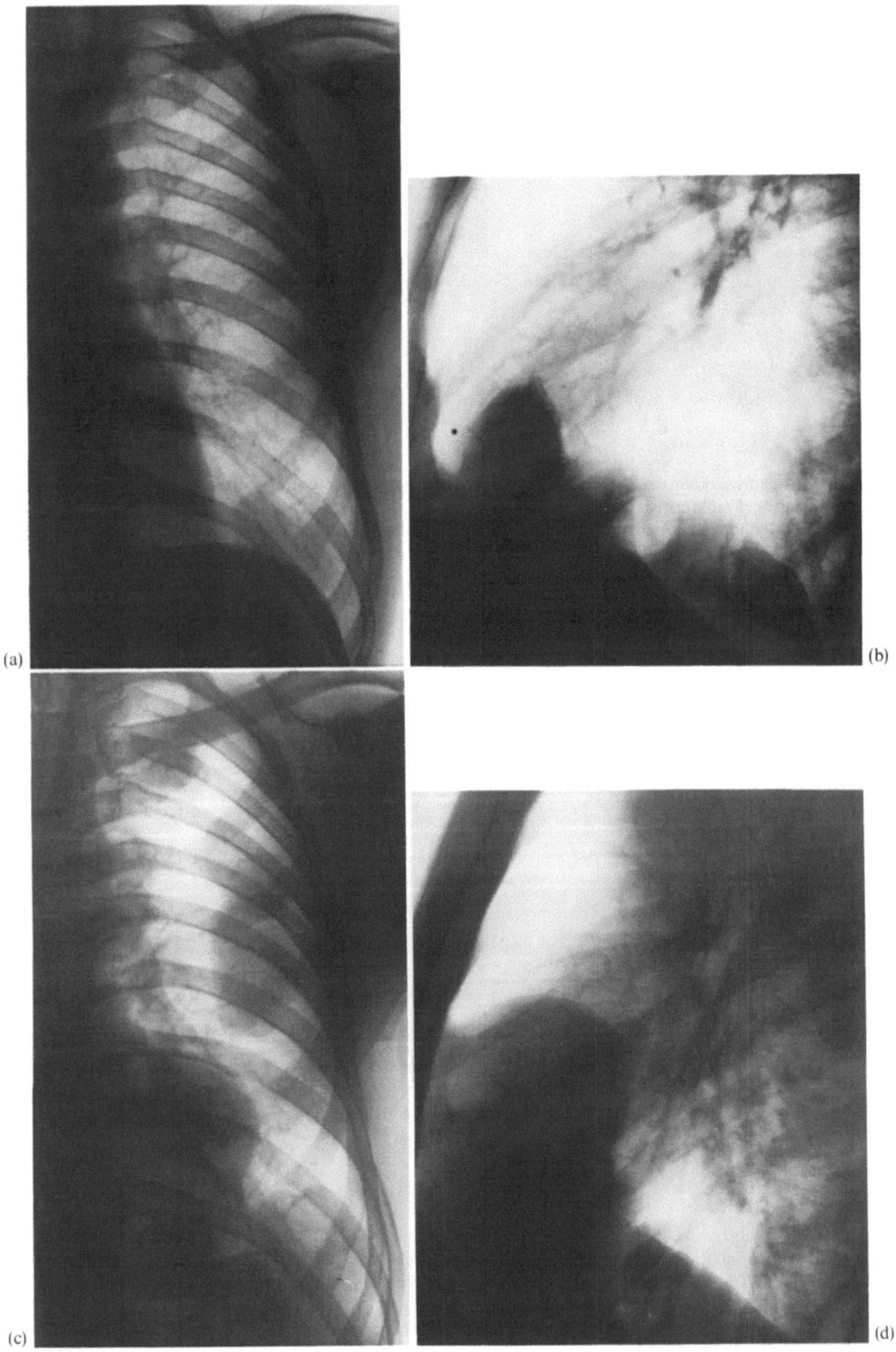

(a)

(b)

(c)

(d)

Abb. 3 a–d

gentlich fortschreitende Aufhellung ursprünglich intensiv verkalkter Tumorbezirke. In Abhängigkeit von der Tumorgröße wird der Rippenschaft einseitig schalenartig oder insgesamt spindelförmig aufgetrieben, wobei die Knochenrinde über der Stelle der größten Tumorauswölbung bis auf Papierstärke verdünnt oder völlig aufgebraucht sein kann. Periostale Reaktion im Sinn appositioneller, streifiger oder radiärer Knochenneubildung ist gewöhnlich nicht nachweisbar. An Frakturstellen kann es jedoch zu periostaler Knochenbildung kommen. Bei größeren Tumoren kommt es zu völliger Destruktion des betroffenen Rippenabschnittes; benachbarte Rippen können in den Tumorprozeß einbezogen werden. Chondrome, die von den sternalen, knorpeligen Rippenabschnitten ausgehen und sich zunächst ohne sekundäre Kalzifikation entwickeln, sind formal nicht von anderen Tumorprozessen zu unterscheiden und in die Differentialdiagnose unklarer Verschattungen des Herzzwerchfellwinkels einzubeziehen (s. Abb. 3a–d).

2.2. Kartilaginäre Exostosen

Im allgemeinen zeigt die kartilaginäre Exostose einen charakteristischen Aufbau aus gestielter Basis und pilzförmig verbreitertem Ende. Der Exostosenkuppe sitzt ein kappenförmiger Knorpelüberzug auf, der zum Teil Verkalkung oder metaplastische Ossifikation aufweisen kann, in jedem Fall aber die aktive Proliferationszone der Exostose darstellt, deren Wachstum unter enchondraler Ossifikation von hier ausgeht.

Nach Abschluß der Wachstumsperiode treten gewöhnlich auch die Zellen der Knorpelzone in eine Ruhephase ein, die zu völliger Rückbildung dieses Tumorabschnitts führen kann, so daß die Knorpelkappe eine weitgehende Atrophie erfährt. Andererseits können die hier gelegenen Knorpelstrukturen in eine neuerliche Proliferationsphase eintreten und zum Ausgangspunkt peripherer Chondrosarkome werden, was nach JAFFE (1958, 1964) in 1% aller Fälle geschieht. Über Exostosenbildung nach Strahlentherapie berichten COLE u. DARTE (1963).

Die Kortikalis des befallenen Knochenabschnitts biegt unter mehr oder weniger deutlicher winkliger Krümmung in die Exostosenbasis ein, so daß die Exostose gleichsam eine knöcherne Ausstülpung der Schaftkortikalis darstellt. Im Zentrum der Exostose findet sich spongiöser, gelegentlich atypisch trabekularisiert wirkender Knochen, der mit der Markspongiosa des Knochens, dem die Exostose aufsitzt, in Verbindung steht. Die Spongiosa der Exostose kann fleckig verkalkte Knorpelreste, insbesondere im unmittelbaren Anschluß an die periphere Knorpelkappe, enthalten. Insgesamt wird die Exostose von Periost überzogen, und über der Exostosenkuppe findet sich oft ein Schleimbeutel. Häufig werden kartilaginäre Exostosen als Osteochondrome bezeichnet. BARRETT (1955a, b) bevorzugt diese Bezeichnung sogar für die von ihm im Bereich der Rippen

◁ ——————————————————————————

Abb. 3a. Kinderfaustgroßes, vom Sternalabschnitt der 7. linken Rippe ausgehendes Chondrom. Intrathorakale Ausbreitung im Bereich des vorderen Zwerchfellrippenwinkels bis zu den herznahen Zwerchfellabschnitten. Aufgrund des histologischen Befundes Annahme eines Chondroms ohne Verdacht auf Malignität. 38 J. ♂ (Röntgenabteilung, Dir. Prof. Dr. med. W. SCHULZE, der Medizinischen Universitätsklinik Münster, Dir.: Prof. Dr. med. W. HAUSS)

Abb. 3b. Zustand bei Chondrom der vorderen unteren Thoraxwand mit intrathorakaler Ausbreitung. In Projektion auf die Herzsilhouette hühnereigroßer intrathorakaler Chondromanteil (Ausschnittaufnahme bei seitlichem Strahlengang)

Abb. 3c. Multiple intrapulmonale bis kleinapfelgroße Metastasen sowie örtliches Tumorrezidiv bei sekundärem Chondrosarkom. 3 Jahre zuvor Resektion eines von membranöser Kapsel umgebenen Chondroms im Bereich der vorderen unteren Thoraxwand (Chirurgische Universitätsklinik Münster, Dir. Prof. Dr. med. P. SUNDER-PLASSMANN). Vereinzelt feinfleckige Kalkablagerung im Tumor bei histologisch nachgewiesener ungeordneter Kalkabscheidung

Abb. 3d. Faustgroßer Verschattungsbezirk im vorderen Herz-Zwerchfellwinkel mit Projektion auf die Herzspitze bei sekundärem Chondrosarkom (vgl. Abb. 3b)

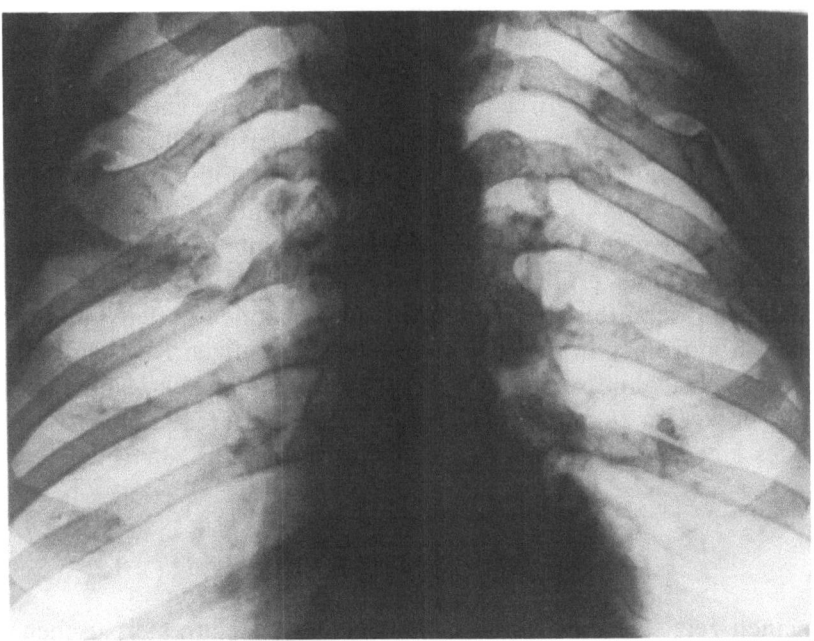

Abb. 4a. Hereditäre multiple Exostosis („diaphysäre Aklasie"; „hereditäre, deformierende Chondrodysplasie").
Ausbildung multipler kartilaginärer Exostosen im Bereich der Rippen mit Ausbildung von pilz- bis hakenförmi-
gen Knochenauswüchsen sowie im Ursprungsgebiet der Exostosen zum Teil ausgeprägten Schaftverbreiterungen
der Rippen. Vereinzelt fleckige Kalkeinlagerung und Skleroseinseln im Bereich der Exostosen. 45 J. (Röntgeninstitut Dr. med. A. TÖBBEN, Herne)

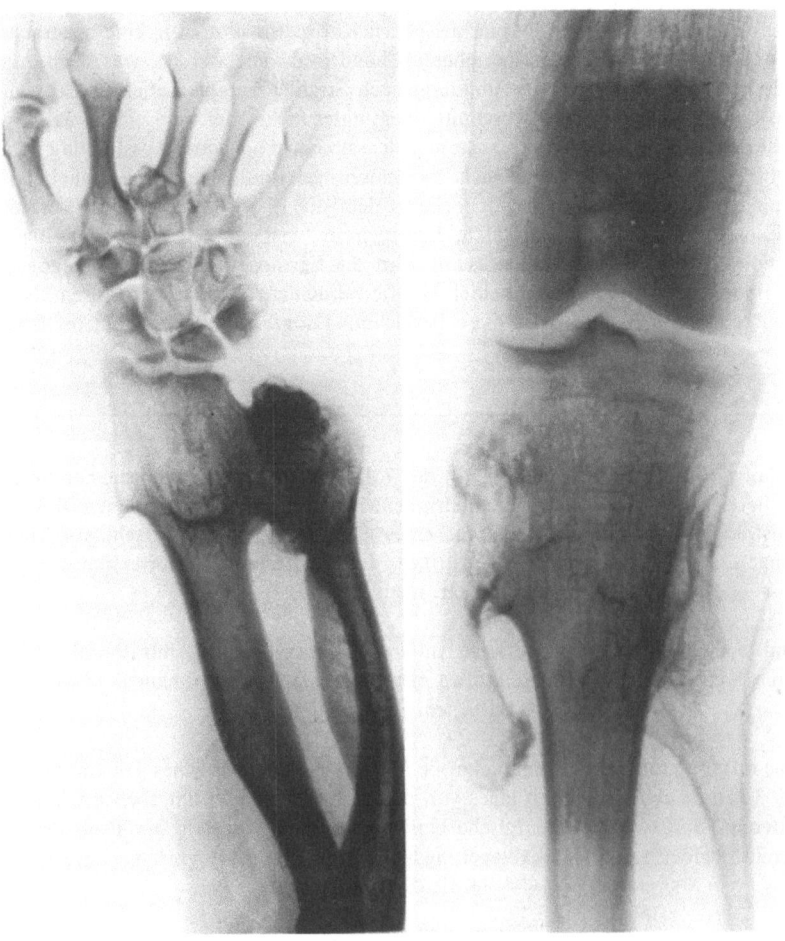

Abb. 4b   Abb. 4c

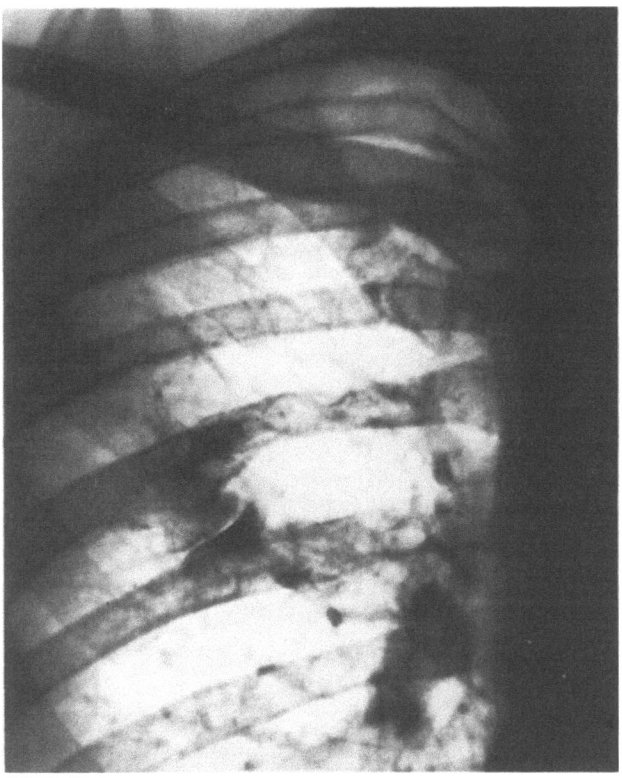

Abb. 5. Pseudobrückenbildung bei posttraumatischer, nach kaudal gerichteter Exostosenbildung der 6. Rippe rechts. Breiter, reaktiver Osteophyt an der gegenüberliegenden Oberkante der 7. Rippe. 41 J.

festgestellten Tumoren dieser Art, indem er auf die in ihnen enthaltenen atypischen, ossären und knorpeligen Elemente hinweist. Da manche Autoren den Begriff „Osteochondrom" auch auf echte Chondrome mit metaplastischer Ossifikation anwenden, ist seine inhaltliche Bedeutung im Einzelfall oft unklar. Um solche Unklarheiten zu vermeiden, ist die Bezeichnung „kartilaginäre Exostose" vorzuziehen.

Im Bereich der Brustwand kommen kartilaginäre Exostosen sowohl solitär als auch in der Mehrzahl vor. Multipler Befall wird im Rahmen der sog. *multiplen, kartilaginären Exostosis* (diaphysäre Aklasie; hereditäre deformierende Chondrodystrophie) gesehen (Abb. 4a, b, c). Die *multiple* Exostosis (MÜLLER, 1913/14) stellt eine hereditäre Erkrankung dar (MURKEN, 1963). Sie befällt nach JAFFE (1958, 1964) das männliche Geschlecht bevorzugt im Verhältnis 7:3. Die Neigung zur Ausbildung sekundärer Chondrosarkome ist dabei wesentlich höher als bei solitären kartilaginären Exostosen. JAFFE (1958, 1964) schätzt die Häufigkeit sekundärer Chondrosarkombildung bei multilokulären Rippenexostosen auf 11–20%, während er sie bei solitären kartilaginären Exostosen mit

◁────────────────────────────────────

Abb. 4b. Zustand bei hereditärer multipler Exostosis. Kartilaginäre Exostosen im Bereich des distalen Femur- und proximalen Tibiaabschnitts. Knollige Auftreibung der Schaftkonturen. Verbreiterung und Deformierung des Fibulaköpfchens, das ebenfalls von Exostosen besetzt ist

Abb. 4c. Zustand bei hereditärer multipler Exostosis. Charakteristische Deformierung des Unterarms bei multipler Exostosis. Ulna verkürzt und distal von Exostosen besetzt. Kleinere Exostosenbildung auch an der Medialkontur der distalen Radiusmetaphyse bei plumper Auftreibung des gesamten distalen Radiusendes

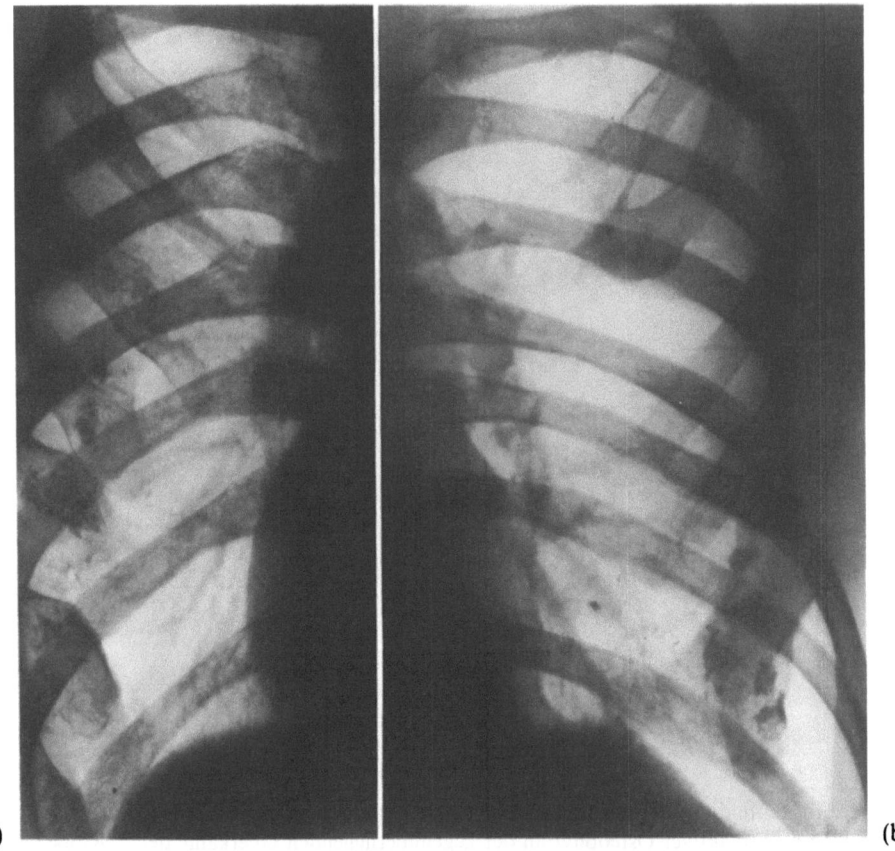

(a)   (b)

Abb. 6a u. b. Multiple Enchondromatose mit doppelseitiger Ausprägung am Thorax (Olliersche Dyschondroplasie). Die vorwiegend befallenen sternalen Rippenabschnitte sind durch die Enchondrome kolbig aufgetrieben
und zeigen zum Teil dichte, fleckige Kalkeinlagerungen. 17 J.

ca. 1% beziffert. Pascuzzi, Dahlin u. Clagett (1957) geben für die von ihnen im
Thoraxbereich festgestellten kartilaginären Exostosen gleichfalls einen doppelt so häufigen
Befall des männlichen Geschlechts an.

Nach manchen Zusammenstellungen (Pascuzzi, Dahlin u. Clagett, 1957; Ochsner,
Lucas u. McFarland, 1966) sind kartilaginäre Exostosen häufiger als benigne Chondrome am Thorax anzutreffen. Klinisch führendes Symptom ist der tastbare Tumor,
der gelegentlich schmerzhaft sein kann. Flüssigkeitsansammlung in einem begleitenden
Schleimbeutel kann zur Annahme progressiven Tumorwachstums verleiten (Barrett,
1955 a, b).

Aufgrund ihres typischen Aufbaus sind kartilaginäre Exostosen röntgenologisch leicht
zu erkennen. Abb. 7 zeigt multiple kartilaginäre Exostosen mit Ausgang von der Skapulaunterfläche und den Rippen. Bei der differentialdiagnostischen Abgrenzung gegenüber
anderen exophytisch wachsenden Knochentumoren ist auf den kontinuierlichen Übergang
der Kortikalis des betroffenen Knochens in die Exostosenwand zu achten. In ähnlicher
Weise besteht eine ununterbrochene Verbindung zwischen Markspongiosa und Spongio-
saraum der Exostose. Nach den von Barrett publizierten Schnittpräparaten können
kartilaginäre Exostosen der Rippen ausgesprochen breitbasig aus dem Rippenschaft hervorgehen und dann relativ plump wirken. Obgleich sie an sämtlichen Rippenabschnitten
auftreten können, sind die sternalen Rippenenden bevorzugt befallen. Als Therapie der
Wahl gilt die chirurgische Entfernung in Verbindung mit segmentaler Rippenresektion.

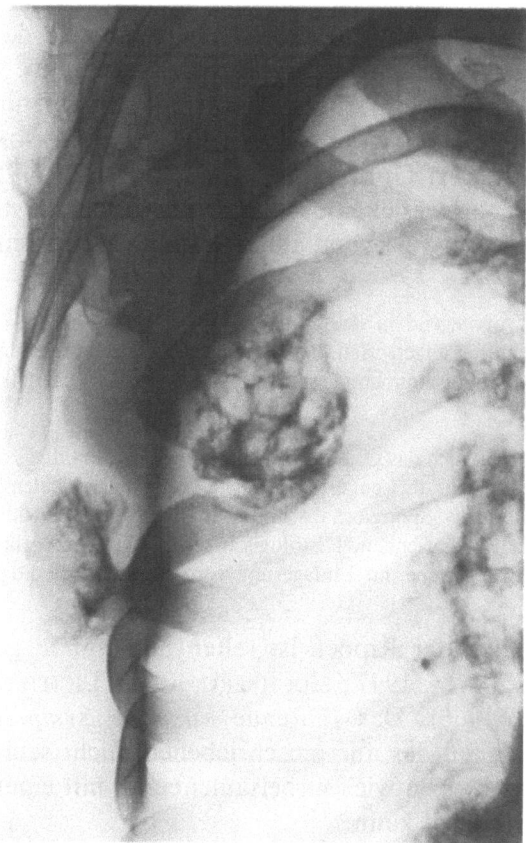

Abb. 7. Multiple Exostosis. Darstellung kartilaginärer Exostosen im Verlauf des Kaudalrandes der 4. Rippe, des axillaren Abschnitts der 5. Rippe re. sowie der Skapulaunterfläche. 4. ICR durch den Expansionsdruck der vom Unterrand der 4. Rippe ausgehenden Exostose erweitert, ferner muldenförmige Usur des Kranialrandes der 5. Rippe im posterioren Abschnitt. Bei tangentialer Darstellung gelangt der Exostosenstiel an der 5. Rippe ins Profil. 30jähr. Mann, Erstmanifestation mit 7 Jahren

2.3. Chondromyxoidfibrom

In Anbetracht seines benignen Verlaufs ist es wesentlich, das Chondromyxoidfibrom des Knochens (JAFFE u. LICHTENSTEIN, 1943), dessen histologisches Bild schwierig vom Chondrosarkom abzugrenzen ist, zu beachten, zumal es auch im Bereich der Rippen gefunden wurde. GOORWITCH beschrieb 1951 erstmalig ein Chondromyxoidfibrom im Bereich der 9. Rippe links bei einem 39jährigen Mann. TURCOTTE, PUGH u. DAHLIN (1962) teilten einen weiteren Fall mit Rippenlokalisation mit. Das Röntgenbild imitiert den Befund einer gut abgegrenzten Knochenzyste und zeigt somit gegenüber dem schwierig zu differenzierenden histologischen Bild eindeutiger die Zeichen der Benignität. Lokalisation im Bereich des Sternums sahen TEITELBAUM u. BESSONE (1969).

2.4. Osteoid-Osteom

Das Osteoid-Osteom wurde 1935 von JAFFE als pathologisch-klinische Entität im Sinn einer wahrscheinlich tumorartigen Neoplasie des Knochens abgegrenzt und dabei insbesondere von entzündlichen Knochenprozessen — kortikalen Knochenabszessen, umschriebenen Formen sklerosierender, fibröser bzw. sequestierender Osteomyelitis — unterschieden. Der tumorartige Charakter des Osteoid-Osteoms wird, trotz gegenteiliger Ansichten (Schütze, 1950; Hellner, 1950; 1968; Brailsford, 1953; Gschnitzer u. de Gennaro, 1955; u.a.), heute im englischsprachigen Schrifttum allgemein anerkannt (Sherman, 1947; Pritchard u. McKay, 1948; Coley u. Lenson, 1949; Pines, Lavine u. Grayzel, 1950; Dockerty, Ghormley u. Jackson, 1951, 1953; u.a.). Sowohl nach formalen wie nach klinischen Gesichtspunkten ist das Osteoid-Osteom vom sog. *benignen Osteoblastom* zu unterscheiden, das ebenfalls sporadisch einmal eine Rippe befallen kann (Lichtenstein, 1965).

Das Osteoid-Osteom tritt vorwiegend in der 2. und 3. Lebensdekade auf, wird aber auch vereinzelt bei Kindern und in späterem Lebensalter angetroffen. Bevorzugte Lokalisationsstelle sind die langen Röhrenknochen der unteren Extremität, darüber hinaus können jedoch, mit Ausnahme der Schädelkalotte, nahezu alle Skelettabschnitte befallen werden.

Pathologisch-anatomisch gliedert sich das Osteoid-Osteom in den sog. „Nidus" oder eigentlichen Tumorkern, der selten einen Durchmesser von mehr als 1 cm erreicht, sowie in einen perifokalen, reaktiven Sklerosierungsprozeß der benachbarten Kompakta- bzw. Spongiosaabschnitte. Im Schnitt ist der Nidus rotbraun oder weißlich-rot gefleckt und von körnigrauher Beschaffenheit. Histologisch setzt er sich aus gefäßreichem, „osteogenem" (im Sinne von knochenbildend) Bindegewebe mit Einlagerung von reichlich Osteoidstrukturen und neugebildeten Knochenbälkchen zusammen.

Manifestation im Bereich der Rippen ist selten und nur in ganz vereinzelten Fällen beschrieben (Ponseti u. Barta, 1947; Hochberg, 1953; Lichtenstein, 1965; Ochsner, Lucas u. McFarland, 1966). Das führende *klinische Symptom* ist die ausgeprägte, progressive Schmerzhaftigkeit des nur umschriebenen, nicht sehr ausgedehnten Tumorprozesses, der sowohl bei Rippen wie Wirbelsäulenbefall mit einer durch Zwangshaltung bedingten Skoliose einhergehen kann.

Die röntgenologisch nachweisbaren Veränderungen (Moberg, 1941, 1951, 1952; Schmidt, 1949; Becker, 1950; Bösch, 1954; Jaffe, 1958, 1964; Lichtenstein, 1965; u.a.) sind charakteristisch, können jedoch erst nach einer Latenzperiode bis zu 6 Monaten nach Beginn des subjektiven Beschwerdekomplexes erfaßbar werden. Sie erstrecken sich in erster Linie auf den Nachweis des Nidus, der als scharf oder unscharf begrenzte Aufhellung von meistens 0,5 bis 1 cm innerhalb einer mehr oder minder ausgedehnten reaktiven Sklerosierungszone hervortritt. Der Nidus kann jedoch unterschiedliche Dichtegrade aufweisen; gegebenenfalls imponiert er als positiv kontrastgebende Verschattung innerhalb einer ringförmigen Aufhellungszone (Kokardenform). Bei stark entwickelter reaktiver, perinidaler Spongiosklerose kann der Nidus völlig überlagert werden, so daß das Osteoid-Osteom dann lediglich als umschriebener Verdichtungsbezirk in Erscheinung tritt.

Durch tomographische Zusatzuntersuchung oder mittels hart exponierter Aufnahmen kann der Nidus auch in diesen Fällen gelegentlich noch dargestellt werden. Die reaktive Umgebungssklerose wechselt in Abhängigkeit von der Lokalisation des Nidus in Relation zur Kortikalis bzw. zur Markspongiosa. Die Rindenherde zeigen eine ausgeprägte Neigung zu sekundärer Induktion einer Spongiosklerose, während Markherde gelegentlich nur eine saumförmige zarte Verdichtung der umgebenden Spongiosa hervorrufen.

In diesem Zusammenhang sei festgestellt, daß der oft gebrauchte Begriff „Kortikalisosteoid" insofern irreführend ist, als das Osteoid-Osteom lokalisatorisch nicht an die Kortikalis gebunden ist.

Im Zuge der Umgebungssklerose insbesondere kortikaler Herde kann es zu begleitender kompakter Periostverdichtung kommen.

Differentialdiagnostisch sind Osteomyelitiden, besonders isolierte, kortikale Knochenabszesse, die mit stärkerer Sklerosierung einhergehen, einzubeziehen und unter Würdigung des klinischen Bildes, insbesondere des Fehlens entzündlicher Begleiterscheinungen beim Osteoid-Osteom, abzugrenzen.

Das obengenannte benigne **Osteoblastom** führt röntgenologisch (POCHACZEVSKY, YEN u. SHERMAN, 1960) zu einem eher uncharakteristischen, teils kleinfleckige Verkalkungen aufweisenden, osteolytischen Herd mit blasig-spindelförmiger Auftreibung der befallenen Knochenabschnitte. Eine typische Nidusbildung mit dichter Spongiosklerose fehlt.

Osteoid-Osteome mit dichtem Nidus und ausgeprägter Umgebungssklerose können ferner vom formalen Aspekt her die Abgrenzung gegen umschriebene kostale Enostosen (Kompaktainseln) erforderlich machen, die nicht allzu selten sind und im Unterschied zum Osteoid-Osteom mit keinerlei klinischen Erscheinungen einhergehen. Röntgenologisch findet sich dabei gewöhnlich eine schärfer demarkierte Übergangzone zwischen Sklerosierungsbezirk und normaler Spongiosa.

Der von DORNER u. MARCY abgebildete Fall eines Osteoid-Osteoms der 11. Rippe, der bereits früher von PONSETI u. BARTA publiziert wurde, zeigt eine leichtgradig spindelförmige Schaftauftreibung des befallenen Rippensegments bei dichtem, weitgehend zentral gelegenem Nidus sowie auch histologisch nachgewiesener Einbeziehung der Rippenkortikalis. Das Osteoid-Osteom kann demnach den gesamten Rippenquerschnitt erfassen und auch zu fusiformer Schaftauftreibung führen, was aufgrund der langgestreckten, engkalibrigen Ausbildung des Rippenschaftes ein einförmiges und oft frühzeitig nachweisbares Zeichen vieler kostaler Tumoren ist.

2.5. Fibröse Dysplasie des Knochens

Die von LICHTENSTEIN u. JAFFE (1938, 1942) als Entität beschriebene „Fibröse Dysplasie" des Knochens führt häufig zum Befall der Rippen und steht zahlenmäßig den knorpeligen Rippentumoren kaum nach. Dies gilt sowohl für die monostotische als auch für die häufigere polyostotische Form der fibrösen Dysplasie, die in Verbindung mit Pubertas praecox und Hautpigmentation, vorwiegend bei Mädchen, auch als *Albright*-Syndrom (1937) bekannt ist.

SCHLUMBERGER (1946) fand in 29 von 67 Fällen monostotischer fibröser Dysplasie einen Befall der Rippen. HARRIS, DUDLEY u. BARRY (1962) vermerken eine kostale Beteiligung bei 55% von 37 Patienten mit polyostotischer fibröser Dysplasie und geben ferner unter 13 monostotischen Formen in 5 Fällen Manifestation an den Rippen an. Weitere Beobachtungen von Rippenherden stammen von DORNER u. MARCY (1948), BLADES u. PAUL (1950), VALLS, POLAK u. SCHAJOWICZ (1950), VILVANDRE (1950), HOCHBERG (1953), BARRETT (1955a, b), ZIMMER, DAHLIN, PUGH u. CLAGETT (1956), PASCUZZI, DAHLIN u. CLAGETT (1957), CORINALDESI (1962), PORTER (1963), BUKER, HUGHES u. MASHBURN (1965), DINEEN u. BOLTAX (1966), OCHSNER, LUCAS u. MCFARLAND (1966), KLUMAIR u. SEILER (1969), u.a. In Abb. 9a–d wird eine eigene Beobachtung wiedergegeben.

Nach HOCHBERG (1953) machen die durch fibröse Dysplasie bedingten Rippentumoren 33% der gutartigen Rippengeschwülste bzw. der tumorartigen Rippenprozesse überhaupt aus. Nach JAFFE (1958, 1964) sind Frauen im Verhältnis 2 bzw. 3:1 häufiger betroffen als Männer. PRITCHARD (1951) fand dagegen eher eine gleichmäßige Geschlechtsverteilung. Der Beginn der Knochenveränderungen reicht, unabhängig vom Zeitpunkt erstmaliger, klinischer Manifestation, in die frühe Kindheit zurück und kommt nach der Pubertät zu einem gewissen Abschluß.

Pathologisch-anatomisch handelt es sich entweder um einen einzelnen (monostotische Form) oder um mehrere, disseminierte (polyostotische Form) tumorartige Knochenherde, die zu fusiformer Knochenauftreibung führen und insbesondere im Bereich der Röhrenknochen über große Schaftabschnitte konfluieren bzw. als

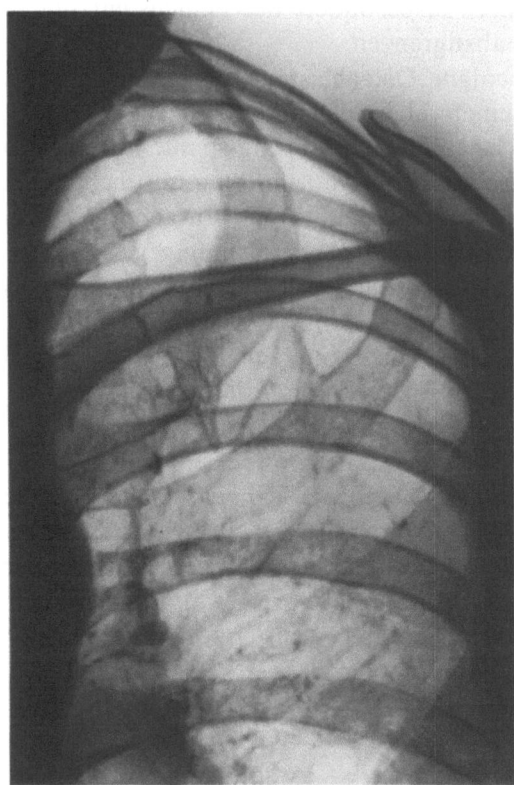

Abb. 8. Spornförmige Ausziehung am Oberrand des sternalen Drittels der 2. linken Rippe: Skalenuszacke. Nebenbefund bei klinisch Beschwerdefreiheit

monomele Form eine Extremität insgesamt erfassen können. Klinisch führendes Zeichen ist oft die groteske, hirtenstabartige Verbiegung, insbesondere im Bereich der unteren Gliedmaßen (*Osteofibrosis deformans juvenilis* Uehlinger). Die Schnittfläche fibrös-dysplastischer Knochenherde zeigt ein festes, rauhes, weißgraues und stellenweise rötlich gesprenkeltes Gewebe (Vaskularisation), das sich an der Schnittfläche wie feines Sandpapier anfühlt (Harris, Dudley u. Barry, 1962). Gelegentlich finden sich Zystenbildung und Knorpelinseln unterschiedlicher Größe.

Histologisch handelt es sich um unterschiedlich faserreiches Bindegewebe mit Einbau eines irregulären Maschenwerks metaplastisch entstandener Knochenbälkchen. Der bindegewebige Anteil setzt sich aus schlanken, länglichen Spindelzellen zusammen, die unter Durchflechtung mit zwischengelagerten Kollagenfasern eine wirbel- oder bündelförmige Anordnung zeigen. Das ossäre Trabekelsystem besteht aus Faserknochen, der einem steten Umbau unterliegt, so daß es zur Ausbildung von Zementlinien kommt. Lamelläre Knochenstrukturen werden nicht gefunden. Das Verhältnis von Bindegewebs- und Knochenstrukturen ist starken Schwankungen unterworfen, so daß sowohl der ossäre als auch der bindegewebige Anteil überwiegen kann. Vollständig oder weitgehend sklerosierte Gewebsabschnitte kommen vor.

Im Zusammenhang mit dem sekundären Umbau metaplastisch gebildeten Faserknochens werden auch Osteoklasten und Osteoblasten angetroffen, doch sind beide Zellformen nicht prävalent.

Sarkomatöse Entartung von fibrös-dysplastischen Knochenherden unter anderem auch der Rippen (Sethi et al., 1962) wurde beschrieben (Coley u. Stewart, 1945; Sutro, 1951), ist jedoch extrem selten und klinisch kaum von Belang. Im allgemeinen kann die fibröse Dysplasie als benigner, kongenitaler Knochenprozeß aufgefaßt werden. Es besteht keine Heredität.

Im Bereich der Rippen handelt es sich meist um Einzelherde. Einbeziehung mehrerer benachbarter Rippen in einen Einzelherd wurde von Hochberg (1953) (6., 7., 8. Rippe rechts) sowie von Flickinger (1951) (3., 4. u. 5. Rippe rechts) beobachtet. Im Rahmen der polyostotischen Form können mehrere Rippen unabhängig voneinander beteiligt

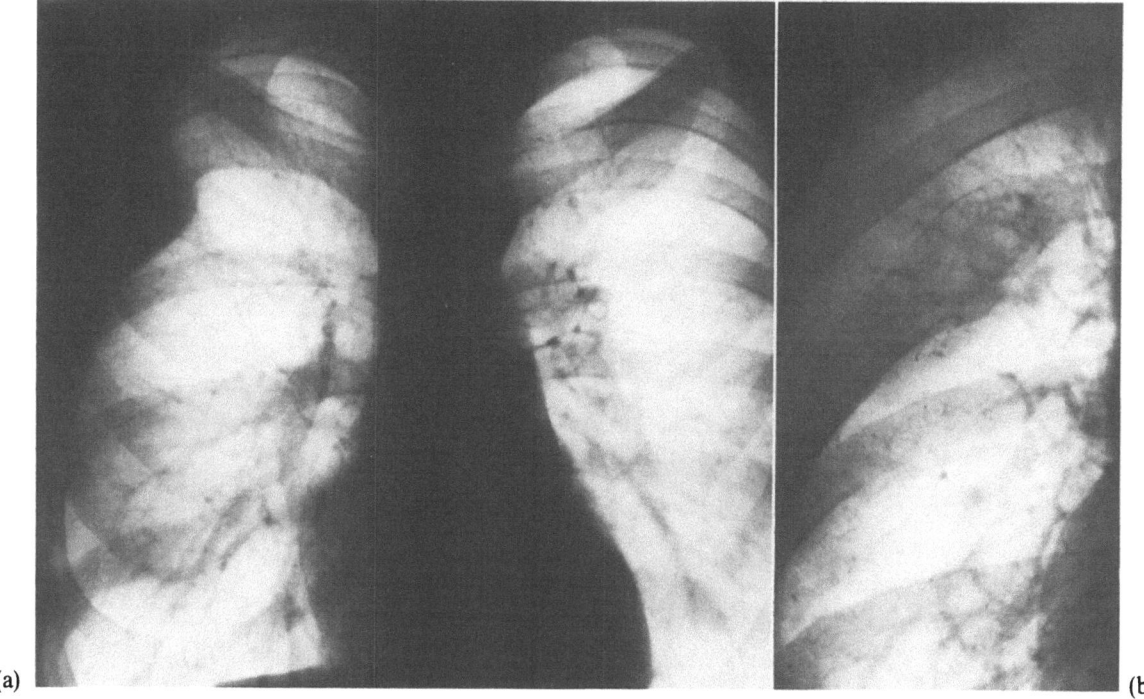

(a)　(b)

Abb. 9a. Spindelförmige Auftreibung der 5. Rippe rechts dorsal bei polyostotischer fibröser Dysplasie JAFFE-LICHTENSTEIN. Weitere fibrös-dysplastische Knochenprozesse im Bereich der Schädelbasis und Schädelkalotte (s. Abb. 9d) sowie der Wirbelsäule. Café-au-lait-Fleck an der unteren Rückenregion. 19 J.

Abb. 9b. Detailaufnahme der 5. Rippe rechts dorsal bei fibröser Dysplasie des Knochens. Fusiforme Auftreibung der 5. Rippe rechts dorsal mit unregelmäßigen, erbs- bis kirschgroßen, zum Teil rundlichen bis länglichen Aufhellungsbezirken, die ein gekammertes, seifenblasenähnliches Strukturbild hervorrufen. Kompakta papierdünn ausgezogen. Keine Periostreaktion. 19 J.

sein (JAFFE u. LICHTENSTEIN, 1940, 1943, 1944; RUSSEL u. CHANDLER, 1950), dabei ist häufig eine Körperhälfte stärker betroffen.

Fibrös-dysplastische Rippenherde können, abgesehen von einer palpablen, derben, mehrknotigen Tumorresistenz, völlig symptomlos sein; gelegentlich wurde jedoch lokale Schmerzhaftigkeit oder auch ein interkostaler bzw. pleuritischer Schmerztyp angegeben. Der Allgemeinzustand ist gewöhnlich nicht beeinträchtigt. Serumkalzium- und Phosphorwerte sind normal; die alkalische Phosphatase kann leicht erhöht sein (PRITCHARD, 1951; JAFFE, 1958, 1964).

Röntgenologisch rufen die im Bereich der Rippen gelegenen fibrös-dysplastischen Einzelherde gewöhnlich das Bild einer polyzystischen, seifenblasenähnlich gekammerten Aufhellungszone mit spindelförmiger Auftreibung des Rippenschafts hervor (s. Abb. 9, a–d). Der Eindruck der Kammerung bzw. des Auftretens zystischer Hohlräume wird durch unregelmäßige Leistenbildungen erweckt, die als Folge der fibrös-dysplastischen Gewebsexpansion im Bereich der Knochenrinde (Endost) zwischen einzelnen Gewebsknospen bestehen bleiben und als Pseudosepten im Summationsbild den eigentlichen Tumorprozeß überlagern. Echte Septenbildungen liegen nicht vor. FRIES (1957) beschreibt im Rahmen eines Albright-Syndroms einen von der 3. linken Rippe ausgehenden fibrös-dysplastischen Knochentumor, der den gesamten oberen Hemithorax ausfüllte.

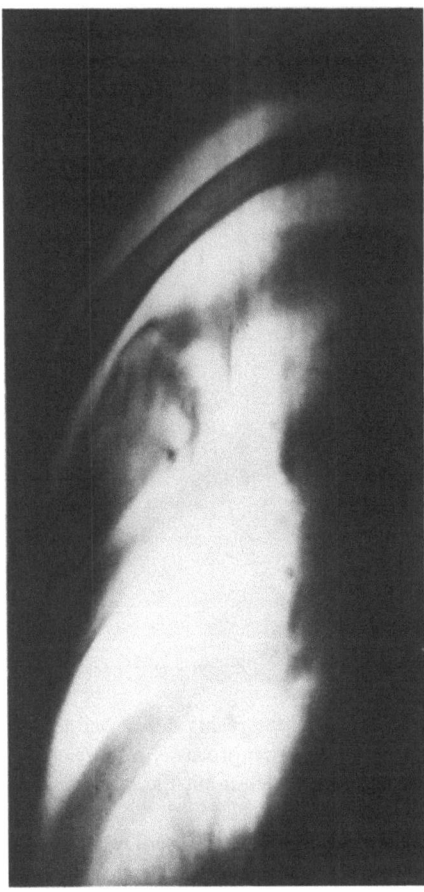

Abb. 9c. Tomogramm des fibrös-dysplastisch veränderten Abschnitts der 5. Rippe rechts dorsal mit Abbildung der knospenartigen Expansion des fibrösen Markprozesses. Pseudoseptenbildung durch reliefartige Modellierung der Kompaktainnenzone. 19 J.

Charakteristischerweise zeigen die Aufhellungsbezirke des fibrös-dysplastischen Knochenprozesses, entsprechend seiner Zusammensetzung aus fibro-ossärem Gewebe, eine milchglasartige und keine eigentlich osteolytische Transparenz. Bei Dominanz der metaplastischen Knochenbildung können sklerosierte Teilabschnitte von relativ großer Dichte entstehen, wie sie vor allem im Bereich der Schädelbasis gefunden werden. Meist sind die fibrös-dysplastisch veränderten Gewebsbezirke gegen die gesunden Nachbarbezirke durch einen Sklerosierungssaum abgesetzt. Bei Kalkimprägnation von Knorpelinseln kann es zu wolkigdichten, tüpfelförmigen Kalkeinlagerungen kommen. Eine Abgrenzung gegen Chondrome mit sekundärer Verkalkung ist dann nicht möglich. Die normale Kortikalis kann durch den expansiven Tumorprozeß hochgradig verdünnt werden. Das Periost bleibt meist erhalten. Periostale Reaktion fehlt oder wird nur in Verbindung mit Frakturen gesehen.

2.6. Hämangiome

Im Bereich der Thoraxwand werden sowohl *primäre Weichteil-* als auch *Knochenhämangiome* angetroffen. Daneben oder in Kombination mit Hämangiomen treten auch Lymphangiome (SCHOPFNER u. ALLEN, 1961; TUCKER, 1964) auf.

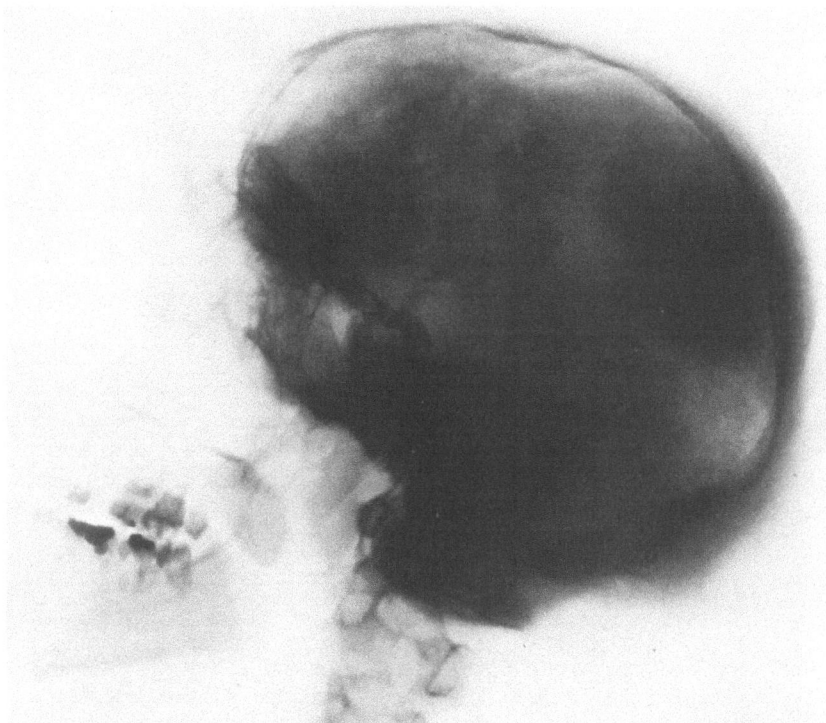

Abb. 9d. Zustand bei polyostotischer fibröser Dysplasie JAFFE-LICHTENSTEIN. Die seitliche Schädelaufnahme zeigt bei demselben Patienten wie in Abb. 9a–c hochgradige wolkige Sklerosezonen im Bereich der Schädelbasis und der Kalotte. Klinisch Facies leontina

Weichteilhämangiome befallen neben oberflächlichen, kutanen Wandschichten auch die thorakale Skelettmuskulatur, darunter die Interkostalmuskeln. TAKARO und CLAGETT, (1951) berichten über 15 kavernöse Hämangiome der Brustwand u.a. mit Anzeichen *arteriovenöser Fistelbildung* sowie Geräuschbildung mit systolischen und diastolischen Anteilen. Atypische Geräuschbildung im Bereich derartiger Geschwulstprozesse vermerken HENCH u. HORTON (1933) sowie MAIER u. STOUT (1950).

Gelegentlich kommt es zu sekundärer Knochenbeteiligung, vorwiegend in Form oberflächlicher Rippenusuren. SHALLOW, EGER u. WAGNER (1944) fanden unter 335 Fällen von primären Muskelhämangiomen 39 mit Befall der Thoraxwand, darunter 4mal Beteiligung der Interkostalmuskulatur. Weitere Beobachtungen im Bereich der Thoraxwand stammen von PEIRCE (1935), ELKIN u. COOPER (1947), PHALEN (1954), KOLAR u. VRABEK (1962), PASQUALUCCI (1962), CALENOFF u. FRIEDERICI (1963) sowie PAZZAGLIA (1963).

Röntgenologisches Leitsymptom ist der Nachweis von ringförmig geschichteten Phlebolithen, die SHALLOW et al. (1944) in 49% ihrer Fälle nachweisen konnten (s. Abb. 10a, b u. c). Muskelhämangiome können ferner Kalkinkrustation aufweisen (JENKINS u. DELANEY, 1932). Zuweilen stellen sich erweiterte Gefäßabschnitte direkt als geschlängelte, bandförmige Weichteilschatten dar (HEITZMAN u. JONES, 1960). Posttraumatische erworbene Aneurysmen der Thoraxwand können als wandständige, tumorartige Verschattungsbezirke in Erscheinung treten (ZITTEL, 1967).

Die angiographische Darstellung von Weichteilhämangiomen durch direkte intratumorale Kontrastmittelapplikation oder über Versorgungsgefäße kann zur Klärung der Diagnose führen, hat aber andererseits Thrombosierung von Tumorbezirken oder Zufuhrgefäßen mit negativem Ergebnis zu berücksichtigen (POMERANZ u. TUNICK, 1941; BARTLEY u. WICKBOM, 1959; SCHNEIDER u. SCHIMKE, 1967; u.a.).

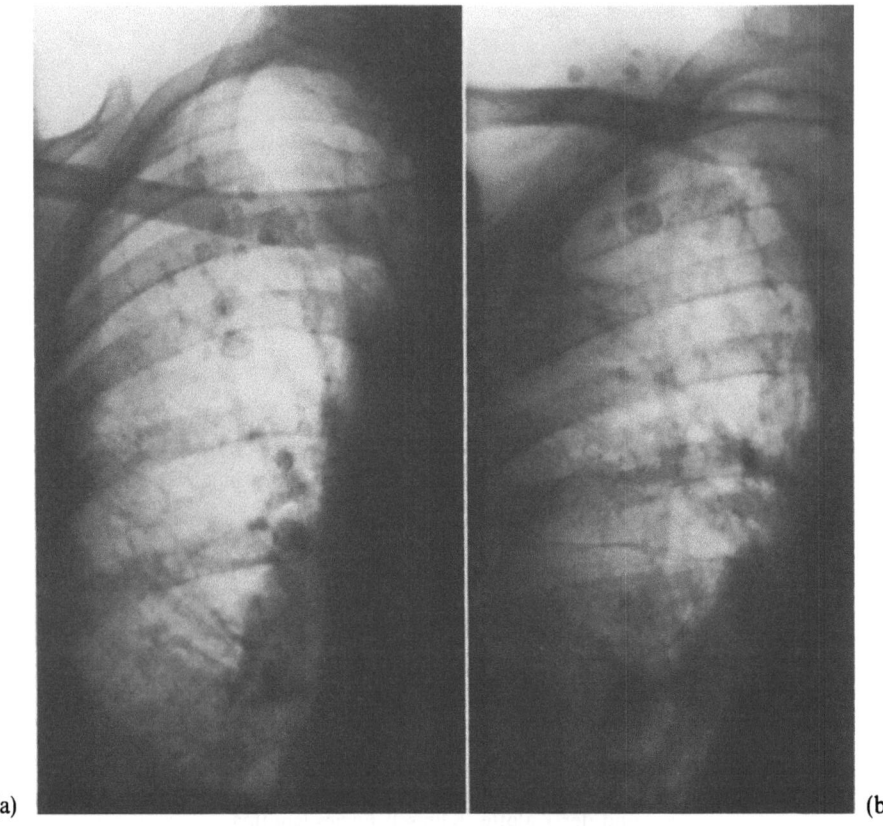

(a)   (b)

Abb. 10a u. b. Weichteilhämangiom der oberen, vorderen Thoraxwand re. mit Abbildung mehrerer, teils
konzentrische, schalenartige Schichtung zeigender Phlebolithen. Bei Elevation des re. Arms Auswanderung
der Phlebolithen aus dem ursprünglichen Projektionsgebiet im Bereich des re. Oberfeldes nach supraklavikular
(s. Abb. 10b). 67 J. ♀

Lieblingslokalisation primär ossärer Hämangiome (Bucy u. Capp, 1930) sind Wirbelsäule (Schmorl, 1927; Makrycostas, 1927; Töpfer, 1928; Junghanns, 1932; Ghormley
u. Adson, 1941; u.a.) sowie Schädelknochen (Wyke, 1949).

Weitere skelettäre Manifestationsformen sind relativ selten. Rippenhämangiome sind
nur vereinzelt bekannt geworden (Bianchetti u. Bermond, 1939; Watson u. McCarthy,
1940; Mallory, 1941; Aksoy u. Güchan, 1947; Urteaga Ballon, Peschiera u. Bernal,
1947; Dorner u. Marcy, 1948; Oehlecker, 1949; Gauwerky u. Hartjen, 1951; Hochberg, 1953; Hellner u. Poppe, 1956; Seibert-Daiker, 1957; Sherman u. Wilner,
1961; Kiss u. Magony, 1963; Vogt-Moykopf, 1965).

Rippen- und Sternumbeteiligung wurde ferner im Rahmen *multipler Skeletthämangiome*
(Zdansky, 1936; Köhlmeier, 1937; Pfau, 1950; Ritschie u. Zeier, 1956; Trefftz u.
Bellmann, 1964) gesehen sowie in Fällen von progressiver Osteolyse des Knochens
(Jones, Midgley u. Smith, 1958; Koblenzer u. Bukowski, 1961), die von Gorham
u. Stout (1955) ebenfalls als Ausdruck einer Knochenhämangiomatose mit proliferativer
Kapillarsprossung aufgefaßt werden. Haferkamp (1961) beschreibt eine maligne Form
der generalisierten Hämangiomatose unter anderem mit Rippenbeteiligung.

Histologisch (Herzog, 1944) werden zahlreiche bluthaltige erweiterte und gestaute Gefäßräume mit einfacher
endothelialer Auskleidung angetroffen bei oft hochgradiger Resorption der normalen Spongiosastrukturen.
Daneben finden sich persistierende Bälkchenreste, gelegentlich mit Anbau neuen Knochengewebes unter Verdich-

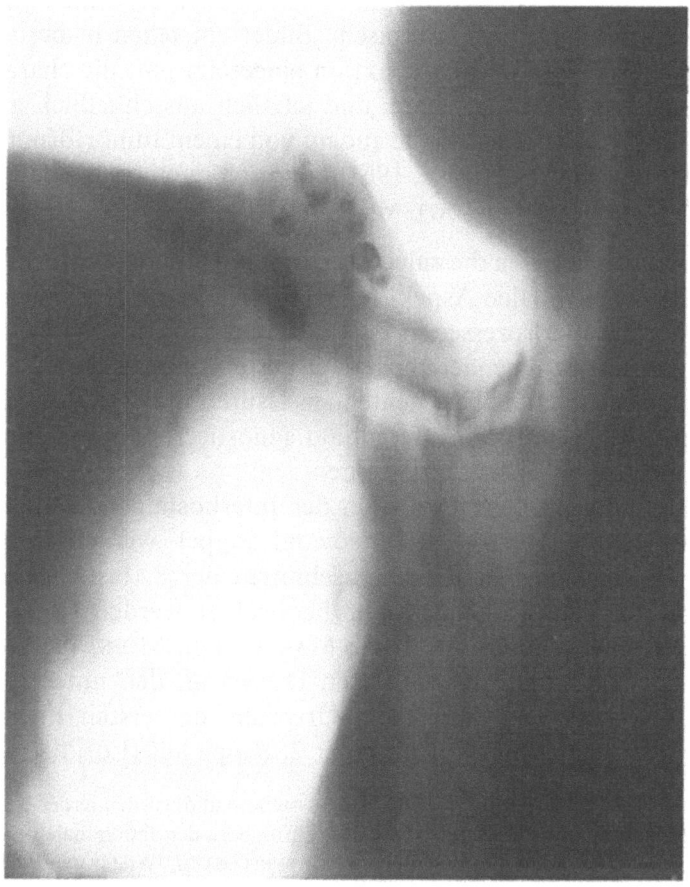

Abb. 10c. Tomographischer Schnitt durch die Supraklavikularregion re. bei Weichteilhämangiom der oberen vorderen Thoraxwand re. (s. Abb. 10). Anschnitt schalig verkalkter Phlebolithen. 67 J. ♀

tung stehengebliebener Bälkchenstrukturen. Kavernöse Hämangiome können mit mehr kapillären, englumigen Tumoranteilen abwechseln. Gerade bei kapillären Hämangiomen der platten Knochen (Schädel, Skapula, Rippen u. Becken) wird oft eine erhebliche sekundäre, im bindegewebigen Tumorstroma vor sich gehende Knochenbildung gefunden mit Ausbildung eines honigwabenartigen, die Gefäßstrukturen umsäumenden spongiösen Maschenwerks. Letzteres ist Anlaß zu den oft als typisch beschriebenen röntgenologischen Strukturmustern, insbesondere der kapillären Hämangiome. Im Bereich der Rippen finden sich sowohl kapilläre (DORNER u. MARCY, 1948; GAUWERKY u. HARTJEN, 1951; SEIBERT-DAIKER, 1957) als auch kavernöse Hämangiome.

Die bislang beschriebenen Rippenhämangiome erreichen bis Apfelgröße und führen *klinisch* gelegentlich zu schmerzhafter Tumoranschwellung bei sehr unterschiedlicher Verlaufsdauer. Die *Röntgen*diagnose der Knochenhämangiome im allgemeinen wie auch der Rippenhämangiome stützt sich auf die zumeist typischen Knochenveränderungen, die en face als feinwabig („honigwabenähnliche") kleinzystische, mehr oder weniger regelmäßige aneinandergebaute Spongiosazellen, die die Gefäßräume umschließen, imponieren. Daneben finden sich bei mehr tangentialem Strahlengang streifige („sonnenstrahlartige"), radiäre Trabekelstrukturen. Beide Bildformen werden beim Rippenhämangiom ebenfalls beobachtet.

Der betroffene Rippenabschnitt, vorwiegend dorsale Rippenanteile, zeigt Verbreiterung und spindelförmige bis kugelige Schaftauftreibung sowie gelegentlich Persistenz eines dünnen, ausgebuckelten Kortikalissaums, ohne periostale Reaktion. Neben den beschrie-

benen Formen kann sich die Röntgendiagnose jedoch auch bei hämangiomatösen Rippen-
prozessen sehr schwierig gestalten. Atypische Bilder entstehen insbesondere dann, wenn
eine stärkergradige Osteolyse und Destruktion eingesetzt hat, die charakteristischen Tra-
bekel- bzw. Spongiosastrukturen fehlen, und letztlich ausschließlich große osteolytische
Knochendefekte angetroffen werden, die zudem von einem tumorförmigen Weichteilmantel umgeben sein (Sherman u. Wilner, 1961) oder sich in einen Weichteiltumor fortsetzen
können (Seibert-Daiker, 1957; Vogt-Moykopf, 1965).

Differentialdiagnostisch treten die zuletzt genannten Hämangiomformen, trotz histologischer Gutartigkeit vom formalen Aspekt her, erheblich in die Nachbarschaft osteolytisch-
sarkomatöser Thoraxwandprozesse, so daß die Diagnose in diesen Fällen letztlich nur
durch Probebiopsie mit genügender Sicherheit gestellt werden kann. Die bei Angiomen
der Thoraxwand gelegentlich zu beobachtenden Usuren und Defektbildungen im Bereich
der benachbarten Rippen müssen differentialdiagnostisch von anderen, genetisch unterschiedlichen Rippenusuren abgegrenzt werden.

Allgemein führt die gesteigerte Perfusion der Interkostalgefäße zu Rippenusuren, die
bei Aortenisthmusstenose (Rösler, 1928) sowohl doppel- wie einseitig rechts und links,
im allgemeinen an den dorsalen Rippenabschnitten der 3. bis 8. Rippe auftreten und
nur selten bereits vor dem 12. Lebensjahr beobachtet werden (Bayley u. Holoubek,
1940; Reifenstein, Levine u. Gross, 1947; Martelle u. Moss, 1962).

Bei atypisch tiefem Sitz der Stenose treten Usuren an den unteren Rippen (Søndergaard u. Ottosen, 1961) bei abnormem Ursprung der ersten Interkostalarterie vom
poststenotischen Aortenabschnitt auch an der 2. Rippe auf (Longin, 1961).

Rippenusuren sind jedoch nicht spezifisch für die Isthmusstenose und wurden ferner bei Aortenbogensyndrom
(Weir u. Kyle, 1956; Poker, Finby u. Steinberg, 1958), Thrombose der abdominalen Aorta (Boone, Swenson
u. Felson, 1964), Fallotscher Tetra- und Pentalogie (Batchelder u. Williams, 1948; Sturm u. Loogen,
1962), Ebsteinscher Anomalie, Pseudotruncus aorticus (Campbell, 1958; Sherrick, Kincaid u. Du Shane,
1962), Mitral- und kombiniertem Aortenvitium (Laubry u. De Balsac, 1937), oberer Einflußstauung bei
Cavaobstruktion (McCord u. Bavendam, 1952; Garusi, 1960) sowie Patienten mit funktionierender oder
obliterierter Blalock-Taussigscher Anastomose (Kent, 1953; Levin u. Rigler, 1954; Peterson, 1956; Drexler, Stewart u. Kincaid, 1964) gefunden.

Vaskuläre Usuren treten meistens an der unteren, seltener auch an der oberen Rippen-
kontur (Sloan u. Cooley, 1953) auf, verlaufen kleinwellig geschlängelt und sind oft
durch einen feinen Sklerosesaum abgesetzt. Ähnliche Usuren, nach Form und Größe
sowie Lokalisation aber größeren Schwankungen unterworfen, werden bei der Neurofibromatose Recklinghausen oder auch isolierten Neurofibromen der Brustwand angetroffen. Auf Rippenusuren bei Marfan-Syndrom weist Leak (1966) hin. Die von Budenz
(1960) bei tuberöser Sklerose beschriebenen Konturveränderungen der Rippen gleichen
eher unregelmäßigen kortikalen Verdickungen als echten Usuren. Wesentlich unschärfer
begrenzt, wenn auch zum Teil symmetrisch angeordnet sind Rippenarrosionen, die bei
Erkrankungen des rheumatischen Formenkreises sowie bei Hyperparathyreoidismus beschrieben sind.

2.7. Lipome

Lipome (früher Steatome oder Speckgeschwülste) sind gutartige Tumoren des Fettgewebes und treten in Einzahl und Mehrzahl (Lipomatose) auf (Günther, 1920). Meist
liegen sie oberflächlich im subkutanen Fettgewebe.

Nach der allgemein akzeptierten Einteilung der thorakalen Lipome von Heuer (1933)
werden unterschieden:

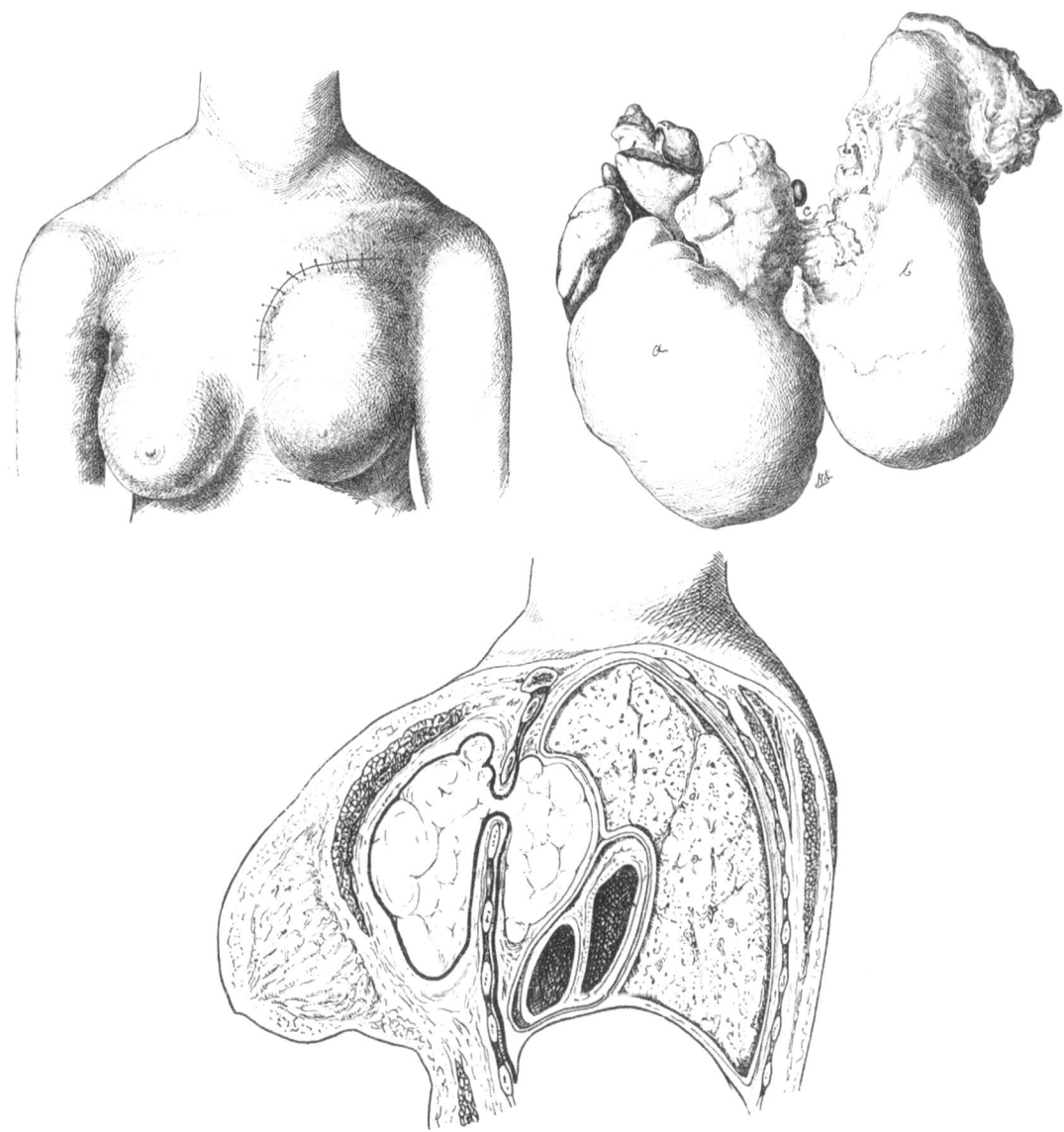

Abb. 11. Hantelförmiges Lipom der Thoraxwand [Nach GUSSENBAUER, C.: Arch. klin. Chir. **43**, 322 (1892)]

1. Lipome mit intra- und extrathorakalen Tumoranteilen, die durch einen den Inter-
   kostalraum durchsetzenden Stiel miteinander in Verbindung stehen;
2. Intrathorakale Lipome, die sich durch die Thoraxapertur hindurch in die Halsweich-
   teile erstrecken;
3. rein intrathorakale Lipome.

Als charakteristische Fettgewebsgeschwulst der Thoraxwand wird das *Hantel-, Sanduhr-*
oder *Zwerchsacklipom* (Gruppe 1 nach HEUER, 1933) angesehen. Der im Zwischenrippen-
raum gelegene Verbindungsstiel der Geschwulstanteile ist aus der schematischen Zeichnung GUSSENBAUERS (1892) (Abb. 11) besonders klar ersichtlich. Die Interkostalräume
können dabei verbreitert sein und die angrenzenden Rippen Usuren aufweisen (WALZEL,
1932). FLEMING, ALPERT u. GARCIA (1962) sahen bei parostalen Lipomen auch kortikale
Hyperostosen und Sklerosen. COWDELL (1954) berichtet über ein intraossäres Lipom
der li. 1. Rippe.

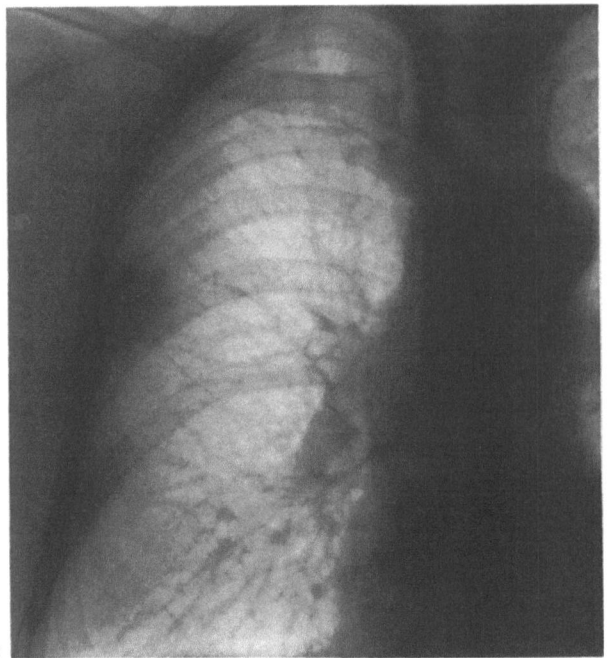

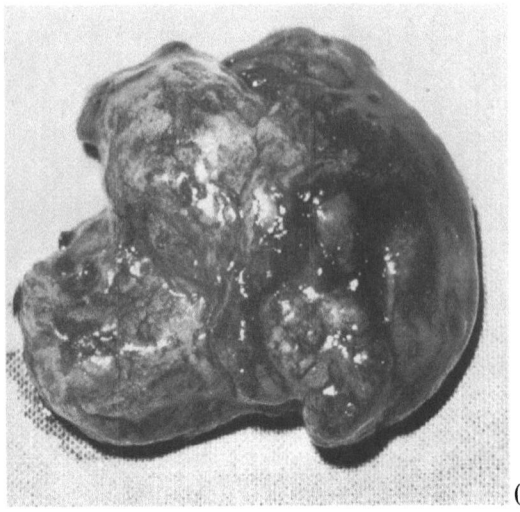

(a)   (b)

Abb. 12a u. b. Extrapleurales Lipom der inneren Brustwand. Seit 1967 durch Röntgen-Reihenuntersuchung bekannter asymptomatischer Geschwulstherd, in letzter Zeit etwas gewachsen. Der Ausschnitt der Kontrollaufnahme vom 18. 1. 71 (a) zeigt einen breitbasig aufsitzenden, zur Oberlappenbasis halbkugelig vorragenden Weichteilschatten von glatter Kontur und relativ geringer Absorptionsdichte. Von der Ablösungsfläche betrachtet, wirkt der durch Thorakozentese entfernte Tumor lappig geformt (b=Photo des Resektionspräparates). Anatomischer Befund: Extrapleurales Lipom von 4×3×1,5 cm Größe. (Pathologisches Institut des Krankenhauses Nordwest, Dir.: Prof. Kahlau). 55 J. ♂. (Radiologisches Zentralinstitut des Krankenhauses Nordwest, Dir.: Prof. Dr. W. Schulze Frankfurt/M.)

Unter den thorakalen, vorwiegend mediastinalen (Lebrigand, Wapler, Cordey, Roussel u. Defresne, 1960:140 aus der Weltliteratur gesammelte lipomatöse Tumoren) Lipomen stellen die Hantellipome der Thoraxwand (Remigolski, 1958) eine seltene Gruppe dar. Herbig, Ganz u. Vieten (1952) fanden 1952, unter Einschluß der von Heuer (1933) sowie von Fulde (1939) gesammelten Fälle, insgesamt 13 einschlägige Mitteilungen in der Weltliteratur. Über einen weiteren Fall von Hantellipom bei einem Kind berichten Saini u. Wahi (1964). Im Bereich der Brustwand gelegene Lipome können sich jedoch auch rein intrathorakal entwickeln bei meist subpleuralem Ausgangspunkt (Hess, 1926; Fulde, 1939; u.a.) (s. Abb. 12a, b). Krause u. Ross (1962) sahen ein transsternal entwickeltes Hantellipom.

Die Altersverteilung schwankt in weiten Grenzen von 1–56 Jahren. Vorwiegende Lokalisationsstelle der Hantellipome ist der vordere, meist parasternale Thoraxwandabschnitt mit im vorderen Mediastinum gelegenem intrathorakalen Tumoranteil (Harms, 1920; Beyers, 1923; u.a.). Hantellipome treten jedoch auch an der hinteren und seitlichen Thoraxwand auf (Dertinger, 1903; Walzel, 1932; u.a.).

In einem von Fulde (1939) mitgeteilten Fall von Sauerbruch lag ein extrathorakales Thoraxwandlipom vor, das sowohl über den 2. ICR mit dem Mediastinum in Verbindung stand als auch gleichzeitig durch die Thoraxapertur hindurch bis intrathorakal reichte. Es handelt sich hierbei also um eine Kombinationsform zwischen Hantellipom und der von Heuer (1933) unterschiedenen 2. Gruppe der intrathorakalen Lipome mit extrathorakalem, durch die Thoraxapertur hindurchreichendem Anteil.

Die eigenartige Wuchsform der Hantellipome wurde unterschiedlich erklärt. Ältere Autoren nahmen aktives Wachstum durch die Thoraxwand hindurch an, und zwar je nach dem Ausgangspunkt des Tumors entweder von innen nach außen oder umgekehrt. Allgemein (Heuer, 1933; Fulde, 1939; Oestern, 1947) wird die

Theorie von COENEN (1927) akzeptiert, nach der im Bereich der Brustwand embryonales Fettgewebe durch die spätere Rippenanlage eingeschnürt und bei weiterem Wachstum gezwungen wird, passiv die Hantelform anzunehmen.

Bei großen Geschwülsten ist der Ausgangsort oft schwierig bestimmbar. Mediastinale Lipome können bis an die laterale Thoraxwand und umgekehrt solche der Thoraxwand bis an das Mediastinum heranreichen. Es resultieren Halbseitenverschattungen. So beschreiben KITTLE, BOLEY u. SCHAFER (1950) eine atypische subpleurale Fettgeschwulst der hinteren Brustwand, die bis an die Mittelorgane heranreichte. Über die Kombination von Lipomen mit einem Hämangiomyom der re. Supraklavikularregion mit subpleuraler Ausbreitungstendenz berichtet STORCK (1953). DISSMANN (1950) sah ein subpleurales Lipom der re. Thoraxkuppel mit nach kaudal konvexbogiger Verschattung der re. Lungenspitze. Die subjektiven Beschwerden sind meist gering. Je nach Umfang und Sitz der Geschwulst, die bis Kindskopfgröße und mehr erreichen kann, werden jedoch Atemnot, Zyanose und Schmerzhaftigkeit beschrieben.

Lipome sind *histologisch* gutartig, und maligne Degeneration bzw. Transformation in Liposarkome wird im allgemeinen, trotz zum Teil widersprechender Auffassungen (HARBITZ, 1916; SCHILLER, 1918; HUECK, 1939; SAMPSON, SAUNDERS, GREEN u. LAUREY, 1960) abgelehnt. Vielmehr gilt das Liposarkom (ENZINGER u. WINSLOW, 1962) als primär maligne und nicht sekundär transformierte Sarkomform (ENTERLINE, CULVERSON, ROCHLIN u. BRADY, 1944; STOUT, 1960). LENNERT (1949) gibt Übergangsformen zum lipoblastischen Sarkom an [metastasierendes bzw. rezidivierendes Lipom; proliferierendes Lipom (GLOGGENGIESSER, 1941) *Braunes* Lipom], die zum Teil jedoch im gen. angelsächsischen Schrifttum bereits als „differenzierte" Lipomyxosarkome den weniger differenzierten sowie rund- und gemischtzelligen Liposarkomformen gegenübergestellt werden (STOUT, 1944). In die erstere Gruppe der differenzierten, zwar nicht metastasierenden, aber örtlich infiltrativ wachsenden Lipomyxosarkome dürfte auch der von SCHULZE-BRÜGGEMANN u. STRIETZEL (1955/56) beschriebene Fall von maligner Lipomyxomatose des Mediastinums gehören, der schließlich subpleurale Mitbeteiligung der hinteren Thoraxwand aufwies. In diesem Fall kam es somit zu sekundärer Einbeziehung der Thoraxwand bei primär lipomatösem Befall des Mediastinums. Neben den Hantelformen der Thoraxwandlipome kommen naturgemäß auch ausschließlich oberflächlich gelegene Lipome der Thoraxwand vor, die als flachbogige, erhabene Tumorresistenz oberflächlich abgrenzbar sind.

Für den *röntgenologischen* Nachweis ist in jedem Fall zu beachten, daß Lipome im allgemeinen aufgrund der relativ geringen Strahlenabsorption des Fettgewebes einen nur wenig dichten Tumorschatten erkennen lassen (HUNT u. BISGARD, 1940; LINGLEY, 1939) (Abb. 12a, b). Dies gilt nicht unbedingt für Liposarkome, die im allgemeinen gegenüber anderen Tumorformen keine gesteigerte Transparenz aufweisen.

3. Semimaligne Brustwandtumoren

3.1. Riesenzelltumor (Osteoklastom)

Unter den ossären Neoplasien der Brustwand nehmen die Riesenzelltumoren der Rippen, deren echte Geschwulstnatur kaum mehr bestritten ist, eine untergeordnete Stellung ein. HOCHBERG (1953) gibt in seiner Sammelstatistik ihre Beteiligung an sämtlichen Rippengeschwülsten mit 4,9% an. Dieser Prozentsatz dürfte bei Berücksichtigung des Umstandes, daß 60–70% aller Riesenzellgeschwülste im Bereich der epiphysären Enden der langen Röhrenknochen gelegen sind (JAFFE, 1958, 1964) und ferner unter den restlichen Lokalisationsformen Rippenbefall äußerst selten ist, noch reichlich hoch liegen.

Soweit aufgrund der vereinzelten, kasuistischen Mitteilungen (FORT, 1914; HEDBLOM, 1921, 1933; GATEWOOD, 1922; GESCHICKTER u. COPELAND, 1930; HOLLAND, 1934; SAMSON u. HAIGHT, 1935; NEIL, 1935; PEIRCE, 1935; PEIRCE u. LAMPE, 1936; HILT, 1937; JANES, 1939, 1941; MEYERDING, 1941; BUCKLES u. LAWLESS, 1950; BARRETT, 1955a, b; D'ABREU,

1955; Pascuzzi, Dahlin u. Clagett, 1957) bindende Schlüsse überhaupt zu ziehen sind, gelten für die kostalen Riesenzelltumoren die allgemein gültigen Kriterien dieser Tumorgruppe. Das Durchschnittsalter der publizierten Fälle liegt mit 35,2 Jahren (Altersgrenzen 9–49 Jahre) in der von Riesenzelltumoren bevorzugten Altersgruppe der 3. und 4. Dekade. Eine spezielle Geschlechtsdisposition ist nicht erkennbar.

Die *klinische Symptomatik* beschränkt sich meist auf die gewöhnlich derbe, gehöckerte, lokale Tumorresistenz, die mit erheblicher Schmerzhaftigkeit einhergehen kann. Oft wird der klinische Symptomenkreis erst durch ein in ätiologischer Hinsicht irrelevantes Trauma exazerbiert. Größere Tumoren können zu Allgemeinerscheinungen, wie Fieber, Schwäche und Abgeschlagenheit führen.

Im Unterschied zu den Riesenzelltumoren der langen Röhrenknochen zeigen diejenigen der Rippen keine ausgeprägtere Prädilektion bestimmter Schaftabschnitte. Allerdings scheint die epiphysäre, dorsale Rippenregion (Epiphysenkerne im Capitulum und Tuberculum costae vom 8. Lebensjahr an) etwas bevorzugt befallen zu sein: Unter 10 von Buckles u. Lawless (1950) zusammengestellten Fällen lagen 4 dorsal, 2 am Rippenwinkel, 2 im Bereich des kostochondralen Übergangs und 2 erfaßten jeweils eine Rippe in ganzer Ausdehnung. Eine weitere Eigenheit kostaler Riesenzelltumoren ist vielleicht darin zu sehen, daß sie frühzeitiger in die Weichteile durchbrechen (Fort, 1914; Hedblom, 1921, 1933; Peirce, 1932; Buckles u. Lawless, 1950), ein Verhalten, das im Extremitätenbereich selten und meist erst bei weit fortgeschrittenen Geschwülsten beobachtet wird.

Die beschriebenen Tumoren zeigten durchschnittlich Hühnereigröße, erhebliche Größenschwankungen kommen jedoch vor. Einen Tumor von Kindskopfgröße im Bereich der unteren Thorax- und seitlichen Abdominalwand beschrieben Buckles u. Lawless (1950).

Pathologisch-anatomisch erweisen sich Riesenzelltumoren gewöhnlich als rötlich bis rötlichbraun gefärbte Herde von fleischiger Konsistenz. Sekundäre Blutungs-, Erweichungs- und Nekroseherde mit Übergang in Zystenbildung sowie in fibröser Umwandlung begriffene Tumorabschnitte werden relativ häufig und insbesondere bei fortgeschrittenen Tumoren angetroffen. Die befallenen Schaftabschnitte werden aufgetrieben unter völliger Osteolyse sowohl der spongiösen als auch der kortikalen Knochenstrukturen, so daß letztlich nur noch das intakte Periost den sich exzentrisch verwölbenden Tumor überspannt.

Histologisch setzt sich das geschwulsteigene Gewebe aus spindelförmigen bis ovalären Zellen mit relativ großen und entsprechend geformten Kernen zusammen, die untereinander durch Protoplasmafortsätze in Verbindung stehen. Unter Einschluß zahlreicher, mehrere Dutzend bis zu 100 Kernen enthaltender Riesenzellen entsteht ein eng verfilzter Tumorzellverband. Stellenweise stärkeres Hervortreten einer kollagenen Grund- oder Zwischensubstanz in Verbindung mit ausgeprägter Spindelform und bündelartiger Anordnung der Tumorzellen, Verminderung der Riesenzellen und Auftreten von lipoidspeichernden Schaumzellen kennzeichnen in regressiver Umbildung begriffene Tumorareale (v. Albertini, 1928; Puhl, 1936, 1937). In gewissem Umfang lassen sich aus dem Zellbild prognostische Rückschlüsse hinsichtlich Rezidivneigung oder maligner Degeneration dieser Tumoren ziehen (Stewart, Coley u. Farrow, 1938; Jaffe, Lichtenstein u. Portis, 1940). Jaffe u. Lichtenstein (1940, 1958, 1964, 1965) benützen eine Gradeinteilung (I–III) zur Charakterisierung unterschiedlicher Malignitätsstufen. Die Tatsache, daß die Prognose der Riesenzelltumoren, im Gegensatz zu früheren Ansichten (Nélaton, 1860; Bloodgood, 1923; v. Albertini, 1928; Geschickter u. Copeland, 1930; Konjetzny, 1937), zurückhaltender zu stellen ist und sowohl Metastasierung unter dem Gewebsbild von Riesenzelltumoren als auch sarkomatöse Entartung (10–15%) vorkommen, ist heute allgemein anerkannt (Stone u. Ewing, 1923; Dyke, 1931; Coley u. Higinbotham, 1936, 1938; Codman, 1937; Meyerding, 1941; Schajowicz, 1941; Mandl u. Dwek, 1946; Leucutia u. Cook, 1949; Russel, 1949; Hellner, 1950; Scaglietti u. Fineschi, 1957; Coley, 1960; u.a.). Jaffe (1965) beschreibt in diesem Zusammenhang einen maligne entarteten Riesenzelltumor der 11. rechten Rippe bei einer 23jährigen Patientin, die später an Metastasen starb. Weitere Beobachtungen maligner Riesenzelltumoren im Bereich der Rippen stammen von Guglielmini und Pironti (1951) sowie von Kinsella (1963).

Röntgenologisch führen Riesenzelltumoren im Bereich der Rippen zu osteolytischen, reaktionslosen Knochenherden mit mehr oder weniger scharfer, gelegentlich verwaschener Randbegrenzung.

Meist liegt eine fusiforme Schaftauftreibung mit Verdünnung oder vollständigem Aufbrauch der Kortikalis bis auf den dünnen Periostschlauch vor. Eine feine subperiostale Knochenlage kann erhalten sein. Gelegentlich kommt es zum Durchbruch durch die Kortikalis und Einwachsen des Tumors in die umgebenden Weichteile. Periostale Reaktionen fehlen. Das oft für Riesenzelltumoren als kennzeichnend beschriebene Bild einer seifenblasenähnlichen Kammerung der Tumorherde wird gelegentlich auch bei kostaler Lokalisation angetroffen.

SALVINI (1963) beschreibt einen solchen Fall der 1. Rippe links mit blasiger Auftreibung und zarter Kammerung, ebenso HELLNER u. POPPE (1956).

Zu einem ähnlichen Bild kann die *aneurysmatische Knochenzyste* (JAFFE u. LICHTENSTEIN, 1942; JAFFE, 1950; LICHTENSTEIN, 1950) führen, die selten auch im Bereich der Rippen nachgewiesen wurde (DAHLIN, BESSE, PUGH u. GHORMLEY, 1955; BOSSART u. FITZPATRICK, 1964; BOWLES, CORN u. MISCALL, 1965; ROBINSON, THOMAS u. MONSON, 1967) und zystisch-expansive gewöhnlich subperiostal-exzentrisch gelegene Kammerungsprozesse hervorruft, die durch eine feine subperiostale Knochenlamelle gegen die angrenzenden Weichteile abgesäumt werden. JAFFE (1965) macht auf die Einbeziehung von dorsalen Rippenabschnitten durch aneurysmatische Knochenzysten vertebraler Lokalisation aufmerksam. Gleichzeitige Wirbelbeteiligung bestand auch bei einer der beiden Beobachtungen von ROBINSON, THOMAS u. MONSON (1967).

3.2. Neurogene Tumoren

Die überwiegende Mehrzahl der thorakalen, neurogenen Geschwülste wird im hinteren Mediastinum angetroffen (MAKKAS, 1934; BLADES, 1941, 1946; CURRERI u. GALE, 1949; BREWER u. DOLLEY, 1949; RAVELLI, 1950; u.a.). Sie sind unter den Mediastinaltumoren anteilmäßig in den meisten Statistiken am stärksten vertreten (PEABODY, STRUG u. RIVES, 1954; MORRISON, 1958).

Selten werden sie auch in der vorderen Mediastinalregion (KENT, BLADES, VALLE u. GRAHAM, 1944; ARBUCKLE, 1949; EFSKIND u. LIAVAAG, 1950), am Diaphragma (KLASSEN, PATTON u. BEMEN, 1945), atypisch im Verlauf intrathorakaler Nervenstränge, wie des N. vagus, phrenicus (REDLICH, 1926; KELLER u. CALLENDER, 1930; WALZEL, 1931; GERBODE u. MARGUILES, 1953; GILBERTSEN u. LILLEHEI, 1954; PAMPARI u. LACERENZA, 1958; u.a.) und intrapulmonal (RUBIN u. ARONSON, 1940; SEMB, 1941; BLADES u. DUGAN, 1943; BARTLETT u. ADAMS, 1946; MOREAU, BOUDIN u. MONOD, 1947; CASSOU, 1950; DIVELEY u. DANIEL, 1951; LANE, MURRAY u. FRASER, 1953; GAY u. BONMATI, 1954; DAVIS u. BROWN, 1957; JARNIOU, DIEUDONNÉ, MOREAU u. TARDIEU, 1958; KARADY, 1958; DREWES u. GREMMEL, 1959; BARTLEY u. AREAN, 1965; u.a.) angetroffen. Einen Sonderfall der neurogenen Tumoren des hinteren Mediastinums stellen die sog. Sanduhrgeschwülste mit intraspinalem Tumoranteil und gelegentlich damit verbundener Ausweitung des Foramen intervertebrale (CAMP, 1934; HEUER, 1929; HARRINGTON u. McGRAIG, 1943) dar. NESE (1957) fand unter 52 Geschwülsten des hinteren Mediastinums 7 mit intraspinalem Tumoranteil.

Nur vereinzelt liegen Mitteilungen über neurogene Thoraxwandtumoren vor (PALU-GYAY, 1920; CANIGIANI, 1931; BETTMANN, 1932; HARRINGTON, 1933/34; CUTLER u. GROSS, 1936; TOUROFF u. SAPIN, 1949; EFSKIND u. LIAVAAG, 1950; GODWIN, WATSON, POOL, CAHAN u. NARDIELLO, 1950; PRUVOST, SAUVAGE et DEPIERRE, 1951; HOCHBERG u. RIVKIN, 1953; LOWYS, 1954; MEYER, MONOD, PENTEUIL u. GELIN, 1954; NESE, 1957; KOTSCHER, 1961; u.a.).

Die Abgrenzung der neurogenen Tumoren der Brustwand gegenüber jenen des hinteren Mediastinums ist unscharf. Nach allgemeinem Sprachgebrauch gelten jedoch die typischerweise „im Winkel zwischen der Wirbelkörperreihe und den Rippenenden" (KIEN-BÖCK, 1929), extrapleural gelegenen, neurogenen Tumoren als solche des hinteren Mediastinums. Unter den eigentlichen Brustwandtumoren sind somit nur jene zu verstehen, die vom unmittelbar paravertebralen Thoraxwandbereich abgesetzt liegen und in den mehr dorso-lateralen, axillaren und vorderen Thoraxwandabschnitten auftreten.

Die Klassifikation der peripheren neurogenen Geschwülste ist zum Teil noch uneinheitlich, beruht aber grundsätzlich auf ihrer genetischen Ableitung von Elementen der Nervenscheide (Schwannsche Zellen) einerseits und der Ganglienzellreihe (Grenzstrangganglien und Paraganglien) andererseits (Verocay, 1910; Antoni, 1920; Masson, 1932; Geschickter, 1935; Murray u. Stout, 1940, 1942; Stout, 1946; Zülch, 1958). Nach vorherrschender Meinung sind sie somit als Geschwülste ektodermaler und nicht mesodermaler (Penfield, 1932) Herkunft aufzufassen. Im einzelnen können in Anlehnung an Godwin, Watson, Pool, Cahan u. Nardiello (1950) unterschieden werden:

I. Tumoren, die von der Nervenscheide ausgehen (Neurilemome):

a) Neurofibrome (Neurofibromatosis v. Recklinghausen, plexiformes oder zirsoides Neurofibrom, Rankenneurofibrom);

b) Neurinome (perineurales Fibroblastom, Schwannom);

c) maligne Neurofibrome.

II. Tumoren, die vom Sympathikus ausgehen:

a) Ganglioneurome (differenziert);

b) Sympathoblastome (Neuroblastome, Sympathikogoniome, Sympathikoblastome, Neurozytome).

III. Tumoren, die vom paraganglionären Gewebe ausgehen:

Paragangliome (Chromaffinome, Phäochromozytome, nicht chromaffine Paragangliome (Chemodektome)).

Die Unterscheidung von Neurofibromen (im amerikanischen Schrifttum nach Stout (1946) neuerdings „diffuse neurilemoma“) und von Neurinomen („encapsulated neurilemoma“) ist, obwohl beide Geschwulstformen miteinander vergesellschaftet sein können und Übergänge vorkommen, sowohl aus Gründen des feingeweblichen und makroskopischen Geschwulstaufbaus als auch des unterschiedlichen biologischen Verhaltens wegen wesentlich. Die ohne eigene Kapsel, diffus strangförmig oder perlschnurartig in Anlehnung an vorgegebene Nervenstrukturen wachsenden Neurofibrome, die sich histologisch aus einem Netzwerk fibrösen Gewebes, Schwannscher Zellen und Neuriten zusammensetzen, zeigen in bestimmtem Umfang eine deutliche Tendenz zu maligner Entartung (Godwin et al., 1950), nach Hosoi (1931) in 13% aller Fälle, während Vieta u. Pack (1951) einen geringeren Prozentsatz annehmen. Dieses Verhalten ist ferner für die unter anderem hier einzubeziehenden Fälle von Neurofibromatose v. Recklinghausen seit langem bekannt (Adrian, 1901).

Die Neurinome, die gewöhnlich als solitäre, von einer Kapsel umgebene Tumoren mit histologisch stellenweise typischer Anordnung der Zellkerne in Band-, Wirbel- oder Palisadenformation auftreten, sind — im Gegensatz zum Verhalten der Neurofibrome — praktisch als benigne Gewächse aufzufassen.

Ausgangspunkt für die neurogenen Tumoren der Brustwand, bei denen es sich gewöhnlich um Neurinome und Neurofibrome handelt, ist meist ein *Interkostalnerv*. Wilhelm (1953) beobachtete ein Neuroblastom im Bereich der axillären Thoraxwand. Malignität wurde wiederholt gesehen. Manche Autoren (Kent, Blades, Valle u. Graham, 1944; Nese, 1957) nehmen für die neurogenen Brustwandtumoren sogar eine höhere *Malignitätsrate* als für die mediastinalen neurogenen Prozesse an.

Die maligne Entartung neurogener Tumoren wird in Sammelstatistiken prozentual unterschiedlich angegeben. Kent et al. (1944) nennen 37%, D'Abreu (1947), Maurer, Sauvage u. Mathey (1945) 10%, Efskind u. Liavaag (1950) 20%, Drewes u. Gremmel (1959) 25%. Geschickter (1935) fand unter 850 extrathorakalen neurogenen peripheren Tumoren eine Malignitätsquote von 41%. Ihre Neigung zur Metastasierung in das Skelett, u.a. mit Beteiligung der Rippen ist bekannt (Seyss, 1952; Barrett u. Toye, 1963).

Die durchschnittlich gänseei- bis kindskopfgroßen Tumoren sitzen der Thoraxwand breitbasig an und wölben sich bei vorwiegend intrathorakaler Wachstumsrichtung halbkugelig, seltener gelappt mit glatter Randkontur lungenwärts vor (Abb. 13a–f). Neuroblastome können Kalkeinlagerungen aufweisen (Chont, 1941; Wyatt u. Farber, 1941; Mandeville, 1949; Cline, Scatchard, Eschner u. Gustina, 1950).

Diffuse Infiltration der linken Lungenspitze und Durchsetzung der Brustwand mit Rippenarrosion sah Kay (1950) in einem Fall von zirsoidem Neurofibrom der Brustwand, das den Plexus brachialis, die Subklaviagefäße sowie die Lungenspitze erfaßt hatte. Daughtry (1950) beobachtete ein Ganglioneurom der rechten Thoraxkuppel, und Maier (1950) berichtet über 3 Fälle von neurogenen Tumoren der Lungenspitze, die sich zum Hals hin ausdehnten und die Arteria subclavia umgaben.

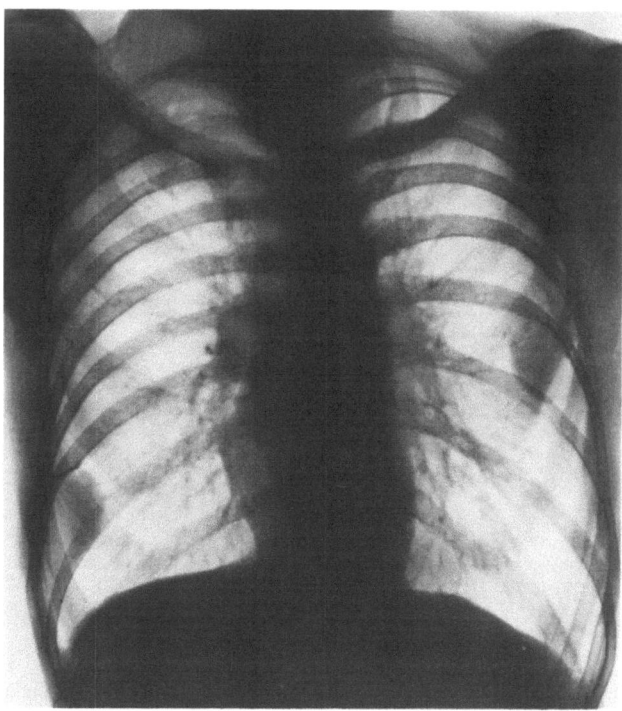

Abb. 13a. Interkostales Neurofibrom rechts dorso-lateral im Bereich des 9. ICR sowie links auf Höhe des 8. ICR, ebenfalls dorso-lateral. Überlagerung der rechten Hilusregion durch halbkugelige Kulissenbildung, die einem paravertebralen Neurofibrom auf Höhe Th 8–Th 9 entspricht. Zustand bei Neurofibromatose Recklinghausen. 30 J. ♂. (Röntgenabteilung, Dir. Prof. Dr. med. W. SCHULZE, der Medizinischen Universitätsklinik Münster, Dir.: Prof. Dr. med. W. HAUSS)

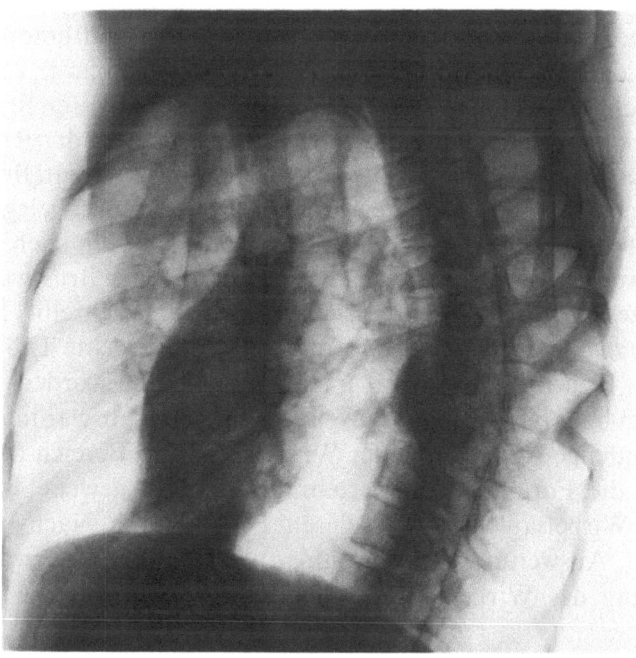

Abb. 13b. Zustand bei Neurofibromatose Recklinghausen. Thoraxübersichtsaufnahme in 2. Schrägprojektion (vgl. Abb. 13). Das linksseitig gelegene Neurofibrom ist wandständig als glatt begrenztes, halbkugeliges, weich-teildichtes Substrat abgebildet, das mit breiter Basis der Thoraxwand ansitzt. Gleichzeitig ist das rechts auf Höhe Th 8/9 paravertebral gelegene Neurofibrom im Profil dargestellt und als halbkugelige Kulisse im Wirbel-säulenschatten erkennbar

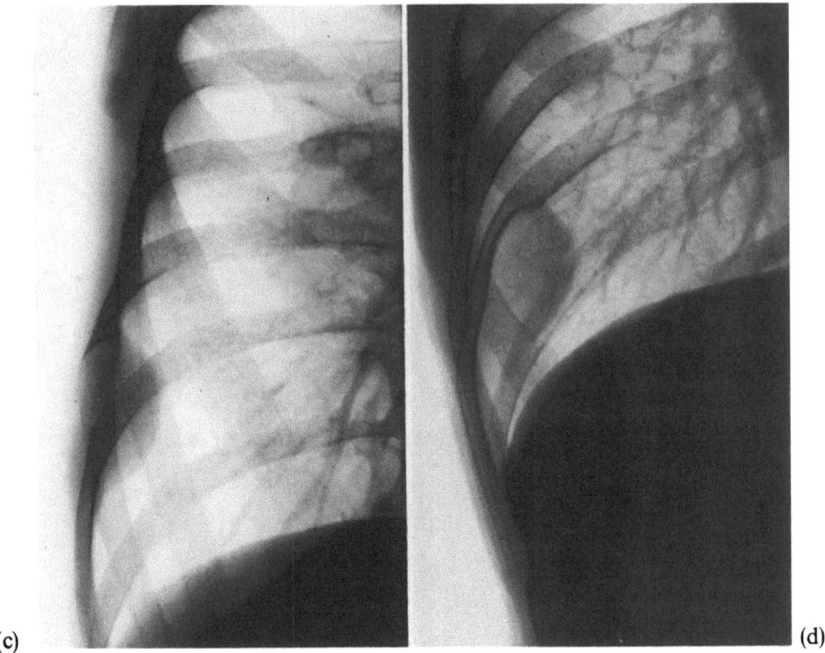

(c)   (d)

Abb. 13c u. d. Zustand bei Neurofibromatose Recklinghausen (vgl. Abb. 13). Zielaufnahme des rechtsseitig im 9. ICR gelegenen Neurofibroms. Scharf begrenzte, flachbogige, randständig leistenförmig sklerosierte Usur am Unterrand der 9. Rippe. Homogene, glatt konturierte, halbkugelige, dem Neurofibrom entsprechende Verschattung

LÖBLICH (1952) beschreibt maligne entartete, neurogene Tumoren, die er von den Schwannschen Zellen des Plexus brachialis ableitet und die klinisch mit typischem Pancoast-Syndrom einhergingen.

Eine gewisse Übergangsform zu den eigentlichen Brustwandtumoren stellen jene Geschwülste, insbesondere Ganglioneurome dar, die ursprünglich zwar vom hinteren Mediastinum ausgehen, sich aber erheblich seitwärts im Bereich der hinteren Brustwand ausdehnen und dabei die Interkostalpartien, unter Spreizung und Arrosion der Rippen, diffus durchsetzen. Besondere Schwierigkeiten für die primäre Zuordnung zur Brustwand oder zum hinteren Mediastinum können im oberen hinteren Mediastinum gelegene neurogene Tumorprozesse machen, da bei bereits mäßiger Tumorausdehnung nach lateral die Thoraxkuppel ausgefüllt werden kann und formal der Eindruck eines Brustwand- bzw. primären Lungenspitzenprozesses vorgetäuscht werden kann. So beschreibt JANISCH (1959) ein *intrathorakales Sanduhrsympathikoblastom,* das die gesamte rechte Thoraxkuppel ausfüllte und zunächst als „Pleuritis exsudativa apicalis" aufgefaßt worden war. Die Deutung als neurogener, dem hinteren Mediastinum zugehöriger Tumor war in diesem Fall erleichtert durch eine spindelige Auftreibung des Wirbelkanals im Bereich der oberen Brustwirbelsäule, während die Foramina intervertebralia nicht ausgeweitet waren. Die Zusatzuntersuchung der Wirbelsäule stellt in diesen Fällen durch Nachweis von Usuren an den Wirbelkörpern, Ausweitung der Foramina intervertebralia oder aber durch spindelförmige Auftreibung des Wirbelkanals eine wichtige Hilfe für die Einordnung dieser Tumoren dar.

Die bislang bekannt gewordenen *intrathorakalen Phäochromozytome* (MILLER, 1924; PHILIPS, 1940; WAHL u. ROBINSON, 1943; NISSEN, 1949; OVERHOLT, RAMSAY u. MEISSNER, 1950; MCLEISH u. ADLER, 1955; CONE, ALLEN u. PEARSON, 1957; SILVESTRINI, GENESI, SACHSEL u. COSTA, 1957; MAIER U. HUMPHREYS, 1958; PAMPARI u. LACERENZA, 1958; BJÖRK, LINDERHOLM, LUBLIN, PERNOW u. TÖRNBERG, 1958/59; u.a.) verhalten sich lokalisatorisch wie die anderen neurogenen Tumoren des hinteren Mediastinums, d.h. sie folgen dem Verlauf der

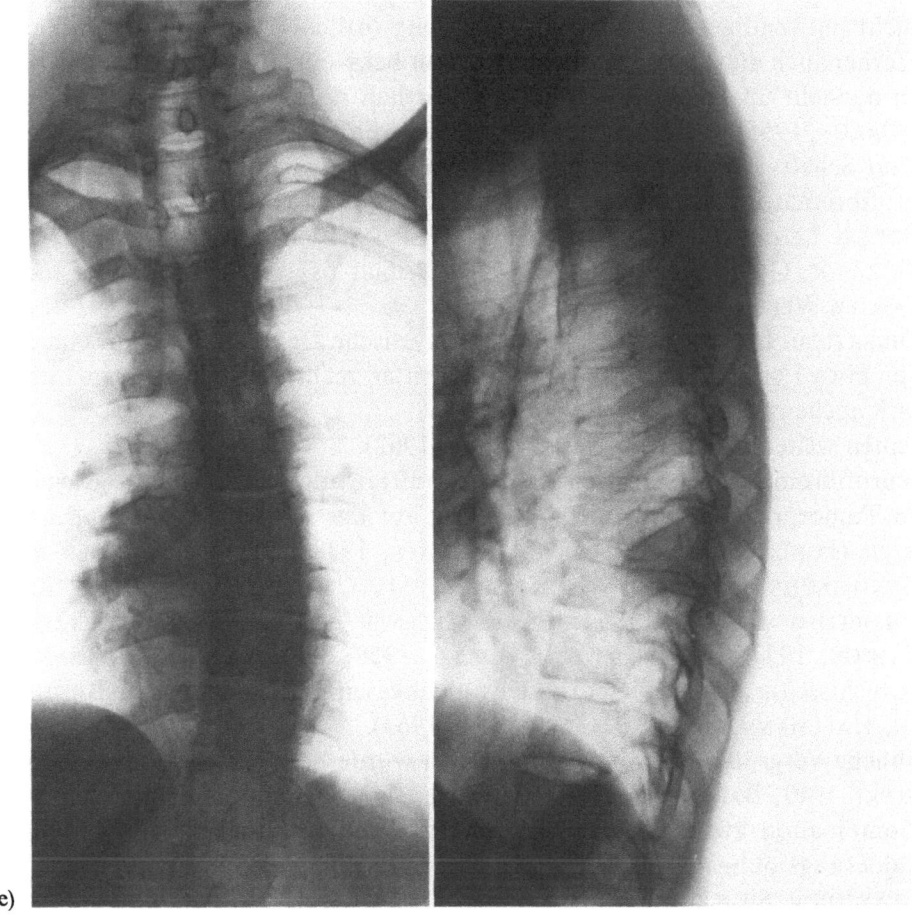

(e) (f)

Abb. 13e. Zustand bei Neurofibromatose Recklinghausen (vgl. Abb. 13). Paravertebrales Neurofibrom rechts auf Höhe Th 8/9. Rundliche, scharf begrenzte Defektbildung am paravertebralen Rippenabschnitt der 8. Rippe sowie im Bereich des rechten Querfortsatzes des 8. BWK. Flach linkskonvexe Skoliose der BWS

Abb. 13f. Zustand bei Neurofibromatose Recklinghausen (vgl. Abb. 13d). Seitenbild der Brustwirbelsäule mit Darstellung des paravertebral auf Höhe Th 8/9 gelegenen Neurofibroms. Im Seitenbild geringe Ausweitung des Foramen intervertebrale 8/9

thorakalen Grenzstrangganglien und liegen im Winkel zwischen Wirbelkörpern und hinteren Rippenenden. MAIER (1949) empfiehlt für den Nachweis der intrathorakalen Phäochromozytome u.a. Thoraxaufnahmen in 1. und 2. Schrägprojektion, da es sich zuweilen um flache Geschwülste handelt, die sonst durch den Mittelschatten überlagert und auf einfachen Übersichtsaufnahmen bei sagittalem und seitlichem Strahlengang dem Nachweis entgehen können.

Phäochromozytome im Bereich der eigentlichen Thoraxwand scheinen bislang nicht beobachtet worden zu sein.

Ähnliches gilt für die *nicht chromaffinen Paragangliome* (Chemodektome) von intrathorakaler Lage, die sich vorwiegend flankierend im Bereich der aorto-pulmonalen Gefäßstämme und des vorderen Mediastinums finden (BOYD, 1937; BARRIE, 1961; PACHTER, 1963; u.a.). Nur selten werden sie im hinteren Mediastinum paravertebral gefunden (DUNCAN u. MCDONALD, 1951; TAYLOR u. EVANS, 1958; u.a.), so daß ihnen für die differentialdiagnostische Abgrenzung von Thoraxwandtumoren kaum praktische Bedeutung zukommt.

Die Neurofibromatose v. RECKLINGHAUSEN führt nicht selten zu Thoraxwandbeteiligung. Im Verlauf der Interkostalnerven treten sowohl singuläre als auch multiple Neurofibrome auf. Zum Teil verursachen diese halbkugeligen, konvexbogig gegen das Thoraxinnere vorspringenden Tumoren flache Rippenusuren (s. Abb. 13a–f).

Nach HUNT u. PUGH (1961) sind derartige Rippenveränderungen (HÜLSHOFF, 1960) jedoch nicht notwendigerweise an die Ausbildung örtlicher Neurofibromknoten gebunden, wie ferner auch die dorsale Wirbelexkavation bei Neurofibromatose ein selbständiges Symptom darstellt und nicht Ausdruck eines örtlich raumfordernden Prozesses zu sein braucht (BRAUN, 1955). Weitere Rippenanomalien werden in Form von Schaftverschmälerungen und Schaftverwindungen („twisted ribbon") angetroffen, bei Vergesellschaftung von Neurofibromatose mit Skoliose meist in Höhe der maximalen Konvexität der letzteren (BROOKS u. LEHMANN, 1924; MILLER, 1953; LEVIN, 1958; LOOP, AKESON u. CLAWSON, 1965; MESZAROS, GUZZO u. SCHORSCH, 1966). Primär ossäre Neurilemome sind äußerst selten (SAMTER, VELLIOS u. SHAFER, 1960).

Von DIVERTIE u. DAHLIN (1963) konnte eine zystische Defektbildung mit einem Durchmesser von etwa 1 cm im Vorderabschnitt der dritten rechten Rippe als primäres Neurilemom des Knochens diagnostiziert werden.

Über einen weiteren Fall berichtet GRINELS (1962).

Bei Neurofibromatosis v. RECKLINGHAUSEN auftretende, paravertebral gelegene, intrathorakale Tumorprozesse sind sehr verdächtig auf das Vorliegen einer *intrathorakalen Meningozele* (POHL, 1933; SCHÜLLER u. UIBERALL, 1938; WELCH, ETTINGER u. HECHT, 1948; MENDELSOHN u. KAY, 1949; KESSEL, 1951; CIAGLIA, 1952; BAKER u. CURTIS, 1953; WILHELM u. KASTRUP, 1954; HACKENSELLNER u. PAPE, 1954; CABELLO-CAMPOS, 1955; NANSON, 1957; LA VIELLE u. CAMPELL, 1958; GRAUMANN u. BRABAND, 1962), die meist rechtsseitig, selten bilateral oder nur linksseitig gefunden wird (BUNNER, 1959; WEIMANN, HALLMANN, BAHAR u. GREENBERG, 1963).

Allmähliche Vergrößerung von Meningozelen wurde beobachtet (AMEUILLE, WILMOTH u. KUDELSKI, 1940; BYRON, ALLING u. SAMSON, 1949).

Die Kombination zwischen Neurofibromatose und intrathorakaler Meningozele ist jedoch keineswegs obligat (OTTANI, 1951; CMYRAL, 1952; RUBIN u. STRATEMEIER, 1952; SEARS, CLAYTON u. SIEBEL, 1953; HUTCHIN u. MARK, 1964; YADEAU, CLAGETT u. DIVERTIE, 1965).

GERNEZ-RIEUX u. LEPAUL (1954) fanden ein solches Zusammentreffen in 56%, WEIMANN, HALLMANN, BAHAR u. GREENBERG (1963) in 67% aller Fälle.

Charakteristisch für das Vorliegen einer Meningozele sind in Tumorhöhe nachweisbare ossäre Defektbildungen der Brustwirbelsäule (HILTON u. MCCARTHY, 1959; BUNNER, 1959). Am häufigsten werden Kyphoskoliosen, Spaltbildungen im Bereich der Wirbelbögen, hochgradige Ausweitung und Konfluenz der Zwischenwirbellöcher, Ausweitung des Markkanals sowie Arrosion der seitlichen und hinteren Wirbelflächen beschrieben. Arrosionen von Rippen sowie Rippenaplasie (GOLDMAN, 1949) werden ebenfalls beobachtet.

In Verbindung mit Neurofibromatose auftretende neurogene Tumoren des hinteren Mediastinums sind wesentlich seltener als die entsprechende Kombination mit Meningozele, können aber als Sanduhrtumoren ebenfalls die Wirbelsäule einbeziehen und gleichermaßen mit Wirbelusuren und Ausweitung der Foramina einhergehen. Demgemäß sind die beschriebenen Wirbelsäulenveränderungen für Meningozele nicht absolut pathognomonisch.

Die Diagnose kann jedoch zuverlässig mittels einer Luftmyelographie gesichert werden (CROSS, REAVIS u. SAUNDERS, 1949; LAITINEN u. TURUNEN, 1955; BUNNER, 1959; EDEIKEN, LEE u. LIBSHITZ, 1969).

4. Maligne Brustwandtumoren

Entsprechend den heterogenen mesenchymalen Muttergeweben der Brustwand setzen sich die Brustwandsarkome aus unterschiedlichen histogenetischen Kategorien zusammen. Naturgemäß entziehen sich anaplastische, unreife Sarkomformen vom Typ des rund- bzw. polymorphzelligen Sarkoms, die eine nähere Bestimmung des Ausgangsorts oft weder klinisch-röntgenologisch noch pathologisch-anatomisch zulassen, einer Zuordnung zu histogenetisch determinierten Sarkomgruppen. Bei Berücksichtigung dieses Sachverhaltes können jedoch unterschieden werden: a) *Chondrosarkome*, b) *osteogene Sarkome*, c) *Fibrosarkome*, d) *Rhabdomyosarkome*, e) *Ewing-Sarkome*, f) *Retikulosarkome*, g) *Angiosarkome*.

4.1. Chondrosarkome

Es können auch im Bereich der Brustwand primäre und sekundäre Chondrosarkome (Abb. 14a–c) unterschieden werden (FERRANDO, 1952; COLEY u. HIGINBOTHAM, 1954; DAHLIN u. HENDERSON, 1956; u.a.), wobei letztere durch maligne Entartung aus den Chondromen der Rippen hervorgehen (s. Abb. 2a, b). Im voll entwickelten Stadium maligner Degeneration ist das sekundäre Chondrosarkom weder histologisch noch röntgenolo-

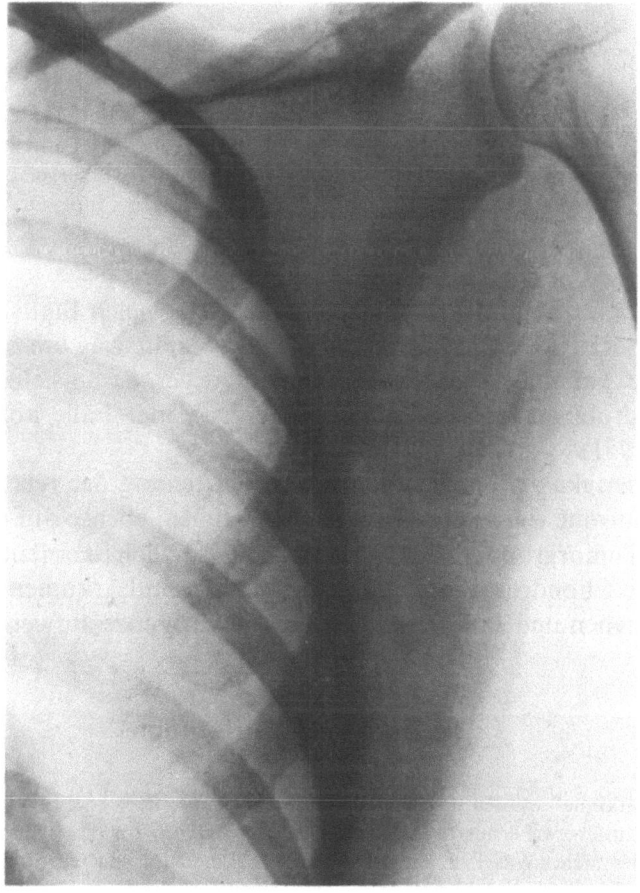

Abb. 14a. Mandarinengroße, weichteildichte, der oberen Thoraxwand li. anliegende Verschattung im Axillarbereich bei Myxochondrosarkom (s. Abb. 14). 24 J. ♀ (Radiologisches Zentralinstitut des Nordwest-Krankenhauses Frankfurt/M., Dir.: Prof. Dr. med. W. SCHULZE)

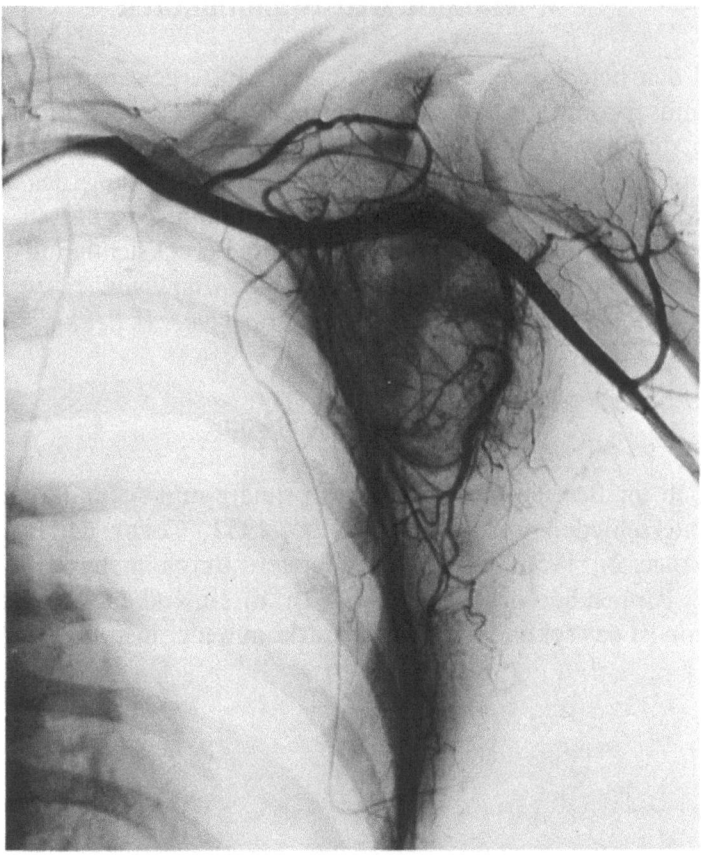

Abb. 14b. Brachialisarteriographie bei Myxochondrosarkom der oberen Thoraxwand li. im Axillarbereich: Bogige Anhebung der Art. axillaris, zahlreiche, teils bogig überstreckte Tumorgefäße. 24 J. ♀. (Radiologisches Zentralinstitut des Nordwest-Krankenhauses Frankfurt/M., Dir.: Prof. Dr. med. W. Schulze)

gisch vom primären Chondrosarkom abzugrenzen. In vielen Statistiken wird daher ausschließlich der Begriff des Chondrosarkoms angewandt, was um so mehr gerechtfertigt erscheint, als die Annahme prospektiver Benignität gerade hinsichtlich der Rippenchondrome äußerst problematisch und für die Mehrzahl der Fälle abzulehnen ist (O'Neal u. Ackerman, 1951).

Auf die Schwierigkeiten der histologischen Beurteilung der relativen Malignitätsstufe gerade der Chondrome wurde oben bereits eingegangen, ebenso auf die röntgenologischen Kriterien dieser Tumorgruppe (s.S. 477–483). Grundsätzlich ist erneut der Umstand hervorzuheben, daß die Chondrosarkome unter den Brustwandsarkomen zahlenmäßig weitaus an erster Stelle stehen und eine wesentlich bessere Prognose aufweisen als die osteogenen Sarkome.

4.2. Osteogene Sarkome

Als „osteogene Sarkome" wurden ursprünglich solche Sarkome bezeichnet, die von einem zur Knochenbildung bestimmten Muttergewebe auszugehen schienen, gleichgültig, ob das Tumorgewebe schließlich selbst Knochen bildete oder nicht. Was hier als „osteogenes Sarkom" im engeren Sinn verstanden wird, ist eine spezialisierte Sarkomform, deren sarkomatöses Stroma unmittelbar zu Osteoid- oder Knochenbildung befähigt ist („Osteosarkom" nach MacDonald u. Budd, 1943), wobei in schnell wachsenden Tumorgebieten die Knochenbildung über ein chondroides oder knorpeliges Zwischenstadium verlaufen kann (Jaffe, 1958, 1964). Wesentliches histologisches Kriterium des osteogenen Sarkoms ist demnach die Osteoid- oder Knochenbildung direkt

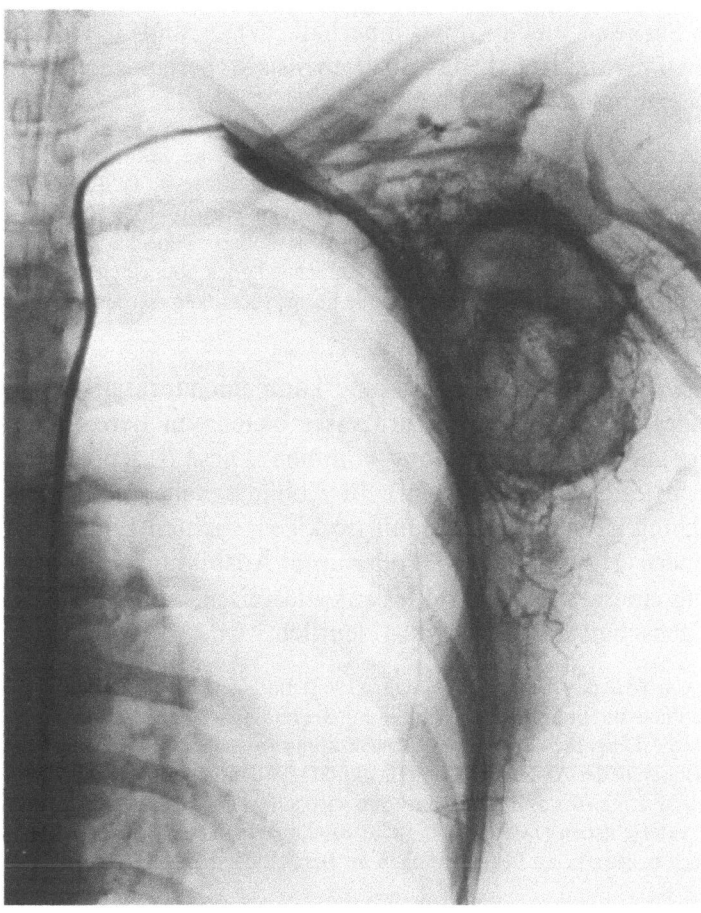

Abb. 14c. Brachialisarteriographie li., kapilläre Phase. Tumordarstellung im Bereich der oberen Thoraxwand li. bei Myxochondrosarkom. 24 J. ♀. (Radiologisches Zentralinstitut des Nordwest-Krankenhauses Frankfurt/M., Dir.: Prof. Dr. med. W. SCHULZE)

aus dem sarkomatösen, spindelzelligen Tumorstroma. In Abhängigkeit vom Grad der tumoreigenen Knochenbildung imponiert der Tumor als vorwiegend „osteoplastisch" oder „osteolytisch"; beide Bezeichnungen stellen somit ausschließlich deskriptive Benennungen ein und desselben Tumors — des osteogenen Sarkoms — dar.

Osteogene Sarkome der Thoraxwand mit Ausgang von den Rippen sind sicher extrem selten. Das geht u.a. indirekt aus der Studie von WEINFELD u. DUDLEY (1962) hervor, die im gesamten Beobachtungsgut des Massachusetts General Hospital der Jahre 1920–1960 unter 94 histologisch gesicherten Fällen von osteogenem Sarkom keinen Fall mit Lokalisation im Bereich der Thoraxwand fanden. COVENTRY u. DAHLIN (1957) sahen unter 430 Fällen 10 mit Beteiligung der Rippen und einen mit Sternumbefall (1957), wobei die genannten Autoren allerdings noch eine fibroblastische Untergruppe des osteogenen Sarkoms unterscheiden und diesem zurechnen.

Die im Schrifttum vorliegenden Mitteilungen sind spärlich. Ein Großteil insbesondere der früheren Veröffentlichungen dürfte einer kritischen histologischen Nachprüfung nicht standhalten, zumal der Begriff des osteogenen Sarkoms ursprünglich viel umfassender gebraucht wurde. Er wird auch heute zum Teil noch auf Tumoren aus der Gruppe der Fibrosarkome und Osteochondrosarkome angewandt.

HOCHBERG (1953) berichtet über 8 Fälle von osteogenem Sarkom der Rippen unter Einschluß der Mitteilungen von SOMMER u. MAJOR (1942), LUGUE (1944) sowie JOHNSON (1951). 13 weitere Beobachtungen aus dem Krankengut der MAYO-Klinik wurden von PAS-

CUZZI, DAHLIN u. CLAGETT (1957) mitgeteilt. Obwohl im allgemeinen die Altersverteilung des osteogenen Sarkoms einen Gipfel innerhalb der 2. und 3. Dekade aufweist, hatten 8 Patienten von PASCUZZI et al. das 30. Lebensjahr bereits überschritten, im Material von HOCHBERG zumindest 3 Patienten.

Bei älteren Patienten mit osteogenem Sarkom ist immer an eine Sekundärform im Verlauf der Ostitis deformans (Paget-Sarkom) zu denken (DERMAN, PIZZOLATO u. ZISKIND, 1951; SCHATZKI u. DUDLEY, 1961; u.a.), die bei extensivem Skelettbefall nach LICHTENSTEIN (1965) in etwa 10–15% zur Entwicklung von osteogenen Sarkomen führt. Die Prognose des osteogenen Sarkoms ist äußerst schlecht. PASCUZZI et al. berichten unter den von ihnen beobachteten Patienten mit Befall der Rippen lediglich über einen ausschließlich mit Röntgentherapie behandelten Patienten, der 20 Jahre überlebte, alle übrigen Kranken starben vor Ablauf der 5-Jahresgrenze, die Mehrzahl innerhalb von 1–2 Jahren.

Das *Röntgenbild* der osteogenen Sarkome kann uncharakteristisch sein und lediglich die Kriterien eines osteodestruktiven Prozesses bieten. Im Bereich des Periosts kann es zu ausgeprägter radiärer Spikulabildung kommen. Diese ist jedoch nicht als tumorspezifisch aufzufassen (GRUNOW, 1955; u.a.). In Abhängigkeit vom Grad der tumoreigenen Knochenneubildung kann der Befund mit fleckigen, dichten Einlagerungen an ein Chondrosarkom erinnern (HOCHBERG, 1953) oder unter Ausbildung einer intensiv knochendichten Verschattung eine gewisse Charakteristik aufweisen, insofern, als hier die spezifische „osteogene" Eigenschaft der Geschwulst deutlich wird.

Einen einschlägigen Fall dieser Art hat SALVINI (1963) mitgeteilt. Dabei erlaubte die ausgeprägte dichte, radiärstreifig angeordnete tumoreigene Knochenbildung der im Bereich der 2. linken Rippe gelegenen Geschwulst bereits radiologisch die Diagnose eines osteogenen Sarkoms zu stellen. Gleichzeitig fanden sich ossifizierende Lymphknotenmetastasen in der Axilla und supraklavikulär, später auch medistinal. Unabhängig von den primär endostal entstehenden Formen des osteogenen Sarkoms wird aufgrund seiner besseren Prognose das juxtakortikale osteogene Sarkom unterschieden (JAFFE, 1947, 1956; SCALIETTI u. CALANDRIELLO, 1962; LICHTENSTEIN, 1965; u.a.), über das jedoch bislang keine Beobachtungen im Bereich der Rippen vorliegen.

4.3. Fibrosarkome

Fibrosarkome oder Spindelzellsarkome (PIEMONTE u. SIRTORI, 1950; GOES, 1952) können als relativ häufige Weichteilsarkome, in Abhängigkeit von ihrem Ausgangspunkt, früher oder später zu *sekundärer Knochenbeteiligung* führen. Sie können jedoch auch endostal als *primäre Knochengeschwülste* auftreten (ROCK, 1953; GSCHNITZER u. MINERVINI, 1955) und werden als solche von JAFFE (1958, 1964) gegen die eigentlichen mit Osteoidbildung einhergehenden osteogenen Sarkome abgegrenzt.

Hinsichtlich der Fibrosarkome der Brustwand dürfte es oft aus Gründen der räumlich beengten, unmittelbaren Nachbarschaftsbeziehungen von Knochen- und Weichteilstrukturen besonders schwierig oder unmöglich sein, im Einzelfall den Ausgangspunkt zu bestimmen.

NAEF (1954) nimmt aufgrund der Beobachtung zweier, noch relativ kleiner Fibrosarkome der Thoraxwand mit erhaltenen topographischen Beziehungen als Ausgangspunkt die bindegewebigen Anteile der Interkostalräume an. Wie bei anderen Thoraxwandgeschwülsten kann es bei gleichzeitiger endo- und extrathorakaler Entwicklungsrichtung zur Ausbildung von „*Sanduhr*"- oder „*Eisberg*"-Geschwülsten kommen.

Histologisch handelt es sich um aus Spindelzellen aufgebaute Sarkome unterschiedlichen Differenzierungsgrades mit reichlich interzellulärer Kollagenfaserbildung in der Anordnung eng durchflochtener Zell- und Faserbündel. Reichlich anaplastische polymorphzellige Formen lassen die Diagnose Fibrosarkom nicht mehr stellen. Relativ gut differenzierte Formen sind lediglich aufgrund der Zellgröße gegen das benigne Fibrom abzugrenzen. Reifzellige Fibrosarkome können einen nur geringen Malignitätsgrad aufweisen und haben eine relativ gute Prognose. Auch nach mehrfachen Rezidiven braucht Metastasierung nicht einzutreten. Andererseits können unreife Fibrosarkome schnell zur Generalisierung kommen, wie etwa im Fall von DORNER u. MARCY (1948), die über ein Fibrosarkom der 9. u. 10. Rippe berichten, das bereits 9 Monate postoperativ zu ausgedehnten Metastasen führte.

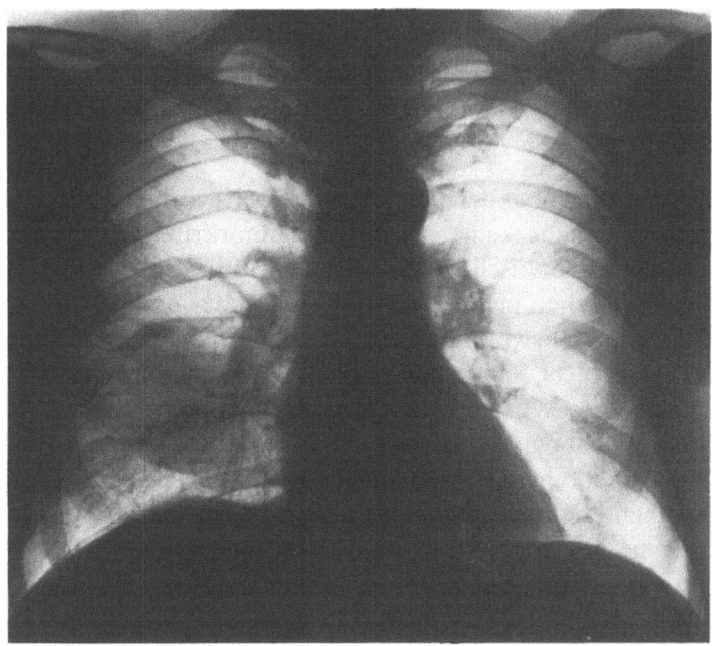

Abb. 15a. Faustgroße Verschattung im Bereich der hinteren unteren Thoraxwand rechts. Verbreiterung des 8. Interkostalraums mit groben Rippenarrosionen bei Fibrosarkom der Brustwand. 62 J. (Radiologisches Zentralinstitut des Nordwest-Krankenhauses Frankfurt/M., Dir.: Prof. Dr. W. SCHULZE)

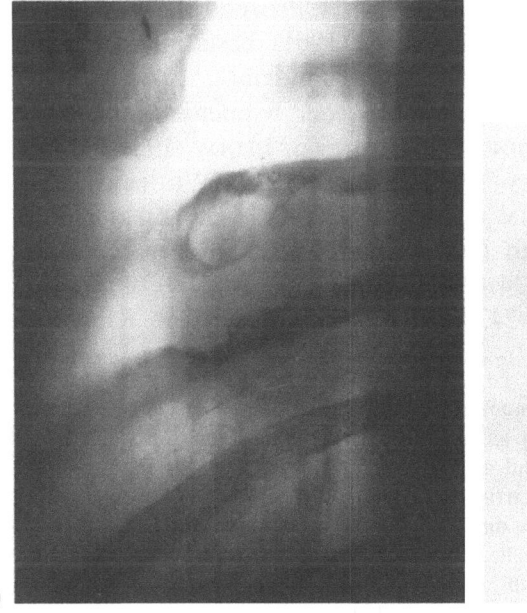

(b)

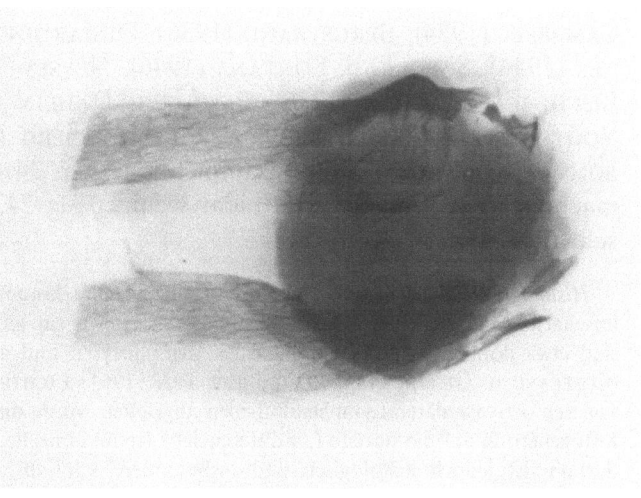

(c)

Abb. 15b. Irreguläre, muldenförmige Arrosionen der Rippenkortikalis und zystoide Rippendefekte bei Fibrosarkom der Brustwand. Frontaltomogramm mit Schichtführung im Niveau der dorsalen Thoraxwand. 62. J. (Radiologisches Zentralinstitut des Nordwest-Krankenhauses Frankfurt/M., Dir.: Prof. Dr. W. SCHULZE)

Abb. 15c. Röntgenbild des Operationspräparats bei Fibrosarkom der Brustwand (Chirurgische Abteilung des Nordwest-Krankenhauses Frankfurt/M., Dir. Prof. Dr. E. UNGEHEUER) mit Wiedergabe der Tumorarrosionen und Defekte im Bereich der in den Tumor einbezogenen Abschnitte der 8. und 9. Rippe rechts

Weitere Mitteilungen über Fibrosarkome im Bereich der Thoraxwand, vielfach unter Einbeziehung der Rippen, stammen von Sommer u. Major (1942), Blake u. Bradford (1943), Blades u. Paul (1950), Guglielmi u. Pironti (1951), Hochberg (1953), Pascuzzi, Dahlin u. Clagett (1957), La Rossa (1957), Drexler, Balas u. Kalmar (1960) sowie Salvini (1963) u.a.

Röntgenologisch bestehen über den Nachweis des gelegentlich höckerigen, spindelförmigen Brustwandtumors hinaus keine speziellen Tumorkriterien. Primäre Fibrosarkome der Rippen führen zu osteolytischen Knochendestruktionsprozessen. Bei weniger malignen Formen können Zeichen mehr expansiv wachsender endostaler Tumoren auftreten, wie etwa schalenförmige Vorwölbung der Kortikalis oder spindelförmige Auftreibung der Rippen (Abb. 15a, b, c). Periostale reaktive Knochenbildung kommt vor. Greifen primäre Fibrosarkome der Weichteile auf den Knochen über, so entstehen bei geringer örtlicher Malignität flachbogige, unregelmäßig begrenzte Arrosionsbezirke, die gegen den gesunden Knochen durch von diesem gebildete reaktiv-sklerotische Randsäume abgegrenzt werden können. Differentialdiagnostischer Wert kommt diesen Veränderungen jedoch nicht zu, da sie in keiner Weise tumorspezifisch sind.

4.4. Ewing-Sarkome

Nach wie vor ist das Ewing-Sarkom (Ewing, 1921) als nosologische Entität unter den primären Knochensarkomen aufzufassen. Bevorzugtes Lokalisationsgebiet sind Dia-Metaphysen der langen Röhrenknochen sowie platte Knochen des Rumpfes. Unter den letzteren kommt den Knochenstrukturen des Thorax — vergleichsweise etwa zum Beckengürtel — geringe Bedeutung zu. Immerhin fanden aber Kent u. Ashburn (1948) unter 311 Ewing-Sarkomen in 6,7% Primärbefall der Rippen. Dieser Prozentsatz wird durch eine Sammelstatistik von Dahlin, Coventry u. Scanlon (1961) bestätigt, die unter 165 Ewing-Tumoren in 14 Fällen Rippen- bzw. Sternumbefall fanden (8,5%).

Weitere, meist kasuistische Beiträge über Ewing-Tumoren der Rippen stammen von Campbell (1934), Bergstrand (1936), Desjardins, Meyerding u. Leddy (1937), Brunner (1944), Sgrosso u. Fontana (1946), Neyses (1950), Emilio (1952), Winham (1954), Lischi u. Menichini (1956), Pascuzzi, Dahlin u. Clagett (1957), Gaudieri (1958), Vogt-Moykopf (1965) u.a. Die von Hochberg (1953) unter Einschluß der Fälle von Sommer u. Major (1942) zusammengestellten 24 Ewing-Tumoren kostaler Lokalisation machten in seinem Material nicht weniger als 24,2% der primär bösartigen Rippengeschwülste aus.

Histologisch handelt es sich um kleinzellige Rundzellsarkome mit gleichförmigen runden bis ovalen Zellkernen, unscharfen Zellgrenzen bzw. Einlagerung der Kerne in ein lockeres zytoplasmatisches Synzytium. Die Kerne sind etwa doppelt so groß wie die eines Lymphozyten und zeigen staubförmig verteilte Chromatinsubstanz (Copeland u. Geschickter, 1930; Jaffe, 1958, 1964; Lichtenstein, 1965). Von Ewing (1921) ursprünglich von den perivaskulären Lymphendothelien abgeleitet, wurde die Tumorzelle von Oberling u. Raileanu (1932) histogenetisch auf die unreife („indifférencié") Retikulumzelle des Knochenmarks zurückgeführt. Das Ewing-Sarkom ist jedoch histologisch und insbesondere klinisch vom Retikulosarkom des Knochens zu unterscheiden (Ahlström u. Welin, 1943; Uehlinger, Botsztejn u. Schinz, 1948; u.a.).

Nach Falk u. Alpert (1965) kann die histologische Abgrenzung des Ewing-Sarkoms gegen das Neuroblastom unter Umständen nur durch Zellkultur vorgenommen werden, wie überhaupt die histologische Diagnose beim Ewing-Sarkom mit besonderen differentialdiagnostischen Schwierigkeiten belastet ist (Hellner, 1950).

Das Prädilektionsalter liegt in der 2. Dekade, das männliche Geschlecht wird bevorzugt befallen. *Klinisch* stehen Schmerzhaftigkeit oft ausstrahlenden Charakters und örtliche Schwellung bzw. Tumorformation im Vordergrund. Ferner werden oft leichtes *Fieber*, auch örtliche Temperaturerhöhung, *Leukozytose* sowie sekundäre Anämie und erhöhte Blutsenkungsgeschwindigkeit angetroffen.

Von besonderer praktisch-klinischer Bedeutung erscheint somit der Umstand, daß das Ewing-Sarkom leicht eine *Osteomyelitis simulieren* kann. Dies um so mehr, als auch der makroskopische Aspekt evtl. Biopsiematerials aufgrund des nahezu stromalosen Sarkomgewebes eine oft zerfließliche, eiterähnliche Beschaffenheit zeigt.

Bei Lokalisation im Bereich der Rippen kann es zu pleuralem Begleiterguß kommen, gelegentlich wurde bei größerer Tumorausdehnung auch Dyspnoe beobachtet. Im Fall von KENT u. ASHBURN (1948) war die Lunge sekundär in den Brustwandtumor einbezogen.

Die Prognose ist auch bei kostaler Lokalisation extrem infaust, so kamen unter den von HOCHBERG (1953) erfaßten Fällen mehr als die Hälfte innerhalb weniger Monate postoperativ ad exitum.

DAHLIN, COVENTRY u. SCANLON (1961) geben eine 5-Jahres-Überlebensquote von 12 bzw. 9% an, zu ähnlichen Resultaten gelangen WANG u. SCHULZ (1953). SCANLON (1962) sah keine wesentliche Verbesserung der Behandlungsergebnisse nach Telekobalttherapie.

Die Röntgensymptomatik des Ewing-Sarkoms (LOEPP, 1938; WELIN, 1939; SWENSON, 1943; u.a.) wurde im älteren Schrifttum als relativ spezifisch für diese Tumorgruppe angesehen. So gelten osteolytische Destruktionsprozesse von diaphysärer Lokalisation mit linearstreifiger, zwiebelschalenartig geschichteter Periostreaktion und spindelförmiger Schaftauftreibung als charakteristisch.

Tatsächlich ist dieses klassische Bild aber in vielen Fällen verwischt, die dann nicht von anderen neoplastischen oder entzündlichen Knochenveränderungen zu unterscheiden sind. BARDEN (1943) weist auf die Ähnlichkeit der ossären Veränderungen mit jenen beim metastasierenden Neuroblastom hin. Unter anderem kommt es zu uncharakteristischen ossalen Destruktionsformen (Abb. 16), wobei neben die Osteolyse eine zum Teil erhebliche reaktive Osteosklerose tritt, die das Bild völlig beherrschen kann. Auch folgen

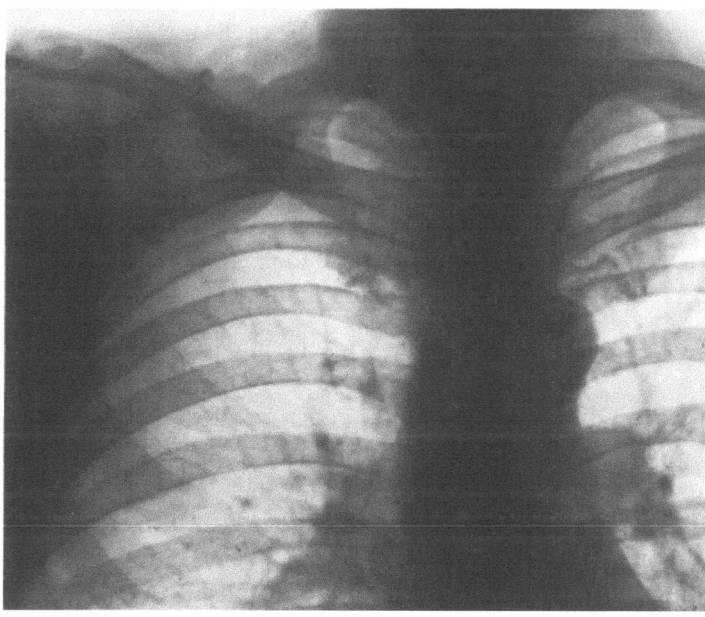

Abb. 16. Spindelförmige, glatt konturierte Verschattung der lateralen Thoraxkuppel bei Ewing-Sarkom. Mittleres Drittel der 2. Rippe destruiert. 48 J. ♂ (Radiologisches Zentralinstitut des Nordwest-Krankenhauses Frankfurt/ M., Dir.: Prof. Dr. W. SCHULZE)

die Periostveränderungen, soweit solche überhaupt zur Darstellung kommen, keineswegs ausschließlich dem oft zitierten „zwiebelschalenähnlichen" Strukturmuster und neben Spikulabildung tritt ungleichförmig atypische periostale Knochenneubildung. Das Ewing-Sarkom der platten Knochen ist in röntgendiagnostischer Hinsicht besonders problematisch, zumal für Röhrenknochen bedingt gültige Kriterien weitgehend in Wegfall kommen, worauf bereits LOEPP (1938) hinweist. Die exakte Diagnosestellung beruht somit überwiegend auf der subtilen *histologischen Auswertung der Knochenbiopsie.*

4.5. Rhabdomyosarkome

Rhabdomyosarkome sind nur selten im Bereich der Brustwand lokalisiert. STOUT (1946) fand unter 121 Fällen 4 mit Beteiligung der Brustwand. SPECHT, WALKER u. FAXON (1954) beobachteten eine segmentale, vollständige Rippendestruktion bei einem Rhabdomyosarkom der hinteren Thoraxwand. Tumorspezifische röntgenologische Kriterien sind nicht zu erwarten.

4.6. Retikulosarkome

Die Abhandlung des Retikulosarkoms als spezielle Gruppe im Rahmen der Brustwandsarkome zielt in erster Linie auf das primäre Retikulosarkom des Knochens (PARKER u. JACKSON, 1937; IVINS u. DAHLIN, 1953; FRANCIS, HIGINBOTHAM u. COLEY, 1954) ab und weniger auf die Retikulosarkome lymphatischen Ursprungs, die im Fall der Generalisation in 5–15% zu sekundärer Knochenbeteiligung führen (D'ALO u. POLVANI, 1955; JAFFE, 1958, 1964).

Die Abgrenzung des primären Retikulozellsarkoms des Knochens von anderen ossären Rundzellsarkomen ist wegen seines geringeren Malignitätsgrades in prognostischer Hinsicht von Bedeutung (PARKER u. JACKSON, 1939).

Sie hat insbesondere gegen das Ewing-Sarkom zu erfolgen, was aufgrund der im allgemeinen distinkteren Zellgrenzen sowie des ausgeprägten argyrophilen Fasernetzes des Retikulosarkoms möglich ist. Die Ansichten darüber, inwieweit eine solche Differenzierung möglich und überhaupt gerechtfertigt ist, sind jedoch unterschiedlich (MAGNUS u. WOOD, 1956), und neuere Beobachtungen sind auch geeignet, den ursprünglichen Optimismus hinsichtlich der relativ günstigen Prognose zu dämpfen. So berichtet DOLAN (1962) über 8 Fälle, von denen 6 innerhalb weniger Monate bis $3^{1}/_{2}$ Jahren ad exitum kamen. PARKER u. JACKSON (1939) sahen in ungünstigen Fällen regionale Lymphknotenmetastasierung bzw. Generalisierung mit Lungen- und Skelettmetastasen. JAFFE gibt die Heilungsaussichten bei Bestrahlung und Resektion mit 10–25% an.

Das männliche Geschlecht ist bevorzugt betroffen, die Altersverteilung ist relativ breit gestaffelt, und gegenüber dem lymphoglandulären Retikulosarkom sind Erwachsene im mittleren Lebensalter sowie auch Jugendliche häufiger betroffen.

Klinisch steht der Knochenschmerz im Vordergrund. Pathologische Frakturen kommen vor.

Obwohl vorwiegend die langen Röhrenknochen befallen werden, liegen einige Beobachtungen über das Auftreten primärer Retikulosarkome des Knochens im Bereich der Thoraxwand vor, wobei als Leitsymptom ebenfalls die Schmerzsensation oft pleuritischen Charakters angegeben wird (CORBETT, 1950; HOCHBERG, 1953; PASCUZZI, DAHLIN u. CLAGETT, 1957; DOLAN, 1962; SALVINI, 1963).

Die röntgenologischen Kriterien des Retikulumzellsarkoms des Knochens (SHERMAN u. SNYDER, 1947; WILSON u. PUGH, 1955; SHERMAN u. SORRELL, 1961) sind vorwiegend die eines osteolytischen, herdförmigen Destruktionsprozesses unscharfer Begrenzung. Ähnlich wie beim Ewing-Sarkom kommt es zu reaktiver, fleckiger Knochenneubildung im unmittelbaren Tumorbereich sowie zu periostaler Begleitreaktion. Die Knochenrinde kann verdickt, der Schaft spindelförmig verbreitert sein. Differentialdiagnostisch kann der Befund bei stärker im Vordergrund stehender reaktiver Sklerose und Periostreaktion an einen osteomyelitischen Knochenprozeß erinnern, meist steht die Tumordestruktion jedoch im Vordergrund. Die Röntgendiagnose wird gewöhnlich nicht über den Befund eines Knochenmalignoms hinausführen und die endgültige Diagnose somit nur in Verbindung mit dem histologischen Befund zu stellen sein.

4.7. Angiosarkome

Angiosarkome (KOLODNY, 1926; HAUSER, 1939; THOMAS, 1942; DRUCKER, 1947; HAUSER u. CONSTANT, 1948; GORDON-TAYLOR u. WILES, 1949; MCCARTHY u. PACK, 1950; RESINK, 1954; CARTER, DICKERSON u. NEEDY, 1956; MONTAG u. OBERWITTLER, 1957; FINK u. OBERMAN, 1963; u.a.) sind selten und stellen primär bösartige Tumoren dar, da eine sarkomatöse Entartung des üblichen benignen Hämangioms praktisch nicht vorkommt. COLEY (1960) sah allerdings den Übergang eines kapillären Rippenangioms in ein Angiosarkom. Die Metastasierung erfolgt meist hämatogen; multiple Herdbildung kommt jedoch ohne Metastasierung bereits primär vor. In einem Teil der Geschwülste ist die vaskuläre Herkunft bereits makroskopisch aufgrund der weichen Konsistenz und des dunklen, rötlich-braunen Farbtons erkennbar.

Die Zellen dieser Sarkomgruppe leiten sich vom Gefäßendothel ab und imitieren in ihrem Anordnungsmodus primitive Gefäßbildungen. Entsprechend ist die Sarkomstruktur *histologisch* durch gefäßähnliche, von atypischen Endothelien ausgekleidete Hohlraum- und Spaltbildungen charakterisiert, die von Erythrozyten ausgefüllt sein können. In Abhängigkeit vom Differenzierungsgrad treten diese strukturmorphologischen Elemente mehr oder weniger deutlich hervor, bleiben aber letztlich das Kriterium für die Klassifizierung dieser Geschwülste als Angiosarkome (Hämangioendotheliome). Entsprechend der unterschiedlichen Ausdifferenzierung ist auch der Malignitätsgrad unterschiedlich. Bei anaplastischen Formen mit spindelförmigem Zelltyp kommt es frühzeitig zur Metastasierung.

Im Bereich der Thoraxwand (BLADES u. PAUL, 1950; HOCHBERG, 1953; HARTMAN u. STEWART, 1962) ist entweder primärer oder sekundärer Befall der Rippen denkbar. POLLAK (1949) berichtet über ein Angiosarkom des Sternums. RUFFOLO u. CONNOR (1967) sahen ein Hämangioendotheliom unter dem Bild eines TIETZE-Syndroms.

Röntgenologisch führt diese Sarkomgruppe am Knochen zu atypischen osteolytischen Veränderungen, die nicht von einer Tumordestruktion anderer Genese unterschieden werden können. Insbesondere ist angesichts der vaskulären Herleitung darauf hinzuweisen, daß keinesfalls Strukturveränderungen des Knochens, wie sie für *benigne Hämangiome* des Knochens spezifisch sind, nachweisbar werden. SALVINI (1963) sah in einem Fall von *Hämangioendotheliom* Kammerung des osteolytischen, aufgetriebenen Knochenareals durch zarte Knochensepten bei gleichzeitig ausgeprägter Kortikalisusur. Derselbe Autor berichtet ferner über 2 Fälle von malignem Hämangioperizytom der Brustwand mit Rippen- bzw. massiver Beteiligung der Interkostalmuskulatur.

Hämangioperizytome (MCCORMACK u. GALLIVAN, 1954; MUJAHED, VASILAS u. EVANS, 1959; FISHER, 1960) sind nach STOUT (1949, 1956) von den Perizyten der kapillären Blutgefäße abzuleiten und nur bedingt als bösartige Tumoren aufzufassen. Nach KENT (1957) kam es unter 110 Fällen in 21% zu Rezidivtumoren bzw. zu invasivem Wachstum, in 12,7% zu Metastasierung. LICHTENSTEIN (1965) berichtet über ein primäres ossäres Hämangioperizytom einer Rippe. *Röntgenkriterien* dieser Tumorgruppe sind wie die des Hämangioendothelioms gleichfalls unspezifisch; nach KENT (1957) sollen gelegentlich Kalkeinschlüsse vorkommen.

5. Neoplastische Systemhyperplasien

5.1. Leukosen und Erythroblastosen

Die invasiv-infiltrative Durchsetzung des Knochenmarks durch atypische zelluläre Elemente bei leukämischen und erythroblastischen Erkrankungen geht gelegentlich mit röntgenologisch faßbaren Dichte-, Struktur- und Formveränderungen des Stammskeletts und der Extremitäten einher (Pförringer, 1913; Karshner, 1928; Patrassi, 1931; Paschlau, 1934; Craver u. Copeland, 1934, 1935; Apitz, 1938; Köhlmeier, 1942; Caffey, 1946; Tischendorf u. Naumann, 1948; Cochi, 1952; Starich u. Prevedi, 1955; Bernard, Mathe u. Geoara, 1960; Anding, 1961; Kempf, Mautz u. Wahl, 1963; u.a.). Die hier speziell interessierenden Rippen- und Brustbeinprozesse unterscheiden sich morphologisch nicht von entsprechenden Skelettmanifestationen anderer Lokalisation, sind aber röntgenologisch schwierig zu erfassen, da die Überlagerung der Rippen durch pulmonale Gefäß- und Gerüststrukturen eine feinere Strukturanalyse oft erschwert. Lyon (1936) sah osteoklastische Rippendestruktion bei einer 55jährigen Frau mit myeloischer Leukämie.

Ossäre Begleitprozesse bei Leukämien sind selten, werden aber bei der lymphatischen Form anscheinend etwas häufiger beobachtet als bei der myeloischen.

Uehlinger (1952) fand unter 22 lymphatischen Leukämien 4mal, unter 67 myeloischen Leukämien 3mal Knochenbeteiligung. Diese Angaben von pathologisch-anatomischer Seite beziehen sich auf Erwachsene, und der röntgenologische Nachweis ist noch wesentlich seltener. Im Kindesalter treten leukämische Knochenprozesse wesentlich häufiger auf, Literaturangaben schwanken zwischen 50–70% (Fuchs, 1935; Baty u. Vogt, 1935; Krafft, 1936; Silverman, 1948; Dale, 1949; Follis u. Park, 1951; u.a.). Prädilektionsstelle sind im Kindesalter die juxtaepiphysären Abschnitte der langen Röhrenknochen, und in ausgeprägter Form pflegen sub- bzw. aleukämische Leukämieformen mit Knochenbeteiligung einherzugehen. Obwohl hyperplastisch-invasive Markproliferation und ossäre regressive Strukturveränderungen in zahlreichen Fällen miteinander einhergehen, ist die Formulierung einer verbindlichen Gesetzmäßigkeit im Sinn der „medullogenen Osteopathie" Markoffs (1942) weiterhin problematisch (Naumann, 1952; Uehlinger, 1952; Pantlen, 1952; u.a.).

Die radiologisch erfaßbaren Kriterien leukämischer Knochenprozesse lassen eine Differenzierung lymphatischer bzw. myeloischer Formen nicht zu und sind darüber hinaus nicht als pathognomonisch aufzufassen. Meist handelt es sich dabei um diffuse oder herdförmige Knochenatrophien im Sinn einer allgemeinen Osteoporose und ferner um osteolytische Resorptionsprozesse mit Ausbildung kleinfleckig mottenfraßartiger Substanzdefekte, osteolytischer Solitärherde sowie endostaler Kompaktausuren. Diese Formen, insbesondere auch Lochdefekte sind nicht von gleichen Veränderungen beim Plasmozytom unterscheidbar. Das gilt naturgemäß auch für die diffuse Osteoporose, die von kausal heterologen Osteoporosezuständen, etwa der senilen Osteoporose, nicht abgrenzbar ist, sich aber gelegentlich durch ihre Progressivität besonders auszeichnet (Uehlinger, 1952). Pathologische Rippenfrakturen, zuweilen mit leichtgradiger Auftreibung des frakturierten Bezirks, teils durch Bildung einer zarten Kallusschale, kommen gleichfalls vor.

Caffey (1951) beschreibt bei Jugendlichen mit Cooleyscher Anämie Schaftauftreibung von Rippen mit Verbreiterung der Markräume, Rindenatrophie und feinfleckiger Osteoporose. Ähnlich wie Dameshek (1940) beobachtete Caffey im selben Zusammenhang einen osteomartigen Rippentumor. Über Schaftauftreibungen der paravertebralen Rippenenden bei Thalassämie berichten auch Ross u. Logan (1969).

Besondere Beachtung verdient der Umstand, daß osteosklerotische Skelettveränderungen im Rahmen leukämisch bedingter Knochenprozesse praktisch nicht zur Beobachtung kommen bzw. auf das Vorliegen einer Osteomyelosklerose oder einer Skelettkarzinose mit Reizmyelozytose zu überprüfen sind (Uehlinger, 1952; Birkner u. Frey, 1952).

Von Assmann (1949) u.a. berichtete Fälle müssen wahrscheinlich als atypische Formen aufgefaßt werden. Voth (1949) macht darauf aufmerksam, daß gelegentlich bei Lymphosarkomatose bzw. lymphosarkomatös entarteten Lymphadenosen im Endstadium eine osteosklerotische Reaktion beobachtet werden kann. Paschlau (1934) beobachtete Restitution ursprünglich osteolytischer Knochenprozesse im Verlauf einer Leukämie bei einem Kind, die wohl als Ausdruck reparativer Knochenvorgänge nach örtlicher Rückbildung und Übergang hyperplastisch-proliferativer, leukämischer Markprozesse in Narbengewebe anzusehen war. In Analogie hierzu können Sklerosierungsvorgänge in den Schaftabschnitten der langen Röhrenknochen bei Erwachsenen mit Sichelzellanämie gesehen werden, die z.T. wohl ebenfalls in Verbindung stehen mit fibrösen Markveränderungen sowie Folgezuständen nach Knocheninfarkten und entzündlichen Knochenprozessen (Macht u. Roman, 1949; Hughes u. Carroll, 1957; Rowe u. Haggard, 1957).

Im Kindesalter wurden bei Leukämien osteoplastische Veränderungen sowie periostale Appositionen beobachtet (Caffey, 1946; Taylor, 1926; Poynton u. Lightwood, 1932; u.a.), wobei letztere eher als unspezifische Periostreaktion auf die subperiostale Zellinvasion aufzufassen sind, wie sie gleicherweise bei völlig differenten Ausgangsprozessen vorkommt.

Abgesehen von den ossären Thoraxwandprozessen kommt es im Zuge extramedullärer Blutbildung bei leukämischer und neoplastischer Knochenmarkinfiltration sowie bei gesteigerter Erythropoese im Verlauf unterschiedlicher hämolytischer Anämieformen zu knotigen bis beetartigen pleuralen oder subpleuralen Tumorbildungen (s. Abb. 17a, b) ektopischen leukämischen oder hämatopoetischen Gewebes (Pinkus, 1899; Saleeby, 1925; Plonkier, 1930; Hartfall u. Stewart, 1933; Apitz, 1938; Ask-Upmark, 1945; Knoblich, 1960; Malamos, Paravasiliou u. Avramidis, 1962). Hartweg (1960) beschreibt einen Fall von leukotischer Durchsetzung der Brustwand mit Tumorbildung.

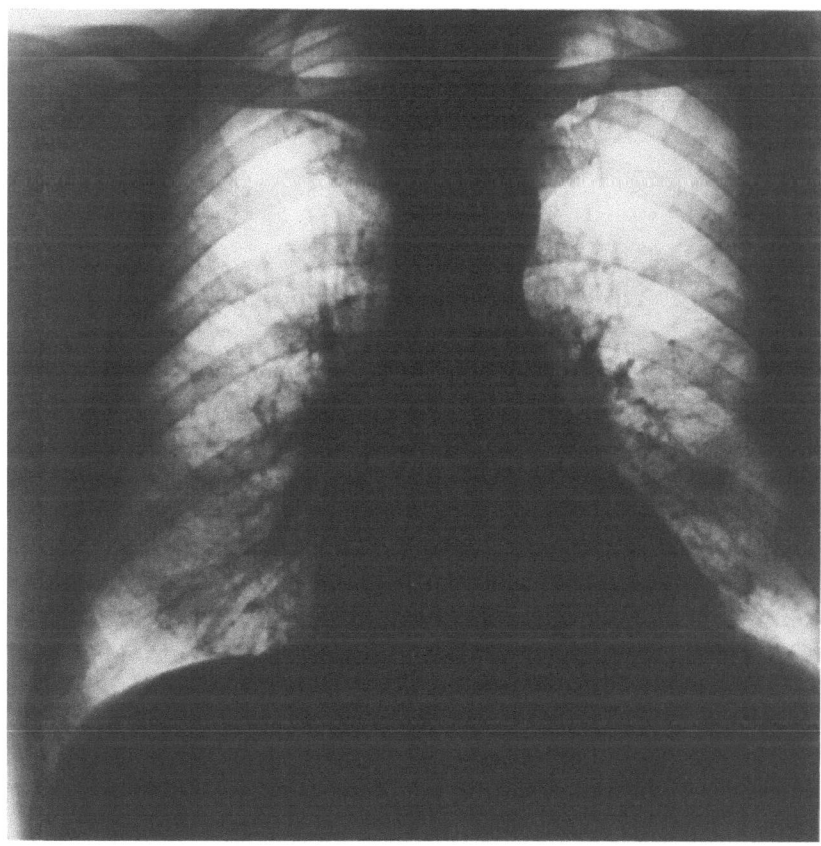

Abb. 17a. Leichtgradig vermehrte Schleierung im Bereich des li. Mittel- bzw. Unterfeldes. Subpleurales Infiltrat bei lymphatischer Leukämie (s. Abb. 17b) 67 J.

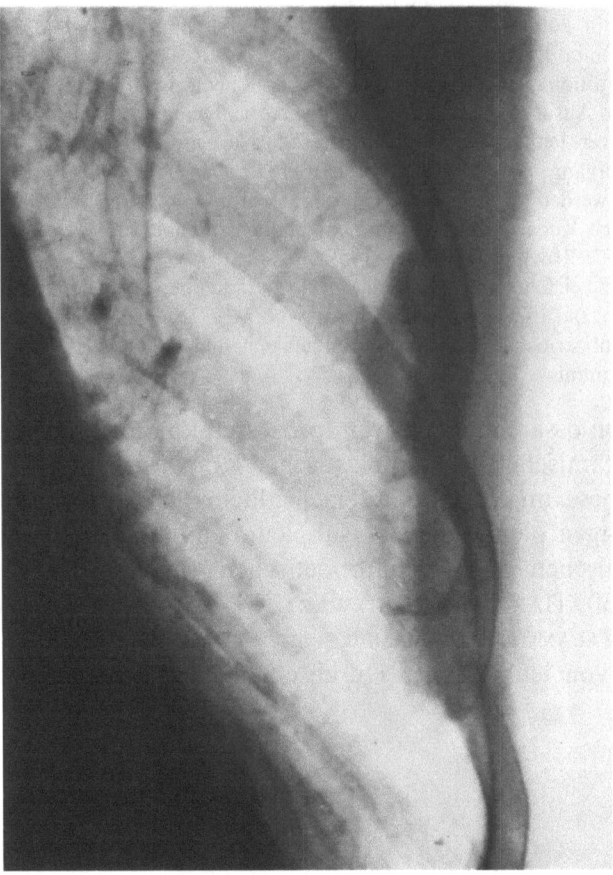

Abb. 17b. Subpleurales, leukämisches Infiltrat im Bereich der vorderen li. Thoraxwand bei lymphatischer Leukämie (1. Schrägstellung). 67 J.

5.2. Retikuloendotheliosen

Nach dem histo-pathologischen Befund stellen *eosinophiles Granulom* und *Hand-Schüller-Christiansche* Erkrankung sowie *Abt-Letterer-Siwesche* Erkrankung nicht speichernde granulomatös-hyperplastische Retikuloendotheliosen dar. Ob unterschiedliche Verlaufsstadien einer Grundkrankheit oder aber differente und nur nach histomorphologischen Kriterien weitgehend gleichförmige, retikulohistiozytäre Systemaffektionen vorliegen, ist letztlich ungeklärt. Nach häufig vertretener Ansicht handelt es sich jedoch um vorwiegend nach klinischen und prognostischen Aspekten unterschiedliche Manifestationsformen einer Grundaffektion im Sinn einer mehr oder weniger systematisierten Retikuloendotheliose (WALGREN, 1940; FARBER, 1941; GROSS u. JACOX, 1942; MALLORY, 1942; THANN-HAUSER, 1947; WALLACE, 1949; OBERMAN, 1961; UEHLINGER, 1963).

Diese Auffassung ist jedoch nicht unwidersprochen geblieben, und andere Autoren (ARNOLD, 1944; FREESEN, 1945; GARSCHE, 1952; PLIESS, 1952; GÜTHERT, 1953; u.a.) lehnen eine derartig unitarische Einordnung dieser Krankheitsprozesse ab.

Als übergeordnete Bezeichnung werden im angelsächsischen Schrifttum die Begriffe „Idiopathische Histozytose" (OBERMAN, 1961) und „Histiozytose X" (LICHTENSTEIN, 1953, 1964) gebraucht. WESTLING, SUNDBERG u. SÖDERBERG (1957) sprechen von „systematisierter, retikuloendothelialer Granulomatose".

Nach LICHTENSTEIN (1953, 1964) ist ferner die früher vorherrschende Auffassung über die Zuordnung der granulomatösen Retikuloendotheliosen zu den Lipoidspeicherungskrankheiten (ROWLAND, 1928, 1929; CHESTER, 1930; SOSMAN, 1930; CHIARI, 1931; SMITH, 1935), die WALLGREN bereits 1940 abgelehnt hatte, heute nicht mehr aufrechtzuerhalten.

Die Retikuloendotheliosen führen *röntgenologisch* sämtlich zu formal ähnlichen Veränderungen, die von der zirkumskripten oder diffusen Osteoporose, der mottenfraßartigen Rarefikation und kortikalen Arrosion bis zur herdförmigen Knochendestruktion reichen (LESZLER, 1938; PONSETI, 1948; ARCOMANO, BARNETT u. WUNDERLICH, 1949; SCHWARTZ, 1951; HODGSON, KENNEDY u. CAMP, 1951; ASZTALOS u. JENEY, 1961; TRINEZ et al., 1965; TRINEZ, CARTON, MAHIEU, DONNE u. BAILLET, 1965; TAKAHASHI, MARTEL u. OBER-MAN, 1966). Dasselbe gilt für Rippenbeteiligung bei *Urticaria pigmentosa* oder *Mastozytose* (BLUEFARB u. SALK, 1954; STARK, VAN BUSKIRK u. DALY, 1956; REMY, 1957; POPPEL, GRUBER, SILBER, HOLDER u. CHRISTMAN, 1959), die allerdings auch osteosklerotische Veränderungen hervorrufen kann (SAGHER u. SCHORR, 1956) sowie für echte Speicherungsretikulosen, wie die *Gaucher*sche Erkrankung (LEVIN, 1961; ROURKE u. HES-LIN, 1965).

Da neben der *Hand-Schüller-Christianschen* Erkrankung vor allem dem eosinophilen Granulom differentialdiagnostische Bedeutung für die Abgrenzung neoplastischer Rippenprozesse zukommt, soll es an dieser Stelle im Rahmen der Brustwandtumoren erörtert werden.

Als herdförmige, sowohl mon- als auch polyostotisch auftretende Erkrankung zeigt das *eosinophile Granulom* des Knochens (FINZI, 1929; MIGNON, 1930; FRASER, 1935; SCHAIRER, 1938; LICHTENSTEIN u. JAFFE, 1940; OTANI u. EHRLICH, 1940; HENSCHEN, 1943; CURRENS u. POPP, 1943; DUNDON, WILLIAMS u. LAIPPLY, 1946; LOVE u. FASHENA, 1948; HADDERS, 1948; WALTHARD u. ZUPPINGER, 1949; FUGAZZOLA, 1952; HELLNER, 1958; u.a.) relativ häufig entweder eine Mitbeteiligung der Rippen bei multiplen Skelettherden oder aber führt zu isoliertem, monostotischem Rippenbefall, was hinsichtlich der Abgrenzung primärer echter Tumorprozesse von spezieller Bedeutung ist.

Das eosinophile Granulom ist vorwiegend eine Krankheit des Kindes- bzw. des frühen Erwachsenenalters und befällt bevorzugt das männliche Geschlecht. Es kann unter dem klinischen Bild einer Allgemeinerkrankung mit leichten Fieberschüben, mäßiggradiger Leukozytose, Eosinophilie sowie Beschleunigung der Blutsenkung und Erhöhung der alkalischen Serumphosphatase sowie des Cholesterinspiegels einhergehen (KOTHÉ, 1953). Alle diese Veränderungen sind jedoch fakultativ und nicht obligat. Örtlich kann über der befallenen Knochenregion ein Tumor palpabel sein, dessen Konsistenz von Knochenhärte bis (oft!) zu teigiger Konsistenz reicht, was auf die granulomatöse Natur des zugrunde liegenden Tumors zurückzuführen ist. Häufig besteht Druckschmerzhaftigkeit und rötliche Verfärbung der Anschwellung, so daß vom klinischen Aspekt zunächst ein entzündlicher Prozeß simuliert wird (FÈVRE u. MILANI, 1962).

Histologisch findet sich ein reich vaskularisiertes, histioretikuläres Granulationsgewebe mit Ausbildung von Riesenzellen sowie Einlagerung von zahlreichen eosinophilen Leukozyten, ferner von Lymphozyten und Plasmazellen. In Spätstadien treten lipoidspeichernde Schaumzellen hinzu. Insgesamt besteht ein buntes Gewebebild mit einer Dominanz der eosinophilen Leukozyten.

MAURER u. DE STEFANO (1948) beschreiben 7 Fälle von solitärem eosinophilem Granulom der Rippen; weitere Beobachtungen stammen von SHAFIROFF u. SHEMAN (1947), GRANT, HOUSE u. CRANDELL (1949), FRENCH (1951), FOX u. CARSWELL (1951), KIPP u. FISHER (1951), BARRETT (1955a, b), sowie von O'NEILL, SKROMAK u. CASEY (1955).

BARRETT (1955a, b) beobachtete ein eosinophiles Granulom des Sternums mit vorwiegend extraossaler, der Sternumrückwand breitbasig ansitzender Tumormasse ohne nachweisbare Knochendestruktion. Dieser Fall leitet zu jenen über, die ausgeprägte viszerale Beteiligung zeigen (KRUGER, PRICKMAN u. PUGH, 1949; CHILDERS, MIDDLETON u. SCHNEIDER, 1955; RUCKENSTEINER, 1961).

Röntgenologisch verursacht das eosinophile Granulom rundliche bis ovale, manchmal auch polyzyklisch begrenzte Aufhellungsbezirke, die sich gewöhnlich ohne Randsklerose scharf vom umgebenden gesunden Knochengewebe abheben und im Sinn osteolytischer Defektbildungen wie ausgestanzt wirken. Rippenherde können außerdem eine spindelförmige Schaftauftreibung verursachen.

Periostale Begleitreaktionen werden zuweilen beobachtet unter Ausbildung strichförmiger subperiostaler Begleitschatten, wie sie bei banalen Osteomyelitiden gleichfalls vorkommen. Unter Umständen kann es auch einmal zu mehrfach geschichteten zwiebelschalenförmigen periostalen Anlagerungen kommen, so daß das eosinophile Granulom differentialdiagnostisch in die Nähe des Ewing-Sarkoms, zumindest dessen klassischen Bildes, gerät. Auf die mögliche Vortäuschung eines malignen Prozesses durch das eosinophile Granulom weisen speziell FAVREAU, GARIEPY u. LAURIN (1962) hin. BARRETT (1955a, b) sah in einem Fall ausschließlichen Rippenbefalls zwei benachbart liegende eosinophile Granulomherde.

Differentialdiagnostisch kann die Abgrenzung des eosinophilen Granuloms gegen das Plasmozytom, das Retikulozellsarkom, metastatische Knochenveränderungen und banale Osteomyelitiden unmöglich sein.

5.3. Lymphogranulomatose

Abweichend von den nahezu ausschließlich unter dem Bild der Osteoporose einhergehenden Strukturveränderungen bei Leukämien sowie den osteolytischen Herdbildungen beim Plasmozytom sind lymphogranulomatös bedingte Knochenveränderungen röntgenologisch durch ein wesentlich bunteres Bild gekennzeichnet (FRIEDRICH, 1930; KREMSER, 1930; REISNER u. BRADA, 1933; BUSY, LOTE u. PALLARDY, 1958; PESSAGNO u. REPOSSI, 1962; u.a.).

Von pathologisch-anatomischer Seite wird die Häufigkeit der Knochenbeteiligung bei der Lymphogranulomatose mit etwa 40–50% (UEHLINGER, 1933; FALK u. HORN, 1954) angegeben, röntgenologisch ist ein Knochenbefall in etwa 15–20% aller Fälle nachweisbar (WELLENS u. JANSEN, 1954; VOTH, 1963; GREMMEL u. SCHULTE-BRINK-MANN, 1963). Im Rahmen der entweder autochthon, hämatogen oder durch direktes Übergreifen von benachbarten Lymphknoten aus entstandenen Knochenlymphogranulomatose sind nach Wirbelsäule- und Beckenherden, Sternum- und Rippenherde eine relativ häufige Skelettmanifestation. So fand UEHLINGER (1933) Sternum- bzw. Rippenbeteiligung in 15,7% bzw. 10,8% der Fälle mit ossärer Lokalisation.

Röntgenologisch kommen außer osteolytischen (s. Abb. 18 a, b) auch deutlich osteosklerotische Prozesse bzw. Kombinationsformen zur Beobachtung (HULTEN, 1927; BEITZKE, 1934; HASCHEN, 1952; HARDER, 1960; KENDALL u. van LEUVEN, 1962; u.a.). Neben verwaschen wirkenden, durch diffuse Infiltration hervorgerufenen Destruktionsbezirken finden sich herdförmige, osteolytische Knochendefekte, die durch einen feinen Sklerosesaum gegen die Umgebung abgegrenzt sein können. Diese leiten über zu zystisch-expansiven Osteolyseformen mit Sklerose der interzystischen Knochenbrücken. Milchglasartig homogene Verdichtungsbezirke sowie umschrieben hypertrophisch verstärkte Spongiosazonen repräsentieren die osteosklerotische Form der Knochenlymphogranulomatose, die aus der osteolytischen Form hervorgehen kann (BEITZKE, 1934; PROPERZI, 1951). Periostbeteiligung kommt in Form schalenförmig geschichteter sowie exophytärer Periostveränderungen neben irregulären Kompaktausuren vor (KOTTLORS, 1947; VOGT, 1951; VOTH, 1963). Knochenherde können Erstsymptom der Erkrankung sein (DRESSER, 1926, 1931) und örtlicher Klopfschmerz kann einen Knochenherd bereits zu einem Zeitpunkt anzeigen, in dem Röntgensymptome noch nicht nachweisbar sind.

Sternum- bzw. Rippenherde zeigen röntgenologisch gegenüber den beschriebenen Skelettprozessen keine Sonderaspekte. Das Brustbein wird häufig per continuitatem vom

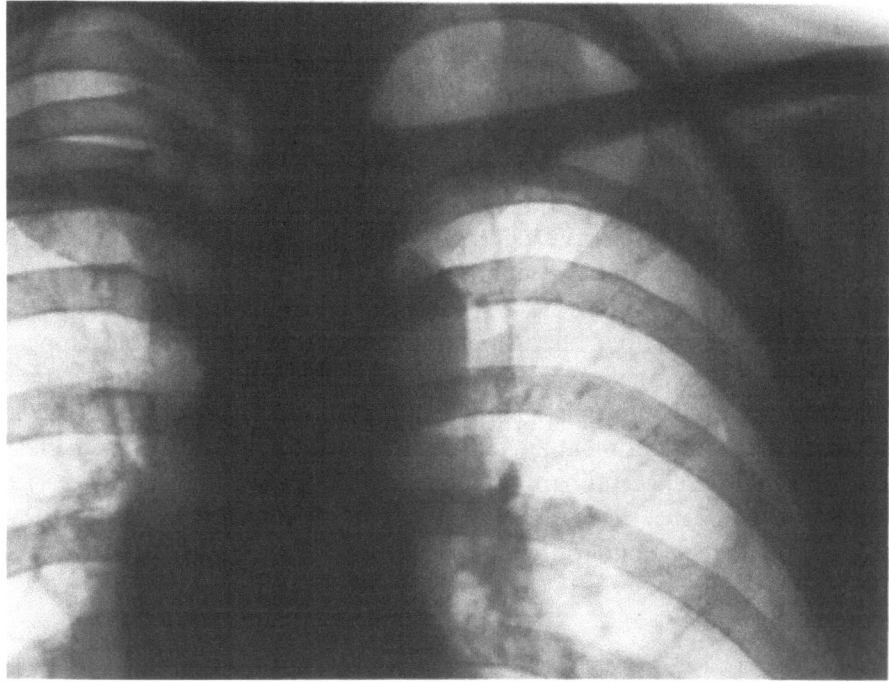

Abb. 18a. Homogene, mondsichelförmige Verschattung der linken Lungenspitze bei Lymphogranulomatose. Bis auf zarte, linienförmige obere Randkontur im dorso-lateralen Abschnitt völlige Auslöschung der 4. Rippe links. 59 J. ♂. (Röntgenabteilung, Dir. Prof. Dr. med. W. SCHULZE, der Medizinischen Universitätsklinik Münster, Dir.: Prof. Dr. med. W. HAUSS)

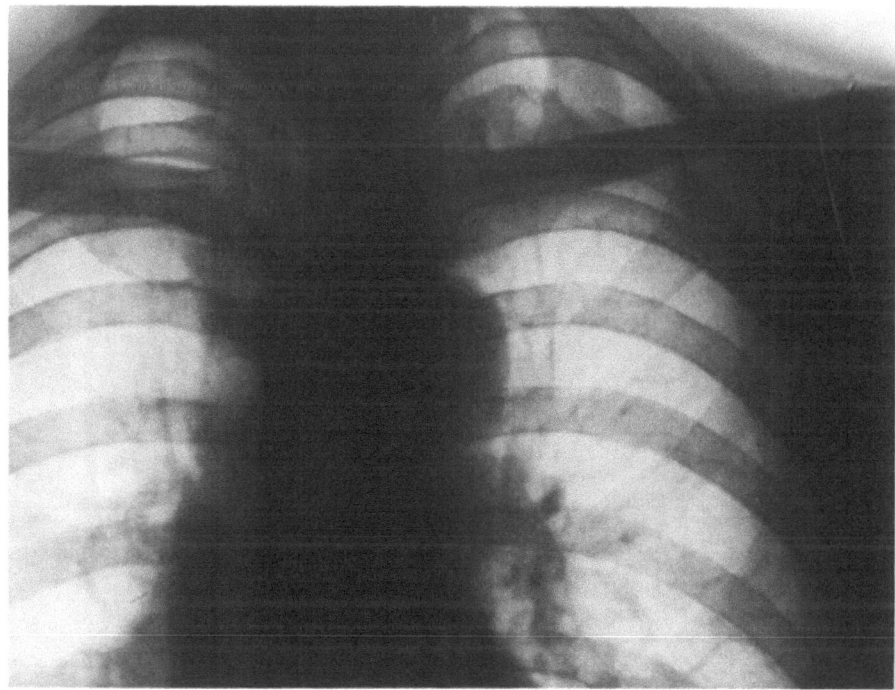

Abb. 18b. Rückbildung der apikalen Verschattung links bei Lymphogranulomatose. Rekalzifizierung der 4. Rippe nach Endoxanbehandlung. Paravertebraler Abschnitt der 4. Rippe links weist noch eine kirschgroße Destruktionszone sowie eine grobe Usur am oberen Rippenrand auf. 59 J. ♂. (Röntgenabteilung, Dir. Prof. Dr. med. W. SCHULZE, der Medizinischen Universitätsklinik Münster, Dir.: Prof. Dr. med. W. HAUSS)

vorderen Mediastinum her erfaßt; osteolytische Herde dominieren. Die Rippen können sekundär durch das Übergreifen von Pleuraherden oder aber von paravertebral gelegenen Lymphknotengruppen her erfaßt werden (HARDER, 1960; VOTH, 1963).

5.4. Plasmozytom

Entsprechend dem rhizomelen Verteilungsmuster des Plasmozytoms, befällt es die Skelettabschnitte der Thoraxwand besonders häufig. Bereits die pathologisch-anatomische Erstbeschreibung von DALRYMPLE (1848) geht von Rippenherden aus. Nach GESCHICKTER u. COPELAND (1928) zeigen 90% aller Myelomfälle multiplen Befall von Rippen, Sternum und Wirbelsäule. Diese Angabe bezieht sich jedoch auf pathologisch-anatomisch untersuchte Plasmozytome mit multiplen Knochenherden und ist in dieser Form in radiologisch-diagnostischer Hinsicht nicht zu verallgemeinern, da in 20–30% aller Plasmozytomfälle eine röntgenologisch erfaßbare Knochenmanifestation fehlt (BATTS, 1939, 1940; HEISER u. SCHWARTZMAN, 1952; BROWNELL, 1955; ANDERSCH u. STOBBE, 1963; u.a.). Kleinere Herde entgehen dem röntgenologischen Nachweis (GÜTHERT, WÖCKEL u. JÄNISCH, 1961).

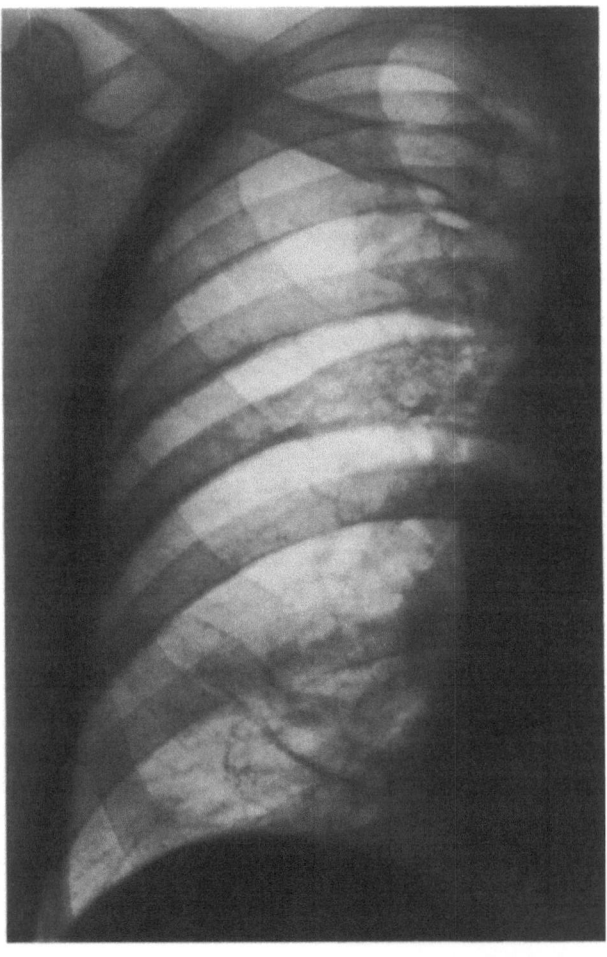

Abb. 19a. Plasmozytom der 7. Rippe rechts. Keulenförmige Verbreiterung des paravertebralen Rippenanteils mit irregulär konturierter, ungleichmäßig dicker, insgesamt etwas sklerosiert erscheinender Kompakta und unregelmäßig wurmstichig-wabiger Zeichnung des Markraums. 61 J. ♂. (Röntgenabteilung, Dir. Prof. Dr. med. W. SCHULZE, der Medizinischen Universitätsklinik Münster, Dir.: Prof. Dr. med. W. HAUSS)

Abgesehen von der seltenen ausschließlich extramedullären Lokalisation des Plasmozytoms (HELLWIG, 1943; HAYES, BENNETT u. HECK, 1952), ist im Hinblick auf Knochenprozesse der Brustwand von der solitären, multiplen und diffusen Wuchsform des Plasmozytoms (APITZ, 1940) auszugehen.

Einschränkend muß in diesem Zusammenhang darauf hingewiesen werden, daß der Begriff des solitären Myeloms problematisch ist und die Mehrzahl der Autoren darin übereinstimmt, daß sog. solitäre Plasmozytome nach kürzerer oder längerer Verlaufszeit doch zur Generalisierung führen (D'ALO, 1950; CARSON, ACKERMAN u. MALTBY, 1955; GALGANO, 1955; u.a.). SNAPPER (1949, 1953) nennt als Voraussetzung für die Annahme eines solitären Plasmozytoms das Fehlen einer Paraproteinämie, konstant ausbleibender Nachweis von Bence-Jones-Eiweiß im Urin sowie negativen Sternalmarkbefund.

Solitäre Plasmozytome der Rippen wurden u.a. von AUFSES (1948), IMMINK (1952) und MERCHANT (1952), am Sternum von SCHEINKER (1938), HARPER u. CONDON (1950) sowie CHARAN beschrieben, sind aber, trotz der beim multiplen Plasmozytom häufigen Rippenbeteiligung, selten. GOOTNICK (1945) fand unter 61 solitären Plasmozytomen keinen Fall mit primärer Rippenbeteiligung.

Als *röntgenologisch* führendes Kriterium des Plasmozytoms ist die Entwicklung reaktionsloser Osteolyse anzusehen. Rundliche bis ovale, wechselnd große und gelegentlich flächenhaft konfluierende, osteolytische Defektbildungen, die entweder scharf oder unscharf gegen die Umgebung abgesetzt sind, führen zum Bild des „Siebknochens" oder treten als „locheisenartig ausgestanzte" Substanzverluste auf (GESCHICKTER u. COPELAND, 1928; KIENBÖCK, 1941; ASSMANN, 1949; u.a.). Das gilt auch für Rippen und Sternum (Abb. 19a–c).

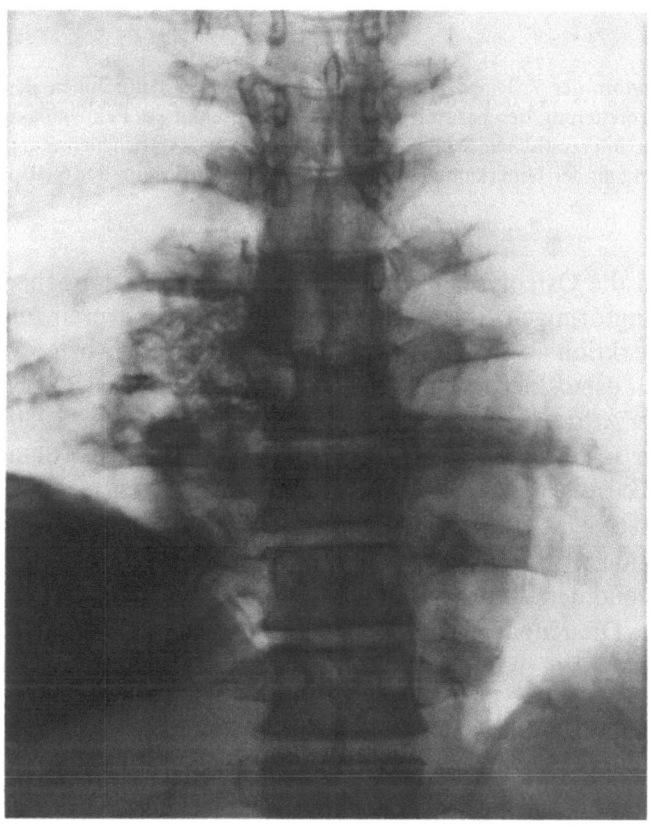

Abb. 19b. Plasmozytom der 7. Rippe rechts (vgl. Abb. 19a). Die plasmozytombedingten Strukturveränderungen kleinwabig-zystischen Charakters reichen bis an die vertebrale Artikulation der 7. Rippe heran und beziehen den rechten Wirbelbogen von Th 7 mit ein: deutliche Vergrößerung der 7. Bogenwurzel rechts gegenüber links. Klinisch inkomplette Parese beider Beine. Myelographisch Stop auf Höhe Th 12

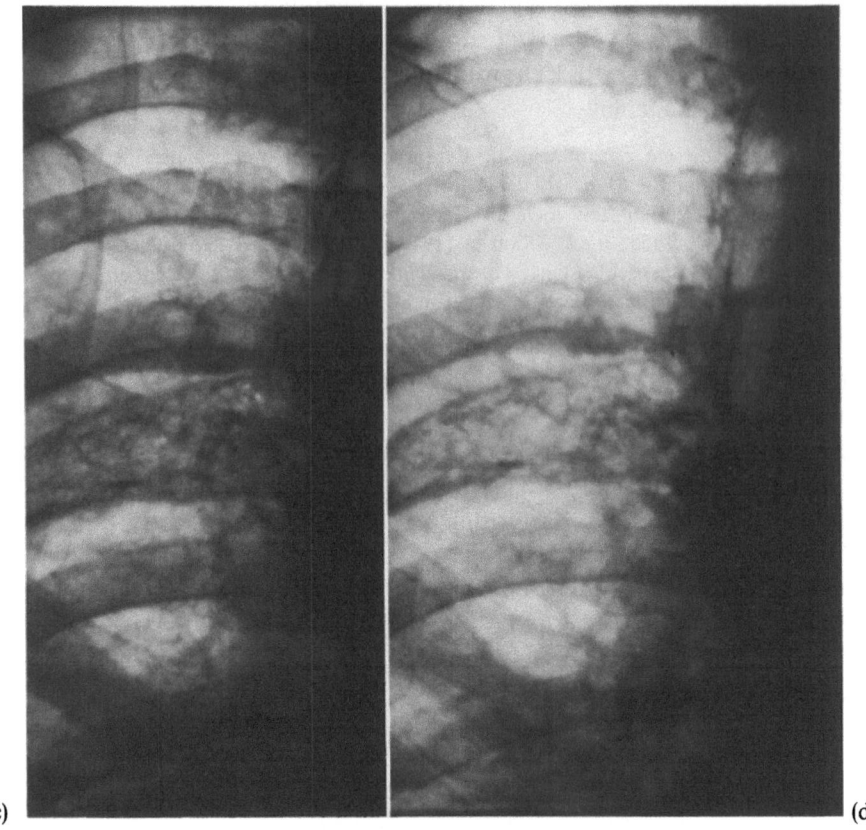

Abb. 19c, d. Plasmozytom der 7. Rippe rechts (vgl. Abb. 19). Detailaufnahmen der 7. Rippe rechts zeigen die keulenförmige Verbreiterung des paravertebralen Rippenabschnittes. Feinwabig-zystisches Strukturmuster mit feiner Sklerose der interzystischen Septen. Induktion einer ausgesprochenen Randsklerose, verbunden mit Konturhöckerung an der Unterkante der 6. Rippe rechts. Markraum der 6. Rippe nicht verändert

Seltener werden die Osteolysezonen, innerhalb derer der Knochen völlig konsumiert ist, von zarten, ringförmigen Sklerosesäumen umgeben. In vereinzelten Fällen steht die osteoblastische Reaktion so sehr im Vordergrund, daß neben osteolytischen, gleichzeitig oder ausschließlich osteosklerotische Herdbildungen auftreten (Rypins, 1933; Kienböck, 1941; Krainin, D'Angio u. Smelin, 1949; Köhler u. Laur, 1950; Biondetti, 1952; Sharnoff, Belsky u. Melton, 1954; Lewin u. Stein, 1958; Maurer, 1958; Odelberg-Johnson, 1959; Bétoulières u. Simon, 1959; Engels, Smith u. Krantz, 1960; Porter, 1961; Fairley, Oxon, Jackson u. McDonald, 1964; u.a.).

Die Knochenrinde wird vom Markraum her usuriert (Marchal u. Duhamel, 1960), wodurch im Profilbild der Eindruck halbovaler, lakunenartiger Defekte der Kompaktainnenfläche entsteht. Die Knochenoberfläche kann ferner im Sinn eines expansiv wachsenden Prozesses zystenartig vorgewölbt sein, wobei die ehemalige Knochenrinde durch eine feine Schale lamellären Knochens ersetzt wird (Kienböck, 1941; Galgano, 1955; u.a.). Auch periostale Beteiligung kommt vereinzelt vor, wobei es zur Ausbildung eindeutiger, senkrecht linearer Spikulabildung kommen kann (Kremer, 1959; Porter, 1961).

Diese zum Teil rekonstruktive Merkmale aufweisende Form der Plasmozytomosteolyse leitet zu wabig-zystischen Knochenveränderungen über. Paul u. Pohle (1940) machen in diesem Zusammenhang darauf aufmerksam, daß ein zystischer, gekammerter Knochenprozeß, der eine für Riesenzelltumor atypische Lokalisation aufweist, an ein Plasmozytom denken lassen sollte.

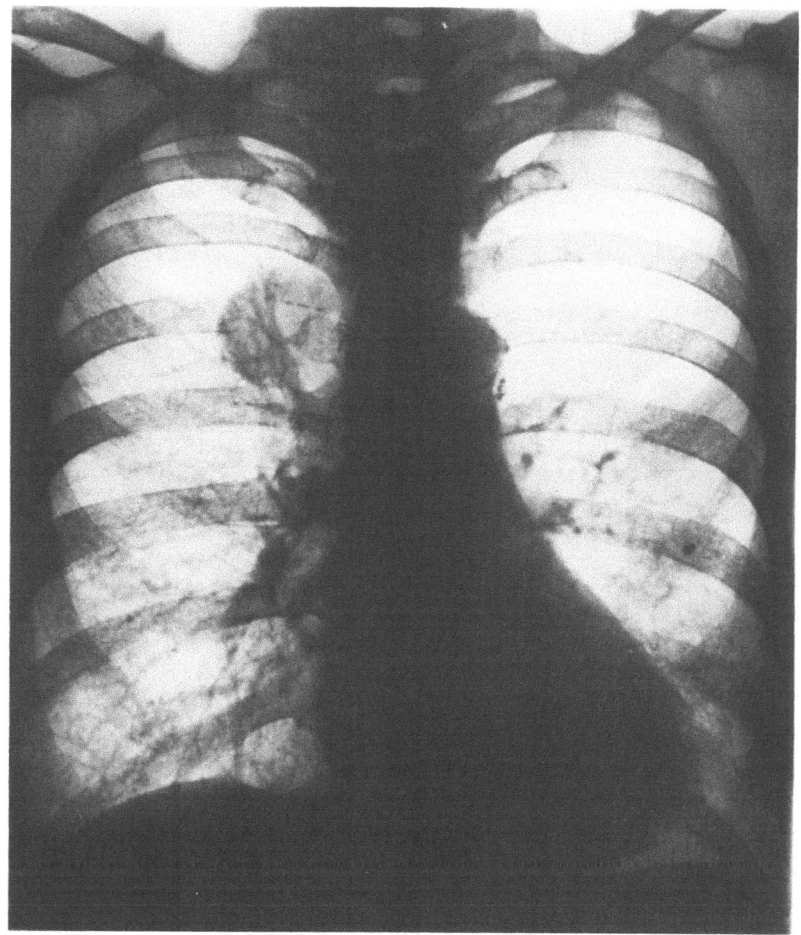

Abb. 20. Plasmozytom der Thoraxwand rechts paravertebral auf Höhe der 6. Rippe mit völliger Osteolyse des paravertebralen Rippenabschnitts. Etwa apfelgroßer, weichteildichter, homogener Tumorschatten. Zustand bei multiplem Myelom (Alpha II-Plasmozytom). 61 J. (Röntgenabteilung der Medizinischen Univ.-Poliklinik Heidelberg, Dir.: Prof. Dr. med. H. PLÜGGE)

Einziges Indiz der diffusen Wuchsform des Plasmozytoms ist die ausschließliche, zum Teil hochgradige Porose, die von anderen Porosezuständen nicht unterscheidbar sein kann oder aber unter dem Bild der „hypertrophischen Knochenatrophie" mit kleinwabig-zystoidem Spongiosamuster verläuft (BATTS, 1940; BOIDIN, BOUSSER u. DELZANT, 1942; AEGERTER u. ROBBINS, 1947; BAYRD u. HECK, 1947; HEILMEYER u. BEGEMAN, 1951; HEISER u. SCHWARTZMAN, 1952; LETTOW, 1952; SNAPPER, TURNER u. MOSCOVITZ, 1953; KANTHER, 1961; u.a.).

Ausdruck der ausgeprägten Tendenz des Plasmozytoms zu Knochendestruktion ist die *Häufigkeit von Spontanfrakturen*, was GESCHICKTER u. COPELAND (1928) veranlaßt, eine pathologische Rippenfraktur in erster Linie als plasmozytomverdächtig anzusehen. WILLIAMS (1958), YENTIS (1961), CORINALDESI u. D'ETTORE (1962), WOLFEL u. DENNIS (1963), u.a. weisen darauf hin, daß destruktive Rippenherde des Plasmozytoms häufig einen *begleitenden Weichteiltumor* erkennen lassen und messen diesem Phänomen differential-diagnostische Bedeutung hinsichtlich der Abgrenzung gegen andersartige, metastasie-rende Knochenprozesse bei. Abb. 21, a–c zeigt eine eigene Beobachtung eines zunächst unter dem Bild eines Brustwandtumors verlaufenden Plasmozytoms, bei dem, unabhängig von der Knochendestruktion, insbesondere der über faustgroße Weichteiltumor auffällt.

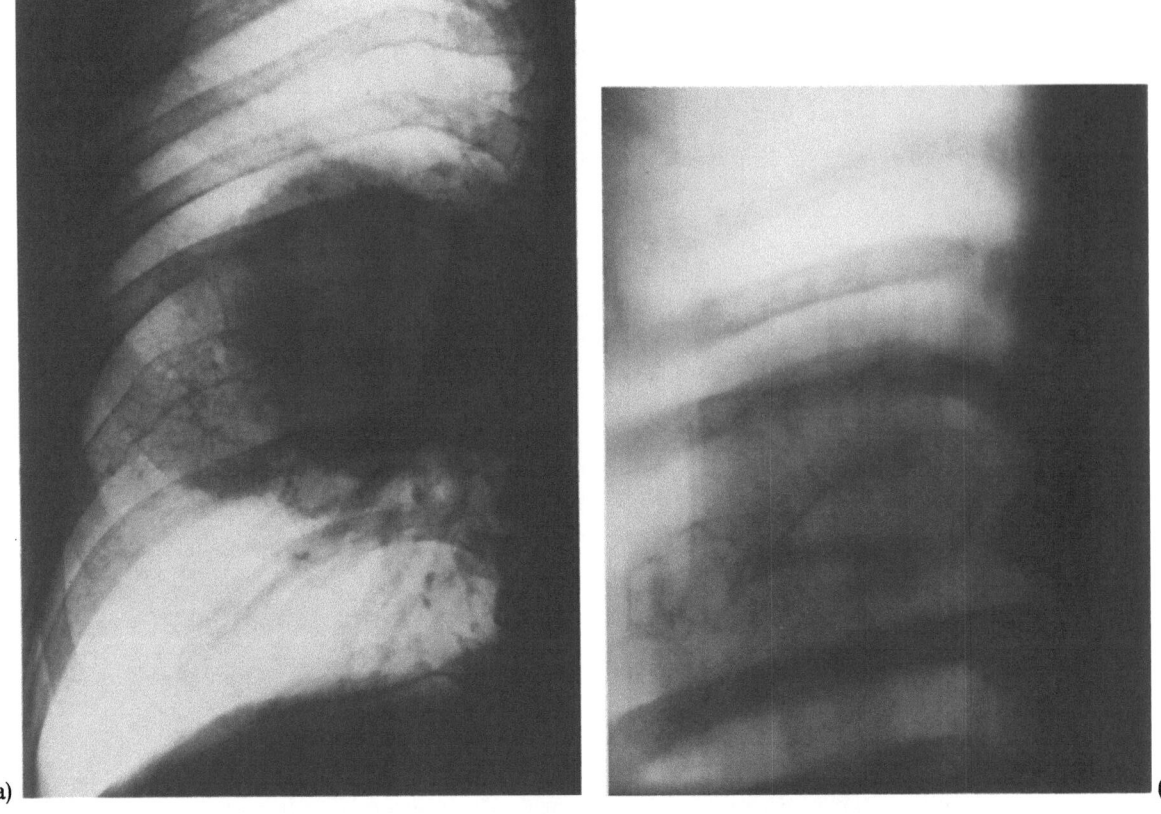

(a) (b)

Abb. 21a. Faustgroße, kugelige Verschattung der hinteren Brustwand bei Plasmozytom der Thoraxwand. Infolge der paravertebralen Lage auf Höhe der 7.–9. Rippe re. Überlagerung des Hilus. 8. Rippe verbreitert und von seifenblasig-zystoidem Strukturumbau. 42 J. (Radiologisches Zentralinstitut des Nordwest-Krankenhauses Frankfurt/M., Dir.: Prof. Dr. med. W. Schulze)

Abb. 21b. Tomographischer Schnitt der hinteren Thoraxwand re. bei Plasmozytom. Abgesehen von dem blasig-zystischen Strukturbild der 8. Rippe, finden sich feinstfleckige, punkt- und tüpfelförmige kalkdichte Einlagerungen von teilweiser filigranartiger Verästelung. Hierbei handelt es sich um die Abbildung verkalkter tumoreigener Paramyloidmassen (s. Abb. 21). 42 J. (Radiologisches Zentralinstitut des Nordwest-Krankenhauses Frankfurt/M., Dir.: Prof. Dr. med. W. Schulze)

Der nämliche Fall wies darüberhinaus insofern eine Besonderheit auf, als histologisch nachgewiesene, im Tumoramyloid zur Ablagerung gekommene Kalkstrukturen (Schärer, 1951, 1952) auch röntgenologisch als kalkdichtes, feines Filigranmuster erfaßbar waren.

Nach Gilroy u. Adams (1959) sind extraossäre Weichteilprozesse beim Plasmozytom in 50–73% aller Fälle anzutreffen (Abb. 20). Rein extramedulläre Plasmozytome der Thoraxwand unter dem Bild des solitären oder multipel auftretenden Pleuratumors sind dagegen extrem selten. Klose (1911) beobachtete einen entsprechenden Brustwandtumor links in Höhe des 7. ICR bei einem 61jährigen Mann; eine weitere Mitteilung stammt von Taylor (1947). Galgano (1955) sah 2 plasmozytombedingte Brustwandtumoren mit und ohne Rippenarrosion, Pleurainvasion und in einem Fall mit intraspinaler Ausdehnung des Tumorprozesses sowie resultierender Querschnittslähmung. Gonzalez u. Boggino (1941) beschreiben ein Plasmozytom der Thoraxwand unter Einschluß der Rippen 4–7, das unter dem Bild eines Pleuratumors verlief. Unter Umständen kann auch ein im hinteren Mediastinum gelegenes Plasmozytom auf die paravertebralen Abschnitte der Thoraxwand übergreifen (Bross, 1931). Besteht gleichzeitig pleurale Ergußbildung,

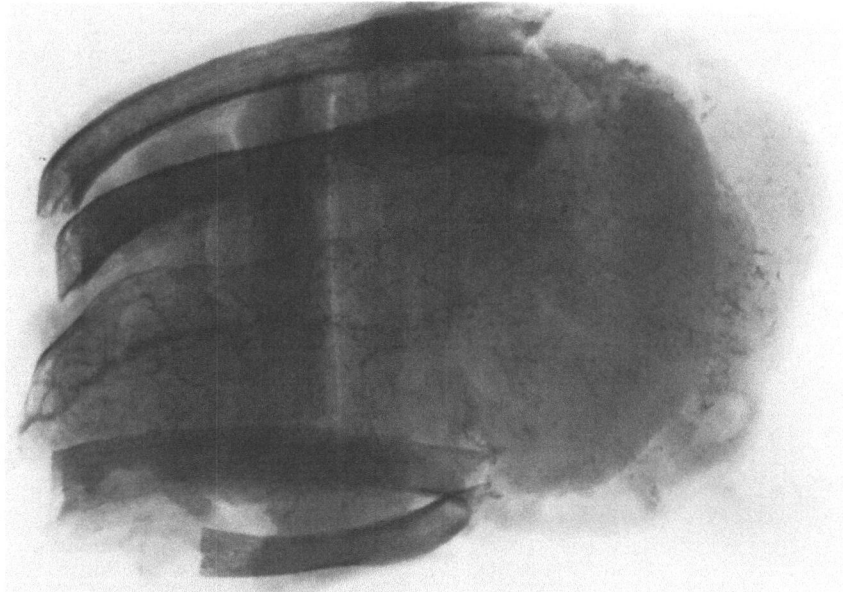

Abb. 21c. Rö-Aufnahme des Operationspräparats bei Plasmozytom der Thoraxwand (Chirurgische Klinik des Nordwest-Krankenhauses, Dir.: Prof. Dr. med. E. UNGEHEUER). 8. Rippe aufgetrieben, blasenartig-zystischer Strukturumbau. Die tüpfel- und punktförmigen Verkalkungsherdchen des Paramyloids, die histologisch nachgewiesen werden konnten (Pathologisches Institut des Nordwest-Krankenhauses Frankfurt/M., Dir.: Prof. Dr. med. G. KAHLAU) werden besonders deutlich (s. Abb. 21a). 42 J. (Radiologisches Zentralinstitut des Nordwest-Krankenhauses Frankfurt/M., Dir.: Prof. Dr. med. W. SCHULZE)

so läßt sich gelegentlich durch Nachweis von Plasmozytomzellen oder Paraproteinen im Punktat die Diagnose stellen (SANDKÜHLER u. ROEMHELD, 1957).

6. Sekundäre Brustwandtumoren

Unter sekundären Brustwandtumoren sind metastatische, meist multiple Absiedlungen im Bereich der Thoraxwand zu verstehen und ferner Tumoren, die sekundär aus Nachbarschaftsgebieten per continuitatem auf die Brustwand übergreifen. In beiden Fällen handelt es sich meist um fortgeschrittene Tumor- und Krankheitsstadien.

6.1. Metastatische Brustwandtumoren

In der Brustwand lokalisierte Metastasen sind, abgesehen von Haut- und Pleurametastasen, vorwiegend solche der Rippen und des Sternums. Sie stellen die bei weitem häufigste Gruppe unter den Rippen- und Sternumtumoren. Primäre Rippengeschwülste sind demgegenüber selten. Prädilcktionsort ossärer Metastasen ist bekanntlich das Stammskelett. Nach WALTHER (1947, 1948) beträgt die anteilmäßige Häufigkeit von Rippenmetastasen etwa 25% aller Knochenmetastasen. Sie stammen wie alle Knochenmetastasen bevorzugt von solchen Primärtumoren ab, die entsprechend ihrem hämatogenen Metastasierungsweg, der sich aus der jeweiligen Aufeinanderfolge verschiedener Kapillarsysteme ergibt, das Skelett als primäre oder sekundäre Filterstation nachgeschaltet haben;

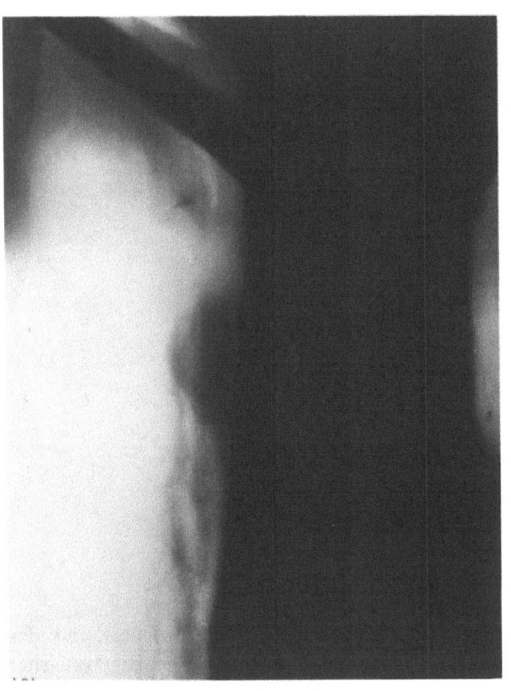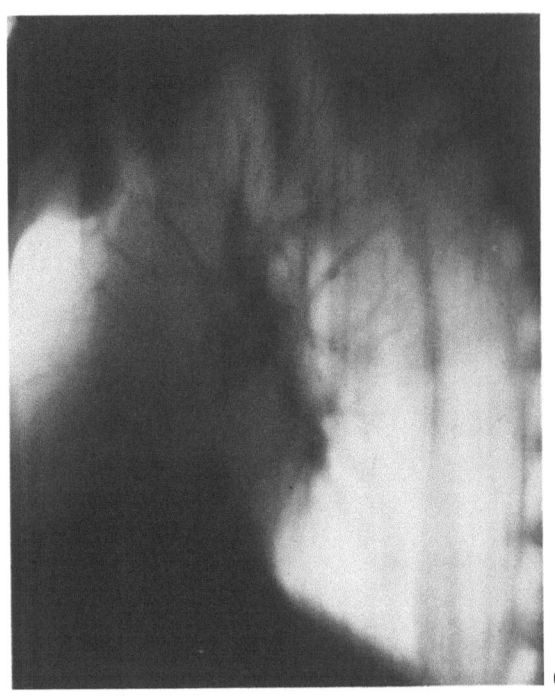

(a)   (b)

Abb. 22a. Tomograph. Anschnitt der vorderen Thoraxwand re.: pflaumengroße, halbovale Verschattung re. parasternal bei Thoraxwandmetastase eines Mammakarzinoms. 38 J. ♀ (Radiologisches Zentralinstitut des Nordwest-Krankenhauses Frankfurt/M., Dir.: Prof. Dr. med. W. SCHULZE)

Abb. 22b. Sagittaltomogramm des re. Hemithorax mit parasternaler Schnittführung: halbkugelige Verschattung im Bereich der vorderen oberen Thoraxwand re. bei Brustwandmetastase eines Mammakarzinoms. 38 J. ♀ (Radiologisches Zentralinstitut des Nordwest-Krankenhauses Frankfurt/M., Dir.: Prof. Dr. med. W. SCHULZE)

ferner von Primärtumoren, die durch Anschluß an das vertebrale Venensystem unter Bypass des Lungenfilters direkten Zugang zum Stammskelett finden (BATSON, 1940, 1942; WALTHER, 1947; COMAN, 1953). Dies gilt für pulmonale und extraintestinale Tumoren, insbesondere für Karzinome der Mamma, der Bronchien (Abb. 26a, b), der Prostata und Niere sowie der Schilddrüse (Abb. 27a, b; Abb. 28a, b). Auch von intestinalen Primärtumoren gesetzte Knochenmetastasen sind nicht allzu selten (AUFSES, 1930, COPELAND, 1931; WARREN, 1933a, b; KERR u. BERGER, 1935; ABRAMS, SPIRO u. GOLDSTEIN, 1950), so daß grundsätzlich jeder Primärtumor zu Rippenmetastasen führen kann (Abb. 29a–d). Häufig genug werden Knochenmetastasen allein ohne gleichzeitiges Auftreten von Lungenmetastasen angetroffen, so daß auch bei normalem Lungenbefund nach ihnen gesucht werden sollte (TURNER u. JAFFE, 1940).

Neben herdförmiger, solitärer (Abb. 22a, b; Abb. 23a–c; Abb. 24) und multipler Metastasenbildung findet sich die diffuse metastatische Durchsetzung des Knochens.

So führt das metastasierende Prostatakarzinom (v. RECKLINGHAUSEN, 1891; BUMPUS, 1921; COPELAND, 1931; ZEMGULYS, 1931; SUTHERLAND, DECKER u. CILLEY, 1932; WARREN, HARRIS u. GRAVES, 1936; u.a.), dessen Knochenmetastasen — trotz deutlicher Bevorzugung der benachbarten pelvinen und spinalen Knochenabschnitte — nach FREID (1946) zu 51% die Rippen betreffen, gelegentlich zu diffuser, osteoplastischer Sklerose der Rippen. Der Rippenbefall kann dabei so gleichmäßig sein, daß Ähnlichkeit zur Rippenbeteiligung bei der Osteopetrose (ALBERS-SCHÖNBERG) oder zu Myelosklerosen entsteht.

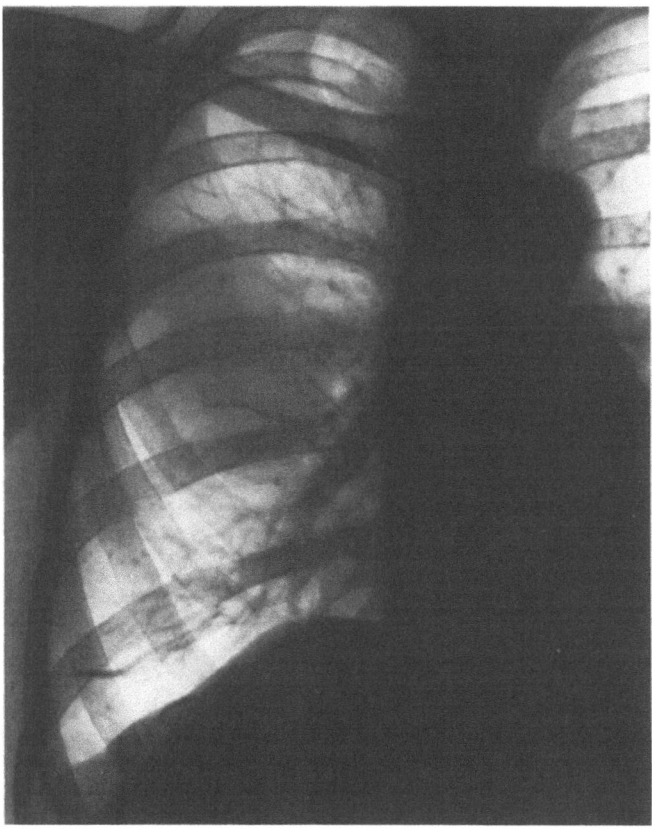

Abb. 23a. Faustgroße, unscharf begrenzte Verschattung im Bereich der oberen vorderen Thoraxwand re. bei rezidivierendem, metastatischem Brustwandtumor eines Mammakarzinoms. Zustand nach vorhergegangener Teilresektion der 2. Rippe re. mit Entfernung einer ursprünglich pflaumengroßen Thoraxwandmetastase (vgl. Abb. 22). 38 J. ♀ (Radiologisches Zentralinstitut des Nordwest-Krankenhauses Frankfurt/M., Dir.: Prof. Dr. med. W. SCHULZE)

Daneben kommt die seltenere osteolytische Form der Prostatakarzinommetastase auch am knöchernen Thorax zur Beobachtung (HAAG, 1954).

Kleine, singuläre Skleroseinseln, die bei langfristiger Kontrolle keine Form- oder Größenänderung zeigen, kommen an den Rippen vor und sind wohl als Kompaktaschatten („bone islands") anzusprechen, zumal auch bei der Osteopoikilie Rippenbeteiligung vorkommt (GREEN, ELLSWOOD u. COLLINS, 1962).

Allgemein läßt sich feststellen, daß die osteolytischen und osteoplastischen Grundtypen ossärer Metastasenbildung sowie deren Mischformen (CANIGIANI, 1929, 1933; MEYER-BORSTEL, 1930; KIENBÖCK, 1941 a, b; u.a.) sich im Bereich der Rippen ebenso wiederholen wie die Lokalisation- und Formvarianten betreffend kortikale oder zentrale Lage sowie lochförmige Defektbildung oder zystisch-expansive Schaftauftreibung mit schalenartiger Begrenzung des metastatischen Bezirks (s. Abb. 25).

Der osteolytische Metastasentyp wird im Bereich der Rippen wohl am häufigsten durch das Mammakarzinom hervorgerufen, bei dem BOUCHARD (1945) in Fällen mit Knochenmetastasen in 71% Rippenbeteiligung fand. Wesentlich seltener führt das Mammakarzinom zu osteoplastischen und zu osteolytisch-osteoplastischen Tochtergeschwülsten. Nach BOUCHARD (1945) machen sie 25%, nach HELLNER (1950) nur 5% aller Knochenmetastasen des Mammakarzinoms aus.

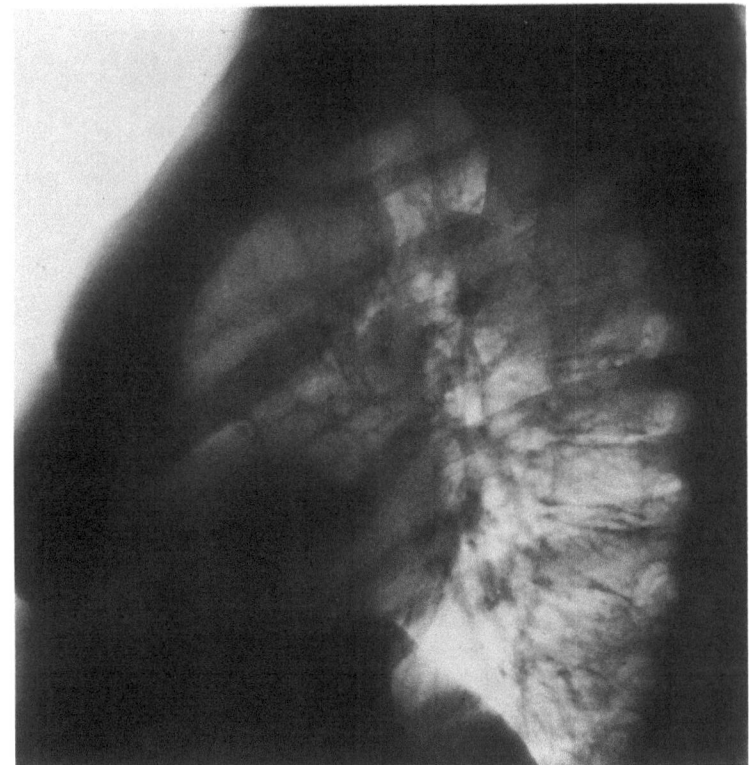

Abb. 23b

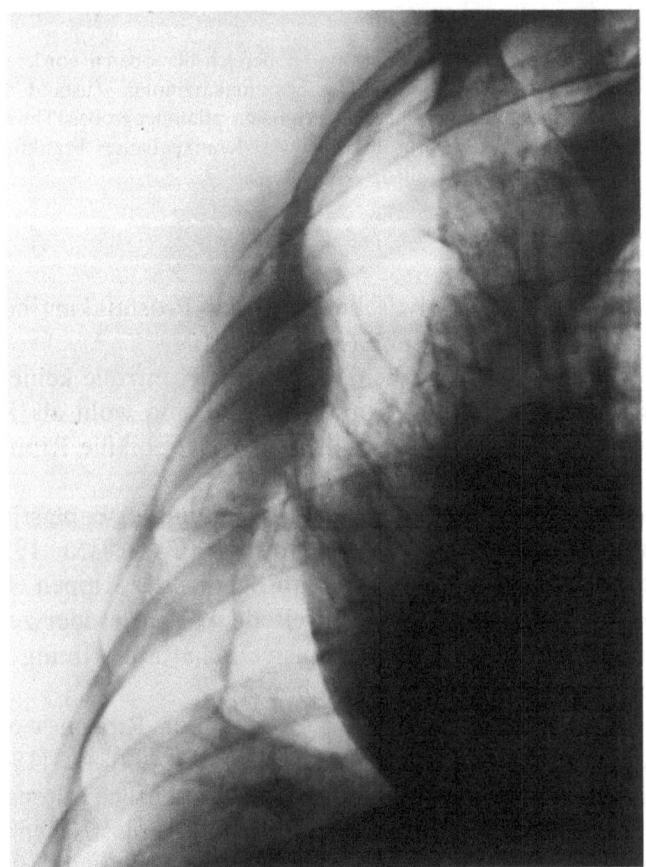

Abb. 23c

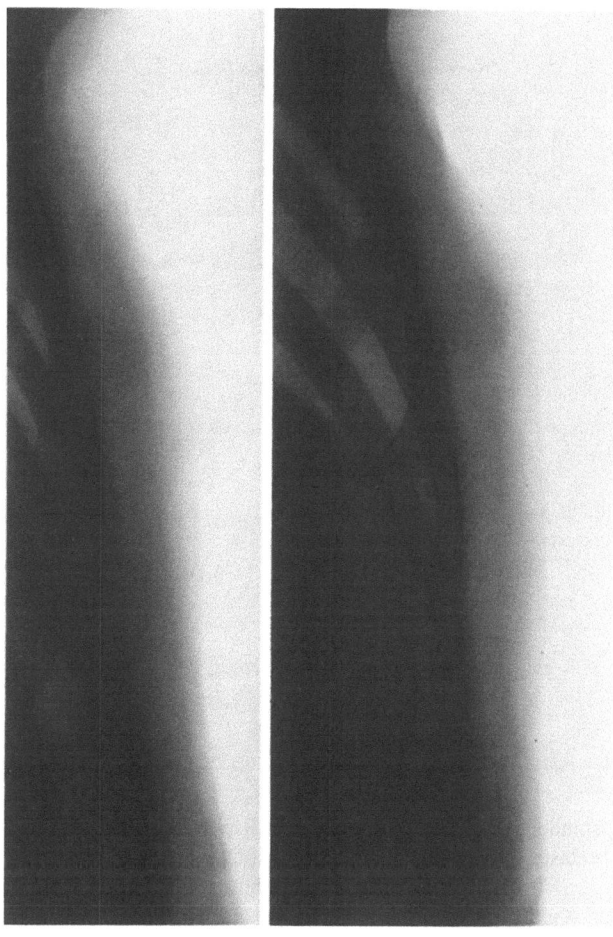

Abb. 24. Zustand nach Ablatio mammae wegen Mammakarzinoms. Rezidivknoten in der Brustwand, der sich als weichteildichter, gehöckerter Rundschatten abbildet. 55 J. ♀ (Röntgenabteilung, Dir. Prof. Dr. med. W. SCHULZE, der Medizinischen Universitätsklinik Münster, Dir.: Prof. Dr. med. W. HAUSS)

◁——

Abb. 23b. Breite, von der vorderen Thoraxwand re. ausgehende Tumorkulisse bei rezidivierendem metastatischem Thoraxwandtumor eines Mammakarzinoms. Seitl. Thoraxübersichtsaufnahme. 38 J. ♀ (Radiologisches Zentralinstitut des Nordwest-Krankenhauses Frankfurt/M., Dir.: Prof. Dr. med. W. SCHULZE)

Abb. 23c. Spindelförmiger Tumorschatten der vorderen Thoraxwand re. bei rezidivierendem metastatischem Thoraxwandtumor eines Mammakarzinoms. Ausschnittaufnahme in 2. Schrägstellung. Zustand nach vorhergegangener partieller Resektion der 2. Rippe re. 38 J. ♀ (Radiologisches Zentralinstitut des Nordwest-Krankenhauses, Dir.: Prof. Dr. med. W. SCHULZE)

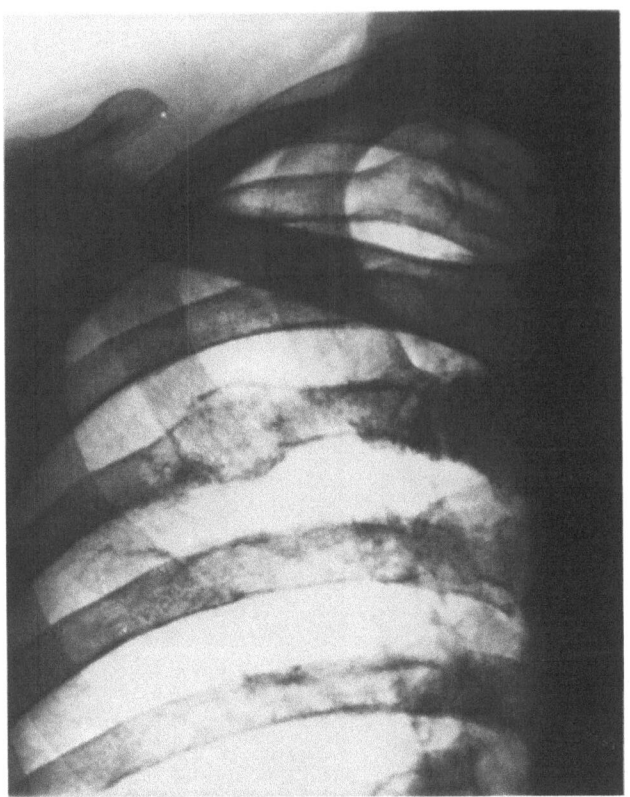

Abb. 25. Pflaumengroße, spindelförmige Auftreibung der 6. Rippe rechts dorsal mit Ausbildung einer Periost-
schale bei osteolytischer Metastase eines Hämangioendothelioms des Unterkiefers (multiple Rippenmetastasen,
Ausschnittsvergrößerung). 46 J.

Sowohl unter den praktisch ausschließlich osteolytischen Metastasen des Schilddrüsen-
karzinoms (CONNELL, 1930; DINSMORE u. HICKEN, 1934; BADE, 1938; OUTERBRIDGE,
1947; SHERMAN u. IVKER, 1950; u.a.) (Abb. 27a, b; Abb. 28a, b) wie den dominant
osteolytischen Hypernephrommetastasen (ALBRECHT, 1905; SCUDDER, 1906; HALSTEAD,
1907; GIBSON u. BLOODGOOD, 1923; DRESSER, 1925; ALESSANDRI, 1926; LEHMANN, 1932;
GOTTESMAN, PERLA u. ELSON, 1932; SCHINZ u. UEHLINGER, 1933; GILLIES, 1940; FREID,
1946; SHERMAN u. PEARSON, 1948; u.a.) kommen Pulsation zeigende Geschwulstableger
im Bereich der Rippen und des Sternums vor, die bei reichlicher Vaskularisation zu
auskultierbaren Geräuschphänomenen führen und im Bereich des Sternums formal usurie-
rende Aortenaneurysmen imitieren können (ESCHNER, 1908; CRILE, 1936; MOLLE, 1943;
KINSELLA, WHITE, MARX u. KOUCKY, 1947; BISGARD u. SWENSON, 1948; SHERMAN u.
IVKER, 1950; VIETA u. MAIER, 1962).

Reich vaskularisierte Rippenmetastasen, insbesondere Hypernephrommetastasen, sind
über die selektive Füllung der interkostalen Versorgungsarterien angiographisch faßbar
(GIL Y GIL, 1967).

Metastatische Destruktionsprozesse von kortikaler Lokalisation müssen gegen Rippenusuren vaskulärer und entzündlicher Genese abgegrenzt werden sowie ferner gegen subperiostale Resorptionszonen der Rippen bei Hyperparathyreoidismus (FRIEDENBERG u.
SAYEGH, 1960; NOETZLI u. STEINBACH, 1962), in dessen Verlauf auch zystische Pseudotu-

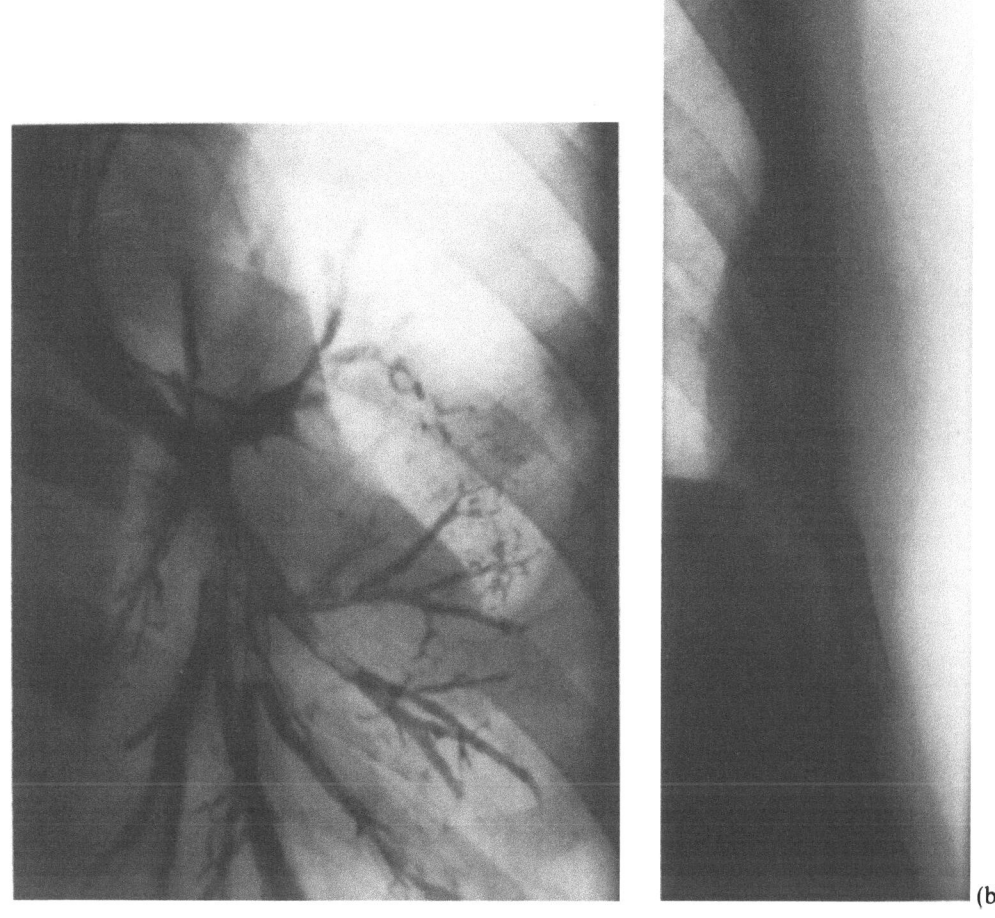

(a)   (b)

Abb. 26a. Zentrales Lingulakarzinom mit Brustwandmetastase. Bronchographisch lanzettförmiger Verschluß des Lingulabronchus. 58 J. ♂ (Röntgenabteilung, Dir. Prof. Dr. med. W. SCHULZE, der Medizinischen Universitätsklinik Münster, Dir.: Prof. Dr. med. W. HAUSS)

Abb. 26b. Brustwandmetastase mit Rippendestruktion bei zentralem Lingulakarzinom. Spindelförmiger Weichteilschatten im Bereich der Brustwand mit intra- u. extrathorakalem Tumoranteil. Rippendestruktion im Tumorbereich

moren der Rippen mit blasiger Schaftauftreibung entstehen können (TENG u. NATHAN, 1960), die dem „Seifenblasenbild", das gelegentlich von Hypernephrommetastasen und von Plasmozytomherden hervorgerufen wird, täuschend ähnlich sieht. Rippenarrosionen bei Poliomyelitis (BERNSTEIN, LOESER u. MANNING, 1958) sind durch Befall der oberen Kontur dorsaler Rippenabschnitte im Skapulabereich gekennzeichnet und aufgrund der charakteristischen Anamnese und Lokalisation als solche leicht erkennbar. Osteoradionekrosen der Rippen, die mit herdförmiger Osteoporose, Resorptionsherdchen, Konturunregelmäßigkeiten, Schaftverschmälerung sowie pathologischen Frakturen einhergehen (FREID u. GOLDBERG, 1940; EGGS, 1941; BIRKNER u. SCHAAF, 1954), sind gleichfalls durch ihre typische Lokalisation im Bereich der ehemaligen Bestrahlungsfelder gekennzeichnet.

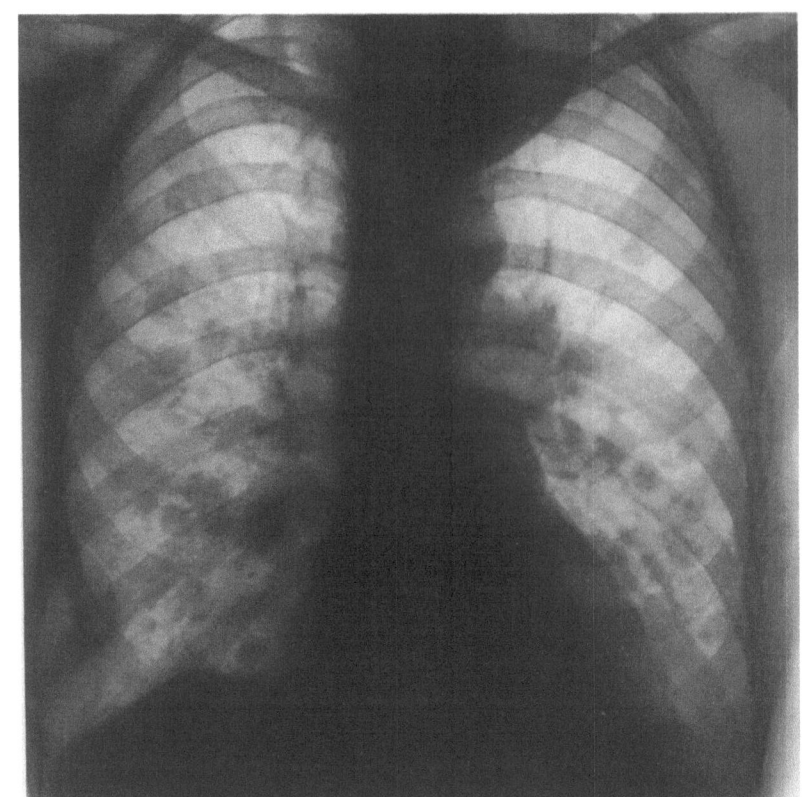

Abb. 27a

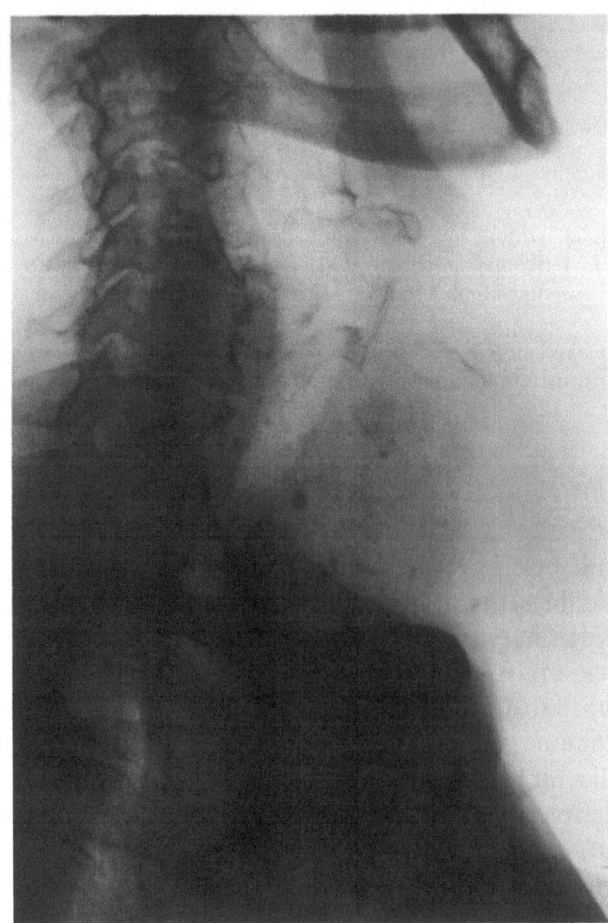

Abb. 27b

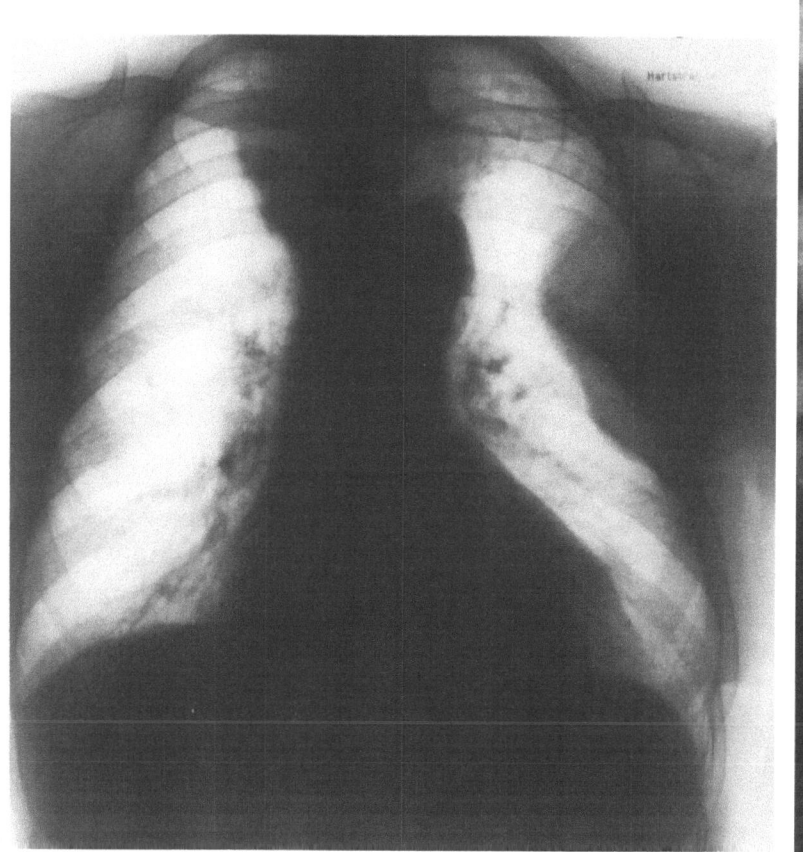

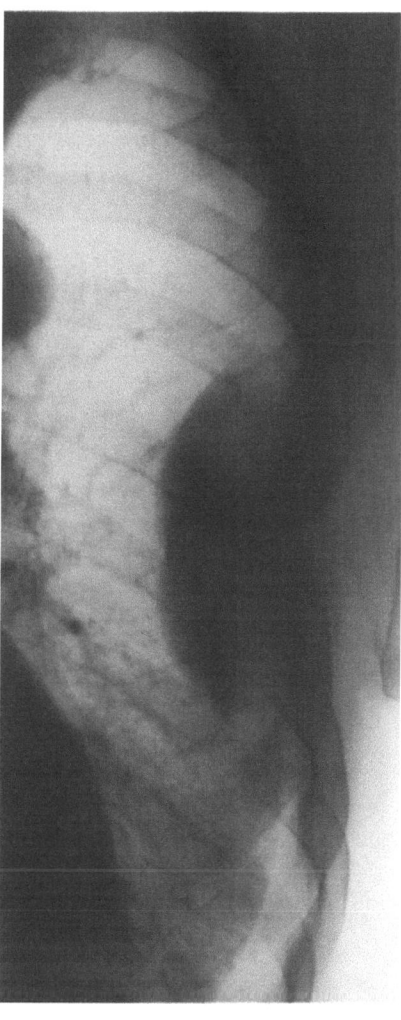

a)

(b)

Abb. 28a. Breitbasig im Bereich der mittleren li. Thoraxwand verankerter, lungenwärts polyzyklisch konvexbogig verlaufender Tumorschatten bei Brustwandmetastase einer Struma maligna mit segmentaler Destruktion der 6. Rippe

Abb. 28b. Glatt konturierter, lungenwärts konvexbogig verlaufender Tumorschatten bei Brustwandmetastase einer Struma maligna; Ausschnittsaufnahme zu Abb. 28a. Segmentale Rippendestruktion im Tumorkern. 77 J.

◁————————————————————————————————————

Abb. 27a. Metastasenlunge mit zahlreichen Rundherden von Erbs- bis Kirschgröße bei Struma maligna. Im Bereich der unteren Thoraxwand rechts hühnereigroße Brustwandmetastase mit osteolytischer Destruktion des Sternalabschnitts der 8. Rippe rechts. 58 J. ♀. (Röntgenabteilung, Dir. Prof. Dr. med. W. SCHULZE, der Medizinischen Universitätsklinik Münster, Dir.: Prof. Dr. med. W. HAUSS)

Abb. 27b. Struma maligna. Ursprünglich hühnereigroße Struma, bekannt seit 1939. Am 16.10.1958 kindskopfgroßer Tumorschatten. Durch Tumorwachstum Sprengung eines ursprünglich geschlossenen, verkalkten Adenomknotens mit Abbildung bogenförmig-linearer Segmente der ursprünglichen Kalkschale

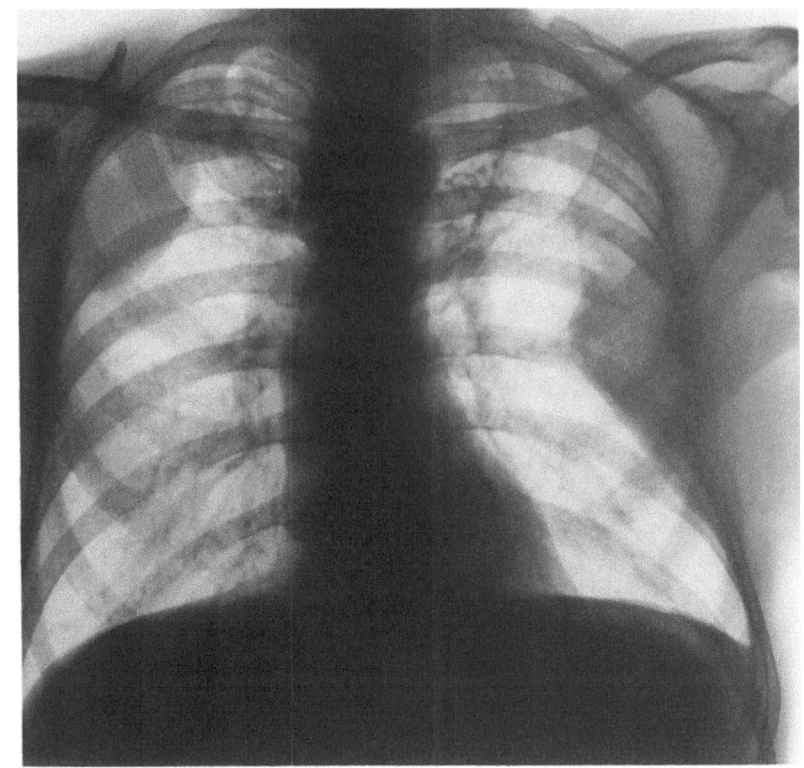

Abb. 29a

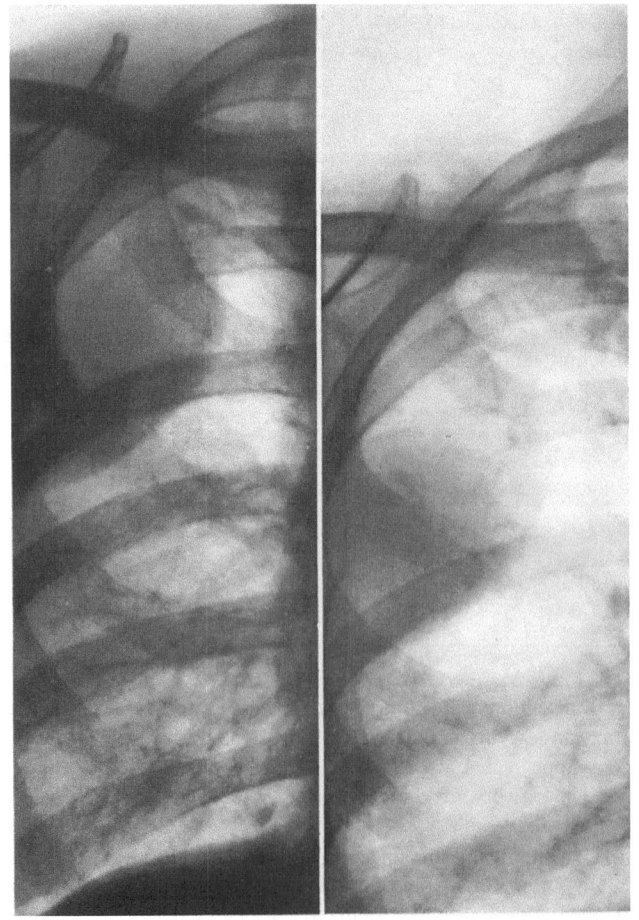

(b)   (c)

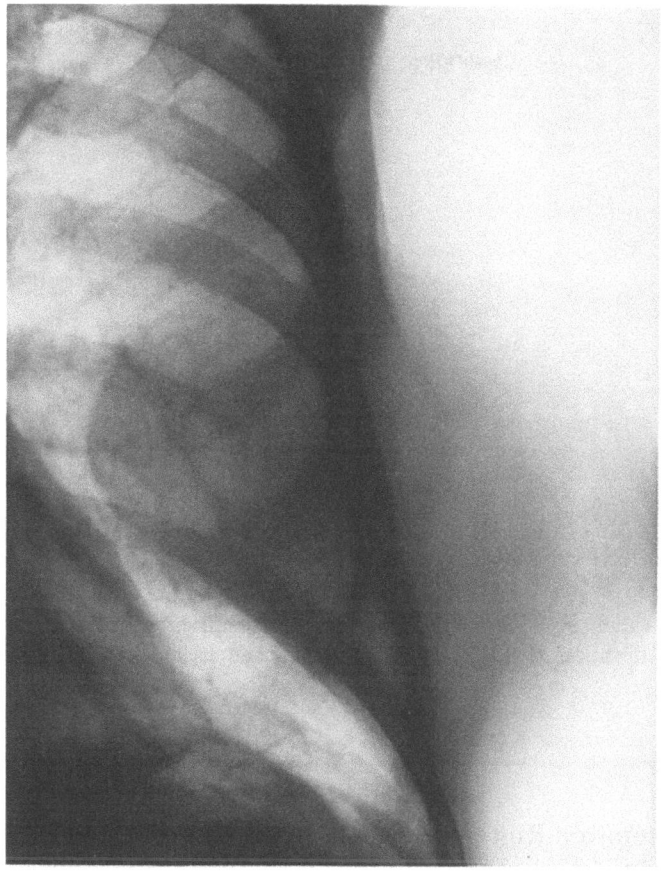

Abb. 29d. Zustand bei Magenkarzinom. Homogen weichteildichter, kugeliger Verschattungsbezirk im Bereich der linken unteren Thoraxwand mit intra- und extrathorakalem Anteil bei Brustwandmetastase. Osteolytische Destruktion des dorsolateralen Abschnitts der 7. Rippe links mit leistenförmigen, unregelmäßig arrodierten Knochenresten am proximalen Tumorrand

◁───

Abb. 29a. Beiderseits faustgroße, der Thoraxwand breitbasig ansitzende Brustwandmetastasen mit Rippendestruktion bei Magenkarzinom. 55 J. ♂ (Röntgenabteilung, Dir. Prof. Dr. med. W. SCHULZE, der Medizinischen Universitätsklinik Münster, Dir.: Prof. Dr. med. W. HAUSS)

Abb. 29b, c. Rechtsseitige Brustwandmetastase bei Magenkarzinom. Bei tangentialem Strahlengang Darstellung der Metastase im Profil mit Abbildung einer halbkugeligen, glatt konturierten, der oberen Thoraxwand breitbasig ansitzenden, hühnereigroßen Verschattung. Osteolytische Destruktion der 5. Rippe rechts dorso-lateral mit im Destruktionsgebiet noch persistierenden, unregelmäßig leistenförmigen Knochenresten. Klinisch Pancoastsyndrom

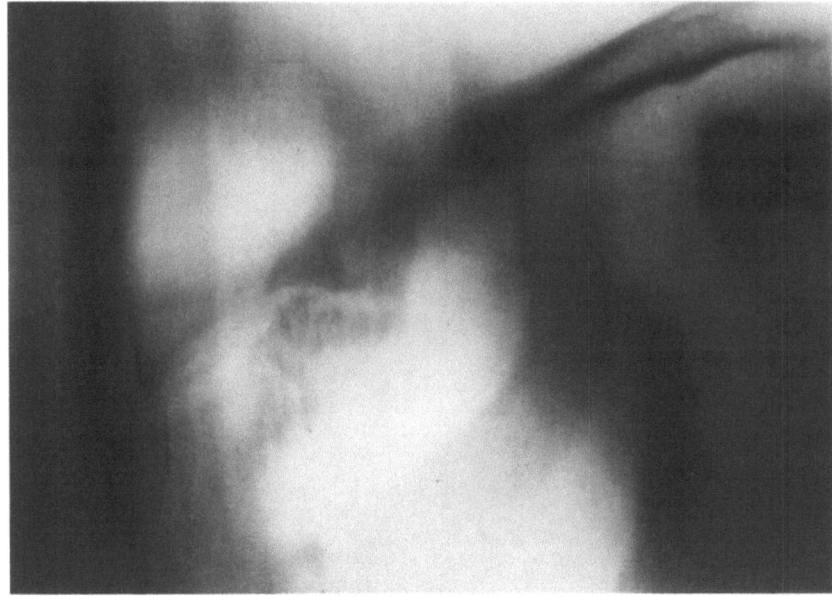

Abb. 30. Quere Spaltbildung der 1. Rippe links proximal des ossifizierten Intermediärsegments. Sekundärarthrose mit wulstförmigen Randexophyten. Klinisch Schulterschmerzen, Trauma nicht bekannt

Häufiges Symptom von Rippenmetastasen ist die pathologische Fraktur in Form querossaler oder umfangreicher segmentaler Osteolysen. Bei vorwiegend osteolytischen Herdbildungen ergibt sich dabei insbesondere die Notwendigkeit einer Abgrenzung gegen Plasmozytomherde, in deren Weichteilmantel WOLFEL u. DENNIS (1963) ein Unterscheidungsmerkmal gegenüber Metastasen sehen. Demgegenüber ist festzustellen, daß allgemein bei metastatischem Rippenbefall breite Weichteilkulissen mit über faustgroßen Weichteiltumoren als Umgebungsprozesse wahrgenommen werden können, so daß hierin kein spezifisches Unterscheidungsmerkmal gegen plasmozytombedingte Rippendestruktion zu sehen ist (s. Abb. 28/29).

Gelegentlich läßt sich im Bereich von pathologischen Rippenfrakturen andeutungsweise eine Kallusreaktion feststellen. Gewöhnlich steht diese aber im Gegensatz zum Verhalten bei echten, traumatisch bedingten Frakturen oder Pseudarthrosen im Hintergrund. Differentialdiagnostisch berücksichtigt werden müssen frakturähnliche Umbauzonen der Rippen bei Rachitis und Osteomalazie (STEINBACH u. NOETZLI, 1964) sowie selten Spontanfrakturen bei alimentärer Dystrophie (ZSCHAU, 1950) und nach Dauerbelastung (HORNER, 1964). Spaltbildungen in Rippen, insbesondere die gewöhnlich mit erheblichen arthrotischen Randwülsten einhergehenden Kontinuitätsunterbrechungen der ersten Rippe (FRANK-PITTOWA, 1932; KOHLBACH, 1939, 1940; BOWIE u. JACOBSON, 1945; KIPSHOVEN, 1951; u.a.) sind dagegen leicht als solche erkennbar (s. Abb. 30).

Ähnliches gilt für kongenitale Rippenanomalien, soweit sie mit ossären, meist glatt begrenzten und durch atypische Fusion bedingten Defektbildungen einhergehen (SIMON, 1938; CASCELLI, 1940; STEHR, 1940; BERNER, 1944; SEIDEL, 1958; OTT, 1963; u.a.).

Aus dem variablen Bild ossärer Metastasen der Thoraxwand bindende Rückschlüsse auf den Sitz des Primärtumors zu ziehen, ist im allgemeinen nicht möglich, ferner bei Solitärherden der metastatische Charakter des Tumors schwierig und häufig nicht erkennbar.

6.2. Übergreifen benachbarter Tumoren auf die Brustwand
(per continuitatem)

Zur Gruppe der Tumoren, die schließlich direkt auf die Brustwand überzugreifen vermögen, zählen potentiell alle Geschwülste benachbarter Organe und Organregionen, wie Pleura- und periphere Lungentumoren, Geschwülste des Mediastinums, des Perikards und Diaphragmas sowie Mammatumoren.

Unter diesen Tumorgruppen kommt den peripheren Lungentumoren und den Pleurageschwülsten eine besondere praktische und exemplarische Bedeutung für die differentialdiagnostische Beurteilung der primären Brustwandtumoren zu, weshalb sie an dieser Stelle einer näheren Betrachtung unterzogen werden sollen.

Klinisch führendes Symptom bei Tumoreinbruch in die Brustwand ist der Schmerz, in Spätstadien die tastbare Tumoranschwellung. Periphere Lungentumoren, d.h. in der ganz überwiegenden Mehrheit periphere Bronchialkarzinome, vermögen als sog. „Ausbrecherkarzinome" (ESCHBACH u. FINSTERBUSCH, 1945) praktisch alle Abschnitte der Brustwand zu durchsetzen (NAEGELI, 1930; COLEMAN, 1947; KNORR, 1950; BURDZIK, 1951; KRUMP u. HENGSTMANN, 1956; GRONQVIST, CLAGETT u. McDONALD, 1957), (s. Abb. 31a).

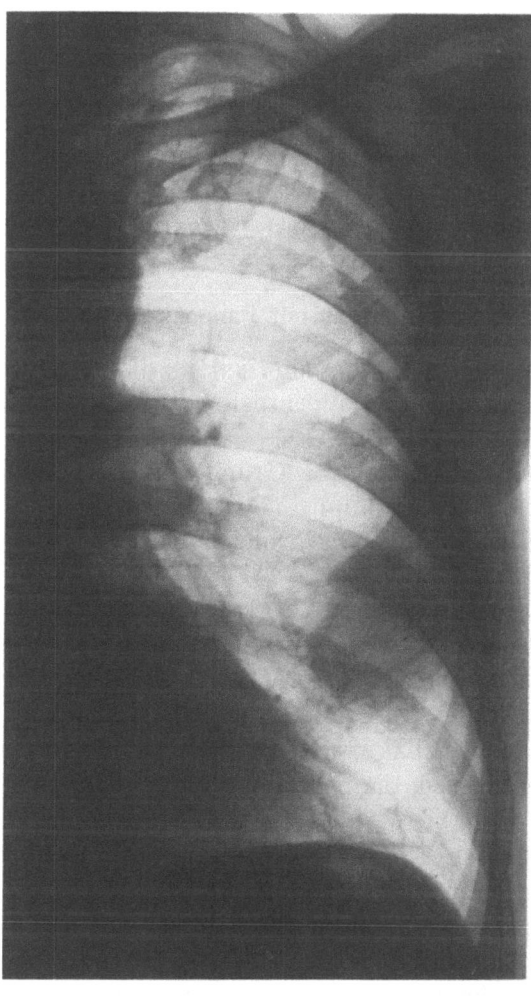

Abb. 31a. Plattenepithelkarzinom der Brustwand. Bei sagittalem Strahlengang hühnereigroße, unscharf begrenzte Verschattung in Projektion auf die lateralen Randabschnitte des linken Unterlappens. 60 J. ♂. (Röntgenabteilung, Dir.: Prof. Dr. med. W. SCHULZE, der Medizinischen Universitätsklinik Münster, Dir.: Prof. Dr. med. W. HAUSS)

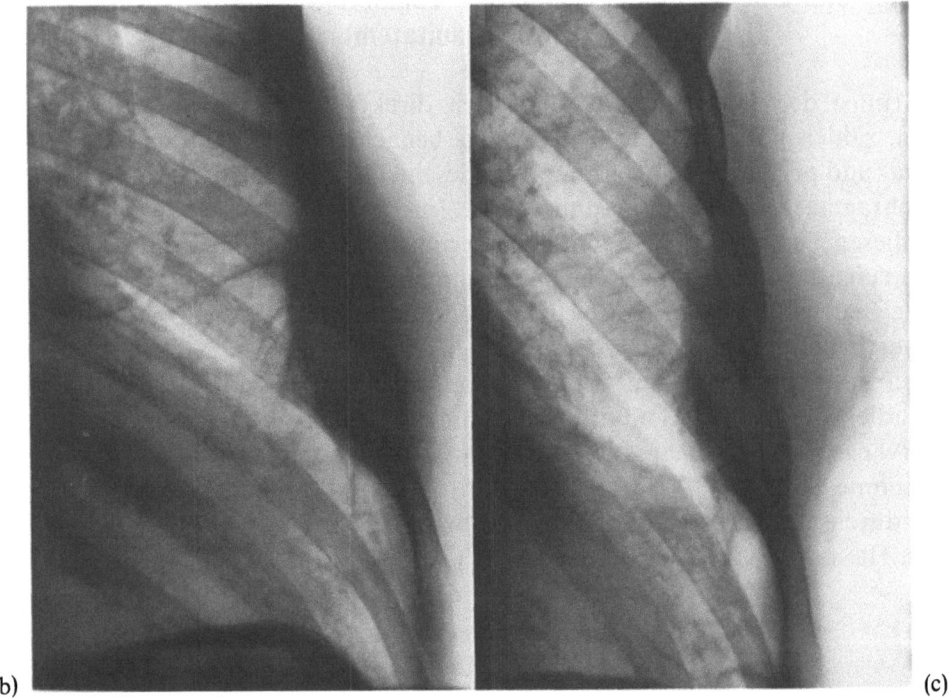

(b)   (c)

Abb. 31 b, c. Plattenepithelkarzinom der linken anterolateralen Brustwand. Bei tangentialer Aufnahmerichtung (1. Schrägprojektion) stellt sich der bei sagittalem Strahlengang in Projektion auf das linke Unterfeld gelegene Verschattungsbezirk als spindelförmiger, die Brustwand durchsetzender Tumorprozeß mit extrathorakalem Tumoranteil dar. Typ des Ausbrecherkarzinoms. Zarte fächerförmige Streifenatelektasen am intrathorakalen Tumorrand. Partielle osteolytische Destruktion des sternalen Abschnittes der 6. Rippe links

6.2.1. Tumoren mit Pancoast-Syndrom

In der Mehrzahl erfolgt der Tumoreinbruch in die Brustwand jedoch apikal und periapikal oder bevorzugt die Oberlappenregion und die von hier aus zugänglichen, auch ventralen Thoraxwandabschnitte.

Für dieses Verhalten wurden mehrere Gründe ins Feld geführt, wie die besondere „Raumnot" im Bereich der Thoraxkuppel (DAHM, 1938; POHL, 1942, 1965; u.a.), überdurchschnittlich zahlreiche Pleuraverwachsungen mit Brückenbildung zur Thoraxwand und entsprechend gerichtete Lymphdrainage (DAHM, 1938; POHL, 1942, 1965; ESCHBACH u. FINSTERBUSCH, 1945; WURMA, 1954; u.a.) sowie die apikale Häufung von Narbenfeldern mit karzinogenetischer Potenz im Anschluß an die Vorstellungen von FRIEDRICH (1939) zur Genese des sog. „Narbenkarzinoms".

Nach unserer Ansicht kommt der bereits unter physiologischen Bedingungen vergleichsweise minimalen gegenseitigen Exkursionsfähigkeit von Thoraxkuppel und Lungenapex eine maßgebliche Bedeutung zu, die naturgemäß auch häufige pleurale Verwachsungen begünstigen muß.

Histologisch und genetisch heterogene, topographisch aber uniform, apikodorsal im Bereich der oberen Lungenfurche das Thoraxgitter durchsetzende und destruierende Tumoren, die bei zentrifugalem Wachstum Plexus brachialis und Grenzstrang infiltrieren, werden gemeinhin als Pancoast-Tumoren oder als Pancoast-Syndrom („syndrome de Pancoast-Tobias") bezeichnet. Weitere Synonyma sind „oberer Furchentumor der Lunge" („superior pulmonary sulcus tumor"), „tumor of thoracic inlet" sowie nach lateinamerikanischem Sprachgebrauch „sindrome apico-costo-vertebrale doloroso" (TOBIAS, 1931–1937).

Das klinische Vollbild des Pancoast-Syndroms — radikulärer Schulterarmschmerz, neuromuskuläre Ausfallerscheinungen, vorwiegend im Versorgungsgebiet des unteren Plexusstranges (C8–Th 1) besonders des Nervus ulnaris, in Verbindung mit homolateralem Hornerschem Symptomenkomplex — wird stufenweise erreicht.

Dem Horner-Syndrom kann ein Sympathikusreizzustand mit „Umkehr" der Horner-Symptomatik, d.h. Erweiterung von Lidspalte und Pupille, leichtem Exophthalmus und Hyperhidrosis vorhergehen (HALL, 1940; MATHEY-CORNAT u. DE FLEURIAN, 1948).

Phrenikus- und Rekurrensparese, Störungen der Pigmentbildung sowie Ödeme der oberen Extremität bei Kompressionswirkung auf die Armgefäße und pektangiöse Beschwerden sind weitere fakultative Einzelzüge des klinischen Bildes.

ROMANO u. EYHERABIDE (1937, 1949) zeichnen ein 4-Stadienbild der Entwicklung des PANCOAST-Tumors mit initialer, eben angedeuteter apikaler Verschattung, ohne klinische Begleiterscheinungen und schließlich terminal massivem, spinalem Tumoreinbruch mit resultierender Querschnittslähmung.

Entgegen der ursprünglich von PANCOAST (1924, 1932) aufgestellten Hypothese des branchiogenen Ursprungs der oberen Furchentumoren ist inzwischen allgemein anerkannt, daß diese Tumorgruppe in der Mehrzahl der Fälle von peripheren, terminalen Bronchuskrebsen ausgeht (RICALDONI, 1918; PARDAL, 1932; STEINER u. FRANCIS, 1934; JACOX, 1934; MARCIL u. CRAWFORD, 1936; MOSCHOWITZ, 1937; HALL, 1940; HERBUT u. WATSON, 1964; u.a.).

Diese Ansicht findet ihre Bestätigung in einer dem Bronchialkarzinom ähnlichen Alters- und Geschlechtsdistribution des Pancoast-Tumors sowie in weitgehend übereinstimmenden histologischen Differenzierungstypen, wobei Plattenepithelkarzinome (ESCHBACH u. FINSTERBUSCH, 1945; 50%; NOODT, 1955; 50%) vorherrschen (WURMA, 1954), gefolgt von Adenokarzinomen und — seltener — von wenig differenzierten kleinzelligen Karzinomen.

8–35% aller Bronchialkarzinome liegen peripher (BÜRGEL u. THEMEL, 1958), aber nur etwa 2–4% wachsen in die Brustwand ein (FISCHER, 1931, 1949; KNORR, 1950; u.a.). Außer peripheren Bronchuskrebsen vermögen zentrale Bronchialkarzinome, bei genügend langer oder vorwiegend zentrifugaler Evolution die Brustwand sekundär zu erfassen (DAHM, 1938; WICHTL, 1944a, b, 1949; STEUER, 1949; u.a.). Bei doppelseitig auftretendem Karzinom können beide Brustwandhälften betroffen sein (BIRKNER u. BRANDT, 1950).

In einigen gesicherten Fällen ließ sich der Ursprung von Pancoast-Tumoren nicht in die Lunge zurückverfolgen (CLARKE, 1934; FRIED, 1934, 1935a, b; GRAEF u. STEINBERG, 1936; HABEIN, MILLER u. HENTHORNE, 1938; HERBUT u. WATSON, 1946), noch konnte sonst ein Primärtumor festgestellt werden. Auch wenn in diesen Fällen die Annahme primärer Tumorentstehung in den Halsweichteilen naheliegt, ist eine Metastasenbildung bei unerkannt gebliebenem, kleinem Primärtumor weder sicher auszuschließen noch ein branchiogener Ursprung mit zureichender Sicherheit zu beweisen (CARP u. STOUT, 1928; McWHORTER, 1929; HYNDMAN u. LIGHT, 1929; OLIVER, 1935; HAMPERL, 1939; SEELENTAG u. LUPP, 1954). HERBUT u. WATSON (1946) vermuten in diesen Fällen verschleppte Bronchuskeime als Ursprungszentren.

Neben den als Auslöser für das Pancoast-Syndrom ganz überwiegend in Betracht kommenden peripheren Bronchialkarzinomen sind zahlreiche andere Tumoren bzw. Tumorabsiedlungen in der Lage, das Pancoast-Syndrom zu verursachen.

Zu nennen sind zunächst apikale Pleuramesotheliome (AHLSTRÖM, 1940; COCCHI, 1950; DROUET, FAIVRE, DE REN, RAUBER u. ARNOLD, 1950; LÜDEKE, 1953; u.a.), Sarkome der Brustwand und der Lunge (FLEXNER, 1940; GASSER u. THURNER, 1947; MALCOLMSON, 1947; WICHTL, 1944a, b, 1949; u.a.), neurogene Tumoren, die vom hinteren Mediastinum aus in die Thoraxkuppel lateralwärts vordringen (BOBRETZKAJA u. HEINISMANN, 1935; FROST u. WOLPAW, 1936; ALKER, 1938; ESCHBACH u. FINSTERBUSCH, 1945; LÖBLICH, 1952a, b; KRUMP u. HENGSTMANN, 1956; u.a.) sowie weitere Mediastinaltumoren, wie etwa Thymuskarzinome (BROWDER u. DE VEER, 1935; ESCHBACH u. FINSTERBUSCH, 1945) und Mediastinalfibrome (MARCOLONGO u. FERABOLI).

Das Pancoast-Syndrom wird ferner hervorgerufen durch apikale oder periapikale Metastasen von Primärge-
schwülsten unterschiedlichster Abstammung und Lokalisation, so bei metastasierendem Karzinom der Schilddrüse, der Mamma, der Niere, des Pankreas, des Magens und Ösophagus sowie der weiblichen Genitalorgane
(Tobias, 1931–1937; Rebattu, 1932; Rendu, 1932; Browder u. De Veer, 1935; Jacox u. Baker, 1937;
Stein, 1937, 1938; Ray, 1938; Hall, 1940; Wichtl, 1944a, b, 1949; Bauche, 1948; Creyssel u. De Mourgues,
1951; u.a.).

Das Ösophaguskarzinom kann sich ferner durch kontinuierliches Wachstum zum Pancoast-Syndrom entwik-
keln (Krump u. Hengstmann, 1956).

Wiederholt wurde das Pancoast-Syndrom bei Morbus Hodgkin (Marques, Hemous u. Pianel, 1952; Bertoni
u. Toaiari, 1955) gesehen (s. Abb. 18a, b), und nach Morris u. Harken (1940) kann es überhaupt bei
Drüsentumoren, Aneurysmen sowie nach Traumen beobachtet werden und wurde auch bei Echinokokkusbefall
gefunden.

Im Gegensatz zu anderslautenden Feststellungen (Obstmayer, 1944), können auch tuberkulöse Spitzenpro-
zesse zum Pancoast-Syndrom führen (Leri u. Moulin de Teyssieu, 1917; Pancoast, 1924, 1932; Mahoudeau
u. Coujaret, 1945; u.a.).

Gioava (1950) fand es ferner bei Hand-Schüller-Christianscher Erkrankung. Ashe, McDonald u. Clagett
(1951) beobachteten ein Pancoast-Syndrom bei unspezifischer Oberlappenpneumonie.

Charakteristisches *röntgenologisches Symptom* der apikalen und periapikalen Tumoren
mit Pancoast-Syndrom ist die sichel- oder halbmondförmige, weichteildichte Verschattung
der Lungenspitze, deren Konkavität nach kaudal gerichtet ist. Formal ergibt sich damit
große Ähnlichkeit zu einer saumförmigen, kappenartigen, apikalen Ergußansammlung
oder einer Pleurakuppelschwarte.

Gewöhnlich läßt sich diese durch ihre arkadenförmige (s. Abb. 34a, b), in feine,
lineare Ausläufer ausstrahlende Begrenzung von apikalen Tumoren unterscheiden. Absolut zuverlässig ist dieses Merkmal jedoch nicht, da periapikale Tumoren mit transthorakaler Progression die lungenwärts gerichtete Konturierung der häufigen Kuppelschwarte
keineswegs zu alterieren brauchen.

Der Durchmesser der sichelförmigen Verschattung der Lungenapex ist starken Schwankungen unterworfen, ist er dünn, d.h. nur wenige Millimeter stark, kann eine Abgrenzung
gegen eine feine Kuppelschwarte oder den Begleitschatten der 2. Rippe kaum erfolgen.
Die apikale Verschattung kann sich scharfrandig gegen das lufthaltige Lungenparenchym
abheben, bei peritumoralen Exsudationsprozessen, Randatelektasen oder symmetrischer

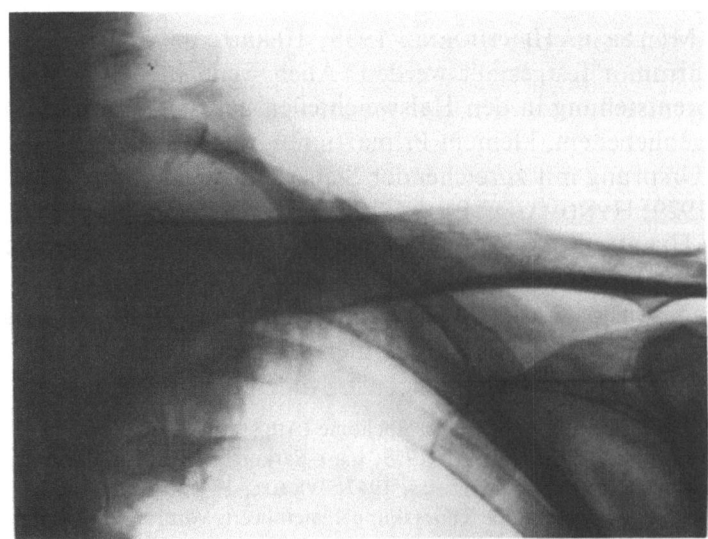

Abb. 32. Bandförmige Verschattung der Lungenapex mit vollständiger Auslöschung der paravertebralen Abschnitte der 2. Rippe („Tabula rasa"-Form) bei bronchiogenem Pancoast-Tumor. 67 J.

Ausdehnung des Tumors im Bereich der ventrodorsalen Abschnitte der Thoraxkuppel ist die Begrenzung jedoch unscharf und verwaschen. Wie bereits hervorgehoben, ist der Verlauf kaudalwärts gewöhnlich konkav; konvexbogige (s. Abb. 33a, b) und teils durch Aufhellungen unterbrochene Konturierung wurde aber ebenfalls angetroffen.

Umfang und Ausdehnung der pulmonalen Verschattungszone geben das wahre Ausmaß des Tumors kaum wieder, da bei fortschreitender transthorakaler Ausbreitung der Geschwulst der intrathorakal sichtbare Tumoranteil keinen Form- oder Größenwechsel zu zeigen und außerdem nur geringfügig entwickelt zu sein braucht. Bei Rückbildung

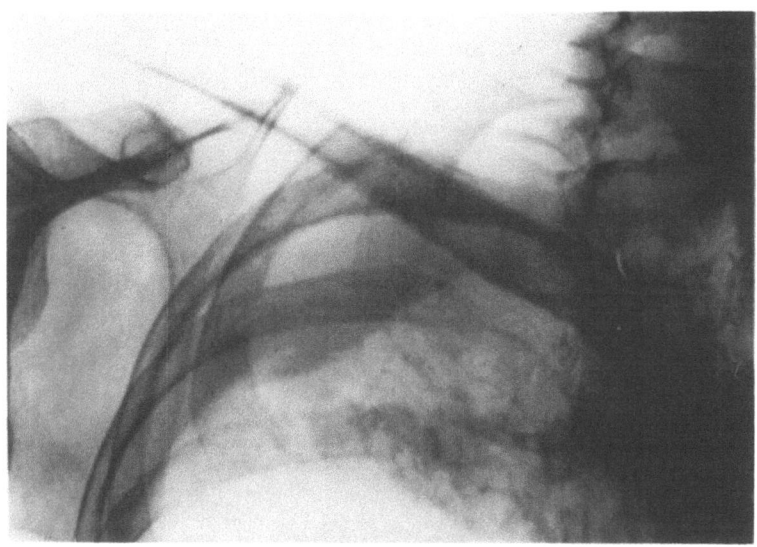

Abb. 33a. Homogene, lungenwärts konvex-bogig glattrandig begrenzte Verschattung der Kuppelregion bei apikalem, bronchiogenem Ausbrecherkarzinom. Plexusneuralgie re. Angedeutet Aufrauhung der unteren Kontur der 2. Rippe. Ausschnittsaufnahme. 69 J.

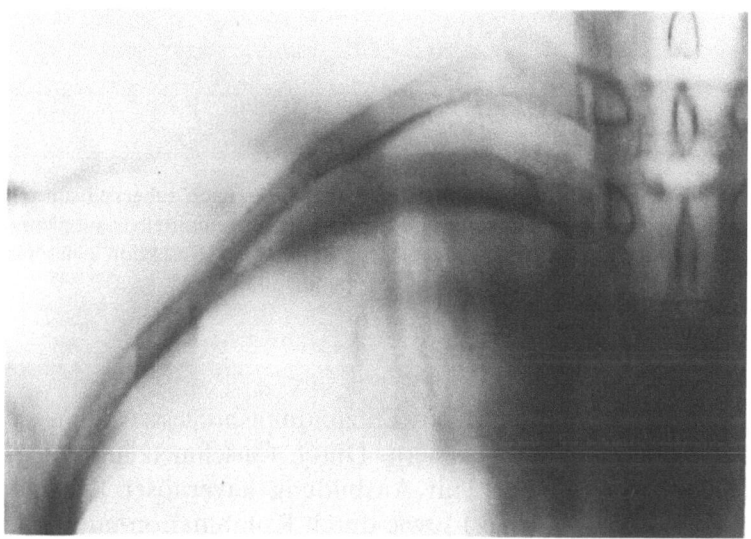

Abb. 33b. Zentrale bohnenförmige Osteolyse und marginale Destruktion der unteren Kontur der 2. Rippe bei Ausbrecherkarzinom. Das Frontaltomogramm erweist in diesem Fall den Wert zusätzlicher Schichtuntersuchung, insbesondere für den Nachweis initialer ossärer Destruktionsprozesse (vgl. Abb. 33). 69 J.

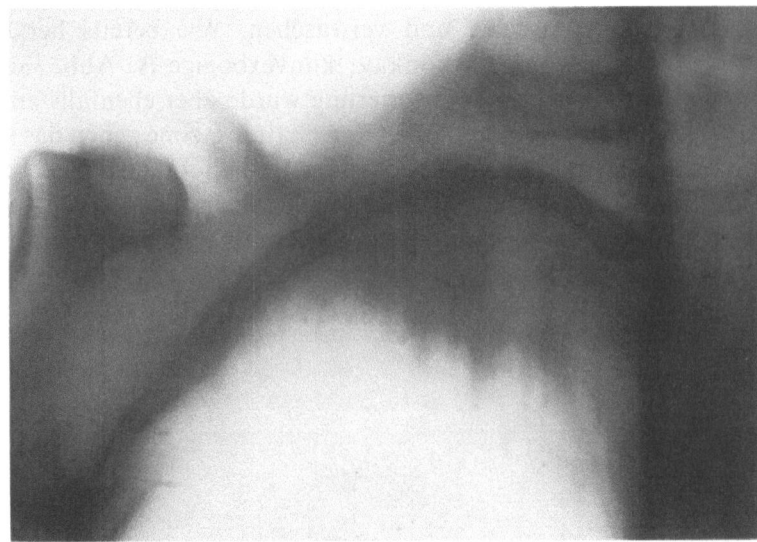

Abb. 34a. Homogene sichelförmige Verschattung der Lungenapex bei Tuberkulose. Sputum wiederholt positiv. Lungenwärts abschnittsweise unregelmäßig gehöckerte, teils arkadenförmige Begrenzung. Frontaltomogramm. 56 J.

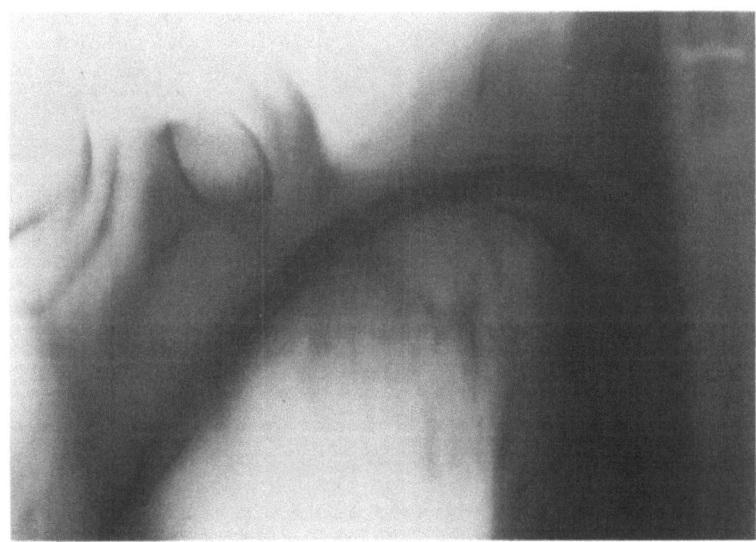

Abb. 34b. Rückbildung der apikalen Infiltrationsprozesse 1 Jahr nach tuberkulostatischer Behandlung bis auf schmale Kuppelschwarte und vereinzelte lineare Indurationszüge unmittelbar subpleural. Oberes Mediastinum verbreitert bei interkurrenter abszedierender Mediastinitis nach Resektion eines Ösophaguskarzinoms. Frontaltomogramm. 56 J.

von Randatelektasen und peritumoralen Entzündungsprozessen kann sich die tumorbedingte Verschattung scheinbar verkleinern. Durch Einschmelzung von Tumoren, insbesondere Plattenepithelkarzinomen, mit Ausbildung kavernöser Zerfallshöhlen (Gräff, 1947; Isaac u. Ottomar, 1949; u.a.) sowie durch Kombination mit Tuberkulose (Courcoux u. Lereboullet, 1931; Pardal, Ferrari u. Itoiz, 1933; Barabas u. Lendvai, 1950; Noodt, 1955; u.a.) wird die Unterscheidung von spezifischen und unspezifischen, entzündlichen Veränderungen der Lungenspitze zusätzlich erschwert, zumal der Tumor

ohnedies als Narbenkarzinom aus spezifisch verändertem Terrain hervorgehen kann (Bürgel u. Themel, 1958; Pohl, 1965; u.a.).

In Anbetracht der peripheren Lage sind Bronchographie und Bronchoskopie ohne
speziellen diagnostischen Wert. Leitsymptom ist der Nachweis von ossären Destruktionsprozessen im Bereich der Rippen, der oberen Brust- und unteren Halswirbel sowie ihrer
Querfortsätze.

Eschbach u. Finsterbusch (1945) fanden in 81,1% die Rippen 1–3, überwiegend
in den dorsalen Abschnitten, betroffen. Die vollständige osteoklastische Auslöschung
(s. Abb. 32) von mitunter ausgedehnten Rippensegmenten („Tabula rasa"-Form) mit
scharfrandiger Defektbegrenzung gilt als besonders typisch (Dahm, 1938), wiewohl Kno-
chenzerstörung keineswegs obligat ist (Henderson, 1930; Da Rin, 1931; Wichtl, 1944a,
b, 1949; u.a.) und segmentale Osteolyse auch bei spezifischen, entzündlichen Rippenpro-
zessen vorkommt (Tatelman u. Drouillard, 1953). Als Frühsymptom kann die Osteolyse nicht gelten. Beschwerden wie Knochendruckschmerzhaftigkeit gehen ihr oft längere
Zeit voraus, nach Eschbach u. Finsterbusch (1945) durchschnittlich um 8,5 Monate,
maximal um 20 Monate.

Bei jeder verdächtigen apikalen Verschattung sollte jedoch sorgfältig nach ossären
Destruktionsprozessen gesucht werden, wobei Zielaufnahmen in Lordosehaltung sowie
tomographische Zusatzuntersuchungen (s. Abb. 33a, b) unter Einschluß der Halswirbel-
säule und Brustwirbelsäule von besonderem Wert sind (Gravano u. Malenchini, 1937;
Pohl, 1942, 1965; Wichtl, 1944a, b, 1949; Simon u. Moon, 1964; u.a.). Die Analyse
der Hals- und Brustwirbel ist um so wichtiger als Destruktionsprozesse an Wirbeln
und ihren Querfortsätzen in Einzelfällen zeitlich vor entsprechenden Rippenveränderungen auftreten (Hall, 1940; Simon u. Moon, 1964).

Herdförmige Rippenarrosionen werden, obgleich sie auch bei Pancoast-Tumoren vorkommen, doch eher bei Rippenmetastasen gefunden, desgleichen intrakostale osteoplastische Destruktionszonen mit reaktiven Periostprozessen und zuweilen spindelförmiger
Schaftauftreibung.

Durchweg gültige Unterscheidungsmerkmale sind dies jedoch nicht. Zuverlässiger dürfen Schaftverschmälerungen von Rippen, Verdrängung von Rippen und Einengung oder
Erweiterung von Interkostalräumen als Ausdruck von neurogenen Tumoren gewertet
werden (Dahm, 1938). Aneurysmen, insbesondere solche der Arteria subclavia (Temple,
1950) mit gleichfalls apikaler Verschattung sind aufgrund ihrer klinischen und weiteren
röntgenologischen Merkmale ausreichend abgrenzbar, ossäre Defektbildungen in ihrem
Gefolge im allgemeinen wesentlich scharfrandiger, gelegentlich unter Ausbildung einer
feinen Sklerosierungszone, begrenzt.

Unter Berücksichtigung des gelegentlichen Nachhinkens der ossären Destruktionsprozesse hinter dem klinischen Beschwerdekomplex, der anfänglich gleichfalls keineswegs
die typische Ausprägung zeigen muß, ist die diagnostische Abklärung einschlägiger Befunde häufig aus der Augenblicksituation heraus nur bedingt möglich, so daß zusätzliche
Methoden, insbesondere zytologische Auswertung des mittels gezielter Absaugung gewonnenen Bronchialsekrets oder auch die Lungenpunktion (Krump u. Hengstmann, 1956)
in Erwägung zu ziehen sind.

6.2.2. Pleuratumoren

In der Gruppe sekundär auf die Thoraxwand übergreifender Geschwülste bedürfen
einer gesonderten Betrachtung die primären Tumoren der Pleura, auf deren lange Zeit
strittige histogenetische Ableitung und Klassifizierung (Klockner, 1897; Mönkeberg,
1904; Robertson, 1924; Klemperer u. Rabin, 1931; Fischer-Wasels, 1932; Willis,

1934, 1948; Scheidegger, 1935; Stout u. Murray, 1942a; Sano, Weiss u. Gault, 1950; Stout u. Himadi, 1951; Bolck, 1952; Reichelt, 1964; u.a.) an anderer Stelle ausführlich eingegangen wird.

Weitgehende Übereinstimmung wurde inzwischen dahingehend erzielt, daß sowohl die diffusen malignen als auch die solitären, gutartigen bis semimalignen Pleuratumoren als Mesotheliome aufzufassen sind und sich gleichermaßen von der pleuralen Deckzelle (Mesothel) herleiten (Cornil, Audibert, Montel u. Mosinger, 1938; Stout u. Himadi, 1951; Brandenburg, 1952; Kerinnes u. Gläser, 1959; Jagdschian, 1962; u.a.).

Besonderes Gewicht kommt hierbei der multipotenten Differenzierungsfähigkeit der Mesothelzelle in fibromatöse und epithelartige Zellformen zu, ein Verhalten, das schon frühzeitig in Gewebekulturen nachgewiesen werden konnte (Lewis, 1923; Maximow, 1927; Stout u. Murray, 1942a; Sano, Weiss u. Gault, 1950).

Entsprechend kann wohl auch die von Klemperer u. Rabin (1931) inaugurierte und von Clagett, McDonald u. Schmidt aufgegriffene Ansicht, die solitären Pleuramesotheliome („localized fibrous mesothelioma") seien vom subpleuralen Bindegewebe abzuleiten, als überholt gelten, obwohl sie unter Berücksichtigung ausschließlich formaler Aspekte der Tumorzelle nicht widerlegbar ist (Hilke u. Konrad, 1958).

Ähnlich wie bei zahlreichen Brustwandtumoren, steht in vielen Fällen von *diffusem Mesotheliom* örtliche Schmerzhaftigkeit über der befallenen Brustkorbhälfte klinisch im Vordergrund. Hinzu tritt früher oder später der nach jeder Punktion hartnäckig rezidivierende und von fortschreitender Pleuraverdickung gefolgte, serofibrinöse oder hämorrhagische Pleuraerguß. In dem dabei auftretenden Phänomen eines zunehmenden Punktionswiderstandes der verdickten Pleura sehen manche Autoren einen Fingerzeig für die Annahme eines diffusen Mesothelioms (Dubray u. Rosson, 1920; Hashiba, Cowan u. Nixon, 1932; Saccone u. Coblenz, 1943; u.a.).

Rezidivierende, bis zu Halbseitenverschattungen führende Ergußbildung und infolge rasenartigen Tumorbefalls fortschreitende Pleuraverdickung sind demnach auch die *röntgenologischen Leitsymptome* des diffusen Mesothelioms, die in Frühfällen bei bereits bestehender Schmerzhaftigkeit jedoch noch vollständig fehlen können (Piatt, 1946).

Darüber hinaus ist Ergußbildung nicht obligat und wird in selteneren Fällen vollständig vermißt (Schwartz, 1950; Becker u. Becker, 1964; u.a.).

Vorwiegend betroffen erscheint das basale, parietale Pleurablatt (Reisner u. Huzly, 1967a, b).

Es finden sich jedoch tumorbedingte, umschrieben abgrenzbare, tafelbergartig prominente Pleuraverdickungen auch im Bereich der kranialen Thoraxabschnitte, u.a. der Spitzenpleura, so daß Bilder ähnlich denen bei Pancoast-Tumoren entstehen (Lüdeke, 1953; u.a.).

Wesentlich für die Diagnose einer atypischen initialen Pleuraverbreiterung ist die Kenntnis der normalerweise schon auftretenden, nicht pathologischen Pleurabegleitschatten, wie sie durch Thoraxwandmuskulatur (Knutsson, 1932) sowie subpleurale Fettpolster (Kubat u. Neugebauer, 1936) hervorgerufen werden und die gewöhnlich eine bilaterale Symmetrie zeigen.

Schrumpfungstendenz, Einziehung und Bewegungsstarre einer Thoraxseite mit Engstellung der Zwischenrippenräume sind Spätsymptome bereits fortgeschrittener Tumorstadien, ebenso wie die fehlende Mediastinalverdrängung bei massiven halbseitigen Ergüssen bereits eine tumorbedingte Fixierung der mediastinalen Pleura voraussetzt.

Die fortgeschrittene Tumorentwicklung wird ferner gekennzeichnet durch die meist als pathognomonisch beschriebene, knollig-tuberöse, multilokuläre Tumorausbreitung mit vielfach erhabener, knotiger Pleuraverdickung.

Allerdings kann auch in Spätstadien die diffuse, eher gleichmäßig verdickte pleurale Tumorschwarte vorherrschend sein und einen fibrothoraxähnlichen Eindruck erwecken (Robertson, 1924; Schwartz, 1950; Eisenstadt, 1956; u.a.).

Für die differentialdiagnostische Abgrenzung gegen primäre Brustwandtumoren spielen die unter dem Bild rezidivierender Pleuraergüsse einhergehenden Initialstadien diffuser Mesotheliome kaum eine Rolle, da sie ein formal tumorartiges Bild mit den Kennzeichen des örtlich expansiven Prozesses, der die überwiegende Mehrzahl der primären Brustwandtumoren kennzeichnet, nicht hervorbringen.

Dagegen bilden die multilokulären, knotigen Tumorabsiedlungen der späteren Verlaufsstadien des diffusen Mesothelioms ein eindeutiges Tumorbild, das an multiple Brustwandmetastasen erinnert.

Nach HARTWEG (1951) kann ein formal ähnliches Bild ferner bei hämorrhagischen Pleuritiden mit Ablagerung multipler Fibrin- und Blutkoagula entstehen.

Gegen metastatischen Befall der Brustwand und für die Annahme eines diffusen Mesothelioms sprechen Einseitigkeit der Pleura- bzw. Brustwandbeteiligung, ausgeprägte Verschwartungs- und Schrumpfungstendenz mit Engstellung der Interkostalräume, Fixierung oder homolaterale Verlagerung des Mediastinums sowie klinisch protrahierterer Verlauf. Rippenbeteiligung in Form von Usuren, osteoporotisch veränderten Arealen, pathologischen Frakturen und gröberen Destruktionsherden wurde wiederholt gefunden (LICHTENSTEIN, 1931; SCHWARTZ, 1950; LOB, 1953; LÜDEKE, 1953; EISENSTADT, 1956; EHRENHAFT, SENSENING u. LAWRENCE, 1960; ZEITLER u. HUTH, 1961; u.a.) (Abb. 35a–c), ist aber — verglichen mit destruktiven Rippenveränderungen bei Thoraxwandmetastasen — wesentlich seltener, so daß fehlende, wenig ausgeprägte oder spät erfolgende ossäre Begleitprozesse eher für die Annahme eines diffusen Pleuramesothelioms sprechen.

Nach ANACKER (1962) liefert die transossale Kostovenographie durch den Nachweis multipler stenosenartiger Einengungen im Verlauf der Interkostalvenen weitere diagnostische Hinweise für die Annahme eines diffusen Mesothelioms.

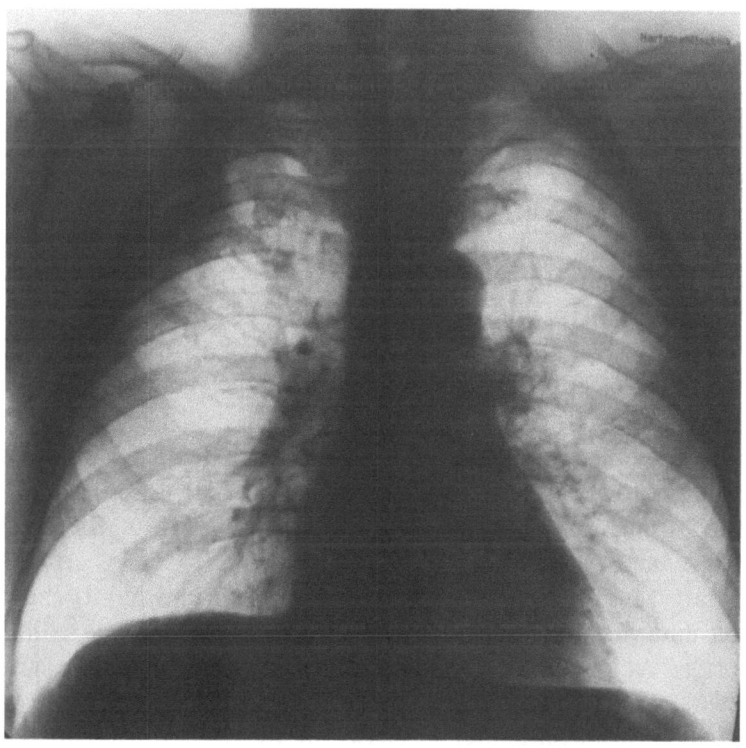

Abb.: 35a. Kulissenförmige Verschattung im Bereich der oberen Thoraxwand rechts bei diffusem Pleuramesotheliom. 57 J.

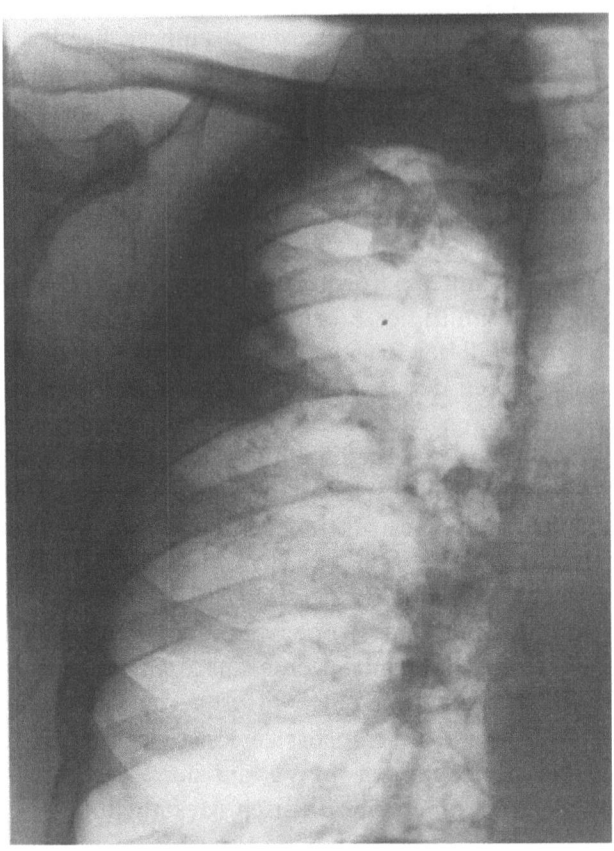

Abb. 35b. Ziel/Ausschnittaufnahme der oberen Thoraxwand rechts in leichtgradiger 2. Schrägstellung bei diff. Pleuramesotheliom. 57 J.

Wesentlich schwierigere differentialdiagnostische Probleme hinsichtlich ihrer Abgrenzung gegen primäre Brustwandtumoren stellen die *solitären Pleuramesotheliome,* die als kugelige oder polyzyklische, gewöhnlich scharf begrenzte, weichteildichte, peripher im Bereich der Brustwand gelegene Tumoren auftreten. Ausgangspunkt der breitbasigen oder gestielten Tumoren sind beide Pleurablätter, häufiger aber die viszerale Pleura (Harper, 1940; Stout u. Himadi, 1951; Clagett, McDonald u. Schmidt, 1952; Benoit u. Ackermann, 1953; Kerrinnes u. Gläser, 1959; u.a.). Klinisches Hinweissymptom sind in vielen Fällen osteoartikuläre Beschwerden, gelegentlich auch Ausbildung von Trommelschlegelfingern.

Nach Tumorresektion wurde Rückbildung der begleitenden Osteoarthropathie beobachtet (Deutschberger, Maglione u. Gill, 1933; Van Hatzel, 1940; Clagett, McDonald u. Schmidt, 1952; Benoit u. Ackermann, 1953; Eder u. Köle, 1958; Kerrinnes u. Gläser, 1959; u.a.).

Da auch solitäre Mesotheliome von massiven serösen und hämorrhagischen Pleuraergüssen begleitet und von diesen ähnlich wie diffuse Mesotheliome völlig überlagert sein können (Benoit u. Ackermann, 1953; Heaney, Overton u. De Bakey, 1957; Harris, Hyman u. Nevius, 1959; Ehrenhaft, Sensening u. Lawrence, 1960; u.a.), ist die Abpunktion möglicher überschattender Ergüsse für die weitere diagnostisch-radiologische Exploration Voraussetzung. Nur auf diese Weise sind geläufige Fehlinterpretationen (Pleuritis exsudativa) zu vermeiden (Brunner, 1958). Während lokalisierte Mesotheliome

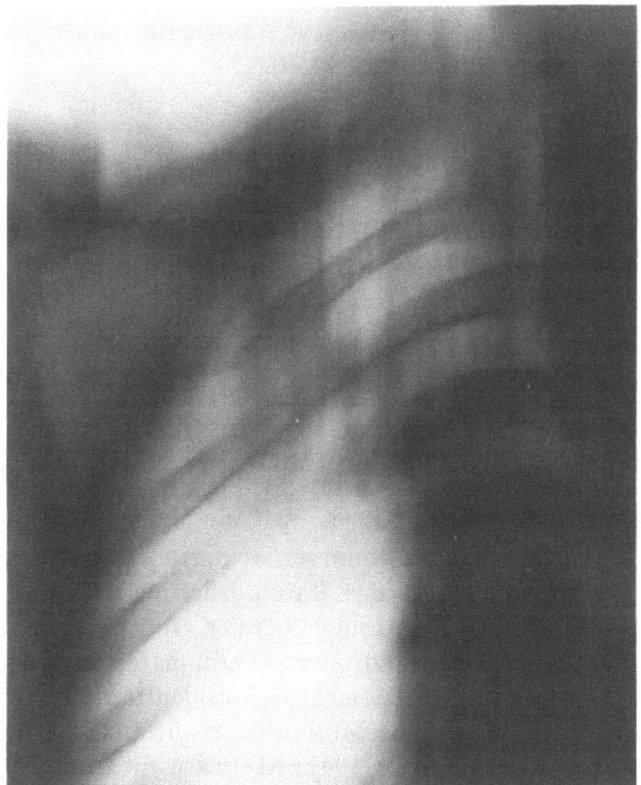

Abb. 35c. Tomogramm der oberen Thoraxwand rechts bei diff. Pleuramesotheliom. Zerstörung der 3. Rippe rechts axillar im Sinne segmentaler Osteolyse. 57 J.

der Pleura viszeralis unter Berücksichtigung ihrer respiratorisch lungenkonform erfolgenden, der Thoraxwandbewegung entgegengesetzten Bewegungsrichtung lokalisierbar und damit gegen primäre Brustwandtumoren differenzierbar sein können, sind diese Kriterien bei gleicher Fragestellung gegenüber parietalen Mesotheliomen nicht anwendbar. Weitgehend freie, lageabhängige intrapleurale Beweglichkeit, wie sie sonst nur bei intrapleuralen Fibrinkugeln (FLEISCHNER, 1922; WISCHNOWITZER, 1927; HAGER u. LANGEBECKMANN, 1931; REST, 1940; SCHNEIDER, ZIMMERMANN u. WALZ, 1970; u.a.) gefunden wird, zeigen auch langgestielte Mesotheliome (BILLING, 1942).

Ein weiteres wesentliches Hilfsmittel für die lokalisatorische Zuordnung dieser Geschwülste stellt der diagnostische Pneumothorax (LENK, 1929; LICHTENSTEIN, 1931; DOUB u. JONES, 1942; LOB, 1953; HARRIS, HYMAN u. NEVIUS, 1959; u.a.) evtl. in Kombination mit der Thorakoskopie (PFEIFFER u. WEISS, 1952; BRUNNER, 1958; u.a.) dar.

Schwierigkeiten entstehen dann, wenn Mesotheliome durch Adhäsionsprozesse, die wiederholt beschrieben sind, mit dem benachbarten viszeralen bzw. parietalen Pleurablatt verbacken sind, so daß der diagnostische Pneumothorax versagen muß und eine Bestimmung der Primärlokalisation des Tumors unmöglich wird.

Aber selbst unter in dieser Hinsicht günstigen Untersuchungsbedingungen wird man nicht über die Verdachtsdiagnose eines parietalen Mesothelioms hinausgelangen, da primäre Tumorprozesse der Brustwand, wie Thoraxwandfibrome u. Fibrosarkome (BAXTER u. MUNRO, 1950; DESAIVE u. BETZ, 1954; NAEF, 1954), Neurinome, Lipome, Dermoide, marginal gelegene Zwerchfellzysten (CLOUGH u. BEIRNE, 1936; BADE, 1943; DUBECZ, BISHOP, 1956; u. LIPIN, 1955; u.a.), formal völlig gleichartige Bilder machen können.

Ähnliches gilt auch für postentzündliche Pseudotumoren (DUROUX, MARTY u. JARNIOU, 1950; UMIKER u. IVERSON, 1954; TIVENIUS, 1963) sowie für randständige pleuropulmonale Abszeßbildungen (SWENSON u. LEAMING, 1950).

7. Pseudotumoren der Brustwand und entzündliche Brustwandveränderungen von differentialdiagnostischer Bedeutung

Bereits die normale Thoraxform zeigt erhebliche physiologische Konfigurationsvarianten von unterschiedlicher Wölbung und Umfang. Typische Bildungsanomalien von bilateraler Symmetrie, wie Trichter- und Kahnbrust, sind als solche leicht erkennbar. Asymmetrische Verwerfungen der Brustwand mit Ausbildung von Rippenbuckeln, die zu umschriebenen Vorwölbungen führen, können jedoch leicht ein tumorähnliches Bild vortäuschen. Gleiches gilt für Rippenanomalien, insbesondere akzessorische Rippenelemente im Bereich der Thoraxapertur, die zu tumorverdächtigen Tastbefunden in der Supraklavikularregion führen können. Tumorartige Raumforderungen im Bereich der Brustwand bei kongenitalen oder erworbenen Lungenhernien sind kompressibel, formvariabel, vorwiegend an der vorderen Brustwand oder bei traumatischen Defektbildungen lokalisiert und ergeben röntgenologisch vermehrte Strahlentransparenz, so daß ihre Diagnose im allgemeinen problemlos ist (MONTGOMERY u. LUTZ, 1925; GOODMAN, 1933; KOROL, 1938; HARTUNG u. GROSSMAN, 1941; MAUER u. BLADES, 1946).

Während die aufgeführten konnatalen oder erworbenen Bildungsanomalien hinsichtlich ihrer differentialdiagnostischen Abgrenzung gegen Tumorprozesse röntgenologisch kaum Schwierigkeiten bieten, können entzündliche Brustwandveränderungen ausgesprochen tumorartige Verschattungen und Verdrängungserscheinungen hervorrufen.

So vermag das Brustwandempyem zu tumorähnlicher Vorwölbung der Brustwand mit äußerer Fistelbildung zu führen und auf diese Weise einen oberflächlich exulzerierten Brustwandtumor, z.B. ein fortgeschrittenes Chondrom, weitgehend zu imitieren.

Fluktuation kann gleichfalls unter beiden Bedingungen nachweisbar sein.

Erguß- und Schwartenbildungen sind bei flächenhafter Ausdehnung im allgemeinen leicht abzugrenzen, schwieriger dagegen umschriebene, hängende Ergüsse von Spindel- oder Kugelform sowie posttraumatische Hämatozelen. Zu dieser Gruppe von wandständigen tumorähnlichen Verschattungen gehören auch die sogenannten „Pseudotumoren" der Pleura bzw. die Pleurahyalinosen. Histologisch findet sich meist ein fibröses, hyalinsklerotisches Bindegewebe (TIVENIUS, 1963).

Ihr Entstehungsmechanismus ist umstritten, die Mehrzahl dürfte jedoch auf postentzündliche (BROWN u. JOHNSON, 1951) oder unspezifisch traumatisch — etwa durch Ergußpunktion — ausgelöste Reizzustände der Pleura mit sekundärer Exsudation und Proliferation zurückzuführen sein (JAGDSCHIAN, 1962).

Oft ermöglicht die Beobachtung geringer respiratorischer Umformung oder bei günstiger Lage die gezielte, unter Durchleuchtungskontrolle vorgenommene Probepunktion die Diagnose. Ossäre Begleitprozesse in der Nachbarschaft von Lungenabszessen oder Pleuraempyemen treten im Kindesalter meist in Form appositioneller, exophytärer Periostreaktionen der Rippen auf (THIEMANN, 1966).

Pathologische Frakturen der Rippen mit benachbarten, kleinherdigen, kavitären Destruktionszonen, spindelige Rippenauftreibung mit zentraler Einschmelzung und gelegentlich tumorartige, weichteildichte Begleitschatten werden bei der banalen *Osteomyelitis* der Rippen meist infolge Staphylo-, Strepto- oder Pneumokokkeninfektionen gefunden.

Weitere röntgenologische Merkmale sind reaktive Sklerosen und begleitende periostale Auflagerungen im Bereich der affizierten Rippen (MICHELSSOHN, 1923; WINTERSTEIN, 1931; OLSHAUSEN, 1935; GEISSENDÖRFER, 1935; POULSSON, 1937; LEWIS, 1941; u.a.).

Gelegentlich erlangt bei osteolytischen Rippenherden auch die *Tuberkulose der Rippen* und der Rippenknorpel (MERCADE, 1914; GRUGET, 1921; HERZMARK, 1929; MAZZEI, 1932; BASTIDE u. BRUNEL, 1935; MÜHLFELDER, 1936; HASSELBACH, 1937; CHAKLIN, 1937; BISGARD, 1939; SJÖVALL, 1946; SANCHIS-OLMAS, 1946; u.a.) differentialdiagnostisches Interesse. MORANDO (1947) schätzt ihre Häufigkeit auf 5% aller Knochen- und Gelenktuberkulosen. Neben der isolierten Tuberkulose des Rippenschaftes kann eine kostovertebrale, kostochondrale sowie multizystische Form unterschieden werden (TATELMAN u. DROUILLARD, 1953; u.a.).

Außer kleinen, zentralen oder subperiostalen, unregelmäßigen Zerstörungsherden und Usuren kommt es bis zu kompletter, segmentaler Rippendestruktion (LEADER, 1950).

Die Defekte sind scharf begrenzt; gewöhnlich liegt ein begleitender Weichteiltumor vor. Als charakteristisch darf gelten, daß eine reaktive Sklerose, mit Ausnahme der zystischen Tuberkuloseformen, die einen feinen sklerotischen Randsaum aufweisen können, praktisch nicht gesehen wird. Oft fehlen pleurale oder pulmonale Begleitprozesse vollständig (POPPEL, LAWRENCE, JACOBSON u. STEIN, 1953). Pathologische Frakturen kommen auch hier vor (SAKKA, 1938; HARRIS u. COULTHARD, 1939).

Die kostovertebrale Form geht nahezu ausschließlich von einer tuberkulösen Spondylitis mit paravertebralem Begleitabszess aus und führt oft zu vollständiger Zerstörung von dorsalen Rippenabschnitten, wie Rippenköpfchen und Rippenhals.

Periostale Auflagerungen in mehreren Rippen bei *Caffeyscher Erkrankung* im Säuglingsalter (ROSKE, 1930; CAFFEY u. SILVERMAN, 1945; CAFFEY, 1946; SHERMAN u. HELLYER, 1950; VAN BUSKIRK, TAMPAS u. PETERSON, 1961; u.a.), sowie bei *Vitamin-A-Intoxikation* im Kindesalter (CAFFEY, 1951) zeigen keine osteodestruktiven Begleitprozesse oder umschrieben abgrenzbare Weichteiltumoren, so daß sie differentialdiagnostisch gegenüber Thoraxwandtumoren kaum Bedeutung erlangen. Ähnliches gilt für die kortikalen Rippenverbreiterungen bei *Camurati-Engelmannscher Erkrankung* (MOTTRAM u. HILL, 1965) sowie die teils hochgradig zottigen Periostappositionen im Bereich der Rippen bei *Fluorose des Knochens* (SCHINZ, BAENSCH, FRIEDL u. UEHLINGER, 1952; BISHOP, 1936; STEVENSON u. WATSON, 1957).

Formal den bei Rippentuberkulose anzutreffenden Veränderungen ähnliche Zustände verursachen die *Mykosen,* sofern sie sich im Bereich der Rippen lokalisieren. Neben Weichteiltumor und Fistelbildung erzeugt auch die *Aktinomykose* gelegentlich Rippendestruktion sowie spondylitische Veränderungen, wobei letztere, im Gegensatz zur Tuberkulose, kaum zu Bandscheibenzerstörung und Wirbelkollaps führen (PARKER, 1923; LUBERT, 1944).

Osteolytische Rippenherde macht ferner die *Blastomykose* (RYPINS, 1934; JONES u. MARTIN, 1941), die bei tuberkuloseähnlichem Befall der Wirbelsäule die paravertebralen Rippenabschnitte in gleicher Weise destruieren kann (BAYLIN u. WEAR, 1953).

Selten ist Rippenbefall bei *Kokzidiomykose* mit Ausbildung multipler marginaler Destruktionsprozesse (CARTER, 1934). Grobe Rippenusuren bei Brustwandabszeß im Verlauf einer *Kryptokokkosis* sah COLLINS (1950). Eine ähnliche Beobachtung in Verbindung mit Weichteiltumor der Brustwand machte DIENST (1938).

In Einzelfällen wurde Rippenbeteiligung auch bei *Sporotrichose* (ALTSCHUL, 1926) und Bruzellose (KULOWSKI, 1936) gesehen. Während die klassische Form der *Histoplasmose* (Histoplasma capsulatum) vorwiegend zu tuberkuloseähnlichen Lungenprozessen führt, beobachteten COCKSHOTT u. LUCAS (1964) in Nigeria durch Histoplasma Duboisii hervorgerufene granulomatöse Knochenprozesse mit osteolytischen Destruktionsherden unter anderem auch der Rippen und des Sternums. Abgesehen von der Tendenz der Aktinomykose, eine sekundäre Sklerose zu induzieren, unterscheiden sich die genannten Mykosen formal nicht von ähnlichen tuberkulös bedingten Rippenveränderungen, und die Klärung der Diagnose bedarf in jedem Fall des Erregernachweises.

Syphilitische Knochenprozesse treten äußerst selten an den Rippen auf (Helwig, 1923). Neben unregelmäßig lytisch-sklerotischen Destruktionsherden finden sich ossifizierende Periostitiden. Knochengummen können kostochondrale Tuberkulose vortäuschen, da meist die sternalen Rippenabschnitte betroffen sind und ferner Weichteiltumoren und Fistelbildungen vorkommen (Tatelmann u. Drouillard, 1953). Häufiger sind nach Brailsford (1942, 1953) syphilitische Veränderungen an Sternum und Klavikula zu finden. Auf Rippenbefall bei *Frambösie* weist Maul (1919) hin. Selten führt auch *Echinokokkenbefall* (Sträcker u. Ruge, 1972) zu multiplen zystischen Rippenläsionen mit Ausweitung, Verdünnung und gelegentlich Perforation der Kortikalis. Begleitender, häufig Kalzifikation aufweisender Weichteiltumor (Meyer, 1921; Hsieh, 1930) kann nachweisbar sein.

Unscharf begrenzte, gewöhnlich doppelseitig auftretende, dorsal gelegene Arrosionen der oberen Randkonturen der 3.–5. Rippe wurden bei chronischer *Polyarthritis* (Alpert u. Feldman, 1964), *Sklerodermie* und weiteren *Kollagenosen* (Elke, 1963; Keats, 1967; Sargent, Turner u. Jacobson, 1969) beobachtet.

Vom klinischen Aspekt her führt ferner insbesondere das *Tietze-Syndrom* (Tietze, 1921) zu einem tumorähnlichen Bild; dagegen fehlen meist röntgenologisch faßbare Veränderungen. Die klinisch in Erscheinung tretende, schmerzhafte Weichteil- und Knorpelschwellung im Bereich der kostochondralen und sternochondralen Verbindungsstücke (Tietze, 1921; Hartung, 1923; Gill, Jones u. Pollak, 1942; Geddes, 1945; Leger u. Moinnereau, 1950; Wehrmacher, 1955; Kayser, 1956; Frey, 1956) findet jedoch ihr röntgenologisches Korrelat in einer gelegentlich nachweisbaren weichteildichten Kulissenbildung ventral oder dorsal (Lindblom, 1944) der affizierten Kostosternalregion, meist der am häufigsten betroffenen ersten und zweiten Rippe. Diese Veränderungen sind nur bei tangentialem Strahlengang darstellbar und treten ein- und doppelseitig, gelegentlich auch multipel auf. Unschwer Anlaß zu Verwechslungen mit dem Tietze-Syndrom gibt die chronische Subluxation des Sternoklavikulargelenks, die meist mit arthrotischen Veränderungen des sternalen Schlüsselbeinendes einhergeht und klinisch zu einer derben parasternalen Vorwölbung führt. Letztere entspricht dem nach ventra-kranial dislozierten sternalen Schlüsselbeinabschnitt und ist röntgenologisch durch den Nachweis des unilateralen Schlüsselbeinhochstandes ohne Schwierigkeiten zu erfassen.

Skorneck (1960) beschreibt aufgrund der Verlaufsbeobachtung eines Falles von Tietze-Syndrom differente radiologische Aspekte, die unterschiedlichen Verlaufsstadien der Erkrankung zu entsprechen scheinen.

Danach kann röntgenologisch anfänglich eine Verbreiterung der kostalen Rippenenden mit Auflockerung und Osteoporose des Knochens, lamelläre Periostreaktion sowie unregelmäßige Kalziumablagerung in den gleichfalls vergrößerten knorpeligen Anteilen auftreten. Die Rippen können insgesamt verkürzt wirken (Santani u. Fujii, 1937). Später erschienen die affizierten sternalen Rippen- und Knorpelabschnitte mäßig sklerosiert und dichter als normal sowie verbreitert. Die beschriebenen Veränderungen sind Einzelbeobachtungen. In zahlreichen anderen Fällen wurde kein derartiger röntgenologischer Befund erhoben.

Die Ätiologie des Tietze-Syndroms ist ungeklärt. Von manchen Autoren angenommene Beziehungen zu Infektionen des oberen Respirationstrakts sind ungesichert und wurden ebenso diskutiert wie traumatische Läsionen der kostochondralen Verbindungen durch Hustenstöße oder ungewohnte Überbeanspruchung des Brustkorbs (Motulsky u. Rohn, 1953; Beck u. Berkheiser, 1954; Kayser, 1956; Karon, Achor u. Janes, 1958).

Shanbrom und Feher sahen Mitbeteiligung des Krikoarytenoidgelenks. Die histologischen Befunde sind uneinheitlich. In der Mehrzahl der Fälle werden pathologische Veränderungen nicht festgestellt (Düben, 1952; Chantraine, 1952). Skorneck (1960) fand monozytäre Durchsetzung des Biopsiematerials und nimmt einen unterschwellig entzündlichen Prozeß im Sinne einer Osteochondritis an.

Literatur

ABRAMS, H.L., SPIRO, R., GOLDSTEIN, N.: Metastases in Carcinoma. Analysis of 1000 autopsied cases. Cancer 3, 74 (1950).

ABRAMS, H.S.: The osseous system in Hodgkin's disease. Ann. Surg. 108, 296 (1938).

ABT, A.F., DENHOLZ, E.J.: Letterer-Siwe's disease; splenohepatomegaly, associated with widespread hyperplasia of nonlipoid storing macrophages; discussion of socalled reticuloendothelioses. Amer. J. Dis. Child. 51, 499 (1936).

ACKERMAN, A.J.: Multiple osteogenic sarcoma; report of 2 cases. Amer. J. Roentgenol. 60, 623 (1948).

ADRIAN, C.: Über Neurofibromatose und ihre Komplikationen. Beitr. klin. Chir. 31, 1 (1901).

AEGERTER, E.E., ROBBINS, R.: Changing concept of myeloma of bone. Amer. J. med. Sci. 213, 282 (1947).

AHLSTRÖM, C.G.: Sulcus—superior tumörer. Nord. Med. 102, 1129 (1940).

AHLSTRÖM, C.G., WELIN, S.: Zur Differentialdiagnostik der Ewingschen Sarkome. Acta radiol. 24, 67 (1943).

AKSOY, M., GÜCHAN, S.: Haemangioma of rib: Case. Tip. Fak. mec. Istanbul Univ. 10, 261 (1947).

ALBERTINI, A. v.: Gutartige Riesenzellengeschwülste. Leipzig: Thieme 1928.

ALBRECHT, P.: Beiträge zur Klinik und pathologischen Anatomie der malignen Hypernephrome. Arch. klin. Chir. 77, 1073 (1905).

ALBRIGHT, F., BUTLER, A.M., HAMPTON, A.O., SMITH, P.: Syndrome characterized by osteitis fibrosa disseminata, areas of pigmentation and endocrine dysfunction, with precocious puberty in females. New Engl. J. Med. 216, 727 (1937).

ALESSANDRI, R.: Sui tumori pulsanti delle osse et in modo speciale sulle metastasi d'ipernefromi nello scheletro. Policlinico 33, 273 (1926).

ALETTI, L., BALBO, G.: Studio anatomoclinico di tredici casi di tumori cartilagirrei della parete thoracica. Cancro 16, 465 (1963).

ALKER, A.: Seltener endothorakaler Tumor (Ganglioneurom des Sympathicus). Röntgenpraxis 10, 95 (1938).

ALPERT, M., FELDMAN, F.: The rib lesions of rheumatoid arthritis. Radiology 82, 872 (1964).

ALTSCHUL, W.: Similarity of roentgen findings in multiple myeloma and sporotrichosis. Amer. J. Roentgenol. 15, 224 (1926).

AMATI, G.: Sindrome di Pancoast. Progr. med. Napoli 2, 225 (1946).

AMBURGER, N.: Zur operativen Behandlung der Brustwand- und Mediastinalgeschwülste. Beitr. klin. Chir. 30, 770 (1901).

AMEUILLE, P., WILMOTH, P., KUDELSKI, C.: Méningocele rachidienne a développement intrapleural. Bull. mém. Soc. méd. hôp. Paris 56, 608 (1940).

ANACKER, H.: Die Kostovenographie als Methode zur Untersuchung der Brustwand. Fortschr. Röntgenstr. 97, 577 (1962).

ANDERSCH, H., STOBBE, H.: Die Skala der Skelettveränderungen beim Plasmocytom. Dtsch. Gesundh.-Wes. 18, 1300 (1963).

ANDING, E.: Über Knochenveränderungen bei lymphatischer Leukämie. Z. Orthop. 94, 412 (1961).

ANDRESEN, O.: Ein Fall von Hautemphysem nach Rippenosteomyelitis bei einem jungen Säugling. Jb. Kinderheilk. 135, 335.

ANTONI, N.R.E.: Über Rückenmarkstumoren und Neurofibrome. München: J.F. Bergmann 1920.

APITZ, K.: Über Knochenveränderungen bei Leukämie. Virch. Arch. path. Anat. 302, 301 (1938).

APITZ, K.: Die neueren Anschauungen vom Plasmocytom des Knochenmarkes, dem sogenannten: multiplen Myelom. Klin. Wschr. 19, 1025 (1940).

APITZ, K.: Allgemeine Pathologie der menschlichen Leukämien. Erg. allg. Path. 35, 1 (1940).

ARBUCKLE, R.K.: Solitary tumors of the chest. The differential diagnosis in fifty proved cases. J. Amer. Roentgenol. 62, 52 (1949).

ARCOMANO, J.P., BARNETT, J.C., WUNDERLICH, H.O.: Histiocytosis. Amer. J. Roentgenol. 85, 663 (1961).

ARNOLD, W.: Die Hand-Schüller-Christiansche Krankheit (Cholesteringranulomatose), ihre Pathogenese und ihre Beziehungen zu den Lipoidosen und Retikulosen. Arch. Kinderheilk. 132, 41 (1944).

ASHE, W.M., MC DONALD, J.R., CLAGETT, O.T.: Nonspecific pneumonitis of the left upper lobe (simulating the "middle lobe syndrome" and producing an early superior pulmonary sulcus syndrome). J. thorac. Surg. 21, 1 (1951).

ASK-UPMARK, E.: Tumour simulating intrathoracic heterotopia of bone marrow. Acta radiol. 26, 425 (1945).

ASKANAZY, M.: Knochenmark. In: Handbuch der speziellen anatomischen Pathologie und Histologie, Bd. I/2. Berlin: Springer 1927.

ASSMANN, H.: Multiple Myelome. In: Klinische Röntgendiagnostik der inneren Erkrankungen, 5. Aufl. Teil 2. Berlin: Vogel 1934.

ASSMANN, H.: Zur osteosklerotischen Anämie und Leukämie. Dtsch. Arch. klin. Med. 194, 265 (1949).

ASZTALOS, F., JENEY, D.: Zur Radiologie der Retikuloendotheliose. Fortschr. Röntgenstr. 94, 650 (1961).

AUCHINÇLOSS, H.: Osteochondroma of chest wall. Ann. Surg. 100, 399 (1934).

AUFSES, A.H.: Skeletal metastases from carcinoma of the rectum. Arch. Surg. 21, 916 (1930).

AUFSES, A.H.: Solitary myeloma of a rib. J. Mt. Sinai Hosp. 15, 150 (1948).

BABOLINI, G., BLASI, A.: The pleural form of primary cancer of the lung. Dis. Chest 29, 314 (1956).

Bade, H.: Rippenmetastase einer Kolloidstruma. Röntgenpraxis 10, 98 (1938).

Bade, H.: Das Ewing-Sarkom. Fortschr. Röntgenstr. 59, 558 (1939).

Bade, H.: Symptomlose und symptomarme Geschwülste der Brusthöhle. Fortschr. Röntgenstr. 68, 224 (1943).

Baitz, Th., Kyle, R.A.: Solitary myeloma in chronic osteomyelitis. Arch. intern. Med. 113, 872 (1964).

Baker, J.M., Curtis, G.M.: Intrathoracic meningocele. West. J. Surg. 61, 216 (1953).

Bancale, A., Bergnach, A., Hilke, H.: Beitrag zum Fibrom der Pleura viszeralis. Thorax Chir. 5, 364 (1957/58).

Barabas, M., Lendvai, J.: Lungenspitzengeschwülste. Radiol. Clin. 19, 36 (1950).

Barden, R.P.: Similarity of clinical and roentgen findings in children with Ewings's sarcoma (endothelial myeloma) and sympathetic neuroblastoma. Amer. J. Roentgenol. 50, 575 (1943).

Barnes, R.: Osteoid-osteoma. J. Roy. Coll. Surg. (Edinb.) 2, 144 (1956).

Barrett, A.F., Toye, D.K.M.: Sympathicoblastoma: radiological findings in fortythree cases. Clin. Radiol. (Edinb.) 14, 33 (1963).

Barrett, N.R.: Primary tumours of rib. Brit. J. Surg. 43, 113 (1955).

Barrett, N.R., Elkington, J.St.C.: Two cases of endothelioma of pleura. Brit. J. Surg. 26, 314 (1938).

Barrie, J.D.: Intrathoracic tumours of carotid body type (chemodectoma). Thorax (Lond.) 16, 78 (1961).

Bartlett, J.P., Adams, W.E.: Solitary primary neurogenic tumor of the lung. J. thorac. Surg. 15, 251 (1946).

Bartley, O., Wickbom, I.: Angiography in soft tissue hemangiomas. Acta. radiol. 51, 81 (1959).

Bartley, Th.D., Arean, V.M.: Intrapulmonary neurogenic tumors. J. thorac. cardiovasc. Surg. 50, 114 (1965).

Bartstra, D.S., Fortanier, A.H.: Case of malignant tumor at apex of lung. Nederl. tijdschr. geneesk. 77, 4111 (1933).

Bastide, J., Brunel, H.: Ostéite de la 12ᵉ côte et volumineux abscès trochantérien. Rev. tuberc. 1, 948 (1935).

Batchelder, P., Williams, R.J.: Notching of ribs without coarctation. Radiology 51, 826 (1948).

Batson, O.V.: The function of the vertebral veins and their role in the spread of metastases. Ann. Surg. 112, 138 (1940).

Batson, O.V.: The vertebral vein system as a mechanism for the spread of metastases. Amer. J. Roentgenol. 48, 715 (1942).

Batts, M.: Multiple myeloma, review of 40 cases. Arch. Surg. 39, 807 (1939).

Batts, M. jr.: Multiple myeloma, case report. Radiology 34, 368 (1940).

Baty, J.M., Vogt, E.C.: Bone changes of leukemia in children. Amer. J. Roentgenol. 34, 310 (1935).

Bauche, M.: Sindrome di Pancoast-Tobias da carcinoma primitivo esofageo. Minerva med. 1, 615 (1948).

Baue, A.E.: Total resection of the sternum. J. thorac. Surg. 45, 559 (1963).

Bauer, K.H.: Zur Konstitutionspathologie der multiplen Exostosen. Zbl. Chir. 943 (1927).

Baumann, J.: Chondromes du sternum. Poumon 6 (1951).

Baxter, S.G., Munro, D.D.: Benign Fibroma of chest wall. J. thorac. Surg. 19, 944 (1950).

Bayley, R.H., Holoubek, J.E.: Coarctation of aorta at or above origin of left subclavian artery. Brit. Heart. J. 2, 208 (1940).

Baylin, G.J., Wear, J.M.: Blastomycosis and Actinomycosis of the spine. Amer. J. Roentgenol. 69, 359 (1953).

Bayrd, E.D., Heck, F.J.: Multiple myeloma. A review of 83 proved cases. J. Amer. med. Ass. 133, 147 (1947).

Beardsley, J.M., Cavanagh, Ch.R.: Radical excision of malignant chest wall tumors. J. thorac. Surg. 29, 582 (1955).

Beardsley, M.J.: The use of tantalum plate when resecting large areas of the chest wall. J. thorac. Surg. 19, 444 (1950).

Beck, W.C., Berkheiser, S.W.: Prominent costal cartilages (Tietze's syndrome). Surgery 35, 762 (1954).

Becker, F.: Beitrag zum Problem der herdförmigen Knochenerkrankungen. Z. Orthop. 79, 616 (1950).

Becker, H.W., Becker, C.: Mesotheliome der Pleura im Röntgenbild. Radiol. clin. 33, 349 (1964).

Beitzke, H.: Lymphogranulomatose der Knochen und Gelenke. In: Handbuch der speziellen pathologischen Anatomie und Histologie, Bd. IX/2, S. 568. Berlin: Springer 1934.

Benedetti, G.: Contributo casistico alla sindrome di Pancoast. Ann. radiol. diag. 20, 146 (1948).

Benoit, H.W., Ackermann, L.V.: Solitary pleural mesotheliomas. J. thorac. Surg. 25, 346 (1953).

Bergmann, M., Schatz, B.A., Flance, I.J.: Apical pulmonary carcinoma and tuberculosis; the value of sputum cell study in the differential diagnosis. J. Amer. med. Ass. 138, 798 (1948).

Bergstrand, H.: Four Cases of Ewing-Sarcoma in Ribs. Amer. J. Cancer 27, 26 (1936).

Bernard, J., Mathe, G., Geoara, B.: Étude radiologique des lésions osseuses des leucoses aigues. Sang. 31, 139 (1960).

Berner, F.: Über Rippenanomalien auf Grund von 6 Millionen Reihenbildern. Fortschr. Röntgenstr. 69, 202 (1944).

Bernstein, C., Loeser, W.D., Manning, L.E.: Erosive rib lesions in paralytic poliomyelitis. Radiology 70, 368 (1958).

Bertola, V.J., Martinez, C.A.: Chondrosarcoma of the ribs. Semana med. 1, 779 (1940).

BERTONI, L., TOAIARI, E.: Su di un caso de linfogranuloma maligno a localizzazione polmonare con sindrome de Pancoast e Tobias. Riforma Med. **69**, 68 (1955).

BESSLER, W.: Die Malignitätsbewertung von Chondromen im Röntgenbild. Radiol. Klin. (Basel) **31**, 287 (1962).

BETHGE, J.F.J.: Die Olliersche Krankheit. Pathogenetische Fragen und therapeutische Möglichkeiten. Dtsch. med. Wschr. **87**, 535 (1962).

BÉTOULIÈRES, P., SIMON, L.: Forme atypique condensante et proliférive de la localisation osseuse du myélome multiple. J. Radiol. Électrol. **40**, 568 (1959).

BETTMANN, R.B.: Benign fibroma of lung. Surg. Clin. N. Amer. **12**, 1271 (1932).

BEYERS, C.F.: A case of subpleural Lipoma in a child. Lancet **1923 I**, 283.

BIANCHETTI, C.F., BERMOND, M.: Emangioma cavernoso costale. Contributo clinico e radiologico allo studio degli angiomi a sede rara. Boll. Soc. piemont Chir. **9**, 721 (1939).

BILLING, L.: Ungewöhnlicher Röntgenbefund bei einem Fall mit gestieltem Lungenfibrom. Acta radiol. (Stockh.) **23**, 592 (1942).

BIONDETTI, P.: Mieloma multiplo osteoplastico. Radiol. Med. **38**, 1072 (1952).

BIRKNER, R., BRANDT, M.: Über Doppelseitigkeit und ungewöhnliche Durchbruchsarten von Pancoastoder Ausbrecherformen des Bronchialkrebses. Fortschr. Röntgenstr. **72**, 641 (1950).

BIRKNER, R., FREY, J.G.: Über die röntgenologischen, hämatologischen und pathologisch-anatomischen Grundlagen der Anaemia leuco-erythroblastica mit Myelosklerosis vom Typ Vaughan. Fortschr. Röntgenstr. **77**, 287 (1952).

BIRKNER, R., SCHAAF, J.: 9 Fälle von Strahlenschädigungen der knorplig-knöchernen Brustwand. In einem Fall tödlicher Ausgang. Strahlentherapie **93**, 454 (1954).

BISGARD, J.D.: Case of tuberculous osteomyelitis and chondritis of first rib. Amer. J. Surg. **44**, 450 (1939).

BISGARD, J.D., SWENSON, S.A.: Tumors of the sternum. Arch. Surg. **56**, 570 (1948).

BISHOP, C.A., LIPIN, R.J.: Primary cyst (mesothelial) of the diaphragm. J. thorac. Surg. **29**, 577 (1955).

BISHOP, P.A.: Bone changes in chronic fluorine intoxication; roentgenographic study. Amer. J. Roentgenol. **35**, 577 (1936).

BJÖRK, V.O., LINDERHOLM, H., LUBLIN, H., PERNOW, B., TÖRNBERG, B.: Malignant intrathoracic pheochromocytoma with lung metastases and raised noradrenaline concentration in superior vena cava blood. Acta. Chir. Scand. **116** (1958/59).

BLADES, B.: Relative frequency and site of predilection of intrathoracic tumors. Amer. J. Surg. **54**, 139 (1941).

BLADES, B.: Mediastinal tumors; report of cases treated of army thoracic surgery center in the united states. Ann. Surg. **123**, 749 (1946).

BLADES, B., DUGAN, D.J.: Resection of left vagus nerve for multiple intrathoracic neurofibromas. J. Amer. med. Ass. **123**, 409 (1943).

BLADES, B., PAUL, J.S.: Chest wall tumors. Surg. **131**, 976 (1950).

BLAKE, J.M., BRADFORD, J.K.: Primary fibrosarcoma of the chest wall following thoracic trauma. J. thorac. Surg. **12**, 368 (1943).

BLOODGOOD, J.C.: Benign giant-cell tumor of bone. Its diagnosis and conservative treatment. Amer. J. Surg. **37**, 105 (1923).

BLOUNT, H.C.: Localized mesothelioma of the pleura. Radiology **67**, 822 (1956).

BLUEFARB, S.M., SALK, M.R.: Urticaria pigmentosa as systemic disease. A.M.A. Arch. Dermat. a. Syph. **70**, 376 (1954).

BOBRETZKAJA, W.N., HEINISMANN, J.I.: Beiträge zur Röntgendiagnostik der mediastinalen Neurinome. Fortschr. Röntgenstr. **52**, 191 (1935).

BÖSCH, J.: Differentialdiagnose des Osteoid-Osteoms. Z. Orthop. **85**, 185 (1954).

BOGARDUS, G.M., KNUDTSON, K.T., MILLS, W.H.: Pleural mesothelioma. Amer. Rev. Tuberc. Pulm. Dis. **71**, 280 (1955).

BOIDIN, L., BOUSSER, J., DELZANT, O.: Les altérations osseuses diffuses au cours des myélomes et myéloses leucémiques et aleucémiques. Sang **15**, 1 (1942).

BOLCK, F.: Die Endotheliome. Leipzig: Thieme 1952.

BONVALLET, J.-M.: Angiomes des muscles du squelette. Presse méd. **58**, 535 (1950).

BOONE, M.L., SWENSON, B.E., FELSON, B.: Rib notching: Its many causes. Amer. J. Roentgenol. **91**, 1075 (1964).

BORAK, J.: Zur Kenntnis der Ewingschen Knochensarkome. Arch. klin. Chir. **172**, 301 (1932).

BOSSART, P.A.A., FITZPATRICK, H.F.: Aneurysmal bone cyst of rib: differential diagnosis and treatment. A.M.A. Arch. Surg. **88**, 229 (1964).

BOUCHARD, J.: Skeletal metastases in cancer of breast; study of character, incidence and response to roentgen therapy. Amer. J. Roentgenol. **54**, 156 (1945).

BOWIE, E.R., JACOBSON, H.G.: Pseudarthrosis, synchondrosis and other anomalies of the first ribs. Amer. J. Roentgenol. **53**, 161 (1945).

BOWLES, L.T., CORN, R.L., MISCALL, L.: Aneurysmal bone cyst of rib. N.Y. J. Med. **65**, 298 (1965).

BOYD, J.D.: The development of the human carotid body. Contributions to Embryology. Washington, D.C., Publication No. 479, Carnegie Institute, pp. 1-31, 1937.

BRADSCHAW, H.H., CHODOFF, R.J.: Chondrosarcoma of the sternum. Amer. J. Surg. **48**, 685 (1940).

BRAILSFORD, J.F.: Chronic subperiostal abscess. Brit. J. Radiol. **11**, 597 (1942).

BRAILSFORD, J.F.: The Radiology of Bones and Joints. 5th ed. London: J. a. A. Churchill 1953.

BRAIN, R., KAUBTZE, R.: Systemic-pulmonary arteriovenous aneurysm of chest wall and lung. Guy's Hosp. Rep. **109**, 110 (1960).

Brandenburg, W.: Die Multipotenz des Mesothels. Veröffentlichung aus der morphologischen Pathologie, Heft 58. Jena: Fischer 1952.

Braun, H.: Die dorsale Wirbelexkavation, ein selbständiges Symptom bei der Neurofibromatose Recklinghausen. Fortschr. Röntgenstr. **83**, 844 (1955).

Brewer, L.A., Dolley, F.S.: Tumors of the mediastinum. Amer. Rev. Tuberc. **60**, 419 (1949).

Brodin, H., Linden, K.: Resection of the whole of the sternum and the cartilaginous parts of costae I-IV. A case report. Acta chir. scand. **118**, 13 (1959).

Brooks, B., Lehmann, E.P.: Bone changes in Recklinghausen's neurofibromatosis. Surg. Gynec. Obstet. **38**, 587 (1924).

Bross, K.: Zur Plasmocytomfrage. Folia haematol. **45**, 137 (1931).

Brous, M.: A case of a superior sulcus tumour. Med. J. Aust. **1**, 781 (1949).

Browder, J., de Veer, J.A.: Varied pathologic basis for the symptomatology produced by tumors in the region of the pulmonary apex and upper mediastinum. Amer. J. Cancer **24**, 506 (1935).

Brown, W.J., Johnson, L.C.: Postinflammatory "tumors" of the pleura. Milit. Surg. **109**, 415 (1951).

Brownell, E.G.: Multiple myeloma – review of sixty-one proved cases. Amer. med. Ass. Arch. intern. Med. **95**, 699 (1955).

Brunner, W.: Das Ewing-Sarkom (Retikulosarkom des Knochenmarks) mit besonderer Berücksichtigung seiner Differentialdiagnose auf Grund von 5 eigenen Beobachtungen. Dtsch. Z. Chir. **258**, 548 (1944).

Brunner, W.: Pleuraendotheliome und ihre chirurgische Behandlung. Oncologia **11**, 125 (1958).

Buckles, M.G., Lawless, E.C.: Giant-cell tumor of ribs. J. thorac. Surg. **19**, 438 (1950).

Bucy, P.C., Capp, C.S.: Primary hemangioma of bone with special reference to roentgen signs. Amer. J. Roentgenol. **23**, 1 (1930).

Budenz, G.C.: Tuberous sclerosis, neurocutaneous syndrome; report of case. Radiology **55**, 522 (1960).

Bürgel, E., Themel, K.G.: Zur Pathologie und Klinik des Lungennarbenkarzinoms. Oncologia **11**, 254 (1958).

Buker, R.H., Hughes, F.A. jr., Mashburn, J.D.: Polyostotic fibrous dysplasia (Albright's syndrome). J. thorac. Surg. **49**, 241 (1965).

Bumpus, H.C.: Carcinoma of the prostate; clinical study. Surg. Gynec. Obstet. **31**, 31 (1921).

Bundens, W.D. jr., Brighton, C.T.: Malignant hemangio-endothelioma of bone. J. Bone Joint Surg. **47A**, 762 (1965).

Bunner, R.: Lateral intrathoracic meningocele. Acta. Radiol. **51**, 1 (1959).

Burdzik, G.: Das Bronchialkarzinom und seine trügerische Symptomatologie. Dtsch. med. Wschr. **76**, 293 (1951).

Buskirk, F.W., van, Tampas, J.P., Peterson, O.S.: Infantile cortical hyperostosis. An inquiry into its familial aspects. Amer. J. Roentgenol. **85**, 613 (1961).

Busy, J., Lote, J., Pallardy, G.: Étude radiologique des localisations osseuses de la maladie de Hodgkin. J. radiol. **39**, 239 (1958).

Byron, F.X., Alling, E.E., Samson, P.C.: Intrathoracic meningocele. J. thorac. Surg. **18**, 294 (1949).

Cabello Campos, J.M.: Roentgenologic syndrome in the diagnosis of intrathoracic meningocele. Amer. J. Roentgenol. **74**, 615 (1955).

Caffey, J.: Skeletal changes in chronic hemolytic anemias (erythroblastic anemia, sickle cell anemia and chronic hemolytic icterus). Amer. J. Roentgenol. **37**, 293 (1937).

Caffey, J.: Infantile cortical hyperostoses. J. Pediat. **29**, 541 (1946).

Caffey, J.: Chronic Poisoning due to excess of vitamin A. Amer. J. Roentgenol. **65**, 12 (1951).

Caffey, J.: Cooley's erythroblastic anemia, some skeletal findings in adolescents and young adults. Amer. J. Roentgenol. **65**, 547 (1951).

Caffey, J., Silverman, W.A.: Infantile cortical hyperostoses; preliminary report on new Syndrome. Amer. J. Roentgenol. **54**, 1 (1945).

Calandriello, B.: Sul granuloma osteoide. Arch. "Putti", Firenze 7, 263 (1956).

Calenoff, L., Friederici, H.R.: Unilateral angiomatosis. Roentgen and pathologic features. Amer. J. Roentgenol. **89**, 1305 (1963).

Camp, J.D.: The significance of osseous changes in the roentgenographic diagnosis of tumors of the spinal cord and associated soft tissues. Radiology **22**, 295 (1934).

Campbell, D.A.: Resection of the sternum for metastatic carcinoma. Ann. Surg. **129**, 394 (1949).

Campbell, D.A.: Reconstruction of the anterior chest wall. J. thorac. Surg. **19**, 456 (1950).

Campbell, M.: Unilateral rib-notching from collateral circulation after division of subclavian artery. Brit. Heart J. **20**, 253 (1958).

Campbell, W.C.: Endothelial myeloma. J. Bone Joint Surg. **16**, 761 (1934).

Campbell, W.C.: Osteogenic sarcoma. J. Bone Joint Surg. **17**, 827 (1935).

Canigiani, Th.: Ein Fall von universeller Skelett-Metastasenbildung nach Mammakarzinom. Röntgenpraxis 1, 255 (1929).

Canigiani, Th.: Über die intrathorakalen Neurofibrome und ihre Differentialdiagnose. Röntgenpraxis 3, 214 (1931).

Cangiani, Th.: Zur Differentialdiagnose der multiplen osteoplastischen Karzinommetastasen und der Ostitis deformans Paget. Röntgenpraxis 5, 85 (1933).

Carbone, G.: Tumori pleurici primitivi: Mesothelioma diffuso maligno e mesothelioma localizzato. Arch. Chir. Torac. **12**, 693 (1955).

CARP, L., STOUT, A.P.: Branchial anomalies and neoplasms. Ann. Surg. **87**, 186 (1928).

CARSON, CH.P., ACKERMAN, L.V., MALTBY, J.D.: Plasma cell myeloma. A clinical, pathologic and roentgenologic review of 90 cases. Amer. J. clin. Path. **25**, 849 (1955).

CARTER, J.H., DICKERSON, R., NEEDY, C.: Angiosarcoma of bone. A review of the literature and presentation of a case. Ann. Surg. **144**, 107 (1956).

CARTER, R.A.: Infectious granulomas of bones and joints with special reference to coccidioidal granuloma. Radiology **23**, 1 (1934).

CASCELLI, G.: Über Rippenanomalien. Röntgenpraxis **12**, 375 (1940).

CASSOU, R.: Neurinomes intrapulmonaires. J. Radiol. Electrol. **31**, 578 (1950).

CASTILLO, J.J. DE, GIANFRANCESCO, H., MANNIX, E.: Pulmonic stenosis due to compression by sternal chondrosarcoma. J. thorac. Surg. **52**, 255 (1966).

CELIO, A., NIGST, H.: Tietze's syndrome: results of treatment with hydrocortisone. Schweiz. med. Wschr. **85**, 1150 (1955).

CHAKLIN, V.D.: Tuberculous perichondritis and periostitis of ribs. J. Bone Joint Surg. **19**, 395 (1937).

CHANDLER, A., HERZBERGER, E.E.: Lateral intrathoracic meningocele: case report with preoperative diagnosis. Amer. J. Roentgenol. **90**, 1216 (1963).

CHANTRAINE, H.: Über eine wenig beachtete Knorpelgeschwulst. Dtsch. med. Wschr. **77**, 401 (1952).

CHARAN, A.: Solitary plasmocytoma of bone (manubrium sterni). Indian J. Surg. **18**, 121.

CHARDACK, W.M., McCALLUM, J.D.: Pancoast syndrome due to bronchiogenic carcinoma: successful surgical removal and postoperative irradiation. J. thorac. Surg. **25**, 402 (1953)

CHARDACK, W.M., McCALLUM, J.D.: Pancoast-Tumor; five year survival without recurrence or metastases following radical resection and postoperative irradiation. J. thorac. Surg. **31**, 535 (1956).

CHESTER, W.: Über Lipoidgranulomatose. Virch. Arch. **279**, 561 (1930).

CHIARI, H.: Die generalisierte Xanthomatose vom Typus Schüller-Christian. Ergebn. Path. **24**, 396 (1931).

CHILDERS, J.H., MIDDLETON, J.W., SCHNEIDER, M.: Eosinophilic granuloma of femur and lungs. Ann. intern. Med. **42**, 1297 (1955).

CHONT, L.K.: Neuroblastoma and its roentgen diagnosis. Amer. J. Roentgenol. **46**, 809 (1941).

CHRISTIAN, H.A.: Defects in membranous bones, exophthalmos and diabetes insipidus; an unusual syndrome of dyspituitarism. Med. clin. N. Amer. **3**, 849 (1919).

CHRISTIE, A.C.: The diagnosis and treatment of primary cancer of lung. Brit. J. Radiol. **10**, 141 (1937).

CIAGLIA, P.: Intrathoracic meningocele. J. thorac. Surg. **23**, 283 (1952).

CIECHANOWSKI, ST.: Multiple kartilaginäre Exostosen mit malignem Ausgang. Zbl. allg. Path. Anat. **65**, 129 (1936).

CITAMBELLAND, J.H.J.: Un cas de myxome costal. J. Radiol. Electrol. **32**, 818 (1951).

CLAGETT, O.T., HAUSMANN, P.F.: Huge intrathoracic fibroma. Report of a case. J. thorac. Surg. **13**, 6 (1944).

CLAGETT, O.T., McDONALD, H., SCHMIDT, W.: Localized fibrous mesothelioma of the pleura. J. thorac. Surg. **24**, 213 (1952).

CLARKE, B.E.: Superior pulmonary sulcus tumor (Pancoast). Amer. J. Path. **10**, 693 (1934).

CLARP, L., STOUT, A.P.: Bronchial anomalies and neoplasms. Ann. Surg. **87**, 186 (1928).

CLINE, P.A., SCATCHARD, G.N., ESCHNER, E.G., GUSTINA, F.J.: Calcification in retroperitoneal neuroblastoma. Report of three cases with tuberculoid reaction in one case. Amer. J. Roentgenol. **63**, 246 (1950).

CLOUGH, D.M., BEIRNE, M.: Benign mesothelial cyst of the diaphragm. J. thorac. Surg. **29**, 212 (1955).

CMYRAL, R.: Über einen Fall von intrathoracaler bilateraler Meningocele. Radiol. Austriaca **5**, 23 (1952).

COCCHI, U.: Pancoast-Syndrom. Oncologia **3**, 60 (1950).

COCCHI, U.: Röntgendiagnostik der Knochenveränderungen bei Blutkrankheiten. Fortschr. Röntgenstr. **77**, 276 (1952).

COCKSHOTT, W.P., LUCAS, A.O.: Radiological findings in Histoplasma duboisii infections. Brit. J. Radiol. **37**, 653 (1964).

CODMAN, E.A.: Treatment of giant cell tumors about the knee; study of 153 cases collected by the registry of bone sarcoma of the american College of surgeons. Surg. Gynec. Obstet. **64**, 485 (1937).

COENEN, H.: Die Entstehung und Entwicklung der Sanduhrgeschwülste an der Wirbelsäule und der hantelförmigen Lipome des Thorax. Dtsch. Z. Chir. **203/204**, 71 (1927).

COLE, A.R.C., DARTE, J.M.M.: Osteochondromata following irradiation in children. Pediatrics **32**, 285 (1963).

COLEMAN, F.P.: Primary carcinoma of the lung with invasion of the ribs: pneumonectomy and simultaneous block resection of the chest wall. Ann. Surg. **126**, 156 (1947).

COLEY, B.L.: Neoplasms of bone. 2nd Ed., p. 521. New York: Hoeber 1960.

COLEY, B.L., HIGINBOTHAM, N.L.: Surgical treatment of giant cell tumor. Ann. Surg. **103**, 821 (1936).

COLEY, B.L., HIGINBOTHAM, N.L.: Giant-cell tumor of bone. J. Bone Joint Surg. **20**, 870 (1938).

COLEY, B.L., HIGINBOTHAM, N.L.: Secondary chondrosarcoma. Ann. Surg. **139**, 547 (1954).

COLEY, B.L., LENSON, N.: Osteoid-osteoma. Amer. J. Surg. **77**, 3 (1949).

COLEY, B.L., STEWART, F.W.: Bone sarcoma in polyostotic fibrous Dysplasia. Ann. Surg. **121**, 872 (1945).

COLEY, W.B.: Malignant changes in so called benign giant-cell tumor. Amer. J. Surg. **28**, 768 (1935).

Collins, V.P.: Bone involvement in cryptococcosis (torulosis). Amer. J. Roentgenol. 63, 102 (1950).

Coman, D.R.: Mechanism responsible for the origin and distribution of blood-borne Tumor metastases. Cancer Res. 13, 397 (1953).

Condon, W.B., Harper, F.R.: Tumors of the chest wall. Dis. Chest 17, 741 (1950).

Cone, T.E. Jr., Allen, M.S., Pearson, H.A.: Pheochromocytoma in children. Pediatrics 19, 44 (1957).

Connell, W.K.: Thyroid metastases in bone. Brit. J. Surg. 17, 523 (1930).

Connolly, A.E.: Superior pulmonary sulcus tumour. Brit. J. Radiol. 8, 781 (1935).

Copeland, M.M.: Bone metastases; study of 334 cases. Radiology 16, 198 (1931).

Copeland, M.M., Geschickter, Ch.F.: Ewing's sarcoma, small round cell carcinoma of bone. Arch. Surg. 20, 246 (1930).

Copeland, M.M., Geschickter, Ch.F.: The nature of Ewing's Tumor. Arch. Surg. 20, 421 (1930).

Corbett, H.R.: Retikulumzellsarkom der Rippe. J. Canad. Ass. Radiol. 1, 69 (1950); zit.: Fortschr. Röntgenstr. 74, 741 (1951).

Corinaldesi, A.: Aspetti radiologici della displasia fibrosa costale mono-oligostotica. Ann. Radiol. Diagn. (Bologna) 35, 429 (1962).

Corinaldesi, A., Déttore, A.: Aspetti radiografici poco frequenti di lesioni plasmocitomatose costali. Nunt. radiol. (Firenze) 28, 12 (1962).

Cornil, L., Audibert, V., Montel, L., Mosinger, M.: Considerations anatomiques sur le cancer de la plèvre. Bull. Ass. franç. Cancer 27, 51 (1938).

Courcoux, A., Lereboullet, J.: Syndrome phrénico-pupillaire avec paralysie du plexus brachiale dans un cas de cancer du poumon avec tuberculose associée. Arch. med.-chir. de l'app respir. 6, 569 (1931).

Coventry, M.B.: Symposion on diagnosis of thoracic pain; thoracic pain of musculo-skeletal origin. Proc. Staff Meet. Mayo Clin. 31, 6 (1956).

Coventry, M.B., Dahlin, D.C.: Osteogenic Sarcoma: A critical analysis of 430 cases. J. Bone Joint Surg. 39A, 741 (1957).

Cowdell, R.H.: Intra-osseous lipoma of rib. Brit. J. Surg. 41, 664 (1954).

Craver, L.F., Blady, J.V.: An unusual case of bilateral pulmonary apical dermoid cysts. Amer. J. Roentgenol. 39, 205 (1938).

Craver, L., Copeland, M.: Changes in the bone in Hodgkin's granuloma. Arch. Surg. 28, 1062 (1934).

Craver, L., Copeland, M.: Changes of the bones in the leukemias. Arch. Surg. 28, 809 (1934).; Arch. Surg. 30, 639 (1935).

Creyssel, P., De Mourgues, F.: Syndrome de Pancoast-Tobias par metastase d'un cancer epidermoid du col uterin. Lyon chir. 46, 886 (1951).

Crile, G. Jr.: Pulsating tumors of the sternum. Ann. Surg. 103, 199 (1936).

Cross, G.O., Reavis, J.R., Saunders, W.W.: Lateral intrathoracic meningocele. J. Neur. Surg. 6, 423 (1949).

Currens, J.H., Popp, W.C.: Xanthomatosis Hand-Schüller-Christian type. Amer. J. Med. Sci. 205, 780 (1943).

Curreri, A.R., Gale, J.W.: Mediastinal tumors. Arch. Surg. 58, 797 (1949).

Cutler, E.C., Gross, R.E.: Neurofibroma and neurosarcoma of peripheral nerves. Arch. Surg. 33, 733 (1936).

D'Abreu, A.L.: Thoracic neurofibroma. Brit. J. Tuberc. 41, 55 (1947).

D'Abreu, A.L.: A practice of thoracic surgery. London: Arnold 1953.

D'Abreu, zit. Barrett, N.R.: Primary tumors of rib. Brit. J. Surg. 178, 8 (1955).

D'Alo, R.: I plasmocitomi. Radiol. med. 36, 273 (1950).

D'Alo, R., Polvani, C.: Considerazioni statistiche sulle localizzazioni vertebrali in corso di linfogranuloma, linfosarcoma e reticolosarcoma. Atti Soc. Lombarda Sc. Med. Biol. 10, 206 (1955).

Da Rin, C.: Sindrome de Claudio Bernard-Horner en la evolucion de un epitelioma del lobulo superior del pulmon izquierdo. Semana med. 2, 81 (1931).

Dahlin, D.C., Besse, B.E. Jr., Pugh, D.G., Ghormley, R.K.: Aneurysmal bone cyst. Radiology 64, 56 (1955).

Dahlin, D.C., Coventry, M.B., Scanlon, P.W.: Ewing's Sarcoma. A critical Analysis of 165 cases. J. Bone Joint Surg. 43A, 185 (1961).

Dahlin, D.C., Henderson, E.D.: Chondrosarcoma, a surgical and pathological problem. Review of 212 cases. J. Bone Joint Surg. 38A, 1025 (1956)

Dahlin, D.C., Wells, A.H., Henderson, E.D.: Chondromyxoid fibroma of bone. Report of two cases. J. Bone Joint Surg. 35A, 831 (1953).

Dahm, M.: Zur Frage der Geschwülste der oberen Lungenfurche. Fortschr. Röntgenstr. 58, 586 (1938).

Dale, J.H. Jr.: Leukemia in childhood: A clinical and roentgenographic study of 72 cases. J. Pediat. 34, 421 (1949).

Dalrymple, zit.: Geschickter a. Copeland: Multiple myeloma. Arch. Surg. 16, 807 (1928).

Dameshek, W.: Target cell anemia. Anerythroblastic type of Cooley's erythroblastic anemia. Amer. J. med. Sci. 200, 445 (1940).

Daughtery de Witt, C.: Diskussionsbeitrag zu Godwin et al. J. thorac. Surg. 20, 194 (1950).

Daumet, P., Roujeau, J., Bloudeau, M., Garnier, C.: Tumeur primitive localisée de la plèvre. J. franç. med. chir. thor. 11, 46 (1957).

Davidsohn, I., Feldman, L.: The so-called superior pulmonary sulcus tumor. Tr. Chicago Path. Soc. 15, 16 (1937).

Davie, T.B., Cooke, W.E.: Supervention of osteogenic sarcoma in Paget's disease. Brit. J. Surg. 25, 299 (1937).

Davis, C. Jr., Brown, G.: Intrathoracic neurofibroma

of the vagus nerve associated with a diaphragmatic hernia. J. thorac. Surg. **33**, 532 (1957).

DAVIS, H.H., TOLLMAN, J.P., BRUSH, J.H.: Huge chondrosarcoma of rib. Surgery **26**, 699 (1949).

DENK, W.: Beitrag zur Chirurgie der thorakalen und intrathorakalen Tumoren. Arch. klin. Chir. **160**, 254 (1930).

DERAUX, T.: Syndrome de Pancoast et Tobias. Bull. mém. Soc. méd. hôp. Paris **64**, 7 (1948).

DERMAN, H., PIZZOLATO, P., ZISKIND, J.: Multicentric osteogenic sarcoma in Paget's disease with cerebral extension. Amer. J. Roentgenol. **65**, 2 (1951).

DERTINGER, K.: Über tiefsitzende Lipome. Beitr. klin. Chir. **38**, 76 (1903).

DESAIVE, P., BETZ, H.: Le "fibroma recidivant" ou "tumeur desmoide" du thorax. Acta chir. belg. **53**, 765 (1954).

DESAIVE, P., DUMONT, A.: Les tumeurs du mediastin. Act. chir. belg. Suppl. **5**, 349 (1949).

DESJARDINS, A.U., MEYERDING, H.W., LEDDY, E.: Radio-therapy for endothelioma of bone. Amer. J. Roentgenol. **38**, 334 (1937).

DEUTSCHBERGER, O., MAGLIONE, A., GILL, J.: An unusual case of intrathoracic fibroma with pulmonary hypertrophic osteoarthropathy. Amer. J. Roentgenol. **69**, 738 (1933).

DIENST, R.B.: Cryptococcus histolyticus isolated from subcutaneous tumor. Arch. Dermat. Syph. **37**, 461 (1938).

DINEEN, J.P., BOLTAX, R.S.: Problems in the management of chest wall tumor. J. thorac. Surg. **52**, 588 (1966).

DINSMORE, R.S., HICKEN, N.F.: Metastases from malignant tumors of thyroid. Amer. J. Surg. **24**, 202 (1934).

DISSMANN, E.: Ein Fall von intrathorakalem Lipom der Pleurakuppel. Fortschr. Röntgenstr. **73**, 102 (1950).

DIVELEY, W., DANIEL, R.A.: Primary solitary neurogenic tumors of the lung. J. thorac. Surg. **21**, 194 (1951).

DIVERTIE, M.B., DAHLIN, D.C.: Neurilemoma of rib. Dis. Chest. **44**, 635 (1963).

DOBRZANIECKI, W., STANKIEWIZC, S.: Tumeur de cou et du médiastin antérieur de provenance sympathique (ganglioneurome). J. chir. **48**, 785 (1936).

DOCKERTY, M.B., GHORMLEY, R.K., JACKSON, A.E.: Ann. Surg. **133**, 77 (1951).

DOLAN, P.A.: Reticulum cell sarcoma of bone. Amer. J. Roentgenol. **87**, 121 (1962).

DOMENICI, A.: Sull' osteoma-osteoide. Tumori **37**, 539 (1951).

DORNER, R.A., MARCY, D.S.: Primary rib tumors: Survey of Literature report of 7 additional cases. J. thorac. Surg. **17**, 690 (1948).

DOUB, H.P., JONES, H.C.: Endothelioma of pleura; clinical and radiologic study of 3 cases. Radiology **39**, 27 (1942).

DRESSER, R.: Metastatic manifestations of hypernephroma in bone. Amer. J. Roentgenol. **13**, 342 (1925).

DRESSER, R.: Lymphoblastoma (Hodgkin's disease) of sternum. Amer. J. Roentgenol. **15**, 525 (1926).

DRESSER, R.: Lymphogranulomatose der Knochen. Strahlentherapie **41**, 401 (1931).

DREWES, J., GREMMEL, H.: Neurogene Tumoren der Lungen. Thoraxchirurgie **7**, 40 (1959).

DREXLER, C.J., STEWART, J.R., KINCAID, O.W.: Diagnostic implications of rib notching. Amer. J. Roentgenol. **91**, 1064 (1964).

DREXLER, M., BALAS, A., KALMÁR, M.: Über Thoraxwandsarkome. Chirurg **31**, 30 (1960).

DROUET, P.L., FAIVRE, G., DE REN, G., RAUBER, G., ARNOLD, G.: Syndrome de PANCOAST-TOBIAS par fibro-sarcome d'origine pleurale. Rev. Med. Nancy **75**, 1 (1950).

DRUCKER, V.: Hemangioendothelioma; rare malignant tumor. Radiology **49**, 231 (1947).

DUBECZ, A.: Die sogenannten Pseudozysten des Zwerchfells. Thoraxchirurgie **4**, 246 (1956).

DUBRAY, E.S., ROSSON, F.B.: Primary mesothelioma of pleura. Arch. intern. Med. **26**, 715 (1920).

DÜBEN, W.: Das TIETZE-Syndrom und seine differentialdiagnostische Bedeutung. Dtsch. med. Wschr. **77**, 872 (1952).

DUFOURT, M., SANTY, P., GALY, P., OLLAGNIER, CH.: Un cas de tumeur circonscrite de la plèvre exérese. J. Franç. med. chir. thor. **5**, 427 (1951).

DUNCAN, D.K., MCDONALD, J.R.: Chemodectoma (Non chromaffin Paraganglioma) of the Mediastinum. Amer. J. Clin. Path. **21**, 515 (1951).

DUNDON, C.C., WILLIAMS, H.A., LAIPPLY, T.C.: Eosinophilic granuloma of bone. Radiology **47**, 433 (1946).

DUROUX, A., MARTY, J., JARNIOU, P.: Fausses tumeurs intrathoraciques par pleurésies encystées. J. franç. med. chir. thor. **4**, 450 (1950).

DYKE, S.C.: Metastases of the benign giant-cell tumor of bone (osteoclastoma). J. Path. Bact. **34**, 259 (1931).

EDEIKEN, J., LEE, K.F., LIBSHITZ, H.: Intrathoracic meningocele. Amer. J. Roentgenol. **106**, 381 (1969).

EDER, J., KÖLE, W.: Exstirpation eines in mehrfacher Hinsicht bemerkenswerten Pleuratumors. Thoraxchirurgie **6**, 86 (1958).

EDITORIAL: Superior sulcus tumor. Radiology **47**, 188 (1946).

EFSKIND, L., LIAVAAG, K.: Intrathoracic neurogenic tumors. J. thorac. Surg. **20**, 13 (1950).

EGGS, F.: Osteoradionekrose der Rippen nach Röntgenbestrahlung des Mammakarzinoms. Strahlentherapie **70**, 315 (1941).

EHRENHAFT, J.L., SENSENING, D.M., LAWRENCE, M.S.: Mesotheliomas of the pleura. J. thorac. cardiovasc. Surg. **40**, 393 (1960).

EISENBERG, R.B., HORN, R.C. JR.: Synovial sarcoma of the chest wall. Report of a case. Ann. Surg. **131**, 281 (1950).

EISENSTADT, H.B.: Malignant Mesothelioma of the pleura. Dis. Chest **30**, 549 (1956).

Elke, M.: Dystrophische Rippenveränderungen bei Sklerodermie. Fortschr. Röntgenstr. **99**, 717 (1963).

Elkin, D.C., Cooper, F.W. jr.: Extensive Hemangioma: Report of cases. Surg. Gynec. Obstet. **84**, 897 (1947).

Emilio, M.: Il tumore de Ewing e i tumori tipo Ewing; discussione su un caso di istiosarcoma localizzazione costale. Arch. med. Interna (Parma) **4**, 131 (1952).

Engelstad, R.B.: Zur Röntgendiagnose des Ewing-Sarkoms. Fortschr. Röntgenstr. **53**, 462 (1936).

Engels, E.P., Smith, R.C., Krantz, S.: Bone sclerosis in multiple myeloma. Radiology **75**, 242 (1960).

Enterline, H.T., Culverson, J.D., Rochlin, D.B., Brady, L.W.: Liposarcoma: A clinical and pathological study of 53 cases. Cancer **13**, 932 (1960).

Enzinger, F.M., Winslow, D.J.: Liposarcoma: A study of 103 cases. Virch. Arch. Path. Anat. **335**, 367 (1962).

Eschbach, H.: Der Pancoast-Tumor, ein Sonderfall des Bronchuskrebses. Pathologie-Röntgenologie-Klassifizierung. Z. inn. Med. **3**, 35 (1948).

Eschbach, H.: Der Pancoast-Tumor als eine Ausbrecherform des Bronchuskrebses. Fortschr. Röntgenstr. **71**, 927 (1949).

Eschbach, H., Finsterbusch, R.: Die Ausbrecherform des Bronchialkrebses. Ergebn. inn. Med. **65**, 60 (1945).

Eschner, A.A.: Hypernephroma of kidney with metastasis to manubrium simulating aneurysm of aorta. J. amer. med. Ass. **1**, 1787 (1908).

Esposito, W.J., Berne, A.S.: Polyostotic bone sarcoma associated with osteitis deformans. Amer. J. Roentgenol. **83**, 698 (1960).

Estevez, R.: Tumor of ribs, probable lymphocytoma: Case. Rev. méd. Chile **72**, 606 (1944).

Etzler, W.: Zur Diagnostik destruierender Rippenerkrankungen, gleichzeitig ein Beitrag zur Frage der Durchleuchtung und Aufnahmen bei Lungenuntersuchungen. Röntgenpraxis **6**, 87 (1934).

Euphrat, J., Beck, E.: Fibrin body following traumatic pneumothorax. Amer. J. Roentgenol. **74**, 86 (1955).

Evans, W.A., Leucutia, T.: The neoplastic nature of lymphatic leucemia and its relationship to lymphosarcoma. Amer. J. Roentgenol. **15**, 497 (1926).

Ewing, J.: Diffuse endothelioma of bone. Proc. N.Y. Path. Soc. **21**, 17 (1921).

Eyherabide, R.A.: A propósito de la discusión sobre el sindrome ápico-costo-vertebral doloroso. Rev. Asoc. med. argent. **51**, 481 (1937).

Fairley, G.H., Oxon, D.M., Jackson, D.C., McDonald, P.: Osteosclerosis in myelomatosis. Brit. J. Radiol. **37**, 852 (1964).

Falconer, E.H., Leonard, M.E.: Skeletal lesions in Hodgkin's disease. Ann. intern. Med. **29**, 1115 (1948).

Falk, J., Horn, G.: Über Knochenveränderungen bei der Lymphogranulomatose. Zbl. inn. Med. **9**, 853 (1954).

Falk, St., Alpert, R.: The clinical and roentgen aspects of Ewing's sarcoma. Amer. J. med. Sci. **250**, 492 (1965).

Farber, S.: Nature of „solitary eosinophilic granuloma" of bone. Amer. J. Path. **17**, 625 (1941).

Farber, S.: Nature of some diseases ascribed to disorders of lipid metabolism. Amer. J. Dis. Child. **68**, 350 (1944).

Favreau, J.C., Gariepy, R., Laurin, C.A.: Eosinophilic granuloma of bone radiologically simulating a malignant lesion. Canad. med. Ass. J. **86**, 1169 (1962).

Felson, B.: Fundamentals of chest roentgenology. Philadelphia: Saunders 1960.

Ferrando, A.: Primary chondrosarcoma of the ribs. Pathologica **44**, 93 (1952).

Ferrari, R.C., Lentino, A.S.: Osteocondrosarcoma de la pared costal. Bol. Inst. Clin. Quir. **18**, 267 (1942).

Fetzer, H.: Fibrinkörper im Pneumothoraxraum. Med. Klin. **49**, 1400 (1954).

Fèvre, M., Milani, T.: Rapidité évolutive du granulome éosinophile. Ses formes explosives et galopantes. Rev. Chir. Orthop. **48**, 525 (1962).

Finby, N., Steinberg, I.: Roentgen aspects of pleural mesothelioma. Radiology **65**, 169 (1955).

Fink, H.E., Oberman, H.A.: Hemangioendothelial Cell Sarcoma and Hemangiopericytoma. Amer. J. Roentgenol. **89**, 155 (1963).

Finzi, O.: Mieloma con prevalenza delle cellule eosinofile, circoscritto all osso frontale in un giovine di 15 anni. Minerva med. **9**, 231 (1929).

Fischer-Wasels, B.: Über die primären malignen Geschwülste der Serosadeckzellen. Z. Krebsforsch. **37**, 21 (1932).

Fischer, W.: Die Gewächse der Lunge und des Brustfells. In: Handbuch der speziellen pathologischen Anatomie und Histologie, Bd. III/3. Berlin: Springer 1931.

Fischer, W.: Der Lungenkrebs. Zbl. allg. Path. **85**, 193 (1949).

Fisher, A.M.H., Kendall, B., Van Leuven, B.D.: Hodgkin's disease: a radiological survey. Clin. Radiol. **13**, 115 (1962).

Fisher, J.H.: Hemangiopericytoma, review of twenty cases. Canad. med. Ass. J. **83**, 1136 (1960).

Fleischner, F.: Kugelförmige Gebilde in der Pleurahöhle bei Pneumothorax. Mitt. Ges. inn. Med. Kinderhlk. **2**, 94 (1922).

Fleming, R.J., Albert, M., Garcia, A.: Parosteal Lipoma. Amer. J. Roentgenol. **87**, 1075 (1962).

Flexner, M.: Consideration of so-called superior pulmonary-sulcus tumor with illustrated case report. New Internat. Chir. **4**, 143 (1940).

Flickinger, F.M.: Monostotic fibrous dysplasia of bone. J. thorac. Surg. **21**, 298 (1951).

FLORI, D.: Osteome costal. J. Radiol. Electrol. **31**, 549 (1950).

FOLLIASSON, A., BLANCHARD, P.: Chondrome costal chez un nourrisson de trois mois et demi. Bull. mem. Soc. nat. Chir. **59**, 654 (1933).

FOLLIS, R.H. JR., PARK, E.A.: Some observations on the morphologic basis for roentgenographic changes in childhood leukemia. Bull. Hosp. Joint. Dis. **12**, 67 (1951).

FORT, R.E.: Excision of the clavicle and first rib for malignant disease. Surg. Gynec. Obstet. **18**, 696 (1914).

FOX, R.T., CARSWELL, J. JR.: Solitary eosinophilic granuloma of rib. Amer. J. Surg. **82**, 402 (1951).

FRAENKEL, E.: Über multiple Enchondrome. Fortschr. Röntgenstr. **33**, 775 (1925).

FRANCIS, K.C., HIGINBOTHAM, N.L., COLEY, B.L.: Primary reticulum cell sarcoma of bone. report of 44 cases. Surg. Gynec. Obst. **99**, 142 (1954).

FRANK-PITTOWA, H.: Zwei Fälle von isolierter Spontanfraktur der ersten Rippe. Röntgenpraxis **4**, 1011 (1932).

FRANZ, J.: Zur Operation von Sternumgeschwülsten. Zbl. Chir. **78**, 1546 (1953).

FRASER, J.: Lipoid granulomatosis of the bones. Brit. J. Surg. **22**, 800 (1935).

FREESEN, O.: Beitrag zur Morphologie und Chemie der Lipoidspeicherkrankheiten. Zbl. allg. Path. path. Anat. **83**, 65 (1945).

FREGONARA, G.: Contributo clinico radiologico ed istopatologico allo studio della sindrome di PANCOAST. Minerva med. **1**, 504 (1947).

FREID, J.R.: Skeletal and pulmonary metastases from cancer of the kidney, prostate and bladder. Amer. J. Roentgenol. **55**, 153 (1946).

FREID, J.R., GOLDBERG, H.: Post-irradiation Changes in the lungs and thorax. Amer. J. Roentgenol. **43**, 877 (1940).

FRENCH, S.W. III: Eosinophilic granuloma of rib. U.S. Arm. Forc. Med. J. **2**, 1681 (1951).

FREUND, D.: Kontrastdarstellung eines tiefen Weichteilhämangioms. Z. Orthop. **86**, 113 (1955).

FREY, G.H.: TIETZE's syndrome: new entity in differential diagnosis of anterior chest wall swelling. Amer. med. Ass. Arch. Surg. **73**, 951 (1956).

FRIED, B.M.: Bronchiogenic cancer; treatment with roentgen rays. Amer. J. Cancer **20**, 791 (1934).

FRIED, B.M.: Bronchiogenic cancer combined with tuberculosis of the lungs. Amer. J. Cancer **23**, 247 (1935a).

FRIED, B.M.: Sternoclavicular branchioma. Amer. J. Cancer **25**, 738 (1936b).

FRIEDENBERG, R.M., SAYEGH, V.: Advanced skeletal changes in hyperparathyroidism. Amer. J. Roentgenol. **83**, 743 (1960).

FRIEDMAN, L.L.: Tumors of the pleura. Dis. Chest. **17**, 756 (1950).

FRIEDRICH, G.: Periphere Lungenkrebse auf dem Boden pleuranaher Narben. Virch. Arch. path. Anat. **304**, 230, (1939).

FRIEDRICH, H.: Über Lymphogranulomatose des Knochens. Fortschr. Röntgenstr. **41**, 206 (1930).

FRIDRICH, R.: Die Knochenmanifestation des großfollikulären Lymphoblastoms (Brill-Symmers). Fortschr. Röntgenstr. **97**, 764 (1962).

FRIES, J.W.: The roentgen features of fibrous dysplasia of the skull and facial bones. A critical analysis of thirty-nine pathologically proved cases. Amer. J. Roentgenol. **77**, 71 (1957).

FROST, T.T., WOLPAW, S.E.: Intrathoracic sympathoblastoma producing the symptomatology of a superior pulmonary sulcus tumor (PANCOAST). Amer. J. Cancer **26**, 483 (1936).

FUCHS, B.: Über Gelenkerscheinungen bei kindlicher Leukämie. Wschr. Kinderheilk. **63**, 185 (1935).

FUGAZZOLA, F.: Il granuloma eosinofilo delle ossa, considerazioni di radiodiagnostica e radioterapia. Radiologia **8**, 69 (1952).

FULDE, E.: Über das intrathorakale Lipom. Dtsch. Z. Chir. **251**, 207 (1939).

FULTON, M.N., SOSMAN, M.C.: Venous angiomas of sceletal muscle. Report of four cases. J. amer. med. Ass. **1919**, 319 (1942).

GALGANO, A.R.: Unusual features of multiple myeloma. Amer. J. Roentgenol. **74**, 304 (1955).

GANGOLPHE, M., TIXIER, L.: Énorme enchondrome de la fourchette sternale. Lyon. Chir. **2**, 112 (1909).

GARRÉ, C.: Über besondere Formen und Folgezustände der akuten infektiösen Osteomyelitis. Beitr. klin. Chir. **10**, 241 (1893).

GARSCHE, R.: Über das eosinophile Granulom des Knochens. Arch. Kinderheilk. **145**, 115 (1952).

GARUSI, G.F.: Collateral circulations in obstructive syndromes of superior vena cava and its larger branches. Radiol. cli. **29**, 148 (1960).

GASSER, N., THURNER, B.: Pancoast-Syndrom bei Brustwandgeschwulst. Wien. klin. Wschr. **59**, 596 (1947).

GATEWOOD, H.: Sarcoma of rib. Surg. clin. N. Amer. **2**, 811 (1922).

GAUDIERI, A.: A case of EWING's tumor with costal localization. Rass. int. clin. Ter. **38**, 598 (1958).

GAUWERKY, F., HARTJEN, A.: Rippenhämangiome. Arch. klin. Chir. **266**, 664 (1951).

GAY, A., ASSERETO, G.: Case of primary osteosarcoma of the rib. Arch. Maragliano pat. clin. **10**, 741 (1955).

GAY, B., BONMATI, J.: Primary neurogenic tumors of the lung and interlobar fissures. Radiology **63**, 43 (1954).

GEDDES, A.K.: TIETZE's syndrome. Canad. med. Ass. J. **53**, 571 (1945).

GEISSENDÖRFER, R.: Beitrag zum Krankheitsbild der Rippenosteomyelitis und seiner Differentialdiagnose gegenüber Brustwandtumoren. Bruns' Beitr. klin. Chir. **162**, 553 (1935).

GERBODE, F., MARGUILES, G.: Neurofibromatosis with intrathoracic neurofibromas of the vagus nerve. J. thorac. Surg. **25**, 429 (1953).

Gernez-Rieux, C., Le Paul, G.: Les méningocèles à développement intrathoracique. J. franç. méd. chir. Thorac. 8, 633 (1954).

Geschickter, C.F.: Fibrocartilaginous tumors of the bone. Arch. Surg. 23, 215 (1931).

Geschickter, C.F.: Tumors of the peripheral nerves. Amer. J. Cancer. 25, 377 (1935).

Geschickter, C.F., Copeland, M.M.: Multiple myeloma. Arch. Surg. 16, 807 (1928).

Geschickter, C.F., Copeland, M.M.: Recurrent and so-called metastatic giant-cell tumor. Arch. Surg. 20, 713 (1930).

Ghormley, R.K., Adson, A.W.: Hemangioma of vertebrae. J. Bone Joint Surg. 23, 887 (1941).

Gibson, A., Bloodgood, J.C.: Metastatic hypernephroma with special reference to bone metastases. Surg. Gynec. Obstet. 37, 490 (1923).

Gil Y Gil, C.: Über die Röntgendiagnostik des Sternums. Fortschr. Röntgenstr. 73, 759 (1950).

Gil Y Gil, C.: Sternal metastases and their mechanism of production. Amer. J. Roentgenol. 74, 609 (1955).

Gil Y Gil, C.: Angiographische Darstellung von Hypernephrommetastasen. Fortschr. Röntgenstr. 106, 751 (1967).

Gilbert, R.J.: Lymphogranulome, Lymphosarcome, réticulosarcome. Radiol. clin. 20, 313 (1951).

Gilbertsen, V.A., Lillehei, C.W.: Bilateral intrathoracic neurofibromas of the vagus nerves. J. thorac. Surg. 28, 78 (1954).

Gill, A.M., Jones, R.A., Pollak, L.: Tietze's disease (non suppurative non specific swellings of rib cartilage). Brit. med. J. 1942 II, 155.

Gillies, C.L.: Malignant tumors of kidney in adults. Amer. J. Roentgenol. 43, 629 (1940).

Gillis, D.A., Reynolds, D.P., Merritt, J.W.: Chemodectoma of an aortic body. Brit. J. Surg. 43, 585 (1956).

Gilroy, J.A., Adams, A.B.: Extra osseous infiltration in multiple myeloma. Radiology 73, 406 (1959).

Ginsburg, S.: Bone metastasis in thyroid tumors. Amer. J. Roentgenol. 18, 203 (1927).

Giova, C.: Falso aspetto radiologico di Pancoast da malattia localizzata polmonare di Hand-Schüller-Christian. Minerva med. 1, 154 (1950).

Gitt, J.J., Trowbridge, E.H. Jr.: Superior pulmonary sulcus tumor syndrome; case report. J. Miss. med. Ass. 35, 405 (1938).

Glatzel, G., Werner, J.P.: Zur Klinik des Pleurakarzinoms (Pleuraendothelioms). Dtsch. Arch. klin. Med. 190, 272 (1943).

Gloggengiesser, W.: Über proliferierende Lipome und lipoplastische Sarkome. Virch. Arch. Path. Anat. 307, 663 (1941).

Godwin, J.T., Watson, W.L., Pool, J.L., Cahan, W.G., Nardiello, A.V.: Primary intrathoracic neurogenic tumors. J. thorac. Surg. 20, 169 (1950).

Goes, M.: Prognostische Kennzeichen der Fibrosarkome. Strahlentherapie 89, 373 (1952).

Goidanich, I.F., Zanasi, R.: Osteoma osteoide ed osteomielite sclerosante: due entita cliniche definite e distinte. Chir. org. mov. 43, 427 (1956).

Golding, J.S.R.: The natural history of osteoid osteoma. J. Bone Joint Surg. 36 B, 218 (1954).

Goldman, I.R.: Congenital malformation of vertebrae (hemivertebrae) with aplasia of corresponding ribs, associated with lateral meningocele: Report of case. Arch. path. 47, 153 (1949).

Golla, F.: Brustwandresektion wegen Chondromrezidiv. Beitr. klin. Chir. 168, 646 (1938).

Gonzalez, G., Boggino, J.: Malignant plasmocytoma (plasmocytosarcoma) with intrathoracic development; case simulating pleural tumor. Bol. Inst. med. exper. estud. trat. cancer 18, 757 (1941).

Good, C.A.: Certain vascular abnormalities of lungs. Amer. J. Roentgenol. 85, 1009 (1961).

Goodman, H.I.: Hernia of the lung. J. thorac. Surg. 2, 368 (1933).

Goorwitch, J.: Chondromyxoid fibroma of rib: report of unusual benign primary tumor. Dis. Chest. 20, 186 (1951).

Gootnick, L.T.: Solitary myeloma: review of 61 cases. Radiology 45, 385 (1945).

Gordon-Taylor, G., Wiles, P.: Pulsating angio-endothelioma of the innominate Bone treated by Hindquarter amputation. J. Bone Joint Surg. 31 B 410 (1949).

Gorham, L.W.: Circulatory changes associated with osteolytic and osteoblastic reactions on bone. Arch. intern. Med. 105, 199 (1960).

Gorham, L.W., Stout, A.P.: Massive osteolysis, its relation to hemangiomatosis. J. Bone Joint Surg. 37 B, 985 (1955).

Gottesman, J., Perla, D., Elson, J.: Pathogenesis of hypernephroma. Arch. Surg. 24, 722 (1932).

Grad, W.: Über die progressive Rippenknorpelnekrose. Münch. med. Wschr. 1941/II, 1281.

Graef, J., Steinberg, J.: Superior pulmonary sulcus tumor. A case exhibiting a malignant epithelial neoplasm of unknown origin with Pancoast's syndrome. Amer. J. Roentgenol. 36, 293 (1936).

Gräff, S.: Das Kavernen-Karzinom. Dtsch. med. Wschr. 72, 465 (1947).

Grant, A.R., House, R.K., Crandell, W.B.: Eosinophilic granuloma of rib. Report of a case observed for eight jears. New Engl. J. Med. 240, 541 (1949).

Graumann, W., Braband, H.: Die Kombination intrathorakaler Meningozelen mit der Neurofibromatosis generalisata Recklinghausen. Fortschr. Röntgenstr. 97, 484 (1962).

Gravano, L., Bianchetti, S.L.: A propósito de una nueva observación con el sindrome ápico-costo-vertebral doloroso. Rev. Ass. med. Argent. 51, 439 (1937).

Gravano, L., Malenchini, M.: Importancia de la tomografia polmonar en el diagnostico del tumor apexiano. Sindrome apico-costo-vertebral doloroso. Rev. Ass. med. Argent. 51, 509 (1937).

Green, A.E., Ellswood, W.H., Collins, J.R.: Melorheostosis and osteopoikilosis. With a review of literature. Amer. J. Roentgenol. **87**, 1096 (1962).

GREMMEL, H., SCHULTE-BRINKMANN, W.: Zur Diagnose und Therapie der Knochenbeteiligung bei Lymphogranulomatose. Zbl. Chir. **88**, 942 (1963).

GRINELS, J.R.: A case report of neurilemoma of the forth rib anteriorly, resembling a breast tumor. J. Abdom. Surg. **4**, 98 (1962).

GROFF, D.B., ADKINS, P.C.: Chest wall tumors. Ann. thorac. Surg. **4**, 260 (1967).

GRONQVIST, Y.K.J., CLAGETT, O.T., MCDONALD, J.R.: Involvement of the thoracic wall in bronchogenic carcinoma. Study of 16 cases in which pneumonectomy or lobectomy and simultaneous resection of the thoracic wall were done. J. thorac. Surg. **33**, 487 (1957).

GROSS, P.: Das solitäre Chondrom des Knochens. Bruns Beitr. klin. Chir. **206**, 216 (1963).

GROSS, P., JACOX, H.W.: Eosinophilic granuloma and certain other reticulo-endothelial hyperplasias of bone. Amer. J. Med. Sci. **203**, 673 (1942).

GRUGET, A.: Sur la tuberculose primitive des cartilages costaux. Rev. de chir. **59**, 30 (1921).

GRUNOW, O.H.: Radiating Spicules, a Non-Specific Sign of Bone Disease. Radiology **65**, 200 (1955).

GSCHNITZER, F., DE GENNARO, P.F.: Das Osteoid-Osteom. Klinik, Pathomorphologie und Gedanken zur Ätiologie. Z. Orthop. **86**, 1 (1955).

GSCHNITZER, F., MINERVINI, G.L.: Das zentrale Fibrosarkom des Knochens. Z. Orthop. **87**, 76 (1955).

GÜNTHER: Die Lipomatosis. Jena: Fischer 1920.

GÜTHERT, H.: Zur Morphologie des eosinophilen Granuloms des Knochens. Zbl. allg. Path. path. Anat. **89**, 388 (1953).

GÜTHERT, II., WÖCKEL, W., JÄNISCII, W.: Zur Häufigkeit des Plasmocytoms und seiner Ausbreitung im Skelettsystem. (Ergebnisse autoptischer Untersuchungen). Münch. med. Wschr. **103**, 1561 (1961).

GUGLIELMI, G., PIRONTI, L.: Sarcomi primitivi delle coste. Minerv. Med. **42**, 987 (1951).

GUILLAIN, G., STERNE, J.: La forme neurologique du cancer de l'apex pulmonaire. Paralysie douloureuse du plexus brachial avec syndrome de Claude-Bernard-Horner. Ann. de méd. **40**, 93 (1936).

GUSSENBAUER, C.: Beitrag zur Kenntnis des subpleuralen Lipoms. Arch. klin. Chir. **43**, 322 (1892).

HAAG, W.: Über destruierende Sternumprozesse. Zbl. Chir. **79**, 81 (1954).

HAAS, L.L.: Radiation management of apical lung tumors. J. thorac. Surg. **33**, 496 (1957).

HAAS, L.L., HARVEY, R.A., LANGER, S.S.: Radiation management of otherwise hopeless thoracic neoplasms. J. amer. med. Ass. **154**, 323 (1954).

HAAS, W.H.D., DE: TIETZE's disease; 8 cases. Nederl. tijdschr. geneesk. **96**, 254 (1952).

HABEIN, H.C., MILLER, J.M., HENTHORNE, J.C.: Tumors of the pulmonary apices and adjacent regions involving the brachial plexus. Ann. intern. Med. **11**, 1806 (1938).

HACKENSELLNER, H.A., PAPE, R.: Über Meningocelen bei Neurofibromatosis Recklinghausen. Fortschr. Röntgenstr. **81**, 66 (1954).

HADDERS, H.H.: Eosinophiel granuloom van het skelet. New York: Van Gorcum 1948.

HAFERKAMP, O.: Über das Syndrom: Generalisierte maligne Hämangiomatosis mit Osteolysis. Z. Krebsforsch. **64**, 418 (1961).

HAGELSTAM, L.: On deformities of spine in multiple neurofibromatosis. Acta chir. scand. **93**, 169 (1946).

HAGER, E., LANGEBECKMANN, F.: Beobachtung kugeliger Gebilde im Pneumothoraxraum. Z. Tuberk. **63**, 90 (1931).

HALL, W.C.: The origin of tumors occuring in the apex of the lung. Amer. J. Roentgenol. **44**, 838 (1940).

HALSTEAD, A.E.: Hypernephroma with bone metastasis as a first symptom (case report). Internat. J. Surg. **20**, 265 (1907).

HAMM, J.: Ungewöhnliche Formen des Bronchialkarzinoms (Pancoastsyndrom). Arch. klin. Med. **199**, 388 (1952).

HAMPERL, H.: Über die „branchiogenen" Tumoren. Virch. Arch. **304**, 34 (1939).

HAND, A. JR.: Polyuria and tuberculosis. Arch. Pediat. **10**, 673 (1893).

HAND, A. JR.: Defects of membranous bones, exophthalmos and polyuria in childhood: Is it dyspituitarism? Amer. J. Med. Sci. **162**, 506 (1921).

HARBITZ, F.: Über das gleichzeitige Auftreten mehrerer selbständig wachsender („multipler") Geschwülste. Beitr. path. Anat. **62**, 503 (1916).

HARDER, J.: Über Knochenlymphogranulomatose. Fortschr. Röntgenstr. **93**, 445 (1960).

HARE, E.S.: Tumor involving certain nerves. London med. Gaz. **23**, 16 (1838).

HARMS, C.: Das subpleurale Lipom. Zbl. Chir. **47**, 668 (1920).

HARPER, F.: Benign chondromas of the ribs. J. thorac. Surg. **9**, 132 (1940).

HARPER, F.R.: Benign chondromas of the ribs. J. thorac. Surg. **9**, 132 (1939).

HARPER, F.R.: Huge chondrosarcoma arising from the chest wall and extending into the thorax and abdomen. J. thorac. Surg. **11**, 446 (1942).

HARRIS, M.S., HYMAN, M.M., NEVIUS, D.B.: A resectable form of multiple Mesothelioma. Dis. Chest. **35**, 127 (1959).

HARRIS, R.I., COULTHARD, H.S.: Multiple pathological fractures caused by tuberculosis. Canad. med. Ass. J. **41**, 434 (1939).

HARRIS, W.H., DUDLEY, H.R., BARRY, R.J.: The natural history of fibrous dysplasia. J. Bone Joint Surg. **44A**, 207 (1962).

HARRINGTON, S.W.: Surgical treatment of intrathoracic tumors and tumors of the chest wall. Arch. Surg. **14**, 406 (1927).

HARRINGTON, S.W.: Surgical treatment in fourteen cases of mediastinal or intrathoracic perineural fibroblastoma. J. thorac. Surg. **3**, 590 (1933/34).

Harrington, S.W., McCraig, W.: Mediastinal and intraspinal perineural fibroblastoma (hourglass or dumb-bell tumors). J. amer. med. Ass. 103, 1702 (1943).

Hartfall, S.J., Stewart, M.J.: Massive paravertebral heterotopia of bone marrow in case of acholuric jaundice. J. Path. Bact. 37, 455 (1933).

Hartman, W.H., Stewart, F.W.: Hemangioendothelioma of bone. Unusual tumor characterized by indolent course. Cancer 15, 846 (1962).

Hartmann, K.: Über einen Fall von Knochenchondromatose. Fortschr. Röntgenstr. 75, 174 (1951).

Hartung, A., Grossman, J.W.: Hernia of the lung. Amer. J. Roentgenol. 46, 321 (1941).

Hartung, H.: Über eine eigenartige Rippenknorpelerkrankung. Zbl. Chir. 50, 333 (1923).

Hartweg, H.: Über einen unter dem Bild eines Pleuraendothelioms verlaufenden Fall von chronischhämorrhagischer Pleuritis. Fortschr. Röntgenstr. 74, 204 (1951).

Hartweg, H.: Das Röntgenbild des Thorax bei den chronischen Leukosen. Fortschr. Röntgenstr. 92, 477 (1960).

Haschen, R.J.: Diffuse disseminierte Osteosklerose bei Lymphogranulomatose. Fortschr. Röntgenstr. 77, 208 (1952).

Hashiba, G.K., Cowan, A.B., Nixon, C.E.: Mesothelioma of pleura. Calif. West Med. 37, 385 (1932).

Hasselbach, F.: Die Tuberkulose der Rippen. Beitr. klin. Tuberk. 89, 72 (1937).

Hatzel, W. van: Joint manifestations associated with intrathoracic tumors. J. thorac. Surg. 9, 495 (1940).

Hauch, E.W., Sittler, W.W.: Fibromyxoma of the pleura. Report of case. Dis. Chest 16, 616 (1949).

Hauser, E.D.W., Constant, G.A.: Skeletal Hemangio-Endothelioma, a case report. J. Bone Joint Surg. 30 A, 517 (1948).

Hauser, H.: Angiosarcoma of bone. Amer. J. Roentgenol. 42, 656 (1939).

Hawthorne, A., Frobese, A.: Benign fibroma of the pleura. Dis. Chest. 17, 588 (1950).

Hayes, D.W., Bennett, W.A., Heck, F.J.: Extramedullary lesions in multiple myeloma. Review of literature and pathologic studies. Arch. Path. 53, 262 (1952).

Heaney, J.P., Overton, R.C., Debakey, M.E.: Benign localized pleural mesotheliomas. J. thorac. Surg. 34, 553 (1957).

Hedblom, C.A.: Tumors of the bony chest wall. Arch. Surg. 3, 56 (1921).

Hedblom, C.A.: Tumors of the bony chest wall. Ann. Surg. 98, 528 (1933).

Heider, K.: Knochenlymphogranulomatose. Z. klin. Med. 136, 240 (1939).

Heilmeyer, L., Begemann, H.: Blut und Blutkrankheiten. In: Handbuch der inneren Medizin, Bd. II. Berlin-Göttingen-Heidelberg: Springer 1951.

Heise, F.D., Trudeau, F.B.: Primary pleural mesothelioma; case with pneumothorax and mediastinal hernia as first symptoms. Rev. Tuberc. 16, 92 (1927).

Heiser, A., Schwartzman, J.J.: Variations in roentgen appearance of sceletal system in myeloma. Radiology 58, 178 (1952).

Heitzman, E.R. jr., Jones, J.B.: Roentgen characteristics of cavernous hemangioma of striated muscle. Radiology 74, 420 (1960).

Hellner, H.: Die Knochengeschwülste. 2. Aufl. Berlin-Göttingen-Heidelberg: Springer 1950.

Hellner, H.: Das eosinophile Granulom des Knochens. Langenbecks Arch. klin. Chir. 286, 564 (1958).

Hellner, H.: Geschwulstähnliche örtliche Fehlbildungen des Skeletts. Internist. Prax. 8, 127 (1968).

Hellner, H., Poppe, H.: Röntgenologische Differentialdiagnose der Knochenerkrankungen. Stuttgart: Thieme 1956.

Hellwig, C.A.: Extramedullary plasma cell tumors as observed in various locations. Arch. Path. 36, 95 (1943).

Helwig, F.C.: Syphiloma of rib. J. Kansas med. Soc. 23, 127 (1923).

Hench, P.S., Horton, B.T.: Extrapulmonary bruits from arteriovenous fistula of the intercostal vessels. Med. clin. N. Amer. 16, 1395 (1933).

Henderson, E.D., Dahlin, D.C.: Chondrosarcoma of bone: a study of 288 cases. J. Bone Joint Surg. 45, 1450 (1963).

Henderson, W.F.: Roentgen study of apical chest tumors. Amer. J. Surg. 8, 414 (1930).

Henschen, C.: Das eosinophile Granulom des Knochens. Schweiz. med. Wschr. 1943, 451.

Herbig, H., Ganz, P., Vieten, H.: Die Mediastinaltumoren und ihre chirurgische Behandlung. Erg. Chir. 37, 223 (1952).

Herbut, P.A., Watson, J.S.: Tumor of the thoracic inlet producing the Pancoast-syndrome. A report of 17 cases and a review of the literature. Arch. Path. 42, 88 (1946).

Herzmark, M.H.: Report of case of tuberculosis of costal cartilages treated by resection of diseased cartilage and closure without drainage. J. Bone Joint Surg. 11, 880 (1929).

Herzog, G.: In: Handbuch der speziellen pathologischen Anatomie und Histologie, Bd. IX/5. Berlin: Springer 1944.

Hess, G.H.: Sub-pleural Fibrolipoma; Report of a case. Radiology 6, 525 (1926).

Heuer, G.J.: The so-called hourglass tumors of the spine. Arch. Surg. 18, 935 (1929).

Heuer, G.J.: Thoracic tumors. Arch. Surg. 18, 271 (1929).

Heuer, G.J.: The tumors of the sternum. Ann. Surg. 96, 830 (1932).

Heuer, G.J.: The thoracic lipomas. Ann. Surg. 48, 801 (1933).

Hilke, H., Konrad, R.M.: Thoraxfibrome. Langenbecks Arch. klin. Chir. 290, 48 (1958).

HILLENIUS, L.: Intrathoracic meningocele. Acta. med. scand. 163, 15 (1959).

HILT, M.L.: Benign giant-cell tumor of a rib. Amer. J. Roentgenol. 37, 663 (1937).

HILTON, H.D., McCARTHY, H.H.: Intrathoracic meningocele. J. thorac. Surg. 37, 261 (1959).

HINTZE, A.: Knochenmetastasen beim Mammakarzinom. Zbl. Gynäk. 1932, 547.

HINTZE, A.: Knochenmetastasen des Hypernephroms – Erkenntnis und Schicksal. Fortschr. Röntgenstr. 54, 129 (1936).

HIPP, E.R.: The surgical significance of rib exostoses. Amer. Surg. 26, 35 (1960).

HOCHBERG, L.A.: Endothelioma (mesothelioma) of the pleura. Amer. Rev. Tuberc. 63, 150 (1951).

HOCHBERG, L.A.: Primary tumors of the rib. Arch. Surg. 67, 566 (1953).

HOCHBERG, L.A., CRASTNOPOL, P.: Tumors of the ribs. Dis. Chest 28, 406 (1955).

HOCHBERG, L.A., EPSTEIN, I.G., PERNIKOFF, M.: Endothelioma (mesothelioma) of the pleura. Dis. Chest 13, 621 (1957).

HOCHBERG, L.A., RIVKIN, L.M.: Benign neurogenic tumors of the chest wall. Ann. Surg. 138, 104 (1953).

HODGSON, J.R., KENNEDY, R.L., CAMP, J.D.: Reticuloendotheliosis (Hand-Schüller-Christian disease). Radiology 57, 642 (1951).

HOLLAND, C.T.: The benign giant-cell tumor of bone. Brit. J. Radiol. 37, 227 (1934).

HOPKINS, S.M., FREITAS, E.L.: Bilateral osteochondroma of the ribs in an infant: An unusual cause of cyanosis. J. thorac. Surg. 49, 247 (1965).

HORNER, D.B.: Lumbar back pain arising from stress fractures of the lower ribs. Report of four cases. J. Bone Joint Surg. 46A, 1553 (1964).

HOSOI, K.: Multiple neurofibromatosis (von Recklinghausen's Disease) with special reference to malignant transformation. Arch. Surg. 22, 258 (1931).

HOSTER, H.A.: Morbus Hodgkin. Amer. J. Roentgenol. 65, 913 (1950).

HOSTER, H.A., DRATMAN, M.B., CRAVER, L.F., ROLNICK, H.A.: Hodgkin's disease. Cancer Res. 8, 1 (1948).

HSIEH, C.K.: Echinococcus involvement of bones. Radiology 14, 562 (1930).

HUECK, W.: Über das Mesenchym. III. Teil: Mesenchymale Tumoren. Beitr. path. Anat. 103, 308 (1939).

HÜLSHOFF, TH.: Neurofibromatose Recklinghausen und Knochenveränderungen. Fortschr. Röntgenstr. 92, 174 (1960).

HUGHES, J.G., CARROLL, D.S.: Salmonella osteomyelitis complicating sickle cell disease. Pediatrics 19, 184 (1957).

HULL, D.A.: Massive chondrosarcoma of the rib with extension into the colon: repair with tantalum mesh. Ann. Surg. 140, 886 (1954).

HULTÉN, O.: Ein Fall von Elfenbeinwirbel bei Lymphogranulomatose. Acta. med. scand. 8, 245 (1927).

HUNT, H.B., BISGARD, J.D.: Roentgenographic diagnosis of lipoma. Surg. Gynec. Obstet. 71, 68 (1940).

HUNT, J.C., PUGH, D.G.: Skeletal lesions in neurofibromatosis. Radiology 76, 1 (1961).

HURWITZ, A., LOURVANY, B.: Excision of recurrent chondrosarcoma of ribs with extensive invasion. J. thorac. Surg. 42, 32 (1961).

HUTCHIN, P., MARK, J.: Intrathoracic meningocele not associated with neurofibromatosis. J. thorac. cardiovasc. Surg. 48, 29 (1964).

HUTCHINSON, W.B., FRIEDENBERG, M.J.: Intrathoracic mesothelioma. Radiology 80, 937 (1963).

HYNDMAN, O.R., LIGHT, G.: The branchial apparatus. Arch. Surg. 19, 410 (1929).

IMMINK, E.A.: Solitair plasmocytoom van de rib. Ned. T. Geneesk. 96, 85 (1952).

ISAAC, F., OTTOMAR, R.E.: Cavitary form of pulmonary neoplasm. Radiology 52, 662 (1949).

IVINS, J.C., DAHLIN, D.C.: Reticulum cell sarcoma of bone. J. Bone Joint Surg. 35A, 835 (1953).

JACKSON, H. JR.: The practical aspects of the diagnosis, treatment and prognosis of Hodgkin's disease and allied disorders. Radiology 50, 481 (1948).

JACKSON, I.J.: Osteoid osteoma of the lamina and its treatment. Amer. Surg. 19, 17 (1953).

JACOX, H.W.: Superior pulmonary sulcus tumor. J. Amer. med. Ass. 103, 84 (1934).

JACOX, H.W., BAKER, M.R.: Primary apical lung cancer producing the symptomatology of a superior sulcus tumor. Radiology 29, 525 (1937).

JAFFE, H.L.: Osteoid osteoma: A benign osteoblastic tumor composed of osteoid and atypical bone. Arch. Surg. 31, 709 (1935).

JAFFE, H.L.: Hereditary multiple exostoses. Arch. Path. 36, 335 (1943).

JAFFE, H.L.: Osteoid-osteoma of bone. Radiology 45, 319 (1945).

JAFFE, H.L.: Fibrous dysplasia of bone: a disease entity and specifically not an expression of neurofibromatosis. J. Mt. Sinai Hosp. 12, 364 (1945).

JAFFE, H.L.: Fibrous dysplasia of Bone. Bull.N.Y. Acad. Med. 22, 588 (1946).

JAFFE, H.L.: Tumors of the skeletal system. Pathological aspects. Bull. N.Y. Acad. Med. 23, 497 (1947).

JAFFE, H.L.: Aneurysmal Bone Cyst. Bull. Hosp. Joint Dis. 11, 3 (1950).

JAFFE, H.L.: Osteogenic sarcoma of bone. Clin. Orthop. 7, 27 (1956).

JAFFE, H.L.: Tumors and tumorous conditions of the bones and joints. Philadelphia: Lea & Febiger 1958.

JAFFE, H.L.: Tumors and Tumorous Conditions of the Bones and Joints. Philadelphia: Lea & Febiger 1964.

JAFFE, H.L., LICHTENSTEIN, L.: Osteoid-Osteoma: Further experience with this benign tumor of bone, with special reference to cases showing the lesions in relation to shaft cortices and commonly misclassified as instances of sclerosing nonsuppurative Osteomyelitis or cortical bone abscess. J. Bone Joint Surg. 22, 645 (1940).

Jaffe, H.L., Lichtenstein, L.: Solitary unicameral bone cyst, with emphasis on the Roentgen picture, the pathological appearance and the pathogenesis. Arch. Surg. 44, 1004 (1942).

Jaffe, H.L., Lichtenstein, L.: Solitary benign enchondroma of bone. Arch. Surg. 46, 480 (1943).

Jaffe, H.L., Lichtenstein, L.: Eosinophilic granuloma of bone. A condition affecting one, several or many bones, but apparently limited to the skeleton, and representing the mildest clinical expression of the peculiar inflammatory histiocytosis also underlying Letterer-Siwe disease and Schüller-Christian disease. Arch. Path. 37, 99 (1944).

Jaffe, H.L., Lichtenstein, L.: Chondromyxoid fibroma of bone: distinctive benign tumor likely to be mistaken especially for chondrosarcoma. Amer. med. Ass. Arch. Path. 45, 541 (1948).

Jaffe, H.L., Lichtenstein, L., Portis, R.B.: Giant-cell tumor of bone; its pathologic appearance, grading, supposed variants and treatment. Arch. Path. 30, 993 (1940).

Jagdschian, V.: Tumoren der Pleura. Ergebn. Chir. Orthop. 44, 201 (1962).

Jagdschian, V., Herink, M., Linder, F.: Diagnose und operative Therapie der Brustwandtumoren. Chirurg 32, 170 (1961).

Janes, R.M.: Primary tumors of ribs. J. thorac. Surg. 9, 145 (1939).

Janes, R.M.: Tumors of the thoracic cage. Amer. J. Surg. 54, 127 (1941).

Janisch, K.: Intrathorakales Sanduhrsympathicoblastom. Zbl. Chir. 84, 1529 (1959).

Jarniou, A.P., Dieudonné, P., Moreau, A., Tardieu: Les tumeurs nerveuses primitives du poumon àpropos de deux nouvelles observations. J. franç. méd. chir. Thorac. 12, 184 (1958).

Jenkins, H.P., Delaney, P.A.: Benign angiomatous tumors of sceletal muscles. Surg. Gynec. Obstet. 55, 464 (1932).

Jenny, R.H., Ulsperger, O.: Die intrathorakalen, sogenannten Endotheliome. Langenbecks Arch. klin. Chir. 278, 376 (1954).

Johnson, R.E.: Osteogenic sarcoma (low grade) of a rib. Cancer Sem. 1, 38 (1951).

Joll, C.A.: Metastatic tumours of bone. Brit. J. Surg. 2, 38 (1923).

Jones, G.B., Midgley, R.L., Smith, G.S.: Massive osteolysis-Disappearing bones. J. Bone Joint Surg. 40 B, 494 (1958).

Jones, K.G.: Cavernous hemangioma of striated muscle. A review of literature and a report of four cases. J. Bone Joint Surg. 35A, 717 (1953).

Jones, R.R. Jr., Martin, D.S.: Blastomycosis of bone. Surgery 10, 931 (1941).

Junghanns, H.: Über die Häufigkeit gutartiger Geschwülste in den Wirbelkörpern (Angiome, Lipome, Osteome). Arch. klin. Chir. 169, 204 (1932).

Kamman, G.R., Ikeda, K.: Superior pulmonary sulcus tumor. Minnesota Med. 29, 1134 (1946).

Kanther, R.: Osteoporose beim Plasmocytom. Med. Welt 15, 779 (1961).

Karady, G.Y.: Über intrapulmonale neurogene Geschwülste. Thoraxchirurgie 6, 242 (1958).

Karon, E.H., Achor, R.W., Janes, J.M.: Painful nonsuppurative swelling of costo-chondral cartilages (Tietze-Syndrome). Proc. Staff Meet. Mayo Clin. 33, 45 (1958).

Karshner, R.G.: Roentgen studies of the bones in certain diseases of the blood and hemopoetic system. Amer. J. Roentgenol. 20, 433 (1928).

Kay, E.B.: Diskussionsbeitrag zu Godwin et al. J. thorac. Surg. 20, 194 (1950).

Kayser, H.L.: Tietze's syndrome; review of literature. Amer. J. Med. 21, 982 (1956).

Keats, T.E.: Rib erosion in scleroderma. Amer. J. Roentgenol. 100, 530 (1967).

Keller, W.L., Callender, G.R.: Neurofibroma arising on the pericardial pleura. Ann. Surg. 92, 666 (1930).

Kelley, W.H., Sailer, S.: Disseminated tuberculosis of skeleton. Amer. Rev. Tuberc. 42, 691 (1940).

Kellogg, D.S.: Xanthomatosis (Lipiodosis, Schüller-Christian Type). Amer. J. Roentgenol. 44, 396 (1940).

Kelman, H., Schlezinger, N.S.: Tumor of the superior thoracic inlet. (Tumor of the superior pulmonary sulcus). Arch. Path. 23, 383 (1937).

Kempf, F., Mautz, J.M., Wahl, R.: Étude radioclinique des lésions osseuses de l'érythroblastose chronique de l'adulte. J. Radiol. Electrol. 44, 413 (1963).

Kent, E.M., Ashburn, F.S.: Ewing-Sarcoma of the rib. Amer. J. Surg. 75, 845 (1948).

Kent, E.M., Blades, B., Valle, A.R., Graham, E.A.: Intrathoracic neurogenic tumors. J. thorac. Surg. 13, 116 (1944).

Kent, J.V.: Development of rib notching after surgical intervention in congenital heart disease; with description of two cases. Brit. J. Radiol. 26, 346 (1953).

Kent, K.H.: Hemangiopericytoma; report of case with special reference to roentgentherapy. Amer. J. Roentgenol. 77, 347 (1957).

Kerr, H.D., Berger, R.A.: Bone metastasis in carcinoma of stomach. Amer. J. Cancer 25, 518 (1935).

Kerrinnes, C., Gläser, A.: Lokalisierte Mesotheliome der Pleura. Beitr. klin. Chir. 198, 377 (1959).

Kessel, A.W.: Intrathoracic meningocele, spinal deformity and multiple neurofibromatosis. J. Bone Joint Surg. 33, 92 (1951).

Kienböck, R.: Zur klinisch-radiologischen Diagnose der intrathorakalen Neurofibrome. Wien. med. Wschr. 42 (1929).

KIENBÖCK, R.: Knochenkarzinose unter dem Bilde der Ostitis deformans. Röntgenpraxis 13, 221 (1941a).

KIENBÖCK, R.: Röntgendiagnostik der Knochen und Gelenkkrankheiten. Berlin-Wien: Urban & Schwarzenberg 1941 b.

KIENBÖCK, R., SELKA, A.: Ein Fall von PAGET-Knochenkrankheit mit multiplen Sarkomen der Knochen. Beitr. klin. Chir. 162, 246 (1935).

KINSELLA, T.J.: Tumors of the chest. Springfield: Thomas 1963.

KINSELLA, T.J., WHITE, S., MARX, KOUCKY, R.W.: Two unusual tumors of the sternum. J. thorac. Surg. 16, 640 (1947).

KIPP, H.A., FISHER, E.R.: Eosinophilic granuloma of rib with a case report. J. thorac. Surg. 21, 24 (1951).

KIPSHOVEN, H.J.: Diskontinuitäten im Verlauf der ersten Rippen. Fortschr. Röntgenstr. 74, 555 (1951).

KISS, T., MAGONY, J.: Kavernöses Rippenhämangiom. Magy. Sebesz. 16, 377 (1963).

KITTLE, C.F., BOLEY, J.O., SCHAFER, P.W.: Resection of an intrathoracic Hibernoma. J. thorac. Surg. 19, 830 (1950).

KLASSEN, K.P., PATTON, R., BEMEN, F.M.: Neurofibroma of the Diaphragm. J. thorac. Surg. 14, 407 (1945).

KLEMPERER, P., RABIN, C.B.: Primary neoplasm of the pleura. Arch. Path. (Chic.) 11, 385 (1931).

KLOCKNER, A.: Über den sogenannten Endothelialkrebs der serösen Häute. Z. Heilkunde 18, 209 (1897).

KLOSE, H.: Über das Plasmocytom der Pleura. Beitr. klin. Chir. 74, 20 (1911).

KLUMAIR, J., SEILER, P.: Über die Häufigkeit der Osteofibrosis deformans iuvenilis. Radiologe 9, 214 (1969).

KNOBLICH, R.: Extramedullary hematopoesis presenting as intrathoracic tumours. Report of a case in a patient with thalassemia minor. Cancer 13, 462 (1960).

KNORR, G.: Zur Kenntnis des Lungenkarzinoms. Z. Ges. inn. Med. 5, 275 (1950).

KNUTSSON, F.: Zur Kenntnis der normalen Röntgenologie der Pleura parietalis. Acta Radiol. 13, 638 (1932).

KOBLENZER, P.J., BUKOWSKI, J.: Angiomatosis (Hamartous hem-lymphangiomatosis). Pediatrics 28, 65 (1961).

KÖHLER, L.M., LAUR, A.: Osteosklerose bei Plasmocytom. Fortschr. Röntgenstr. 72, 714 (1950).

KÖHLMEIER, W.: Zur Kenntnis der Angiome des Knochens. Wien. klin. Wschr. 50, 274 (1937).

KÖHLMEIER, W.: Zur Kenntnis der Knochenveränderungen des Kindes. Frankf. Z. Path. 57, 29 (1942).

KOHLBACH, W.: Verschiedenartige Kontinuitätstrennungen der ersten Rippe. Röntgenpraxis 11, 626 (1939).

KOHLBACH, W.: Gelenkbildung im Körper der ersten Rippe. Röntgenpraxis 12, 396 (1940).

KOLAR, J.: Schlüsselbeinosteolyse nach einer radiogen bedingten Fraktur der Klavikula. Fortschr. Röntgenstr. 94, 486 (1961).

KOLAR, J., VRABEC, R.: Ein Kavernom der Weichteile mit Knochen- und Lungenbeteiligung. Fortschr. Röntgenstr. 96, 832 (1962).

KOLODNY, A.: Angio-endothelioma of bone. Arch. Surg. 12, 854 (1926).

KONJETZNY, G.E.: Zur Beurteilung der gutartigen Riesenzellengeschwülste der Knochen. Chirurg 9, 245 (1937).

KOROL, E.: Hernia of the lung. Amer. Rev. Tuberc. 37, 39 (1938).

KOTHÉ, W.: Das eosinophile Granulom des Knochens. Fortschr. Röntgenstr. 79, 453 (1953).

KOTSCHER, E.: Ein Neurofibrom als Thoraxwandtumor. Radiol. Austr. 11, 213 (1961).

KOTTLORS, W.: Über Knochenveränderungen bei Lymphogranulomatose. Zbl. ges. inn. Med. 2, 36 (1947).

KRAFFT, J.: Leukämische Gelenksymptome im Kindesalter. Kinderärztl. Prax. 7, 295 (1936).

KRAININ, P., D'ANGIO, C.J., SMELIN, A.: Multiple myeloma with new bone formation. Arch. intern. Med. 84, 976 (1949).

KRAUSE, L.G., ROSS, C.A.: Intrathoracic lipomas. Report of 3 cases and review of the literature. Arch. Surg. 84, 444 (1962).

KREMER, H.: Reaktive Hyperostosen beim Myelom. Fortschr. Röntgenstr. 90, 269 (1959).

KREMSER, K.: Über Veränderungen an Knochen bei der Hodgkin'schen Erkrankung. Röntgenpraxis 2, 998 (1930).

KRUGER, G.O., PRICKMAN, L.E., PUGH, D.G.: So-called eosinophilic granuloma of ribs and jaws associated with visceral (pulmonary) involvement of Xanthomatosis. Arch. Surg. Med. Path. 2, 770 (1949).

KRUMP, J.E., HENGSTMANN, H.: Zur Klinik und Problematik der PANCOAST-Tumoren. Z. klin. Med. 154, 126 (1956).

KUBAT, A., NEUGEBAUER, W.: Das Substrat der Begleitstreifen in der Seitenkrümmung der mittleren und unteren Rippen. Fortschr. Röntgenstr. 53, 53 (1936).

KULOWSKI, J.: Undulent (MALTA) fever osteomyelitis and arthritis. Surg. Gynec. Obstet. 62, 759 (1936).

LA ROSSA, B.B.: Su di un caso di fibrosarcoma costale. Rif. med. 71, 1466 (1957).

LA VIELLE, C.J., CAMPBELL, D.A.: Neurofibromatosis and intrathoracic meningocele. Radiology 70, 62 (1958).

LAAKE, H.: Tietze's disease. Nord. Med. 46, 1793 (1951).

LAGERGREN, C., LINDBOM, A., SÖDERBERG, G.: The blood vessels of chondrosarcomas. Acta radiol. 55, 321 (1961).

LAITINEN, H., TURUNEN, M.: Diagnosis of intrathoracic meningocele. Dis. Chest 27, 547 (1955).

Lambert, A., Stout, A.P.: Reticulum-cell Sarcoma of a rib. Amer. med. Ass. Arch. Surg. **81**, 107 (1960).

Lane, N., Murray, M., Fraser, G.: Neurilemoma of the lung confirmed by tissue culture. Cancer **6**, 780 (1953).

Lanza, P., Mancusi-Caputi, B.: Gli angiomi delle ossa. Policlin. Sez. Chir. **69**, 357 (1962).

Larizza, R., Zelaschi, C.: Contributo clinico e radiologico alla conoscenza dalla sindrome di Pancoast. Gior. clin. med. **29**, 442 (1948).

Laubry, C., De Balsac, R.H.: Valeur des érosions costales dans le diagnostic des sténoses isthmiques. Arch. mal. coeur **30**, 963 (1937).

Le Brigand, H.L., Wapler, C., Cordey, F., Roussel, A., Defresne: Lipomes et tumeurs lipomateuses du mediastin. J. franç. méd. Chir. Thor. **14**, 417 (1960).

Leader, S.A.: Tuberculosis of the ribs. Amer. J. Roentgenol. **63**, 354 (1950).

Leak, D.: Rib notching in Marfan's syndrome. Amer. Heart J. **71**, 387 (1966).

Leger, L., Moinnereau, R.: Tuméfaction douloureuse de la jonction chondro-costale (syndrome de Tietze). Presse méd. **58**, 336 (1950).

Lehmann, W.: Hypernephrommetastasen des Skelettsystems. Arch. klin. Chir. **170**, 331 (1932).

Lenk, R.: Röntgendiagnostik der intrathorakalen Tumoren und ihre Differentialdiagnose. In: Handbuch der Röntgenkunde, Bd. I. Wien: Springer 1929.

Lennert, K.: Über ein lipoblastisches Sarkom des Mediastinums, zugleich ein Beitrag zur Kenntnis der bösartigen Fettgewebsgeschwülste. Frankf. Z. Path. **61**, 78 (1949).

Leri, Moulin de Teyssieu: Les paralysies douloureuses du plexus brachial par tuberculose pleuro-pulmonaire du sommet. Bull. Soc. méd. Hôp. Paris **1917**, 1309.

Leszler, A.: Ein Fall von Retikuloendotheliose mit Knochenveränderungen. Röntgenpraxis **10**, 467 (1938).

Leszler, A.: Beiträge zur Frage der Geschwülste der oberen Lungenfurche. Röntgenpraxis **14**, 332 (1942).

Letterer, E.: Aleukämische Retikulose (ein Beitrag zu den proliferativen Erkrankungen des Reticuloendothelialapparates). Frankf. Z. Path. **30**, 377 (1924).

Lettow, F.: Ein Beitrag zum Myelom der Wirbelsäule. Z. Orthop. **82**, 505 (1952).

Leucutia, T., Cook, J.C.: Malignant degeneration of benign giant-cell tumor of bone. Amer. J. Röntgenol. **62**, 685 (1949).

Levin, B.: Neurofibromatosis: clinical and roentgen manifestations. Radiology **71**, 48 (1958).

Levin, B.: Gaucher's disease; clinical and roentgenologic manifestation. Amer. J. Roentgenol. **85**, 685 (1961).

Levin, B., Rigler, L.G.: Rib notching following subclavian artery obstruction. Radiology **62**, 660 (1954).

Lewin, H., Stein, J.M.: Solitary plasma cell myeloma with new bone formation. Amer. J. Roentgenol. **79**, 630 (1958).

Lewis, R.W.: Cases of nonspecific bone infection with unusual or obscure features. Amer. J. Roentgenol. **46**, 659 (1941).

Lewis, R.W.: Osteoid osteoma. Amer. J. Roentgenol. **52**, 70 (1944).

Lewis, W.H.: Mesenchyme and mesotheliome. J. exp. Med. **38**, 257 (1923).

Lichtenstein, H.: Die Klinik und Pathologie der primären Pleuratumoren. Dtsch. Z. Chir. **233**, 29 (1931).

Lichtenstein, L.: Polyostotic fibrous dysplasia. Arch. Surg. **36**, 874 (1938).

Lichtenstein, L.: Aneurysmal bone cyst. Cancer 3, 279 (1950).

Lichtenstein, L.: Histiocytosis X. (Integration of eosinophilic granuloma of bone, Letterer-Siwe disease and Schüller-Christian disease as related manifestations of a single nosologic entity. Amer. med. Ass. Arch. Path. **56**, 84 (1953).

Lichtenstein, L.: Histiocytosis X (Eosinophilic granuloma of bone, Letterer-Siwe disease, and Schüller-Christian disease). Further observations of pathological and clinical importance. J. Bone Joint Surg. **46A**, 76 (1964).

Lichtenstein, L.: Bone tumors. St. Louis: Mosby 1965.

Lichtenstein, L., Jaffe, H.L.: Eosinophilic granuloma of bone. Amer. J. Path. **16**, 595 (1940).

Lichtenstein, L., Jaffe, H.L.: Fibrous dysplasia of bone: A condition affecting one, several or many bones, the graver cases of which may present abnormal pigmentation of skin, premature sexual development, hyperthyroidism or still other extraskeletal abnormalities. Arch. Path. **33**, 777 (1942).

Lindblom, K.: Subcostal swelling of soft tissues in osteochondritis. Acta. radiol. **25**, 610 (1944).

Lindbom, A., Söderberg, G., Spjut, H.J.: Primary chondrosarcoma of bone. Acta radiol. **55**, 161 (1961).

Lindqvist, S., Bergstrand, H.: Zur Klinik und Pathologie des primären begrenzten Pleuramesothelioms. Acta. chir. scand. **72**, 115 (1932).

Lindskog, G.E., Liebow, A.A.: Thoracic surgery and related Pathology. New York: Appleton-Century-Crofts 1953.

Lingley, J.R.: Case report from the weekly Seminar of the Department of Roentgenology, Mass. Gen. Hosp. Amer. J. Roentgenol. **41**, 851 (1939).

Lischi, G., Menichini, G.: Ewing-tumor of costal origin. Riv. clin. pediat. **57**, 741 (1956).

Lob, A.: Über primäre Pleura- u. Lungenrandkrebse. Langenbecks Arch. klin. Chir. **273**, 530 (1953).

Lob, A., Weiss, A.: Zur Klinik und Diagnostik maligner Pleurageschwülste. Med. Klin. **1952**, 468.

LOCKWOOD, C.D.: Malignant tumors of the wall of the chest. Arch. Surg. **17**, 457 (1928).

LÖBLICH, H.J.: Die neurogene Gruppe der Tumoren mit PANCOAST-Syndrom. Z. Krebsforsch. **58**, 576 (1952a).

LÖBLICH, H.J.: Uber PANCOAST-Tumoren. Verh. dtsch. path. Ges. 364 (1952b).

LÖFGREN, L.: Osteoid-osteoma. Acta chir. scand. **104**, 383 (1952).

LOEPP, W.: Die EWING-Tumoren. Fortschr. Röntgenstr. **58**, 420 (1938).

LONGIN, F.R.: Zur Erkennung der Aortenisthmusstenose im Röntgenbild. Fortschr. Röntgenstr. **94**, 324 (1961).

LOOP, J.W., AKESON, W.H., CLAWSON, D.K.: Acquired thoracic abnormalities in neurofibromatosis. Amer. J. Roentgenol. **93**, 416 (1965).

LOPEZ FERNANDEZ, F., FUSTE, R.: Carcinoma primitivo del pulmon, ofreciendo et cuadro de un sindrome de PANCOAST. Rev. med. cuba. **48**, 1106 (1937).

LOVE, F.M., FASHENA, G.: Eosinophilic granuloma of bone and Hand-Schüller-Christian disease. J. Pediat. **32**, 46 (1948).

LOWYS, P.: À propos d'un schwannome du nerf intercostal. J. franç. méd. chir. thorac. **8**, 439 (1954).

LUBERT, M.: Actinomycosis of vertebrae. Amer. J. Roentgenol. **51**, 669 (1944).

LÜDEKE, H.: Zur Differentialdiagnose der Geschwülste der Lungenkuppel. Arch. klin. Chir. **273**, 526 (1953).

LÜDIN, M.: Über Lymphogranulomatose (Diagnose und Therapie). Strahlentherapie **74**, 367 (1943).

LUGUE, M.J.: Osteosarcoma costali, Historia Clinica. Rev. Fac. Méd. Bogota **13**, 219 (1944).

LYFORD, J. III: Disseminated (miliary)tuberculosis of bone with multiple localizations in skeleton. J. Bone Joint Surg. **25**, 453 (1943).

LYON, E.: Leukämie und Wirbelsäule. Acta. radiol. **17**, 506 (1936).

LYONS, C.G.: Fibrin bodies. Amer. J. Roentgenol. **42**, 532 (1939).

MAC DONALD, I., BUDD, J.W.: Osteogenic sarcoma; I. A modified nomenclature and a review of 118 five year cures. Surg. Gynec. Obstet. **77**, 413 (1943).

MACHT, S.H., ROMAN, P.W.: The radiologic changes of sickle cell anemia. Radiology **51**, 697 (1949).

MACMANUS, J.E., MCCORMICK, R.C., FECHER, M.P.: Problems in the management of anterior chest wall tumors. Surgery **34**, 245 (1953).

MAGNUS, H.A., WOOD, H.L.-C.: Primary Reticulosarcoma of Bone. J. Bone Joint Surg. **38 B**, 258 (1956).

MAHOUDEAU, D., COUJARET, J.: Un cas de syndrome de PANCOAST et TOBIAS provoqué par un absces froid tuberculeux. Sem. Hôp. **42**, 1196 (1945).

MAIER, H.C.: Intrathoracic pheochromocytoma with hypertension. Ann. Surg. **130**, 1059 (1949).

MAIER, H.C.: Diskussionsbeitrag zu GODWIN et al. J. thorac. Surg. **20**, 193 (1950).

MAIER, H.C., HUMPHREYS, G.H.II: Intrathoracic pheochromocytoma. J. thorac. Surg. **36**, 625 (1958).

MAIER, H.C., STOUT, A.P.: Congenital arteriovenous fistulas of the thoracic wall. Circulation **1**, 809 (1950).

MAKKAS, M.: Zur Diagnose und Behandlung der intrathorakalen Tumoren neurogenen Ursprungs. Bruns Beitr. klin. Chir. **159**, 276 (1934).

MAKRYCOSTAS, K.: Über das Wirbelangiom, -lipom und -osteom. Virchows Arch. path. Anat. **265**, 259 (1927).

MALAMOS, B., PAPAVASILIOU, C., AVRAMIDIS, A.: Tumour simulating intrathoracic extramedullary hemopoesis. Acta radiol. **57**, 227 (1962).

MALCOLMSON, P.H.: Apical lung tumors. Canad. med. Ass. J. **57**, 21 (1947).

MALLAMS, J.T., PAULSON, D.L., COLLIER, R.E., SHAW, R.R.: Presurgical irradiation in bronchogenic carcinoma, superior sulcus type. Radiology **82**, 1050 (1964).

MALLORY, T.B.: Cavernous hemangioma of left 6th rib. New Engl. J. Med. **225**, 305 (1941).

MALLORY, T.B.: Medical progress: pathology, diseases of bone. New Engl. J. Med. **227**, 955 (1942).

MANDEVILLE, F.B.: Calcification in sympathoblastoma (neuroblastoma). Radiology **53**, 403 (1949).

MANDL, F., DWEK, J.: An appeal for a more radical attitude in the treatment of bone cysts and giant-cell tumors. J. Internat. Coll. Surg. **9**, 79 (1946).

MARCHAL, J., DUHAMEL, G.: Aspects cliniques et radiologiques des lésions osseuses du myelome. Sang **31**, 97 (1960).

MARCIL, G.E., CRAWFORD, B.L.: Primary carcinoma of the lung occurring in the apex. Amer. J. Cancer **26**, 137 (1936).

MARCOLONGO, F., FERABOLI, P.C.: Fibroma del mediastino con sindrome di PANCOAST. Minerva med. **1**, 612 (1948).

MARIE, J.CH.: Ostéochondrome costal: diagnostic par pneumothorax explorateur et pleuroscopique. J. franç. méd. Chir. Thor. **3**, 96 (1949).

MARKOFF, N.: Die myelogene Osteopathie. Ergebn. inn. Med. **61**, 132 (1942).

MARQUES, P., HEMOUS, G., PIANEL, H.: Syndrome de PANCOAST-TOBIAS, première manifestation de la maladie de Hodgkin, étude radiologique duncas. J. Radiol. Electrol. **33**, 716 (1952).

MARTEL, W., DUFF, I.F.: Pelvo-spondylitis in rheumatoid arthritis. Radiology **77**, 744 (1961).

MARTELLE, R.R., MOSS, A.: Fifty-three cases of coarctation of aorta. Amer. med. Ass. J. Dis. Child. **103**, 556 (1962).

MARTENSTEIN, H.: Knochenveränderungen bei lymphatischer Leukämie. Fortschr. Röntgenstr. **34**, 765 (1926).

MARTIN, E.: Lymphogranulome, Lymphosarcome, et réticulosarcome. Radiol. clin. **20**, 295 (1951).

Masson, P.: Experimental and spontaneous schwannomas (peripheral gliomas). Amer. J. Path. **8**, 367 (1932).

Mathes, H.G., Thelen, A.: Ermüdungsbruch der Rippen mit typischer Lokalisation. Chirurg **11**, 537 (1939).

Mathey, J., Blondeau, M., Lehmann, A.: Ostéochondrome costal chez un enfant atteint de maladie ostéogénique. Presse méd. **1947**, 872.

Mathey-Cornat, R., De Fleurian: Sur la pathologie et le diagnostic radiologique du cancer apical pulmonaire et des tumeurs malignes péri-apicales (Syndrome de Pancoast et Tobias). Acta. radiol. **29**, 19 (1948).

Matissek, H., Wilhelm, E.: Das Chondrom des Brustbeins. Bruns Beitr. klin. Chir. **190**, 301 (1955).

Matson, R.C.: Removal of a tumor of bony chest wall. Surg. Clin. N. Amer. **14**, 1427 (1934).

Matzner, R.: Ein Beitrag zur Ollierschen Wachstumsstörung. Fortschr. Röntgenstr. **78**, 480 (1953).

Mauclaire, Kuss: Ostéochondrosarcoma des côtes. Bull. mem. Soc. anat. Paris **94**, 444 (1924).

Mauer, E., Blades, B.: Hernia of the lung. J. thorac. Surg. **15**, 77 (1946).

Maul, H.G.: Bone and joint lesions of yaws with x-ray findings in twenty cases. Amer. J. Roentgenol. **6**, 423 (1919).

Maurer, A., Sauvage, R., Mathey, J.: 8 observations de tumeurs intrathoraciques d'origine nerveuse. Mem. Acad. Chir. Paris **71**, 19 (1945).

Maurer, E., De Stefano, G.A.: Eosinophilic granuloma of rib. J. thorac. Surg. **17**, 350 (1948).

Maurer, H.J.: Sklerotische Wirbelveränderungen bei einem Plasmocytom. Fortschr. Röntgenforsch. **89**, 114 (1958).

Maximow, A.: Über das Mesothel (Deckzellen der serösen Häute) und die Zellen der serösen Exsudate. Untersuchungen an entzündetem Gewebe und an Gewebskulturen. Arch. exp. Zellforsch. **4**, 1 (1927).

Mayer, L.: Chondrosarcoma of the rib. J. Mt. Sinai Hosp. **7**, 467 (1941).

Mazzei, T.: Tuberculoma mammario d'origine costale. Policlinico (sez. prat.) **39**, 28 (1932).

McCarthy, W.D., Pack, G.T.: Malignant blood vessel tumors; report of fifty-six cases of angiosarcoma and Kaposi's sarcoma. Surg. Gynec. Obstet. **91**, 465 (1950).

McCord, M.C., Bavendam, F.A.: Unusual causes of rib notching. Amer. J. Roentgenol. **67**, 405 (1952).

McCormack, K.J., Gallivan, W.F.: Hemangiopericytoma. Cancer **7**, 595 (1954).

McKeever, F.M.: Osteoid-Osteoma. West. J. Surg. **58**, 213 (1950).

McLeish, G.R., Adler, D.: A case of intrathoracic pheochromocytoma with hypertension. Acta med. scand. **152**, 135 (1955).

McNamara, W.L., Sargent, W.F., Costich, K.J.: Giant sarcoma of the pleura. Report of a case. Arch. Surg. (Chic.) **55**, 632 (1947).

McWhorter, J.E.: Malignant epithelial tumors of the neck of unknown origin. Ann. Surg. **90**, 1 (1929).

Mendelsohn, H.J., Kay, E.B.: Intrathoracic meningocele. J. thorac. Surg. **18**, 124 (1949).

Mendl, K., Saxl, O.: Bone changes in leukemia. Amer. J. Roentgenol. **44**, 31 (1940).

Meng, C.M., Chen, H.I.: Association of intrathoracic lesions with bone and joint tuberculosis. J. Bone Joint Surg. **17**, 552 (1935).

Mercade, S.: Tuberculose des cartilages costaux. J. chir. **12**, 159 (1914).

Merchant, F.T.: Solitary myeloma of rib simulating mediastinal tumor. Surgery **31**, 285 (1952).

Meszaros, W.T., Guzzo, F., Schorsch, H.: Neurofibromatosis. Amer. J. Roentgenol. **98**, 557 (1966).

Meyer, A., Monod, O., Penteuil, G., Gelin, J.: Un cas de neurinome intrathoracique axillaire. J. franç. méd. chir. thorac. **8**, 299 (1954).

Meyer-Borstel, H.: Die zystische Knochenmarkskarzinose und verschiedene andere Typen von generalisierter Skelettkarzinose im Röntgenbild. Röntgenpraxis **2**, 604 (1930).

Meyer, W.C.B.: Cystic disease of first rib causing lower-arm (Klumpke) type of paralysis. Brit. J. Surg. **9**, 224 (1921).

Meyerding, H.W.: Benign and malignant giant-cell tumors of bone; diagnosis and result of treatment. J. amer. med. Ass. **117**, 1849 (1941).

Michas, P.A.: Intrathorakale Fibrome. Thoraxchirurgie **1**, 245 (1953/54).

Michelssohn, F.: Ein Beitrag zur Frage der primären infektiösen Osteomyelitis der Rippen. Arch. klin. Chir. **122**, 314 (1923).

Mignon, F.: Ein Granulationstumor des Stirnbeins. Fortschr. Röntgenstr. **42**, 749 (1930).

Miller, G.: Die Knochenveränderungen bei der Neurofibromatose Recklinghausen. Fortschr. Röntgenstr. **78**, 669 (1953).

Miller, J.W.: Ein Paragangliom des Brustsympathicus. Zbl. allg. Path. path. Anat. **35**, 85 (1924).

Moberg, E.: Die Corticalisosteoide, ein differentialdiagnostisch interessanter Typus von lokalisierter Skelettveränderung. Arch. klin. Chir. **202**, 553 (1941).

Moberg, E.: The natural course of osteoid osteoma. J. Bone Joint Surg. **33A**, 166 (1951).

Moberg, E.: Further observations on Corticalisosteoid or osteoid-osteoma. Acta. radiol. **38**, 279 (1952).

Mönkeberg, J.C.: Endotheliom. Ergebn. allg. Path. path. Anat. **10**, 789 (1904).

Moersch, H.J., Hinshaw, H.C., Wilson, I.H.: Apical lung tumor or so-called superior pulmonary sulcus tumor. Minnesota Med. **23**, 221 (1940).

Molle, W.E.: Pulsating tumors of sternum and occiput due to metastatic carcinoma of thyroid gland. Ohio Stat. med. J. **39**, 346 (1943).

Monro, R.S.: The morphology of the branchial glomera and their tumours, with a report of a case of aortico-pulmonary glomus tumour. Brit. J. Surg. **38**, 105 (1950).

MONTAG, H., OBERWITTLER: Über ein Hämangiotheliom des Schienbeines. Fortschr. Röntgenstr. **86**, 95 (1957).

MONTGOMERY, J.G., LUTZ, H.: Hernia of the lung. Ann. Surg. **82**, 220 (1925).

MORANDO, G.C.: La carie costale. Minerva Chir. **2**, 13 (1947).

MOREAU, R., BOUDIN, G., MONOD, O.: Neurinome mediastinal du nerf phrenique gauche au cours d'une maladie de Recklinghausen. Ablation. Développement in situ deux ans plus tard d'une tumeur sarcomateuse. Bull. soc. méd. hôp. Paris **583**, 588 (1947).

MORRIS, H.J., HARKEN, D.E.: Superior pulmonary sulcus tumor of Pancoast in relation to Hare's syndrome. Ann. Surg. **112**, 1 (1940).

MORRISON, I.M.: Tumors and cysts of the mediastinum. Thorax **13**, 294 (1958).

MORTON, C.B.: Tumor of bony thoracic wall. Amer. J. Surg. **8**, 995 (1930).

MORTON, J.J., MIDER, G.B.: Chondrosarcoma. Ann. Surg. **126**, 895 (1947).

MOSCHOWITZ, E.: Superior sulcus tumor. J. Mt. Sinai Hosp. **3**, 198 (1937).

MOTTRAM, M.E., HILL, A.H.: Diaphyseal Dysplasia. Amer. J. Roentgenol. **95**, 162 (1965).

MOTULSKY, A.G., ROHN, R.J.: TIETZE's syndrome: cause of chest pain and chest wall swelling. J. Amer. med. Ass. **152**, 504 (1953).

MOTYCKA, E.: Ein ungewöhnliches Rippenchondrom. Wien. klin. Wschr. **68**, 827 (1956).

MOURA, P., RODRIGUES, F.: Osteochondroma da primeira costela. Rev. Brasil Cir. **4**, 129 (1935).

MÜHLFELDER, W.: Die selbständige, isolierte Tuberculose der Rippenknorpel. Dtsch. Z. Chir. **246**, 129 (1936).

MÜLLER, E.: Über hereditäre multiple cartilaginäre Exostosen und Ecchondrosen. Beitr. Path. Anat. allg. Path. **57**, 232 (1913/14).

MUJAHED, Z., VASILAS, A., EVANS, J.A.: Hemangiopericytoma; report of four cases with review of literature. Amer. J. Roentgenol. **82**, 658 (1959).

MURKEN, J.D.: Über multiple cartilaginäre Exostosen. Zur Klinik, Genetik und Mutationsrate des Krankheitsbildes. Z. Vererbungsl. **36**, 469 (1963).

MURRAY, M.R., STOUT, A.P.: Schwann cell versus fibroblast as the origin of the specific nerve sheath tumor. Observations upon normal nerve sheaths and neurilemomas in vitro. Amer. J. Path. **16**, 41 (1940).

MURRAY, M.R., STOUT, A.P.: Characteristics of human Schwann cells in vitro. Anat. Rec. **84**, 275 (1942).

MYRE, T.T., KIRKLIN, J.W.: Resection of tumors of the sternum. Ann. Surg. **144**, 1023 (1956).

NAEF, A.-P.: Le fibrosarcome thoracique. Poumon **10**, 133 (1954).

NAEGELI, TH.: Zur Differentialdiagnose einiger Lungen- und Mediastinalerkrankungen unter besonderer Berücksichtigung des Röntgenbildes. Röntgenpraxis **2**, 223 (1930).

NANSON, E.M.: Thoracic meningocele associated with neurofibromatosis. J. thorac. Surg. **33**, 650 (1957).

NAUMANN, W.: Zur Frage funktioneller Zusammenhänge zwischen Knochenmark und Knochen. Fortschr. Röntgenstr. **77**, 304 (1952).

NEIL, pers. comm., zit. n. SAMSON, P.C., HAIGHT, C.: Giant-cell bone tumor of costal origin. J. amer. med. Ass. **105**, 1020 (1935).

NELATON, E.: D'une nouvelle espèce de tumeurs bénignes des os, ou tumeurs à myéloplaxes. Paris: Delahaye 1860.

NESE, G.: Intrathoracic neurogenic tumors. Acta chir. scand. **114**, 10 (1957).

NEYSES, O.: EWING-Sarkom einer Rippe: Knochenregeneration nach Röntgenbestrahlung. Zbl. Chir. **75**, 629 (1950).

NIDA, S. von: Ein Beitrag zum Corticalis-Osteoid. Chirurg **19**, 420 (1948).

NIGST, P.F.: Über einen Fall von multiplen Chondromen der Rippen. Schweiz. med. Wschr. **54**, 70 (1924).

NISSEN, R.: Ausgedehnte Lungenresektion bei der Exstirpation eines Brustwandsarkoms. Dtsch. Z. Chir. **245**, 485 (1935).

NISSEN, R.: Chirurgische Möglichkeiten in der Behandlung der Hypertonie. Mschr. Psychiat. Neurol. **117**, 316 (1949).

NOETZLI, M., STEINBACH, H.L.: Subperiosteal erosion of the ribs in hyperparathyroidism. Amer. J. Roentgenol. **87**, 1058 (1962).

NOODT, H.: Pancoast-Tumoren. Münch. med. Wschr. **97**, 759 (1955).

OBERLING, CH.: Les réticulo-sarcomes et les réticulo-endothélio-sarcomes de la moelle osseuse. Bull. Canc. **17**, 259 (1928).

OBERLING, CH., RAILEANU, C.: Nouvelles recherches sur les réticulo-sarcomes de la moelle osseuse (sarcomes de Ewing). Bull. Ass. franç. Étude Canc. **1932**, 21.

OBERMAN, H.A.: Idiopathic histiocytosis. A clinicopathologic study of 40 cases and review of the literature on eosinophilic granuloma of bone, Hand-Schüller-Christian disease and Letterer-Siwe disease. Pediatrics **28**, 306 (1961).

OBSTMAYER, J.: Aussprache zu WICHTL. Fortschr. Röntgenstr. **69**, 233 (1944).

OCHSNER, A. JR., LUCAS, G.L., McFARLAND, G.B. JR.: Tumors of the thoracic skeleton. J. thorac. Surg. **52**, 311 (1966).

ODELBERG-JOHNSON, O.: Osteosclerotic changes in myelomatosis, report of a case. Acta radiol. **52**, 139 (1959).

ODOM, J.A., DE MUTH, W.E., CARLISLE, P., BLAKEMORE, W.S.: Chest wall chondrosarcoma in youth. J. thorac. Surg. **50**, 550 (1965).

Oehlecker: Eine seltene Rippengeschwulst. Zbl. Chir. **74**, 1307 (1949).

Oestern, H.F.: Beitrag zur Kenntnis der intrathorakalen Lipome. Zbl. Chir. **72**, 591 (1947).

Oliver, R.L.: Malignant epithelial tumors of the neck. Amer. J. Cancer **23**, 16 (1935).

Ollier, L.: Exostose ostéogeniques multiples. Lyon méd. **88**, 484 (1898).

Ollier, L.: De la dyschondroplasie. Bull. Soc. Chir. Lyon **3**, 22 (1900).

Olshausen: Abszeßschatten bei Karies der rechten 1. Rippe. Röntgenpraxis **7**, 560 (1935).

O'Neal, L.W., Ackerman, L.V.: Cartilaginous tumors of ribs and sternum. J. thorac. Surg. **21**, 71 (1951).

O'Neill, J.F., Skromak, S.J., Casey, P.R.: Eosinophilic granuloma of ribs. J. thorac. Surg. **29**, 528 (1955).

Oosthuizen, S.F., Smith, B.: Radiological case book, XXXI; Tumours at the pulmonary apex. S. Afr. med. J. **24**, 944 (1950).

Otani, S., Ehrlich, J.C.: Solitary granuloma of bone simulating primary neoplasm. Amer. J. Path. **16**, 479 (1940).

Ott, A.: Seltene Rippenanomalien. Fortschr. Röntgenstr. **98**, 170 (1963).

Ottani, G.: Meningocele intrathoracico. Ann. radiol. diag. **23**, 416 (1951).

Outerbridge, R.E.: Malignant adenoma of thyroid with secondary metastases to bone, with discussion of so-called "benign metastasizing goiter". Ann. Surg. **125**, 282 (1947).

Overholt, R.H., Ramsay, B.H., Meissner, W.A.: Intrathoracic pheochromocytoma. Dis. Chest **17**, 55 (1950).

Pachter, M.R.: Mediastinal nonchromaffin Paraganglioma. J. thorac. Surg. **45**, 152 (1963).

Pack, G.T., Eberhart, W.F.: Rhabdomyosarcoma of skeletal muscle. Surgery **32**, 1032 (1952).

Paget, S.: The Surgery of the Chest. New York: Treat 1897.

Palugyay, J.: Wien. med. Wschr. **11**, 515 (1920).

Pampari, D., Lacerenza, C.: Intrathoracic pheochromocytoma. J. thorac. Surg. **36**, 174 (1958).

Pampari, D., Lacerenza, C.: A case of neurofibroma of the intrathoracic vagus nerve in a woman with Recklinghausen's disease. Surgery **45**, 470 (1959).

Pancoast, H.K.: Importance of careful Roentgen—Ray investigations of apical chest tumors. J. amer. med. Ass. **83**, 1407 (1924).

Pancoast, H.K.: Superior pulmonary sulcus tumor. J. Amer. med. Ass. **99**, 1391 (1932).

Pantlen, H.: Ergebnisse röntgenologischer Skelettuntersuchungen bei Blutkrankheiten unter diff.-diagn. Berücksichtigung der Knochenmarksfibrose. Fortschr. Röntgenstr. **77**, 297 (1952).

Papin, E.: Volumineuse tumeur intrathoracique à point de départ costal. Bord. Chir. **5**, 67 (1934).

Pardal, R.: Cáncer de vértice polmonar. Sindrome ápico-costo-vertebral dolorosa y anginosa. Rev. Assoc. méd. Argent. **46**, 913 (1932).

Pardal, R., Brea, M.M.: Cáncer de ápex tóracopolmonar. Semana méd. **2**, 677 (1933).

Pardal, R., Ferrari, R.C., Itoiz, A.: Cáncer de vertice polmonar, con lesiones coexistentes de tuberculosis. Sindrome de Déjèrine—Klumpke y metastasis vertebral. Semana méd. **2**, 1409 (1933).

Parham, F.W.: Thoracic resection for tumors growing from the bony wall of the chest. Tr. S. Surg. Ass. **2**, 223 (1898).

Park, R.: Chondrosarcoma of the sternum. Intern. Clin. **4**, 198 (1894).

Parker, C.A.: Actinomycosis and Blastomycosis of spine. J. Bone Joint Surg. **5**, 759 (1923).

Parker, F. jr., Jackson, H. jr.: Primary reticulum cell sarcoma of bone. Surg. Gynec. Obstet. **68**, 45 (1939).

Parsons, P.B., Platt, L.: Calcification in abdominal neuroblastoma. Amer. J. Roentgenol. **44**, 175 (1940).

Paschlau, P.: Leukämische Knochenveränderungen im Röntgenbild. Klin. Wschr. **40**, 1430 (1934).

Pascuzzi, C.A., Dahlin, D.C., Clagett, O.: Primary tumors of the ribs and sternum. Surg. Gynec. Obstet. **104**, 390 (1957).

Pasqualucci, V.: Emangioma cavernoso della parete toracica anteriore con estrinsecazione extratoracica e verso il mediastino. Ann. Fac. Med. Perugia **54**, 103 (1962).

Patrassi, G.: Zerstörungsvorgänge am Skelett im Verlauf leukämischer Erkrankungen. Beitr. path. Anat. **86**, 643 (1931).

Paul, L.W., Pohle, E.A.: Solitary myeloma of bone. Radiology **35**, 651 (1940).

Pazzaglia, P.G.: Angioma cavernoso. Riv. Radiol. **3**, 991 (1963).

Peabody, J.W. jr., Strug, L.H., Rives, J.O.: Mediastinal tumors. A survey of modern concepts in diagnosis and management. Arch. intern. Med. **93**, 875 (1954).

Peirce, C.B.: Giant-cell bone tumor; consideration of the morphology of this neoplasm, the response to surgical and radiation therapy, and report in detail of two apparently malignant cases. Amer. J. Roentgenol. **28**, 167 (1932).

Peirce, C.B.: Extrapulmonary tumors of the thorax. Radiology **24**, 467 (1935).

Peirce, C.B., Lampe, I.: Giant-cell bone tumor; further observations on treatment. J. Amer. med. Ass. **107**, 1867 (1936).

Pendergrass, E.P., Lafferty, J.O., Horn, R.C.: Osteogenic sarcoma and chondrosarcoma. Amer. J. Roentgenol. **54**, 234 (1945).

Penfield, W.: Tumors of the sheath of the nervous system. New York: Hoeber 1932.

Pessagno, A., Repossi, G.: Sulle alterazioni ossee del Morbo di Hodgkin. Minerva ortop. **13**, 480 (1962).

Peterson, O.: Rib-notching following Blalock-Taussig-operation. Acta. radiol. **45**, 308 (1956).

PETITJEAN, R., PIERSON, B.: Mesothéliome pleural malin localisé. Presse méd. 71, 1865 (1963).

PFAU, L.: Zur Klinik und Pathologie multipler Hämangiome. Zbl. Chir. 75, 4, 220 (1950).

PFEIFER, W., WEISS, A.: Das Röntgenbild des primären Pleurakrebses. Fortschr. Röntgenstr. 76, 460 (1952).

PFÖRRINGER: Ein Fall von Leukämie mit tumorartigen, zu Spontanfrakturen führenden Markwucherungen. Fortschr. Röntgenstr. 20, 405 (1913).

PHALEN, G.S.: Massive cavernous hemangiomas of the chest wall. Amer. J. Surg. 87, 534 (1954).

PHEMISTER, D.B.: Chondrosarcoma of bone. Surg. Gynec. Obstet. 50, 216 (1930).

PHILIPS, B.: Intrathoracic pheochromocytoma. Arch. Path. 30, 916 (1940).

PIATT, A.D.: Primary Mesothelioma (endothelioma) of pleura. Amer. J. Roentgenol. 55, 173 (1946).

PIEMONTE, M., SIRTORI, C.: I Fibrosarcomi. Milano: Istituto Nazionale per lo Studio e la Cura dei Tumori 1950.

PINES, P., LAVINE, L., GRAYZEL, D.M.: Osteoid-osteoma. Etiology and Pathogenesis, report of 12 new cases. J. int. Coll. Surg. 13, 249 (1950).

PINKUS, F.: Über die Hautveränderungen bei lymphatischer Leukämie und bei Pseudoleukämie. Arch. Dermatol. Syph. 50, 177 (1899).

PINTUS, G.: Sulle complicazioni nervose della sindrome di Pancoast. Riv. neurol. 16, 3 (1946).

PLIESS, G.: Das eosinophile Granuloreticulom. Virch. Arch. path. Anat. 321, 355 (1952).

PLONKIER, M.: Über tumorförmige (extramedulläre heterotope) subpleurale Knochenmarksherde. Virch. Arch. 277, 804 (1970).

POCHACZEVSKY, R., YEN, Y.M., SHERMAN, R.S.: The roentgen appearance of benign osteoblastoma. Radiology 75, 429 (1960).

POHL, R.: Meningocele im Brustraum unter dem Bild eines intrathorakalen Rundschattens. Röntgenpraxis 5, 747 (1933).

POHL, R.: Das periphere Bronchuskarzinom. Fortschr. Röntgenstr. 66, 51 (1942).

POHL, R.: Der Narbenkrebs der Lunge. Fortschr. Röntgenstr. 103, 515 (1965).

POKER, N., FINBY, N., STEINBERG, I.: Subclavian arteries: roentgen study in health and disease. Amer. J. Roentgenol. 80, 193 (1958).

POLK, J.W., BAILEY, A.H., GREGORIADES, D.G., BUCKINGHAM, W.N.: Malignant lesions of the chest wall. Missouri Med. 58, 217 (1961).

POLLAK, A.: Angiosarcoma of the Sternum. Amer. J. Surg. 77, 522 (1949).

POMERANZ, M.M., TUNICK, I.S.: Visualization and obliteration of angiomata by radiopaque solutions. Ann. Surg. 114, 1050 (1941).

PONSETI, I.: Bone lesions in eosinophilic granuloma, Hand-Schüller-Christian disease, and Letterer-Siwe disease. J. Bone Joint Surg. 30A, 811 (1948).

PONSETI, I., BARTA, C.K.: Osteoid osteoma. J. Bone Joint Surg. 29, 767 (1947).

POPPE, J.K., BERG, R.: Resection of chest wall tumors. Northwest Med. 47, 119 (1948).

POPPEL, M.H., GRUBER, W.F., SILBER, R., HOLDER, A.K., CHRISTMAN, R.O.: The Roentgen manifestations of urticaria pigmentosa (Mastocytosis). Amer. J. Roentgenol. 82, 239 (1959).

POPPEL, M.H., LAWRENCE, L.R., JACOBSON, H.G., STEIN, J.: Skeletal tuberculosis. A roentgenographic survey with reconsideration of diagnostic criteria. Amer. J. Roentgenol. 70, 936 (1953).

PORRETTA, C.A., DAHLIN, D.C., JANES, J.M.: Sarcoma in Paget's disease of bone. J. Bone Joint Surg. 39A, 1314 (1957).

PORTER, E.C.: Osteogenesis in multiple myeloma. Radiology 76, 457 (1961).

PORTER, M.: Fibrous dysplasia of bones. Dis. Chest 44, 207 (1963).

POTTER, H.E.: Radiographic findings in osseous and pulmonary blastomycosis. Amer. Quart. Roentgenol. 2, 243 (1910).

POTVIN, M.U.: Un chondrome costal. Bull. Soc. med. hop. Univ. Quebec 34, 355 (1933).

POULSEN, TH., SORENSEN, B.: Pleural mesothelioma. Acta. Radiol. Suppl. 188, 216 (1959).

POULSSON, K.T.: Non-specific osteitis of the rib. Acta radiol. 18, 643 (1937).

POYNTON, F.J., LIGHTWOOD, R.: Lymphatic leukemia with infiltration of periosteum simulating acute rheumatism. Lancet 1932 I, 1192.

PRICOLO, V., LOMONACO, F.: Mesotelioma peduncolato della pleura. Tumori 39, 296 (1953).

PRITCHARD, J.E.: Fibrous dysplasia of bones. Am. J. med. Sc. 222, 313 (1951).

PRITCHARD, J.E., McKAY, J.W.: Osteoid osteoma. Canad. med. Ass. J. 58, 567 (1948).

PROPERZI, E.: Manifestazioni scheletriche del limfogranuloma maligno. Radiol. med. 37, 287 (1951).

PRUVOST, SAUVAGE, DEPIERRE: Neurinome intrathoracique axillaire. J. franç. méd. chir. thorac. 2, 140 (1951).

PUHL, H.: Über Bau und Wesen der lokalisierten braunen Geschwülste und Cysten des Knochenmarks. Arch. klin. Chir. 186, 186 (1936).

PUHL, H.: Über Bau und Wesen der lokalisierten braunen Riesenzellgeschwülste des Knochenmarks. Beitr. path. Anat. 98, 335 (1937).

RAMSTRÖM, S., HELLSTEN, H.: Surgical treatment of three cases of pleural sarcoma. J. thorac. Surg. 21, 116 (1951).

RAVELLI, A.: Zum Röntgenbild des intrathorakalen paravertebralen Neuroms. Krebsarzt 5, 118 (1950).

RAY, B.S.: Tumors at the apex of the chest. Surg. Gynec. Obstet. 67, 577 (1938).

REBATTU: Paralysie récurrentielle bilatérale et syndrome de Claude Bernard-Horner, au cours de l'évolution d'un cancer de l'oesophage. J. méd. Lyon 13, 445 (1932).

RECKLINGHAUSEN, F. VON: Die fibröse oder deformierende Ostitis, die Osteomalacie und die osteoplastische Carcinose, in ihren gegenseitigen Beziehungen. Berlin: Festschr. Rudolf Virchow 1891.

REDLICH, F.: Zur Diagnose der neurogenen Tumoren des Mediastinums. Wien. med. Wschr. 1926, 737.

REICHELT, A.: Zur besonderen Zytomorphogie des solitären Pleuramesothelioms. Zbl. allg. Path. 106, 138 (1964).

REIFENSTEIN, G.H., LEVINE, S.A., GROSS, R.E.: Coarctation of aorta: review of 104 autopsied cases of "adult type", 2 years of age or older. Amer. Heart. J. 33, 146 (1947).

REINHARDT, K.: Über das Osteoid-Osteom und seine Differentialdiagnose. Fortschr. Röntgenstr. 75, 717 (1951).

REISNER, A., BRADA, H.: Lymphogranulomatose der Knochen. Röntgenpraxis 5, 182 (1933).

REISNER, K., HUZLY, A.: Pleurogene Tumoren und Pseudotumoren der Pleura. Die Mesotheliome und ihre Einordnung. Fortschr. Röntgenstr. 106, 775 (1967a). und 107, 68 (1967b).

REMIGOLSKI, S.: Über das zwerchsackartige Brustwandlipom. Zbl. Chir. 85, 89 (1958).

REMY, D.: Die Mastocytose. Dtsch. med. Wschr. 82, 719 (1957).

RENDU, R.: Syndrome oculo-sympathique paralytique et cancer oesophagien. Lyon méd. 150, 547 (1932).

RESINK, J.E.J.: Ein Fall von Hämangio-Endothelioma des Skeletts. Fortschr. Röntgenstr. 80, 732 (1954).

REST, A.: Persistent fibrin bodies, a problem in diagnosis. Amer. J. Roentgenol. 43, 360 (1940).

REYES, C.: Anterior thoracotomy of chondrosarcoma of rib. Philippine Island M.A. 5, 268 (1925).

RICALDONI, A.: Paralisis atrofica radicular inferior del plexo braquial por esclerosis epiteliomatosa procedento del domo pleural en el curso de un cancer latente del pulmon. Las lesiones irradientes del domo pleural. An. Fac. med. Montevideo 1918, 770.

RICHARDSON, W.G.: Enchondroma of the manubrium sterni successfully removed by operation. Brit. med. J. 1913, 985.

RICHTER, K., WILLAMOWSKI, G., MOTSCH, K.: Über die Bedeutung der Arteria lusoria bei Koarktation der Aorta. Fortschr. Röntgenstr. 104, 766 (1966).

RITSCHIE, G., ZEIER, F.G.: Hemangiomatosis of the skeleton and the spleen. J. Bone Joint Surg. 38A, 115 (1956).

ROBERG, O.T.: Chondrosarcoma, the relation of structure and location to the clinical course. Surg. Gynec. Obstet. 61, 68 (1935).

ROBERT-DIDIER: Transformation and chondrosarcoma. Presse Med. 43, 915 (1935).

ROBERTSON, H.E.: Endothelioma of the pleura. J. Cancer Res. 8, 317 (1924).

ROBINSON, A.E., THOMAS, R.L., MONSON, D.M.: Aneurysmal bone cyst of rib. Amer. J. Roentgenol. 100, 526 (1967).

ROCK, F.: Contributo alla cognoscenza dei fibrosarcomi dell'osso. Tumori 39, 475 (1953).

RÖSLER, H.: Beiträge zur Lehre von den angeborenen Herzfehlern; Untersuchungen an zwei Fällen von Isthmusstenose der Aorta. Wien. Arch. inn. Med. 15, 521 (1928).

ROMANO, N., EYHERABIDE, R.: Consideraciones sobre el sindrome ápico-costo-vertebral doloroso. Rev. Asoc. méd. Argent. 51, 442 (1937).

ROMANO, N., EYHERABIDE, R.: The apical form of bronchopulmonary cancer. Amer. J. Roentgenol. 61, 457 (1949).

ROSKE, G.: Eine eigenartige Knochenerkrankung im Säuglingsalter. Mschr. Kinderheilk. 47, 385 (1930).

ROSS, P., LOGAN, W.: Roentgen findings in extramedullary hematopoiesis. Amer. J. Roentgenol. 106, 604 (1969).

ROSSI, R.: Sul mesothelioma pleurico e suo trattamento chirurgico. Arch. Chir. Torace 10, 215 (1953).

ROURKE, J.A., HESLIN, D.J.: Gaucher's disease. Roentgenologic bone changes over 20 years interval. Amer. J. Roentgenol. 94, 621 (1965).

ROWE, C.W., HAGGARD, M.E.: Bone infarcts in sickle cell anemia. Radiology 68, 661 (1957).

ROWLAND, R.S.: Xanthomatosis and the reticulo-endothelial system. Arch. intern. med. 42, 611 (1928).

ROWLAND, R.S.: Christian's syndrome and lipoid cell hyperplasias of the reticulo-endothelial system. Ann. intern. Med. 2, 1277 (1929).

RUBIN, E.H., ARONSON, W.: Primary neurofibroma of the lung. Amer. Rev. Tuberc. 41, 801 (1940).

RUBIN, S., STRATEMEIER, E.H.: Intrathoracic meningocele. Radiology 58, 552 (1952).

RUCKENSTEINER, P.: Über das eosinophile Skelettgranulom mit Lungenveränderungen. Radiol. Austr. 11, 191 (1961).

RUFFOLO, E.H., CONNOR, R.G.: Malignant hemangioendothelioma of bone presenting as Tietze's syndrome. J. thorac. cardiovasc. Surg. 53, 467 (1967).

RUSSEL, D.S.: Malignant osteoclastoma. And the association of malignant osteoclastoma with Paget's osteitis deformans. J. Bone Joint Surg. 31B, 281 (1949).

RUSSEL, L.W., CHANDLER, F.A.: Fibrous dysplasia of bone. J. Bone Joint Surg. 32A, 323 (1950).

RYPINS, E.L.: An unusual roentgenologic finding in multiple myeloma. Amer. J. Roentgenol. 3, 56 (1933).

RYPINS, E.L.: Blastomycosis of skeletal system. Radiology 22, 77 (1934).

SACCONE, A., COBLENZ, A.: Endothelioma of the pleura with report of two cases. Amer. J. Clin. Path. 13, 186 (1943).

SADROLASCHRAFI, T.: Zur Pathologie und Diagnostik und Therapie der Brustwandtumoren. Dissertation Berlin 1958.

SAFAR, J.: Chondrosarcoma of the chest wall in a 3 month old infant with prolonged survival. Cesk. Pediat. 5, 422 (1964).

SAGHER, F., SCHORR, S.: Bone lesions in urticaria pigmentosa. J. Invest. Dermat. 26, 431 (1956).

SAINI, V.K., WAHI, P.L.: Hourglass transmural type of intrathoracic lipoma. J. thorac. Surg. **47**, 600 (1964).

SAKKA, A.: Fracture spontanée des côtes par ostéite tuberculeuse. Rev. tuberc. **4**, 949 (1938).

SALEEBY, E.R.: Heterotopia of bone marrow without apparent cause. Amer. J. Path. **1**, 69 (1925).

SALVINI, E.: I tumori primitivi delle coste. Radiol. Med. **49**, 721 (1963).

SALZER, G.: Die diff. Pleuratumoren als chirurgisches Problem. Thoraxchirurgie **7**, 377 (1959).

SAMPSON, C.C., SAUNDERS, E.H., GREEN, W.E., LAUREY, J.R.: Liposarcoma developing in a lipoma. Amer. med. Ass. Arch. Path. **69**, 509 (1960).

SAMSON, P.C., HAIGHT, C.: Giant-cell tumors of ribs. J. Amer. med. Ass. **105**, 1020 (1935).

SAMTER, T.G., VELLIOS, F., SHAFER, W.G.: Neurilemoma of Bone: report of 3 cases with review of literature. Radiology **75**, 215 (1960).

SANCHIS-OLMAS, C.: Skeletal tuberculosis. Baltimore: Williams & Wilkins 1946.

SANDKÜHLER, ST., ROEMHELD, L.: Myelome mit plasmozytärem Pleuraerguß. Acta haemat. **18**, 403 (1957).

SANFFORD, M.C.: Giant cartilaginous chest wall tumor. Amer. Surg. **21**, 1217 (1955).

SANGIORGIE, G., PARISI, A.: A case of primary costal osteosarcoma. Minerva chir. **12**, 1461 (1957).

SANO, M., WEISS, E., GAULT, S.: Pleural mesothelioma. J. thorac. Surg. **19**, 783 (1950).

SANTANI, H., FUJII, S.: Über 9 Fälle von Tietze'scher Krankheit. Mitt. med. Akad. Kioto **21**, 1716 (1937).

SANTY, P.: Exérèse étendue de la paroi thoracique pour chondrome costal. Lyon Chir. **34**, 697 (1937).

SANTY, P., DARGENT, M., MARION, P.: Résection subtotale du sternum pour chondrome. Lyon Chir. **41**, 735 (1946).

SANTY, P., GALY, P., TOURAINE, R.G., RIFFAT, G., FORT, V.: Les tumeurs primitives localisées de la prèvre (A propos de 7 cas). Sem. Hôp. Paris **30**, 1233 (1954).

SARGENT, E.N., TURNER, A.F., JACOBSON, G.: Superior marginal rib defects. An etiologic classification. Amer. J. Roentgenol. **106**, 491 (1969).

SAUPE, E.: Über Knochenveränderungen bei Lymphogranulomatose. Röntgenpraxis **2**, 397 (1930).

SCAGLIETTI, O., CALANDRIELLO, B.: Ossifying parosteal sarcoma. Parosteal osteoma or juxtacortical osteogenic sarcoma. J. Bone Joint Surg. **44A**, 635 (1962).

SCAGLIETTI, O., FINESCHI, G.: I sarcomi gigantocellulari (Varieta a malignita locale). Arch. Putti **7**, 40 (1957).

SCANLON, P.W.: Radiotherapy of Ewing's sarcoma. Amer. J. Roentgenol. **87**, 504 (1962).

SCHÄRER, K.: Ungewöhnlicher Amyloidtumor bei Plasmocytom. Oncologia **4**, 180 (1951/52).

SCHAIRER, E.: Über eine eigenartige Erkrankung des kindlichen Schädels (Osteomyelitis mit eosinophiler Reaktion). Zbl. allg. Path. path. Anat. **71**, 113 (1938).

SCHAJOWICZ, F.: Sobre la degeneracion y la variedad maligna de los tumores a celulas gigantes. Rev. Ortop. Traumatol. **10**, 349 (1941).

SCHAMAUN, M.: Die Problematik der chirurgischen Behandlung des diffusen Mesothelioms durch Pleuropneumektomie. Helv. Chir. Acta. **29**, 7 (1962).

SCHATZKI, S.C., DUDLEY, H.R.: Bone Sarcoma complicating Paget's disease. A report of 3 cases with long survival. Cancer **14**, 517 (1961).

SCHEIDEGGER, J.: Über die sog. Endotheliome der Pleura. Z. Krebsforsch. **42**, 93 (1935).

SCHEINKER, J.: Myelom und Nervensystem. Dtsch. Z. Nervenheilk. **147**, 247 (1938).

SCHILLER, H.: Lipomata in sarcomatous transformation. Report of two cases. Surg. Gynec. Obstet. **27**, 218 (1918).

SCHINZ, H.R., BAENSCH, W.E., FRIEDL, E., UEHLINGER, E.: „Lehrbuch der Röntgendiagnostik" Bd. I. S. 464 GEORG THIEME, Stuttgart (1952).

SCHINZ, H.R., UEHLINGER, E.: Hypernephrom und seine Knochenmetastasierung. Acta radiol. **14**, 56 (1933).

SCHLUMBERGER, H.G.: Fibrous dysplasia of single bones (monostotic fibrous dysplasia). Mil. Surg. **99**, 504 (1946).

SCHMIDT, S.: Ostéome-ostéoide. Rev. orthop. **35**, 427 (1949).

SCHMORL, G.: Die pathologische Anatomie der Wirbelsäule. Verh. dtsch. orthop. Ges. **21**, 3 (1927).

SCHNEIDER, P.W.: Osteosklerotisch-osteolytische Mischform der Lymphogranulomatose. Fortschr. Röntgenstr. **83**, 736 (1955).

SCHNEIDER, V., SCHIMKE, K.: Progressive Osteolyse bei hämangiomatosen Knochen- und Weichteilprozessen. Fortschr. Röntgenstr. **106**, 580 (1967).

SCHNEIDER, V., ZIMMERMANN, H.D., WALZ, L.: Über Corpora libera der Pleurahöhle. Fortschr. Röntgenstr. **113**, 437 (1970).

SCHNETZ, H., SALIS, R.: Beitrag zur Klinik der Geschwülste der oberen Lungenfurche (Pancoast-Tumoren). Wien. klin. Wschr. **59**, 89 (1947).

SCHOEN, H.: Chondrome seltener Lokalisation, seltenen Ausmaßes und z.T. seltenen Verlaufs. Röntgenpraxis **93**, 12 (1940).

SCHOPFNER, CH.E., ALLEN, R.P.: Lymphangioma of bone. Radiology **76**, 449 (1961).

SCHÜLLER, A.: Über eigenartige Schädeldefekte im Jugendalter. Fortschr. Röntgenstr. **23**, 12 (1915–1916).

SCHÜLLER, A., UIBERALL, H.: A case of neurofibromatosis Recklinghausen combined with lateral spinal meningocele. Confinia neurol. **1**, 312 (1938).

SCHÜTZE, E.: Das Corticalisosteoid. Med. Klin. **45**, 701 (1950).

SCHULZE-BRÜGGEMANN, W., STRIETZEL, G.: Maligne Lipomyxomatose als Systemerkrankung im Mediastinum. Thoraxchirurgie **3**, 439 (1955/56).

SCHWARTZ, C.W.: A case of Letterer-Siwe disease. Amer. J. Roentgenol. **65**, 931 (1951).

SCHWARTZ, H.: Roentgen Diagnosis of pleural Mesothelioma. Amer. J. Roentgenol. 63, 530 (1950).

SCUDDER, C.L.: Bone metastases of hypernephroma. Ann. Surg. 44, 851 (1906).

SEARS, A.D., CLAYTON, R.S., SIEBEL, E.: Intrathoracic meningocele not associated with neurofibromatosis. J. thorac. Surg. 26, 101 (1953).

SEELENTAG, W., LUPP, E.: Klinischer Beitrag zum sog. branchiogenen Karzinom. Strahlentherapie 95, 556 (1954).

SEIBERT-DAIKER, F.M.: Zur Differentialdiagnose der Rippenhämangiome. Fortschr. Röntgenstr. 86, 802 (1957).

SEIDEL, K.: Ungewöhnliche symmetrische Rippenanomalie. Fortschr. Röntgenstr. 88, 247 (1958).

SEMB, C.: Die Chirurgie der Lungen. In: Die Chirurgie, Bd. V: Die Chirurgie der Brust (M. KIRSCHNER, O. NORDMANN, Hrsg.), S. 341. Berlin-Wien: Urban und Schwarzenberg 1941.

SENGPIEL, G.W., RUZICKA, F.F., LODMELL, E.A.: Lateral intrathoracic meningocele. Radiology 50, 515 (1948).

SERGENT, E.: Nouvelles études cliniques et radiologiques sur la tuberculose et les maladies de l'appareil respiratoire. Paris: Maloine 1926.

SESSIONS, R.T., MCSWAIN, B., CARLSON, R.J., SCOTT, H.W.: Surgical experiences with tumors of the carotid body, glomus jugulare and nonchromaffin paraganglia. Ann. Surg. 150, 808 (1959).

SETHI, R.S., CHIMIE, A.R.W., TUTTLE, W.M.: Fibrous dysplasia of the rib with sarcomatous change. J. Bone Joint Surg. 44A, 183 (1962).

SEYSS, R.: Zur Röntgenologie der Knochenmetastasen maligner neurogener Tumoren im Kindesalter. Fortschr. Röntgenstr. 77, 219 (1952).

SGROSSO, J.A., FONTANA, G.: Tumor de Ewing de costilla. Bol. Soc. cir. Rosario 13, 124 (1946).

SHAFIROFF, B.G.P., SHEMAN, L.: Solitary eosinophilic granuloma of rib. Ann. Surg. 125, 510 (1947).

SHALLOW, T.A., EGER, S.A., WAGNER, F.B. JR.: Primary hemangiomatous tumors of skeletal muscle. Ann. Surg. 119, 700 (1944).

SHANBROM, E., FEHER, A.: Tietze's syndrome; report of case with involvement of cricoarytenoid joint. Amer. med. Ass. Arch. int. Med. 96, 697 (1955).

SHARNOFF, J.G., BELSKY, H., MELTON, J.: Plasma cell leukemia or multiple myeloma with osteosclerosis. Amer. J. Med. 17, 582 (1954).

SHAW, R.R., PAULSON, D.L., KEE, J.L. JR.: Treatment of superior sulcus tumor by irradiation followed by resection. Ann. Surg. 154, 20 (1961).

SHERMAN, M.S.: Osteoid osteoma; review of literature and report of 30 cases. J. Bone Joint Surg. 29, 918 (1947).

SHERMAN, M.S., HELLYER, D.T.: Infantile cortical hyperostosis. Review of literature and report of five cases. Amer. J. Roentgenol. 63, 212 (1950).

SHERMAN, R.S., IVKER, M.: The roentgen appearance of thyroid metastasis in bone. Amer. J. Roentgenol. 63, 196 (1950).

SHERMAN, R.S., PEARSON, T.A.: Roentgenographic appearance of renal cancer metastasis in bone. Cancer 1, 276 (1948).

SHERMAN, R.S., SNYDER, R.G.: The Roentgen appearance of primary Reticulum cell carcinoma of Bone. Amer. J. Roentgenol. 58, 291 (1947).

SHERMAN, R.S., SOONG, K.Y.: Roentgen study of osteogenic sarcoma developing in Paget's disease. Radiology 63, 48 (1954).

SHERMAN, R.S., SORRELL, W.L.: Roentgendiagnosis of lymphosarcoma a. reticulum cell sarcoma in infancy and childhood. Amer. J. Roentgenol. 86, 693 (1961).

SHERMAN, R.S., WILNER, D.: The roentgen diagnosis of hemangioma of bone. Amer. J. Roentgenol. 86, 1146 (1961).

SHERRICK, D.W., KINCAID, O.W., DU SHANE, J.W.: Agenesis of main branch of pulmonary artery. Amer. J. Roentgenol. 87, 917 (1962).

SILVERMAN, F.N.: Skeletal lesions in leukemia: Clinical and roentgen observations in infants and children with review of literature. Amer. J. Roentgenol. 59, 819 (1948).

SILVERMAN, G.: Multiple osteogenic sarcoma. Arch. Path. 21, 88 (1936).

SILVESTRINI, F., GENESI, M., SACHSEL, I., COSTA, F.: Su due casi di feocromocitoma in sede extrarenale. Folia endocrinol. 10, 71 (1957).

SILVIA, S.M.: Tumores do Mediastino, Tumores da Pleura, Tumor de Pancoast. O. Hospital 33, 165 (1948).

SIMON, H.: Multiple myeloma presenting as pulsating sternal tumor. Brit. J. Rad. 40, 101 (1967).

SIMON, H., MOON, A.C.: Pitfalls in the Diagnosis of Pancoast-Tumor. Radiology 82, 235 (1964).

SIMON, ST.: Zur Kenntnis der Rippenanomalien im Kindesalter. Röntgenpraxis 10, 45 (1938).

SIMPSON, J.F.: Horner's syndrome due to an osteochondroma of the first rib. Canad. med. Ass. J. 59, 152 (1942).

SIWE, S.A.: Die Reticuloendotheliose — ein neues Krankheitsbild unter den Hepatosplenomegalien. Z. Kinderheilk. 55, 212 (1933).

SJÖVALL, H.: Zur Klinik und Therapie der Rippentuberkulose. Acta chir. scand. 94, 33 (1946).

SKARBY, H.G.: Über die Diagnostik extrapleuraler Abszesse. Acta radiol. 19, 259 (1938).

SKORNECK, A.B.: Roentgen aspects of Tietze's syndrome. Painful Hypertrophy of costal cartilage and bone-osteochondritis? Amer. J. Roentgenol. 83, 748 (1960).

SLAUGHTER, D.P., CRAVER, L.F.: Hodgkin's disease. Amer. J. Roentgenol. 47, 596 (1942).

SLOAN, R.D., COOLEY, R.N.: Coarctation of aorta: roentgenologic aspects of one hundred and twenty-five surgically confirmed cases. Radiology 61, 701 (1953).

SMETANA, H.F., SCOTT, W.F.: Malignant tumors of nonchromaffin paraganglia. Milit. Surg. 109, 330 (1951).

SMITH, L.A.: Xanthomatosis involving bone (lipoid histiocytosis). Radiology **24**, 521 (1935).

SNAPPER, I.: Medical clinics on bone diseases. 2nd. Ed. New York: Interscience Publ. 1949.

SNAPPER, I., TURNER, L.B., MOSCOVITZ, H.L.: Multiple myeloma. New York: Grune & Stratton 1953.

SOKOLOV, M.: Chondroma of the ribs. Novy Klin. Chir. **37**, 484 (1935).

SOMMER, G.N.J., MAJOR, R.C.: Neoplasms of the bony thoracic wall. Ann. Surg. **115**, 51 (1942).

SØNDERGAARD, T., OTTOSEN, P.: Coarctation of abdominal aorta. Acta chir. scand. Suppl. **283**, 194 (1961).

SORREL, E., OBERTHUR, H.: Un cas de chondrome costal a dévéloppement intrathoracique. Bull. mem. Soc. nat. Chir. **59**, 1272 (1933).

SOSMAN, M.C.: Xanthomatosis (Schüller's disease; Christian's syndrome). Amer. J. Roentgenol. **23**, 581 (1930).

SOSMAN, M.C.: Xanthomatosis (Schüller-Christian's disease; lipoid histiocytosis). J. Amer. med. Ass. **98**, 110 (1932).

SPEAR, H.C., DE WITT, C.D., CHESNEY, J.G.: Chest wall tumors. A review of clinical experiences with 30 cases. Dis. Chest **37**, 520 (1960).

SPECHT, R.C., WALKER, J.H., FAXON, H.H.: Rhabdomyosarcoma of the Chest wall. Amer. med. Ass. Arch. Surg. **68**, 687 (1954).

SPEED, K.: Tumors of chest wall. Ann. Surg. **104**, 530 (1936).

SPERLING, S.J., YASKIN, J.C.: Superior pulmonary sulcus tumor. Arch. Neurol. Psychiat. **30**, 694 (1933).

STACHELIN, R.: Über Affektionen der Rippenknorpel als Ursache von Brustschmerzen. Schweiz. med. Wschr. **70**, 552 (1940).

STÄCKER, A.D., RUGE, U.: Rippenechinokokkus; ein Beitrag zur Differentialdiagnose der Rippentumoren. Med. Welt **23**, 158 (1972).

STAMMLER: Periostales Lipom mit Riesenwuchs einer Rippe. Mschr. Kinderheilk. **28**, 523 (1924).

STARICH, R., PREVEDI, G.: Studio critico sulle alterazioni radiologiche delle ossa nella leucemie dell' eta adulta. G. Klin. Med. **46**, 893 (1955).

STARK, E., VAN BUSKIRK, F.W., DALY, J.F.: Radiologic and pathologic bone changes associated with urticaria pigmentosa; report of case. Amer. med. Ass. Arch. Path. **62**, 143 (1956).

STARK, J.D., ADLER, N.N., ROBINSON, W.R.: Heriditary multiple exostosis. Radiology **59**, 212 (1952).

STEHR, L.: Variationen und Fehlbildungen im Bau des knöchernen Thorax. Fortschr. Röntgenstr. **62**, 1, 67 (1940).

STEIN, J.J.: Clinical and pathological features of tumors occurring on the region of the apex of the lung. Texas State J. Med. **33**, 293 (1937).

STEIN, J.J.: Apical lung tumors. Further observations with report of seven additional cases. J. Amer. med. Ass. **111**, 1612 (1938).

STEINBACH, H.L., NOETZLI, M.: Roentgen appearance of the skeleton in osteomalacia and rickets. Amer. J. Roentgenol. **91**, 955 (1964).

STEINER, P.E.: Hodgkin's disease: The incidence, distribution, nature and possible significance of the lymphogranulomatous lesions in the bone marrow; a review with original data. Arch. Path. **36**, 627 (1943).

STEINER, P.E., FRANCIS, B.F.: Primary apical lung carcinoma. Amer. J. Cancer **22**, 776 (1934).

STEUER, G.: Disk. zu O. WICHTL: Tumoren mit Pancoast-Syndrom. Radiol. Austr. **2**, 5 (1949).

STEVENSON, C.A., WATSON, A.R.: Fluoride osteosclerosis. Amer. J. Roentgenol. **78**, 13 (1957).

STEWART, F.W., COLEY, L., FARROW, J.H.: Malignant giant-cell tumor of bone. Amer. J. Surg. **14**, 515 (1938).

STONE, W.S., EWING, J.: An unusual alteration in the natural history of a giant-cell tumor of bone. Arch. Surg. **7**, 280 (1923).

STORCK, F.W.: Über die metastasierende und rezidivierende Lipomatosis indolens. Zbl. Chir. **78**, 1272 (1953).

STORK, W.J.: Pulmonary arteriovenous fistulas. Amer. J. Roentgenol. **74**, 441 (1955).

STOUT, A.P.: The malignant tumors of peripheral nerves. Amer. J. Cancer **25**, 1 (1935).

STOUT, A.P.: Discussion of pathology and histogenesis of Ewing's tumor of bone marrow. Amer. J. Roentgenol. **50**, 334 (1943).

STOUT, A.P.: Hemangioendothelioma: A tumor of blood vessels featuring vascular Endothelial cell's. Ann. Surg. **118**, 445 (1943).

STOUT, A.P.: Liposarcoma – the malignant tumor of lipoblasts. Ann. Surg. **119**, 86 (1944).

STOUT, A.P.: Tumors of Blood-Vessels. Texas State J. Med. **40**, 362 (1944).

STOUT, A.P.: Rhabdomyosarcoma of the skeletal Muscles. Ann. Surg. **123**, 447 (1946).

STOUT, A.P.: Neurofibroma and neurilemoma. Clin. Proc. **5**, 1 (1946).

STOUT, A.P.: Ganglioneuroma of the sympathetic nervous system. Surg. Gynec. Obstet. **84**, 101 (1947).

STOUT, A.P.: Hemangiopericytoma; study of twenty-five new cases. Cancer **2**, 1027 (1949).

STOUT, A.P.: Tumors featuring pericytes; glomus tumor and hemangiopericytoma. Lab. Invest. **5**, 217 (1956).

STOUT, A.P., CARSOW, W.: The peripheral manifestations of the specific nerve sheath tumors (neurilemoma). Amer. J. Cancer **24**, 751 (1935).

STOUT, A.P., HIMADI, G.M.: Solitary (localized) mesothelioma of the pleura. Ann. Surg. **133**, 50 (1951).

STOUT, A.P., MURRAY, M.R.: Local. pleural mesothelioma; Investigation of its characteristics and histogenesis by the method of tissue culture. Arch. Path. (Chic.) **34**, 951 (1942a).

STOUT, A.P., MURRAY, M.R.: Hemangiopericytoma; vascular tumor featuring ZIMMERMANN's pericytes. Ann. Surg **116**, 26 (1942b).

Streicher, H.J.: Die Bedeutung der Zytologie für die Diagnose und therapeutische Kontrolle bei Pleurakarzinosen. Arch. klin. Chir. **273**, 535 (1953).

Sturm, A. jr., Loogen, F.: Rippenusuren ohne Aortenisthmusstenose. Unter besonderer Berücksichtigung der Fallotschen Tetralogie und Pentalogie. Fortschr. Röntgenstr. **97**, 464 (1962).

Sullivan, J.J.jr., Mangiardi, J.L.: Chondrosarcoma of the posterior mediastinum. J. thorac. Surg. **36**, 744 (1958).

Summey, T.J., Pressly, C.L.: Sarcoma complicating Paget's disease of bone. Ann. Surg. **123**, 135 (1946).

Sutherland, C.G., Decker, F.H., Cilley, E.I.L.: Metastatic malignant lesions in bone. Amer. J. Cancer **16**, 1457 (1932).

Sutro, C.J.: Osteogenic sarcoma of the tibia in a limb affected with fibrous dysplasia. Bull. Hosp. Joint Dis. **12**, 217 (1951).

Swenson, P.C.: Roentgenologic aspects of Ewing's tumor of bone marrow. Amer. J. Roentgenol. **50**, 343 (1943).

Swenson, P.C., Leaming, R.H.: Chest lesions often confused roentgenographically with primary cancer of the lung. Amer. J. Roentgenol. **63**, 629 (1950).

Swierenga, J.: Het Pancoast-Syndrom. Nederl. tijdschr. geneesk. **94**, 907 (1950).

Takahashi, M., Martel, W., Oberman, H.A.: The variable roentgenographic appearance of idiopathic histiocytosis. Clin. Radiol. **17**, 48 (1966).

Takaro, T., Ciagett, O.T.: Cavernous hemangioma of the thoracic wall associated with clinical evidence of arterio-venous fistula. J. thorac. Surg. **21**, 444 (1951).

Tapie, J., Gadrat, J., Baudot, J.: Cancer de l'apex pulmonaire à forme neurologique avec hydropneumothorax. J. franç. méd. chir. thorac. **4**, 392 (1950).

Tatelman, M., Drouillard, E.J.P.: Tuberculosis of the ribs. Amer. J. Roentgenol. **70**, 923 (1953).

Taylor, C.E.: Erythroid multiple myeloma. Amer. J. clin. Path. **17**, 222 (1947).

Taylor, H.K.: Periosteal changes in a case of lymphatic leukemia. Radiology **6**, 523 (1926).

Taylor, M.T., Evans, P.V.: Nonchromaffin Paraganglioma (chemodectoma) of Mediastinum. Amer. med. Ass. Arch. Surg. **77**, 242 (1958).

Teitelbaum, S.L., Bessone, L.: Resection of a large chondromyxoid fibroma of the sternum. J. thorac. Surg. **57**, 333 (1969).

Teitelbaum, L., Probstein, J.G., Goldstein, M.A.: Massive chondrosarcoma of the chest wall. J. thorac. Surg. **59**, 269 (1970).

Temple, L.J.: Aneurysm of the first part of the left subclavian artery. J. thorac. Surg. **19**, 412 (1950).

Teng, C.T., Nathan, M.H.: Primary hyperparathyroidism. Amer. J. Roentgenol. **83**, 716 (1960).

Thannhauser, S.J.: Eosinophilic granuloma of bone. J. Amer. med. Ass. **134**, 1437 (1947).

Thiemann, H.H.: Rippenveränderungen bei abszedierender Pneumonie mit eitrigem Pleuraerguß im Kindesalter. Fortschr. Röntgenstr. **105**, 703 (1966).

Thomas, A.: Vascular tumors of bone. Pathological and clinical study of 27 cases. Surg. Gynec. Obstet. **74**, 777 (1942).

Thomas, P.C.: Gutartige Tumoren der Lunge. Münch. med. Wschr. **2**, 975 (1955).

Thomas, P.C., Drew, C.E.: Fibroma of the visceral pleura. Thorax **8**, 180 (1953).

Thoyer-Rozat, Perroy, Maurice: Le syndrome de Pancoast-Tobias. J. Radiol. Electrol. **27**, 237 (1946).

Tietze, A.: Über eine eigenartige Häufung von Fällen mit Dystrophie der Rippenknorpel. Berl. klin. Wschr. **58**, 829 (1921).

Tischendorf, W., Naumann, W.: Die funktionellen Beziehungen zwischen Knochenmark und Knochen. Dtsch. Arch. klin. Med. **193**, 533 (1948).

Tivenius, L.: Benign pleural lesions simulating tumour. Thorax **18**, 39 (1963).

Tobias, J.W.: Sindrome ápico-costo-vertebral doloroso. Tesis de Profesora de Buenos-Aires, 1931.

Tobias, J.W.: Sindrome de métastasis costo-vertebral superior. Semana méd. **1**, 1479 (1931).

Tobias, J.W.: Sindrome ápico-costo-vertebral doloroso par tumor apexiano. Su valor diagnostico en el cáncer primitiva polmonar. Rev. méd. latino amer. **17**, 1522 (1932); **18**, 57, 151, 304 (1932).

Tobias, J.W.: A propósito de la discusión sobre el sindrome ápico-costo-vertebral doloroso. Nueva contribución al estudio de los tumores apicales del pulmón. Rev. Asoc. méd. Argent. **51**, 447, 503 (1937).

Tobias, J.W.: Réplica a la segundo y tercera parte de la discusión del Dr. Eyherabide. Rev. Asoc. méd. Argent. **51**, 502 (1937).

Tobias, J.W.: Cierre de la discusión sobre el sindrome ápico-costo-vertebral doloroso. Rev. Asoc. méd. Argent. **51**, 509 (1937).

Tobias, J.W., Cammarota, A.: Algunas consideraciones anátomoclinicas sobre los tumores del ápex tóraco — pulmonar o tumores apexianos. Rev. Asoc. méd. Argent. **52**, 273 (1938).

Tobias, J.W., Itoiz, O.A.: Cáncer del ápex torácico secundario a un carcinoma de la mama (su comprobación anatomopatologica). Rev. Asoc. méd. Argent. **51**, 476 (1937).

Töpfer, D.: I. Über ein infiltrierend wachsendes Hämangiom der Haut und multiple Kapillarektasien der Haut und inneren Organe: Zur Kenntnis der Wirbelangiome. Frankf. Z. Path. **36**, 337 (1928).

Tornos Solano, J., Pursell Menguez, A.: El tumor de Pancoast. Rev. espan. tuberc. **19**, 75 (1950).

Touroff, A.S.W., Sapin, O.S.: Solitary intrathoracic neurofibroma. Surgery **26**, 787 (1949).

Trefftz, F., Bellmann, G.: Beitrag zum Knochenhämangiom (Rippenhämangiom bei polyostischen Hämangiomen). Med. Mschr. **18**, 75 (1964).

TRINEZ, G., CARTON, F.X., MATHIEU, A., DONNE, Y., BAILLET, J.: Une forme radiologique atypique de la maladie de Hand-Schüller-Christian. J. Radiol. Electrol. **46**, 910 (1965).

TUCKER, A.S.: Lymphangiektasis, benign and malignant. Amer. J. Roentgenol. **91**, 1104 (1964).

TURCOTTE, B., PUGH, D.G., DAHLIN, D.C.: The roentgenologic aspects of chondromyxoid fibroma of bone. Amer. J. Roentgenol. **87**, 1085 (1962).

TURNER, J.W., JAFFE, H.L.: Metastatic neoplasms, clinical and roentgenological study of involvement of skeleton and lungs. Amer. J. Roentgenol. **43**, 479 (1940).

TURUNEN, M.: Intrathoracic meningocele. Acta. chir. scand. **106**, 299 (1953).

UEHLINGER, E.: Über Knochenlymphogranulomatose. Virch. Arch. path. Anat **288**, 36 (1933).

UEHLINGER, E.: Osteofibrosis deformans juvenilis. Virch. Arch. path. Anat. **306**, 255 (1940).

UEHLINGER, E.: Die Skelettveränderungen bei Leukämie. Fortschr. Röntgenstr. **77**, 263 (1952).

UEHLINGER, E.: Das eosinophile Knochengranulom. In: Handbuch der gesamten Hämatologie, Bd. IV/2, S. 56. München-Berlin: Urban u. Schwarzenberg 1963.

UEHLINGER, E., BOTSZTEJN, CH., SCHINZ, H.R.: EWING-Sarkom und Knochenretikulosarkom (Klinik, Diagnose und Differentialdiagnose). Oncologia **1**, 193 (1948).

UMIKER, W.O., IVERSON, L.: Postinflammatory „Tumors" of the lung. Report of four cases simulating xanthoma, fibroma or plasmacell tumor. J. thorac. Surg. **28**, 55 (1954).

URTEAGA BALLON, O., PESCHIERA, C.A., BERNAL, O.H.: Hemangioma primario del hueso. Arch. peruanos pat. clin. **1**, 519 (1947).

VALLEBONA, D.: Considerazioni critiche su alcuni casi di osteoma osteoide. Radiol. med. (Torino) **48**, 305 (1962).

VALLS, J., POLAK, M., SCHAJOWICZ, F.: Fibrous dysplasia of bone. J. Bone Joint Surg. **32**, 311 (1950).

VILVANDRE, G.E.: A rib tumor. Proc. Roy. Soc. Med. **43**, 486 (1950).

VERAGUTH, P., GANDARDJIS, G.: Prognostic et traitement du réticulo-sarcome. Etude de 93 cas. Schweiz. med. Wschr. **93**, 862 (1963).

VEROCAY, J.: Zur Kenntnis der Neurofibrome. Beitr. path. Anat. allg. Path. **48**, 1, (1910).

VIANNAY: Deux cas de chondrome. Loire Méd. **45**, 348 (1931).

VIETA, J.D., MAIER, H.C.: Tumors of the sternum, Collective Review. Internat. Abst. Surg. **114**, 513 (1962).

VIETA, J.O., FRIEDELL, H.L., CRAVER, L.F.: A survey of Hodgkin's disease and lymphosarcoma in bone. Radiology **39**, 1 (1942).

VIETA, J.O., PACK, G.T.: Malignant neurilemomas of the peripheral nerves. Amer. J. Surg. **82**, 82 (1951).

VOGT, A.: Die Knochenlymphogranulomatose. Fortschr. Röntgenstr. **74**, 697 (1951).

VOGT-MOYKOPF, J.: Zur Diagnose, Therapie und Prognose primärer Rippentumoren. Thoraxchir. **13**, 1 (1965).

VOTH, H.: Zur Frage myelogener Osteopathien. Fortschr. Röntgenstr. **91**, 271 (1959).

VOTH, H.: Zur Röntgendiagnostik lymphatisch-retikulärer Systemkrankheiten, besonders der Lymphogranulomatose. Folia haemat. **8**, 170 (1963).

WAGNER, A.: Röntgenbefunde beim Plasmocytom. Fortschr. Med. **82**, 285 (1964).

WAGNER, H.: Über primäre Tumoren des Brustbeines. Diss. Düsseldorf 1939.

WAHL, H.R., ROBINSON, D.W.: Neuroblastoma of Mediastinum with pheochromoblastomatous elements. Arch. path. **35**, 571 (1943).

WAKELEY, C.P.G.: Ossifying chondroma of rib mistaken for sarcoma. Brit. J. Surg. **13**, 175 (1925).

WALKER, J.E.: Superior sulcus pulmonary tumor (PANCOAST-Syndrom). J. med. Ass. Georgia **35**, 364 (1946).

WALKO, R.: Nach traumatischer Rippenosteolyse und Zwerchfellhernie entstandene, äußere, thorakale Hernie mit Koloninhalt. Fortschr. Röntgenstr. **97**, 529 (1962).

WALLACE, W.S.: Reticulo-endotheliosis; Hand-Schüller-Christian disease and rarer manifestations. Amer. J. Roentgenol. **62**, 189 (1949).

WALLGREN, A.: Systemic reticulo-endothelial granuloma. Amer. J. Dis. Child. **60**, 471 (1940).

WALTHARD, B.: Pathologische Anatomie des Lymphogranuloms, Lymphosarcoms und Retikulosarcoms. Radiol. clin. **20**, 224 (1951).

WALTHARD, B., ZUPPINGER, A.: Das eosinophile Granulom des Knochens. Schweiz. med. Wschr. **79**, 618 (1949).

WALTHER, H.: Untersuchung über Krebsmetastasen. Grundsätzliche Betrachtungen zur kombinierten radio-chirurgischen Behandlung des Brustkrebses. Schweiz. med. Wschr. **77**, 958 (1947).

WALTHER, H.: Krebsmetastasen. Basel: Schwabe 1948.

WALZEL, P.: Zur Klinik und Therapie der Mediastinaltumoren neurogener Abstammung. Arch. klin. Chir. **1931**, 163.

WALZEL, P.: Über eine mit Erfolg ausgeführte Exstirpation eines großen hantelförmigen Thoraxlipoms an einem 15 Monate alten Kinde. Arch. klin. Chir. **170**, 111 (1932).

WALZEL, P.: Lungentumoren mit Einschluß von auf die Lunge übergreifenden Mediastinaltumoren und Thoraxwandgeschwülsten. Bruns Beitr. klin. Chir. **158**, 645 (1933).

WANG, C.C., SCHULZ, M.D.: EWING's Sarcoma. A Study of fifty cases treated at the Massachusetts General Hospital, 1930–1952 inclusive. New Engl. J. Med. **248**, 571, (1953).

Warren, S.: Studies on tumor metastasis; distribution of metastases in carcinoma of cervix uteri. Surg. Gynec. Obstet. **56**, 742, (1933).

Warren, S.: Studies on tumor metastasis; distribution of metastases in carcinoma of large intestine. New Engl. J. Med. **209**, 167 (1933).

Warren, S., Harris, P.N., Graves, R.C.: Osseous metastasis of carcinoma of the prostate with special reference to perineural lymphatics. Arch. Path. **22**, 139 (1936).

Warren, S., Witham, E.M.: Studies on tumor metastasis; distribution of metastases in cancer of the breast. Surg. Gynec. Obstet. **57**, 81 (1933).

Watkins, E.Jr., Gerard, F.P.: Malignant tumors involving the chest wall. J. thorac. Surg. **39**, 117 (1960).

Watson, W.L., James, A.I.: Fascia lata grafts for chest wall defects. J. thorac. Surg. **16**, 399 (1947).

Watson, W.L., McCarthy, W.P.: Blood and lymphvessel tumors: 1056 cases. Surg. Gynec. Obstet. **71**, 569 (1940).

Wehrmacher, W.H.: Significance of Tietze's syndrome in differential diagnosis of chest pain. J. Amer. med. Ass. **157**, 505 (1955).

Weimann, R.B., Hallmann, G.L., Bahar, D., Greenberg, D.S.: Intrathoracic meningocele. J. thorac. Surg. **46**, 40 (1963).

Weinfeld, M.S., Dudley, H.R.: Osteogenic sarcoma. A follow-up study of the 94 cases observed at the Massachusetts General Hospital from 1920–1960. J. Bone Joint Surg. **44A**, 269 (1962).

Weinlechner: Tumoren an der Brustwand und deren Behandlung. (Resektion der Rippen, Eröffnung der Brusthöhle, partielle Entfernung der Lunge). Wien. med. Wschr. **1882**, 590.

Weir, A.B.Jr., Kyle, J.W.: Reversed coarctation: review of pulseless disease and report of case. Ann. intern. Med. **45**, 681 (1956).

Weisel, W., Ross, W.B.: Chondrosarcoma of the posterior mediastinum with involvement of the spinal canal; resection and recovery. J. thorac. Surg. **19**, 643 (1950).

Weissman, H.: Primary endothelioma of pleura. Dis. Chest. **12**, 562 (1946).

Welch, S., Ettinger, A., Hecht, P.L.: Recklinghausen Neurofibromatosis associated with intrathoracic meningocele. New Engl. J. med. **238**, 622 (1948).

Welin, S.: An aid to the Roentgendiagnosis of Ewing's Sarcomas. Acta. radiol. (Stockh.) **20**, 78 (1939).

Wellens, P., Jansen, W.: Considérations rélatives aux lésions osseuses de la maladie de Hodgkin. J. belge radiol. **37**, 441 (1954).

Westling, P., Sundberg, K., Söderberg, E.: Systemic reticulo-endothelial granuloma. Acta. radiol. Suppl. **1957**, 149.

Whitehead, R.E.: Mesothelioma of the pleura. Dis. Chest. **17**, 569 (1950).

Wichtl, O.: Über Lungenspitzenkarzinome und Thoraxwandinfiltration bei Bronchialkrebs. Fortschr. Röntgenstr. **69**, 233 (1944).

Wichtl, O.: Übergeifen auf die Thoraxwand und Rippenzerstörung als seltene Komplikation bei Bronchialkrebs und Lungensarkom. Röntgenpraxis **16**, 193 (1944).

Wichtl, O.: Tumoren mit Pancoast-Syndrom. Ärztl. Wschr. **4**, 680 (1949).

Wilhelm, E.: Intrathorakale neurogene Tumoren. Thoraxchirurg. **1**, 315 (1953).

Wilhelm, E., Kastrup, H.: Meningocele des Brustraumes. (Beitr. zur Differentialdiagnose der Tumoren im hinteren Mediastinum). Thoraxchirurgie **2**, 147 (1954).

Williams, J.R., Wilcox, W.C., Borns, R.R.: Angiography of systemic pulmonary circulation. Amer. J. Roentgenol. **90**, 614 (1963).

Williams, R.: Multiple myeloma. J. Fac. Radiol. **9**, 8 (1958).

Willis, R.A.: The spread of tumours in the human body. London: J. & A. Churchill 1934.

Willis, R.A.: Pathology of Tumors. London: Butterworth 1948.

Wilson, T.W., Pugh, D.G.: Primary reticulum cell carcinoma of bone with emphasis on roentgen aspects. Radiology **65**, 343 (1955).

Wilson, W.: Review of causes of rib-notching with report of unusual case. Brit. J. Radiol. **33**, 765 (1960).

Winham, A.J.: Ewing's tumor of a Rib with Pulmonary Metastasis. Report of a case with Ten-Year survival. Amer. J. Roentgenol. **71**, 445 (1954).

Winterstein, O.: Über Osteomyelitis der Rippen. Schweiz. med. Wschr. **1931**, 1211.

Wischnowitzer, L.: Fibrinkörper im Pneumothoraxraum. Beitr. klin. Tuberk. **67**, 773 (1927).

Wolcott, M.W., Shaver, W.A., Walkup, H.E., Peasley, E.D.: Mesotheliomas of the pleura. Dis. Chest. **36**, 119 (1959).

Wolfel, D.A., Dennis, J.M.: Multiple myeloma of the chest wall. Amer. J. Roentgenol. **89**, 1241 (1963).

Wurma, W.: Zur Frage der Sonderstellung der sogenannten Pancoast-Tumoren. Bruns Beitr. klin. Chir. **188**, 59 (1954).

Wyatt, G.M., Farber, S.: Neuroblastoma sympatheticum; roentgenological appearances and radiation treatment. Amer. J. Roentgenol. **46**, 485 (1941).

Wyke, B.D.: Primary Hemangioma of the scull. Amer. J. Roentgenol. **61**, 302 (1949).

Yadeau, R.E., Clagett, O.T., Divertie, M.B.: Intrathoracic meningocele. J. thorac. cardiovasc. Surg. **49**, 202 (1965).

Yentis, I.: Radiological aspects of myelomatosis. Clin. Radiol. **12**, 1 (1961).

Yesner, R., Hurwitz, A.: Localized pleural mesothelioma of epithelial type. J. thorac. Surg. **26**, 325 (1953).

ZDANSKY, E.: Zwei seltene Fälle von Knochenhämangiom. Fortschr. Röntgenstr. **54**, 263 (1936).

ZEITLER, E., HUTH, J.: Diagnose und Therapie der Pleuramesotheliome. Fortschr. Röntgenstr. **94**, 437 (1961).

ZEMGULYS, J.: Krebsmetastasen im Knochensystem mit besonderer Berücksichtigung der Wirbelsäule und der Osteophytoses Carzinomatosa. Z. Krebsforsch. **34**, 266 (1931).

ZIMMER, J.F., DAHLIN, D.C., PUGH, O.G., CLAGETT, O.T.: Fibrous dysplasia of bone. J. thorac. Surg. **31**, 488 (1956).

ZINNINGER, M.M.: Tumors of the wall of the thorax. Ann. Surg. **92**, 1043 (1930).

ZITTEL, R.X.: Aneurysmen der Lungen und der Thoraxwand. Thoraxchirurgie **15**, 324 (1967).

ZSCHAU, H.: Über Massenauftreten von Spontanfrakturen bei alimentärer Dystrophie. Chirurg **21**, 571 (1950).

ZÜLCH, K.J.: Biologie und Pathologie der Geschwülste der peripheren Nerven und des Sympathicus. In: Lehrbuch der spezifischen pathologischen Anatomie (E. Kaufmann, Hrsg.), 11. u. 12. Aufl. S. 557. Berlin: de Gruyter 1958.

Namenverzeichnis — Author Index

Die *kursiv* gesetzten Zahlen beziehen sich auf Literatur
Page numbers in *italics* refer to the references

Sachverzeichnis

(Deutsch — Englisch)

Bei gleicher Schreibweise in beiden Sprachen sind die Stichwörter nur einmal aufgeführt

Subject Index

English-German

Where English and German spelling of a word is identical, the German version is omitted

FSC
www.fsc.org

MIX
Papier aus verantwortungsvollen Quellen
Paper from responsible sources
FSC® C105338

If you have any concerns about our products,
you can contact us on
ProductSafety@springernature.com

In case Publisher is established outside the EU,
the EU authorized representative is:
Springer Nature Customer Service Center GmbH
Europaplatz 3, 69115 Heidelberg, Germany

Printed by Libri Plureos GmbH
in Hamburg, Germany